循環器疾患
最新の治療

Current Therapy in Cardiovascular Diseases

2018-2019

自治医科大学
監修 **永井良三**

岡山大学
編集 **伊藤 浩**

心臓血管研究所
山下武志

南江堂

2018-2019 年版

（監修）永井良三　　（編集）伊藤　浩　　山下武志

2016-2017 年版

（監修）堀　正二　　（編集）永井良三　　伊藤　浩

2008-2009 年版～2014-2015 年版

（編集）堀　正二　　永井良三

2004-2005 年版, 2006-2007 年版

（編集）山口　徹　　堀　正二

2000-2001 年版, 2002-2003 年版

（編集）篠山重威　　矢崎義雄

1998-1999 年版

（監修）杉本恒明　　（編集）篠山重威　　矢崎義雄

92-93 年版～96-97 年版

（監修）安田寿一　　（編集）杉本恒明　　篠山重威

86-87 年版～90-91 年版

（編集）安田寿一　　杉本恒明

序　文

　日本は超高齢社会に突入し，心不全患者の激増，すなわち「心不全パンデミック」への対応が迫られています．高血圧や動脈硬化性疾患，心房細動，加齢変性に伴う心臓弁膜症も増加しており，長生きすれば誰もが循環器疾患に罹患しうる時代になったと言えます．とても循環器専門医だけでこれら多数の患者を診療できません．一般内科医やかかりつけ医にも診療の輪に加わっていただく必要があります．「循環器疾患は苦手」という医師もいらっしゃると思いますが，安心してください．循環器疾患はガイドラインが整備され，治療の標準化が最も進んだ分野の一つです．ガイドラインに準じた治療をすれば，一定水準の治療成果を得ることができます．ところが，一つ問題があります．ガイドラインの多くはWebでの公開であり，思ったほど普及していない領域があるからです．本書では循環器疾患の病態から，最新のガイドラインに基づく治療戦略，そして具体的処方例とその根拠となった臨床研究をエキスパートがわかりやすく解説しています．是非，日常診療の参考にしていただければ幸いです．

　このように成熟しているように見える循環器診療においても新たな疾患概念が出現したり，治療法が開発されたりしています．本書ではそのような最新情報を「巻頭トピックス」で取り上げました．新たな疾患概念としては，心不全の中でも収縮不全と拡張不全の中間に位置する左室駆出率（LVEF）40～49％のheart failure with mid-range ejection fraction，フレイルを合併する高齢者循環器疾患の診療，そして担癌患者の循環器合併症の診療 onco-cardiology です．治療においては大動脈弁狭窄症（AS）や僧帽弁閉鎖不全症（MR）など structural heart disease に対するインターベンション，心原性ショックに対する新たな補助循環である Impella，心房細動に対する新たなアブレーションデバイス，リードレスペースメーカ，薬剤では LDL-C を異次元まで低下させる PCSK9 阻害薬，フィブラートの進化系である選択的 PPARα モジュレータ，そして 2 型糖尿病患者の生命予後を改善したSGLT2阻害薬などです．本書はこのような循環器診療の進歩を含め循環器診療の全容をテキストとして提供するものです．本書が臨床の最前線に立つ医師の最新版の手引きとなることが出来れば，監修者・編集者そして著者の最大の喜びです．

　2017 年 12 月

監修者
編集者

目　次

■ 巻頭トピックス

1. 心構造疾患（structural heart disease）に対するカテーテルインターベンション
……………………………………………慶應義塾大学循環器内科　林田健太郎　*1*

2. 肥大型心筋症とその類縁疾患における進歩………高知大学老年病・循環器内科学　北岡裕章　*6*

3. Impella による急性期循環補助…自治医科大学附属さいたま医療センター循環器内科　坂倉建一，百村伸一　*10*

4. 心不全の新たなカテゴリー
——heart failure with mid-range ejection fraction（HFmrEF）への対処
……………………………………………北里大学北里研究所病院循環器内科　猪又孝元　*14*

5. バルーンを用いた心房細動アブレーション（クライオバルーン，ホットバルーンについて）
…………………………………………… さいたま赤十字病院循環器内科　新田順一　*17*

6. 心臓植込みデバイスの新たな選択肢——リードレスペースメーカ，S–ICD
………………………………杏林大学不整脈先進治療学研究講座　佐藤俊明，同 循環器内科　副島京子　*22*

7. direct oral anticoagulant（DOAC）の適応と今後の可能性
……………………………………国立病院機構大阪医療センター循環器内科　安部晴彦，是恒之宏　*26*

8. PCSK9 阻害薬による新たな脂質異常症管理
…神戸大学地域社会医学・健康科学講座疫学分野　篠原正和，同 内科学講座循環器内科学分野　平田健一　*31*

9. 見直されるフィブラート製剤——SPPARMα（選択的 PPARα モジュレータ）への期待
…………………………………………岡山大学循環器内科　戸田洋伸，伊藤　浩　*35*

10. 糖尿病そして循環器診療をかえる SGLT2 阻害薬………佐賀大学循環器内科　田中敦史，野出孝一　*39*

11. フレイルを合併する高齢者の循環器疾患への対応
…………………………………東京大学医学部附属病院老年病科　山田容子，秋下雅弘　*44*

12. がんと心疾患——腫瘍循環器学（onco-cardiology）とは
……………………大阪府立病院機構大阪国際がんセンター腫瘍循環器科・成人病ドック科　向井幹夫　*49*

Ⅰ 循環器疾患の基本的治療方針

………………………………………………………九州大学循環器内科学　筒井裕之　*55*

Ⅱ 心肺蘇生の実際と ALS

………………………………………………日本大学病院循環器センター　長尾　建　*59*

Ⅲ 循環器診療における医療安全

………………………………………………順天堂大学循環器内科　平野景子，代田浩之　*65*

Ⅳ 冠動脈疾患

1. 急性冠症候群（ACS）……………………………近畿大学医学部循環器内科　岩永善高，宮崎俊一　69
2. 急性心筋梗塞に伴う機械的合併症………………桜橋渡辺病院心臓・血管センター　岩倉克臣　75
3. 梗塞後不整脈…………………………福井大学病態制御医学講座循環器内科学分野　夛田　浩　79
4. 安定狭心症………………………………………金沢大学循環器病態内科学　川尻剛照，山岸正和　83
5. 冠攣縮性狭心症……………………………………藤田保健衛生大学循環器内科　河合秀樹，尾崎行男　87
6. 無症候性心筋虚血…………………………………福島県立医科大学循環器内科　八巻尚洋，竹石恭知　90
7. 冠動脈疾患と抗血小板療法…………岩手医科大学内科学講座循環器内科分野　石曽根武徳，森野禎浩　93
8. PCI（バルーン，ステント）……………東邦大学医療センター大橋病院循環器内科　中村正人　96
9. debulking PCI（ロータブレータ）…………………………東海大学循環器内科　伊苅裕二　100
10. 冠動脈血栓吸引，末梢保護………………帝京大学内科学講座循環器内科　興野寛幸，上妻　謙　103
11. 冠動脈疾患の運動処方，心筋梗塞後のリハビリテーション
　　　………………………………聖マリアンナ医科大学横浜市西部病院循環器内科　大宮一人　107
12. 冠動脈疾患の薬物療法……………………………千葉大学循環器内科　門平忠之，小林欣夫　112
13. 冠動脈バイパス手術………………………………京都府立医科大学心臓血管外科　沼田　智，夜久　均　116
14. 冠動脈バイパス手術後の外来管理………………名古屋大学循環器内科　鈴木　進，室原豊明　120
15. 川崎病……………………………………………………岡山大学循環器内科　赤木禎治　123

Ⅴ 弁膜疾患

1. 僧帽弁狭窄症………………………………………兵庫医科大学循環器内科　合田亜希子，増山　理　127
2. 僧帽弁閉鎖不全症…………………………………島根大学循環器内科　大内　武，田邊一明　130
3. 大動脈弁狭窄症……………………………………………大阪大学保健学科　中谷　敏　134
4. 大動脈弁閉鎖不全症………………………………広島大学循環器内科学　福田幸弘，木原康樹　138
5. 後天性三尖弁膜症…………………………………大阪市立総合医療センター循環器内科　阿部幸雄　142
6. 感染性心内膜炎……………………………………北海道大学循環病態内科学　山田　聡　144
7. 僧帽弁の外科治療…………………国立循環器病研究センター心臓血管外科　福嶌五月，小林順二郎　149
8. 大動脈弁の外科治療……日本心臓血圧研究振興会附属榊原記念病院心臓血管外科　金　一，高梨秀一郎　152
9. 機械弁，生体弁の管理……………………………大阪大学心臓血管外科　鳥飼　慶　155

Ⅵ 心筋疾患

1. 心筋炎……………………………………………岡山大学循環器内科　中村一文，木村朋生　159
2. 拡張型心筋症………………………………日本心臓血圧研究振興会榊原記念クリニック　吉川　勉　162
3. 肥大型心筋症………………………………………大阪市立大学循環器内科学　岩田真一，葭山　稔　165
4. 拘束型心筋症………………………………………長野市民病院循環器内科　池田宇一　169

vi 目次

5. 不整脈原性右室心筋症 ……………………………………京都府立医科大学循環器内科　白山武司　*172*
6. 二次性心筋症（心サルコイドーシス，心アミロイドーシス，Fabry 病，産褥心筋症）
　　……… 東京医科歯科大学循環器内科　前嶋康浩，日本心臓血圧研究振興会附属榊原記念病院　磯部光章　*175*

VII　心膜疾患，腫瘍

1. 心膜炎 ………………………………………………………群馬大学循環器内科学　反町秀美，倉林正彦　*181*
2. 心膜液貯留，心タンポナーデ
　　…………………………日本医科大学千葉北総病院集中治療室　小林宣明，同 循環器センター　清野精彦　*185*
3. 心臓腫瘍 …………………………久留米大学内科学講座心臓・血管内科部門　本間丈博，福本義弘　*189*

VIII　先天性心疾患

1. 心房中隔欠損 …………………………………………国立循環器病研究センター小児循環器部　白石　公　*191*
2. 房室中隔欠損（心内膜床欠損）…………………埼玉県立小児医療センター心臓血管外科　野村耕司　*196*
3. 心室中隔欠損 ………………………………埼玉医科大学国際医療センター小児心臓科　小柳喬幸，住友直方　*200*
4. 動脈管開存症 …………………………………………………………倉敷中央病院小児科　脇　研自　*204*
5. 肺動脈弁狭窄症，肺動脈狭窄症（Fallot 四徴症を含む）
　　……………………………………………国立成育医療研究センター心臓血管外科　金子幸裕　*207*
6. Ebstein 病 ………………………大阪府立病院機構大阪母子医療センター小児循環器科　高橋邦彦，萱谷　太　*209*
7. チアノーゼと肺高血圧を伴う先天性心疾患 ……………東京女子医科大学循環器小児科　中西敏雄　*211*
8. Valsalva 洞動脈瘤破裂 ………………………………横浜市立大学外科治療学　益田宗孝，町田大輔　*214*
9. 成人における先天性心疾患——Fallot 四徴症術後
　　……………………………国立循環器病研究センター小児循環器科成人先天性心疾患　大内秀雄　*217*
10. 成人における先天性心疾患——修正大血管転位症
　　……………………………国立循環器病研究センター小児循環器科成人先天性心疾患　大内秀雄　*221*
11. Fontan 手術後の遠隔期管理 ………………………………富山大学小児科学教室　仲岡英幸，市田蕗子　*225*

IX　うっ血性心不全

1. 急性心不全 …………………………………………鳥取大学病態情報内科学分野　柳原清孝，山本一博　*229*
2. 収縮不全の慢性管理 ………………………………………………大阪大学循環器内科学　世良英子，坂田泰史　*234*
3. HFpEF（拡張不全）………………………香川大学循環器・腎臓・脳卒中内科学　野間貴久，南野哲男　*238*
4. 心不全に対する心臓再同期療法（CRT）…自治医科大学附属さいたま医療センター循環器内科　三橋武司　*242*
5. 心不全における不整脈の治療 ………………………岩手医科大学心血管・腎・内分泌内科　小松　隆　*246*
6. 新世代植込み型補助人工心臓 …………………………東京医科歯科大学循環器内科　前嶋康浩　*249*
7. 心不全に対する心臓リハビリテーション ………………………………公立八鹿病院　後藤葉一　*252*

目次　**vii**

8. 心不全の緩和ケア ………………………………… 兵庫県立尼崎総合医療センター循環器内科　佐藤幸人　*255*

9. 心臓移植 ………………………………………………………… 大阪大学心臓血管外科　斎藤俊輔，澤　芳樹　*258*

X｜不整脈

1. 洞不全症候群 ………………………………………… 国立循環器病研究センター心臓血管内科　草野研吾　*261*

2. 期外収縮（心房・心室）…………………………………… 東京医科歯科大学循環器内科　平尾見三　*266*

3. 心房細動――心原性脳塞栓症予防 ……………………………… 東邦大学循環器内科学　池田隆徳　*269*

4. 心房細動――抗不整脈薬・心拍数調節薬による治療
………………………………… Brigham and Women's Hospital Arrhythmia Service　中村知史，
横浜市立みなと赤十字病院循環器内科　沖重　薫　*273*

5. 心房細動――カテーテルアブレーション治療 ………… 東京慈恵会医科大学循環器内科　山根禎一　*277*

6. 心房粗動 …………………………………………………… 滋賀医科大学呼吸循環器内科　堀江　稔　*280*

7. 上室頻拍 …………………………… 帝京大学医学部附属溝口病院第四内科・中央検査部　村川裕二　*283*

8. 特発性心室頻拍 ……………………………………………… 東京医科大学循環器内科学　里見和浩　*287*

9. 基礎心疾患に伴う心室頻拍・心室細動 ………………………… 筑波大学循環器内科　野上昭彦　*290*

10. 不整脈治療薬の催不整脈作用 ……………………… 横浜市立大学附属病院循環器内科　石川利之　*295*

11. 早期興奮症候群（WPW 症候群）………………… 東海大学医学部付属八王子病院循環器内科　小林義典　*298*

12. J 波症候群（Brugada 症候群，早期再分極症候群）……… 日本医科大学循環器内科学分野　清水　渉　*302*

13. QT 延長症候群 …………………………………………………… 大分大学循環器内科　髙橋尚彦　*306*

14. 心臓ペースメーカの選択と植込み患者の管理 …… 埼玉医科大学国際医療センター心臓内科　加藤律史　*309*

15. 植込み型除細動器（ICD）………………………………… 弘前大学不整脈先進治療学講座　佐々木真吾　*313*

16. 不整脈の外科的治療 …………… 国立病院機構呉医療センター・中国がんセンター心臓血管外科　今井克彦　*316*

XI｜肺循環

1. 慢性血栓塞栓性肺高血圧症
……… 国立病院機構岡山医療センター臨床研究部　小川愛子，同　循環器内科・臨床研究部　松原広己　*319*

2. 肺動脈性肺高血圧症 ………………………………… 東北大学循環器内科学　杉村宏一郎，下川宏明　*323*

3. 膠原病に伴う肺高血圧症 ………………………………………… 杏林大学循環器内科　佐藤　徹　*327*

XII｜大動脈疾患

1. Marfan 症候群，大動脈弁輪拡張症 …………………………… 慶應義塾大学心臓血管外科　志水秀行　*331*

2. 高安動脈炎（大動脈炎症候群）…………………… 東北大学心臓血管外科　鷹谷紘樹，齋木佳克　*334*

3. 急性大動脈解離 …………………………………………… 森之宮病院心臓血管外科　加藤雅明　*337*

4. 胸部大動脈瘤 …………………………… 東京女子医科大学病院心臓病センター　道本　智，新浪博士　*341*

5. 腹部大動脈瘤 ……………………………………………… 名古屋大学血管外科分野　古森公浩　344

XIII　末梢血管疾患

1. 閉塞性動脈硬化症——診断・薬物療法 ……… 和歌山県立医科大学循環器内科　猪野　靖, 赤阪隆史　347
2. 閉塞性動脈硬化症——血行再建 …………… 東京医科大学茨城医療センター循環器内科　東谷迪昭　351
3. 腎動脈狭窄症 ……………………………… 関西ろうさい病院循環器内科　谷仲厚治, 飯田　修　355
4. 深部静脈血栓症, 急性肺血栓塞栓症 …………… 桑名東医療センター循環器内科　山田典一　359

XIV　高血圧症

1. 本態性高血圧——ガイドラインに沿った治療戦略
　　　　　　　　　　　　　　　　　　……………………… 自治医科大学循環器内科　甲谷友幸, 苅尾七臣　363
2. 白衣高血圧, 早朝高血圧 …………………… 大阪大学老年・総合内科学　赤坂　憲, 楽木宏実　368
3. 高齢者の高血圧 ……………………… 三重大学循環器・腎臓内科学　岡本隆二, 伊藤正明　370
4. 高血圧管理の生活指導 ……………… 鹿児島大学心臓血管・高血圧内科学　大石　充　373
5. 二次性高血圧 ………………………… 名古屋市立大学心臓・腎高血圧内科学　大手信之　376

XV　脳血管障害

1. 脳梗塞 ……………………………… 日本医科大学多摩永山病院脳神経内科　長尾毅彦　379
2. 頭蓋内出血 ………………………………… 東京女子医科大学神経内科　北川一夫　385
3. 脳動脈瘤 ………………………… 杏林大学脳神経外科・脳卒中センター　島田大輔, 塩川芳昭　388
4. 頸動脈狭窄症 ……………………………… 島根大学第三内科　三瀧真悟, 山口修平　391

XVI　その他

1. 動脈硬化の基礎 …………… 東京大学保健・健康推進本部　田中君枝, 徳島大学循環器内科学　佐田政隆　395
2. 動脈硬化の臨床診断 …………………… 東京医科大学健診センター, 医学教育推進センター　山科　章　398
3. 脂質異常症 …………………………… 福岡大学心臓・血管内科学　今泉　聡, 朔 啓二郎　403
4. 起立性低血圧 ……… 愛媛大学地域救急医療学　大蔵隆文, 同 循環器・呼吸器・腎高血圧内科学　檜垣實男　407
5. Raynaud 現象 ………………………… 獨協医科大学心臓・血管内科　井上晃男　410
6. 甲状腺疾患と心臓 ……………………… 富山大学第二内科　中村牧子, 絹川弘一郎　413
7. 心疾患と妊娠 ……………………… 東京大学保健センター保健・健康推進本部　八尾厚史　416
8. 心疾患患者における運動負荷試験と運動指導
　　　　　　　　　　　　　　　　　……………… 日本心臓血圧研究振興会附属榊原記念病院総合診療部　長山雅俊　420
9. 心疾患患者に対する心身医学的アプローチ …………… 神戸労災病院循環器内科　井上信孝　423

目　次　ix

10. 心疾患患者における一般外科手術の術前・術後管理……東京大学心臓外科　山内治雄，小野　稔　*427*

11. 多職種によるハートチーム………………………………横浜南共済病院循環器内科　鈴木　誠　*431*

循環器領域における最近の注目のエビデンス

1. 虚血性心疾患のエビデンス……………山形大学循環・呼吸・腎臓内科学　渡邉　哲，久保田　功　*435*

2. 慢性心不全のエビデンス…………………山口大学器官病態内科学　小田哲郎，矢野雅文　*439*

3. 不整脈のエビデンス………………………桜橋渡辺病院心臓・血管センター　井上耕一　*443*

4. 脂質異常症のエビデンス……………………千葉大学細胞治療内科学　正司真弓，横手幸太郎　*447*

5. 抗血栓療法のエビデンス…………国立病院機構大阪南医療センター循環器科　奥山裕司　*451*

循環器関連ガイドライン一覧

………………………………………………………………………………………………*457*

循環器疾患の薬物一覧

‥‥大阪薬科大学臨床薬学教育研究センター　角山香織，京都大学統合薬学教育開発センター　津田真弘　*461*

索　引………………………………………………………………………………………*519*

謹告　著者ならびに出版社は，本書に記載されている内容について最新かつ正確であるよう最善の努力をしております．しかし，薬の情報および治療法などは医学の進歩や新しい知見により変わる場合があります．薬の使用や治療に際しては，読者ご自身で十分に注意を払われることを要望いたします．

株式会社　南江堂

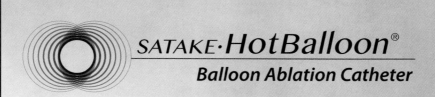

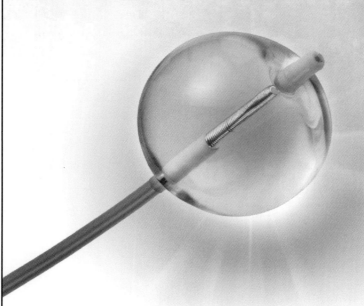

このバルーンカテーテルは、
薬剤抵抗性を有する再発性症候性の
発作性心房細動治療を目的とした、
世界で初めての高周波アブレーション術用
バルーンカテーテルです。

販売名:SATAKE・HotBalloonカテーテル　承認番号:22700BZX00355000
製造販売業者:東レ株式会社　販売業者:センチュリーメディカル株式会社

02TOP015-01

巻頭トピックス

1 心構造疾患（structural heart disease）に対するカテーテルインターベンション

▶ 林田健太郎

近年，structural heart disease（SHD：心構造疾患，もしくは構造心疾患）に対するインターベンションが脚光を浴びつつある．これは従来広く施行されてきた冠動脈インターベンションに対し，「心臓の構造異常」に対するインターベンションとして，別のジャンルとしてとらえられている．SHDインターベンションに分類される手技について，表1に列記する．

これらは必ずしも新しいものではなく，たとえば1984年にわが国の井上寛治により開発され，現在世界標準となっている僧帽弁狭窄症に対する経皮的僧帽弁交連切開術（percutaneous transvenous mitral commissurotomy：PTMC）[1]や，閉塞性肥大型心筋症（hypertrophic obstructive cardiomyopathy：HOCM）に対する経皮的中隔心筋焼灼術（percutaneous transluminal septal myocardial ablation：PTSMA）[2]は比較的古くから行われてきた．また，心房中隔欠損症に対する閉塞栓の

治療などは，欧米では比較的早期から導入されている．

しかし近年，経カテーテル大動脈弁留置術［transcatheter aortic valve implantation（TAVI）または transcatheter aortic valve replacement（TAVR）］に代表される，「新しい」インターベンションが登場し，弁膜症やその他の分野の治療に大きなパラダイムシフトを起こしつつある．そのためSHDインターベンションが再び脚光を浴び，新しい分野のインターベンションとして再登場している．

本項では，近年わが国でも急速に発展しているTAVI，MitraClip（Abbott社）などを中心に，新しく登場してきたSHDインターベンションについて概説する．

表1 さまざまなSHDインターベンション

	疾患名	インターベンション
弁膜症	僧帽弁狭窄症（MS）	経皮的僧帽弁交連切開術（PTMC）
	僧帽弁閉鎖不全症（MR）	経皮的僧帽弁形成術（MitraClip） 経皮的弁輪形成術（percutaneous mitral annuloplasty） 経カテーテル僧帽弁置換術（TMVR）
	大動脈弁狭窄症（AS）	バルーン大動脈弁形成術（BAV） 経カテーテル大動脈弁留置術（TAVI）
	大動脈弁閉鎖不全症（AR）	経カテーテル大動脈弁留置術（TAVI）
	肺動脈弁疾患	バルーン肺動脈弁形成術 経カテーテル肺動脈弁留置術
	三尖弁疾患	経カテーテル弁輪形成術，クリップ
シャント性心疾患	心房中隔欠損症（ASD）	ASD閉鎖栓
	心室中隔欠損症（VSD）	VSD閉鎖栓
	卵円孔開存（PFO）	PFO閉鎖栓
	動脈管開存症（PDA）	PDA閉鎖栓，コイル閉鎖
その他	閉塞性肥大型心筋症（HOCM）	経皮的中隔心筋焼灼術（PTSMA）
	弁置換術後弁周囲逆流（paravalvular leak）	閉塞栓による閉鎖術（vascular plug）
	左心耳内血栓	経皮的左心耳閉鎖術（LAA closure）
	慢性血栓塞栓性肺高血圧症（CTEPH）	バルーン肺動脈形成術（BPA）
	難治性高血圧	腎除神経術（renal devervation）

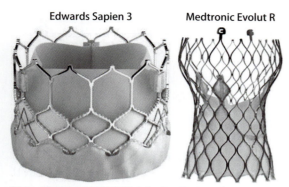

図1 現在わが国で使用されているTAVI弁
[Edwards Lifesciences社, Medtronic社よりそれぞれ提供]

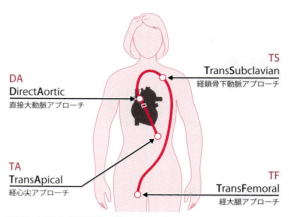

図2 TAVI弁留置に用いるアプローチ

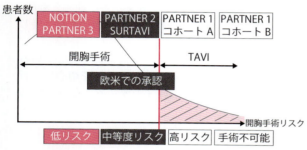

図3 TAVIの適応

TAVI

TAVIは，周術期リスクが高く外科的大動脈弁置換術（SAVR）の適応とならないハイリスクな大動脈弁狭窄症（AS）患者群に対して，開胸や人工心肺を必要としない，より低侵襲な治療として開発されてきた．2002年にフランスのRouen大学循環器内科のCribierによって第一例が施行されて以来[3]，2007年には欧州でCEマークを取得，2011年には米国で米国食品医薬品局（FDA）承認を受け，現在までに欧米を中心に世界中で30万例以上が治療されている．

2013年10月からわが国でも保険償還され，現在2つのデバイスが使用可能である（図1）．また，アプローチ方法としては最も低侵襲な経大腿アプローチが基本となるが，その他経心尖，直接大動脈，経鎖骨下動脈アプローチなどが存在する（図2）．現在，全国127施設がTAVI実施施設として認可されており（2017年10月現在），わが国での初期成績における30日死亡率は2％以下であり，世界のどのレジストリーにも引けをとらない臨床成績を達成している．

a 適応（図3）

当初TAVI治療の適応は，SAVR施行不能もしくはハイリスクの有症候性重症AS例とされてきたが，TAVI治療技術の進歩に伴い，欧州と米国では，より低いリスク例へ適応が拡大されている．ASに対する標準治療として確立されてきたSAVRとTAVI治療の比較検討として，中等度リスク例および低リスク例を対象とした大規模臨床試験PARTNER 2 trialとNOTION 1 trialにおいて，いずれもTAVI治療は外科治療と遜色のない短期成績が示された[4,5]．また，中等度リスクに対するSapien 3デバイスを用いたコホートとPARTNER 2AのSAVRコホートをpropensity score-matchを用いて比較検討した解析において，TAVIにおける全死亡，脳卒中がSAVRに比して有意に低かったという成績が示された[6]（図4）．わが国でもすでにこのSaipen 3が広く使用されており，良好な成績を達成している．また，自己拡張型デバイスであるCoreValve（Medtronic社）を使用したTAVIとSAVRを比較したランダム化比較試験（RCT）であるSURTAVI trialでも同等の成績が証明された[7]．これらのエビデンスを反映し，「2017 AHA/ACC Focused Update of the 2014 AHA/ACC Guideline for the Management of Patients With Valvular Heart Disease」において，中等度リスクの有症候性重症ASに対するTAVIはClass Ⅱaにアップグレードされている[8]．また，従来適応とされていなかった二尖弁に対しても，近年最新デバイスを使用することによる弁周囲逆流が減少し，非二尖弁例と同様な成績が達成できるということが報告されている[9,10]．

このようにTAVIの適応は急速に広がっており，中等度リスク例の次は全く問題なくSAVRを

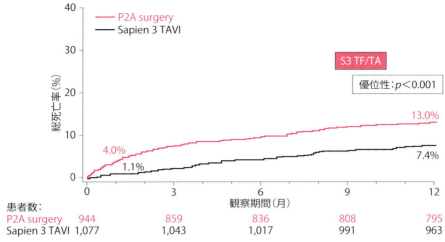

図4 TAVIとSAVRの死亡率
P2A surgery：PARTNER 2A SAVRコホート，S3 TF/TA：Sapien 3を使用したTAVI．

［文献6を参考に作成］

受けられる低リスク患者において，TAVIとSAVRのRCTであるPARTNER 3 trialが開始されている．こちらは北米を中心とした国際共同試験であるが，わが国からも慶應義塾大学病院を含めた3施設が参加できたことは，わが国のさらなる国際社会への参加という観点から非常に重要であると考えられる．

b 課題点

TAVIでまだ克服されていない点として，弁の耐久性データがあげられる．現在，10年未満のデータしかなく，今後のさらなる長期成績の確立が重要である．さらに術後無症状であっても造影CT上，弁に血栓様の所見（subclinical possible leaflet thrombosis）が存在することがあることがわかった[11,12]．この所見は，TAVI弁のみならず実は外科弁でも認められることがわかっている．現在，TAVI後の抗血栓療法は，抗血小板薬2剤併用療法（DAPT）が標準治療であるが，2017年の米国心臓協会/米国心臓病学会（AHA/ACC）の弁膜症のガイドラインでは抗凝固療法も見直されてきており[8]，今後至適術後抗血栓療法の確立が急務である．

c 今後の展開

新規デバイスの登場や経験の蓄積により，TAVIは非常に安全で安定した成績を達成している．そのうえで現在の耐久性データから，おおむね80歳以上をTAVIの適応とする考え方が主流となりつつあるが，一方で日本人の80歳男性の平均余命は約8年であるのに対し80歳女性は10年以上あるため，適応には注意が必要である．

今後TAVIがAS患者に対する治療の第一選択となり，中等度や低リスク患者へ適応が拡大されることが期待される．

MitraClip

僧帽弁閉鎖不全症に対するアプローチとして，現在最も臨床応用されているのがMitraClipである．僧帽弁閉鎖不全症に対する形成法の1つとして，逸脱部位の前尖と後尖を縫合固定するAlfieri法という形成法があり，この方法をカテーテルで施行するのがMitraClipである．これは大腿静脈から穿刺を行い，心房中隔穿刺を行ってからシースとclip delivery systemを僧帽弁まで誘導し，前尖と後尖の尖端をカテーテル先端についているクリップで把持し，逆流を低減させるデバイスである（図5）．この治療法と外科手術（弁形成，弁置換）の効果判定であるEVEREST II試験の結果では，1年経過観察時において，臨床的成功率はMitraClip群55％に対し外科的処置群73％とMitraClipシステムの外科的処置に対する劣勢が認められたが，両群ともに重度の僧帽弁閉鎖不全患者の心機能，生活の質（QOL）などを向上させ，心臓疾患の症状を低減するなど臨床上の有用性を示した．また30日経過観察時の有害事象の発生率では，MitraClip群15％に対し外科的処置群48％と有意差（$p<0.001$）を示しており，現在5年の経過まで発表されている[13,14]．今後はこの低

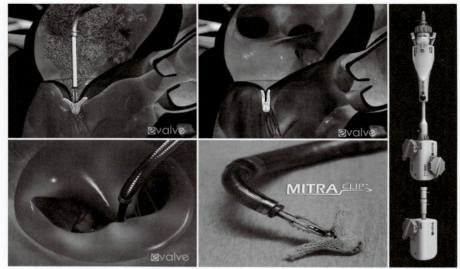

図5 Percutaneous Mitral Repair

［Abbott社より提供］

侵襲治療が，TAVIと同様に重篤な合併疾患例や高齢者重症僧帽弁閉鎖不全症の有用な治療選択肢の1つとなる可能性を示唆している．すでに欧米では承認が得られ日常臨床の一部となっている．わが国でも2017年10月に承認された．臨床治験では30例と限られた症例数ながら主要心血管イベント（major adverse event：MAE）はゼロ，手技成功も87%であり良好な成績が達成されている[15]．また，海外ではMitraClip以外にもさまざまな僧帽弁治療デバイスが開発され，急速に発展している．

左心耳閉鎖デバイス

抗凝固療法が難しい心房細動患者における塞栓症予防デバイスとして，現在Boston Scientific社のWatchmanとSJM社（Abbott社）のAmplatzer Amuletが存在する（図6）．Watchmanを使用したPROTECT AF studyでは，707例の心房細動患者をデバイス群とwarfarin群に割り付け，脳卒中，心血管死，全身塞栓の複合エンドポイントについて，デバイス群はwarfarin群に比べ非劣性を達成した[16]．しかし，心嚢液貯留や心タンポナーデという合併症が手技群で多くみられたことが問題となったが，その後のCAP registry[17]やPREVAIL trial[18]では低減していることが確認された．抗凝固療法は塞栓予防のみならず出血性合併症も増加するため，抗凝固療法が不要となる本デバイ

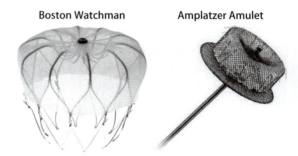

図6 左心耳閉鎖デバイス
［Boston Scientific社，Abbott社よりそれぞれ提供］

スは大変画期的である．現在，わが国でのWatchmanの治験が進行中であり，今後の薬事承認が期待される．

先天性心疾患に対するインターベンション

比較的古くから心房中隔欠損症，動脈管開存症に対するカテーテル閉鎖などが行われてきた．この分野で最近の最も大きいトピックとしては，TCT2016で発表されたRESPECT trialの最終結果であり，卵円孔開存（PFO）閉鎖栓（Amplatzer PFO occluder）が，薬物療法群に比較して有意にPFO関連脳梗塞を低減させたという内容である．この試験の結果によりPFOに対するカテーテル閉鎖術はすでにFDAの承認を受けており，今後わが国における導入も期待される．

本項では新しく登場した手技を中心に，SHDインターベンションについて概説した．この分野のインターベンションに特徴的であるのは，インターベンション医のみならず外科医，イメージング専門医，麻酔科医，リハビリテーション専門医などからなるハートチームの形成で，最善の医療を患者に提供していくという価値観をチーム内で共有し，同じ目的を共有し忌憚のない議論を行っていくことが最善の結果を達成するためには大変重要である．

文献

1）Inoue K et al：Clinical application of transvenous mitral commissurotomy by a new balloon catheter. J Thorac Cardiovasc Surg 87：394-402, 1984

2）Seggewiss H et al：Percutaneous transluminal septal myocardial ablation in hypertrophic obstructive cardiomyopathy：acute results and 3-month follow-up in 25 patients. J Am Coll Cardiol 31：252-258, 1998

3）Cribier A et al：Percutaneous transcatheter implantation of an aortic valve prosthesis for calcific aortic stenosis：first human case description. Circulation 106：3006-3008, 2002

4）Leon MB et al：Transcatheter or surgical aortic-valve replacement in intermediate-risk patients. N Engl J Med 374：1609-1620, 2016

5）Sondergaard L et al：Two-year outcomes in patients with severe aortic valve stenosis randomized to transcatheter versus surgical aortic valve replacement：the All-Comers Nordic Aortic Valve Intervention Randomized Clinical Trial. Circ Cardiovasc Interv 9：pii：e003665, 2016

6）Thourani VH et al：Transcatheter aortic valve replacement versus surgical valve replacement in intermediate-risk patients：a propensity score analysis. Lancet 387：2218-2225, 2016

7）Reardon MJ et al：Surgical or transcatheter aortic-valve replacement in intermediate-risk patients. N Engl J Med 376：1321-1331, 2017

8）Nishimura RA et al：2017 AHA/ACC focused update of the 2014 AHA/ACC guideline for the management of patients with valvular heart disease：a report of the American College of Cardiology/American Heart Association Task Force on Clinical Practice Guidelines. J Am Coll Cardiol 70：252-289, 2017

9）Yoon SH et al：Outcomes in Transcatheter Aortic Valve Replacement for Bicuspid Versus Tricuspid Aortic Valve Stenosis. J Am Coll Cardiol 69：2579-2589, 2017

10）Yoon SH et al：Transcatheter aortic valve replacement with early- and new-generation devices in bicuspid aortic valve stenosis. J Am Coll Cardiol 68：1195-1205, 2016

11）Makkar RR et al：Possible subclinical leaflet thrombosis in bioprosthetic aortic valves. N Engl J Med 373：2015-2024, 2015

12）Yanagisawa R et al：Incidence, predictors, and midterm outcomes of possible leaflet thrombosis after TAVR. JACC Cardiovasc Imaging, epub ahead of print, 2016

13）Feldman T et al：Randomized comparison of percutaneous repair and surgery for mitral regurgitation：5-year results of EVEREST Ⅱ. J Am Coll Cardiol 66：2844-2854, 2015

14）Foster E et al：Percutaneous mitral valve repair in the initial EVEREST cohort：evidence of reverse left ventricular remodeling. Circ Cardiovasc Imaging 6：522-530, 2013

15）Hayashida K et al：AVJ-514 trial- baseline characteristics and 30-day outcomes following MitraClip® treatment in a Japanese cohort. Circ J 81：1116-1122, 2017

16）Holmes DR et al：Percutaneous closure of the left atrial appendage versus warfarin therapy for prevention of stroke in patients with atrial fibrillation：a randomised non-inferiority trial. Lancet 374：534-542, 2009

17）Reddy VY et al：Safety of percutaneous left atrial appendage closure：results from the Watchman Left Atrial Appendage System for Embolic Protection in Patients with AF（PROTECT AF）clinical trial and the Continued Access Registry. Circulation 123：417-424, 2011

18）Holmes DR Jr et al：Prospective randomized evaluation of the Watchman Left Atrial Appendage Closure device in patients with atrial fibrillation versus long-term warfarin therapy：the PREVAIL trial. J Am Coll Cardiol 64：1-12, 2014

2 肥大型心筋症とその類縁疾患における進歩

▶ 北岡裕章

肥大型心筋における遺伝子変異[1~3]

肥大型心筋症（hypertrophic cardiomyopathy：HCM）は，米国やわが国の定義では高血圧や大動脈弁狭窄症などの圧負荷に加えて，蓄積疾患などの二次性の心筋肥大も除外した 15 mm 以上の心肥大と定義されている．HCM は，一般人口の 500 人に 1 人程度存在するとされる比較的遭遇する機会の多い心筋症であるが，40 歳以下の突然死の最も多い原因として，またわが国の心移植の 2 番目に多い原因疾患として重要な疾患である．

米国心臓協会（AHA）の心筋症分類では，HCM は遺伝的要因による一次性心筋症に分類される．HCM の責任遺伝子変異は，1990 年の心筋 β ミオシン重鎖遺伝子変異の報告以来，非常に多くなされており，その大部分は β ミオシン重鎖遺伝子や心筋ミオシン結合蛋白 C 遺伝子などのサルコメアを構成する蛋白の遺伝子変異である．さて，HCM をサルコメア遺伝子変異に基づく遺伝性心筋症と定義付けた場合，臨床的に HCM と診断した症例全例で遺伝子変異が同定できるのであろうか．答えは否である．HCM と診断した症例の 30～60% でしか遺伝子変異が同定できないのが現状である．それでは，遺伝子変異を認めなかった残りの症例は HCM ではないのであろうか．心エコー図検査などによる形態や心筋生検による病理学的所見には両者で明らかな違いを認めない．よって，遺伝子変異を同定できない症例も臨床的に HCM と診断せざるをえない．そこには未知の遺伝子変異や修飾因子が存在すると思われる．

遺伝子検査は，HCM 患者にどのような情報をもたらすであろうか．期待されるのは，遺伝子変異の種類により，将来の表現形や突然死などの予後を予測することであろう．当初それらを示唆する報告もなされ，一部に予後不良の遺伝子変異も存在するが，表現形や予後を推測することにおける遺伝子変異からの情報は，かなり限定されると現在では考えられている．

表1　HCM と鑑別すべき二次性心筋肥大

1）先天性代謝異常
　・糖原病
　　Pompe 病，Danon 病
　・リソソーム病
　　Anderson–Fabry 病
　・PRKAG2
2）ミトコンドリア病
3）malformation syndromes
　　Noonan 症候群，LEOPARD 症候群
4）アミロイドーシス
5）神経筋疾患
　・Friedreich 失調症
6）その他
　・糖尿病母親の児
　・スポーツ選手

HCM 類縁疾患（二次性心筋疾患）鑑別の重要性

わが国においては，HCM の遺伝子検査は現状では商業ベースで行われることはないため，HCM の診断は，心筋肥大をきたす二次性心筋疾患を除外することにより行われる．HCM および二次性心筋疾患に対する治療法の進歩により，これらを鑑別することはきわめて重要になってきた．表1 に HCM との鑑別が必要な二次性心筋肥大をきたす代表的な疾患をあげる．

以下に肥大心鑑別への足がかり[4]となる点をまとめる．

a 既往歴および家族歴の詳細な聴取

本人の病歴はもちろんのこと，突然死，心不全，ペースメーカ植込みや脳卒中の家族歴を詳細に聴取し，家系図の作成を行う．HCM は，常染色体優性遺伝形式を呈するのに対し，Anderson–Fabry 病や Danon 病は X 連鎖性，ミトコンドリア病は母系遺伝を示す．

b 心外症状のチェック

HCM では心外症状を呈することはないのに対し，他の二次性心筋疾患では心外症状が診断の端緒となることがある（表2）．

c 検査所見

a）心電図検査

・PQ 時間：AMP 活性化プロテインキナーゼを

表2　心筋肥大の鑑別において重要な心外症状

症　状	疑うべき疾患
学習障害，精神発達遅滞	ミトコンドリア病 Danon 病 Noonan 症候群
感音性難聴	ミトコンドリア病 Anderson-Fabry 病
眼症状	ミトコンドリア病（外眼筋麻痺，網膜色素変性症） アミロイドーシス（硝子体混濁，緑内障） Anderson-Fabry 病（角膜混濁）
手根管症候群	アミロイドーシス
筋力低下	ミトコンドリア病 糖原病
四肢末端痛，無汗症	Anderson-Fabry 病
被角血管腫	Anderson-Fabry 病
腎障害	ミトコンドリア病 アミロイドーシス Anderson-Fabry 病

［文献4を参考に作成］

コードする *PRKAG2* 遺伝子の変異による心肥大や Anderson-Fabry 病や Danon 病でも，PQ 時間の短縮や pre-excitation 様心電図を呈することが多い.

・房室伝導障害：HCM でも加齢に伴い房室伝導障害はきたしうるが，アミロイドーシスはもちろんのこと，ミトコンドリア病や病期の進んだ蓄積疾患で認めることがある.

・QRS 電位：心電図における高電位は HCM の特徴であるが，Sokolow＞100 mm 以上の極度の高電位は蓄積疾患を疑う必要がある. 一方，心エコー図検査で左室肥大を認めるにもかかわらず，心電図で低電位や偽性心筋梗塞パターンを認める場合にはアミロイドーシスを疑う.

b）心エコー図検査

HCM でもびまん性対称性左室肥大（concentric left ventricular hypertrophy）を呈する場合もあるが，このような肥大形式では安易に HCM の診断を下すべきではない. それらの形態では，Anderson-Fabry 病や Danon 病などの蓄積疾患，高齢者ではアミロイドーシスなどを十分に鑑別すべきである. また Anderson-Fabry 病では，病期の進行に伴い，左室後壁基部に限局した菲薄化や左室壁運動の低下を認める場合がある.

c）cardiac magnetic resonance（CMR）

CMR は，肥大の存在や程度に関する情報を与えてくれるのみならず，心エコー図ではわかりにくい乳頭筋付着異常，心尖部の心室瘤の存在など

の診断にきわめて重要な検査となってきた. さらにガドリニウム遅延造影（late gadolinium enhancement：LGE）の程度は，予後と関連することが報告されている. Anderson-Fabry 病では後側壁に，アミロイドーシスでは，心内膜側にびまん性に LGE を認めることがある. T1 mapping 法が Anderson-Fabry 病の鑑別に期待されている[5].

■ HCM および HCM 類縁疾患（二次性心筋疾患）における最近のトピックス

a　HCM

a）突然死に関して

HCM の最近のトピックスの1つは，2014 年に欧州心臓病学会（ESC）ガイドラインで示された HCM risk-SCD score である[3]. HCM 患者における突然死は，最も重大な心事故であり，これをいかに予測するかは，重要な課題である. 突然死の危険因子として，突然死の家族歴，原因不明の失神，繰り返す非持続性心室頻拍，最大壁厚 30 mm を超す高度の左室肥大，運動時血圧異常反応があげられ，近年これらに加え高度の左室流出路圧較差，CMR における広範囲な LGE などが新しい危険因子として提唱されている[2]. 2000 年代半ばまでは，危険因子の重複が突然死の危険性を上げるとされたが，その後突然死の家族歴，原因不明の失神，最大壁厚 30 mm を超す高度の左室肥大は単独でも突然死の危険因子であり，これらの危険因子を1つでも有する患者では，一次予防としての植込み型除細動器（ICD）が勧められた（2011 ACCF/AHA Guideline）[1].

一方，HCM risk-SCD score は，年齢，左室最大壁厚，左房径，最大圧較差，突然死の家族歴，非持続性心室頻拍，原因不明の失神を calculator に入力することで，5年以内の突然死の危険性を計算し，6%以上で一次予防としての ICD 植込みを推奨している[3]. どちらのリスクアセスメントが優れているかが現在議論されているが，これらの治療方針が日本人 HCM 患者でもあてはまるかは今後の検討課題である.

ICD を植込む場合，従来より経静脈的リードが使用されてきたが，HCM では対象患者が比較的若年ということもあり，リード合併症が他疾患よりも多い. わが国でも使用可能となった完全皮下植込み型除細動器（S-ICD）の HCM 患者に対する有用性が報告されつつある[6].

b）薬剤による病態の修飾

本症は，①心筋肥大の認めない時期→②心筋肥大を認める典型的な HCM の時期→③左室のリモデリングが進行し，やや左室駆出率の低下する時期→④収縮能の低下が進行し，重症の心不全症状を呈する時期（いわゆる拡張相あるいは end-stage HCM）と進行すると考えられている．薬剤によりこの左室リモデリングを抑制できないか検討が行われている．Ho らは，心筋肥大のない時期に Ca 拮抗薬である diltiazem を投与することで左室リモデリング予防の可能性を報告した[7]．一方，心筋肥大の進行抑制に関しては，アンジオテンシンⅡ受容体拮抗薬である losartan が左室肥大の進行を抑制するかが検討されたが（INHERIT study），losartan は左室肥大進行の抑制，拡張能や運動耐容能に有効性を示すことはできなかった[8]．late INa inhibitor である ranolazine の運動耐容能に対する効果が現在検討されている（LIBERTY-HCM trial）．

わが国では，Hamada らが報告した cibenzoline succinate が左室流出路圧較差減少目的で使用される（保険適用外）が，圧較差のない例でも同薬剤が心肥大を退縮させる可能性が報告されている[9]．

b Anderson–Fabry 病

X 染色体長腕 Xq22.1 にコードされた *GLA* 遺伝子の変異により，リソソームの加水分解酵素の1つである α-ガラクトシダーゼ（α-Gal）の遺伝的欠損や活性の低下により生じる X 連鎖性遺伝性疾患である．基質であるグロボトリアオシルセラミド（Gb3/セラミドトリヘキソシド：CTH）が徐々に蓄積することにより臓器障害が生じる．若年者において，四肢末端痛，無汗症，被角血管腫，経過とともに心機能障害や腎機能障害などを認めるようになる．わが国の新生児スクリーニングで約7,000人に1人の頻度で本症が存在したと報告された[10]．また，HCM を疑う左室肥大を認める日本人男性の1〜3%に本症を認めるため，肥大心の鑑別診断として最も重要な疾患の1つである[11,12]．男性では血漿，白血球 α-Gal 活性を測定することで診断される．

一方，X 連鎖性であるため女性ではヘテロ接合体となり，酵素活性だけでは診断ができない場合があり，家族歴や検査所見などにより判断する．蓄積物質である尿中や血漿中の Gb3 を測定することが参考になるが，血漿中 Gb3 は対照者とヘテロ接合体女性で差がないことも多い．一方，Gb3 の脱アシル体であるリゾ体（lyso-Gb3）は，対照者とヘテロ接合体女性を鑑別することができる可能性が報告されており，新しいバイオマーカーとして期待されている．最終的には遺伝子検査により診断される．

治療に関しては，2004年より低下・欠損した酵素活性を補う目的で，アガルシダーゼβあるいはα による酵素補充療法が行われている．酵素補充療法による病態進行抑制は，中等度の臓器障害が生じていても効果は認めるが，心臓に関しては，CMR で LGE が出現する以前，すなわち早期に行うほど効果が高い．酵素補充療法の行われた患者の10年間の予後は，81%が重大な合併症を免れ，94%が生存していたと報告され[13]，本症の診断，特に早期診断はますます重要になってきている．

c 心アミロイドーシス

アミロイドーシスは，アミロイド細線維が細胞外へ沈着する疾患である．

心アミロイドーシスを発症するのは，骨髄形質細胞の異常を基盤とする AL アミロイドーシスとトランスサイレチン（TTR）アミロイドーシスが大部分である．TTR は，*TTR* 遺伝子変異を原因とする遺伝性 ATTR アミロイドーシス（従来の家族性アミロイドポリニューロパチー）と *TTR* 遺伝子変異を認めない野生型 TTR の沈着による全身性野生型 ATTR アミロイドーシス（老人性全身性アミロイドーシス）が原因となる．近年の人口の高齢化に伴い，老人性全身性アミロイドーシスが増加してきている可能性が高く，左室駆出率の保たれた心不全（heart failure with preserved ejection fraction：HFpEF）の原因の1つとして注目されている．軽度左室肥大を伴う HFpEF 患者の13%が本症であったとの報告もある[14]．アミロイドーシスの確定診断には組織におけるアミロイド沈着を病理組織学的に証明する必要がある．症状のある臓器を施行することが重要であるが，侵襲的検査である心筋生検は，特に高齢者では行いにくい場合が多く，腹壁脂肪や上部消化管粘膜の生検が行われる．

従来より，テクネシウム-99m（^{99m}Tc）ピロリン酸（PYP）心筋シンチグラフィが ATTR 心アミロイドーシスで陽性になることは知られていたが，近年 ATTR 心アミロイドーシスのスクリーニングとして再度注目されている[15]．TTR が証明された場合，遺伝性 ATTR アミロイドーシスと全身性野生型 ATTR アミロイドーシスを鑑別するため，遺伝子解析が必要である．わが国では *TTR* 遺

伝子変異としては，30位のバリン（V）がメチオニン（M）に置換したV30M変異の頻度が最も高い．

TTR4量体の解離を抑制することでTTRを安定化するtafamidis meglumineが，2013年より遺伝性ATTRアミロイドーシスにおける神経症状の進行予防のために使用されている．同薬剤の心アミロイドーシス抑制効果が現在検討されている．

文　献

1) Gersh BJ et al：2011 ACCF/AHA guideline for the diagnosis and treatment of hypertrophic cardiomyopathy：executive summary：a report of the American College of Cardiology Foundation/American Heart Association Task Force on Practice Guidelines. JACC **58**：2703-2738, 2011

2) 循環器病の診断と治療に関するガイドライン．肥大型心筋症の診療に関するガイドライン（2012年改訂版）．＜http://www.j-circ.or.jp/guideline/pdf/JCS2012_doi_h.pdf＞［Accessed 11 October 2017］

3) Authors/Task Force members et al：2014 ESC guidelines on diagnosis and management of hypertrophic cardiomyopathy：the Task Force for the Diagnosis and Management of Hypertrophic Cardiomyopathy of the European Society of Cardiology（ESC）. Eur Heart J **35**：2733-2779, 2014

4) Rapezzi C et al：Diagnostic work-up in cardiomyopathies：bridging the gap between clinical phenotypes and final diagnosis. Eur Heart J **34**：1448-1458, 2013

5) Sado DM et al：Identification and assessment of Anderson-Fabry disease by cardiovascular magnetic resonance noncontrast myocardial T1 mapping. Circ Cardiovasc Imaging **6**：392-398, 2013

6) Maurizi N et al：Effectiveness of subcutaneous implantable cardioverter-defibrillator testing in patients with hypertrophic cardiomyopathy. Int J Cardiol **231**：115-119, 2017

7) Ho CY et al：Diltiazem treatment for pre-clinical hypertrophic cardiomyopathy sarcomere mutation carriers：a pilot randomized trial to modify disease expression. JACC Heart Fail **3**：180-188, 2015

8) Axelsson A et al：Efficacy and safety of the angiotensin Ⅱ receptor blocker losartan for hypertrophic cardiomyopathy：the INHERIT randomised, double-blind, placebo-controlled trial. Lancet Diabetes Endocrinol **3**：123-131, 2014

9) Hamada M et al：Advances in medical treatment of hypertrophic cardiomyopathy. J Cardiol **64**：1-10, 2014

10) Inoue T et al：Newborn screening for Fabry disease in Japan：prevalence and genotypes of Fabry disease in a pilot study. J Hum Genet **58**：548-552, 2013

11) Nakao S et al：An atypical variant of Fabry's disease in men with left ventricular hypertrophy. N Engl J Med **333**：288-293, 1995

12) Kubo T et al：Prevalence and clinical features of Fabry disease in Japanese male patients with diagnosis of hypertrophic cardiomyopathy. J Cardiol **69**：302-307, 2017

13) Germain DP et al：Ten-year outcome of enzyme replacement therapy with agalsidase beta in patients with Fabry disease. J Med Genet **52**：353-358, 2015

14) González-López E et al：Wild-type transthyretin amyloidosis as a cause of heart failure with preserved ejection fraction. Eur Heart J **36**：2585-2594, 2015

15) Gillmore JD et al：Nonbiopsy diagnosis of cardiac transthyretin amyloidosis. Circulation **133**：2404-2412, 2016

3 Impellaによる急性期循環補助

▶ 坂倉建一，百村伸一

　Impella（Abiomed社）とは，急性心不全患者の予後改善をめざすことを目的に作られた経皮的心内ポンプデバイスである．循環補助装置（mechanical circulatory support devices）の1つであり，今後，わが国への導入が検討されている．海外では心原性ショックへの補助および左室機能高度低下などのリスクが高い経皮的冠動脈形成術への補助として使用されているが，わが国での適応は心原性ショックなどの薬物療法抵抗性の急性心不全に限られる．また，2016年9月27日にImpella補助循環用ポンプカテーテルとImpella制御装置として製造販売承認が得られている．2017年10月より施設認定のうえ臨床応用が始まった．

　その際の条件として，①関連学会と連携のうえ適正使用の指針を設け，手技などに関する十分な知識・経験を有するハートチームにより，補助循環治療の実施体制が整った医療機関において本品が用いられるよう必要な措置を講ずること，②本品の適正使用の指針が遵守されるよう，ハートチームに対する講習を徹底し安全性の確保に努めること，③一定数の症例が集積されるまでの間は，本品を使用する症例全例を対象として使用成績調査を行い，医薬品医療機器総合機構宛てに報告するとともに，必要に応じ適切な措置を講ずること，の3つが指摘されている．したがって，本項執筆時点では，わが国においてどのように使用されるかはまだ明確には決まっていないが，①Impellaの種類および構造，②Impellaによる補助循環の機序，③Impellaに関する過去の報告，④欧米のガイドラインにおけるImpellaの位置付け，について述べる．

Impellaの種類および構造

　現在，米国および欧州で市場にでているImpellaは主に3種類（Impella 2.5, Impella 5.0, Impella CP）であるが，今後，最初にわが国に導入される予定のImpellaは2種類（Impella 2.5とImpella 5.0）である．以下にそれぞれの概要と特徴を記載する．また，Impellaおよび左室内での

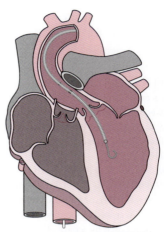

図1 Impellaおよび左室内での位置関係

位置関係を図1に示す．

a Impella 2.5について

　先端のカテーテル径が6 Fr，ポンプの径が12 Frとかなり細く，最大で2.5 L/分の血流量（flow）を出すことができる．吸入部から左室内の血液を吸い込み，プロペラを高速回転させることで吐出部から血液を上行大動脈に送り込む．挿入の手技としては，13 Frのpeel-awayイントロデューサを使用して，左右いずれかの大腿動脈から挿入する．Impella特有のセットアップとして，5～40%グルコース液を持続的にポンプ付近から流すことでポンプのモータに血液流入することを防ぐためのパージシステムというものがある．

b Impella 5.0について

　カテーテル先端部は6 Frと細いがポンプ自体は21 Frとかなり大きいため，大腿動脈からの経皮的挿入は困難なことがある．欧米においては，主な挿入ルートは外科的に鎖骨下動脈から挿入しており，その場合は心臓血管外科医によるcut-downなどが必要である．flow rateは5.0 L/分であり，完全にImpella 5.0だけで循環動態を維持することができるのが大きな魅力である．欧米では重症心不全などで挿入して，移植待機やHeartmate II（Thoratec社）などの左室補助人工心臓（LVAD）へのブリッジとして使用されることもある．また

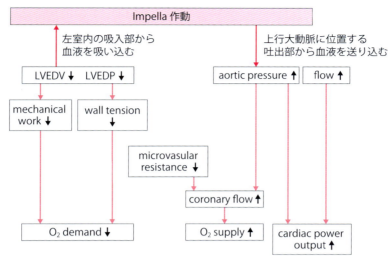

図2　Impella の補助循環の機序

表1　IABP，V-A ECMO，Impella の特徴比較

	全身循環補助(systemic perfusion)	心室への補助（LV unloading）	冠動脈血流補助	挿入および抜去の侵襲性
IABP	△	△	△	○
V-A ECMO	○	×	×	×
Impella	○	○	○	△

通常，緊急時は Impella 2.5 などで乗り切り，その後で待機的に Impella 5.0 に交換するという方法が多くとられているようである．

Impella による補助循環の機序

Impella による補助循環の機序を図2にまとめる．

a 前負荷の軽減——左室内の吸入部から血液を吸い込む

まず，左室内の吸入部から血液を Impella のポンプ内に吸い込むことで左室拡張末期圧（left ventricular end-diastolic pressure：LVEDP）および左室拡張末期容積（left ventricular end-diastolic volume：LVEDV）をともに減少させる．これによって左室心筋仕事量（mechanical work）と左室の壁張力（wall tension）がいずれも減少する．左室仕事量が減れば左室の酸素需要（O_2 demand）は減少し，また，左室の壁張力が減少すれば冠動脈の微小血管抵抗（microvascular resistance）が減少し，結果として冠動脈血流（coronary flow）が増加し酸素供給（O_2 supply）増加につながる．

b 血流増加——上行大動脈に位置する吐出部から血液を送り込む

一方で，上行大動脈に位置する吐出部から血液を送り込むことで，上行大動脈圧（aortic pressure）や上行大動脈の血流量（flow）が増加し，結果として心拍出量（cardiac power output）増加につながる．また，上行大動脈，Valsalva 洞での aortic pressure の増加は冠動脈血流の増加にもつながる．

経皮的心肺補助装置［percutaneous cardiopulmonary support（PCPS）もしくは venous-arterial extracorporeal membrane oxygenation（V-A ECMO）］との最大の違いは，左室負荷である．Impella は左室の酸素需要を減らすことができる．すなわち，左室を上手く休ませることができるのに対して，V-A ECMO では左室の後負荷の増大をもたらすため，左室の酸素需要を効率的に減らすことはできない．また，補助循環として最も広く使われている大動脈内バルーンパンピング（intra-aortic balloon pumping：IABP）は最も簡便な補助循環であるが，左室自体の output が完全になくなってしまった場合には意味をなさないため，補助循環としての限界がある．Impella，V-A ECMO，IABP についての特徴を表1にまとめる．

Impella に関する過去の報告

Impella に関する論文はこれまでに多く報告されているが，代表的なものを紹介する．

a 心原性ショックにおける有用性

Seyfarth らは 26 名の急性心筋梗塞による心原性ショック患者を 13 名の IABP と 13 名の Impella 2.5 に無作為に割り付け，挿入から 30 分後の Cardiac Index の改善を一次エンドポイントとして検証している[1]．結果は Impella 群で 0.49＋0.46 L/分/m^2 の改善を認めたのに対して，IABP 群では 0.11＋0.31 L/分/m^2 の改善にとどまり（$p＝0.02$），Impella 群で有意に Cardiac Index を改善することが報告された[1]．また，Impella を挿入するタイミングを検討した論文として，O'Neill らは米国における Impella のレジストリーにおいて，合計 154 名の心原性ショックを伴う急性心筋梗塞患者に対して Impella 2.5 を経皮的冠動脈インターベンション（percutaneous coronary intervention：PCI）前に挿入した群（pre-PCI 群）と PCI 後に挿入した群（post-PCI 群）で予後を比較している[2]．彼らの報告によれば，pre-PCI 群の生存退院確率は 40.7％であり，post-PCI 群の生存退院確率である 65.1％よりも有意に優れていた（$p＝0.003$）[2]．

b ハイリスク PCI に対する有用性

ハイリスク PCI に対する IABP と Impella の比較が前向きの無作為化試験で行われている[3]．本試験では 452 名の症候性 3 枝病変患者もしくは左冠動脈主幹部病変をもち，かつ左室機能が低下した患者を IABP 群（226 名）と Impella 2.5 群（226 名）に割り付けて，一次エンドポイントである 30 日の時点での major adverse events 比較を行っている．結果は IABP 群が 40.1％で Impella 群が 35.1％であり，有意な差は見い出されなかった（$p＝0.227$）．しかし，90 日の時点では，IABP 群で 49.3％，Impella 群で 40.6％と有意ではないものの，Impella 群で予後改善の傾向を認め（$p＝0.066$），別に報告された多変量解析においても Impella の使用は良好な予後との関連が報告された[4]．

c 心原性ショックを伴う急性心筋梗塞に対する有用性

最も新しいものでは，Ouweneel らが心原性ショックを伴う急性心筋梗塞患者に対して，IABP と Impella CP（Impella 2.5 よりも多くの output を可能とするデバイス）を 48 名に無作為に挿入し，30 日時点の死亡率を比較した報告がある[5]．30 日時点の死亡率は IABP 群で 50％，Impella 群で 46％とほぼ同等の結果であった（$p＝0.92$）．また，6 ヵ月の時点での死亡率も IABP で 50％，Impella で 50％ と同等であった（$p＝0.923$）[5]．また，Ouweneel らは，今回のデータを含めた過去の心原性ショックに対しての IABP と Impella の無作為化試験の結果を集積し，49 名の Impella 群と 46 名の IABP 群でメタ解析を行っている[6]．この結果によると 30 日の時点での死亡は，Impella 群と IABP 群で同等［relative risk 0.99，95％信頼区間（confidence interval：CI）：0.62～1.58，$p＝0.95$］であり，左室収縮についても差がなかったと報告している[6]．Impella が IABP よりも強力なサポートを得られることは間違いないが，その強力なサポートをもってしても心原性ショックを伴う急性心筋梗塞患者という最重症の患者群を救命することは難しいという事実を示唆しているのかもしれない．

表2 ガイドラインにおける Impella の位置付け

ガイドライン	適応	推奨
2011 ACCF/AHA/SACI[7]	ハイリスク患者への待機的 PCI での使用*	Class II b
2013 ACCF/AHA[8]	STEMI かつ心原性ショック	Class II b
2013 ACCF/AHA[9]	Stage D かつ治療不応性の心不全患者における「bridge to recovery」もしくは「bridge to decision」のための使用	Class II a
2013 ISHLT[10]	多臓器不全，敗血症，人工呼吸器管理中などの重症患者における，長期に渡る補助循環装置導入前の，状態の安定化および神経学的評価などを行うための使用**	Class I

*：Impella などの経皮的補助デバイス．
**：Impella などの一時的補助デバイス．
STEMI：ST 上昇型心筋梗塞．

欧米のガイドラインにおける Impella の位置付け

前述のようにわが国においては，どのような適応で Impella を使用するのかはいまだ議論が必要であるが，先行して使用されていた欧米のガイドライン[7~10]における位置付けを示す（表2）．

ただし，これらのガイドラインはいずれもやや古く，先の項で述べた Impella に関する最近のエビデンスは組み込まれていない．ガイドラインではないが，「2015 SCAI/ACC/HFSA/STS Clinical Expert Consensus Statement on the Use of Percutaneous Mechanical Circulatory Support Devices in Cardiovascular Care」においては，Impella の

より積極的な使用について，特に IABP ではサポートできないような重症例での有用性が述べられてはいるが，ガイドラインで用いられる Class 分類などはなされていない[11]．

新しい左室補助デバイスである Impella について述べた．適切に用いれば，非常に有力な左室補助デバイスであると考えられるが，高額なデバイスであるため，適応の見極めがきわめて重要であり，過去のエビデンスを十分にレビューして，このデバイスから真の恩恵を得る患者群を見定める必要がある．

文　献

1) Seyfarth M et al：A randomized clinical trial to evaluate the safety and efficacy of a percutaneous left ventricular assist device versus intra-aortic balloon pumping for treatment of cardiogenic shock caused by myocardial infarction. J Am Coll Cardiol **52**：1584-1588, 2008

2) O'Neill WW et al：The current use of Impella 2.5 in acute myocardial infarction complicated by cardiogenic shock：results from the USpella Registry. J Interv Cardiol **27**：1-11, 2014

3) O'Neill WW et al：A prospective, randomized clinical trial of hemodynamic support with Impella 2.5 versus intra-aortic balloon pump in patients undergoing high-risk percutaneous coronary intervention：the PROTECT II study. Circulation **126**：1717-1727, 2012

4) Dangas GD et al：Impact of hemodynamic support with Impella 2.5 versus intra-aortic balloon pump on prognostically important clinical outcomes in patients undergoing high-risk percutaneous coronary intervention（from the PROTECT II randomized trial）. Am J Cardiol **113**：222-228, 2014

5) Ouweneel DM et al：Percutaneous Mechanical Circulatory Support Versus Intra-Aortic Balloon Pump in Cardiogenic Shock After Acute Myocardial Infarction. J Am Coll Cardiol **69**：278-287, 2017

6) Ouweneel DM et al：Percutaneous Mechanical Circulatory Support Versus Intra-Aortic Balloon Pump in Cardiogenic Shock：Meta-Analysis. J Am Coll Cardiol **69**：358-360, 2017

7) Levine GN et al：2011 ACCF/AHA/SCAI guideline for percutaneous coronary intervention：a report of the American College of Cardiology Foundation/American Heart Association Task Force on Practice Guidelines and the Society for Cardiovascular Angiography and Interventions. J Am Coll Cardiol **58**：e44-e122, 2011

8) O'Gara PT et al：2013 ACCF/AHA guideline for the management of ST-elevation myocardial infarction：a report of the American College of Cardiology Foundation/American Heart Association Task Force on Practice Guidelines. J Am Coll Cardiol **61**：e78-e140, 2013

9) Yancy CW et al：2013 ACCF/AHA guideline for the management of heart failure：a report of the American College of Cardiology Foundation/American Heart Association Task Force on Practice Guidelines. J Am Coll Cardiol **62**：e147-e239, 2013

10) Feldman D et al：The 2013 International Society for Heart and Lung Transplantation Guidelines for mechanical circulatory support：executive summary. J Heart Lung Transplant **32**：157-187, 2013

11) Rihal CS et al：2015 SCAI/ACC/HFSA/STS clinical expert consensus statement on the use of percutaneous mechanical circulatory support devices in cardiovascular care（endorsed by the American Heart Association, the Cardiological Society of India, and Sociedad Latino Americana de Cardiologia Intervencion；Affirmation of Value by the Canadian Association of Interventional Cardiology-Association Canadienne de Cardiologie d'intervention）. J Card Fail **21**：499-518, 2015

4 心不全の新たなカテゴリー
—heart failure with mid-range ejection fraction(HFmrEF)への対処

▶▶猪又孝元

左室駆出率による心不全病型分類の先駆け

心不全診療はこの四半世紀，エビデンスに基づく新たな治療体系が構築され，基礎研究がその理論的な裏付けを進めた．大規模臨床試験にてアンジオテンシン変換酵素（ACE）阻害薬や β 遮断薬による予後改善効果が実証され，レニン・アンジオテンシン・アルドステロン系や交感神経系といった神経体液性因子の過刺激が心不全の慢性進行性病態を形成していくプロセスが解明された．一連の経緯の中で，「心不全」の代表として土俵にあげられたのが，いわゆる収縮障害，heart failure with reduced ejection fraction（HFrEF）である．当時の心不全大規模臨床試験のほぼすべてが，左室駆出率（EF）低下を試験のエントリー条件とし，HFrEF 例を対象とした．しかしその後，心不全徴候をきたす症例の中に，EF が低下していない一群，heart failure with preserved ejection fraction（HFpEF）があり，しかも，相当数存在することが報告されはじめた[1]．さらに，この HFpEF の長期予後が HFrEF のそれと比して大差がないとの報告[2]もあり，さらに重要なのは，HFrEF で実証された予後改善薬が HFpEF の予後を一向に改善できない点であった[3]．

HFmrEF が生まれた背景

心不全患者を対象とした大規模臨床試験の多くは，HFrEF においては EF＜40％，HFpEF においては EF≧50％がベースライン EF として用いられてきた．ただし，その設定値決めに厳密的な根拠はなかった．両者の境界域たる EF 40〜49％は，数字の響きからして収縮がわるいとはいいきれず，さりとて収縮が保たれているとの表現も適切でないとの思いから，「グレーゾーン」的に取り扱われたにすぎない．心不全治療の治療標的が生命予後の改善を前提とする現在，治療の良否はあくまで大規模臨床試験に導かれるエビデンスによって決められる．いいかえれば，臨床試験が行われていない対象患者に関しては，何が望ましい治療かを判断できない．「グレーゾーン」としての EF 40〜49％，heart failure with mid-range ejection fraction（HFmrEF）が議論の対象となったのは，当然のなりゆきである．

ただし，HFrEF および HFpEF の概念が固定してからも長年にわたりこの「グレーゾーン」が定義付けされなかったのは，EF という絶対値そのものが「グレーな」側面をもっていたからであろう．たとえば，EF 測定に汎用される心エコー図での modified Simpson 法は，検者内および検者間のばらつきが 13〜15％に及ぶ[4]ことが知られ，測定値そのものの再現性が低い．一方，EF は前負荷や後負荷に大きく左右され，たとえば僧帽弁逆流の併発は EF を上昇させるなど，EF は固有の心機能をあらわさず，状況によって容易に修飾される．EF はこのような背景を有するため，同一症例であっても 10％未満の違いで HFrEF にも HFpEF にも病型がかわってしまい，結果として異なる推奨治療を生み出すとしたら，「グレーゾーン」の設定そのものに疑問を挟まざるをえない．後述するように，エビデンスの集積により HFmrEF に新たな論点が生まれつつあるが，EF 自体が有する限界や個体差は今後も忘れてはならない．

HFmrEF のエビデンス

心不全患者の EF には，かなりの幅があることは古くから知られていた．海外でのレジストリー研究は HFrEF もしくは HFpEF との群別が大部分で，HFmrEF に焦点をあてた報告は意外にも少ない．大規模レジストリーの代表である ADHERE 研究[5]や OPTIMIZE-HF 研究[6]は，HFpEF に HFmrEF を加えた EF＞40％のいわゆる非収縮不全例が 40〜55％存在する事実を報告したにすぎない．わが国でのレジストリーは限られるが，心不全増悪入院患者を対象とした JCARE-CARD 研究[7]では，EF≧50％が 26％，EF＜40％が 58％に対して，HFmrEF に相当する EF 40〜49％が 16％存在した（図1）．また，東北地域を対象とした CHART-2 研究[8]では，EF 40〜49％が 17％存在するとのサブ解析が最近報告された．最近の海外の

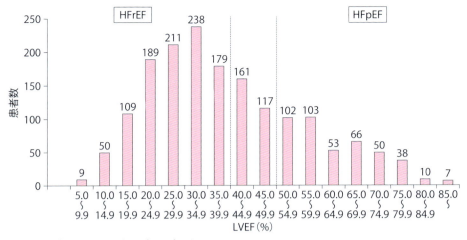

図1 わが国における心不全レジストリーでのHFmrEF
JCARE-CARD研究では、HFmrEFに相当するEF 40〜49%が16%存在した.

［文献7より引用］

総説でも，心不全人口全体の10〜20%とする報告が多い[9]．

HFmrEFは，HFrEFとHFpEFとの中間的な臨床背景が基本とされるが，HFmrEFならではの特徴も一部に指摘されている．HFmrEFは高齢女性に多く，高血圧の合併率が高いことに加え，冠動脈疾患が多いことが指摘されている[10]．生命予後はHFpEFに近似し，HFrEFよりも不良であるとの報告が多い[10]．遠隔期イベントとしては，急性冠症候群が際立つ．HFmrEF例を単独に対象とした治療介入試験は存在しないが，spironolactoneを被験薬としたTOPCAT試験[11]やcandesartanを被験薬としたCHARM-preserved試験[12]では，HFmrEF近似のEF例でより良好な予後成績が得られている．したがって，HFmrEF例では，HFrEF治療薬が予後改善効果をもつのではないかと期待されはじめた．以上より，HFmrEFはHFrEFとHFpEFの中間よりややHFpEF寄りの立ち位置にあり，「治療効果的にはHFrEFの要素を一部にあわせもつHFpEF」と認識されつつある[13]．

HFmrEFとHFpEF improvedが提起する問題点

HFmrEFの概念は，2016年に欧州心臓病学会（ESC）[14]より発表された心不全診療ガイドラインではじめて提起された．しかし，それに先立つ2013年に米国から発表された米国心臓病学会財団/米国心臓協会（ACCF/AHA）ガイドライン[15]の中で，HFpEFの一亜型として「HFpEF, borderline」が提起されている．EFが41〜49%とわずかにその定義はESCと異なるが，その違い以上に着目すべきは，HFpEFのさらなる亜型として提起された「HFpEF, improved」という概念である．

HFrEFとHFpEFという病型から始まったある種のEF論争であるが，この病型分類の最大の問題点は刻々と変化する心不全病態でのどの時点のEFで判断すべきか，時間軸の観点が語られてこなかったところにある．β遮断薬や心臓再同期療法による左室逆リモデリング治療や冠動脈の血行再建療法の普及は，HFrEFをHFpEFへと移行させることを容易にした．一方，心不全は慢性進行性であり，自然経過としてEFが徐々に低下しうる病態である．たとえば，一概にEF 43%といっても，HFrEFから改善したEF 43%とHFpEFから悪化したEF 43%とでは，臨床的意義が多分に異なる．HFmrEFの重要性は，単にEFの多寡で心不全を分類するところにない．心不全を時間軸としてとらえ，一定点での観察では十分に踏み込めなかった病態論に新たな展開を図る大きなきっかけを作る点にある．

文 献

1) Steinberg BA et al：Trends in patients hospitalized with heart failure and preserved left ventricular ejection fraction：prevalence, therapies, and outcomes. Circulation **126**：65-75, 2012

2) Owan TE et al：Trends in prevalence and outcome of heart failure with preserved ejection fraction. N Engl J Med 355：251-259, 2006

3) Grigorian Shamagian L et al：The death rate among hospitalized heart failure patients with normal and depressed left ventricular ejection fraction in the year following discharge：evolution over a 10-year period. Eur Heart J 26：2251-2258, 2005

4) Wood PW et al：Left ventricular ejection fraction and volumes：it depends on the imaging method. Echocardiography 31：87-100, 2014

5) Yancy CW et al：Clinical presentation, management, and in-hospital outcomes of patients admitted with acute decompensated heart failure with preserved systolic function：a report from the Acute Decompensated Heart Failure National Registry（ADHERE）Database. J Am Coll Cardiol 47：76-84, 2006

6) Fonarow GC et al：Characteristics, treatments, and outcomes of patients with preserved systolic function hospitalized for heart failure：a report from the OPTI-MIZE-HF Registry. J Am Coll Cardiol 50：768-777, 2007

7) Tsuchihashi-Makaya M et al：Characteristics and outcomes of hospitalized patients with heart failure and reduced vs preserved ejection fraction. Report from the Japanese Cardiac Registry of Heart Failure in Cardiology（JCARE-CARD）. Circ J 73：1893-1900, 2009

8) Tsuji K et al：Characterization of heart failure patients with mid-range left ventricular ejection fraction-a report from the CHART-2 Study. Eur J Heart Fail 19：1258-1269, 2017

9) Lam CS et al：Understanding heart failure with mid-range ejection fraction. JACC Heart Fail 4：473-476, 2016

10) Farmakis D et al：Acute heart failure with mid-range left ventricular ejection fraction：clinical profile, in-hospital management, and short-term outcome. Clin Res Cardiol 106：359-368, 2017

11) Solomon SD et al：Influence of ejection fraction on outcomes and efficacy of spironolactone in patients with heart failure with preserved ejection fraction. Eur Heart J 37：455-462, 2016

12) Hogg K et al：The treatment of heart failure with preserved ejection fraction（"diastolic heart failure"）. Heart Fail Rev 11：141-146, 2006

13) Kapoor JR et al：Precipitating clinical factors, heart failure characterization, and outcomes in patients hospitalized with heart failure with reduced, borderline, and preserved ejection fraction. JACC Heart Fail 4：464-472, 2016

14) Ponikowski P et al：2016 ESC Guidelines for the diagnosis and treatment of acute and chronic heart failure. Eur Heart J 37：2129-2200, 2016

15) Yancy CW et al：2013 ACCF/AHA guideline for the management of heart failure：a report of the American College of Cardiology Foundation/American Heart Association Task Force on practice guidelines. Circulation 128：e240-e327, 2013

5 バルーンを用いた心房細動アブレーション(クライオバルーン,ホットバルーンについて)

▶新田順一

バルーンによる心房細動アブレーションとは

1998年 Haissaguerre らは,心房細動例の92.7%が肺静脈起源であると報告した[1]. 以来,心房細動に対する高周波カテーテルアブレーションが進歩し,肺静脈の入口部での電気的隔離から,肺静脈狭窄予防のためと肺静脈開口部の前庭部起源の心房細動に対しても効果のある拡大同側一括肺静脈隔離術が主流となった.しかしながら,1本のカテーテルの先端にある数ミリの金属部分で広い肺静脈前庭部を線状に焼灼巣を作成する高周波カテーテルアブレーションは1回での成功率は高くなく,複数回必要となることも多かった.さらに手技的な難しさもあり,施設間での成績の差も大きかった.

そこで,これまでの方法よりも手技が簡便であるバルーンを肺静脈に押し当てることにより肺静脈の電気的隔離を作成する方法が開発された.まず,冷凍により電気的隔離を行うクライオバルーンが登場し,わが国では2014年7月より使用できるようになった.その後,わが国で開発された高周波ホットバルーン(ホットバルーン)が,2016年4月より使用できるようになった.バルーンによる肺静脈の電気的隔離は手技的に非常に簡便であり,今後は発作性心房細動の治療の主流になっていくものと思われる.

クライオバルーンによる心房細動アブレーション

a クライオバルーン導入の経緯

クライオバルーンは欧州連合(EU)では2005年7月に,米国では2010年12月に承認され使用開始された.STOP-AF 試験では心房細動に対する第一世代のクライオバルーンと抗不整脈薬による治療効果について比較検討され,クライオバルーンによる治療が約1年の経過観察で心房細動非再発率が70%であるのに対して抗不整脈薬による治療は7%であり,それまでの高周波によるアブレーションと同等あるいはそれ以上という結

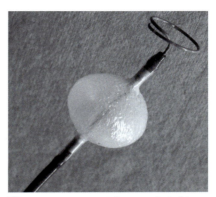

図1　Arctic Front Advance と Achieve Mapping Catheter

果であった[2]. さらに,2012年5月より Arctic Front Advance(Medtronic 社)という第二世代のクライオバルーン(図1)が登場し,冷却ガスの注入ポートが第一世代の4から8に増え,他にも種々の改良が加えられ,心房細動アブレーションの手技時間や治療成績が大幅に改善した[2,3]. その反面,わが国でも合併症として肺静脈狭窄症が報告され,冷却力が強力になった分,合併症も増えることが予想され,十分な注意が必要と思われる.

b 熱による焼灼よりも冷凍凝固が優る点

高周波による熱よりも冷凍凝固がいくつかの点で優る.以下に列挙する.

①スチームポップが生じないため穿孔リスクが少ない.
②結成形成リスクが低い.
③均一かつ明瞭な境界をもつ損傷・病変を作るため,催不整脈作用を生じにくい.
④ハイポサーミア領域(−32℃まで)は,細胞は一時的に電気活動を停止するだけなので,ただちに冷却を停止すれば不可逆的なダメージを防ぐことができる.

実際,心タンポナーデや脳梗塞は高周波カテーテルアブレーションよりも少ない印象である.

c クライオアブレーションの適応と術前のスクリーニング

クライオバルーンカテーテルは,「薬剤抵抗性かつ再発性症候性の発作性心房細動」に対する適

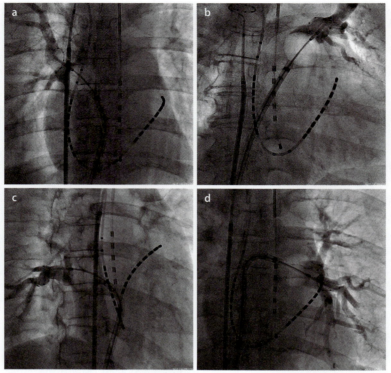

図2 クライオバルーンによる4本の肺静脈造影
a：右上肺静脈（正面），b：左上肺静脈（正面），c：右下肺静脈（右前斜位30°），d：左下肺静脈（正面）．

応で承認されている．「発作性」であることは重要で，長期間持続している心房細動では左房拡大や肺静脈前庭部の拡大がみられることが多いが，クライオバルーンの場合はバルーンサイズが28 mmと23 mmしかないため，太い肺静脈の場合は肺静脈の開口部で電気的隔離を行うことは困難である．また，たとえ発作性でも，肺静脈の形態によっては電気的隔離が困難なこともある．たとえば，左共通幹では28 mmのバルーンでも肺静脈の入り口に密着させられないことが多い．そのため，術前検査として3D-CTなどで肺静脈や左房の形態を評価しておくことが重要である．

d クライオバルーンアブレーションの実際

クライオバルーンによる手順は，まずクライオバルーン専用のシース（内径12 Fr，外径15 Fr）を左房へ挿入し，そのシースからクライオバルーンカテーテル（バルーンサイズ28 mm，図1）を挿入する．その際，バルーンカテーテル先端から専用リング状電極カテーテル（図1）を出して左上肺静脈に挿入し，左上肺静脈の前庭部までバルーンカテーテルを進める．そこで，バルーンカテーテルを膨らませて肺静脈に押し当て，カテーテル先端より造影剤を注入し造影剤の左房側への漏れがなく，肺静脈への圧着がよいことを確認して冷却をスタートする．バルーン内に冷却剤（亜酸化窒素ガス）が注入され，バルーンの北半球が急速に冷却される．肺静脈に留置した電極カテーテルで記録している肺静脈電位が左房と電気的隔離されるのを確認し，180秒間（隔離まで時間を要する場合や最低温度が−45℃以下にならない時は240秒間）冷却する．これを上下左右4本の肺静脈について行えば終了である（図2）．

e 治療成績と合併症

第二世代のバルーンの成績は，すでに報告があるように高周波によるアブレーションの成績よりも良好である[3,4]．クライオバルーンによるアブレーションは手技がやさしく，安定してできるようになるまでの時間も短い．また，手技時間も肺静脈の電気的隔離のみであれば慣れると60～90分であり，患者にとっても術者にとっても大きなメリットといえる．また，術中の患者の苦痛も高周波に比べ少なく，体動が激しくなることもほと

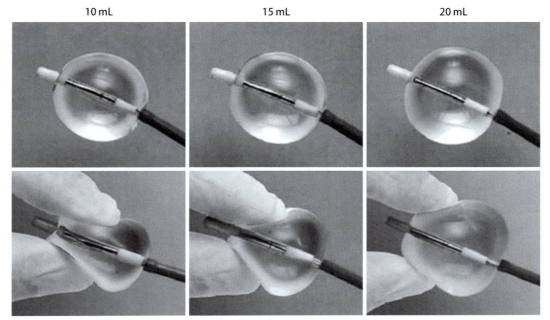

図3 ホットバルーンカテーテル（注入量によるバルーン形状とコンプライアンスの相関）

［東レ社より提供］

んどなく，鎮痛薬や鎮静薬の投与も少量で済むことが多い．

a）クライオバルーンの限界

クライオバルーンの限界は肺静脈の電気的隔離しかできないことである．さいたま赤十字病院（当院）では，4本の肺静脈電気的隔離後に高用量isoproterenol負荷を行って非肺静脈起源の心房細動の有無を確認しているが，約30％の症例で高周波カテーテルによる治療を追加している．高用量isoproterenol負荷により誘発される心房細動が，必ずしも臨床的に出現する心房細動ではない可能性もあるが，非肺静脈起源の心房細動をいかに治療するかは今後の課題である．

b）クライオバルーンの合併症

クライオバルーンの合併症としては高周波よりも右横隔神経麻痺が多いとされ，実際に当院でも約6％に認めている．しかし，冷却中の横隔神経刺激で横隔膜の動きを触診と横隔膜筋肉の活動電位（compound motor action potential：CMAP）をモニターしていれば，いずれも一過性の麻痺で軽快している．また，シースの外径が15 Frと太いため，カテーテル挿入や交換の際に空気塞栓に対する注意が必要であり，安静解除時の出血が多く安静時間の延長などの対応が必要である．肺静脈狭窄，脳梗塞および食道関連合併症についても高周波によるアブレーションよりも少ない傾向は

あるが皆無ではない[2]．第二世代のクライオバルーンでは冷却力が強くなったため，第一世代よりも肺静脈狭窄の合併症は増える可能性もある．実際，わが国でも肺静脈狭窄の報告は散見され，特に上肺静脈に多い．これは上肺静脈が下肺静脈に比べ太いためにバルーンが奥に入り込みやすく，その部で冷凍凝固を行うと狭窄を生じやすいと思われ，高周波とは異なる注意が必要である．できるだけ肺静脈の開口部近くで肺静脈内ではなく左房側から押し当てると肺静脈狭窄を生じるリスクを軽減できる．また，食道関連合併症ではクライオバルーンでも左房食道瘻の報告[5]があり注意は必要である．

ホットバルーンによる心房細動アブレーション

a ホットバルーン導入の経緯

高周波を用いたホットバルーン（図3）は，佐竹修太郎によって開発されたわが国初の治療機器で，国内17施設で臨床治験が行われ，2015年11月に製造販売承認，2016年4月1日に保険収載された．臨床治験ではホットバルーンと抗不整脈薬による治療効果について比較検討され，ホットバルーンによる治療が約1年の経過観察で心房細動非再発率が59％であるのに対して，抗不整脈薬に

よる治療は4.7%であった[6].

b ホットバルーンの特徴

高周波ホットバルーンにおいて，高周波電流は背部の対極版とバルーン内コイル電極との間に流れ，直接組織には流れず，高周波エネルギーによる容量型加熱によりバルーン内の充填液体（造影剤と生理食塩液1:1）が温まりホットバルーンとなり，バルーンと接触する組織は熱伝導により加温される．それゆえにバルーン中心部が最も高温で，組織との接触部，心外膜へと負の温度勾配が形成され，これまで高周波通電と異なりスチームポップが生じないため穿孔リスクが少ない．

また，クライオバルーンは23mmと28mm径のサイズしかなく，肺静脈入口部の形状によっては十分な治療を行うことが困難であるが，ホットバルーンはバルーンのサイズ調整が可能でなおかつ弾性，追随性が高いために，さまざまな肺静脈入口部の形状にあわせて治療を行うことが可能である（図3）．ただし，バルーンを大きくした場合，バルーン内の対流熱により上下の温度格差が生じ，25mmバルーンではその差は摂氏10℃以上となり，不均一な焼灼につながる．このため，バルーン内撹拌装置をつけて体外の振動発生器よりシャフトを介して振動波をバルーン内に送り込み，バルーン内上下温度格差を解消して均一にしている．

c ホットバルーンの適応

ホットバルーンもクライオバルーン同様，「薬剤抵抗性かつ再発性症候性の発作性心房細動」に対する適応で承認されている．前述したようにクライオバルーンと異なり，バルーンの大きさや形状をかえられるため，左共通幹でも使用できる可能性が高い．また，肺静脈の電気的隔離だけではなく，左房後壁を含めた電気的隔離も可能であることが報告されている[7].今後は発作性心房細動だけでなく，持続性心房細動などへの適応拡大も可能となるかもしれない．

d ホットバルーンアブレーションの実際

ホットバルーンによるアブレーションも基本的にはクライオバルーンと同じで専用のシースを介して左房へ挿入し，バルーンを拡張させ，肺静脈前庭部に押し当てる．焼灼温度は70℃に設定し，通電時間は3〜4分間とする．バルーンは生理食塩液で希釈した造影剤を注入し拡張させるが，注入量を10〜15mLとして注入量によりバルーンの大きさを調整することができる．バルーンの大きさを調整することで肺静脈の電気的隔離を行う部位

を工夫することが可能であり，これがクライオバルーンと比べて大きな利点である．ただし，現時点でバルーンカテーテル先端から挿入できるリング状電極カテーテルはなく，焼灼中の肺静脈電位は記録することができず，通電を終えた後に肺静脈へリング状電極を挿入し，電気的隔離ができたかを確認することになる．

e 治療成績と合併症

国内17施設での臨床治験の成績は前述したが，発作性心房細動に対してバルーンの弾性と追随性を生かした左房後壁を含めた4本の肺静脈電気的隔離術を行った連続238例の治療成績が報告されている．平均6.2年の観察期間中，64.7%の洞調律維持率であった[7].

ホットバルーンの合併症としては国内17施設での臨床治験では100例中，肺静脈狭窄（＞70%）を5.2%に，一過性横隔神経麻痺を3.7%に認めている[6].食道関連合併症については治験の際には報告されていない．その理由は，以前の研究で食道温が39℃以上となると食道潰瘍などの合併症が増えることがわかり[8]，全例食道温をモニターし，39℃を超える時は胃・食道用カテーテルから冷却水を5〜10mL/回注入し40℃を超えないようにしているためと思われる．

現時点でのホットバルーンの問題点は，その特徴を生かし注入量を増やしてバルーンサイズを大きくして，できるだけ肺静脈の前庭部で隔離しようとすると出力が不十分となり焼灼温度が70℃まで上がらず隔離ができないことが多いことである．そのため，10〜12mLをバルーンに注入して閉塞の得られる部位で隔離しているのが現状である．クライオバルーンが第二世代でさらに進化したように，ホットバルーンもこの辺りが改良されて第二世代が出てくればクライオバルーンよりも好成績が得られる可能性がある．

今後の展望

バルーンを用いた心房細動アブレーションはこれまで長年行われてきた高周波カテーテルアブレーションとは異なり，1本の肺静脈を数十秒で電気的隔離を完成させてしまう画期的なデバイスである．バルーンのタイプはクライオと高周波ホットの2種類があるが，それぞれ特徴が異なる．クライオバルーンは第二世代で冷却力が強力となり，単回手技での治療成績はかなり向上したがバルーンの大きさが23mmと28mmしかなく，左

共通幹や長期間持続している心房細動にみられる左房拡大や肺静脈前庭部の拡大した症例には不向きであり、さらなる改良が期待される。

一方、高周波ホットバルーンはバルーンの形状が弾性・追随性がよいために変形して前庭部にフィットさせることができ、また、非肺静脈起源の心房細動に対してもアブレーションできる可能性がある。しかしながら、現時点では出力不足の感は否めない。今後はこのような点がそれぞれ改良されれば、さらに心房細動アブレーションにおける地位を強固なものにできると期待される。

文 献

1) Haissaguerre M et al：Spontaneous initiation of atrial fibrillation by ectopic beats originating in the pulmonary veins. N Engl J Med **339**：659-666, 1998

2) Packer DL et al：Cryoballoon ablation of pulmonary veins for paroxysmal atrial fibrillation. J Am Coll Cardiol **61**：1713-1723, 2013

3) Giovanni GD et al：One-year Follow-up after single procedure cryoballoon：ablation：a comparison between the first and second generation balloon. J Cardiovasc Electrophysiol **25**：834-39, 2014

4) Fürnkranz A et al：Improved 1-year clinical success rate of pulmonary vein isolation with the second-generation cryoballoon in patients with paroxysmal atrial fibrillation. J Cardiovasc Electrophysiol **25**：840-844, 2014

5) Stöckigt F et al：Atrioesophageal fistula after cryoballoon pulmonary vein isolation. J Cardiovasc Electrophysiol **23**：1254-1257, 2012

6) Sohara H et al：HotBalloon ablation of the pulmonary veins for paroxysmal AF：a multicenter randomized trial in Japan. J Am Coll Cardiol **68**：2747-2757, 2016

7) Yamaguchi Y et al：Long-term results of radiofrequency hot balloon ablation in patients with paroxysmal atrial fibrillation：safety and rhythm outcomes. J Cardiovasc Electrophysiol **26**：1298-1306, 2015

8) Sohara H et al：Prevalence of esophageal ulceration after atrial fibrillation ablation with the hot balloon ablation catheter：what is the value of esophageal cooling? J Cardiovasc Electrophysiol **25**：686-692, 2014

6 心臓植込みデバイスの新たな選択肢
――リードレスペースメーカ，S-ICD

佐藤俊明，副島京子

1930年代，手回しで発電し体外から心臓を電気的に刺激する「artificial pacemaker（ペースメーカ）」がはじめて作成された．1950年代後半には，体内に植込むペースメーカが開発され，以後，経静脈リードの素材やデザインの開発が進められた．

ペースメーカ植込み時や慢性期に起こる問題の多くは，リードに関連するものである．リードを挿入する際の気胸や穿孔，慢性期の断線や皮膜損傷，抜去の際の静脈との癒着が問題となる．これらの問題を克服するため，経静脈リードのない新しい心臓植込みデバイスの開発が進められてきた．2016年わが国では，リードレスペースメーカの臨床治験が行われ，また2016年からは皮下植込み型除細動器（subcutaneous implantable cardioverter defibrillator：S-ICD）による治療が開始された．

リードレスペースメーカ

1970年リードレスペースメーカの概念とともに動物実験の結果が示された[1]．カプセル型のリードレスペースメーカを静脈からカテーテルを用いて右室に留置した．この概念は現在のリードレスペースメーカに共通している．現在，Micra（Medtronic社），Nanostim（St. Jude Medical社）のリードレスペースメーカが米国および/または欧州では承認されている（Micraは欧州，米国，わが国で承認，Nanostimは欧州のみ承認）．

Micraは，容量0.8 mL，2.0 g，先端に4つのタインが付いている（図1）[2]．デリバリーカテーテルに収納されている際，先端のタインは伸展した状態で，カテーテルから出されると，形状記憶合金であるタインが釣針型になり心筋内に刺入固定される．

Nanostimは，全長42 mm，最大径は5.99 mmのスクリューインタイプである（図1）[3]．時計方向に回転させ，先端の非格納式スクリューを一巻き分，1.3 mmの深さまで心筋内に挿入する．先端電極はスクリューの中央部に位置し，チタンケースの一部がリング電極である．

a リードレスペースメーカの植込み

イントロデューサならびにデリバリーカテー

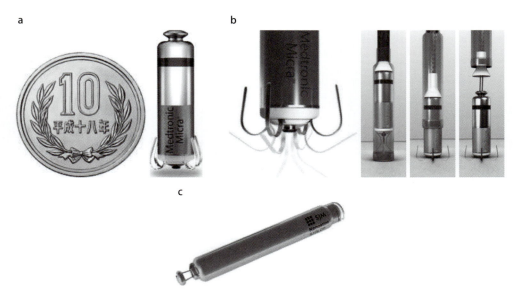

図1 リードレスペースメーカ
a，b：Medtronic タインタイプ．
c：St. Jude Medical スクリューインタイプ（2017年9月現在わが国での臨床使用は認められていない）．
［a，b：Medtronic社，c：St. Jude Medical社よりそれぞれ提供］

表1　リードレスペースメーカ大規模臨床試験の比較

	St. Jude Medical スクリューインタイプ	Medtronic タインドタイプ
症例数	526	725
年　齢	76±12	76±11
性別（男性：%）	62	59
対象疾患		
徐脈性心房細動（%）	56	64
洞不全症候群（%）	35.4	17.5
房室ブロック（%）	8.7	14.8
植込み手技		
全植込み時間（分）	47±25	35±24
デリバリーカテーテル		
挿入時間（分）	29±18	23±15
透視時間（分）	14±9	9±17
心尖部植込み（%）	38	66
植込み成功率（%）	95.8	99.2
慢性期合併症回避率（%）	93*	96**

主要合併症：　*死亡，致死性合併症，後遺症，入院期間の延長，入院，手術．
　　　　　　　**死亡，ペースメーカ機能の喪失，入院期間の延長，入院，再植込み．

ルからなる経静脈カテーテルシステムがセットになっている．まず，イントロデューサを大腿静脈から右房まで挿入する．次にイントロデューサからデリバリーカテーテルを右室へと挿入する．デリバリーカテーテル先端を手元のレバー操作により屈曲させ，リードレスペースメーカを右室心内膜面に挿入固定する．中隔側への留置が穿孔などのリスクを回避するうえで必要と思われる．閾値，抵抗，波高を計測，タグテストを行い，ペースメーカとカテーテルをつないでいる糸を引くことにより，十分な固定であることを確認する．タインドタイプでは，少なくとも2本のタインが固定されていることをシネ撮影により確認する．スクリューインタイプでは指先の感覚で固定を確認する．固定，計測値ともに良好であれば，糸を切断しデリバリーシステムを抜去する．また，固定，計測値に問題があると判断した場合は，糸を手繰り寄せ，デリバリーカテーテル内へリードレスペースメーカを再収納して新たな場所を試す．

b リードレスペースメーカを用いた臨床試験

　2015年以降，NanostimとMicraの多施設臨床試験が報告された（表1）[2,3]．ともに前向き，非無作為化の多施設共同試験であった．植込み手技成功率，植込み後6ヵ月間の合併症の有無，測定項目などについて評価された．各試験の対象は，ペースメーカ植込み適応を満たす526例（Nanostim）と725例（Micra）であった．Micraの臨床試験には，わが国からも杏林大学を中心に4施設

から36例が登録された．対象の平均年齢はともに76歳，約60%が男性．対象疾患は約60%が徐脈性心房細動であった．植込み成功率は95.8%と99.2%，ペースメーカの脱落は1.1%と0%，心筋穿孔や心嚢液貯留は1.5%と1.6%，植込み後6ヵ月間の主要合併症回避率はNanostim 93%，Micra 96%であった．特に，Micraの植込み成功率99.2%，植込み後の脱落は0%であったことは注目に価する．リードレスペースメーカおよび経静脈カテーテルシステムのきわめて高い汎用性が示され，Micraが2017年リードレスペースメーカとしてはじめてわが国で薬事承認を受けた．

c リードレスペースメーカの利点，課題，今後の展望

　リードレスペースメーカによる治療において，経静脈リードに関連する以下の合併症や問題は起こらない．①急性期［ルーズピン（リードと本体の接合不全）］，②慢性期（リードの断線や皮膜損傷，静脈閉塞や狭窄，三尖弁閉鎖不全症），③ペースメーカポケット関連［ポケット感染，びらん（erosion），Twiddler症候群］．

　さらに，①鎖骨下静脈閉塞や動静脈シャントにより鎖骨下静脈からのリードの挿入留置が困難な症例への植込みが可能であること，②胸部に切開線やデバイス本体がないなどの美容面，③植込み手技時間が短いといった利点がある．

　デリバリーカテーテルからリードレスペースメーカが完全に切り離された後も，スネアを用いれば回収は可能である．急性期および慢性期の抜

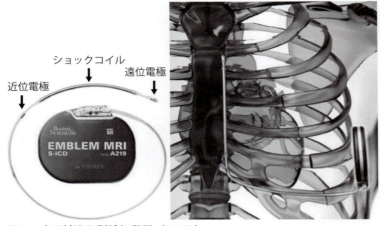

図2 皮下植込み型除細動器（S-ICD）

［Boston Scientific 社より提供］

去が報告されている．

課題として現時点では，大腿静脈から三尖弁を介した植込みに限られており，三尖弁機械弁置換術後はリードレスペースメーカの植込みができない．また植込み時，心筋穿孔や心嚢液貯留の合併が報告されている[2,3]．心筋穿孔に至りやすい症例の特徴や，植込み手技の改良点については今後の報告が待たれる．より長期の成績，デバイス感染の有無についての報告も必要である．

今後は心房ペーシングが可能なリードレスペースメーカによる DDD ペーシング，左室を含めた多点同期ペーシングが可能な心臓再同期療法への応用，そして次に述べる S-ICD との併用が期待される．

S-ICD

1980 年，はじめて植込み型除細動器（ICD）の手術が行われた．第一，第二世代の ICD は除細動のための心外膜パッチを用いていたため，植込みのためには開胸手術が必要であった．その後，経静脈 ICD リードが開発された．経静脈 ICD リードは多腔構造で，ペースメーカリードに比べ，構造が複雑でより太い．7 Fr 前後の細い経静脈ショックリードも開発されたが，植込み時の心筋穿孔や慢性期の断線が問題となった．抜去の際の静脈穿孔や心タンポナーデなどの合併症の頻度は，ICD リードのほうがペースメーカリードよりも高く，これらの経静脈 ICD リードの課題を克服するために，ショックリードを皮下に植込む S-ICD が開発された（図2）．

a S-ICD 皮下ショックリード

S-ICD リードは，先端と近位部に電極を有するショックリードである．植込み時，剣状突起部近傍とその 14 cm 上方を切開し，リードを挿入し，大胸筋筋膜上に近位電極および先端電極を固定する．電極間のショックコイルは胸骨に並行に留置される．本体は左中腋窩線上，心尖部近傍の皮下に植込まれる．皮下の電極と S-ICD 本体を用いて記録される心電図 3 誘導のうち，R 波を正確に検知し，T 波などと鑑別が可能な 1 誘導を選択し，頻拍の検知に用いる．心室細動や心室頻拍が検知されれば 80 J の電気ショックが放電される．心内にリードがないため抗頻拍ペーシング機能はなく，徐脈に対するペーシングはショック作動後 30 秒間の経皮ペーシングに限られる．

S-ICD のリードは，スタイレットを通すための中央の管腔構造を必要としないため，より強い引張強度をもつ．血流にさらされず環境ストレスによる酸化が起こりにくいため，皮膜素材であるポリウレタンは劣化しにくい．肩関節の動きや心拍動の影響を受けず，リードは屈曲や伸展にさらされにくい．これらの理由から経静脈ショックリードに比べ，断線や皮膜損傷を起こしにくいと予想される．

S-ICD リード植込み時，気胸，血胸，心筋穿孔といった急性期の合併症は非常にまれであり[4]，抜去に伴うリスクも低いと考えられる．

b S-ICD ショック治療の有効性

S-ICD の登録研究である IDE および EFFORTLESS registry の症例合計 882 例を平均 22 ヵ月間経過観察した解析では，S-ICD の初回除

細動成功率は90.1％，最終ショックの成功率は98.2％であった[4]．経静脈ICDの初回除細動成功率は83〜90.3％，最終ショックの成功率は97.3〜98.2％と報告されている．S-ICD登録試験の対象例は，平均年齢50±17歳，左室駆出率39±18％，New York Heart Association（NYHA）Class I 62.5％，一次予防70％であった．対象疾患は，虚血性心疾患37.8％，チャネル病10.3％，遺伝性疾患6.7％，特発性心室細動4.6％，8.6％は経静脈ICDリード感染抜去後であった．経静脈ICDの臨床試験と比較し，S-ICD試験の登録症例は，より若く，左室機能は保たれ心不全が軽度である．虚血性心疾患が少なく，チャネル病や特発性心室細動がより多いといった特徴がある．S-ICDの登録試験の臨床成績を経静脈ICDの臨床試験と単純には比較できないものの，除細動成功率や全死亡率（3.2％/2年間）は，これら対象疾患の治療成績としては同様である．

c S-ICDの課題

S-ICD治療の問題点は，感染と不適切作動である．

デバイス感染と診断された症例は，IDEとEFFORTLESS registryでは，5.5％と3.8％に及ぶ．経静脈ICDの感染率（0.13〜1.9％）と比較し高いが，感染に伴うS-ICD抜去は1.7％にとどまり，残りの症例は，表在性感染として保存的に加療された．S-ICD感染に伴う心内膜炎と菌血症の合併は0％と報告されている．一方，感染抜去後の治療については，S-ICDでは原則左側植込みが必要であり，感染抜去後は同側への植込み，または経静脈ICDへの変更も考慮に値する．

S-ICD治療に伴う不適切作動の原因は，上室頻拍，T波，筋電位のoversense，植込み早期の電極周囲に遺残した空気（皮下気腫）が主なものである．植込み時には切開部位から空気抜きを十分行う必要がある．上室頻拍に対する不適切作動を予防するためsingle-zoneから，波形識別を加えたconditional zoneを含むdual-zoneへプログラムを変更することが推奨されている．dual-zoneプログラムにより不適切作動は有意に減少したが，

10％（2年間）という高い不適切作動率が報告された．T-wave oversenseを避けるために，S-ICD植込み前のECGスクリーニング検査を安静時と運動負荷時に行うことが推奨されている．植込み後のT-wave oversenseに対応するため，SMART Passという新しいアルゴリズムが開発され，不適切作動はさらに減少することが期待される．筋電位のoversenseによる不適切作動に関しては対応が困難であり，運動制限や必要に応じてショックリードの位置変更が考慮される．S-ICDの設定には変更可能なパラメータが少なく，不適切作動が連続し問題となることがある．

d S-ICDの展望

S-ICD本体は経静脈ICDより大きく，痩せて皮下組織の少ない患者では，ポケットのerosionを生じる可能性があり前鋸筋と広背筋間のポケット作成が推奨されている．今後はより小さなS-ICDの開発が待たれる．

またペーシング機能がないため，徐脈をきたした場合，抗頻拍ペーシング・心臓再同期療法が必要な場合では，経静脈デバイスの追加植込みや，S-ICD抜去後経静脈デバイスの再植込みが必要となる．経静脈デバイスの追加植込み後にはデバイス間の相互干渉が起こるリスクがある．現在，徐脈に対するペーシングに加えて抗頻拍ペーシングが可能なリードレスペースメーカの開発が進められている．将来，S-ICDとリードレスペースメーカの併用療法について期待される．

文　献

1) Spickler JW et al：Totally self-contained intracardiac pacemaker. J Electrocardiol **3**：325-331, 1970
2) Reynolds D et al：A leadless intracardiac transcatheter pacing system. N Engl J Med **374**：533-541, 2016
3) Reddy VY et al：Percutaneous implantation of an entirely intracardiac leadless pacemaker. N Engl J Med **373**：1125-1135, 2015
4) Burke MC et al：Safety and efficacy of the totally subcutaneous implantable defibrillator：2-year results from a pooled analysis of the IDE Study and EFFORTLESS Registry. J Am Coll Cardiol **65**：1605-1615, 2015

7 direct oral anticoagulant（DOAC）の適応と今後の可能性

▶▶ 安部晴彦，是恒之宏

■ DOAC の適応

a 非弁膜症性心房細動（NVAF）における適応

高齢化社会の到来により心房細動患者は増加の一途をたどっており，脳血栓塞栓症，心不全といった重篤な合併症の予防が重要である．特に，心原性の脳血栓塞栓症は梗塞範囲が大きく，麻痺や寝たきりなど，社会における介護負担を増加させる要因となることから，抗血栓薬による血栓塞栓症の予防は，高齢化が進むわが国において個人のみならず社会にとっても重要な課題である．

心房細動患者における血栓塞栓症予防は，長らくwarfarinで行われてきたが，近年は直接経口抗凝固薬（direct oral anticoagulant：DOAC）として，トロンビン阻害薬である dabigatran，Ⅹa 阻害薬である rivaroxaban，apixaban，edoxaban と治療の選択肢が広がった．逆に，日常診療においては抗血栓薬の選択に迷うことが多くなったであろう．DOAC の適応は，NVAF であり，僧帽弁狭窄症あるいは人工弁置換術後の症例は適応からはずれる．また DOAC は腎排泄が主体で，腎機能が著しく低下している症例も適応からはずれる．したがって，DOAC は腎機能が比較的保たれている NVAF が適応となる．ただし，warfarin より改善されたとはいうものの DOAC にも出血のリスクはあるので，血栓塞栓症のリスク，出血のリスクを考慮して使用する．血栓塞栓症のリスクを簡便に評価する指標として $CHADS_2$ スコアあるいは CHA_2DS_2-VASc スコアがある．$CHADS_2$ スコア 1 点以上あるいは CHA_2DS_2-VASc スコア男性なら 1 点以上，女性なら 2 点以上であれば血栓塞栓症の予防を積極的に検討する必要がある．NVAF に対する各 DOAC と warfarin とのランダム化比較試験（randomized controlled trial：RCT）の患者背景，減量基準，成績比較を表1に示す．患者背景は rivaroxaban の ROCKET AF 試験，edoxaban の ENGAGE AF-TIMI48 試験では $CHADS_2$ スコア 2 点以上であり，他の 2 試験と比較して血栓塞栓症リスクの高い患者群を対象としている．warfarin コントロールの指標である time in therapeutic range（TTR）は，全投与日数に占める INR 目標達成期間の割合を示すものであるが，数値が大きいほど warfarin 優位になる可能性が高くなる．各 RCT の TTR も考慮して成績を検討する必要がある．減量基準と減量した患者の割合を示しているが，特に，apixaban の ARISTOTOLE 試験では減量した患者がわずかであることにも RCT の結果を解釈するうえで注意すべき点である．

b 深部静脈血栓症・肺塞栓症における適応

深部静脈血栓症，肺血栓塞栓症は致死率の高い重篤な疾患であり，わが国では特発性，癌，3週間以内の手術，関節固定が原因として多い．

従来の治療は，急性期は未分画ヘパリン急速静注，持続点滴から開始し，活性化部分トロンボプラスチン時間（APTT）をモニターしながら（コントロール値の 1.5〜2.5 倍），warfarin 内服へつなげていくことが主体であった．しかしながら，わが国での後向き観察研究である JAVA 研究では 40％近くが十分な APTT に到達しておらず，急性期における未分画ヘパリン持続点滴による APTT 調節の困難さが推察された．慢性期の問題点として，warfarin を中止すると症候性静脈血栓塞栓症（VTE）の再発が増加し，継続すると出血性合併症が増加することがあげられる．したがって，warfarin 長期治療においては個々の症例において血栓リスク，出血リスクの両方を検討しなければならない．

近年は，DOAC の登場により，深部静脈血栓症，肺血栓塞栓症に対する治療についても選択の幅が広がった．VTE に対する各 DOAC と warfarin との臨床試験における患者背景・成績比較を表2に示す．いずれの DOAC も warfarin と比較して有効性において非劣性であり，安全性に関しては apixaban，edoxaban で優越性，rivaroxaban で非劣性が示された．具体的には，急性期のヘパリン治療から出血性合併症の少ない edoxaban 内服へつなげていく治療や，急性期から DOAC 単剤治療（シングルドラッグアプローチ）として rivaroxaban，apixaban を開始する治療が可能となった．シングルドラッグアプローチは，急性期ヘパリン治療を要さないので APTT のモニターが

7. direct oral anticoagulant（DOAC）の適応と今後の可能性

表1　非弁膜症性心房細動に対する各 DOAC の臨床試験における患者背景・減量基準・成績比較

	dabigatran（RE-LY試験）		rivaroxaban（ROCKET AF試験）	apixaban（ARISTOTOLE試験）	edoxaban（ENGAGE AF-TIMI 48試験）	
	150 mg 1日2回	110 mg 1日2回	20 mg 1日1回	5 mg 1日2回	60 mg 1日1回	30 mg 1日1回
CHADS$_2$	1以上		2以上	1以上	2以上	
CHADS$_2$平均	2.1		3.5	2.1	2.8	
warfarin naive	50%		38%	43%	37%	
TTR	64%		58%	66%	68%	
減量基準	基準なし		Ccr が 30〜49 mL/分の場合	以下2つ以上該当する場合減量 ・体重 60 kg 未満 ・80 歳以上 ・Cr 1.5 以上	以下1つでも該当する場合減量 ・体重 60 kg 未満 ・Ccr 30〜50 mL/分 ・P 糖蛋白阻害薬使用	
減量した患者割合	減量なし 150 mg もしくは110 mgに割り付け		21%	4.7%	25%	
脳卒中および全身塞栓症	優越性 1.11%/年 vs. 1.71%/年 $p<0.001$	非劣性 1.54%/年 vs. 1.71%/年 $p<0.001$	非劣性 2.1%/年 vs. 2.4%/年 $p<0.001$	優越性 1.27%/年 vs. 1.60%/年 $p=0.01$	非劣性 1.18%/年 vs. 1.50%/年 $p<0.001$	非劣性 1.61%/年 vs. 1.50%/年 $p=0.005$
大出血	非劣性 3.32%/年 vs. 3.57%/年 $p=0.31$	優越性 2.87%/年 vs. 3.57%/年 $p=0.003$	非劣性 3.6%/年 vs. 3.4%/年 $p=0.58$	優越性 4.07%/年 vs. 6.01%/年 $p<0.001$	優越性 2.75%/年 vs. 3.43%/年 $p<0.001$	優越性 1.61%/年 vs. 3.43%/年 $p<0.001$
頭蓋内出血	優越性 0.30%/年 vs. 0.74%/年 $p<0.001$	優越性 0.23%/年 vs. 0.74%/年 $p<0.001$	優越性 0.5%/年 vs. 0.7%/年 $p=0.02$	優越性 0.33%/年 vs. 0.80%/年 $p<0.001$	優越性 0.26%/年 vs. 0.47%/年 $p<0.001$	優越性 0.16%/年 vs. 0.47%/年 $p<0.001$

Ccr：クレアチニンクリアランス.

表2　静脈血栓塞栓症に対する各 DOAC の臨床試験における患者背景・成績比較

	rivaroxaban（EINSTEIN-DVT試験）	rivaroxaban（EINSTEIN-PE試験）	apixaban（AMPLIFY試験）	edoxaban（Hokusai-VTE試験）
初期治療	15 mg 1日2回 3週間	15 mg 1日2回 3週間	10 mg 1日2回 7日間	ヘパリン・warfarin 併用療法 5日以上
継続治療	20 mg 1日1回 3，6，12 ヵ月間 ※わが国では 15 mg 1日1回	20 mg 1日1回 ※わが国では 15 mg 1日1回	5 mg 1日2回 6 ヵ月間	60 mg 1日1回
TTR	57.7%	62.7%	60.9%	63.5%
減量基準	なし		なし	以下1つでも該当する場合減量 ・体重 60 kg 未満 ・Ccr 30〜50 mL/分 ・P 糖蛋白阻害薬使用
有効性	非劣性 2.1% vs. 3.0% HR 0.68 95%CI：0.44〜1.04 $p<0.001$	非劣性 2.1% vs. 1.8% HR 1.22 95%CI：0.75〜1.68 $p=0.003$	非劣性 2.3% vs. 2.7% RR 0.84 95%CI：0.60〜1.18 $p<0.001$	非劣性 3.2% vs. 3.5% HR 0.89 95%CI：0.70〜1.13 $p<0.001$
安全性	非劣性 8.1% vs. 8.1% HR 0.97 95%CI：0.76〜1.22 $p=0.77$	非劣性 10.3% vs. 11.4% HR 0.90 95%CI：0.76〜1.07 $p=0.23$	優越性 4.3% vs. 9.7% RR 0.44 95%CI：0.36〜0.55 $p<0.001$	優越性 8.5% vs. 10.3% HR 0.81 95%CI：0.71〜0.94 $p=0.004$

HR：ハザード比，RR：相対リスク.

巻頭トピックス

表3 非弁膜症性心房細動に対する DOAC のリアルワールドデータ

	Lip GY et al：Thromb Haemost **116**：975–986, 2016	Larsen TB et al：BMJ **353**：i3189, 2016	Chan YH et al：J Am Coll Cardiol **68**：1389–1401, 2016	Kodani E et al：Circ J **80**：843–851, 2016
国	米国	デンマーク	台湾	日本
症例数	45,361	61,687	15,088	6,616
年 齢	69.1 歳	70.9 歳	73.8 歳	69.7 歳
CHADS$_2$	1.8	2.7 ※CHA$_2$DS$_2$–VASc	3.8 ※CHA$_2$DS$_2$–VASc	1.7
比較対象	warfarin 群	warfarin 群	warfarin 群	抗凝固薬非投与群 抗血小板薬など
全死亡	N/A	dabigatran HR 0.63（0.48〜0.82） rivaroxaban 有意差なし apixaban HR 0.65（0.56〜0.75）	dabigatran HR 0.40（0.30〜0.52） rivaroxaban HR 0.47（0.33〜0.67）	dabigatran rivaroxaban apixaban OR 0.10（0.06〜0.18） $p<0.001$
脳卒中および 全身塞栓症	N/A	dabigatran 有意差なし rivaroxaban HR 0.83（0.66〜0.99） apixaban 有意差なし	dabigatran HR 0.64（0.49〜0.83） rivaroxaban HR 0.51（0.35〜0.74）	dabigatran rivaroxaban apixaban OR 0.42（0.24〜0.74） $p=0.003$
大出血	dabigatran HR 0.69（0.50〜0.96） rivaroxaban 有意差なし apixaban HR 0.53（0.39〜0.71）	dabigatran HR 0.58（0.47〜0.71） rivaroxaban 有意差なし apixaban HR 0.61（0.49〜0.75）	dabigatran HR 0.65（0.48〜0.88） rivaroxaban 有意差なし	dabigatran rivaroxaban apixaban OR 0.53（0.31〜0.93） $p=0.027$
頭蓋内出血	N/A	dabigatran HR 0.40（0.25〜0.65） rivaroxaban HR 0.56（0.34〜0.90） apixaban 有意差なし	dabigatran HR 0.44（0.28〜0.70） rivaroxaban HR 0.30（0.15〜0.60）	N/A

OR：オッズ比.

不要になるだけでなく，入院期間の短縮や外来治療といった新たな治療戦略も生まれつつある．ただし，その分急性期に心房細動での用量を超える投与が必要となり，DOAC の場合は血中濃度が測定できないので，高齢，低体重，腎機能障害など出血リスクの高い患者では出血性合併症に注意を要する．

■ 今後の可能性

a リアルワールドデータ

DOAC の 4 つの主要な RCT（RE-LY 試験，ROCKET AF 試験，ARISTOTLE 試験，ENGAGE AF-TIMI48 試験）の結果が発表されて以降，DOAC のリアルワールドにおけるデータ蓄積が進み，最近報告されるようになってきた．表3 に NVAF に対する DOAC のリアルワールドデータを示す．補足すると，いずれのリアルワールドデータも市場に出て時間の経っていない edoxaban は含まれていない．米国での研究は出血のみが評価項目であるが，rivaroxaban のみ warfarin と有意差がなかった．このことは，デンマーク，台湾の結果でも同様であったが，頭蓋内出血のリスクは rivaroxaban で有意に低下している．わが国では抗凝固薬非投与群との比較が主体であるが，DOAC は全死亡，塞栓症，出血のいずれにおいても優越性を示した．わが国では欧米と異なる用量の DOAC もあり，今後，edoxaban を含めたより詳細なリアルワールドデータの報告を待ちたい．

b 超高齢者

急性静脈血栓症の治療もしくは心房細動による脳血栓塞栓症の予防目的で DOAC か warfarin を内服している 75 歳以上の高齢者を対象に有効性および出血について RCT のメタ解析が実施された．結果的に warfarin と比較して DOAC は有効

性については同等であったが，出血については
DOAC間で結果が異なった．

DOACは一般的に消化管出血の報告が多いが，高齢になるほど無症候性に消化管粘膜病変を有している可能性が高いことも一因かもしれない．しかしながら，アジア人と非アジア人を比較した報告では，warfarinと比較してDOACで消化管出血が増える傾向はみられなかった点からもDOACはアジア人により適している可能性がある．

c 腎機能低下例への対応

心房細動は高齢者で多くなると同時に，わが国において80歳以上の約40%で腎機能低下があるといわれている．腎機能低下を有する心房細動患者は，血栓塞栓症のみならず出血のリスクも高いので，抗凝固薬使用に際しては有効性と安全性の両方を考慮に入れる必要がある．ところが，DOACは腎排泄が主体であり重度の腎機能障害例はDOACの血中濃度上昇に伴う出血リスクが高いことから，主要なRCTから除外されている．いずれのDOACに関するRCTもクレアチニンクリアランス30 mL/分以上の症例で実施されているので，クレアチニンクリアランス15〜30 mL/分の症例におけるDOACの有効性と安全性に関するデータはほとんどない．留意すべきポイントとしては，腎機能低下例ではwarfarinでも大出血の頻度が増加するということである．今後，ますます高齢化するわが国において，クレアチニンクリアランスが30 mL/分未満の症例は増加すると予想される．より適正な抗血栓療法のエビデンスが待たれる．

透析患者においては，65歳以上の心房細動患者に対してwarfarin投与の有無とイベントとの関係を非透析患者と比較した観察研究がある．脳卒中に関しては，透析患者［ハザード比（HR）1.17，95%CI：0.79〜1.75］ではwarfarin効果を認めず，非透析患者（HR 0.89，95%CI：0.87〜0.92）ではwarfarin効果を認めた．warfarinによる出血リスクに関しては，透析患者（HR 1.41，95%CI：1.09〜1.81），非透析患者（HR 1.20，95%CI：1.17〜1.23）いずれも上昇を認めた．この報告では，TTRなどwarfarinコントロールに関する詳細が明らかでない．透析患者に関しては，今後，TTRが良好な症例におけるwarfarin使用の有効性の有無に関するエビデンスが待たれる．

d 中和薬（idarucizumab 2016年11月発売，Ⅹaの中和薬 andexanet alfa は未定）

warfarinと比較してDOACは出血性合併症が少なくなったものの，重篤な出血をきたす症例は存在し，その予後は不良であることからDOACの中和薬の登場が待たれていた．DOACの中和薬として，トロンビン阻害薬であるdabigatranの中和薬であるidarucizumab（プリズバインド），Ⅹa阻害薬の中和薬であるandexanet alfaが開発され，臨床試験データが報告された．

トロンビン阻害薬中和薬であるidarucizumabついては，dabigatran内服中の90例を対象に大出血51例，緊急手術前39例の2群でidarucizumab 5 g静注の効果と安全性について評価された．主要評価項目は希釈トロンビン時間，エカリン凝固時間に基づくidarucizumab 5 g静注4時間後の抗凝固効果の最大中和率で，副次評価項目は止血達成であった．希釈トロンビン時間が上昇していた68例，エカリン凝固時間が上昇していた81例のうち，最大中和率中央値は100%（95%CI：100〜100）であった．大部分の患者はidarucizumab静注によって数分以内に希釈トロンビン時間，エカリン凝固時間が正常化した．24時間後の非結合dabigatran濃度は，79%の患者で20 ng/mL以下に低下した．大出血35例における止血が確認されるまでの時間の中央値は11.4時間であった．緊急手術36例における術中に止血が確認されたのは33例で，軽度の止血異常2例，中等度の止血異常1例であった．抗凝固療法を再開していない症例で72時間以内に1例血栓塞栓症が発生した．

Ⅹa阻害薬中和薬であるandexanet alfaについては，Ⅹa阻害薬内服後18時間以内の大出血患者67例を対象として，andexanet alfa初回ボーラス注射および2時間点滴後の抗Ⅹa活性，12時間後の止血効果が評価された．対象患者の平均年齢は77歳で出血の多くは消化管もしくは頭蓋内であった．救急外来受診後，平均4.8時間でandexanet alfaが投与され，rivaroxaban内服例で89%，apixaban内服例で93%ほど抗Ⅹa活性が低下した．点滴終了4時間後の抗Ⅹa活性はrivaroxaban内服例で39%，apixaban内服例で30%の低下が確認された．12時間後の止血は47例中37例（79%）で完全または良好であった．30日間の経過観察で血栓塞栓症は67例中12例（18%）で発生した．

e 担癌患者の VTE

　担癌患者の VTE 発症率は高く，死亡率も高い．VTE を合併した担癌患者の予後改善には，warfarin と比較して低分子ヘパリンが有用であることから，欧米では低分子ヘパリン注射が推奨されている．しかしながら，わが国では低分子ヘパリン注射として dalteparin sodium, enoxaparin sodium があるが担癌患者の VTE に適応がない．warfarin の使用に際しては薬物相互作用，血小板の増減など，用量調整に煩わされることも多い．

DOAC も CYP3A4 や P 糖蛋白を介して血中濃度に変化が生じる可能性はあるが影響は比較的小さく，用量調整を要するという報告はない．VTE に対する DOAC の大規模試験で，対象を担癌患者に絞ったサブ解析やメタ解析では，VTE 再発，出血のいずれに対しても warfarin より DOAC の優位性が示唆される結果であった．今後，わが国においても担癌患者の VTE に対する DOAC のエビデンスが待たれる．

8 PCSK9 阻害薬による新たな脂質異常症管理

▶▶ 篠原正和，平田健一

PCSK9 発見の背景

蛋白質・ペプチドは生命現象のさまざまな場面で，それぞれ特有の生理活性作用を発揮している．これら蛋白質・ペプチド群は，生理活性作用をもたない前駆体（プロ）蛋白質（proprotein）から，前駆体（プロ）蛋白質変換酵素（proprotein convertases：PCs）によって切り出されることで，必要に応じた生理活性物質が産生されている．1990 年代より，さまざまな組織に特異的な前駆体（プロ）蛋白質変換酵素が同定されるようになった．これら酵素の多くは，枯草菌がもつ subtilisin 酵素，また酵母のもつ kexin 酵素と共通の蛋白質構造を有していることから，subtilisin/kexin ファミリーと呼称されてきた．

2003 年，9 番目の subtilisin/kexin ファミリー酵素が，肝細胞・消化器系・腎間葉系細胞・神経細胞などで発見され，肝細胞の再生や神経分化に重要な働きをもつと報告された[1]．本酵素が今日でいう proprotein convertase subtilisin/kexin type 9（PCSK9）である．同年，家族性高コレステロール血症の第三の原因遺伝子として，クロモゾーム 1p32 に存在する PCSK9 遺伝子の関与が報告された[2]．また遺伝子多型解析の結果，PCSK9 機能欠失遺伝子多型をもつ集団が，有意に低い血清 LDL コレステロール（LDL-C）を示し，さらに心血管イベント発生率も低下していることが報告され[3,4]，PSCK9 は高 LDL-C 血症に対する新たな治療介入ターゲットとして注目を集めることとなった．

PCSK9——その生理作用と阻害薬

肝細胞表面に発現する LDL 受容体は，LDL 粒子と結合すると細胞内へ取り込まれ，その後 LDL 粒子のみがエンドソーム/リソソーム分解を受け，LDL 受容体は再び細胞表面にリサイクリングされてくる．PCSK9 は主に肝臓で産生された後に循環血液中に分泌され，肝細胞表面で LDL 受容体のもつ epidermal growth factor（EGF）前駆体様ドメインに結合する．PCSK9 の結合した LDL 受容体は，細胞内に取り込まれた後，エンドソーム/リソソーム分解を受けるため，細胞表面へリサイクリングされる LDL 受容体が減少してしまう．この結果，LDL 粒子の肝臓への取り込み能力が抑制される（図 1a）．

PCSK9 の mRNA 発現は，sterol receptor element binding proteins（SREBPs）によって制御されており，細胞内コレステロールが低下すると PCSK9 発現量は増加することが知られている．このためスタチン製剤投与により，PCSK9 発現量は増加し，スタチンによる LDL-C 低下効果を阻害する方向に作用する．これはスタチン製剤に対するフィードバック機構であるが，スタチン単独療法の限界点を説明しうる生体応答反応である．

現在開発されている PCSK9 阻害薬は，いずれも PCSK9 蛋白をターゲットとした抗体医薬（モノクローナル抗体）である．PCSK9 阻害薬は，PCSK9 と LDL 受容体との結合を阻害するように設計されている．この結果，LDL 受容体は肝細胞内でのエンドソーム/リソソーム分解を逃れ，肝細胞表面へリサイクリングされる LDL 受容体が増加する．増加した LDL 受容体は，循環血漿からより多くの LDL 粒子を肝臓に取り込み，より多くの LDL 粒子の分解に寄与する．このようなメカニズムにより，PCSK9 阻害薬は血漿から肝臓への LDL-C クリアランス（除去能）を高める（図 1b）．

これまでに報告されてきた臨床研究

さまざまなアプローチにより PCSK9 機能を阻害する薬剤開発がなされてきたが，抗体医薬として 4 種類のモノクローナル抗体，alirocumab，evolocumab，EFJE ならびに bococizumab が開発されてきた．

alirocumab，evolocumab に関して，長期投与の安全性ならびに LDL-C 低下に対する有効性を評価する臨床研究が実施された．いずれもスタチン標準治療に対して PCSK9 阻害薬もしくはプラセボを併用した研究デザインで，alirocumab を用いた ODYSSEY LONG TERM 試験[5]（総症例数 2,341 例）では 78 週間，evolocumab を用いた

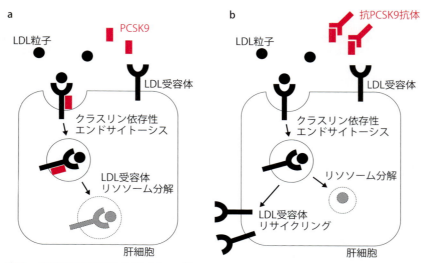

図1　PCSK9阻害薬の作用メカニズム
PCSK9は，肝細胞表面に発現するLDL受容体に結合し，LDL受容体のリソソーム分解を促進することで，細胞表面へリサイクリングされるLDL受容体を減少させる．この結果，LDL粒子の肝臓への取り込みが抑制される（a）．
PCSK9阻害薬（抗PCSK9抗体）は，PCSK9とLDL受容体との結合を阻害し，結果として肝細胞表面へリサイクリングされるLDL受容体を増加させる．このようなメカニズムにより，PCSK9阻害薬は血漿から肝臓へのLDL-Cクリアランス（除去能）を高める（b）．

OSLER-1，OSLER-2試験[6]（総症例数4,465例）では48週間の観察を行った．alirocumab，evolocumabいずれにおいても，スタチン標準治療から，さらに60％を超えるLDL-C低下作用が発揮され，かつ観察期間全体にわたって効果が持続することが明らかとなった．しかし，これらは最大でも1〜1.5年の観察期間であり，長期投与の安全性という観点では，たとえば慢性期における認知機能の評価など，まだまだ慎重な対応が必要であろう．

ODYSSEY LONG TERM試験では，post hoc解析ではあるものの，主要心血管イベント（冠動脈疾患による死亡，非致死性心筋梗塞，脳梗塞，入院を必要とする不安定狭心症）の発生率はalirocumab投与群にて有意に低下したと報告された（1.7％ vs. 3.3％：ハザード比0.52）．OSLER-1，OSLER-2試験においても探索的解析の結果ではあるものの，経過観察1年後における心血管イベント発症率（死亡，心筋梗塞，入院を必要とする不安定狭心症，冠動脈血行再建術，脳梗塞，一過性脳虚血発作，心不全による入院）は，evolocumab投与群にて有意な低下を示した（0.95％ vs. 2.18％：ハザード比0.47）．

血管内超音波検査（IVUS）で評価した冠動脈病変退縮をエンドポイントとしたイメージング臨床研究として，2016年11月にGLAGOV試験が報告された[7]．本研究ではスタチン標準治療に対してevolocumab併用群（484例：420 mg 1回/月皮下注）ならびにプラセボ併用群（484例）を設定し，ベースライン時および76週後の冠動脈アテローム容積を比較した．試験開始時にすでに両群にスタチン治療が開始されていたため，ベースラインのLDL-Cは両群いずれも約90 mg/dLであったが，evolocumab併用群では76週後にLDL-C約37 mg/dLへの低下を認めた（約70％の減少）．一次エンドポイントの冠動脈アテローム容積は，evolocumab併用群で0.95％減少し，プラセボ群との群間比では−1.0％であった．

PCSK9阻害薬を用いたアウトカム試験

PCSK9阻害薬の強力なLDL-C低下作用が，心血管イベント発症にどのような影響を与えるか，大変興味がもたれる点である．この臨床的に重要な課題に答えるべく，アウトカム試験として設定された疫学研究が，alirocumabを使用したODYSSEY Outcomes試験（患者登録数18,000人）ならびにevolocumabを使用したFOURIER試験である（患者登録数27,564人）［表1］．ODYSSEY Outcomes試験では，急性冠症候群発症後4〜52週以内の症例，またFOURIER試験では心血管病

表1 PCSK9 阻害薬を用いたアウトカム試験

	alirocumab	evolocumab
開発元	Sanofi/Regeneron	Amgen
試験名	ODYSSEY Outcomes	FOURIER
患者登録数	18,000	27,564
薬剤投与量	75 mg または 150 mg 隔週投与	140 mg 隔週投与 420 mg 毎月投与
試験開始日	2012 年 10 月	2013 年 1 月
試験終了日	2018 年 2 月	2016 年 11 月
対象患者	・急性冠症候群発症後 　4〜52 週以内の症例 ・atorvastatin 40〜80 mg 　rosuvastatin 20〜40 mg 　治療下で LDL−C≧70 となる症例	・心血管病変症例 　心筋梗塞，脳梗塞 　末梢血管疾患 ・atorvastatin 20〜80 mg 　相当の治療下で LDL−C≧70 もしくは non-HDL−C≧100 となる症例
観察期間	最長 64 週間	最長 5 年間
一次エンドポイント	・冠動脈病変による死亡 ・非致死性心筋梗塞 ・致死性/非致死性脳梗塞 ・入院を必要とする不安定狭心症	・心血管病変による死亡 ・心筋梗塞 ・脳梗塞 ・入院を必要とする不安定狭心症 ・冠動脈血行再建術

bococizumab（開発元 Pfizer）：2013 年 10 月からアウトカム試験（SPIRE1，SPIRE2）が実施されていたが，2016 年 11 月 1 日に薬剤開発が中止され，本臨床研究も中止となった．繰り返し投与することにより LDL−C 低下効果が減弱すること，注射部位反応が高頻度で発現することが Pfizer 社からリリースされている．

変例・心筋梗塞・脳梗塞・末梢血管疾患例を対象疾患とし，強化スタチン治療下で LDL−C≧70 mg/dL となる症例に対し，二重盲検法にて PCSK9 阻害薬併用群もしくはプラセボ併用群に振り分けられた．一次エンドポイントとして，ODYSSEY Outcomes 試験では，冠動脈病変による死亡・非致死性心筋梗塞・脳梗塞・入院を必要とする不安定狭心症の発症が設定されており，また FOURIER 試験では，心血管病変による死亡・心筋梗塞・脳梗塞・入院を必要とする不安定狭心症の発症・冠動脈血行再建術の実施が設定されている．

2017 年 3 月，米国心臓病学会（ACC）ならびに論文[8]にて FOURIER 試験の結果が発表された．evolocumab 群における LDL−C 値は，ベースラインの中央値 92 mg/dL から，48 週間後には 30 mg/dL まで低下し（平均低下率 59％），一次エンドポイントに関して，evolocumab 群はプラセボ群に比べ，有意なリスク低下を示した（9.8％ vs. 11.3％：ハザード比 0.85）．本試験の結果から，二次予防というハイリスク群においては患者背景のもつ因子にかかわらず，より LDL−C を低下させることに意義があるということ，また LDL−C 値30 mg/dL まで低下させても安全性において問題を生じていないことが明らかとなった．

一方で，bococizumab を使用したアウトカム試験（SPIRE1，SPIRE2）が 2013 年 10 月から実施されていたが，2016 年 11 月 1 日に薬剤開発が中止され，本臨床研究も中止となった．繰り返し投与することにより LDL−C 低下効果が減弱すること，注射部位反応が高頻度で発現することが Pfizer 社よりリリースされている．alirocumab，evolocumab，EFJE はいずれも完全ヒト型モノクローナル抗体であるのに対し，bococizumab のみヒト化モノクローナル抗体である．このような抗体の構造の違いが，長期投与下での生体副反応に悪影響を与えたのかもしれない．

PCSK9 阻害薬による新たな脂質異常症管理

2016 年 1 月より，国内でも PCSK9 阻害薬が臨床使用可能となった．現在 evolocumab（レパーサ）ならびに alirocumab（プラルエント）が薬価収載されている．適応症はいずれも「家族性高コレステロール血症，高コレステロール血症（ただし，心血管イベントの発現リスクが高く，HMG-CoA 還元酵素阻害薬で効果不十分な場合に限る）」とされている．これは，単なる保険診療上の制約ではなく，スタチンによる LDL−C 低下療法の有益性が確立していることを考えて，スタチンを先行投与せずに PCSK9 阻害薬を投与する有益

性が証明されていないためであるととらえるべきである．標準的な用法・用量として，evolocumab は 140 mg を 2 週間に 1 回皮下投与，また ali-rocumab は 75 mg を 2 週間に 1 回皮下投与と設定され，1 回投与分量の薬価は 22,948 円である．

具体的に PCSK9 阻害薬を使用する患者群としては[9]，適応症にもあるとおり，家族性高コレステロール血症で従来の薬物療法で不十分な場合には，冠動脈疾患の一次予防を目的とした使用が適切であろう．また，冠動脈疾患の二次予防の中で，特に再発を繰り返す，あるいは多枝病変のハイリスク例においては，PCSK9 阻害薬の併用も視野に入れた積極的な脂質低下療法が必要と考えられるが，どの LDC-C レベルを具体的な治療目標に掲げるかが重要な課題である．ここで IMPROVE-IT 試験[10]が，よい参考となる臨床研究であろう．本研究では，コレステロールトランスポーター阻害薬 ezetimibe をスタチン療法（simvastatin）に追加することで，心血管イベント発症率がさらに低下するか検討された．結果として，ezetimibe 併用群では LDL-C が約 54 mg/dL まで低下し，一次エンドポイント（心血管死，非致死性心筋梗塞，入院を必要とする不安定狭心症，冠動脈血行再建術）発生率は，ezetimibe 併用群にて有意に低下したと報告された（32.7% vs. 34.7%，ハザード比 0.936）．この結果から，ハイリスク例においては，LDL-C 50 mg/dL 前後を目標とすることに客観的なエビデンスが証明されつつあると考えられる．

LDL アフェレーシスを受けている患者においては，PCSK9 阻害薬の投与によって LDL アフェレーシスを離脱できると報告されている．また，PCSK9 阻害薬は，独立した冠動脈疾患リスクであると報告されてきたリポ蛋白［Lp(a)］を低下させる効果を有する．前述のような厳格な LDL-C 低下療法が必要な症例の中でも，特に高 Lp(a) 血症を伴う症例には有効性が期待できるかもしれない．

きわめて強力，しかし同時に大変高価な PCSK9 阻害薬をどのタイミングで，どの患者に用いることが医療経済的に有効であるか，現在さまざまな議論があるところである．長期投与による副反応にはいまだ未知の部分があり，継続的な情報収集も欠かせない．現在，学会によるガイドライン策定も進められており，専門医としてのコンセンサスに基づく治療を行えるよう心がけたい．

文　献

1) Seidah NG et al：The secretory proprotein convertase neural apoptosis-regulated convertase 1（NARC-1）：liver regeneration and neuronal differentiation. Proc Natl Acad Sci U S A **100**：928-933, 2003

2) Abifadel M et al：Mutations in PCSK9 cause autosomal dominant hypercholesterolemia. Nat Genet **34**：154-156, 2003

3) Shioji K et al：Genetic variants in PCSK9 affect the cholesterol level in Japanese. J Hum Genet **49**：109-114, 2004

4) Cohen JC et al：Sequence variations in PCSK9, low LDL, and protection against coronary heart disease. N Engl J Med **354**：1264-1272, 2006

5) Robinson JG et al：Efficacy and safety of alirocumab in reducing lipids and cardiovascular events. N Engl J Med **372**：1489-1499, 2015

6) Sabatine MS et al：Efficacy and safety of evolocumab in reducing lipids and cardiovascular events. N Engl J Med **372**：1500-1509, 2015

7) Nicholls SJ et al：Effect of evolocumab on progression of coronary disease in statin-treated patients：the GLAGOV Randomized Clinical Trial. JAMA **316**：2373-2384, 2016

8) Sabatine MS et al：Evolocumab and clinical outcomes in patients with cardiovascular disease. N Engl J Med **376**：1713-1722, 2017

9) Ishida T：Dawn of a new era：the far lower, the far better low-density lipoprotein cholesterol story in Japan. Circ J **80**：1903-1904, 2016

10) Cannon CP et al：Ezetimibe added to statin therapy after acute coronary syndromes. N Engl J Med **372**：2387-2397, 2015

9 見直されるフィブラート製剤
——SPPARMα（選択的 PPARα モジュレータ）への期待

▶▶ 戸田洋伸，伊藤　浩

日本国内において，増えつつある脂質・糖質代謝異常を背景に，心血管疾患の罹患率が上昇傾向にあり，生命予後，健康寿命に重大な影響を及ぼしている．脂質異常に対するスタチンを用いた脂質低下療法の心血管イベントのリスク軽減効果は，およそ 30% とされ，糖尿病・肥満を背景にした症例に対しては脂質低下・降圧・血糖管理を行っても，そのリスク軽減効果は 50% とされる．すなわち，残りの 50〜70% が残余リスクであり，心血管二次予防の症例においては特に重要な課題となっている．本項では，動脈硬化治療のターゲットとして注目を集めている PPAR の働き，既存のフィブラート製剤に関する問題点，そして新規脂質治療薬である選択的 PPARα モジュレータ（SPPARMα）の可能性について概説する．

PPAR とは

ペルオキシソーム増殖剤活性化受容体（peroxisome proliferator activated receptor：PPAR）は核内受容体の一種であり，α，β（δ），γ の 3 型が存在する．そのうち本項で主に概説する PPARα は，元来，脂肪酸酸化の活性化に関連する転写因子として見い出され，脂質代謝改善薬の標的として注目されてきた．近年，PPARα は，肝臓における脂質代謝のみならず，心臓・血管・腎臓・脂肪組織などの代謝が活性している臓器（多くの ATP を必要とする臓器）に幅広く存在することが知られており，種々のリガンドが結合することで，多種多様な代謝系の遺伝子発現を転写レベルで調節をすることがわかってきた（**表 1**）[1]．

PPARα の動脈硬化に対する作用

肝臓において PPARα が活性化されると，リポ蛋白リパーゼ（lipoprotein lipase：LPL）の活性を阻害するアポリポプロテイン（apolipoprotein：Apo）C-Ⅲ の発現が低下し，トリグリセリド（TG）を分解する LPL の発現増加が起こることで血中の中性脂肪の低下をもたらし，その結果，抗動脈硬化作用を示すことが知られている．また，

表 1　PPARα の作用

主要な発現部位	肝臓，骨格筋
その他の発現部位	心臓，血管，消化管，腎臓，褐色脂肪など
主な標的遺伝子	脂肪酸 β 酸化（Acyl-CoA oxidases） アポリポ蛋白　ApoA-Ⅰ ApoA-Ⅱ Apo C3，リポ蛋白リパーゼ（LPL） 肝臓型脂肪酸結合蛋白（L-FABP） 脂肪酸トランスポーター（FATP） ヘパトカイン（FGF21）
生理的リガンド	脂肪酸（不飽和脂肪酸：エイコサペンタエン酸など） プロスタグランジン ロイコトリエン
合成リガンド	フィブラート系薬剤 選択的 PPARα モジュレータ（SPPARMα）
主な働き	ApoA-Ⅰ/Ⅱ↑➡血中 HDL↑ ApoC-Ⅲ↓➡LPL↑➡血中 TG↓ FGF21↑➡インスリン感受性および肥満の改善 NF-κB↓，TNF-α↓，IL-6↓➡血管における抗炎症作用 NO↓➡血管内皮機能の改善

PPARα の活性化は ApoA-Ⅰ，ApoA-Ⅱ の発現増加をきたし，高比重リポ蛋白（HDL）を上昇させることで抗動脈硬化作用をもたらす．

血管においては PPARα の活性化は，マクロファージの泡沫化および炎症性サイトカイン分泌の抑制をもたらし，プラークの安定化につながる．一方，PPARα の活性化は血管内皮細胞に存在する血管細胞接着分子（VCAM-1）の発現を抑制することで，炎症細胞の遊走および血管内への侵入を抑制する．また，Th1 細胞に直接働き，インターフェロン（IFN）-γ，腫瘍壊死因子（TNF）-α，インターロイキン（IL）-2 といった炎症性サイトカインの分泌を抑制することで，血管保護的に働くことが知られている[2]．

このような PPARα の活性化をもたらす生理的リガンドとして，エイコサペンタエン酸（EPA）などの不飽和脂肪酸や，プロスタグランジン・ロイコトリエンなどといったアラキドン酸の代謝産物が知られている．

アディポネクチンと PPARα 活性について

高脂肪食や運動不足により 2 型糖尿病の患者は増加の一途をたどっている。肥満もインスリン抵抗性を基盤として，糖・脂質代謝異常，高血圧などを合併した，いわゆるメタボリックシンドロームを引き起こす。メタボリックシンドロームは，2 型糖尿病の中でも心血管イベントのハイリスクであるため，その基礎にあるインスリン抵抗性の改善をめざした治療介入が求められている。

肥満は脂肪細胞の肥大化によって生じるとされているが，脂肪組織は余剰エネルギーを中性脂肪の形で蓄積する働きをもつだけではなく，さまざまなシグナル分子「アディポカイン」を分泌することが知られている。脂肪を燃焼し，インスリン抵抗性を改善するアディポカインである「アディポネクチン」は，肥満や高脂肪食の負荷により著明に低下することが知られており，アディポネクチンの低下はメタボリックシンドローム発症・悪化の主要な因子の 1 つと考えられている。

アディポネクチンの受容体である AdipoR1 は，主に骨格筋に多く発現しており，アディポネクチンが作用すると細胞内での AMP-activated-protein kinase（AMPK）が活性化し，脂肪酸の燃焼・ブドウ糖の取り込みを亢進し，動脈硬化を抑制する。また，アディポネクチンが，肝臓に多く発現している AdipoR2 に作用すると PPARα を活性化し，前述した抗動脈硬化作用・抗炎症作用をもたらすことが示されている[3]。

2 型糖尿病・肥満を背景として生じるメタボリックシンドロームにおいて，アディポネクチンの分泌低下により PPARα の活性化が著明に低下している。そのため，動脈硬化の治療ターゲットとして後述する PPARα アゴニストの研究・開発がなされ，2 型糖尿病をはじめとした糖脂質代謝異常の症例において，それらの臨床効果が検討されてきた。

フィブラートに関するエビデンス

フィブラートは PPARα の合成アゴニストであり，高 TG 血症を改善する薬剤である。過去の臨床研究により，高 TG 血症および低 HDL 血症は冠動脈疾患の危険因子であることが示されており，フィブラートの心血管イベント抑制効果について多くの臨床研究にて検討されてきた。

bezafibrate の二次予防効果について検証した BIP 試験では，約 3,000 例の虚血性心疾患の既往をもつ脂質異常症患者を対象に，bezafibrate 400 mg 群とプラセボ群を無作為化割り付けにて比較したところ，bezafibrate 群では HDL-C 値が 18% 上昇し，TG 値においては 21% の減少を認めた。追跡期間を 8 年に延長し解析を行った結果，bezafibrate 群では一次エンドポイントである心臓死・非致死性心筋梗塞の発症率を有意に低下（リスク低下率 18%）していた[4]。

高リスクの 2 型糖尿病例に対するスタチン単独投与群と，スタチン＋fenofibrate 併用群の心血管イベント一次予防効果を比較検討した ACCORD Lipid 試験（2010 年）では，全体としてはスタチンに fenofibrate の併用を行っても，スタチン単独に勝るイベント抑制効果は示されなかったが，サブ解析では高 TG 血症（TG≧204 mg/dL）かつ，低 HDL 血症（HDL-C≦34 mg/dL）を満たす脂質異常症例において，31% の心血管イベント抑制効果が示された[5]。

フィブラートの有効性を評価した約 45,000 例の大規模臨床試験のメタ解析の結果，総死亡率には有意差は認められなかったが，複合心血管イベント，冠動脈イベント（非致死性心筋梗塞や再血行再建）などのリスクの低減効果があることが示された。また，細小血管障害であるアルブミン尿の進行および網膜症の発症を抑制することも示されており，フィブラートにはマクロおよびミクロいずれの血管障害のリスクを低減する効果が示された[6]。

しかしながら，最新のフィブラートに関するメタ解析の結果からは，フィブラートの心血管イベント抑制効果について，一次予防群において心血管イベント抑制効果は否定的であったこと，二次予防の症例に関しては高 TG 血症など一部の症例においての有効性が示されているも，全体としてはフィブラートの心血管イベント抑制効果を結論付けるには，十分なエビデンスは得られていないもの，と結論されている[7,8]。

フィブラートの用量依存性に増加する副作用（特にスタチンとの併用で懸念が高まる横紋筋融解症や肝障害，血清ホモシステイン，血清クレアチニンの上昇など）の問題もあるため，心血管イベント抑制効果が得られるだけの十分量を投与できないという側面も考えられる。

今までに多くの臨床研究が行われてきたが，総じて既存のフィブラートには，残余リスクをコン

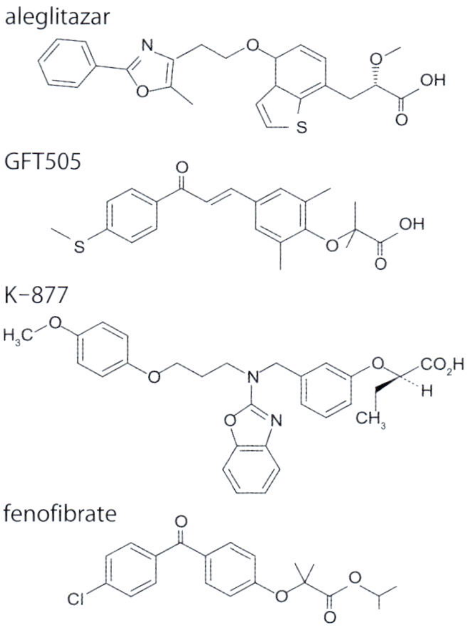

aleglitazar

GFT505

K-877

fenofibrate

図1 SPPARMα の化学構造
［文献 9 より引用］

表2 SPPARMα の各 PPAR 受容体への選択性（50%効果濃度）

サブセット	aleglitazar	GFT505	K-877	fenofibrate
PPARα	5	10〜20	1	14,000, 22,400
PPARγ	9	NA	2,300	〜100,000
PPARδ	376	100〜150	1,000	活性化（−）

K-877 の PPARα への選択性は，PPARγ/δ と比較して 1,000 倍以上である．

［文献 9 より引用］

トロールするだけの十分な力は有しておらず，脂質異常症治療に関するガイドラインにおいても，スタチン以外の脂質改善薬の使用を推奨されるには至っていない．このような背景の中で，後述する新規脂質治療薬である SPPARMα への期待が高まっている．

■ SPPARMα

SPPARMα は，PPARα を介した遺伝子の転写調節を細胞選択的に行うことで，フィブラートのような従来の PPARα アゴニストにみられる肝障害，横紋筋融解症などの副作用を低減し，強い抗動脈硬化作用をめざした新しい薬剤である[9]．

選択的 PPAR アゴニストとして，過去，いくつかの薬剤が開発され，その臨床効果が検討されてきた．PPARα/γ の dual agonist として開発された aleglitazar は，従来のフェノフィブラートと比較して強い PPARα 作用を有し，第 II 相臨床試験においても強い TG 低下，HDL 上昇を示した．しかしながら，fenofibrate と比較して aleglitazar には，体重増加，腎機能低下といった副作用が多くみられたことから，SPPARMα として臨床で使用されるには至らなかった．

一方，dual PPARα/δ-agonist として開発された GFT505 は，肥満を有する脂質異常症や耐糖能異常症の症例に対して，肝機能，γ-GTP の改善効果が認められ，非アルコール性脂肪肝炎/非アルコール性脂肪性肝疾患（NASH/NAFLD）に対する有効性が期待されたが，TG 低下および HDL 上昇効果は，fenofibrate と比較して同等であり，優位性を示すには至らなかった．

K-877（一般名：pemafibrate）は，わが国で開発された SPPARMα で，フィブリン酸に 2-アミノベンゼンゾオキサゾール環とフェノキシアルキル鎖とを導入した化合物である（図1）．動物モデルにおいて K-877 は fenofibrate と比較し，1,000 倍以上の TG 低下作用を示し，他のサブセットである PPARγ/δ と比較して PPARα への選択性は 1,000 倍以上とされる（表2）．

国内第 II 相臨床試験（用量設定試験）では，高 TG かつ低 HDL 血症の症例に対して，K-877 を 0.1 mg/日の投与したところ，fenofibrate 100 mg/日と比較してより強い脂質改善効果［TG 低下，超低比重リポ蛋白（VLDL）低下，HDL 上昇］が得られた．有害事象・副作用の発症頻度は fenofibrate と比較して少なく，プラセボと同等であった[10]．

また，国内第 III 相臨床試験（無作為化二重盲検プラセボ対照試験）では，スタチン服薬中で，高 TG 血症（TG≧200 mg/dL かつ non-HDL≧150 mg/dL）を認める約 600 例に対して，プラセボないしは，K-877（各群 0.1 mg/日，0.2 mg/日，0.4 mg/日）を，スタチンに追加投与した結果，K-877 投与群では，プラセボ群と比較して有害事象・副作用の増加させることなく，およそ 50% の血中 TG 濃度の低下作用および HDL の上昇作用を示した[11]．

現在，第 III 相国際共同治験である PROMINENT（世界 24 ヵ国，700 以上の施設における，多施設共同無作為化二重盲検プラセボ対照試験）が進行中である．K-877 による心血管イベントの発症・再発予防効果に関する結果が待たれる．

PPARα への治療介入は，動脈硬化予防・心血管

イベント予防のみならず，多くの代謝系に作用し，NASH/NAFLDといった肝障害や心不全に対する治療介入の選択肢としても注目されている．新規脂質治療薬であるSPPARMαは，既存のフィブラートを凌駕する抗動脈硬化作用を有し，副作用が少ないことが証明されている．スタチンと両輪を形成する新たな脂質改善薬として生命予後の改善効果が期待されており，今後の臨床試験の結果を待ちたい．

文 献

1) Lefebvre P et al：Sorting out the roles of PPAR alpha in energy metabolism and vascular homeostasis. J Clin Invest 116：571-580, 2006
2) Zandbergen F, Plutzky J：PPAR alpha in atherosclerosis and inflammation. Biochim Biophys Acta 1771：972-982, 2007
3) Yamauchi T et al：Targeted disruption of AdipoR1 and AdipoR2 causes abrogation of adiponectin binding and metabolic actions. Nat Med 13：332-339, 2007
4) Goldenberg I et al：Secondary prevention with bezafibrate therapy for the treatment of dyslipidemia：an extended follow-up of the BIP trial. J Am Coll Cardiol 51：459-465, 2008
5) Ginsberg HN et al：Effects of combination lipid therapy in type 2 diabetes mellitus. N Engl J Med 362：1563-1574, 2010
6) Jun M et al：Effects of fibrates on cardiovascular outcomes：a systematic review and meta-analysis. Lancet 375：1875-1884, 2010
7) Wang D et al：Fibrates for secondary prevention of cardiovascular disease and stroke. Cochrane Database Syst Rev：CD009580, 2015
8) Jakob T et al：Fibrates for primary prevention of cardiovascular disease events. Cochrane Database Syst Rev：CD009753, 2016
9) Fruchart JC：Selective peroxisome proliferator-activated receptor alpha modulators（SPPARMalpha）：the next generation of peroxisome proliferator-activated receptor α-agonists. Cardiovasc Diabetol 12：82, 2013
10) Ishibashi S et al：Effects of K-877, a novel selective PPARalpha modulator（SPPARMalpha）, in dyslipidaemic patients：a randomized, double blind, active- and placebo-controlled, phase 2 trial. Atherosclerosis 249：36-43, 2016
11) Arai H et al：Efficacy and safety of K-877, a novel selective peroxisome proliferator-activated receptor alpha modulator（SPPARMalpha）, in combination with statin treatment：two randomised, double-blind, placebo-controlled clinical trials in patients with dyslipidaemia. Atherosclerosis 261：144-152, 2017

10 糖尿病そして循環器診療をかえる SGLT2 阻害薬

▶▶田中敦史，野出孝一

糖尿病治療と心血管疾患予防

糖尿病治療の目標は，第一に血糖，体重，血圧，脂質などの危険因子を良好にコントロールし，さらに微小/大血管障害の発症/進展を抑制し，最終的に良質な生活の質（QOL）と健康寿命を確保することである[1]．しかし，この目標を達成するためには，血糖や体重など個別の単因子のみを是正するだけでは十分に達成できないことが過去の多くの研究によりすでに明らかになっている．つまり，危険因子や生活習慣などに対して，包括的なアプローチを行うことことが臨床上きわめて重要である[2]．

a 糖尿病治療薬選択時のポイント

わが国の「糖尿病治療ガイド」では，患者の病態に応じて複数の糖尿病治療薬から薬剤を選択，組み合わせて処方することが推奨されているが，欧米では metformin が第一選択薬であり，metformin への上乗せ治療が一般的である．薬理作用がそれぞれ異なる糖尿病治療薬を選択するうえで，糖尿病治療薬は単なる血糖低下作用だけを期待されるのではなく，病態に則した安全な血糖低下作用が求められ，さらには個々の患者の背景やリスクに応じて心血管疾患の発症を予防し，予後の改善に寄与しうる薬剤を選択していくことが肝要である．

b sodium-glucose co-transporter（SGLT）2 阻害薬によるパラダイムシフト

一概に糖尿病治療薬を横並びで評価することは困難であるが，この10年で糖尿病治療薬を取り巻く環境は大きな変革期を迎えた．2000年代半ばに一部の薬剤において心血管リスク増大の懸念が生じた結果，欧米では新規の糖尿病治療薬の承認に際して心血管系への安全性を評価するアウトカム試験の実施が2008年から義務付けられた．その試験デザインは，当該薬剤の心血管疾患に対するリスクが従来治療と比較して非劣性を証明するため，すでに心血管疾患を有するかもしくはハイリスク状態である糖尿病患者を対象に，イベント発生の有無を指標に比較的短期間（数年程度）の追跡調査を行うものである．現在，わが国の日常診療で頻用されている DPP-4 阻害薬を皮切りに，大規模アウトカム試験の結果が順次公表され，薬剤の臨床上の位置付けを探るためのサブグループ解析や作用メカニズムの解析などが幅広く実施されている．

そのような中で，SGLT2 阻害薬である empagliflozin を用いた EMPA-REG OUTCOME 試験[3]の結果が2015年9月に発表され，糖尿病治療薬としてはじめて心血管アウトカムを改善させることが明らかになり，糖尿病治療薬史上まれにみる大きなパラダイムシフトであったことは記憶に新しい．さらに，2017年6月に canagliflozin を用いた CANVAS Program（TOPICS 参照）においても，一部同様の心血管アウトカムの改善作用が報告された．同時にその特徴的な作用メカニズムにも大きな関心が集まり，多くの研究が実施されているがいまだ全容は明らかにはなっていない．

本項では，EMPA-REG OUTCOME 試験を参考に，現在までに判明もしくは推定されている SGLT2 阻害薬の心血管系への作用機序と今後への期待について概説したい．

SGLT2 阻害薬の薬理学的作用

a SGLT2 選択的阻害による尿糖排泄の増加——血糖降下作用

SGLT2 阻害薬は腎近位尿細管における主要な糖再吸収機構である SGLT2 を選択的に阻害し，尿糖排泄を増加させることにより血液中への糖の再吸収を低下させる従来の血糖低下薬と全く異なる薬理学的作用を有する糖尿病治療薬である．高血糖下もしくは糖尿病においては，腎尿細管における尿糖排泄閾値が上昇していると同時に，同部位における SGLT2 の発現が増加していることから，糖および Na の再吸収が亢進し，糖代謝の悪化や血圧の上昇などといった病態の悪循環が形成されている[4,5]．そのような病態下において SGLT2 を阻害することはきわめてリーズナブルな作用であり，かつインスリン非依存的な作用であることからも良質かつ安全な血糖降下作用を有している．

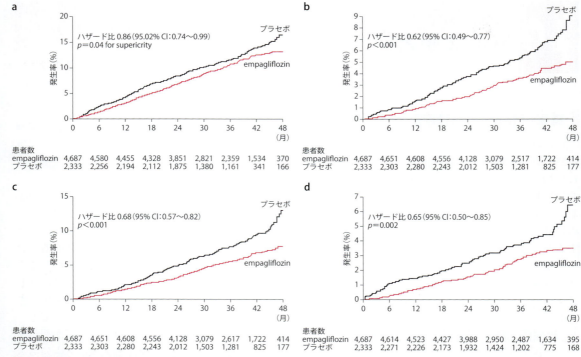

図1 EMPA-REG OUTCOMEにおける心血管アウトカムと全死亡の発生率
a：主要評価項目（3P-MACE），b：心血管死，c：総死亡，d：心不全入院．
empagliflozin群では10 mg群と25 mg群がpoolingされている．

［文献3より引用］

b ヘモダイナミック作用，インスリン抵抗性改善作用──心血管保護作用

また同時に，Na利尿/糖利尿に付随したヘモダイナミック作用により体重減少や血圧低下をきたし，さらには血清尿酸値の低下や内臓脂肪減少などの複合的なメタボリック経路を介したインスリン抵抗性の改善作用なども含めた多彩な効果を有することから，心血管保護作用が強く期待されている[6]．

c 副作用

その一方で，SGLT2阻害薬にはその特徴的な薬理作用に由来する副作用が上市当初から懸念され続けている．わが国での高齢者を対象としたipragliflozinの大規模市販後サーベイランスの結果，皮膚障害や尿路/性器感染症，低血糖などのリアルワールドでの実態が明らかとなった[7]．その中で，循環器系に特に関連するものとして，脱水が約3％の症例で認められ，特に75歳以上の高齢者やループ利尿薬の使用例においてリスクが上昇することが明らかとなった．これらの副作用が臨床現場におけるSGLT2阻害薬の普及を一部制限している点は否定できず，今後長期的な影響も含め

てさらなる調査が必要である．

EMPA-REG OUTCOME試験の概要と結果

a 概要と結果

本試験には心血管疾患をすでに有するハイリスクの2型糖尿病患者7,020名が登録され，プラセボ群，empagliflozin 10 mg/日または25 mg/日群に無作為化され，観察期間の中央値は3.1年であった．本試験の主要評価項目は，心血管死，非致死性心筋梗塞，非致死性脳卒中からなる3P-MACEであり，empagliflozin投与群では14％のリスク低下が認められた（図1a）．個別のイベントリスクをみると，非致死性心筋梗塞や非致死性脳卒中には両群間で有意差は認められなかったものの，心血管死には38％ものリスク低下が認められ（図1b），総死亡にも32％のリスク低下が認められた（図1c）．具体的な死亡原因は明らかにされていないが，この結果から心筋梗塞や脳卒中などの大血管障害の発症をempagliflozinが有意に抑制したと考えることは困難であるが，糖尿病治

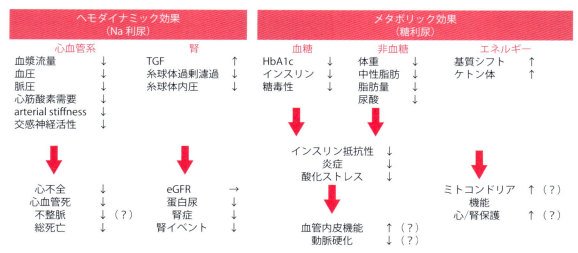

図2　推定されるSGLT2阻害薬の心血管/腎への作用メカニズム

[文献11を参考に作成]

療薬がmortalityを含めた心血管アウトカムをこれほどまで著明に改善したことはきわめて異例の結果であった.

b 心不全への効果

本試験をさらに特徴付けた結果として，empagliflozinが心不全入院を35%減少させた点である（図1d）．本試験では10%の症例がベースライン時に心不全と診断されていたものの，その診断は各主治医に一任されており，心血管リスクが非常に高い患者が対象であったことを鑑みると，拡張不全例や不顕性例など「隠れ心不全」症例が潜在的に登録されていた可能性も考えられる．事実，ベースライン時の心不全の有無を指標としたサブグループ解析では[8]，心不全と診断されていない患者群においても心不全入院は著明に減少していたことから，新規の心不全発症抑制と同時にサブクリニカルな心不全症例の増悪を抑制した可能性が示唆された．

c サブグループ解析

またその他のサブグループ解析では，65歳以上，アジア人，body mass index（BMI）30 kg/m² 未満などのサブグループにおいて3P-MACEが有意に減少しており，当初SGLT2阻害薬の有効性が強く想定されていた「高度に肥満した中年の欧米人」とはやや異なる患者像である点も興味深い知見であった．

d HbA1cと有害事象

HbA1cの推移に関して，ベースライン値は8.1%であったが，試験開始後12週の時点でプラセボ群との差は−0.54%（10 mg投与群），−0.60%（25 mg投与群）であったが，その後プラセボ群においてもガイドラインに則した標準治療が必要に応じて実施された結果，徐々にHbA1cの差は縮小し，206週の時点では−0.24%（10 mg投与群），−0.36%（25 mg投与群）であった．なお，低血糖や脱水症状の発症頻度にプラセボ群と有意差は認められなかったものの，性器感染症の発症頻度はやはりempagliflozinで有意に高率であった（6.4% vs. 1.8%）．

心血管アウトカムを改善したメカニズムの正体は？

a Na利尿と糖利尿

従来，血糖コントロールの改善が心血管予後の改善に寄与するには10年単位の長期間を要するとされている[9]．しかしEMPA-REG OUTCOME試験では試験開始後3ヵ月といったきわめて早期からアウトカムの改善作用がみられ始め，HbA1cの推移とは逆にその後徐々にプラセボ群と差が拡大したことから，本試験の結果は血糖コントロールとは独立した部分への作用が強く影響したと考えるのが妥当であろう．本試験の発表後，多くの研究者らによりその作用メカニズムに関してさまざまな検証・考察が実施されているが，SGLT2阻害薬の薬理学的作用に基づいた「Na利尿」と「糖利尿」の2軸がメカニズムの中心であったとする案が現在のところ大勢を占めているのではないだろうか[10,11]（図2）．Na利尿により前負荷・後負荷が減少し，血圧や心筋酸素需要の低下といったヘ

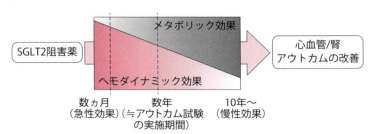

図3 ヘモダイナミック効果とメタボリック効果の複合的な作用による心血管/腎アウトカムの改善

[文献11を参考に作成]

モダイナミックな効果が生じた結果，投与開始後比較的急性期の心保護効果に寄与した可能性が考えられる．

b 腎保護効果

また，tubuloglomerular feedback機構を介した糸球体流量の制御による腎保護効果も慢性期にかけて顕性化したと考えられる．事実，腎イベントを対象としたEMPA-REG OUTCOME試験のサブスタディでは，プラセボ群において推算糸球体濾過量（eGFR）が一貫して低下したのに対して，empagliflozin群では投与初期の一過性に低下した後，その後徐々にベースライン値へ向けて上昇し，最終的にプラセボ群と比べて有意にeGFRが保たれ，腎イベントの発生リスクも有意に低下することが明らかとなっている[12]．

c 多面的な効果

一方で，糖毒性の解除や脂肪量・体重の減少などによるインスリン抵抗性の改善や，炎症・酸化ストレスの軽減などの基礎的なメタボリックな効果も作用したと考えられる．これらは長期的にみると血管内皮機能改善作用や抗動脈硬化作用などにつながる可能性が考えられる．さらに，エネルギー基質のシフトやケトン体の増加などによる心/腎保護作用も期待されているが[13]，詳細は今後の研究を待つ必要がある．私見では，SGLT2阻害薬のヘモダイナミック効果（急性効果優位）とメタボリック効果（慢性効果優位）が，時間軸に応じた絶妙の比率による複合的な作用の結果，心血管/腎アウトカムの改善に寄与するのではないかと考えている（図3）．

SGLT2阻害薬のさらなる可能性

a 実臨床への応用

EMPA-REG OUTCOME試験は，レニン・アンジオテンシン（RA）系抑制薬やスタチンなどの標準治療をすでに受けているハイリスク患者の心血管アウトカムを大きく改善したことから，今後循環器診療の中でも非常に重要なポジショニングを占めることが期待される．すでに欧米各国の循環

TOPICS

CANVAS Program（canagliflozin）

CANVAS Program[a]は，新規承認に必要な心血管系に対する安全性を評価するCANVAS試験と，アルブミン尿への影響を評価するためのCANVAS-R試験を統合して解析した試験の総称である．計10,142名の参加者のうち，およそ70%がEMPA-REG OUTCOME試験と同様に心血管疾患の既往を有する二次予防患者であり，残り30%が2つ以上の心血管危険因子を有する一次予防患者を対象としていた．結果，canagliflozinにより主要評価項目である3P-MACEに14%の有意な減少が認められ，心不全入院や腎イベントにも有意な抑制効果が認められた．一方で，心血管死には低下傾向が認められたものの，統計学的に有意な抑制には至らなかった．おおむねEMPA-REG OUTCOME試験と同様の有効性が認められクラスエフェクトを想起させる結果であったが，一部にEMPA-REG OUTCOME試験とは異なる結果が得られたことに関して，一次予防を含む対象患者の違いが影響した可能性も考えられるが，薬剤そのものの影響かどうかについては現時点では明らかになっていない．有害事象の観点から，CANVAS Programにおいて下肢切断（多くは足趾）の頻度がcanagliflozin群で倍化していることが明らかとなったが，その機序はいまだ明らかになっておらず，今後の解明が求められる．なお，CANVAS Programではわが国未承認用量（300 mg/日）も使用されていたことを付け加えておく．

a) Neal B et al : Canagliflozin and cardiovascular and renal events in type 2 diabetes. N Engl J Med 377 : 644-657, 2017

器系ガイドラインでは SGLT2 阻害薬に関する記載が散見され始めている[14,15]．しかし，わが国における同薬の処方割はおよそ 10％とされており，DPP-4 阻害薬（およそ 60％）との間には大きな差が存在している．今後の普及のためには安全性も含めたさらなるエビデンスの蓄積が必要なことも確かである．

b 今後の展望

そもそも SGLT2 阻害薬のアウトカム試験の結果が現時点（2017 年 9 月）で公表されているのは empagliflozin と canagliflozin のみであり，クラスエフェクトが認められるかどうかはきわめて重要な関心事であるが，現在進行中のアウトカム試験の結果を待つ必要がある．また，心血管リスクがまだ高くない段階の糖尿病患者などに対する糖毒性解除の有効性や，動脈硬化進展抑制効果や大血管障害抑制効果の有無など長期的な有効性の検証，さらには糖尿病の有無にかかわらず心不全や慢性腎臓病例への安全性／有効性の検証など，通常のアウトカム試験には組み込まれていない患者群におけるエビデンスの蓄積にも期待したい．

c まとめ

以上のように，SGLT2 阻害薬は糖尿病治療薬であると同時に，循環器病治療薬の一部になりうる可能性を十二分に有している．そのための科学的エビデンスは現在まさに集積の途上であるが，日常診療における今後の SGLT2 阻害薬の動向や位置付けの重要な鍵を握っているのは循環器内科医ではないだろうか．

文 献

1）日本糖尿病学会（編・著）：糖尿病治療ガイド 2016-2017，文光堂，東京，2016
2）Gaede P et al：Multifactorial intervention and cardiovascular disease in patients with type 2 diabetes. N Engl J Med **348**：383-393, 2003
3）Zinman B et al：Empagliflozin, cardiovascular outcomes, and mortality in type 2 diabetes. N Engl J Med **373**：2117-2128, 2015
4）Rahmoune H et al：Glucose transporters in human renal proximal tubular cells isolated from the urine of patients with non-insulin-dependent diabetes. Diabetes **54**：3427-3434, 2005
5）Zhao Y et al：Sodium intake regulates glucose homeostasis through the PPARδ/adiponectin-mediated SGLT2 pathway. Cell Metab **23**：699-711, 2016
6）Inzucchi SE et al：SGLT-2 inhibitors and cardiovascular risk：proposed pathways and review of ongoing outcome trials. Diab Vasc Dis Res **12**：90-100, 2015
7）Yokote K et al：Real-world evidence for the safety of ipragliflozin in elderly Japanese patients with type 2 diabetes mellitus（STELLA-ELDER）：final results of a post-marketing surveillance study. Expert Opin Pharmacother **17**：1995-2003, 2016
8）Fitchett D et al：Heart failure outcomes with empagliflozin in patients with type 2 diabetes at high cardiovascular risk：results of the EMPA-REG OUTCOME® trial. Eur Heart J **37**：1526-1534, 2016
9）Holman RR et al：10-year follow-up of intensive glucose control in type 2 diabetes. N Engl J Med **359**：1577-1589, 2008
10）Heerspink HJ et al：Sodium glucose cotransporter 2 inhibitors in the treatment of diabetes mellitus：cardiovascular and kidney effects, potential mechanisms, and clinical applications. Circulation **134**：752-772, 2016
11）Tanaka A, Node K：Emerging roles of sodium-glucose cotransporter 2 inhibitors in cardiology. J Cardiol **69**：501-507, 2017
12）Wanner C et al：Empagliflozin and progression of kidney disease in type 2 diabetes. N Engl J Med **375**：323-334, 2016
13）Mudaliar S et al：Can a shift in fuel energetics explain the beneficial cardiorenal outcomes in the EMPA-REG OUTCOME study? a unifying hypothesis. Diabetes Care **39**：1115-1122, 2016
14）Pharmacologic management of type 2 diabetes：2016 interim update. Can J Diabetes **40**：193-195, 2016
15）Ponikowski P et al：2016 ESC Guidelines for the diagnosis and treatment of acute and chronic heart failure：the task force for the diagnosis and treatment of acute and chronic heart failure of the European Society of Cardiology（ESC）developed with the special contribution of the Heart Failure Association（HFA）of the ESC. Eur Heart J **37**：2129-2200, 2016

11 フレイルを合併する高齢者の循環器疾患への対応

山田容子，秋下雅弘

フレイルとは

　フレイルとは，Frailty の略で，高齢期になり要介護状態に陥る前段階の状態をいう（図1）．筋力低下に伴う身体的脆弱性のみならず，認知機能障害やうつなどの精神・心理的問題，独居や経済的困窮などの社会的問題を抱えるために早晩要介護となることが予想される状態であるが，介入などによりこれらの脆弱性が回復可能と期待できる状態でもある．フレイルという指標が注目された理由の1つは，年齢とは独立して，健康障害や死亡の予測因子になるということにある．米国のFried らは，虚弱の特徴としてあらわれる徴候は，次の5つに集約されることを発表した．

①力が弱くなること．
②倦怠感や日常動作がおっくうになること．
③活動性が低下すること．
④歩くのが遅くなること．
⑤体重が減少すること．

　このうち，1つもあてはまらなければ「健康（頑強）」，1つか2つにあてはまる場合は「前虚弱」，3つ以上に該当すると「虚弱」と考えるのを適切としている（表1）．Fried らは，Cardiovascular Health Study という地域在住高齢者の疫学調査でこの基準を用い，健康障害（入院・転倒・生活障害の発生）や死亡率が有意に虚弱高齢者で多いことを報告した[1]．

フレイルと循環器疾患

　超高齢社会を迎えるわが国では心臓病患者も高齢化し，当然フレイルな心臓病患者が著しく増加しているが，フレイルと心臓病には深く複雑な関連がある．

　フレイルと心血管疾患についてシステマティックレビューを行った Afilalo らの報告[2]から3つのポイントをあげる．

　①心血管疾患があるとフレイルの罹患率は2.7～4.1倍，発症率は1.5倍になる．

　②歩行速度の低下（フレイルの代表的指標）があると心血管疾患の発症率が1.6倍になる．つまり，心臓病（およびその背景にある生活習慣病）はフレイルの危険因子であり，フレイルは心臓病のハイリスク群であるため，元気な高齢者のフレイル化を防ぎ，フレイルな高齢者の要介護化と心臓病を防ぐためにはフレイル対策はいうまでもなく，生活習慣病の管理を含む予防的治療や侵襲的治療を積極的に行うべきだろうという解釈ができる．

　しかし，話をややこしくすることに，

　③重症の冠動脈疾患あるいは心不全をもつ高齢者がフレイルを合併すると全死亡リスクが1.6～4倍になる．

　つまり，フレイルな心臓病患者は心臓病以外の原因で死亡する確率も著しく高いことを意味し，諸刃の剣のように治療介入がわるいほうに転がるリスクも高い．

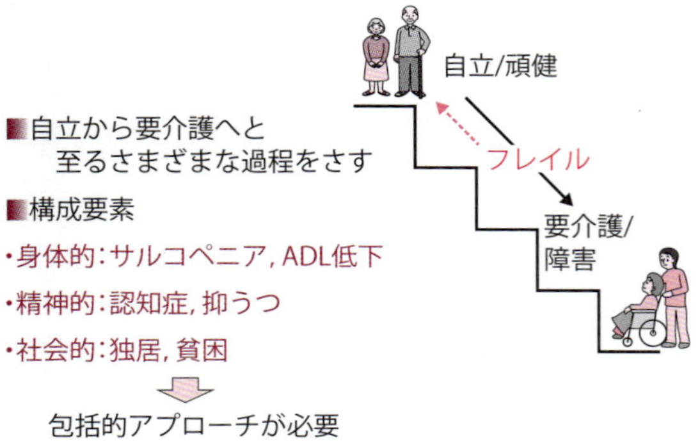

■自立から要介護へと至るさまざまな過程をさす

■構成要素
・身体的：サルコペニア，ADL低下
・精神的：認知症，抑うつ
・社会的：独居，貧困

包括的アプローチが必要

図1　フレイル（Frail）の概念
ADL：日常生活動作.

表1　フレイルの評価方法（J–CHS基準）

項　目	評価基準
体重減少	6ヵ月で，2～3kg以上の体重減少
倦怠感	（ここ2週間）わけもなく疲れたような感じがする
活動量	①軽い運動・体操をしていますか？ ②定期的な運動・スポーツをしていますか？ 上記の2つのいずれも「していない」と回答
握　力	握力：男性＜26kg，女性＜18kg
通常歩行速度	通常歩行速度＜1.0m/秒

3項目以上該当でフレイル.
［長寿医療研究開発費事業平成26年度総括報告書：フレイルの進行に関わる要因に関する研究（25-11）を参考に作成］

表2 フレイルに関連する因子

1. old age
2. female sex
3. African American vs. Caucasian
4. low education
5. low income
6. self-assessed poor health ⎫ 社会的フレイル
7. live alone ⎭
8. prevalent disease：CVD，HT，DM，COPD など
9. self-reported disability —— 身体的フレイル
10. cognitive impairment ⎫ 精神的フレイル
11. depressed mood ⎭

CVD：心血管疾患，HT：高血圧，DM：糖尿病，COPD：
慢性閉塞性肺疾患.

［文献 1 を参考に作成］

表3 CGA の評価方法

評価内容	評価法・スコア	評価事項
活動性	Barthel Index	基本的 ADL：食事や入浴，トイレなど
	Lawton Index	手段的 ADL：電話や買い物など
意 欲	Vitality Index	意欲の指標：食事や排せつなどの自主性
認知機能	Mini-Mental State Examination	見当識，遅延再生，計算など
	HDS-R（改訂長谷川式簡易知能評価）	見当識，遅延再生，計算など
併存疾患	Charlson Comorbidity Index	併存疾患数

フレイルの程度の評価方法

考慮しなければならないのは，①身体的フレイル（治療による臓器への影響によるデメリットはないか），②精神的フレイル（治療を受け入れられる認知機能かどうか），③社会的フレイル（治療を補助してくれる環境があるか）の程度である（表2）．これらのフレイルの程度の違いにより，治療法もかわってくる．評価を行うのに適しているのが，高齢者総合的機能評価（comprehensive geriatric assessment：CGA）である．CGA は 1930 年代に提唱され，現在では高齢者の生活機能障害を総合的に評価する方法として広く用いられている．

CGA においては，活動性，意欲，認知機能，併存疾患を表3 に示した評価法を用いて評価し，転倒のしやすさや服用薬剤数の評価を加えスコア化する方法が報告されている[3]．CGA では，心身機能の評価，栄養状態，服薬状況，社会状況，老年症候群を評価でき，医師だけではなく看護師，薬剤師，栄養士，ケースワーカーなどの多職種で共有でき，治療法を立てる際の基本となる．なお，わが国では日本老年医学会が中心になり，高齢者総合的機能評価としてより簡便な CGA7 の有効性を報告している[4]（表4）．しかし，これらの指標の程度による治療法の選択は現時点ではスコア化されておらず，医療者の判断となる．

若年者とは異なるフレイルな高齢者の治療——降圧治療など

フレイルの指標の中でも，歩行速度は多くの研究でイベント発症との相関が強く認められている．たとえば，降圧治療の有効性が歩行速度により異なることが米国の疫学研究結果より示されて

いる[5]．これは米国の疫学調査 National Health and Nutrition Examination Survey（NHANES）に登録された，65 歳以上の高齢者 2,340 名が対象となっている．4〜7年の追跡期間中に 2,340 名中 589 名が死亡した．また，図2 に示すように，6 m の歩行を 0.8 m/秒以上の速さで歩行できる高齢者の場合は，収縮期 140 mmHg 未満である人のほうが収縮期 140 mmHg 以上であるよりも生命予後はよい傾向にあるが，6 m の歩行を 0.8 m/秒以上の速さで歩行できない高齢者においては，高血圧の有無による生命予後に有意差はなく，6 m 歩行ができない「フレイル」な高齢者では，むしろ収縮期血圧が 140 mmHg 未満であるほうが生命予後は有意にわるかった．よって，「フレイル」な高齢者を見極めて治療を行う必要があり，これを受けて「高血圧治療ガイドライン」では，「6 m 歩行を完遂できない程度の虚弱高齢者では降圧開始値について個別に判断する」という項目が加わった．

脳卒中に関しても同様の報告があり，オランダの集団ベースの Leiden 85-plus 試験から 85 歳の超高齢者 513 名の 5 年間の脳卒中発症リスクと血圧値との関係をみた報告[6]では，身体機能障害を有する対象者では収縮期の血圧上昇は脳卒中リスクの低下と関連していた．2013 年までの高齢者高血圧治療を文献レビューした報告[3]からも，フレイルな高齢者では重要臓器の血流維持のために血圧がより重要であり，降圧治療により臓器血流の低下が惹起され，認知機能や身体機能障害をきたしうると考えられる．よって，フレイルな高齢者の治療は若年者とは異なる配慮が必要となる．

表4 CGA7——評価内容・正否と解釈・次へのステップ

番号	CGA7の質問	評価内容	正否と解釈	次へのステップ
①	＜外来患者＞診察時に被験者の挨拶を待つ ＜入院患者・施設入所者＞自ら定時に起床するか，もしくはリハビリテーションへの積極性で判断	意欲	正：自分から進んで挨拶する 否：意欲の低下 正：自ら定時に起床する，またはリハビリテーションその他の活動に積極的に参加する 否：意欲の低下	Vitality Index
②	「これから言う言葉を繰り返して下さい（桜，猫，電車）」，「後でまた聞きますから覚えておいて下さい」	認知機能	正：可能（できなければ④は省略） 否：復唱ができない⇒難聴，失語などがなければ中等度の認知症が疑われる	MMSE・HDS-R
③	＜外来患者＞「ここまでどうやってきましたか？」 ＜入院患者・施設入所者＞「普段バスや電車，自家用車を使ってデパートやスーパーマーケットに出かけますか？」	手段的ADL	正：自分でバス，電車，自家用車を使って移動できる 否：付き添いが必要⇒虚弱か中等度の認知症が疑われる	IADL
④	「先程覚えていただいた言葉を言って下さい」	認知機能	正：ヒントなしで全部正解．認知症の可能性は低い 否：遅延再生（近時記憶）の障害⇒軽度の認知症が疑われる	MMSE・HDS-R
⑤	「お風呂は自分ひとりで入って，洗うのに手助けはいりませんか？」	基本的ADL	正：⑥は，失禁なし，もしくは集尿器で自立．入浴と排泄が自立していれば他の基本的ADLも自立していることが多い 否：入浴，排泄の両者が×⇒要介護状態の可能性が高い	Barthel Index
⑥	「失礼ですが，トイレで失敗してしまうことはありませんか？」			
⑦	「自分が無力だと思いますか？」	情緒・気分	正：無力と思わない 否：無力だと思う⇒うつの傾向がある	GDS-15

［神崎恒一：日老医誌 49：569-572 より引用］

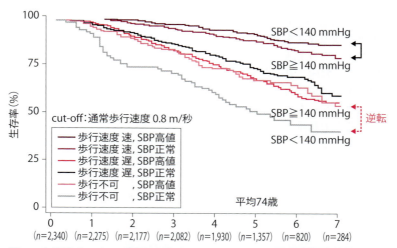

図2 歩行速度によって異なる高血圧（SBP≧140 mmHg）と死亡率との関連（米国国民健康栄養調査65歳以上2,340名の追跡調査）
SBP：収縮期血圧．

［文献5より引用］

フレイルな高齢者の食事——運動療法

そもそも高齢者では，理想の体重は若い人よりも高めであり，少し太っているくらいのほうが死亡率が低くなることが知られている[7,8]．免疫力が高くなり骨も丈夫になるからである．また，高齢者では一般的に食事量が少ないため，厳しい食事療法は栄養状態をわるくしてしまうため注意する必要がある．高齢者では蛋白摂取量の低下，蛋白質利用能力の低下，蛋白質必要量の増加などの状態を呈している．高品質な蛋白質を25～30g含む食事が推奨され[9]，食事からの摂取が難しければ，分枝鎖アミノ酸での補給も検討される[10]．また，サプリメントとしてはビタミンDの摂取が推奨される[11,12]．運動療法についても，膝や腰の痛みを抱えていることがあり，それらの悪化を招くこともあるため，それぞれに適した運動を行う．心臓リハビリテーションも心血管疾患の増悪を予防するとして推奨される[13～15]．

フレイルな高齢者の服薬管理

フレイルな後期高齢者の治療を考える時に，服薬管理も重要な問題である．高齢者は多病のため多剤併用になりがちであるが，多剤併用は，飲み忘れや飲み間違いといった服薬アドヒアランスの低下を招きやすい．同時に，薬物相互作用（内臓機能の低下）や服薬過誤に起因する有害作用のリスクは増加する．もう1つ注意したいのは，服薬管理能力そのものの低下である．服薬管理能力の低下は認知症の最も早期にみられる症状であるが，外来の会話でこのレベルの認知機能障害に主治医が気付くことはまずないと思われる．薬が余る患者では，残薬を持参してもらってカウントし，また家族に生活状況と残薬をチェックしてもらい，服薬状況を正確に把握するよう努める必要がある．薬物の期待した効果の得られない場合にも，まず服薬アドヒアランスが保たれているかどうかを検討する必要がある．

スウェーデンの患者登録研究[16]では，脳卒中後2年で再発予防薬の処方継続率は大幅に低下し，高齢者ほど低いことが報告されている．したがって，なるべく1剤で，しかも1日1回の服用で済むようにすることが望ましい．他の治療薬の服用が煩雑であれば管理上の効果は減弱するので，たとえば降圧薬は朝1回，スタチンは夜1回というような場合は，朝か夜にまとめてしまうほうがよ

いと思われる．合剤の利用も剤数の減少に有用である．

服薬管理能力が低下している場合には，一包化調剤を指示し，服薬カレンダー（あるいは服薬ケース）の利用を勧める．それでも本人が管理できない場合には，家族やヘルパーの補助や全面的管理のもとで服用するよう指導する．

「フレイル」な高齢者では健常高齢者とは異なる配慮が必要と考えられる．つまり，暦年齢ではなく，個々の生物学的な年齢に基づき，生活背景にまで考慮した治療が必要と考えられるが，フレイルを診断しその程度を定量的に評価する方法はまだ確立していない．また，フレイルな高齢者を対象とした研究は近年少しずつ増加してきてはいるが，循環器疾患を合併するフレイルな高齢者に限局したような研究は少なく，今後の検討課題となっている．

文献

1) Fried LP et al：Frailty in older adults：evidence for a phenotype. J Gerontol A Biol Sci Med Sci **56**：M146-M156, 2001

2) Afilalo J et al：Role of frailty in patients with cardiovascular disease. Am J Cardiol **103**：1616-1621, 2009

3) Lipsitz LA：A 91-year-old woman with difficult-to-control hypertension：a clinical review. JAMA **310**：1274-1280, 2013

4) Garty M et al：Blood transfusion for acute decompensated heart failure：friend or foe? Am Heart J **158**：653-658, 2009

5) Odden MC et al：Rethinking the association of high blood pressure with mortality in elderly adults：the impact of frailty. Arch Intern Med **172**：1162-1168, 2012

6) Sabayan B et al：High blood pressure, physical and cognitive function, and risk of stroke in the oldest old：the Leiden 85-plus Study. Stroke **44**：15-20, 2013

7) Tamakoshi A et al：BMI and all-cause mortality among Japanese older adults：findings from the Japan collaborative cohort study. Obesity（Silver Spring）**18**：362-369, 2010

8) Nagai M et al：Effect of age on the association between body mass index and all-cause mortality：the Ohsaki cohort study. J Epidemiol **20**：398-407, 2010

9) Paddon-Jones D, Rasmussen BB：Dietary protein recommendations and the prevention of sarcopenia. Curr Opin Clin Nutr Metab Care **12**：86-90, 2009

10) Bauer J et al：Evidence-based recommendations for optimal dietary protein intake in older people：a position paper from the PROT-AGE Study Group. J Am Med Dir Assoc **14**：542-559, 2013

11) Bolland MJ et al：Calcium supplements with or without vitamin D and risk of cardiovascular events：reanalysis of the Women's Health Initiative limited access dataset and meta-analysis. BMJ **342**：d2040, 2011

12) Murad MH et al：Clinical review：the effect of vitamin D on falls：a systematic review and meta-analysis. J Clin Endocrinol Metab **96**：2997-3006, 2011

13) Goel K et al：Impact of cardiac rehabilitation on mortality and cardiovascular events after percutaneous coronary intervention in the community. Circulation **123**：2344-2352, 2011

14) Sierra-Johnson J et al：Prognostic importance of weight loss in patients with coronary heart disease regardless of initial body mass index. Eur J Cardiovasc Prev Rehabil **15**：336-340, 2008

15) Singh M et al：Importance of frailty in patients with cardiovascular disease. Eur Heart J **35**：1726-1731, 2014

16) Glader EL et al：Persistent use of secondary preventive drugs declines rapidly during the first 2 years after stroke. Stroke **41**：397-401, 2010

12 がんと心疾患
──腫瘍循環器学（onco-cardiology）とは

▶▶ 向井幹夫

がん治療の進歩は近年めざましく，外科的療法のみならず放射線治療，化学療法の進歩によりがん症例は10年生存率を議論する時代となった．なかでも，分子標的治療薬の出現により化学療法は新たな時代を迎えており，がん治療のパラダイムシフトが起こっている．しかしながら，分子標的治療薬による従来は認めなかった心血管系副作用（心血管毒性）が出現し，臨床の現場で循環器専門医による積極的な対応が求められるようになっている．さらに，がん治療の長期化に伴う新たな合併症やがんサバイバーにおける晩期心毒性の問題も注目されている．ここでは，がん症例に合併する循環器疾患に対し診療を行う「腫瘍循環器学（onco-cardiology）」に関して化学療法を中心に腫瘍循環器医の立場から最新の知見を概説する．

腫瘍循環器学とは

生活の欧米化と高齢化に伴う疾病構造の変化から，がんとともに循環器疾患が増加し，がん臨床の現場で両者の診療を行う必要性が増している．がん治療と循環器疾患のかかわりは，1970年代に出現したアントラサイクリン系薬剤による心筋症に始まる．そして，現在がん治療は外科的療法に放射線治療，化学療法をあわせた集学的治療へシフトしており，難治性がん症例に対する診療の機会が増加する一方，多剤併用療法と支持療法の進歩により抗がん薬の投与量は大幅に増加し，再びその副作用が注目されるようになった．さらに，分子標的治療薬の出現により新しい機序の心血管毒性への対応が必要となった．

このような背景の中，2000年に米国MD Andersonがんセンターにおいて，がんと循環器の診療を行う Onco-Cardiology Unit[1] が設立され，わが国では2011年大阪府立成人病センター（大阪国際がんセンター）循環器内科に腫瘍循環器外来が開設された．そして，複雑化するがん診療において心血管毒性をはじめとする循環器疾患を対象とする腫瘍循環器学は，現在最も注目されている領域の1つとなっている[2,3]．

がん化学療法における心血管系合併症──心血管毒性

がん化学療法に使用される抗がん薬は，他疾患の薬剤と比較し副作用の頻度は圧倒的に高い．その中で，心血管毒性は血液毒性や消化器毒性と比較するとその発症頻度は低いものの多くの抗がん薬が心血管毒性を発症する可能性を有しており，いったん発症すると重篤化することが多い[4]．表1に従来から施行されている代表的な治療に関連する心血管毒性を示す．放射線治療や殺細胞性抗がん薬を中心とする従来のがん療法（traditional cancer therapies）において出現する心血管毒性は，心不全，虚血性心疾患，高血圧，血栓塞栓症，不整脈などに分類される．そして，従来は有害事象共通用語基準（Common Terminology Criteria for Adverse Events：CTCAE）に基づいて投与量の減量，薬剤投与の中止などの対応がなされてきた[5]．

一方，分子標的治療薬の出現によりがん化学療法が大きく進歩した．図1にチロシンキナーゼ関連分子標的治療薬の主な作用部位を示す[6]．がん組織はチロシンキナーゼ系などの細胞内シグナル伝達系を中心とした血管新生，細胞増殖，転移浸潤そして細胞生存のシステムを活用し増殖転移する．分子標的治療薬は，これらの標的部位に作用するよう設計されており，現在のがん化学療法の中心的な治療となっている．表2に human epidermal growth factor receptor 2（HER2）阻害薬や血管新生阻害薬など多くのがん種に対して用いられている代表的な分子標的治療薬，その標的に対する治療（targeted cancer therapies）を示す[7]．分子標的治療薬における心血管毒性は標的部位である心筋細胞，血管内皮細胞によりその対応が大きく異なる．

a 心筋障害とその対応

抗がん薬による心筋障害は，殺細胞性抗がん薬である doxorubicin に代表される Type 1 心筋障害と，trastuzumab に代表される分子標的治療薬による Type 2 心筋障害に分けて対応する[8]．また，病態評価は従来の CTCAE の評価から薬剤起因性

表1 代表的ながん治療薬における標的部位と心血管毒性 (traditional cancer therapies)

分類	薬剤	標的部位	代表的な心血管毒性
放射線治療	NA	NA	虚血性心疾患, 心外膜炎, 心筋炎, 弁膜症
アントラサイクリン系	doxorubicin epirubicin idarubicin mitoxantrone	トポイソメラーゼ II, DNA・RNA 合成	心筋症, 不整脈, 急性心筋炎, 心外膜炎
プラチナ製剤	cisplatin carboplatin oxaliplatin	DNA 鎖間架橋	高血圧, 虚血性心疾患, 血栓塞栓症
代謝拮抗薬	fluorouracil capecitabine tegafur・gimeracil・oteracil	チミジル酸シンターゼ	虚血性心疾患, 不整脈
アルキル化薬	cyclophosphamide	DNA 鎖間架橋	心不全, 心筋炎, 心外膜炎
微小管阻害薬	paclitaxel docetaxel	微小管	不整脈, 虚血性心疾患, 血栓塞栓症

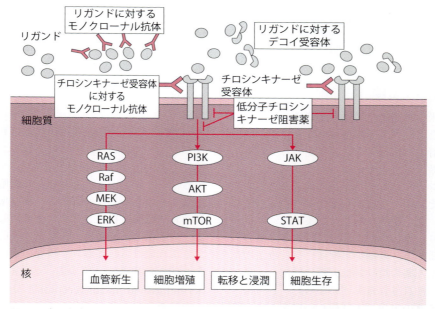

図1 がん治療におけるチロシンキナーゼ関連分子標的治療薬における心血管への影響
MEK：MAPK/ERK kinase, ERK：extracellular signal-regulated kinase, PI3K：phosphatidylinositol 3-kinase, mTOR：mammalian target of rapamycin, JAK：janus kinase, STAT：singnal transducer and activator of transcription.

心筋障害 (cancer therapeutics related cardiac dysfunction：CTRCD) として, 左室駆出率に加えトロポニンや左室ストレインなどの指標による精密な循環器医による評価が用いられる.

a) Type 1 心筋障害 (アントラサイクリン心筋症)

アントラサイクリン心筋症は, Type 1 心筋障害として用量依存性に発症し重篤化すると不可逆性を示し予後が不良である. したがって, 総投与量が 300 mg/m² を超えた時点で心エコーなどによる心機能評価を開始し, 450〜550 mg/m² に達した時点で投与を終了する. 投与量をあらかじめ設定することで重篤な心筋障害を予防する. 心筋障害

12. がんと心疾患——腫瘍循環器学（onco-cardiology）とは　*51*

表2　代表的ながん治療薬における標的部位と心血管毒性（target cancer therapies）

分　類	薬　剤	標的部位	代表的な心血管毒性
HER2 阻害薬			
HER2 モノクローナル抗体 新世代 HER2 阻害薬	trastuzumab	HER2	心機能低下，うっ血性心不全
	pertuzumab		
	trastuzumab emtansine（T-DM1）		
	lapatinib		
血管新生阻害薬			
VEGFA モノクローナル抗体 VEGFR2 モノクローナル抗体 多標的チロシンキナーゼ阻害薬	bevacizumab	VEGF	高血圧，静脈・動脈血栓塞栓症（肺動脈塞栓症，深部静脈血栓症，心筋梗塞，脳血管障害，末梢動脈塞栓症），出血，蛋白尿，心筋症
	ramucirumab	VEGFR2	
	sunitinib	VEGFR1-3，PDGFR，KIT，FLIT3，RET	
	sorafenib	VEGFR2.3，Raf，PDGFR，KIT，FLIT3	
	pazopanib	VEGFR1-3，PDGFR，KIT	
	axitinib	VEGFR1-3，KIT，PDGFR，	
	regorafenib	VEGFR1-3，TIE-2，KIT，RET，Raf，PDGFR，FGFR	
	vandetanib	VEGFR2.3，EGFR，RET，BRK	
	lenvatinib	VEGFR1-3，FGFR，PDGFR，KIT，RET	
Bcr-Abl チロシンキナーゼ阻害薬	imatinib	Abl，PDGFR，KIT，DDR1	うっ血性心不全
	dasatinib	Abl，Abl 変異（T315I 以外），SRC，KIT，PDGFR，EGFR，DDR1，DDR2，ephrinR	肺高血圧，血管閉塞疾患，QTc 延長
	nilotinib	Abl，Abl 変異（T315I 以外），Abl2，KIT，DDR1，NQO2	冠動脈/脳動脈/末梢動脈閉塞症，高血糖，QTc 延長
	bosutinib	Abl，Abl 変異（T315I 以外），SRC	冠動脈疾患，不整脈，
	ponatinib	Abl，Abl 変異（T315I 含む），FGFR，VEGFR，PDGFR，ephrin R，SRC，KIT，RET，TIE2，FLT3	冠動脈/脳動脈/末梢動脈閉塞症

HER2：human epidermal growth factor receptor 2, VEGF：vascular endothelial growth factor, VEGFR：vascular endothelial growth factor receptor, PDGFR：platelet-derived growth factor receptor, FLIT：fms-like tyrosine kinase receptor, RET：rearranged during transfection, TIE-2：tyrosine kinase with Ig and EGF homology domains-2, FGFR：fibroblast growth factor receptor.

の原因はトポイソメラーゼⅡを介した DNA 障害や酸化ストレスを引き起こす活性酸素種生成，そしてミトコンドリア機能障害，Ca 動態異常，心筋のアポトーシス誘導などが作用機序として考えられているが，いまだ不明な点が多い．また，投与後 10〜30 年が経過した後に発症する晩期心筋症の機序は不明であり，その解明に腫瘍循環器学的アプローチが期待されている[9]．

b）Type 2 心筋障害（trastuzumab 心筋症）

trastuzumab は HER2 陽性乳癌の予後を劇的に改善した分子標的治療薬であり，trastuzumab 心筋症は心筋に発現する HER2 受容体に作用し心筋の細胞内シグナル伝達系経路を阻害し心機能障害が出現する．Type 2 心筋障害である trastuzumab 心筋症は非用量依存性に出現し，投与中止により改善する．心機能低下を示す例は 3〜16％，心不全が 1〜11％の頻度で出現することが報告されて

いるが，その発症は投与量に関係なく発症予測は困難である．したがって，心疾患合併例や高齢者に注意しながら投与後 3 ヵ月ごとに心エコー図検査や脳性 Na 利尿ペプチド（BNP），トロポニンなどのバイオマーカーによるモニタリングを行うことで発症早期に診断することが重要である．そして，腫瘍専門医と連携をとりながら，投薬中断や心機能障害に対して β 遮断薬，レニン・アンジオテンシン（RA）阻害薬の投与を開始することで重症化を防ぐ[10,11]．

b　血管内皮障害とその対応

血管内皮増殖因子（vascular endothelial growth factor：VEGF）に対するモノクローナル抗体である bevacizumab に代表される血管新生阻害薬は，その有効性から多くのがん種に投与されており，分子標的治療薬の中心的薬剤である．VEGF は成人において糖尿病，高血圧，脂質異常，喫煙など

の酸化ストレスに対し血管内皮機能を維持していると考えられているが、血管新生阻害薬の投与は非がん組織における血管内皮細胞を障害し高血圧、腎機能障害（蛋白尿）、静脈ならびに動脈血栓塞栓症などの心血管毒性を示す。さらに、sunitinib, sorafenib, pazopanib などの多標的チロシンキナーゼ阻害薬は、VEGF に加え血小板由来成長因子（platelet-derived growth factor：PDGF）、線維芽細胞増殖因子（fibroblast growth factor：FGF）などの血管新生に関する複数の標的部位に作用し、血管新生阻害作用に加え細胞増殖抑制作用を有し強い抗腫瘍効果を有する。したがって、心血管毒性も薬剤により多彩な病態を示す。

このように血管新生阻害薬は、心血管毒性において複数の機序[6,12～14]が知られており、病態を考慮した対応が必要である。

①血管拡張/収縮の不均衡：血管新生阻害薬は腫瘍血管における一酸化窒素やプロスタサイクリンなどの血管拡張を抑制し、エンドセリン 1 の生成を増加させ血管収縮をきたす。さらに、酸化ストレス、炎症性サイトカインの増加により内皮細胞を直接障害する。血管新生阻害薬投与直後から認められる血圧上昇の機序の 1 つであり薬剤投与の中止で比較的速やかに改善し可逆性である。

②微小循環障害による末梢血管抵抗上昇：血管新生阻害薬が長期間投与されることで微小循環の血管床が減少し末梢血管抵抗が上昇する（capillary rarefaction）。さらに、微小血栓形成や微小血管の不可逆性組織変化（anatomical rarefaction）とともに臓器障害を呈し血圧上昇をきたす。

③腎機能障害、蛋白尿：血管新生阻害薬により糸球体血管内皮細胞やメザンギウム細胞などの機能が低下することで、糸球体機能や糸球体構造の障害が生じ蛋白尿が出現する。通常、蛋白尿は血管新生阻害薬の中断で改善するが、重症例ではネフローゼや血管内皮障害に伴う微小血栓による不可逆性変化を示すことから注意を要する。

④妊娠高血圧腎症様病態：血管新生阻害薬による心血管・腎毒性が複合した病態は、妊娠高血圧腎症（蛋白尿、浮腫、高血圧）と同様の発症機序が考えられている。担がん状態による慢性的な炎症状態の中で貧血、栄養不良、精神的ストレスの増加、種々のがん治療などによる劣悪な条件下において発症し、全身に及ぶ血栓性微小血管障害症（thrombotic microangiopathy：TMA）など重篤な病状を呈する可能性がある。

これらの機序で発症する高血圧や蛋白尿には、早期に対応することが重要であり、脳・心・腎などの標的臓器障害発症を予防する。降圧療法として RA 阻害薬や Ca 拮抗薬などの降圧薬を 1 剤または 2 剤併用することで血圧コントロールは比較的容易である。しかし、3 剤以上の降圧薬が必要な症例や高度蛋白尿を伴う症例などの治療抵抗性例も認められる場合、病態にあわせて β 遮断薬、利尿薬を併用する。コントロールが不良な場合抗がん薬の減量、中断を考慮する。

c 血栓塞栓症への対応

VEGF が血管内皮-血小板との関係に重要な役割を果たしており、血管新生阻害薬による動脈血栓症（ATE）の発症頻度は高い。bevacizumab で化学療法群に比して化学療法＋bevacizumab 群で 2 倍の増加が報告されている。静脈血栓塞栓症（VTE）の頻度も高く、血管新生阻害薬の投与により VTE は 6 倍の増加が、VTE 再発頻度は 2 倍に増加が認められる[2]。これらの血栓塞栓症の発症予測は困難であり、投与前のリスク評価と層別化を行い注意深い観察が必要である。

さらに、慢性骨髄性白血病（CML）に投与される Bcr-Abl チロシンキナーゼ阻害薬は、長期投与により発症する重篤な動脈血栓閉塞症が注目されている。なかでも *Abl T315I* 変異 imatinib 耐性 CML 例に対し効果のある ponatinib は、急性心筋梗塞発症率が 10% と高率に認めた。多標的チロシンキナーゼ阻害薬を数年以上に長期間投与することにより出現する心血管毒性の病態ならびに機序はいまだ不明であり、がんサバイバーも含めた大きな課題の 1 つである[15]。

d 新たな機序の分子標的治療薬の登場

がんに対する病態・病因の解明とともに新しい作用機序、標的をもつ抗がん薬が開発されている。表3 に示す薬剤は従来とは異なる標的に作用し、機序の異なる心血管毒性を有する薬剤が多い[7]。これらの薬剤により出現する急性心不全や急性心筋梗塞などの重篤な心血管毒性に対する対策は確立しておらず、病態や心血管毒性の多彩さから今後、臨床ならびに基礎的検討が必要である。

a）多標的チロシンキナーゼ阻害薬

ALK, PI3-AKT-mTOR 系、MEK など幅広い標的部位に対する新しい薬剤が開発され、臨床応用が始まっている。mTOR はインスリン受容体やアディポネクチンとの関連するセリン/スレオニンキナーゼである AMP-activated protein kinase（AMPK）と関連し細胞内のエネルギー代謝系に大きな影響を及ぼすことが知られている重要なが

表3 代表的がん治療薬における標的部位と心血管毒性（その他の target cancer therapies）

分 類	薬 剤	標的部位	代表的な心血管毒性
その他の多標的チロシンキナーゼ阻害薬			
ALK 阻害薬	crizotinib	ALK 融合型チロシンキナーゼ	徐脈，QT 延長
P13-AKT-mTOR 阻害薬	everolimus	P13-AKT-mTOR	高血圧，代謝毒性（高コレステロール
	temsirolimus		血症，高中性脂肪血症，高血糖症）
Burton 型チロシンキナーゼ阻害薬	ibrutinib	Burton 型チロシンキナーゼ	心房細動，不整脈
MEK 阻害薬	trametinib	MEK1，MEK2	心筋症
その他の薬剤			
免疫調節薬（IMiDs）	thalidomide	セレブロン	静脈・動脈血栓塞栓症
	lenalidomide		
プロテアソーム阻害薬	bortezomib	ユビキチン・プロテアソーム	心筋症，高血圧，不整脈
	carfilzomib		静脈・動脈血栓塞栓症
免疫チェックポイント阻害薬	pembrolizumab	PD-1	心筋炎
	nivolumab		
	ipilimumab	CTLA	

ALK：anaplastic lymphoma kinase, MEK：MAPK/ERK kinase, IMiDs：immunomodulatory drugs.

ん標的の 1 つである．したがって，PI3K-AKT-mTOR 系抗がん薬である mTOR 阻害薬は，糖尿病，脂質異常症などの代謝毒性を伴った血管新生阻害薬であり，心不全や虚血性心疾患などを呈する．これらの病的な糖尿病・脂質異常症は心血管代謝毒性として新たな次元の対応が必要である[16]．

b) 免疫調節薬

多発性骨髄腫は，近年その発症機序が解明され新しい作用機序，分子標的をもつ薬剤が開発されてきた．血管新生阻害作用の他にサイトカイン産生抑制，免疫調節作用などの作用機序が注目されている薬剤であり，心血管毒性として高率に静脈・動脈血栓を発症する．多発性骨髄腫そのものが病的血栓形成をきたす疾患であり予防的抗血栓療法を考慮する必要がある．

c) プロテアソーム阻害薬

同じく多発性骨髄腫を対象として高い寛解率を示すプロテアソーム阻害薬は，ユビキチン・プロテアソーム系を標的とする抗がん薬であり，免疫調節薬と併用し投与される．多発性骨髄腫で増殖を続ける病的細胞におけるプロテアソーム作用を阻害することで病的細胞のアポトーシスを誘導する作用を有するが，心血管毒性として心不全の発症が報告されている．心血管毒性の機序や対応についても詳細は不明であり発症予測は困難である．高齢者や心疾患合併例に心血管毒性発症の報告があり，心不全や虚血性心疾患例に認められる病的心筋細胞のユビキチン・プロテアソーム系の異常やアポトーシスとの関連が注目されている[17]．

d) 免疫チェックポイント阻害薬

医療経済的に注目されている免疫チェックポイント阻害薬である PD-1 阻害薬，CTLA-4 阻害薬そして治験中の PD-L1 阻害薬など，がんに対する予後を劇的に改善する著明な効果が注目されている．その反面，すべてのがん症例に効果があるわけでないこと，病的な免疫系の賦活化による甲状腺炎，膵炎などの重篤な合併症が報告されている．また，心筋炎や血管炎などの心血管毒性が予想されるもののいまだその頻度ならびに対応法は明らかではない[18]．

腫瘍循環器学への期待

明確な標的をもつ分子標的治療薬によるがん治療は予後を改善し，出現する心血管毒性の病態が解明されるにつれ腫瘍循環器医としての対応も可能となってきた．一方で，これから登場する薬剤はがんに対して従来の概念とは全く異なる機序でより強い効果を示すとともに，新たな心血管毒性が認められた．抗がん薬の長期投与による晩期心血管毒性やがんサバイバーに対する対応など社会的問題も含めこれから検討すべきことが多い．しかしながら，これら腫瘍循環器領域における複雑な問題点を広い視野で診療することで得られた知見は，がんの適正治療のみならず循環器領域の基礎的研究における新たなヒントをもたらすことが期待されている．

文 献

1) Yeh ET：Onco-cardiology：the time has come. Tex Heart Inst J **38**：246-247, 2011

2) Zamorano JL et al：2016 ESC Position Paper on cancer treatments and cardiovascular toxicity developed under the auspices of the ESC Committee for Practice Guidelines：The Task Force for cancer treatments and cardiovascular toxicity of the European Society of Cardiology（ESC）. Eur Heart J **37**：2768-2801, 2016

3) Sheng CC et al：21st century cardio-oncology：identifying cardiac safety signals in the era of personalized medicine. JACC Basic Transl Sci **1**：386-398, 2016

4) 向井幹夫：循環器合併症をもつ患者のがん治療—Onco-Cardiology—腫瘍循環器学. 癌と化療 **43**：940-944, 2016

5) Yeh ET et al：Cardiovascular complications of cancer therapy：incidence, pathogenesis, diagnosis and management. J Am Coll Cardiol **53**：2231-2247, 2009

6) Li W et al：Vascular and metabolic implications of novel targeted cancer therapies：focus on kinase inhibitors. J Am Coll Cardiol **66**：1160-1178, 2015

7) Moslehi JJ：Cardiovascular toxic effects of targeted cancer therapies. N Engl J Med **375**：1457-1467, 2016

8) Ewer MS, Lippman SM：TypeⅡ chemotherapy-related cardiac dysfunction：time to recognize a new entity. J Clin Oncol **23**：2900-2902, 2005

9) Yeh ED：Anthracycline-induced cardiotoxicity：paradigm lost and regained. Cancer and the Heart, 2nd Ed, ed by Ewer MS, Yeh ETH, People's Medical Publishing House-USA, Shelton, p42-45, 2013

10) Guglin M et al：Trastuzumab-induced cardiomyopathy. J Card Fail **14**：437-444, 2008

11) Naravan HK et al：Detailed echocardiographic phenotyping in breast cancer patients：associations with ejection fraction decline, recovery, and heart failure symptoms over 3 years of follow up. Circulation **135**：1397-1412, 2017

12) Lankhorst S et al：Etiology of angiogenesis inhibition-related hypertension. Curr Opin Pharmacol **21**：7-13, 2015

13) de Jesus-Gonzalez N et al：Management of antiangiogenic therapy-induced hypertension. Hypertension **60**：607-615, 2012

14) Cameron AC et al：Vascular Complications of Cancer Chemotherapy. Can J Cardiol **32**：852-862, 2016

15) Pasvolsky O et al：Tyrosine kinase inhibitor associated vascular toxicity in chronic myeloid leukemia. Cardio-Oncology **1**：5-15, 2015

16) Hartmann JT et al：Tyrosine kinase inhibitors：a review on pharmacology, metabolism and side effects. Curr Drug Metab **10**：470-481, 2009

17) Chakraborty R et al：Bortezomib induced reversible left ventricular systolic dysfunction：a review of literature. BJMP **6**：a631, 2013

18) Johnson DB et al：Fulminant myocarditis with combination immune checkpoint blockade. N Engl J Med **375**：1749-1755, 2016

循環器疾患の基本的治療方針　I

▶ 筒井裕之

　循環器疾患にかかわらず，すべての疾患において基本的治療方針は，正確な診断のもとに患者にとって最適な治療法を選択することに尽きる．診断の第一歩は患者からの病歴聴取と身体診察から始まる．治療を選択するためには，エビデンスに基づいた治療選択肢の理解が必要である．患者および家族にとって最適な治療を実践するためには，医学的状況ばかりでなく社会的・経済的側面への理解も必要である．さらに，治療は医師のみによってなされるのではなく，その実践には看護師，薬剤師，栄養士，理学療法士など幅広い多職種を含むチーム医療が必要である．本項では，循環器疾患の基本的治療方針について概説する．

循環器疾患の全体像

　循環器疾患には多様な疾患が含まれるが，主要なものとしては，①虚血性心疾患，②不整脈，③心不全・心筋症，④弁膜症，⑤先天性心疾患，⑥肺高血圧などがある．これらの循環器疾患は特に頻度が高く，救急医療やインターベンション・デバイス治療を必要とする例もあり，この領域の特徴をよくあらわした主要疾患といえる（図1）．ただし，これらの循環器疾患は独立しているわけではなく，虚血性心疾患，弁膜症，先天性心疾患などを基礎疾患として，不整脈や心不全を合併したり，不整脈を原因として心不全を発症したりすることのほうがむしろ多く，相互に関連しあっている．

　さらに，すべてではないが循環器疾患の多くが，高血圧，メタボリックシンドローム・糖尿病，脂質異常症などの危険因子が動脈硬化を引き起こし，冠動脈疾患などの心血管病を発症し，心不全から最終的には死に至る一連の「心血管病の連鎖」ともとらえられる（図2）．生活習慣の欧米化により虚血性心疾患，さらに最近では人口の高齢化により心不全や心房細動，大動脈弁狭窄症が増加している．

病歴聴取と身体診察

　循環器疾患の診断の第一歩は，患者からの病歴聴取である．主訴，現病歴，既往歴，家族歴，生活歴と系統的に病歴をとり，必要な情報を収集することが必要である．一方で，急性冠症候群や急性心不全など，循環器疾患患者では病歴の聴取に

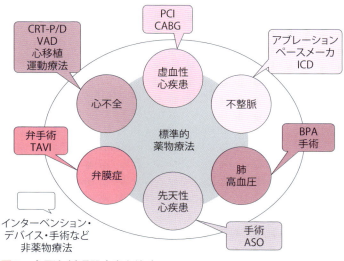

図1　主要な循環器疾患と治療
PCI：percutaneous coronary intervention（経皮的冠動脈インターベンション），CABG：coronary artery bypass graft（冠動脈バイパス術），ICD：implantable cardioverter defibrillator（植込み型除細動器），BPA：balloon pulmonary angioplasty（バルーン肺動脈形成術），ASO：Amplatzer septal occluder（経皮的心房中隔欠損閉鎖術），TAVI：transcatheter aortic valve implantation（経カテーテル大動脈弁留置術），CRT-D：cardiac resynchronization therapy-defibrillator（除細動器機能付き心臓再同期療法），VAD：ventricular assist device（心室補助人工心臓）．

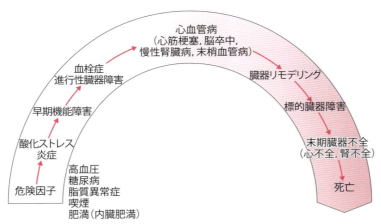

図2 心血管病の連鎖（cardiovascular continuum）
高血圧，メタボリックシンドローム・糖尿病，脂質異常症などの「生活習慣病」は循環器疾患の危険因子であるが，これらの疾患の患者数はきわめて多く，心血管病予防の観点からその適切な管理がきわめて重要である．
[Dzau et al：Circulation 14：2850-2870, 2006 を参考に作成]

十分な時間をとることができない場合も少なくない．したがって，循環器救急の現場では，最低限必要な情報をまず集める場合もある．どのような状況においても，医療面接は正確な診断と治療のために必要なプロセスであると同時に，良好な医師-患者関係の基礎となるため，決してないがしろにしてはならない．

循環器領域におけるエコー，CT，MRI など画像診断技術の最近の進歩，さらに IT 技術を駆使したこれら診療情報のネットワーク化には目を見張るものがある．データをもとにコンピュータや AI が診断し，治療法まで決めてくれるようなシステムが実際の医療現場に導入されるのも，それほど先の話ではないであろう．患者の診察において病歴聴取や身体診察（physical examination）よりも検査のほうが優先されるという風潮が指摘されて久しいが，めざましい診断技術の進歩はこのような指摘をかき消さんばかりである．ハイテクノロジーを駆使する現在の循環器診療において，究極のローテクノロジーである physical examination の果たす役割は何であろうか？

physical examination は，患者の病態の把握・重症度評価という診療の基本的プロセスの第一歩である．的確な physical examination は，正確な診断・有効な治療法の選択につながる．絨毯爆撃のように必要のない検査を繰り返すよりも，むしろ迅速な診断を可能にする．何よりも無駄を省くことによって，マンパワーそして医療資源を効率よく使うことにつながる．physical examination には，さらにもっと重要な役割がある．電子カルテの導入によって，医師がモニター画面ばかりをみて，患者と向きあう時間はますます短くなっている．目・耳・手と頭を駆使して，患者と向きあう・病気と対峙するというプロセスを通して，われわれは患者の信頼を得るのである．すなわち physical examination は，患者との physical communication なのである．physical communication がいかに大切かは，医療訴訟で「診察もせずに」という患者の訴えが頻繁に登場することからも裏付けられている．physical examination は，患者の診断ばかりでなく信頼の第一歩なのである．

もちろん physical examination にも限界はある．身体所見での陽性所見の特異度は高いが，感度は低い．感覚に基づくため，客観性・再現性そして定量性は十分でない．日頃から physical examination のトレーニングをつむとともに，これらの限界をよく知り，必要な検査で補ってやればよい．physical communication にはこのような限界はなく，むしろ医療の本質であることを忘れてはならない．

evidence-based medicine（EBM）とガイドライン

循環器疾患において最良の治療を選択するためには，大規模臨床試験や登録観察研究によるエビデンスを十分に認識し，それらをもとに判断する，すなわち EBM を実践する必要がある．しか

しながら実際の臨床の現場で，EBMのもとになる膨大なデータをすべて熟知しておくのは限界がある．したがって，日本循環器学会［http://www.j-circ.or.jp/guideline/（Accessed 2 October 2017）］や米国心臓協会［AHA, http://professional.heart.org/professional/GuidelinesStatements/UCM_316885_Guidelines-Statements.jsp（Accessed 2 October 2017）］，欧州心臓学会［ESC, http://www.escardio.org/Guidelines（Accessed 2 October 2017）］が作成している診療ガイドラインを参考にする．

ここで問題になるのは，大規模臨床試験はあくまでも選択基準・除外基準に合致した患者を対象に実施されたものであり，報告されている成績はあくまでも平均的な成績である．合併症をはじめ多種多様な要因が存在する個々の患者に，診療ガイドラインがどこまで適用できるかの判断は容易ではない．特に，高齢者が多く複数の合併症や併存症を有する循環器疾患に対する適用には難しい場面も多い．また，そもそも日本人を対象とした大規模臨床試験によるエビデンスが乏しいという問題もある．欧米人と日本人との人種差や薬物の投与量などの違いもある．欧米のガイドラインによる推奨を，人種も医療制度も異なるわが国の患者にはそのまま適応できないという課題がある．したがって，欧米におけるエビデンスに基づくガイドラインを目の前にいる個々の日本人の患者にどのように適用するかを判断する能力は，医師の重要な技術の1つである．現時点では，欧米のエビデンスを日本人にどこまで適用できるかも含めて判断することが求められている．

診療ガイドラインは医師が実地診療において疾患を診断，治療するうえでの指針であり，最終的な判断は患者の病態を把握したうえで主治医が下すべきである．仮にガイドラインに従わない診断や治療が選択されたとしても，個々の患者の状況を考慮した主治医の判断が優先されるべきであり，実際の臨床の現場では，診療ガイドラインを遵守しつつも，主治医が個々の患者に特有な臨床的背景や社会的状況を十分考慮したうえで判断を下すことのほうが重要である．

その一方で，自ら判断・選択した医療をチェックし検証する作業も努力して行うべきである．自施設の治療の標準化，他施設の成績との比較，さらにはガイドラインで示された標準医療（Standard of Care：SoC）との差を診療の質の指標（quality indicator）として設定して評価すること

によって，自身の医療を標準化することが可能となり今後の診療にフィードバックされ診療の質が向上する．

インフォームドコンセント

インフォームドコンセント（説明と同意）は，自己決定権として位置付けられている．その基本は，患者は病態や診断・治療について医師から十分な情報を提供される権利を有し，最終的に患者自身が自己の価値観に基づいて意思決定を行うことにある．したがってインフォームドコンセントとは，患者と医師の双方がともに納得できる医療を選択するための共同作業であり，一方的な説明や医師が提示する医療へのイエスかノーかの選択ではない．

循環器疾患では，急性冠症候群や急性心不全などの急性期はもちろんであるが，慢性期で落ち着いていても常に病状が急変する可能性があり，さらに検査や治療で重篤な合併症を伴う危険性を有することから，詳細なインフォームドコンセントを確実に行う必要がある．エビデンスやガイドラインに基づく治療方針は，患者や家族にわかりやすく，かつ詳細に説明する．患者や家族は医療の説明内容を十分理解したうえで，自発的に選択し同意する．しかしながら，現在の医療は高度化かつ複雑化しており，疾患の病態と診断・治療方針について詳細な説明を行っても，患者が自分の意志のみで自発的に最適の医療を選択することが困難な場合もある．患者側の視点に立って診療の方針について説明することが重要であり，患者が自分たちで選択できるよう，患者にあわせた明確でわかりやすい説明を行うよう努力が必要である．このような患者や家族の理解を助けるために行う努力は，患者・医療者間の信頼関係を高めることに貢献するので，医療者自身にとっても必要である．

患者に選択可能な治療に関するインフォームドコンセントを行う中で治療の不確実性，すなわち期待した効果が得られないことがありうること，合併症が起こりうることなどをわかりやすく伝える必要がある．医療の不確実性も含めて十分に説明し納得を得ることが，医療や医療者に対する患者と家族による真の信頼と満足につながる．一方で，「すべて先生にお任せします」といった医療は，時として患者の過度の期待と裏腹であり，患者にとって不都合な状況が一気に医療不信を引き

起こすことがあることを認識しておく必要がある.

医療安全(「Ⅲ. 循環器診療における医療安全」も参照)

　循環器疾患は, 急性冠症候群, 急性心不全や重症不整脈など短時間で診断し, 治療方針を決定することを求められることが多い. さらに, 血管拡張薬・強心薬や抗不整脈薬, 抗凝固薬など副作用の発現に注意し投与量を調整しながら使用する薬剤も多い. それぞれの薬剤の適応や投与方法を熟知するとともに, 副作用, モニタリング, 副作用出現時の対処法についてもあらかじめ十分に把握しておく必要がある. また, 冠動脈インターベンションに代表されるように緊急に侵襲的治療を行う場面も多く, 合併症対策を十分に行う必要がある. このように我々医師は常に患者の安全に細心の注意を払い, 不測の事態を未然に防ぐとともに, 合併症に対して適切に対処するという重大な責務を負っている.

　医療安全の基本は, 「人間は間違いを犯すもの」すなわち, どんなに教育や訓練を受けていても, ヒューマンエラーを完全になくすことは不可能であるという事実を前提としている. そのような前提に基づき間違いを誘発しない環境や事故を未然に防ぐシステムの整備が必要である. それらには, システムや手順の標準化, 訓練システムの整備, チームワーク, 報告する文化, インシデントからの学習などが含まれる. 安全のための行動の基本は, 危険予知と確認であるが, ダブルチェックやクロスチェックと「指差し呼称」を実践する. 特にリスクの高い場面や緊急時には, これらの確認作業をないがしろにしないことが大切である.

　医療行為は, 多職種によるチームで実施するものがほとんどであり, あいまいな情報の伝達が思わぬ事故を招くことがある. 患者に安全な医療を提供するという視点に立った安全管理のためには, 医療スタッフ間の正確な情報伝達は必須条件であり, 良好なコミュニケーションが必要である. わかりやすく相手に伝える手法として SBAR (エスバー), すなわち状況 (Situation), 背景 (Background), 評価 (Assessment), 推奨 (Recommendation) を活用することは, 緊急の場面が多い循環器診療においては有用である. また, 内容が不確実であれば必ずもう一度確認するというルールも重要である. 医療機関としては, 医療安全の文化を全体で共有することが不可欠である.

チーム医療と全人的医療

　患者に質の高い医療を安全・安心に提供するためには, 患者はもちろんのこと家族の生活環境や心理的・経済的問題も含めて, 急性期から回復期, さらに慢性期, 在宅に至るまできめ細かな配慮が必要で, 看護師, 薬剤師, 理学療法士, 臨床工学技士, 栄養士, ソーシャルワーカーなどを含めた多職種によるチーム医療が必要となる.

　「全人的医療」には, 「患者の人生に配慮した治療」, 「患者や家族の心に寄り添う医療」, そして「患者の多様なニーズに応える医療」などが包含されている. 治療がますます専門的・技術的になり, 医療スタッフが多忙になっている今日では, 全人的対応を常に意識していないと疾患のみに目が向いてしまいがちであり, 「木をみて森をみない」医療に陥ってしまう危険性がある. 「患者は物語をもって医師を訪れ, 病名をもらって帰ってくる」という言葉がある. 医師・医療への信頼をもとに患者の満足を高めるためには, われわれ医療者には患者の物語を共有する姿勢が求められていることを常に忘れてはならない.

心肺蘇生の実際とALS　Ⅱ

▶▶ 長尾　建

生命が危機的状況に陥った，または生命の危機が切迫している傷病者に対し，救命救急・集中治療を展開し社会復帰に導くためには，救命の連鎖［①心停止の予防，②心停止の早期認識と通報，③一次救命処置：器具を用いない救命処置（basic life support：BLS）と自動体外式除細動器（automated external defibrillation：AED）による電気ショック（defibrillation），④二次救命処置（advanced life support：ALS）と心拍再開後の集中治療（post cardiac arrest care）］の迅速な連動が必要不可欠である[1,2]．心肺蘇生（CPR）と救急心血管治療に関しては，国際蘇生法連絡委員会（ILCOR）から国際的な統一成書（CoSTR）が報告されている．

図1にILCORが勧告してきたBLS・AED・ALS・心拍再開後の集中治療の主要変更点を示す．

わが国の「日本蘇生協議会（JRC）蘇生ガイドライン2015」[1]

a 救急隊員・医療従事者用BLS

図2に「CoSTR2015」をもとに作成したわが国の「JRC蘇生ガイドライン2015」の救急隊員・医療従事者用のBLSアルゴリズムを示す．病院・救急車内など医療環境の整った中で日常業務として医療従事者や救急隊員などが蘇生を行う場合に使用する．

①医療従事者は，倒れる患者をみた時，横になっている患者の顔色，体動，呼吸などの異常に気付いた時，ただちに反応を確認する．ほぼ同時に気道確保を行ったうえで呼吸の観察と頸動脈の拍動の有無を確認する．ただし，呼吸と脈拍の確認に10秒以上かけない．反応がなく，かつ呼吸がない，死戦期呼吸，または呼吸が変であれば心停止と判断し，ただちにBLSを開始する．

②その後のBLSは，ALSが開始できるまで，または心拍が再開するまで続ける．

b 救急隊員・医療従事者用ALS

図3に「CoSTR2015」をもとに作成したわが国の「JRC蘇生ガイドライン2015」の救急隊員・医療従事者用のALSアルゴリズムを示す．絶え間なく効果的な胸骨圧迫が行われていることは，BLSのみでなくALSが成功するための条件となる．

a）人工呼吸用デバイス・酸素と換気

人工呼吸用デバイスが準備でき次第，人工呼吸を開始する．人工呼吸用デバイスはバッグ・バルブ・マスク（bag-valve-mask：BVM）が基本である．この場合，胸骨圧迫と人工呼吸は30：2の比で行う．気道確保は頭部後屈−顎先挙上法を用いるが，必要に応じて下顎挙上法を行う．CPR中の人工呼吸は，できうる限り高い吸入酸素濃度を選択するが，過大な換気量は避け，約1秒かけて胸が上がる程度の換気量で行う．人工呼吸用デバイスには，声門上気道デバイス（コンビチューブと

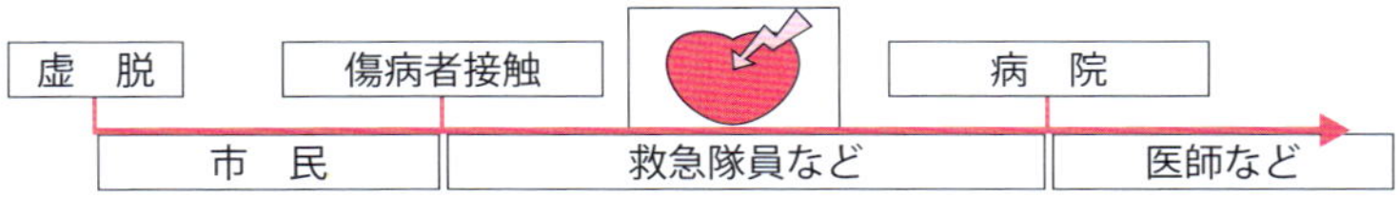

		2000	2005	2010	2015
1. 市民救助		脈触知廃止	脈触知廃止	脈触知廃止	脈触知廃止
		みて聞いて感じて，2回の人工呼吸		廃止	廃止
2. 口頭指示		胸骨圧迫のみ	胸骨圧迫のみ	胸骨圧迫のみ	胸骨圧迫のみ
3. 市民のBLS		a・b・c	a・b・c	c・a・b	cのみ・c・a・b
・胸骨圧迫	回数	80〜100→約100/分	約100/分	100以上/分	100〜120/分
	圧迫換気比	15：2	30：2	30：2	30：2
	深さ	4〜5 cm	4〜5 cm	少なくとも5 cm	約5 cm（〜6 cm）
・換気	量と時間	10 mL/kg/回：2秒以上	6〜7 mL/kg/回：1秒	6〜7 mL/kg/回：1秒	6〜7 mL/kg/回：1秒
4. 電気ショック		3回・1分CPR	2分・1回・2分CPR	1回・2分CPR	短時間CPR・1回・2分CPR
5. 蘇生後ケア			低体温療法	低体温療法・PCI	33〜36℃・PCI

図1　CPRガイドラインの主要変更点（成人）
a：気道確保，b：人工呼吸，c：胸骨圧迫心臓マッサージ．

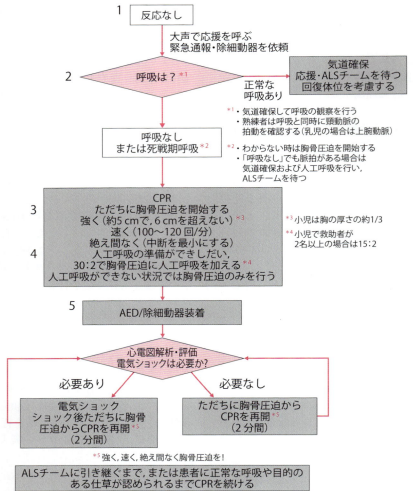

図2 医療用BLSアルゴリズム
[日本蘇生協議会（監）：JRC蘇生ガイドライン2015，医学書院，東京，p49，2016より許諾を得て転載]

ラリンゲアルマスクエアウェイ）や気管挿管があるが，適切な使用タイミングについては不明である．

b）血管収縮薬

血管収縮薬（adrenaline）が生存退院や神経学的転帰を改善するという根拠は乏しい．しかし，心拍再開率と短期間の生存率改善に有用であり，2015年時点ではadrenaline投与（1回1mgを静脈内投与し，3〜5分間隔で追加投与）を考慮する．

初回心停止波形がショック非適応リズム［無脈性電気活動（pulseless electrical activity：PEA）・心静止（asystole）］の場合，adrenaline投与は心停止後可能な限り速やかに投与する（弱い推奨，低いエビデンス）．しかし，初回心停止波形がショック適応リズム［心室細動（VF）/無脈性心室頻拍（PVT）］の場合，adrenaline投与に関する十分なエビデンス，特に電気ショックとの関連について見出されていない．

c）抗不整脈薬

電気ショックで停止しない難治性のVF/PVT，あるいはVF/PVTが再発する治療抵抗性のVF/PVTについて，抗不整脈薬が生存退院や神経学的転帰を改善させるとする根拠は乏しい．しかし，心拍再開を向上させるためにamiodarone（300 mg）の静脈内投与を考慮する．amiodaroneが使用できない場合には効果は劣るがlidocain（1〜1.5 mg/kgを静脈内投与）あるいはnifekalant（0.3 mg/kgを静脈内投与）を使用してもよい．

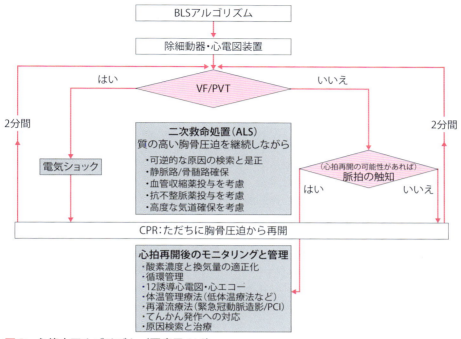

図3 心停止アルゴリズム（医療用 ALS）

［日本蘇生協議会（監）：JRC 蘇生ガイドライン 2015, 医学書院, 東京, p48, 2016 より許諾を得て転載］

心拍再開後の集中治療（post cardiac arrest care）

心拍再開後の包括的な集中治療には，低体温療法，経皮的冠動脈インターベンション（percutaneous coronary intervention：PCI），循環管理（early goal-directed therapy），血糖管理，呼吸管理などがあるが，その手順を検討した無作為試験はない．

a 12誘導心電図・心エコー図・冠動脈造影と PCI

図4にわが国の院外心停止傷病者の原因を示す．約60％が心臓性心停止（約40％が急性冠症候群，残り約20％が急性冠症候群でない心臓性心停止）と報告されている．したがって，心拍再開後できるだけ早く12誘導心電図を記録し，急性冠症候群および致死性不整脈の鑑別を行う．ST上昇または新たな左脚ブロックを呈した院外心停止患者では，早期の冠動脈造影と primary PCI を施行する．臨床的背景から心筋虚血が疑われれば，たとえ12誘導心電図でST上昇や胸痛などの臨床所見がなくても，または心停止の原因が同定でない場合，早期の冠動脈造影と適応があれば primary PCI を行うことは妥当である．なお，心拍再開後にしばしばみられる昏睡状態は，緊急冠動脈造影と PCI の禁忌とするべきではない．

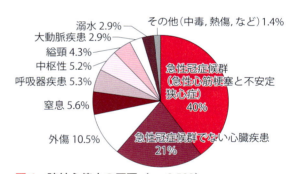

図4 院外心停止の原因（n＝9,582）

［Nagao K：Curr Opin Crit Care **15**：189-197, 2009 を参考に作成］

心エコー図は，原因および心機能を評価するうえで有用であり，心拍再開後早期に実施する．

b 呼吸管理（酸素投与量と換気）

心拍再開後の成人において，低酸素症の回避と同時に高酸素症も回避する．同時に心拍再開後治療の包括的集中管理として $PaCO_2$ を生理的な正常範囲内に維持できる換気量（脳血流量を保持）を用いる．

c 循環管理

心拍再開後の包括的集中管理として循環管理の目標値（例：平均血圧，収縮期血圧）を設定する．しかし，循環管理目標は，心拍再開後の状況および既存の合併症などによっても影響されるので，

特定の循環管理目標値を推奨する十分なエビデンスは存在しない．また，2015 年時点で輸液療法・心血管作動薬・抗不整脈薬・循環補助装置（IABP，PCPS，Impella など）などの効果に関するエビデンスは十分ではない．

d 体温管理療法（低体温療法）

体温管理療法とは，目標深部体温（膀胱温・直腸温・血液温・食道温など）を 32〜36℃ で設定し，その目標深部体温を一定の期間維持管理し，その後復温する治療法である．この冷却手法には，体表冷却（冷却ブランケットやパッドなど），血管内冷却，鼻腔冷却，咽頭冷却などが，冷却開始時期には，心停止心拍再開（return of spontaneous circulation：ROSC）後に開始する低体温療法（post-ROSC cooling）と心停止中から開始する intra-arrest cooling がある．2015 年時点の主流は post-ROSC cooling が強く推奨されている．なお，低体温療法は PCI 開始前から始めることを考慮する．

a) post-ROSC cooling

心停止心拍再開後患者において，低い目標体温（32〜34℃）と高い目標体温（36℃）のどちらがより有益であるかは不明である．冷却維持期間を少なくとも 24 時間とすることが推奨されている．

2015 年の時点では，この適応患者とその推奨程度は，以下のように示されている．

①初回心停止波形が電気ショック適応リズム（VF/PVT）の成人で，心拍再開後も昏睡状態（質問に対して意味のある応答がない）にある場合，強く推奨されている．

②初回心停止波形が電気ショック非適応リズム（PEA/心静止）の成人で，心拍再開後も昏睡状態にある場合，弱く推奨されている．

③院内心停止の成人で，心拍再開後も昏睡状態にある場合，弱く推奨されている．

b) intra-arrest cooling

心停止中から冷却を開始する intra-arrest cooling は，心拍再開時の再灌流障害を軽減し転帰改善に有用であることが，動物研究ですでに証明されている．臨床でのランダム化比較試験が待たれる．

体外循環補助を用いた CPR（ECPR）

筆者らは，1990 年代から治療抵抗性院外 VF 心停止患者（標準 CPR に反応せず救急室収容時も心停止）で心臓が原因と考えた成人（原則 75 歳以下）に対し，経皮的心配補助装置（percutaneous cardiopulmonary support：PCPS）・緊急冠動脈造影と PCI を用いた先進的蘇生法（欧米では，extracorporeal CPR：ECPR）を開始した．その後，post-ROSC cooling を併用，そして現在は，intra-arrest cooling を併用している．この成績（1 年後社会復帰率）は，intra-arrest cooling・ECPR・PCI 施行例が，post-ROSC cooling・ECPR・PCI 施行例より良好であった[3]．「CoSTR2015」では，ECPR は，実施可能な施設において従来の CPR が奏効しない場合，理にかなった救命治療であると提案している．

CPR，ALS に関する最近の話題

a 標準 CPR はいつまで続けるのか？──わが国からの報告[4]

院外心停止傷病者の CPR 施行時間を検証した．対象は市民に目撃された成人（18 歳以上）院外心停止傷病者 28 万 2,183 例を，市民 CPR の有無と初回心停止波形［電気ショック適応リズム（VF/PVT）と電気ショック非適応リズム（PEA/心静止）］で 4 分，そして，CPR 時間と心停止 30 日後の良好な神経学的転帰を比較した．4 群いずれの場合でも標準 CPR は 119 番通報から少なくとも 40 分間以上続けることが必要であると結論した．この CPR 施行時間は，ALS 施行時間が 20〜30 分以上であれば中止できるとした専門家らのコンセンサス（臨床研究の科学的検証ではなく，かつ国際 CPR ガイドライン 2000 発表前）の時間より，延長していた．国際 CPR ガイドラインの登場により，CPR の手法とその質が向上したことが関与していると考えた．

b public-access defibrillation は有用か？──わが国からの報告[5]

公共の場に設置された AED の普及は，わが国の院外 VF 心停止患者の転帰を改善しているか否かを検証した．対象は市民が目撃した院外心臓性 VF 心停止患者 4 万 3,762 例である．このうち，市民により AED で電気ショックを受けた割合は，2005 年の 1.3％ から 2013 年には 16.5％ に増加していた．心停止 30 日後の良好な神経学的転帰は，市民の AED 施行例が救急隊員による電気ショック施行例より有意に高値（38.5％ vs. 18.2％）であった．AED による電気ショックが 1 分早くなると社会復帰率は 9％ 増加し，AED が 500 m 四方に 1 台設置された場合，1 km 四方に 1 台設置された場合に比し生存率が約 4 倍になった．

文 献

1) 日本蘇生協議会（監）：JRC 蘇生ガイドライン 2015，医学書院，東京，2016

2) Hazinski MF et al：Part 1：Executive summary：2015 international consensus on cardiopulmonary resuscitation and emergency cardiovascular care science with treatment recommendations. Circulation **132**：S2–S39, 2015

3) Nagao K et al：Early induction of hypothermia during cardiac arrest improves neurological outcomes in patients with out-of-hospital cardiac arrest who undergo emergency cardiopulmonary bypass and percutaneous coronary intervention. Circ J **74**：77–85, 2010

4) Nagao K et al：Duration of prehospital resuscitation efforts after out-of-hospital cardiac arrest. Circulation **133**：1386–1396, 2016

5) Kitamura T et al：Public-access defibrillation and out-of-hospital cardiac arrest in Japan. N Engl J Med **375**：1649–1659, 2016

Essential of the Antiplatelet Therapy

抗血小板療法 エキスパートの"勘どころ"

編集　中村正人

A5判・224頁　2016.12.　ISBN978-4-524-25428-6
定価(本体**3,600**円+税)

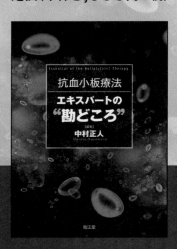

循環器疾患において抗血小板療法を行う際の判断，対応，用量調節等に必要な"勘どころ"をエキスパートが解説．前半では現在のコンセンサス・エビデンスをおさらいし，後半ではコンセンサスが得られていない臨床的疑問やケースに対して実践的な"勘どころ"を紹介．抗凝固療法に関するQ&A，おもな抗血栓薬一覧も掲載．

主要目次
- I　なぜ抗血小板療法には"勘"が必要なのか
- II　抗血小板療法のおさらい―イマのコンセンサスとエビデンス
    1. 抗血小板薬の種類と作用機序
    2. 循環器疾患における抗血小板療法―コンセンサスとエビデンス
    3. 抗血小板療法の副作用とその対策
- III　エキスパートの抗血小板療法の"勘どころ"

付録（1）念のため抗凝固療法もおさらい
付録（2）おもな抗血栓薬一覧
索引

南江堂　〒113-8410　東京都文京区本郷三丁目42-6（営業）TEL 03-3811-7239　FAX 03-3811-7230

循環器診療における医療安全　Ⅲ

▶▶ 平野景子，代田浩之

患者の安全と安心のために医療安全を確保することは，質のよい診療を提供するうえで最重要課題である．社会状況や人々の行動様式の変化，医療の細分化に伴い，近年医療におけるリスクは多様化した．医療関係訴訟事件の新受件数は，1999年の632件から2004年にかけて1,110件まで急増した後，2015年には836件で推移している．では，医療安全とは何か．その活動には，患者，病院，社会にとって重大な影響を及ぼすことが予想される医療事故や紛争が起きた場合に，影響を極小化するための活動［危機管理（crisis management）］と，診療の安定化を図りつつ，医療の発展をめざすうえで障壁となるリスクとその影響を正確に把握し，事前に合理的な対策を講じる活動［リスク管理（risk management）］の2つが存在すると考えられている．

危機管理には「重大事故の判断」，「マスコミュニケーション対策」，「医療事故調査支援センターや公的機関への届け出」，「死因究明」などの活動があり，「再発防止策の提示・共有」，「適切な患者・社会への説明」などの活動は，危機管理とリスク管理の両面を有している．そして，日々の「インフォームドコンセントの徹底」や「院内症例（M&M）検討会の充実」，「院内のインシデント・アクシデント情報の集積・検討分析」，「課題の抽出・改善計画の立案」といった活動は，リスク管理であるとともに，医療の質と安全の確保をめざして行われる活動［質の管理（quality management），安全管理（safety management）］の一貫とも考えられる．

医療安全の動向

2015年10月に医療事故調査制度がスタートした．1999年頃に生じた「患者誤認」，「誤薬・誤投薬」などの深刻な事故をきっかけに，長年に及ぶ議論を経て第六次改正医療法が公布され，この間に，医療安全対策は診療報酬上の評価にも組み込まれた[1]．現在の医療事故調査制度は，病院などで医療を受けて「予期しない死亡や死産」が起きたら，医療機関は，新たに設けられた第三者機関，医療事故調査・支援センターに発生を報告し，医療機関自らが事故原因を調査し，結果を遺族に説明するとともにセンターに報告書を提出する制度となっている．しかし，そもそも「予期せぬ死亡」とは何か．現在も検討が続けられている．制度開始から1年の間に医療事故調査・支援センターに報告された事故件数は388件（30件前後/月）で，約22％に病理解剖が，約10％に司法・行政解剖が実施された．診療科別の報告件数で循環器内科は25件で，外科の69件，内科の56件，整形外科と消化器科の34件に続き，産婦人科の22件を上回っていた[2]．

同年，厚生労働省令（医療法施行規則）が改正され，すべての死亡事例を管理部門に報告し，速やかに院長ら管理者に報告される体制を確保することが義務化された．高度な医療を提供する特定機能病院で重大な医療安全管理上の問題が相次いで発生したことを受け，厚生労働省が全国84の特定機能病院への立ち入り検査を実施した結果，多くの病院で院長らが医療安全に積極的に取り組んでいなかったり，院内での医療事故の報告体制が不十分だったりする実態が明らかになったことがきっかけであった．今後，よりいっそう高度な医療安全管理体制を確保する必要があることを法的に位置付け，管理者が運営や改革に取り組みやすいようにするための議論が，第八次医療法改正に向け行われている[3]．

医療安全に対する社会の視点は16年前の「患者誤認，誤投薬」から，現在「医療の質」へと変化してきた．経済協力開発機構（OECD）は，各国において医療施策がどのように医療の質に寄与しているかを調査・分析しており，循環器診療に関する医療の質の指標としては，心不全入院，高血圧入院，術後深部静脈血栓症および肺塞栓症，急性心筋梗塞30日後死亡率などを集計している[4]．どのような指標が日々の診療の医療安全に有用なのか，正確なデータを収集できるのか，さまざまな課題への取り組みが始まったところである．

米国における心血管疾患の賠償請求の傾向

米国医師保険協会（PIAA）は1985年から医師賠償責任請求のデータの登録を開始した．2007年までに230,624件の請求情報が登録され，28の専門領域，医療水準からの逸脱の種類，過失の有無，軽微な障害から死亡までの障害の程度が分類されている．Oetgenらは，登録された心血管系分野の請求の要約を報告している[5]．28の専門領域のう

表1　心血管系疾患に関する請求（1985〜2007）

種　類	請求件数	平均賠償額
診断の誤り	878（21%）	$305,797
不適切な治療	647（15%）	$241,378
監督上の失敗	550（13%）	$222,194
投薬の誤り	337（ 8%）	$194,560
合併症の認識誤り	185（ 4%）	$259,686
適応外の治療	152（ 4%）	$194,698
治療上の失敗	142（ 3%）	$377,193
治療の遅れ	90（ 2%）	$177,413
紹介やコンサルトの遅延等	78（ 2%）	$260,163
合　計	4,248	$248,291

［PIAA Cardiovascular Risk Management Review, 2008 を参考に作成］

表2　医療機関が安全システムを設計する時の原則

原則1：リーダーシップの構築
・患者の安全を医療機関の最優先目標にする
・患者の安全は全従事者の責任とする
・安全に関する役割を明確にし，安全管理に期待目標を設定する
・エラーの分析とシステムの再設計に人的，経済的資源を投入する
・安全に問題のある医療従事者を特定し，対応できる効果的なメカニズムを開発する

原則2：人間がもつ限界に配慮したシステム設計
・安全に配慮した職務設定
・記憶への依存をやめる
・制約と強制の機能を活用する
・人的監視への依存をやめる
・重要プロセスは簡素化する
・作業プロセスを標準化する

原則3：有効なチーム機能の強化
・チームに働く人々をチーム・トレーニングする
・安全設計と医療プロセスに患者を参加させる

原則4：不測の事態に備える
・事前のアプローチ：安全を脅かす医療プロセスを検討し，事故が起こる前にシステムを再設計する
・修復システムの設計
・正確でタイムリーな情報へのアクセスを向上する

原則5：学習を支援する環境
・可能な限りシミュレーションを活用する
・エラーと危険な事態の発生に関する報告を奨励する
・エラーを報告しても制裁が伴わないことを保証する
・組織序列にとらわれない自由なコミュニケーションが行われる職場文化を育成する
・フィードバック・メカニズムの実行とエラーからの学習

ち，心血管系分野は14位に位置し，1位は産婦人科であった．4,248件の請求のうち，補償金が支払われたのは770件（18%）で，歯科医の44%や産婦人科医の35%より低い割合であった．最も一般的な請求は診断の誤りによるものが21%，次いで，手術処置の不適切な施行に関するものが15%，監督責任が13%，投薬の誤りは8%と比較的少なかった（表1）．診断の誤りは，心筋梗塞，冠動脈硬化症，特定されていない胸部痛に関するものが27%と最も多かった．一方，支払いがなされた割合は紹介や相談の遅れといった請求が36%と最も多かった．

循環器診療と組織的安全対策

　日常の循環器診療では，胸部症状ないしはその関連症状から急性冠症候群や大動脈解離といった重篤な疾患をただちに診断し，治療を選択することが求められている．循環器科医として標準的な診断能力と治療技術をもつことは，医療安全を確保するうえでの基本である．安全管理が必要な診療の工程数は膨大で，症例の検証や共有は各所で行われている．このような個人の取組み以上に，組織が学習を継続することの重要性が高まっている．米国医療の質委員会は，医療安全システムを設計する時の5つの原則をまとめた（表2）[6]．規定された人員要件の中で，これらの課題をどのように具体的に克服し，環境を改善できるかが課題である．

心臓カテーテル室の医療安全

a インフォームドコンセント

　患者は心臓カテーテルや電気生理学の検査・治療を受けるかどうかを自分で決定する権利がある．これから行おうとしている手技に関する十分な情報について，循環器科医自ら説明する義務がある．同意が得られるまでの議論も説明を行った医師自らの手によって診療録に記載されなくてはならない．

b 国際患者安全目標

　米国の「医療の質と患者の安全に関する継続的な改善」に関する第三者評価認定機関では，国際患者安全目標として以下の6つの目標をあげている．

①患者を正しく識別する．
②コミュニケーションの有効性を高める．
③ハイアラート薬の安全性を高める．
④手術の部位，手技が正しいことを確認する．
⑤医療関連感染のリスクを軽減する．

⑥転倒により患者に害が及ぶリスクを軽減する.

　患者に鎮静薬が投与されていたり,病室がかわったりすることは,患者の取り違えにつながる状態である可能性があり,心臓カテーテル室ではこのすべての目標が適用される.患者の誤認防止には,患者名,ID番号,生年月日,バーコード付きリストバンドなどを用いる確認を,すべての状況に先立って,薬剤投与や手技の前に行われていることが目標とされている.抗不整脈薬,抗凝固薬（内服薬）,ジギタリス製剤,K製剤（注射薬）は診療報酬のうえでも,特に安全管理が必要な医薬品と位置付けられており,投与経路の安全性の向上には,塩化K製剤の病棟ストック管理の撤廃と中央管理,注射用カテコラミンや投与量が単位（Unit）で設定されている注射薬のラベル表示の標準化など,種々のリスクに対するプロセスを確立し実施していることが求められている.

c 診療録への記録

　循環器科医は施行した検査もしく手術の記録を作成する義務がある.記録には術者の氏名および,穿刺部位,使用した造影剤の量,検査もしくは手術時間,カテーテル室での手技に伴う合併症などについても記録する必要がある.カテーテルやシースのサイズ,血行動態データなどの記録も報告書に位置付けられる.

d 医療事故の防止対策

　カテーテル操作に伴う合併症には,冠動脈の粥腫破綻や血栓による心筋梗塞や脳梗塞の発症,重症不整脈の誘発,動脈穿孔や心室穿孔,穿刺部位の出血・血栓形成や仮性動静脈瘤,動静脈瘻,感染,血管迷走神経反射による徐脈・低血圧などがある.これらの合併症は心臓カテーテル室のみでなく帰室後の病棟で明らかになることもある.

　訴訟を避ける最善の方法は,医療従事者と患者との間で常にコミュニケーションを取り続けることである.手技の前には可能な限り家族の来院を依頼する.処置の間には,局所麻酔の患者には進行状況についての説明を行う.手技の後に,術者または担当医は訪床し患者の状態を確認すると同時に,患者と家族に結果を説明する.退院前には必ず退院後の注意点などを患者と家族に説明することが求められる.

文　献

1) 厚生労働省：医療安全施策にかかる説明資料—医療安全施策の動向について,厚生労働省医政局総務課医療安全推進室,平成28年1月.＜http://www.mhlw.go.jp/file/06-Seisakujouhou-10800000-Iseikyoku/0000109033.pdf＞[Accessed 6 October 2017]
2) 日本医療安全調査機構（医療事故調査・支援センター）：医療事故報告などに関する報告について—医療事故調査制度開始1年の動向（平成27年10月〜平成28年9月）.＜https://www.medsafe.or.jp/uploads/uploads/files/publication/1houkoku.pdf＞[Accessed 6 October 2017]
3) 厚生労働省：第50回社会保障審議会（医療部会）,平成29年1月18日,資料2.＜http://www.mhlw.go.jp/file/05-Shingikai-12601000-Seisakutoukatsukan-Sanjikanshitsu_Shakaihoshoutantou/0000149031.pdf＞[Accessed 6 October 2017]
4) OECD：Health Care Quality Indicators.＜http://stats.oecd.org/Index.aspx?DataSetCode＝HEALTH_HCQI＞[Accessed 6 October 2017]
5) Oetgen WJ et al：Characteristics of medical professional liability claims in patients with cardiovascular diseases. Am J Cardiol 105：745-752, 2010
6) L・コーンほか（編）,米国医療の質委員会医学研究所（著）,医学ジャーナリスト協会（訳）：人は誰でも間違える—より安全な医療システムを目指して,日本評論社,東京,2000

冠動脈疾患のパーフェクトマネジメント

◇編集　伊藤　浩

冠動脈イベントの予防に重点をおいた
"新しい冠動脈疾患診療"の実践書

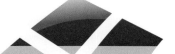

変貌しつつある冠動脈診療につき，
冠動脈イベント機序の新知見，
イベント発生を未然に防ぐための診断の
ポイント，
予後を改善するための治療法の実際を，
各分野のエキスパートが詳細に解説．
循環器医はもちろん，心不全診療に携わるすべての医師にお勧めの一冊．

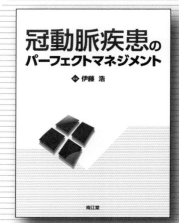

B5判・246頁　2013.11.　ISBN978-4-524-26733-0　定価（本体**7,000**円+税）

南江堂　〒113-8410　東京都文京区本郷三丁目42-6（営業）TEL 03-3811-7239　FAX 03-3811-7230

冠動脈疾患　IV

1　急性冠症候群（ACS）

▶▶ 岩永善高，宮崎俊一

診療のポイント・治療指針

- 急性冠症候群（acute coronary syndrome：ACS）は冠動脈の粥腫破綻という共通の病態基盤をもつ，従来の不安定狭心症と急性心筋梗塞を主として含む症候群である．
- ACS においては速やかな診断が必須であり，胸部症状に関する病歴聴取および心電図診断が最も重要である．補助診断では，心筋トロポニン測定，心エコー図検査が有用である．
- 治療では生命予後の改善が第一の目標であり，多くの場合で速やかな冠血行再建術による再灌流療法が有用である．
- 急性期の治療後も継続的な薬物療法が必須であり，中長期的には再発予防のための「動脈硬化の退縮ないしは進展予防」が基本的な治療目標である．

ACS とは，急性虚血性心疾患の発症機序の詳細な解明から生まれた疾患概念である．急性心筋梗塞症，不安定狭心症，心性突然死を含めた一連の症候群であるが，その発症は冠動脈粥腫（プラーク）の突然の破綻とそれに続く血栓形成による冠動脈の急性閉塞が主な原因である．本症では易破綻性粥腫（vulnerable plaque）と呼ばれる，脂質成分に富んだ薄い線維性被膜の覆われた粥腫が，大きくリモデリングした血管に偏在し，それが破綻に至っていることが知られている．ACS は心電図における ST の持続的上昇の有無により，ST 上昇型と非 ST 上昇型の ACS に分けられる．ST 上昇型 ACS の 90％以上は，心筋マーカーの上昇を伴い ST 上昇型心筋梗塞（STEMI）と診断される．非 ST 上昇型急性冠症候群（NSTE-ACS）は，心筋マーカー上昇の有無にて非 ST 上昇型心筋梗塞（NSTEMI）と不安定狭心症に分類される．また，ACS は，虚血性心疾患に分類され，慢性虚血性疾患である安定狭心症との対比で論じられる．

主要なガイドラインには，日本循環器学会からは，「ST 上昇型急性心筋梗塞の診療に関するガイドライン（2013 年改訂版）」と「非 ST 上昇型急性冠症候群の診療に関するガイドライン（2012 年改訂版）」が公表されている．米国心臓病学会/米国心臓協会（ACC/AHA），欧州心臓病学会（ESC）のガイドラインもそれぞれで公表されているので参照されたい[1]．

■ 治療のための診断と検査（図1）

a　愁訴・症状

病歴聴取は虚血性心疾患の診断に最も重要である．チェックポイントとしては，胸部症状の性状・放散症状の有無，部位，持続時間・頻度，症状出現時の状況などがあげられる．なかでも，灼熱感あるいは冷汗を伴うような強い胸痛，10〜30分以上持続するような胸痛，新たに出現するようになった胸痛，より軽度の労作や安静時に生じるように増悪している胸痛では，ACS を疑う必要がある．高齢者および糖尿病合併患者などにおいては，無症候性心筋虚血を合併することがあり，ACS の際も典型的な胸部症状を示さないことがしばしばあることに注意が必要である．

b　初期検査

・12 誘導心電図検査（ECG）：まず施行すべきである．ECG から ST 上昇型 ACS が疑われる場合は，他の検査を待つことなく速やかに，経皮的冠動脈インターベンション（PCI）の適応を検討する．

・胸部 X 線検査：胸痛の鑑別診断に有用である．肺うっ血，胸水，心拡大，縦隔陰影拡大，気胸，肺浸潤影などのチェックを行い，心不全，心膜炎，胸膜炎，気胸，肺塞栓症，肺炎，大動脈解離などの鑑別を進める．

・心エコー図検査：ACS の疑われる症例において診断補助とリスクの層別化にきわめて有用である．

・生化学検査：急性心筋梗塞診断のために，心筋マーカーの測定をすべきである．心筋マーカーに

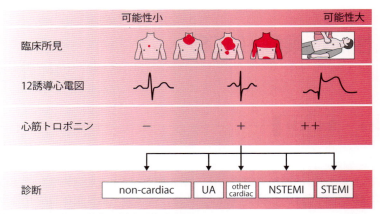

図1 ACS を疑う患者に対する初期評価
臨床所見，12 誘導心電図，心筋トロポニンを評価し診断へとつなげる．
他心疾患には，心筋炎，たこつぼ心筋症，頻脈性不整脈など，非心疾患には肺炎，気胸などの胸部疾患が含まれる．血行動態が不安定な患者には心電図に続いて心エコーが推奨され，大動脈解離，肺塞栓が疑われる際には，D ダイマー測定と MDCT が必要である．
STEMI：ST-elevation myocardial infarction（ST 上昇型心筋梗塞），NSTEMI：non-ST-elevation myocardial infarction（非 ST 上昇型心筋梗塞），UA：unstable angina（不安定狭心症）．
[2015 ESC Guidelines for the management of acute coronary syndromes in patients presenting without persistent ST-segment elevation を参考に作成]

は，トロポニン T ないし I，クレアチンキナーゼ（CK）ないし CK-MB，心臓型脂肪酸結合蛋白（H-FABP），心筋ミオシン軽鎖（MLC）などがある．CK は一般的なマーカーであり，心筋梗塞症の非再灌流例では発症後 4〜6 時間で上昇し，24 時間でピークとなり，2〜3 日で正常化する．総遊出量は心筋壊死量と相関するが，心筋特異性が低いため，偽陽性が多い．心筋特異性の面からは CK-MB の測定が推奨される．全 CK の 5％を超えるならば心筋壊死の存在を疑うべきである．

心筋トロポニン T ないし I の測定は，心筋特異性と検出感度が高いため，心筋障害の検出に有用性が高い．そのため，欧米における急性心筋梗塞の universal definition においては，CK ではなく心筋トロポニンを用いた診断基準が提唱されている．トロポニンは発症後 3〜4 時間にて上昇を始め，数日でピークを迎え，7〜14 日で正常化する．したがって，数日経過した症例の診断においても有効であるが，心不全，大動脈解離，肥大型心筋症，肺塞栓，腎不全など，ACS 以外でもトロポニンが上昇する疾患が種々存在することに留意せねばならない．

欧米では心電図検査に引き続き高感度トロポニンアッセイを用いた ACS に対する診断アルゴリズムが提唱されている[2]．基本的にはベースラインでのトロポニン上昇の有無と，3 ないし 6 時間後の再検による変化を評価し診断補助とすると

いうものである．B 型 Na 利尿ペプチド（BNP）ないしは B 型 Na 利尿ペプチド前駆体 N 端フラグメント（NT-proBNP）は，心不全の診断，予後予測などに有用性が確立されているが，ACS においても発症初期からの上昇が観察され，リスク・予後予測のマーカーとしての重要性が報告されている．
・冠動脈 CT 検査：循環器外来診療，とりわけ冠動脈疾患の解剖学的診断において欠かせない検査の 1 つになっており，特にその陰性予測率は 96〜99％ときわめて高い．冠動脈 CT 検査にて器質的狭窄病変がないと診断されれば，ACS を高い確率において否定できる．現在までにいくつかの多施設ランダム化研究が施行され，ECG 変化に乏しく，トロポニンの上昇がなく，ACS を疑う検査前リスクが軽度〜中等度の患者に対して，冠動脈 CT を施行することは早期診断につながり，退院までの期間を短縮する効果が認められている．

NSTE-ACS では，以上の中でも胸痛の性状，身体所見，ECG 変化，心筋マーカーにより短期リスクの評価を行い，薬物の選択および緊急冠動脈造影検査の施行の検討を行う判断が必要である．

治療の一般方針

a 治療方針の立て方[2]

a) ST 上昇型 ACS

生命予後の改善が第一の治療目標である．でき

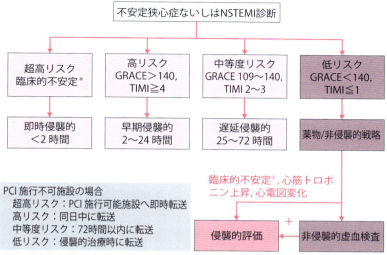

図2 不安定狭心症および NSTEMI に対するトリアージおよび治療のための再灌流戦略
不安定狭心症および NSTEMI に対する種々の再灌流戦略を示す図である．総合的な患者リスクに基づいて即時，早期，遅延侵襲的あるいは保存的戦略が選択される．非侵襲的検査には，核医学による心筋灌流検査，運動負荷エコー，時には CT, MRI が用いられる．
*内科治療抵抗性狭心痛，心原性ショック，Killip III～IV 心不全，心室頻拍ないしは細動．

［文献 2 を参考に作成］

るだけ早期の再灌流による心筋壊死の軽減と急性期死亡の回避，ひいては中長期予後の改善を図ることが目標である．

　胸部症状と心電図にて ST 上昇型 ACS が疑われたら，できるだけ早く再灌流療法を行う．血栓溶解療法あるいは PCI が行われるが，緊急 PCI が可能な施設ではできるだけ速やかに PCI を，そうでない施設では可及的速やかに緊急 PCI が可能な施設に搬送するのが基本である．血栓溶解療法は PCI 施行までに一定以上の時間が要する場合にその施行が考慮される．

b）NSTE-ACS

　心筋梗塞への移行および突然死などの心事故予防が目標であり，原則として速やかな入院が必要である．治療には，早期侵襲的治療戦略と保存的治療戦略（米国のガイドラインでは Ischemia-Guided Strategy と呼ばれる）がある（図2）．前者は入院早期に冠動脈造影（CAG）を施行し PCI により血行再建を行うものであるが，後者では薬物療法をまず行い，その後症状の再発や虚血検査で陽性が認められた場合に CAG～PCI を施行するという戦略である．その選択決定のためには，早期におけるリスク評価が必要である．数値化されたリスク指標には TIMI リスクスコアや GRACE リスクモデルがあり，たとえば前者では，

①年齢 65 歳以上，②3つ以上の冠危険因子，③既知の 50％以上の冠動脈狭窄，④心電図で ST 偏位，⑤24 時間以内で2回以上の狭心症発作，⑥7日以内の aspirin の使用，⑦心筋バイオマーカーの上昇の7つの因子の合計を求め，14 日以内の心事故の発症を予測する．ほとんどの患者において早期侵襲的治療戦略がとられ，よりハイリスク患者ほどより早期の侵襲的治療が有用である．逆に，TIMI リスク≦1のような低リスク患者では保存的治療-虚血検査戦略が優先されてよいと考えられる．

c）ST 上昇型，非 ST 上昇型 ACS ともに急性期以降

　薬物療法の継続と定期的な検査を中心として，生活の質（QOL）の改善と心事故発症の予防に努める．「動脈硬化の退縮ないしは進展予防」が基本的な治療目標である．

b 再灌流療法，冠血行再建術

a）STEMI

　できるだけ速やかに再灌流療法を施行する．発症から 120 分以内での再灌流が求められる．
・血栓溶解療法：簡便で早期の再灌流が期待できるが，成功率が低いことと再梗塞を含む虚血性合併症や出血性合併症が問題となる．適応として，わが国のガイドラインでは発症 12 時間以内で，緊

急PCIが施行できない施設から施行可能施設への搬送に90分以上要する場合（欧米のガイドラインではprimary PCIまで2時間以上要する場合）に血栓溶解療法の検討が推奨されている.

・primary PCI：メリットとして，①高い再灌流率，②梗塞後の狭心症などの心事故の減少と予後の改善，③早期退院が得られ，④心原性ショック患者にも有効である点があげられる．適応として，わが国のガイドラインでは，発症12時間以内で医療チームと最初に接触してから責任病変をデバイスで再疎通するまでの時間が90分以内の場合にClassⅠ，発症12〜24時間以内でも，①重症うっ血性心不全，②不安定な血行動態または致死性不整脈などの電気生理的な不安定性，③持続する虚血徴候が認められる場合にClassⅡaとされている.

欧米と異なりわが国では，大部分の患者がPCI施行施設に収容可能であることを考えると，いかに速やかにprimary PCIを行い再灌流を得ることができるかが最も重要である．STEMIのprimary PCIにおいても薬剤溶出性ステント（DES）が安全性に問題なく，再狭窄減少という有効性の点から使用されることが多い．最近，緊急時に責任病変のみではなく非責任病変にも一期的にPCIを行ったほうがその後の心血管リスクを低下させるという報告がいくつかなされている．また，STEMIを含むACSにおいて橈骨動脈アプローチによるPCIは，その後の心事故を減少させるという報告も増えてきている.

一方，PCI時の血栓吸引療法に関しては，わが国のガイドラインではClassⅡaで臨床現場ではしばしば施行されているが，近年の欧米の大規模研究ではその有用性は証明されていないことに留意する必要がある.

b）NSTE-ACS

前述のようによりハイリスク患者ほどより早期のPCIが必要である．たとえば，初期治療後も胸痛・ST低下が持続する症例，心原性ショックなど血行動態不安定，心不全合併症例などでは速やかなCAG〜PCIの施行が必要である．ACSと多枝病変を合併した症例に対してPCIか冠動脈バイパス術（CABG）かの選択を行う必要がある．救命あるいは緊急のCABGは手術死亡リスクが高くPCIが選択されることが多いが，血行動態が安定した時点で早期侵襲的治療方針としてのCABGはレベルAのエビデンスが存在する．つまり，そのような早期CABGの適応となるのは，冠動脈病変の複雑性の観点からCABGの適応と考えられ，かつ症状や血行動態が安定した状態で手術に臨むことのできる症例となる[3]．実際には安定狭心症と同様に，冠動脈病変の詳細な検討はもちろんのこと，腎機能や脳血管障害などの合併症，年齢なども十分に考慮してハートチームにおいて適応決定しなければならない.

TOPICS

①臨床的因子および治療戦略とNSTEMI後の生存率向上との関連[a]

イングランドとウェールズの389,057名のNSTEMI患者の前向きコホート研究において，2003〜2013年に6ヵ月生命予後は10.8%から7.6%へと改善がみられた．ベースラインのGRACEリスクスコアは下がっていたが，冠危険因子や併存合併症は増加していた．PCIまたはCABGなどの侵襲的冠動脈治療の増加と薬物療法強化も認められた．この中でNSTEMIの死亡率の低下は，侵襲的冠動脈治療の増加のみと関連していた．NSTEMIにおいて2003〜2013年の10年間での生存率改善はやはり侵襲的冠動脈治療，特にPCIの普及によるものが大きいことが証明された.

a）Hall M et al：Association of Clinical Factors and Therapeutic Strategies With Improvements in Survival Following Non-ST-Elevation Myocardial Infarction, 2003-2013. JAMA **316**：1073-1082, 2016

②NSTE-ACSにおける早期侵襲的治療と非侵襲的治療の比較
——15年間の経過観察の結果より[b]

1990年後半に施行されたランダム化研究であるFRISC-Ⅱ研究にて，はじめてNSTE-ACSにおける早期侵襲的治療が非侵襲的治療に優ることが示されたが，その後の15年間の心血管アウトカムフォローの結果が本論文で報告された．早期侵襲的治療により，死亡あるいは心筋梗塞発症まで平均18ヵ月，虚血性心疾患による入院まで平均37ヵ月の延長効果が認められた．ほとんどのNSTE-ACSの患者において早期侵襲的治療が望ましいことが改めて示されたものといえる.

b）Wallentin L et al：Early invasive versus non-invasive treatment in patients with non-ST-elevation acute coronary syndrome（FRISC-Ⅱ）：15 year follow-up of a prospective, randomised, multicentre study. Lancet **388**：1903-1911, 2016

C 薬物療法

ACSを含む虚血性心疾患の治療において，近年，冠血行再建術の進歩は著しいものの，薬物療法は依然として治療の中心である．急性期からの抗血小板薬などの抗血栓薬，冠拡張薬とβ遮断薬（抗狭心症薬）を使いこなすことはマネジメントの基本である．もちろんその中には，二次予防のためのスタチンなどの脂質代謝改善薬や高血圧，糖尿病など冠危険因子に対する薬物，心筋梗塞後症例に対するβ遮断薬，アンジオテンシン変換酵素阻害薬・アンジオテンシン受容体拮抗薬，アルドステロン受容体拮抗薬も含まれる．

a) 抗血栓薬

・抗凝固薬：ACSあるいはPCI施行時において未分画ヘパリンの投与は有効である．特に不安定狭心症急性期におけるaspirinとの併用は，心筋梗塞への移行および死亡リスクを33%減らすというメタ解析によるデータがある．ヘパリン使用後血栓塞栓症を認めた場合にはヘパリン起因性血小板減少症（HIT）発症を疑い，最近のヘパリン使用歴を確認した後にヘパリン使用を中止してargatrobanによる抗凝固療法を開始する必要がある．また，直接経口抗凝固薬（DOAC）を服用中の患者に対するACSあるいはPCI時の抗凝固薬に関する明確なデータ・指針は現状では存在しないことに留意する必要がある．

・抗血小板薬：ACSにおいては，禁忌がなければaspirinのローディングと低用量での継続投与は必須である．チエノピリジン系薬剤であるclopidogrelあるいはprasugrelはPCI予定の患者にローディングされ，その後維持量にて投与される．ステント留置後の，抗血小板薬2剤併用療法（DAPT）期間は，わが国の現行のガイドラインではベアメタルステントで少なくとも1ヵ月間，DESでは1年間の投与が勧告されている．欧米では，ステント留置・種類にかかわらずACS後は1年間のDAPTが推奨されている．すでに欧米でACSに対して使用されているticagrelorが2017年わが国でも使用可能となった．PCIが施行されるACS患者に適応があるが，ただし，その使用はclopidogrel，ticlopidineあるいはprasugrelが副作用などにて投与困難な例に限られる．

b) 抗狭心症薬

・β遮断薬：禁忌のないSTEMI患者においては，発症後早期に経口投与が考慮されるべきである．その後の継続はClass IないしはIIaであるが，左室機能障害，心不全や重篤な心室性不整脈合併症例で有用性が高い．NSTE-ACSでも早期の経口投与が勧められるが，継続投与に関しても同様で心機能が正常な患者ではClass IIaとなる．もちろん，急性期の血行再建後の残存虚血を認める症例では，継続投与が必要である．

・硝酸薬：胸部症状に対する初期治療において舌下またはスプレーの口腔内噴霧，その後は狭心症持続再発例，心不全例に静脈内投与にて使用される．

・Ca拮抗薬：冠攣縮性狭心症を合併，あるいは冠攣縮要因が明確な患者に対してはβ遮断薬を避け長時間作用型のCa拮抗薬が投与される．

・脂質代謝改善薬：禁忌がなければ発症後早期から低比重リポ蛋白（LDL）コレステロール値にかかわらずスタチンを開始する．LDL低下の不十分な症例ではezetimibeの投与を考慮する．また，スタチンの効果不十分で再発リスクが高いと考えられる症例では，PCSK9阻害薬が適応となる．

処方例

●STEMIに対する急性期初期治療
①〜⑤を必要に応じて併用
①バファリン（81 mg）2〜4錠，またはバイアスピリン（100 mg）2〜3錠の咀嚼服用
②プラビックス（75 mg）4錠，またはエフィエント（5 mg）4錠（PCI予定時ローディング）
③ニトロペン舌下投与，またはミオコールスプレー口腔内噴霧
④モルヒネ塩酸塩注2〜4 mgを静脈内投与（胸痛持続時）
⑤未分画ヘパリン3,000〜5,000単位の静脈内投与

●NSTE-ACSに対する急性期初期治療
①〜⑦を必要に応じて併用
①〜⑤は上記と同様
⑥アーチスト（20 mg）1錠，分1，またはメインテート（5 mg）1錠，分1
⑦ミオコール点滴（虚血持続所見時）

●ACSに対する慢性期治療
①〜⑤を必要に応じて併用
①バイアスピリン（100 mg）1錠，分1
②プラビックス（75 mg）1錠，またはエフィエント（3.75 mg）1錠，分1（PCI施行後）
③レニベース（10 mg）1錠，分1（陳旧性心筋梗塞時）
④アーチスト（5 mg）2錠，分2（陳旧性心筋梗塞時）
⑤クレストール（5 mg）1錠，分1

生活指導

一般的には，喫煙者では禁煙の指導を行い，必要ならば禁煙外来の受診を勧める．また，受動喫煙の観点から家人の禁煙なども勧めるべきである．定期的な運動習慣と体重のコントロールも重要である．病態・合併症に応じた食事指導は必須である．服薬に関しても，自己判断にて休薬しないなど服薬遵守を指導しなければならない．

STEMI，NSTEMI を問わず ACS のすべての患者に対する心臓リハビリテーションプログラムの実施は，Class Ⅰ推奨である．①運動トレーニングと運動処方，②冠危険因子の軽減と二次予防，③心理社会的因子および復職就労に関するカウンセリングの3要素からなり，QOL および生命予後の改善をもたらす．

文 献

1) Eisen A et al：Updates on acute coronary syndrome：a review. JAMA Cardiol **1**：718-730, 2016
2) Reed GW et al：Acute myocardial infarction. Lancet **389**：197-210, 2017
3) 循環器病の診断と治療に関するガイドライン．安定冠動脈疾患における待機的 PCI のガイドライン（2011 年改訂版）．＜http://www.j-circ.or.jp/guideline/pdf/JCS2011_fujiwara_h.pdf＞［Accessed 25 September 2017］

2 急性心筋梗塞に伴う機械的合併症

▶ 岩倉克臣

診療のポイント・治療指針

● 梗塞後の機械的合併症には左室自由壁破裂（free wall rupture），心室中隔穿孔，乳頭筋断裂が含まれる．
● 突然の胸痛，心不全，ショックなどで発症し院内死亡率は高い．
● 基本的治療は緊急手術であり，内科的治療は手術までの血行動態の安定を目的とする．
● 内科的には呼吸管理，補液，昇圧薬などによる血行動態の安定を行い，必要なら血管拡張薬，大動脈内バルーンパンピング（IABP），心嚢穿刺などを行う．
● 閉鎖術などの術式改善により術後成績は改善したが，まだ術後死亡率は高い．

急性心筋梗塞に伴う機械的合併症とは，左室の一部が機械的＝構造的に破壊されることであり，その破壊部位から左室自由壁破裂，心室中隔穿孔，乳頭筋断裂の3つが含まれる．しばしば突然のショックや心不全の増悪として出現し，致命的な場合も多い．早期再疎通療法によりその発症頻度は著しく低下したが，緊急に外科的に修復する必要があり，今日においても予後不良である．

急性心筋梗塞後の症例が突然に強い胸痛を訴え，血圧低下，ショックや心不全などの症状を呈した場合は機械的合併症の発症を考える．各機械的合併症に特徴な心雑音を聴取することで診断できる．今日では心筋梗塞に対する経皮的冠動脈インターベンション（PCI）後に発症することが多いが，発症してから入院までの経過が長い症例では病院到着時にすでに機械的合併症を発症していることもある．そのためにも入院時から聴診を含む身体所見をしっかりとることが大切である．

非常に重篤な状態であることが多く，迅速に治療に進むことが大切であるが，それでも状態の許す範囲内で心エコー図検査の実施を考慮すべきである．短時間に重篤な状態に陥る可能性も高く，時間的余裕のない場合にはポケットエコーでの観察が有用である．ただし，現存のポケットエコーはカラードプラの性能に限界があり，可能なら通常の心エコー装置での検査が望ましいであろう．

治療の基本方針は迅速な外科的修復であり，内科的治療は外科手術までの間の血行動態の安定化のみを目的とする．機械的合併症の予後は今日においても不良である．PCI実施例での検討では，

左室自由壁破裂の90日目の生存率は37％，心室中隔穿孔で20％，乳頭筋断裂で73％であり，すべてをあわせた機械的合併症例の90日生存率は44％と不良であった[1]．乳頭筋断裂の生存率が高いのは手術での修復が梗塞心筋を含まないためであろう．近年は術後成績も著明に向上したが，それでもいまだに手術死亡率は高い．日本冠動脈外科学会による全国アンケート調査では，2016年の手術死亡率は心室中隔穿孔で21.2％，乳頭筋断裂で12.5％，左室自由壁破裂で26.4％であり，blow-out型の自由壁破裂では50.0％と特に高い[http://www.jacas.org/enquete/2016.html（Accessed 27 September 2017）]．いずれの機械的合併症でも修復術とともに（あるいはその後に），冠動脈バイパス術などによる完全血行再建術を行うことが望ましい．

A. 左室自由壁破裂

左室自由壁破裂は心筋梗塞合併症の中でも最も重篤なものの1つである．心筋梗塞後1日〜3週間で発症するが，多くは1〜4日目に発症する．発症から短時間で死亡に至ることも多く，手術を施行しえた例でも死亡率はいまだ高い．かつてはわが国の急性心筋梗塞の1.3％で自由壁破裂を認めたが[2]，最近のPCIによる再疎通例では発症率は0.5％程度とされる[1]．

左室自由壁破裂はその発症形態より，左室壁から急速に出血し，きわめて短時間にショック，pulseless electrical activityから死に至るblow-out

型と，それよりも緩徐に出血し心タンポナーデに至る oozing 型に分けることが多い．その区別は必ずしも明瞭ではないが，blow-out 型のほうが明らかに救命率が低い．特殊なものとして，oozing 型の自由壁破裂による出血が心外膜の癒着や血栓により広がらず，仮性心室瘤が形成されることがある．真性の左室瘤と異なり心筋層を欠くため，心破裂を起こしやすく緊急手術の対象となる．

治療のための診断と検査

急性心筋梗塞後の症例が突然の強い胸痛を訴え，血圧低下，ショックや心不全などの症状を呈した場合は，自由壁破裂を含む機械的合併症の発症を考える．咳嗽や排便時のいきみなどに続いて発症することもあり，blow-out 型の左室自由壁破裂では胸痛を訴える前に無脈性電気活動（PEA）に陥ることも少なくない．心筋梗塞発症後24時間以内に出現することが多いが，数日〜2週間後に発症する場合もあるので注意を要する．

機械的合併症が疑われた場合，ただちに心エコーを実施すべきである．左室自由壁破裂は，心嚢液貯留の突然の出現として認められる．ショックなどに伴い中等量以上の心嚢液貯留を認めた場合はほぼ確実に診断されるが，blow-out 型で急激に心嚢液が貯留する場合は少量の心嚢液でもショックに至るので，心嚢液の多寡で判断してはいけない．oozing 型の破裂では右房，右室の虚脱などの心タンポナーデ所見を認めることもあり，より診断を確実にする所見であるが必須ではない．

治療の一般方針

基本的治療方針は早急な外科的修復である．内科的治療の目的は，手術までの間の血行動態を安定させることにあり，内科的治療にこだわって手術を遅らすことはあってはならない．左室自由壁破裂の場合，ほとんどの症例でショックに陥っているので，大量補液やカテコラミン製剤でまず昇圧を図り，必要であれば呼吸管理などを行う．重篤な症例では心臓マッサージや経皮的心肺補助装置（PCPS）の装着も行わざるをえないが，その効果は明らかではない．心嚢穿刺は健常領域の急激な収縮亢進を招き，破裂部位を広げる懸念もあるが，ショックに対して大量補液などでも昇圧が得られないならぜひ試みるべきである．

梗塞早期は組織が脆弱なために，破裂した心筋部位の修復は困難であった．かつては破裂部位をフェルトで直接縫合して閉鎖する方法が行われたが，血圧上昇により縫合部が裂けて出血するなど問題が多かった．梗塞部周囲の健常心筋にパッチを縫着するパッチ縫着法なども行われたが，今日ではウマ心膜や自己心膜などのパッチを生体糊で破裂部に貼付するパッチ接着法が行われるようになっている．

B. 心室中隔穿孔

心室中隔穿孔も突然の胸痛（あるいは再燃），呼吸困難感などで発症し，心不全，ショックに陥ることも少なくない．再疎通療法以前は心筋梗塞の1〜2％に発症し，梗塞後3〜5日目に出現することが多かった．早期再灌流療法により発症率は0.2％程度に減少したといわれる[1]が，梗塞発症24時間以内の例が多くなり，以前と異なる機序・要因が関与しているのかもしれない．左→右シャントの出現により左心不全・右心不全，ショックが生じ，不可逆的な多臓器障害に至る場合もある．

中隔領域への灌流より左前下行枝病変，あるいは右冠動脈または左回旋枝のいずれか（後下行枝を分岐している枝）の病変でも発症し，左前下行枝と右冠動脈/左回旋枝の比率はほぼ同等である．左前下行枝が責任病変の場合の穿孔部位は心尖部に近く，右冠動脈/左回旋枝の場合は左室基部寄りの下壁中隔に生じる．

治療のための診断と検査

心室中隔穿孔では両心不全，ショックに伴う身体所見とともに，聴診では強く粗い汎収縮期雑音の新たな出現を認める．傍胸骨左縁下部に最強点を有し，胸骨左縁で収縮期に振戦（スリル）を触知し，Ⅲ音を伴うことが多い．乳頭筋断裂による急性僧帽弁閉鎖不全（MR）の場合は心尖部領域に軟性の収縮期雑音を聴取し，心尖部の振戦は触知されない．ただし，ショックや心不全の合併により聴診所見による鑑別はしばしば困難である．

心室中隔穿孔はカラードプラでの左→右シャントにより診断される．前壁梗塞に合併する場合は心尖部に近い部分で穿孔することが多い（図1a）．通常のカラードプラでは心尖部を観察しないことも多いので注意を要する．下壁梗塞に伴う場合は基部寄りの下壁中隔に発症する（図1b）．傍胸骨短軸像でもシャント血流を観察することができ

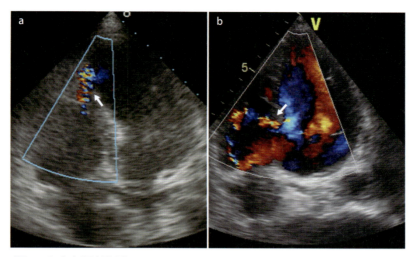

図1　心室中隔穿孔例
前壁梗塞（a）および下壁梗塞（b）に伴う心室中隔穿孔の心尖四腔像でのカラードプラ像（心尖四腔像）．矢印でシャント血流を示す．

る．シャント血流とともに，右室拡大，心室中隔の圧排・奇異性運動，三尖弁閉鎖不全などの右室負荷所見の出現も心室中隔穿孔を示唆する所見である．急性心筋梗塞で新たに右室負荷所見が出現した場合，肺血栓塞栓症の合併とともに心室中隔穿孔の可能性を考える．肺血流量/体血流量比（Qp/Qs）を求め，左→右シャントの大きさを評価することも可能である．しかし，ほぼ全例が手術適応であるため，先天性の心室中隔欠損と異なりQp/Qs計測の意義は低い．

治療の一般方針

心室中隔穿孔については急性期の手術は避け，梗塞領域が十分に線維化し，縫合しやすい状態になってから手術を行うべきであるとの考え方もあった．最近の成績でも発症7日以内に手術を実施した症例の死亡率は，7日目以降の手術例よりも有意に高く，特に発症24時間以内に手術を行った症例で最も死亡率が高かった[3]．ただし，早期に手術の必要な症例ほど重篤な病態であり，待機的手術の可能な症例は血行動態の安定した軽症例が多く含まれていると考えられる．このような選択バイアスおよび血行動態の急激な増悪の可能性を考えて，ガイドラインでは心室中隔穿孔についても血行動態にかかわりなく早期の外科的修復を勧めている[4]．

心室中隔穿孔では急性肺うっ血を呈することが多く，呼吸管理を含む酸素化を行うとともに血圧の安定化がまず重要である．左→右シャントを減らすために，血圧が許すなら亜硝酸薬などの静注による血管拡張を行う．IABPは後負荷を軽減して左→右シャントを減らし，冠灌流を増加させるなど有用である．

心室中隔穿孔に対しても，当初は穿孔部の直接閉鎖やパッチを直接縫合する方法が行われたが，シャントが残存することが多く成績はよくなかった．そこで梗塞部への縫着を避け，梗塞周辺の健常部にパッチを縫着することで結果的に穿孔部位を閉鎖するDavid-Komeda法（心筋梗塞部除外法）[5]が広く行われている．

C. 乳頭筋断裂

乳頭筋断裂は急性のMRを生じ，心不全やショックに至る．慢性のMRと異なり，急性MRでは左室拡大などの代償機転が働かないため急性の肺うっ血を生じる．現在では発症率は心筋梗塞の0.25%程度とされるが[2]，心筋梗塞に伴うショックの約7%が乳頭筋断裂による．基本的に下壁梗塞症例における後乳頭筋断裂として生じ，前乳頭筋断裂は非常にまれである．これは後乳頭筋が右冠動脈の一枝によって灌流されているのに対し，前乳頭筋は左前下行枝と左回旋枝の二重支配を受けていることによる．急性MRとしては梗塞発症2〜7日目に診断されることが多いが，乳頭

筋断裂としては 24 時間以内に認められることが多いとされる.

治療のための診断と検査

急激な肺うっ血の発症とともに心エコーで新たに中等度以上の MR を認めた場合には,乳頭筋断裂を考える.弁尖がムチ状の動き(frail valve)を示し,乳頭筋断端が弁尖に付着した可動性のある索状構造物として認められる.慢性的 MR との鑑別が問題になることもあるが,前述の乳頭筋の断裂所見に加えて急性 MR では慢性 MR のように左房,左室が拡大を呈していないことも参考所見となる.

治療の一般方針

乳頭筋断裂も急性肺うっ血を呈することが多く,ショックを伴うことも少なくない.心室中隔穿孔と同じく,まずは酸素化と血圧の安定化が重要である.IABP は僧帽弁逆流量を減らすことも期待され,一時的な血行動態安定のために有用な方法である.

乳頭筋断裂に対しては僧帽弁人工弁置換術や僧帽弁形成術が行われるが,組織の脆弱性から人工弁置換術が行われる場合も多い.人工弁置換術と僧帽弁形成術の優劣についてはいまだ明らかではない.

文 献

1) French JK et al：Mechanical complications after percutaneous coronary intervention in ST-elevation myocardial infarction (from APEX-AMI). Am J Cardiol **105**：59-63, 2010
2) 許 俊鋭,野々木 宏：急性心筋梗塞後の左室自由壁破裂に対する治療成績の検討：過去 5 年間の全国アンケート調査.循環器 **50**：517-520, 2001
3) Arnaoutakis GJ et al：Surgical repair of ventricular septal defect after myocardial infarction：outcomes from the Society of Thoracic Surgeons National Database. Ann Thorac Surg **94**：436-443, 2012
4) Steg PG et al：ESC Guidelines for the management of acute myocardial infarction in patients presenting with ST-segment elevation. Eur Heart J **33**：2569-2619, 2012
5) David TE et al：Postinfarction ventricular septal rupture：repair by endocardial patch with infarct exclusion. J Thorac Cardiovasc Surg **110**：1315-1322, 1995

3 梗塞後不整脈

▶▶ 爹田 浩

診療のポイント・治療指針

- 不整脈を迅速に診断し，その重症度を判断し対応する．同時に不整脈の原因とリスクを把握し，改善を図る．
- 不整脈の発症時期，心機能，不整脈時の血行動態を考慮して治療方針を立てる．
- 頻脈性不整脈が薬剤にてコントロール不十分の場合は，カテーテルアブレーションを積極的に考慮する．
- 血行動態の保たれた心室頻拍で，amiodarone，nifekalant が無効な場合には，β遮断薬の投与，大動脈内バルーンパンピング（IABP）の使用，経皮的心肺補助装置（PCPS），経皮的冠動脈インターベンション（PCI），および冠動脈バイパス術（CABG）も考慮する．
- 心筋梗塞後で，左室駆出率が低い例は心臓突然死のリスクが高く，急性期では着用型自動除細動器（WCD）着用，慢性期では植込み型除細動器（ICD），完全皮下植込み型 ICD（S-ICD）の植込みを考慮する．

a 梗塞後急性期に認めることの多い不整脈

a）心室細動

発症後 30〜60 分，さらに発症後 4〜48 時間に多くの致死的心室不整脈［心室細動（VF）・心室頻拍（VT）］が生じうる．救急体制の整備，自動体外式除細動器（AED）の普及，ならびに入院後の治療の進歩に伴い，VF による院内死亡は減少しているが，急性心筋梗塞の 14％は病院到着前に死亡し，その死因の 60％以上は VF である．心原性ショックや重症心不全症状を伴わない一次性 VF は梗塞発症 4 時間以内に生じることが多く，発症 24 時間以内の早期死亡の原因となるが，除細動器による除細動に成功すれば，長期予後には影響しない．一方，心原性ショックや重症心不全症状を伴う二次性 VF は，一次性 VF に比べて遅れて出現し（50％が心筋梗塞発症 12 時間以降），その予後は不良である．

b）心室頻拍

梗塞発症後 48 時間以内に発症することが多い．変行伝導あるいは脚ブロックを伴う上室頻拍も VT と同様に wide QRS tachycardia を呈し，心筋梗塞後の心電図変化も加わり，VT との鑑別が困難な場合がある．VT を明らかに否定できない頻拍は VT として治療にあたる．

c）房室ブロック

ST 上昇型心筋梗塞（STEMI）に関連する不整脈の 6〜14％を占める．右冠動脈を責任病変とする下壁梗塞の場合，約 10％に II 度以上の房室ブロックを合併する．また，前下行枝を責任病変とする前壁中隔梗塞の場合，約 3％に II 度以上の房室ブロックを合併するが，His 束以下の障害であることが多く，補充調律のレートが低いことから，心機能がわるく，その予後は不良である．STEMI 経過中の房室ブロックの出現は心筋梗塞あるいは虚血の範囲と関連がある．房室ブロックは院内死亡の危険因子ではあるが，退院可能であった患者の長期予後にはそれほど影響しない．症候性房室ブロックの治療には経皮ペーシングあるいは atropine 投与が推奨される．

d）洞性徐脈

STEMI に関連する不整脈の 30〜40％を占め，特に下壁梗塞発症後 1 時間以内や右冠動脈の再灌流後に認められることが多い．一過性で，24 時間以内に回復することが多い．β遮断薬や Ca 拮抗薬の投与により，洞機能不全が出現することもある．

e）心房細動

STEMI に合併する上室不整脈の中で最も頻度が高く，65 歳以上，あるいは左心不全を伴う患者では，約 20％に心房細動を発症する．

b 梗塞後慢性期に認める心室不整脈

慢性期に，心室期外収縮，二連発，および非持続性 VT が出現した場合，その後に必ずしも VF が発生するわけではない．STEMI では，心室期外収縮に対して Ic 群薬は投与しない．

治療のための診断と検査

入院後，心電図モニターを装着・監視するとともに定期的に12誘導心電図記録を行い，不整脈診断を行う．胸部X線検査にて肺うっ血の有無，心エコー図検査にて心機能を把握，さらに採血にて血清電解質の異常などを適宜みていく．

治療の一般方針

a 治療方針の立て方

a) VF・無脈性VT発症時

VFの除細動に要する初回エネルギー量は二相性の場合は除細動器メーカーの推奨エネルギー（120～200 J）を，不明の場合は最大値に設定する．2回目以降のエネルギー量は初回と同等，またはエネルギー量の増量を考慮してもよい．単相性の場合は360 Jで除細動し，2回目以降も同量のエネルギーを使用する．1回目の除細動を行い，2分間の心肺蘇生（CPR）を行った後もVFや無脈性VTであった場合，2回目の除細動後のCPR中にadrenaline 1 mgの投与を行う．

amiodaroneの急速静注時の推奨投与量は300 mgあるいは5 mg/kgである．amiodaroneがない場合にはlidocainを考慮するが，自己心拍再開率を改善させた報告はない．除細動後も遷延するVFに対してnifekalantの投与も考慮する．QT延長に関連したtorsades de pointes（TdP）にはmagnesium sulfateの投与を考慮する．

電気ショック，心肺蘇生，血管収縮薬によって反応しないVF，無脈性VTに対しては，CPRを継続しながら経皮的心肺補助装置（percutaneous cardiopulmonary support system：PCPS）などによって体外循環を確立させ，経皮的冠動脈インターベンション治療（percutaneous coronary intervention：PCI）による緊急血行再建術を考慮する．

VF発症時のアルゴリズムは日本循環器学会の「ST上昇型急性心筋梗塞の診療に関するガイドライン（2013年改訂版）」[1]を参照されたい．

b) VT発症時

血行動態の破綻をもたらす持続性VTは，同期下電気ショックの適応となる．また，速い多形性VTはVFと同様に，非同期下で電気ショックを行う．持続性単形性VTに対して，単相性，二相性いずれも100 Jから同期下電気ショックを行う．血行動態が保たれた持続性VTに対しても同期下電気ショックは適応である．

血行動態が安定しているVTは除細動器の準備をして抗不整脈薬による治療を考慮してもよい．VTに対してamiodaroneを静注するが，血圧低下や徐脈が起こる場合には投与速度を遅くする．amiodaroneがない場合は，lidocainを持続性VTに投与してもよい．治療抵抗性のVTに対して，nifekalantの静注も考慮する．ただし，高齢者ではTdP発症を予防するため，初期・持続投与量を少なくし，早期に漸減中止する．amiodarone，nifekalantの効果が不十分の場合には，β遮断薬の投与，大動脈内バルーンパンピング（intra-aortic balloon pumping：IABP）の使用，緊急PCI，冠動脈バイパス術（coronary artery bypass grafting：CABG）を考慮する．

急性期，慢性期にかかわらず，頻脈性不整脈に対する薬剤療法の効果が不十分な場合は，カテーテルアブレーションを考慮する．急性期を過ぎてもなお，致死的心室不整脈による突然死の可能性がある場合は，植込み型除細動器（implantable cardioverter defibrillator：ICD）を考慮する．急性期の心臓突然死予防に，あるいはICD植込みの判断に迷う（心機能・不整脈の改善が期待される）症例では，着用型自動除細動器（wearable cardioverter defibrillator：WCD）が使用可能である．

c) 心房細動

血行動態が悪化する，あるいは難治性の虚血を伴う場合は，同期下電気ショックを行う．初回エネルギー量は単相性では200 J，二相性では120～200 Jとし，除細動できなければ段階的に増加する．一方，血行動態の悪化や心不全がなければ，薬物療法による心拍数コントロールを行う．心房細動に対するamiodaroneの静注（わが国では保険適用外）は，交感神経活性を抑制するとともにCa拮抗薬としての効果を発揮し，房室伝導能を抑制する．重篤な閉塞性肺疾患やアレルギーがない限り，心拍数コントロールにはβ遮断薬の投与が望ましい．Ca拮抗薬は陰性変力作用をもつため，心不全の増悪に注意する．

d) 洞性徐脈

意識状態の悪化，失神，持続する胸痛，呼吸困難やショックを認めた場合は，atropineを投与し，効果がなければadrenaline，もしくはdopamineを投与するが，まず経皮ペーシングを考慮してもよい．isoprenalineの投与は催不整脈作用を有するため推奨されない．症候性洞性徐脈が遷延すれば経静脈ペーシングを考慮する．

e）房室ブロック

症候性房室ブロックの治療として，経皮ペーシングあるいは atropine 投与が推奨される．しかし，下壁梗塞発症早期に認める房室ブロックは，再灌流自体により速やかに洞調律に復することが多いとの報告がある．第Ⅲ度（完全）房室ブロックで QRS 幅の広い補充調律を伴う場合には，atropine の効果は期待できないため，経皮ペーシングもしくは adrenaline もしくは dopamine の投与を考慮する．第Ⅲ度（完全）房室ブロックや高度房室ブロックは，症候の有無にかかわらず，可及的速やかな経静脈ペーシングを行う．

梗塞後不整脈に関しては，日本循環器学会の「ST 上昇型急性心筋梗塞の診療に関するガイドライン（2013 年改訂版）」[1] と「心筋梗塞二次予防に関するガイドライン（2011 年改訂版）」[2] も参照されたい．

b 薬物療法

a）amiodarone 注

まず，125 mg を 10 分かけて静注．引き続き 300 mg を 6 時間かけて持続静注．次に維持投与として 450 mg を 18 時間かけて，2 日目以降は 600 mg を 24 時間かけて持続投与．VT や VF が再発した場合，125 mg を 10 分かけて追加投与してもよいが，総累積用量 1,750 mg/日を超えてはならない．血圧低下や徐脈が起こる場合には，投与速度を遅くする．

b）lidocain 注（amiodarone 静注薬がない場合）

成人 1 回 50～100 mg（1～2 mg/kg）を 1～2 分間で緩徐に静脈内注射．効果が認められない場合には，5 分後に同量投与．また，効果の持続を期待する際は 10～20 分間隔で同量を追加投与してもよいが，1 時間内の最高投与量は 300 mg を超えない．

c）nifekalant 注（治療抵抗性の VT に対して）

0.15～0.3 mg/kg を 5 分かけて静注し，以後 0.4 mg/kg/時で持続静注を開始する．高齢者では初期の投与量は 0.1～0.3 mg/kg，持続投与量は 0.1～0.4 mg/kg/時に減量する．

d）adrenaline 注

1 mg を生理食塩液などで希釈し，ゆっくり静脈内に投与．3～5 分間隔で静脈内に反復投与する．

e）atropine 注

心静止と心拍数 60 回/分以下の徐脈を認める無脈性電気活動（PEA）に 1 mg 使用．ただし，総投与量は 3 mg とする．

c その他の治療

a）恒久ペースメーカ

His-Purkinje 系，およびその末梢での伝導障害を認める場合には，房室ブロックに対する恒久ペーシングの適応となる．しかしながら，STEMI 急性期において一時ペーシングが必要とされても，房室ブロックの消失が期待される場合や長期予後にわるい影響を及ぼさない場合は，ペースメーカの植込みを急ぐ必要はない．STEMI 後，①両側脚ブロックを伴う His-Purkinje 系での第Ⅱ度房室ブロック，His-Purkinje 系，あるいはより末梢での第Ⅲ度（完全）房室ブロックが持続する，②房室結節より末梢での，脚ブロックを伴う一過性の高度房室ブロックあるいは第Ⅲ度の房室ブロック，③症状を伴う第Ⅱ度あるいは第Ⅲ度の房室ブロックの持続は，恒久ペーシングのよい適応である．

洞機能不全に対する恒久ペースメーカの適応は，心筋梗塞の有無によってかわらない．日本循環器学会の「不整脈の非薬物治療ガイドライン（2011 年改訂版）」[3] に準じて治療する．洞機能不全が，下壁心筋梗塞発症後 1 時間以内あるいは右冠動脈の再灌流後に出現した場合は一過性である場合が多く，一時ペーシングが必要になっても，原則として恒久ペースメーカの植込みは避ける．

b）植込み型除細動器（ICD）

心筋梗塞急性期からの ICD 適用は，不整脈イベントを減少させたが総死亡に影響はなかったことから，ICD 植込みの適用は急性期（少なくとも 1 ヵ月後）を経過した後に判断する．ICD は急性期を脱した心機能低下（左室駆出率 35％以下）症例の突然死の一次予防，あるいは持続性心室頻拍・心室細動の二次予防に有用である．

ICD 適応の詳細は日本循環器学会の「不整脈の非薬物治療ガイドライン（2011 年改訂版）」[3]，および本書の「X-15．植込み型除細動器（ICD）」の項を参照されたい．従来の経静脈 ICD に加えて，2016 年 2 月より，完全皮下植込み型 ICD（subcutaneous ICD：S-ICD）が使用可能となった．S-ICD の詳細に関しては本書の「巻頭トピックス 6．心臓植込みデバイスの新たな選択肢——リードレスペースメーカ，S-ICD」を参照されたい．

c）着用型自動除細動器（WCD）

着用型の自動除細動器であり，着用型ベスト内に 4 つのモニタリング用電極と 3 つの除細動用パッチを有し，有線で接続されたコントローラで致死的不整脈を感知して自動的に除細動する機器

である．頻拍の検出に関して経静脈ICDに劣らぬ診断感度と特異度を達成し，不適切作動の頻度は経静脈ICDよりも低い．侵襲的な手技を要さずにただちに使用することができること，同様に不要と判断された場合には使用をただちに中断できるため，ICD植込みまでの一時的な使用により患者の救命に寄与できる．WCDは入浴中の装着は不可能であり，ベストを体表に密着できる体格が必要であるため，原則的に小学生以下には使用しない．また，患者自身が機器の操作を行う必要があるため，機器に対する理解が得られなければならない．さらに，WCDは抗頻拍ペーシングができないため，除細動後の心停止や徐脈に対するペーシングが必要な患者には使用できない．

急性心筋梗塞においては，左室駆出率35%以下で，New York Heart Association（NYHA）分類Ⅱ/Ⅲ度の心不全症状を有する症例で心筋梗塞発症後40日以内，あるいはCABG後またはPCI後90日以内の長期的な心臓突然死のリスクが確定していない症例がWCD使用を考慮する病態として推奨される．わが国でもICDの適応の可否が確定するまでの期間などに使用する場合に限り3ヵ月間の使用が可能である．

d）カテーテルアブレーション

心筋梗塞経過中の薬剤抵抗性の繰り返す不整脈，特に重症心室不整脈は，カテーテルアブレーションの適応となりうる．心筋梗塞慢性期における重症心室不整脈の機序の多くはリエントリーであり，心筋梗塞部位とその周辺に存在するリエントリー回路の緩徐伝導部位を同定し，アブレーションが行われる．また，心筋梗塞急性期～亜急性期には，梗塞領域のPurkinje線維を起源とする期外収縮により多形性VTやVFのelectrical stormが発症することがあり，Purkinje線維を標的にアブレーションが行われる．

日本循環器学会の「カテーテルアブレーションの適応と手技に関するガイドライン」[4]では，器質的心疾患に合併する持続型VTでは，①心機能低下または心不全に伴う単形性持続性VTで，薬物療法が無効または副作用のため使用不能な場合，②ICD植込み後に抗頻拍治療が頻回に作動し，薬物療法が無効または副作用のため使用不能な場合，③単形性VTが原因で心臓再同期療法の両室ペーシング率が低下して十分な効果が得られず，薬物療法が無効または副作用のため使用不能な場合，の3つをアブレーションのClass I 適応としている．陳旧性心筋梗塞例に対する予防的アブレーションが，心室不整脈の出現を抑制し，その結果ICDの作動を減少させたとの報告（SMASH-VT研究，VTACH研究）があり，アブレーションは心筋梗塞慢性期のVT発作回数，ICD作動回数を減少させる有力な治療手段となる可能性がある．

■ 生活指導

心筋梗塞後の患者には虚血性心疾患患者としての生活指導と同時に心不全患者としての生活指導（食事管理，体重管理，感染予防，服薬管理そして適切な運動管理指導）を行う．さらに，不整脈患者としての生活指導として，不整脈の症状に対する注意と対応を指導し，植込みデバイス，または装着型デバイスを使用する場合は，その作動状態への対応，植込み部位の感染予防などをあらかじめ指導しておく必要がある．

文　献

1）循環器病の診断と治療に関するガイドライン．ST上昇型急性心筋梗塞の診療に関するガイドライン（2013年改訂版）．＜http://www.j-circ.or.jp/guideline/pdf/JCS2013_kimura_h.pdf＞［Accessed 28 September 2017］

2）循環器病の診断と治療に関するガイドライン．心筋梗塞二次予防に関するガイドライン（2011年改訂版）．＜http://www.j-circ.or.jp/guideline/pdf/JCS2011_ogawah_h.pdf＞［Accessed 28 September 2017］

3）循環器病の診断と治療に関するガイドライン．不整脈の非薬物治療ガイドライン（2011年改訂版）．＜http://www.j-circ.or.jp/guideline/pdf/JCS2011_okumura_h.pdf＞［Accessed 28 September 2017］

4）循環器病の診断と治療に関するガイドライン．カテーテルアブレーションの適応と手技に関するガイドライン．＜http://www.j-circ.or.jp/guideline/pdf/JCS2012_okumura_h.pdf＞［Accessed 28 September 2017］

4 安定狭心症

▶▶川尻剛照，山岸正和

診療のポイント・治療指針

- 診断にはポイントを押さえた問診が重要である．
- 危険因子の集積により発症し，その是正により予後が改善する．
- aspirin，スタチン，β遮断薬を適切に使用する．
- 経皮的冠動脈形成術は心筋虚血が証明された病変に限定して施行する．
- 病変形態が複雑な症例はハートチームで治療方針を決定する．

　狭心症とは，冠動脈病変により，心筋酸素供給量が需要量を下回ることにより，前胸部を中心にその周辺部位に特有の不快感（狭心痛）を生ずる疾患である．安定狭心症は狭心症状が出現する労作の閾値に変化がなく，数分間の安静により症状が消失することが特徴である．基礎となる冠動脈病変は粥状動脈硬化がほとんどである．

治療のための診断と検査

a 問診

　突然発症（sudden onset），前胸部痛（anterior chest pain），不快な前胸部圧迫感（vague sensation），労作による誘発（effort participation），ニトロの効果（nitroglycerin effective），発作時間は短い（short duration）を「狭心症の SAVENS」という．症状を有する部位は，手掌程度の面積のことが多い．しばしば頸部，顎関節や左肩などに放散し，左上腕のしびれや脱力と訴えることもある．典型的な安定狭心症の場合，同程度の労作で患者特有の狭心症状が再現し，安静により数分で消失する．冠動脈疾患の家族歴の聴取も重要である．飲水で改善する場合やプロトンポンプ阻害薬が奏効する場合には胃食道逆流症をより強く疑う．

b 身体所見

　耳朶を後下方に走る深い皺（Frank 徴候）は冠動脈疾患と関連するといわれている[1]．アキレス腱肥厚や手背などの腱黄色腫，皮膚結節性黄色腫は，冠動脈疾患を高頻度に発症する家族性高コレステロール血症に特異的な身体所見で，診断基準にも用いられているため，その触診に習熟する必要がある[2]．眼瞼黄色腫や若年者に認める角膜輪は，特異性は高くないが，やはり家族性高コレステロール血症の特徴である．弾性線維性仮性黄色腫症は，しばしば古典的冠危険因子を認めない若年冠動脈疾患の基礎に存在する．頸部や腋窩，腹部に認める黄色調の扁平な丘疹が特徴で，皮膚生検により確定診断される．

　狭心症患者は大動脈弁狭窄症や頸動脈狭窄症，閉塞性動脈硬化症，腹部大動脈瘤など動脈硬化に起因するその他の心血管疾患を合併することが多く，これらの疾患を意識しながら視診，触診，聴診を行うべきである．

c 心電図検査

　安定狭心症の非発作時の心電図に特徴的な所見はない．負荷心電図は人為的に心筋虚血状態を作り，心内膜下虚血を反映する ST 低下により診断する．マスター負荷心電図は簡便であるが負荷中のモニターができないため，狭心症の否定目的の場合に限定したほうがよい．トレッドミル検査やエルゴメータ運動負荷検査が望ましい．

d 心エコー図検査

　非発作時には特異的な所見を認めないが，発作時やエルゴメータ負荷，dobutamine 負荷で心筋虚血が誘発された時には，虚血誘発領域の収縮能が低下し，局所的な壁運動低下が観察される．左前下行枝の冠血流を描出できた場合，パルスドプラ法で冠血流速度を計測することで冠動脈狭窄の存在を推定できる．

e 心臓核医学検査

　運動または薬剤負荷心筋シンチグラフィでは，心筋の虚血部位への相対的な血流低下や虚血心筋の壁運動異常，駆出率の低下などが検出される．最大運動負荷時に核種を静注し安静後に撮影す

る．血流欠損像は一過性の血流障害か心筋梗塞を意味する．安定狭心症では，2〜4時間後の安静時像でこれが消失し fill in する．

f 冠動脈 CT 検査

多列化により拍動している心臓，冠動脈の撮像が可能となった．しかしながら，高度石灰化病変やステント内狭窄，側副血行路の血流状態の把握，冠攣縮性狭心症が疑われる場合などは不適である．逆に，冠動脈起始異常や側副血行路の存在証明には有効である．冠動脈 CT の volume rendering 画像に，心臓核医学画像を立体的に重ね合わせ，心筋虚血と冠動脈狭窄との関連をより鮮明にする工夫も行われている．

g 心臓 MRI 検査

冠動脈狭窄のための MR angiography（MRA）のみでなく，シネ MRI による心機能と局所壁運動の診断，遅延造影 MRI による心筋梗塞と心筋バイアビリティの評価，拡張型心筋症との鑑別に有用である．腎機能低下例や冠動脈の高度石灰化例，放射線被曝を避けたい症例など冠動脈 CT より優先的に使用される機会もある．

h 冠動脈造影検査

冠動脈の器質的狭窄病変の存在，範囲，程度，形態を見極め，経皮的冠動脈インターベンション（PCI）や冠動脈バイパス術（CABG）の適応，具体的治療戦略を決定するために必須の検査である．造影の方向により狭窄度が異なってみえることもあるので，可能な限り多方向から評価する．亜閉塞病変の場合，側副血行路が存在することが多く，その状態を評価する必要がある．特に，側副血行路を出している血管（donor artery）に狭窄病変がある場合，jeopardized collateral（危険に曝された側副血行路）といい，注意を要する．

血管内超音波装置（IVUS），光干渉断層法（OCT），血管内視鏡で冠動脈径，リモデリングの程度，血栓の有無，プラーク色調，性状，線維性被膜の厚さの評価などが可能となり，PCI に有用な情報を得ることができる．冠血流予備量比（FFR）の測定により，生理学的な心筋虚血を証明できる．心筋虚血が証明された病変だけを対象に PCI を施行することで，予後改善が期待される[3]．

i 血液生化学検査

安定狭心症の診断に特異的な血液生化学検査項目はない．トロポニン T は心筋傷害マーカーであり，急性冠症候群（ACS）の診断に有用であるが，心筋虚血の程度が強いと安定狭心症でも高感度トロポニン T により微細な心筋傷害が検出できる可能性がある．同様に，BNP または NT-proBNP は心不全のマーカーであるが，心筋虚血の程度が強いと上昇する場合がある．冠危険因子として脂質異常症［LDL コレステロール（LDL-C），HDL コレステロール，中性脂肪，Lp(a) など］，糖尿病（HbA1c など），慢性腎疾患（Ccr，GFR など），炎症マーカー（高感度 CRP など）を評価することは意義がある．

治療の一般方針

a 治療方針の立て方

安定狭心症治療の目的は，狭心症状と心筋虚血の軽減，ACS の予防に尽きる．前者には冠拡張と心筋酸素需要の軽減が中心となり，後者には適正体重の維持，禁煙，運動療法，脂質異常，高血圧，糖尿病の薬物・非薬物療法，抗血栓療法が中心となる．心筋虚血がコントロールできない症例のうち，特に病変形態が複雑な症例は，ハートチームで検討し，PCI や CABG を用いた冠血行再建術を行う．

b 薬物療法

a) 抗血小板療法

低用量 aspirin は禁忌がない限り，全例に投与すべきである．aspirin アレルギーや気管支喘息で aspirin を投与できない場合，末梢血管や脳血管疾患を合併した例では，チエノピリジン系薬を用いることもある．詳細は他項を参照されたい．

b) 脂質低下療法

スタチンを用いた大規模臨床研究の結果，到達した LDL-C 値と心血管イベント発症率に正相関を認める．また，脂質代謝に及ぼすさまざまな遺伝子多型による LDL-C 値の変化量と心血管イベント発症率も正相関を認める（TOPICS 参照）．「動脈硬化性疾患予防ガイドライン 2017 年版」では，LDL-C 管理目標値は 100 mg/dL 未満とされているが，家族性高コレステロール血症，ACS の場合，糖尿病に非心原性脳梗塞，末梢動脈疾患，慢性腎臓病，メタボリックシンドローム，主要危険因子の重複，喫煙などを合併した場合には LDL-C 管理目標値として 70 mg/dL を考慮することも記載された．これらの知見を総合すると LDL-C 値は the lower, the better と考えられる．スタチンは最もエビデンスが豊富であり，可能な限り全例に投与すべきである．PCSK9 阻害薬による冠動脈プラーク退縮，心血管イベント抑制効果も証明された．同剤は最大量のスタチン投与下，なお十

TOPICS

遺伝子多型による脂質低下剤の薬効予測——メンデルランダム化試験[a]（図）

薬剤の臨床的効果はRCT（無作為ランダム化前向き二重盲検試験）でのみ証明されるが，莫大な資金と時間を要した．着目するマーカー（たとえばLDL-C）に影響する遺伝子多型別にイベント発症率を横断調査することで，薬効の推測が可能となる（メンデルランダム化試験）．*NPC1L1*（ezetimibeの標的），*HMGCR*（スタチンの標的），*PCSK9*やその他のLDL-C値に影響する遺伝子多型によりもたらされるLDL-C低下量と心血管イベント減少率は正相関した．この事実から，薬剤の種類ではなくLDL-C低下量が心血管イベント抑制と関連することが示唆される．同時に，特定の薬剤（たとえばスタチン）のLDL-C低下以外の作用による心血管イベント抑制効果は最小限といえる．

a) Ference BA et al : Effect of naturally random allocation to lower low-density lipoprotein cholesterol on the risk of coronary heart disease mediated by polymorphisms in NPC1L1, HMGCR, or both : a 2×2 factorial Mendelian randomization study. J Am Coll Cardiol **65** : 1552-1561, 2015

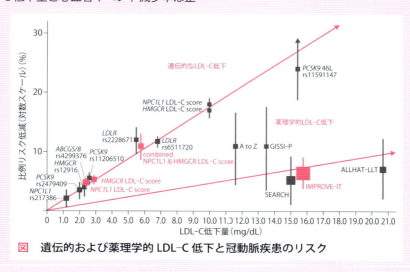

図 遺伝的および薬理学的LDL-C低下と冠動脈疾患のリスク

分な治療効果が得られていない症例に限定して用いられるべきであり，現実的に家族性高コレステロール血症のための薬剤といってよい．詳細は他項を参照されたい．

c) β遮断薬

心筋梗塞既往例，左室機能低下例にはリモデリング予防のため全例に投与が推奨されている．安定狭心症に対しても，心筋酸素需要を減少させ抗狭心症作用が期待されるが，安定狭心症に限定した大規模臨床試験では予後改善効果を証明するには至っていない．

d) Ca拮抗薬

冠攣縮性狭心症合併例，高血圧合併例には優先して使用すべきであるが，安定狭心症の予後改善効果は認められていない（ACTION[4]，CAMELOT[5]）．

e) 硝酸薬

狭心症発作時にnitroglycerinを舌下投与する．通常，2〜3分以内に効果があらわれるが，5分を経過しても発作が消失しない場合には，もう1錠（噴霧）追加し，さらに消失しない場合にはACSが疑われるため救急外来受診を勧める．一方，慢性的な硝酸薬投与は耐性を生じるため避けるべきである．

処方例

●抗血小板薬
①バイアスピリン（100 mg）1錠，分1
[アスピリンが使用できない場合，末梢血管・脳血管疾患合併例の場合]
②または③
②プラビックス（75 mg），1錠，分1
③エフィエント（3.75 mg）1錠，分1　など

●コレステロール低下薬
①または②
①クレストール（5 mg）1〜4錠，分1
②リピトール（10 mg）1〜2錠，分1
[家族性高コレステロール血症の場合]
上記①または②　　　4錠，分1
③リバロ（2 mg）1〜2錠，分1　など
　①〜③と併用で，または①〜③に忍容性のない場

合，単独で④を投与
④ゼチーア（10 mg）1錠，分1
　①〜③を最大量使用下，なお十分な効果が得られ
ない場合，⑤または⑥
⑤レパーサ（140 mg）1A 皮下注（2週に1回）
⑥プラルエント（75 mg）1A 皮下注（2週に1回）
● β 遮断薬
①または②
①メインテート（2.5 mg）1〜2錠，分1
②アーチスト（10 mg）1〜2錠，分2
●硝酸薬（狭心症発作時）
①または②
①ニトロペン（0.3 mg）舌下投与
②ミオコールスプレー，1回，舌下噴霧

C その他の治療法

　薬物療法でも狭心症状が改善しない例，心機能
低下例，多枝病変などハイリスク例は，ハート
チームで検討のうえ，PCI や CABG による血行再
建を行う．詳細は他項を参照されたい．

生活指導

　標準体重をめざしたカロリー制限と脂肪制限を
行う．適切な血行再建術の後，狭心症状や心筋虚
血所見があらわれない範囲で，最大酸素摂取量の
40〜85%，最高心拍数の 55〜85% の運動を1回
30〜50分，週3〜5回行うことは運動耐容能を向
上させ，糖尿病・脂質異常症・高血圧など複数の
危険因子を同時に改善しうる．

文　献

1) Frank ST：Aural sign of coronary-artery disease. N Engl J Med **289**：327-328, 1973
2) Mabuchi H et al：Discrimination of familial hypercholesterolemia and secondary hypercholesterolemia by Achilles' tendon thickness. Atherosclerosis **28**：61-68, 1977
3) Tonino PA et al：Fractional flow reserve versus angiography for guiding percutaneous coronary intervention. N Engl J Med **360**：213-224, 2009
4) Poole-Wilson PA et al：Effect of long-acting nifedipine on mortality and cardiovascular morbidity in patients with stable angina requiring treatment（ACTION trial）：randomised controlled trial. Lancet **364**：849-857, 2004
5) Nissen SE et al：Effect of antihypertensive agents on cardiovascular events in patients with coronary disease and normal blood pressure：the CAMELOT study：a randomized controlled trial. JAMA **292**：2217-2225, 2004

5 冠攣縮性狭心症

▶▶ 河合秀樹，尾崎行男

診療のポイント・治療指針

- **冠攣縮の主病態**：血管内皮機能障害と血管平滑筋過収縮の関与が考えられている．
- **適切な診断と評価**：詳細に病歴を聴取し，冠動脈造影や CT において有意狭窄病変を認めない場合でも，冠攣縮の存在に留意し，積極的に疑われる症例では，冠攣縮誘発試験を考慮する．
- **発作の予防，生活の質（QOL）改善と心事故回避に主眼をおいた短期管理**：基本は，禁煙指導などの生活指導，および Ca 拮抗薬，硝酸薬などによる薬物療法を行う．難治症例・ハイリスク例には観血的治療，植込み型除細動器（ICD）を考慮する．
- **冠動脈硬化の進行予防を含めた長期管理**：冠危険因子の厳格なコントロールを行う．

冠攣縮とは，心臓の表面を走行する比較的太い冠動脈が一過性に異常に収縮した状態と定義される．冠攣縮の要因として，内皮機能異常および血管平滑筋過収縮の関与が考えられている．内皮機能異常は，内皮細胞からの一酸化窒素（NO）産生低下が関与し，また動脈硬化の初期段階とされるような，単球の接着や血管壁侵入にも関連する．したがって，動脈硬化病変の進展と冠攣縮は，いずれも内皮機能障害という共通の病態を有すると考えられ，実際に冠攣縮性狭心症例の冠動脈を血管内超音波（IVUS）で観察した研究においても，攣縮部位には高率にプラークが存在している．一方，血管平滑筋細胞の Rho キナーゼ系の亢進に基づく過収縮が関与することが示唆され，炎症が冠攣縮を惹起することが動物実験で証明されている．

冠攣縮が急性冠症候群（ACS）の発症に関与する機序も少しずつ解明されつつある．ACS の約70％は，脂質成分に富み，線維性被膜の非薄化した不安定な冠動脈プラークの破綻と，その結果生じる血栓形成により発症するとされる．冠攣縮は，不安定プラークの線維性被膜の断裂や凝固系異常の亢進を介し，ACS の発症に関与しているとされる．また，冠動脈インターベンション治療後，特に薬剤溶出性ステント留置部位において内皮機能障害を促進し，冠攣縮を誘発するという知見も報告されている．このように，冠動脈疾患およびその治療経過において，冠攣縮は多岐にわたり関与する．

一般に虚血性心疾患の発症頻度は欧米人で高く，日本人を含むアジア人では比較的低いとされている．一方，虚血性心疾患の中でも冠攣縮性狭心症においては，欧米人に比べて日本人の発症頻度が高いとされてきたが，近年になり，欧州でも ACS の発症病態に冠攣縮が少なからず関与していることが報告されている[1]．

冠攣縮性狭心症の予後は比較的良好であるとされているが，薬物抵抗性や致死性不整脈を伴うような難治症例・ハイリスク例が一部存在する．また，前述のように冠攣縮は動脈硬化の初期段階であり，長期的にみると器質的冠動脈狭窄，ACS 発症の重要なリスクの1つであるという認識のもと管理を行うべきである．

治療のための診断と検査

日本循環器学会の「冠攣縮性狭心症の診断と治療に関するガイドライン（2013年改訂版）」[2]では，問診，心電図，心臓カテーテル検査から，以下のいずれかの条件と要件を満たす例を冠攣縮性狭心症「確定・疑い」と定義し，これらに該当しない例は冠攣縮性狭心症「否定的」と定義されている．臨床的には，冠攣縮性狭心症確定例と疑い例を冠攣縮性狭心症と診断する．

a 条件

以下の①〜③のいずれか．
①自然発作
②冠攣縮非薬物誘発試験（過換気負荷試験，運動負荷試験など）
③冠攣縮薬物誘発試験（acetylcholine, ergonovine など）

b 要件

- 冠攣縮性狭心症確定：発作時の 12 誘導心電図所見上，明らかな虚血性変化（関連する 2 誘導以上における一過性の 0.1 mV 以上の ST 上昇または 0.1 mV 以上の ST 下降か陰性 U 波の新規出現）が認められた場合である．その心電図所見が境界域の場合は，病歴，発作時の症状に加え，明らかな心筋虚血所見もしくは心臓カテーテル検査における冠攣縮誘発陽性が認められる場合とする．発作時の心電図変化が陰性もしくは心電図検査非施行の場合でも，後述の参考項目を 1 つ以上満たし，明らかな心筋虚血所見もしくは心臓カテーテル検査における冠攣縮誘発陽性が認められる場合は，冠攣縮性狭心症確定とする．
- 冠攣縮性狭心症疑い：発作時の心電図上虚血性変化が境界域で，明らかな心筋虚血所見もしくは心臓カテーテル検査における冠攣縮誘発陽性が認められない場合，また発作時の心電図変化が陰性もしくは心電図検査非施行の場合でも，後述の参考項目を 1 つ以上満たし，明らかな心筋虚血所見もしくは心臓カテーテル検査における冠攣縮誘発陽性が証明されない場合．

c 参考項目

硝酸薬により，速やかに消失する狭心症様発作で，以下の 4 つの項目のどれか 1 つ以上を満たす．

①特に夜間から早朝の安静時に出現する．
②運動耐容能の著明な日内変動が認められ，特に早朝運動能低下を呈する．
③過換気（呼吸）により誘発される．
④Ca 拮抗薬により発作が抑制されるが，β遮断薬では抑制されない．

■ 治療の一般方針

a 日常生活の管理（危険因子の是正）

冠攣縮性狭心症の主な病因として冠動脈内皮障害が指摘されており，これは動脈硬化の初期段階である．前述のように，冠動脈造影ではプラークが認められなくとも，IVUS 検査では攣縮部位に一致してプラークが存在する．このことから，冠攣縮性狭心症に対しても，器質的冠動脈疾患に準じた管理が求められる．日本循環器学会の「冠攣縮性狭心症の診断と治療に関するガイドライン（2013 年改訂版）」[2]では，禁煙，血圧管理，適正体重の維持，耐糖能障害の是正，脂質異常症の是正，過労・精神ストレスの回避，節酒が Class I に分類されている．なかでも喫煙は，冠攣縮性狭心症

TOPICS

冠攣縮性狭心症患者に対する長期間硝酸薬療法の予後におけるインパクト

漫然とした硝酸薬使用は，Ca 拮抗薬を導入されている冠攣縮性狭心症患者の長期予後を改善しなかった．さらに複数の硝酸薬が併用されている患者においては，心イベント発症リスクが高かった．

冠攣縮研究会による多施設共同研究に登録された 1,429 例の冠攣縮性狭心症患者において，695 例（49%）に硝酸薬（nicorandil を含む）が使用されていた．中央値 32 ヵ月の経過観察において，85 例（5.9%）が心臓死，非致死性心筋梗塞，不安定狭心症による入院，心不全および ICD 適切作動で定義された主要心血管イベント（MACE）を発症した．傾向スコア（propensity score）を用いた解析の結果，MACE 発症は，硝酸薬を投与された患者と投与されていない患者の間で同等であった［11% vs. 8% at 5 years；ハザード比（HR）：1.28，95%信頼区間（CI）：0.28〜2.27，$p=0.40$］．多変量コックスモデルにおいて，古典的硝酸薬と nicorandil の併用されている患者では，そうでない患者に比してMACE 発症リスクが高値であった（HR：2.14，95%CI：1.02〜4.47，$p=0.044$）[a]．

a) Takahashi J et al：Prognostic impact of chronic nitrate therapy in patients with vasospastic angina：multicenter registry study of the Japanese coronary spasm association. Eur Heart J 36：228-237, 2015

の重要な危険因子であり，禁煙指導は必須とされる．タバコ煙が含有する種々のフリーラジカルは，NO を不活化し，血管内皮細胞を直接障害する．また，タバコ煙由来の酸化ストレスの増加は各種細胞の炎症反応を活性化させる．

b 薬物療法

a）Ca 拮抗薬

冠攣縮性狭心症に対する第一選択薬である．血管平滑筋細胞内 Ca^{2+} 流入を抑制し，冠攣縮を予防する．種々の比較対照試験の結果から，Ca 拮抗薬は，その種類や作用時間にかかわらず，狭心症発作の予防において有効とされ，通常量では副作用の発現も少なく安全に使用できる薬剤である．

冠攣縮性狭心症には，一部の症例で自然寛解，すなわち一定期間経過した後に Ca 拮抗薬を中止しても発作が生じないケースがある．一方で，長期間 Ca 拮抗薬の投与を中止すると，症状の増悪（リバウンド現象）が起こる場合があり，減量，中

止の際には段階的に減量し，Holter 心電図などで冠攣縮の悪化がないことをこまめに確認することが望ましい．

b）硝酸薬

　硝酸薬は，冠攣縮性狭心症例の内皮機能障害による NO 活性の低下を補う．血管内皮は acetylcholine などの血管作動性物質や血流などの化学的，物理的刺激により *EDRF*（内皮由来血管弛緩因子）を産生・放出し，血管トーヌスを調節している．この *EDRF* の本体が NO であり，この NO には他にも血小板凝集抑制，血管平滑筋細胞増殖抑制といったさまざまな作用が報告されている．

　発作時には，速効性 isosorbide dinitrate や nitroglycerin などの硝酸薬が第一選択薬であり，舌下またはスプレーの口腔内噴霧を行う．通常1〜3分で発作は消失するが，5分経過しても症状が残存する場合には，さらに1錠（1噴霧）を追加で使用する．経口投与で冠攣縮を解除できない場合には静脈内投与を行う．

　発作の予防には長時間作用型硝酸薬が有効である．しかし，硝酸薬の血中濃度が一定であると耐性が生じやすいとされており，これを避けるためには休薬時間を設けることが勧められる．冠攣縮性狭心症の発作は，特に夜間から早朝にかけて多いとされている．発作の出現状況を詳細に聴取し，冠攣縮の活動性が最も高い時間帯に十分な血中濃度を維持できるように，硝酸薬の投与時間や投与量を決定し，個々の症例に応じた処方を行うよう心がける．

処方例

●発作時
①または②
①ニトロペン（0.3 mg）1錠，舌下投与
②ミオコールスプレー1回，舌下噴霧
●予防的治療
①または②，症例により③を併用
①コニール（4 mg）2錠，分2，朝夕
②ヘルベッサーR（100 mg）2カプセル，分2，朝夕
③フランドルテープ1枚，1日1枚，発作頻発時刻にあわせて貼付時刻を調整

ⓒ その他の治療法

　高度狭窄病変を伴う冠攣縮性狭心症に対する経皮的冠動脈インターベンション（PCI），あるいは冠動脈バイパス術（CABG）の有用性は，冠攣縮を伴わない通常の狭窄病変に対する観血的治療とかわらない．一方，高度狭窄を伴わない薬物抵抗性の冠攣縮に対して，ステントを用いて機械的に攣縮を抑制したという症例報告はあるが，現時点では有意狭窄を伴わない冠攣縮に対して PCI あるいは CABG の適応はない．

　冠攣縮研究会による多施設共同研究では，登録された冠攣縮性狭心症1,429例のうち35例（2.5％）が院外心停止からの蘇生例であった．院外心停止例と非院外心停止例の5年間のイベント（死亡，非致死性心筋梗塞，狭心症不安定化ないし心不全入院，重症不整脈）回避率を比較したところ，非院外心停止例92％に対し，院外心停止蘇生例では72％と低値であった[3]．院外心停止後蘇生例で冠攣縮が誘発された場合，ICD の適応について現段階では定まっておらず，今後のエビデンスが待たれる．

生活指導

　喫煙（受動喫煙を含む），深酒，ストレスや寒冷刺激を避ける．

文　献

1) Ong P et al：Coronary artery spasm as a frequent cause of acute coronary syndrome：The CASPAR（Coronary Artery Spasm in Patients with Acute Coronary Syndrome）Study. J Am Coll Cardiol **52**：523-537, 2008
2) 循環器病の診断と治療に関するガイドライン．冠攣縮性狭心症の診断と治療に関するガイドライン（2013年改訂版）．<http://www.j-circ.or.jp/guideline/pdf/JCS2013_ogawah_h.pdf>［Accessed 6 October 2017］
3) Takagi Y et al：Clinical characteristics and long-term prognosis of vasospastic angina patients who survived out-of-hospital cardiac arrest：multicenter registry study of the Japanese Coronary Spasm Association. Circ Arrhythm Electrophysiol **4**：295-302, 2011

6 無症候性心筋虚血

▶▶八巻尚洋，竹石恭知

診療のポイント・治療指針

- ●無症候性心筋虚血は症状を欠くが，症候性と比べて予後は同程度である．
- ●各種検査を組み合わせ，心筋虚血の診断を行う．
- ●治療は，予後の改善および合併症予防を目的に行う．
- ●薬物療法に加え，虚血が一定範囲を超える場合には血行再建を考慮する．

無症候性心筋虚血（silent myocardial ischemia）は，検査所見にて明らかな心筋虚血が存在するにもかかわらず，狭心症の症状を認めない病態と定義される．無症候性であっても病態の程度が決して軽いわけではなく，一般的に症候性と比べて予後は同程度とされている．しかし，自覚症状がないため，診断が遅れがちとなる点が問題である．

一般的に無症候性心筋虚血は，Cohn らの分類[1]で分けられる．

①Ｉ型：冠動脈疾患の既往がなく，症状を伴わない心筋虚血を認めるもの

②Ⅱ型：心筋梗塞後の患者にみられる胸痛を伴わない心筋虚血

③Ⅲ型：虚血性心疾患の症例で有症状の場合と無症状の場合が併存しているもの

Ⅰ型は，健常人との鑑別のため正確な罹患率の把握は難しいが，心疾患のない中高年者を対象にHolter 心電図を用いて調査した結果，11.4％に無症候性心筋虚血を認めたとされている．Cohn Ⅰ型では，心筋虚血陽性例は陰性例に比べて，約2〜7 倍の心事故発生率を認め，予後不良であると考えられている．

無症候性心筋虚血の機序としては，①胸痛の知覚機能の低下，②心筋虚血の程度があげられる．以前より，高齢者，糖尿病患者や心筋梗塞既往者は無症候性心筋虚血をきたしやすいとされている．前者は，神経機能システムの低下，糖尿病による痛覚の低下や心筋梗塞により生じた神経終末の障害などが原因と考えられている．後者は，虚血サイズが小さく，虚血時間が短いなど心筋虚血の程度が軽く痛覚閾値を超えない結果とも考えられる．また，繰り返す心筋虚血により虚血耐性を獲得するとの報告もみられ，その結果無症候性で

あることも考えられるが，いまだに不明な点が多い．

治療のための診断と検査

自覚症状を欠く無症候性心筋虚血は，安静時 12誘導心電図検査で異常所見を認めることは少なく，長時間心電図検査あるいはいずれかの負荷検査の施行が有用である．Holter 心電図は比較的容易に長時間の心電図記録が可能で，安静時や睡眠中の実施も可能であるため，特に冠攣縮の病態が関与した患者には有用である．しかし，Holter 心電図での ST 変化は体位による心電図変化などの非特異的な所見もあり，診断には注意が必要である．

負荷検査では，運動負荷心電図検査が最も多く行われているが，感度および特異度はそれぞれ50％，80％程度と低く，診断がつかないこともある．負荷心筋 single photon emission computed tomography（SPECT）は，虚血の診断精度は感度 92％，特異度 68％と高いが，三枝病変では虚血が検出できないこともある．窒素-13（^{13}N）標識アンモニアによる心筋 positron emission tomography（PET）が「他の検査で診断のつかない場合の虚血性心疾患の診断」に対して保険で施行できる．SPECT に比べ時間・空間分解能に優れ，心筋局所血流の定量評価も可能であり，三枝病変の場合でも心筋虚血評価が可能である[2]．

冠動脈 CT は，空間および時間分解能に優れた検査法である．64 列 CT では，感度 88％，特異度96％と高く，特に陰性的中率 98％と非常に高いとされている．日本循環器学会の「冠動脈病変の非侵襲的診断法に関するガイドライン」では，Duke

スコアによりリスク層別化し，中等度リスクまたはリスク判定不能患者では，冠動脈 CT で正常あるいは軽度の異常であれば経過観察可能となる．このため，これらの患者は冠動脈 CT のよい適応であり，不必要な冠動脈造影を回避できる可能性がある．負荷心エコーは，薬剤負荷あるいは運動負荷にて心筋虚血を誘発し，収縮期壁運動の評価が行われるが，検者の熟練が必要である．非侵襲的検査で中等度以上の心筋虚血が疑われる場合は，冠動脈造影検査を行う．

治療の一般方針

a 治療方針の立て方

　無症候性心筋虚血は自覚症状がないため，治療によっても症状の変化は認められず，生活の質は変化しないことがほとんどである．しかし治療は，予後の改善および合併症の予防のために行うとの認識が重要である．基本的には，症候性の場合と同様に検査を進めていくが，症候性の患者以上に各種負荷検査により心筋虚血を評価し，総合的な判断による治療方針の決定が必要である．

b 薬物療法

　無症候性心筋虚血に対する薬物療法は，症候性

虚血性心疾患と同様に行う．心筋酸素消費量低下のための β 遮断薬，虚血イベント抑制目的にスタチンなどの脂質低下薬や抗血小板薬，アンジオテンシン変換酵素（ACE）阻害薬あるいはアンジオテンシンⅡ受容体拮抗薬（ARB）が使用される．上記薬剤の使用が optimal medical therapy（OMT）とされることが多い．その他，冠血流量増加や冠攣縮予防のための Ca 拮抗薬や硝酸薬も用いられる．

c その他の治療法

　Asymptomatic Cardiac Ischemia Pilot（ACIP）試験では，無症候性心筋虚血患者を，血行再建群と薬物療法群に分けて治療し，予後を比較したところ，血行再建により 2 年までの累積心血管イベントを有意に低下させたとされている[3]．同様に，Swiss Interventional Study on Silent Ischemia typeⅡ（SWISSⅡ）試験では，心筋梗塞後に負荷試験で心筋虚血の残存が証明された症例を，PCIによる血行再建群と薬物療法群に分けて検討したところ，PCI 群で有意に予後を改善したと報告されている[4]．しかしこれ以降，血行再建の予後改善効果には否定的な報告が多い（TOPICS 参照）．現状では無症候性心筋虚血に対するエビデンスは確立していないが，安定狭心症において虚血心筋量が左室全体の 10％を超える例では，冠血行再建による予後改善効果を認めたとの報告[5]を参考に，ある程度の心筋虚血エリアを認める症例に対しては血行再建を考慮し，病変形態および患者背景により，経皮的冠動脈インターベンション（PCI）あるいは冠動脈バイパス術（CABG）を選択する．

生活指導

　症候性虚血性心疾患と同様に，冠危険因子のコントロールが非常に重要である．微小循環障害の改善も含め，高血圧，脂質異常症，糖尿病に対する運動療法，食事療法および禁煙の徹底が必要である．

TOPICS

無症候性心筋虚血に対する血行再建

　Aldweib らは，PCI あるいは CABG を受けて 5 年以上経過した 6,750 例の無症候性患者に対して負荷心筋シンチグラフィを施行し，769 例を心筋虚血陽性と診断している．そのうち，115 例には血行再建を加え，654 例は薬物療法のみに分けて 5.7 年の追跡調査を行った．その結果，2 群間における生存率はほぼ同等であった[a]．安定狭心症に対する薬物療法と PCI 追加群を比較検討した COURAGE trial[b]とほぼ同様の結果であった．

　血行再建の有効性については，現在進行中のランダム化前向き試験である International Study of Comparative Health Effectiveness With Medical and Invasive Approach（ISCHEMIA）の結果が待たれる．

a) Aldweib N et al：Impact of repeat myocardial revascularization on outcome in patients with silent ischemia after previous revascularization. J Am Coll Cardiol **61**：1616-1623, 2013

b) Sedlis SP et al：Effect of PCI on Long-Term Survival in Patients with Stable Ischemic Heart Disease. N Engl J Med **373**：1937-1946, 2015

文　献

1) Cohn PF et al：Silent myocardial ischemia. Circulation **108**：1263-1277, 2003

2) Fiechter M et al：Diagnostic value of 13N-ammonia myocardial perfusion PET：added value of myocardial flow reserve. J Nucl Med **53**：1230-1234, 2012

3) Davies RF et al：Asymptomatic Cardiac Ischemia Pilot（ACIP）study two-year follow up：outcomes of

patients randomized to initial strategies of medical therapy versus revascularization. Circulation **95**：2037-2043, 1997

4）Erne P et al：Effects of percutaneous coronary interventions in silent ischemia after myocardial infarction：the SWISS II randomized controlled trial. JAMA **297**：1985-1991, 2007

5）Hachamovitch R et al：Comparison of the short-term survival benefit associated with revascularization compared with medical therapy in patients with no prior coronary artery disease undergoing stress myocardial perfusion single photon emission computed tomography. Circulation **107**：2900-2907, 2003

7 冠動脈疾患と抗血小板療法

▶▶石曽根武徳，森野禎浩

診療のポイント・治療指針

- prasugrel は抗血小板作用が強く効果の発現も早い．
- 現状では，抗血小板薬 1 剤（single antiplatelet theraphy：SAPT）は aspirin が基本である．
- 常に抗血小板療法の有効性と安全性を考える．
- 出血イベントを考慮して，抗血小板薬 2 剤併用療法（dual antiplatelet theraphy：DAPT）は短期間にする流れがある．

　冠動脈疾患における抗血小板療法は，患者の予後を決める重要な役割を担っている．特に急性冠症候群（acute coronary syndrome：ACS）はプラークの破綻が引き金となり，そこに血小板が粘着・凝集することから血栓形成が開始される．抗血小板薬は，この血栓形成を抑制することから心血管事故を減少させる．また，冠動脈ステント留置後は新生内膜がステントを覆うまでの間にステント血栓症を生じる可能性があるため，一定の期間，DAPT が必要である．一方，DAPT により出血性合併症が増えることも明らかとなっており，DAPT は短期間にする流れにある（表 1）[1]．

■ 治療のための診断と検査

　日本人を含むアジア人では CYP2C19 の機能欠損型（poor metabolizer：PM）が多く存在するといわれており，clopidogrel は効果が不安定な可能性もある．prasugrel は CYP2C19 の遺伝子多型の影響を受けず，抗血小板作用が強く効果発現も早

表 1　DAPT 期間に関するメタ解析

a．短期間の DAPT の有効性と安全性

	3〜6 ヵ月 DATP		12 ヵ月 DAPT		オッズ比	95%CI
	イベント	計	イベント	計		
死亡	80	6,055	68	6,023	1.22	0.90〜1.70
大出血	37	6,055	22	6,023	1.67	0.89〜2.90
心筋梗塞	82	6,055	93	6,023	0.90	0.60〜1.30
ステント血栓症	23	6,055	28	6,023	0.91	0.43〜1.66
主要評価項目	220	6,055	227	6,023	0.96	0.75〜1.20

3〜6 ヵ月 vs. 12 ヵ月の比較では，短期間の DAPT が，ステント血栓症リスクを増大させずに出血リスクを減少させることが示されている．

b．長期間の DAPT の有効性と安全性

	6〜12 ヵ月 DATP		18〜48 ヵ月 DAPT		オッズ比	95%CI
	イベント	計	イベント	計		
死亡	223	10,541	192	10,432	1.12	0.81〜1.45
大出血	190	10,541	117	10,432	1.58	1.14〜2.45
心筋梗塞	156	9,846	266	9,742	0.68	0.45〜1.09
ステント血栓症	34	9,846	92	9,742	0.45	0.19〜0.87
主要評価項目	450	10,778	534	10,664	0.68	0.70〜1.07

6〜12 ヵ月 vs. 18〜48 ヵ月の比較では，長期の DAPT が心筋梗塞や血栓症のリスクを減少させる一方で出血リスクを増大させることが示されている．

い．ticagrelor は CYP による代謝を受けずに直接P2Y12ADP 受容体を阻害する[2]．抗血小板療法中にステント血栓症をきたした場合には，遺伝子多型検査や血小板機能検査を行うことを考慮してもよい．

■ 治療の一般方針

a 治療方針の立て方

a）ACS

まず，aspirin を早急に導入する．経皮的冠動脈インターベンション（PCI）の方針となれば，clopidogrel か prasugrel をローディング投与で用いる．

b）安定狭心症

・PCI：DAPT 開始．
・CABG：aspirin による SAPT．

b 薬物療法

冠動脈ステント留置後には DAPT が必要となる．薬剤溶出性ステントでは 6〜12 ヵ月の DAPT とする．ベアメタルステントでの DAPT 期間は少なくとも 1 ヵ月で，長期のエビデンスは確立されていない．2017 年に ESC ガイドラインが改訂され，PCI を受けた ACS 患者は 12 ヵ月の DAPT が推奨され，出血リスクによっては 6 ヵ月に短縮，出血合併症がなければ 12 ヵ月以上継続も考慮とされている．また，SAPT にする場合，消化管出血などのリスクが高い場合には aspirin ではなくclopidogrel を継続することもある．CABG の場合には，術後 48 時間以内に aspirin を再開することで静脈グラフトの閉塞の予防につながるとされている．心房細動患者においては，PCI 後に抗血栓薬 3 剤療法（DAPT＋抗凝固薬）が必要となり出血のリスクが非常に高くなる．明確な基準はないが DAPT 期間を 1 ヵ月間とするなど最短とし，早期に SAPT＋抗凝固薬とすることが推奨される．この場合の抗凝固薬は出血のリスクを最小限にするため，可能であれば DOAC が理想的と考えられる．

TOPICS

STOPDAPT 試験

わが国において冠動脈にコバルトクロム合金の everolimus 溶出ステント（CoCr-EES）の留置を受けた患者のうち，医師が 3 ヵ月で DAPT中止が可能と判断した 1,525 人を登録した．主要評価項目に設定した 1 年の心血管死/心筋梗塞（MI）/脳卒中/definite のステント血栓症/TIMI リスクスコア重症・軽症出血の割合は2.8％であった．RESET 試験の CoCr-EES 群をコントロールとして比較すると，STOPDAPT 群で主要評価項目の割合が低い傾向がみられ（RESET 群 4.0％：$p=0.06$），心血管死/MI/脳卒中/definite のステント血栓症の割合は有意に低く（2.1％ vs. 3.2％：$p=0.04$），definite のステント血栓症は発生しなかった．冠動脈へのCoCr-EES 留置後 3 ヵ月での DAPT 中止の安全性が示唆された[a]（definite：ACS の臨床像があり，かつ造影または剖検による血栓または閉塞が確認されたもの）．

a) Natsuaki M et al：One-year outcome of a prospective trial stopping dual antiplatelet therapy at 3 months after everolimus-eluting cobalt-chromium stent implantation：ShortT and OPtimal duration of Dual AntiPlatelet Therapy after everolimus-eluting cobalt-chromium stent (STOPDAPT) trial. Cardiovasc Interv Ther **31**：196-209, 2016

処方例

● **ACS の場合**
　まずは，バイアスピリン 162〜200 mg 投与
　PCI 前にプラビックス 300 mg，またはエフィエント 20 mg のローディング投与
　PCI 翌日からバイアスピリン 81〜100 mg＋プラビックス 75 mg またはエフィエント 3.75 mg の DAPT

● **待機的 PCI の場合**
　少なくとも PCI の 1 週間ほど前からバイアスピリン 81〜100 mg＋プラビックス 75 mg，またはエフィエント 3.75 mg の DAPT

● **虚血性心疾患であるが保存的加療の場合**
　バイアスピリン 81〜100 mg またはプラビックス 75 mg の SAPT

● **冠動脈ステント留置後，数ヵ月経過した場合**
　バイアスピリン 81〜100 mg またはプラビックス 75 mg の SAPT（病変によっては DAPT を継続する場合もあり主治医の判断が重要となる）

※バイアスピリンを処方する場合には，胃十二指腸潰瘍予防のためにプロトンポンプ阻害薬の併用を考慮する．

■ 生活指導

冠動脈ステントが留置された場合には，休薬によりステント血栓症をきたす可能性があるので一定期間の DAPT が必要であることを明言する．そのうえで出血傾向があれば早期の DAPT 中止，SAPT への減量を考慮する．

文　献

1) Bittl JA et al：Duration of Dual Antiplatelet Therapy：A Systematic Review for the 2016 ACC/AHA Guideline Focused Update on Duration of Dual Antiplatelet Therapy in Patients With Coronary Artery Disease：A Report of the American College of Cardiology/American Heart Association Task Force on Clinical Practice Guidelines. J Am Coll Cardiol **512**：1116-1139, 2016

2) Goto S et al：Ticagrelor vs. clopidogrel in Japanese, Korean and Taiwanese patients with acute coronary syndorome-randomised, double-blind, phase Ⅲ PHILO study. Circ J **79**：2452-2460, 2015

8 PCI（バルーン，ステント）

中村正人

治療指針

- 経皮的冠動脈インターベンション（percutaneous coronary intervention：PCI）はステントを中心として進歩を遂げてきたが，最近ステントを用いない nothing behind の概念に基づく治療戦略が登場した．
- drug coated balloon（DCB）は，ステント再狭窄，小血管に対する有力な治療戦略と考えられている．
- 薬剤溶出性ステント（DES）の進化によって抗血小板薬2剤併用療法の投薬期間が大きな関心事となっている．
- bioresorbable scaffold（BRS）がわが国でも承認された．血栓症のリスクが懸念されているが，適切な手技，適応の選択でこの問題は解決されるものと期待されている．

　PCI は急速な進歩を遂げてきた．結果として PCI の適応は拡大し，治療手技として定着した．この大きな発展の中で，最も大きな役割を担ったのがステントである．ステントを基盤としてさまざまな開発が進められ DES が誕生し，現在は PCI の主流となっている．しかし，最近は nothing behind のコンセプトが注目されている．血管に何も残さないという治療手技であり，ステントからの原点回帰，大きな方向転換である．その代表が BRS，DCB である．わが国で承認されてからまだ日が浅いため，その実力は十分にはわかっていないが，皆の関心事となっている．そこで本項では新しく登場した DCB，第三世代の DES，BRS を中心に解説する．

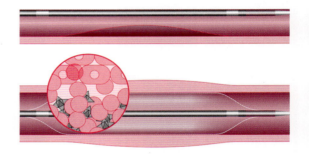

図1　DCB の構造
DCB とはバルーンの表面に再狭窄を予防する薬剤がコーティングされている特殊なバルーンであり，バルーンの拡張によって薬剤が血管壁に移行する．

バルーン

　バルーンはすべての手技の基本となるデバイスであるが，DES が主流の現在は補助デバイスといった位置付けとなっている．しかし，DCB の登場によって大きく治療戦略はかわってきている．DCB とはバルーンの表面に再狭窄を予防する薬剤がコーティングされている特殊なバルーンであり，バルーンの拡張によって薬剤が血管壁に移行する仕組みとなっている（図1）．わが国では SeQuent Please（B. Braun 社，ニプロ社）が承認されており，ステント内再狭窄ならびに小血管に対する適応を有する．

a ステント内再狭窄に対する DCB

　ステントの登場によって再狭窄率は著しく低下したものの，再狭窄は治療困難であり，再狭窄を繰り返すことが少なくない．このため，ステント再狭窄に対する治療戦略は大きな検討課題であった．このような状況の中，DCB は通常のバルーンによる拡張術に対し優越性を示した．有効性に関しては DES の再留置とほぼ同等と報告されているが[1]，DES の再留置は血管内にさらに異物を留置することになる．このため長期的にみた際には有害事象合併の懸念となり，再々狭窄を合併した際には治療オプションを制限する．今日，DCB はステント内再狭窄に対し標準的治療となってお

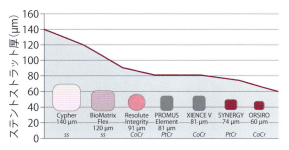

図2 DESの進化
第一世代DESが登場して10年が経過した．
この間，材質，ステントの厚さが変化してきた．
［Foin N et al：Int J Cardiol **177**：800-808, 2014 より引用］

り，欧州心臓病ガイドラインでもステント内再狭窄に対するDCBはClass Ⅰ，Level Aで推奨されている．このDCBであるが，DES再狭窄に対する効果はBMS再狭窄に対する効果よりも若干劣ると報告されている[2]．複雑病変に対する使用がDESでは多いことが一因であろうが，ポリマーなどに対する慢性的な炎症，薬剤に対する抵抗性などDES特有のメカニズムも推測されている．

b 小血管

小血管に対するPCIは虚血域が小さく基本的には適応となりにくい．しかし，症状が高度の場合などに実施されている．実は，PCI全体の中で30%を占めるとの報告もある．小血管に対するDESの成績は比較的良好であるが，血管径は再狭窄の規定因子であることにかわりはなく，長期的にはステント血栓症のリスクも懸念される．結果，DCBの効果に期待が寄せられている．わが国で実施された臨床試験では遅発性内腔拡大（late lumen enlargement：遠隔期に内腔が拡大する現象）が48%に認められている．他のデバイスではまれな現象であり，小血管で確認されたことは臨床的メリットを想起させる．機序は不明であるが，乖離の修復，プラークの退縮，ポジティブリモデリングなどが考えられている．

なお，DCBの有効性を高めるためには前拡張が重要であり，スコアリングバルーンなどで良好な拡張を得ることが望ましく，geographic missがないよう病変をDCBでfull coverageすることがポイントとなる[3]．

ステント

わが国でDESが使用できるようになって10年が経過した．その間，DESは進化を遂げ第一世代，第二世代を経て現在，第三世代が登場している．

a DESの進化

DESの基本構造はプラットフォームとしてのステント，薬剤を搭載しているコーティング，薬剤の3者であるが，それぞれに進化がみられる．ステントストラット厚は薄くなり，コーティングポリマーは抗血栓性が高まり，生体吸収性ポリマーも登場した．コーティングを血管側のみに塗布する構造（abluminal coating）が多くのDESで採用されている．結果として薬剤量も少なくなっている（図2）．

b 成績の進化

第一世代のDESはいくつかの問題点を内在したため，その克服がDESにおける課題であった．この課題の代表はステント血栓症と晩期再狭窄である．

a）ステント血栓症

特に，術後1年以降で生じる超遅発性のステント血栓症が問題であった．原因は，内皮の被覆化遅延や不均一，ポリマーに対する過敏反応などに起因するpersistent stein（PSS）やmal-apposition，抗血小板薬2剤併用療法（DAPT）の早期中止，複雑なステント手技など複合的である．しかし，DESの進化によって内皮被覆化は著しく改善しステント血栓症のリスクも低減した．このことを実感させたのはExamination試験であろう．心筋梗塞を対象としてDESと通常の金属ステント（bare metal stent：BMS）が比較され，DESのほうがステント血栓症のリスクが低いことを明らかにしたのである．DESの改善によってステント血栓症のリスクが低減されると，ステント血栓症防止のための永続的DAPT内服に疑問がもたれるようになった．

出血性合併症リスクはDAPTによって増大するといったダークサイドが相次いで報告されたこともあり，至適なDAPT期間を明らかにすべく多くの臨床試験が実施された．依然として結論は得られていない．①DAPTによって虚血性イベントリスクは低減する，②DAPTによって出血リスクは増大する，③複雑なPCI手技例ではDAPT継続のメリットがある，④DAPTのメリット，デメリットを考慮した個別化の対応が重要であるといった点が明らかになっている．また，個別化対応のために有用な指標としてDAPTスコア，PARISスコアなどが報告されている（表1）．残念ながら，追試による有効性検証はなく，わが国に

IV. 冠動脈疾患

表1 DAPTによるリスクとベネフィットのバランスを評価するためのDAPTスコア

因子	ポイント
臨床像	
年齢	
75歳以上	−2
65歳以上75歳未満	−1
65歳未満	0
糖尿病	1
現在喫煙者	1
心筋梗塞/PCIの既往	1
心不全または左室駆出率<30%	2
手技要因	
心筋梗塞に対するPCI	1
静脈グラフト病変に対するPCI	2
ステント径3mm以下	1

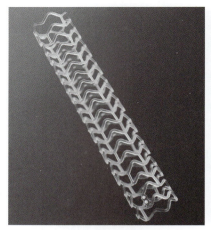

図3　bioresorbable scaffold
［Abott社より提供］

表2　BRSの想定されるベネフィット

1. ポリマーや金属に対する慢性炎症が生じないことによる効果
   a）malapposition, neoatherosclerosisが軽減する
   b）超遅発性ステント血栓症,遅発性ステント血栓症のリスク軽減
   c）late catch upがみられなくなる
2. 血管のgeometry維持,血管内皮機能の温存,vasomotionの温存による効果
   a）新規病変の発現を減ずる
   b）狭心症の軽減
3. 吸収消失することのメリット
   a）永続的な側枝閉塞のリスク軽減
   b）造影CTなど検査の妨げにならない
   c）外科手術の妨げにならない
   d）次のPCIの妨げにならない
4. 内腔の拡大,血管の代償性リモデリングの可能性
   a）長期予後の改善
   b）プラークの安定化

おいて外挿可能かどうかいまだに明らかでない．

b）晩期再狭窄

late catch upと呼ばれる．BMS時代には報告がなく，DES時代になってはじめて注目された現象である．病理学的な検討からはneoatherosclerosisとして報告され，このneoatherosclerosisはBMSより早期に，また高頻度に発現するといわれている．late catch upの原因としては，ステントの破断，ポリマーなどによる慢性炎症や過敏反応が想定されている．

c　第三世代DES以降の進歩

前述のごとく，DESの改良によってステント血栓症はほぼ解決したが，晩期再狭窄は依然として課題である．第二世代DESでも晩期再狭窄の点に

おいては大きな改善がないことから，ポリマーの残存がリスクととらえられるようになり，生体吸収性ポリマーを構造とした第三世代のDESが開発された．ポリマーが吸収されることで永続的な過敏反応や炎症は軽減すると期待されている．また，その延長線上にポリマーフリーのDESがある．

BRS

a　BRSに想定されるメリット

DESは第三世代へと進化してきたが，金属が血管内に残存することにかわりはない．ステント本来の役割は永続的でないため，異物であるステントはその役割を終えた後には無用の長物である．したがって，役割を終えた後には消失してしまうデバイスは理想的であると考えられ，このコンセプトを具現化したのがBRSである（図3）．もともとあったこのコンセプトは，DESの技術と融合することによって一機に現実化した．異物が残らないことがこのデバイスの最大の特徴であり，BRSで想定される多くのメリットは吸収され消失した後にあらわれるものである（表2）．動脈硬化は血管のshear stressと関係し，BRS吸収後はpulsatileで周期的な血流を確保できる点がDESとの最大の相違点である．このためBRSは血管の安定化に寄与し，血管反応性保持による長期的なイベント回避，PCIによる予後改善が実現可能ではないかと期待されている．

b　BRSの懸念と課題

多くの可能性を有するBRSであるが，現在の

BRSはいわゆる第一世代のデバイスでありscaffold thrombosisが懸念材料となっている．早期の血栓症リスクのみならず遅発性血栓症例も報告されている[4]．一方，経験の蓄積，手技上の改善によってリスクは半減できると最近報告された[5]．わが国はimaging guide PCIに精通している術者が多いため，諸外国に比し手技上アドバンテージを有していると期待されている．しかしながら，現行のBRSはストラット厚が150μmと厚く，支持力，拡張限界など多くの制限がある．このため，成績改善には適切な対象病変選択も鍵であり，小血管，高度石灰化病変など正円で良好な拡張を得がたい病変，分岐部病変などは適応外となる．また，基本的には長期的にDAPTを内服可能な対象が選択されることになる．このように，現行のBRSにはいくつもの制限がある．DESの進化が今日のPCIを確立したようにBRSの大きな進化に期待したい．

文　献

1) Alfonso F et al：A randomized comparison of drug-eluting balloon versus everolimus eluting stent in patients with bare-metal stent-in-stent restenosis：the RIBS V Clinical Trial（Restenosis Intra-stent of Bare Metal Stents：paclitaxel-eluting balloon vs. everolimus-eluting stent）. J Am Coll Cardiol **63**：1378-1386, 2014

2) Habara S et al：Late restenosis after paclitaxel-coated balloon angioplasty occurs in patients with drug-eluting stent restenosis. J Am Coll Cardiol **66**：14-22, 2015

3) Kleber FX et al：Drugcoated balloons for treatment of coronary artery disease：updated recommendations from a consensus group. Clin Res Cardiol **102**：785-797, 2013

4) Serruys PW et al：Comparison of an everolimus-eluting bioresorbable scaffold with an everolimus-eluting metallic stent for the treatment of coronary artery stenosis（ABSORBⅡ）：a 3 year, randomised, controlled, single-blind, multicentre clinical trial. Lancet **388**：2479-2491, 2016

5) Indolfi C et al：Bioresorbable vascular scaffolds-basic concepts and clinical outcome. Nat Rev Cardiol **13**：719-729, 2016

9 debulking PCI（ロータブレータ）

伊苅裕二

診療のポイント・治療指針

- ロータブレータはダイアモンドを先端にもち，高速回転で血管内の固い病変を削る器具である．
- 対象は，表在性の石灰化病変である．
- 硬い部位は削るが，軟らかいところは削らない．
- 切削されたものは数ミクロン程度のサイズとなるため，毛細血管を通過し末梢塞栓は起こさないといわれている．
- しかしながら，スローフローなどの合併症があり適応と禁忌を十分に検討する必要がある．

ロータブレータとは

カテーテルの先端は紡錘状形状であり，先端部半分に20μmの，人造ダイアモンド結晶が2,000～3,000個つけられている（図1）．

ロータブレータは専用のガイドワイヤーを用いてover-the-wire（OTW）のシステムで冠動脈内へ挿入，アドバンサーと呼ばれる駆動装置で窒素ガスを用いてタービンを介する高速回転で病変部を切削する．

differential cuttingという原理により，軟らかい組織には切除効果は乏しく，石灰化病変などの固い組織のみが切除されるとされる．切除された組織片は6～7μ以下の小切片となり，末梢の心筋内毛細循環を障害することなく，最終的には網内系で処理されるとされる．

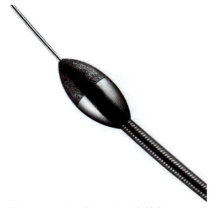

図1　ロータブレータの先端部
紡錘状形状であり，先端部半分に20μmの，人造ダイアモンド結晶が2,000～3,000個つけられている．
［Boston Scientific社より提供］

適応病変——石灰化病変

デバイス不通過あるいはステント不完全拡張が予測される，表在性の高度石灰化病変が適応となる．Moenckeberg硬化症の中膜石灰化病変に対しては，必ずしも有効な切削を得ることができない．

一般に，血管内超音波装置（IVUS）や光干渉断層法（OCT）上で全周性の石灰化を認め，バルーン拡張困難と予想される場合，あるいは表在性石灰化のために，バルーンやステントが通過できない場合に，ロータブレータを考慮する．

禁忌

ロータブレータは，組織を切除するデバイスであるがゆえに，遠位部塞栓の発症リスクがあり，その禁忌（表1）についても理解する必要がある．

ロータブレータ使用の実際

患者側の準備は通常の経皮的冠動脈インターベンション（PCI）とかわらない．アプローチ部位に関しては，橈骨動脈アプローチ（TRI）でも総大腿動脈アプローチ（TFI）でもいずれでも対応可能である．右冠動脈（RCA）あるいは灌流域の大きな左回旋枝（LCx）を治療する場合には，一時

的ペーシングが必要になることも多い.

a ロータカクテルの準備

施設により多少の差異はあるが，標準的には以下の内容で準備する.

①生理食塩液 1,000 mL
②ヘパリン 18,000 単位
③nicorandil 24 mg
④亜硝酸薬（ISDN）5 mg

さらに，施設により verapamil を添加することがある．国外ではロータカクテルと同様の薬液としてロータブレータ専用の rotaglide lubricant が承認販売されており，準備がきわめて容易であるために一般的に使用されるが，わが国ではアレルギーの懸念から認可されていないため使用できない．

表1　ロータブレータの禁忌

[絶対的な禁忌]
①高度の心機能低下例
②大動脈内バルーンパンピング（IABP）などの補助循環が適応できない中等度の低左心機能症例（腹部大動脈瘤などで，IABPが挿入禁忌の場合を含む）
③亜急性期（回復期）の心筋梗塞症例において，梗塞責任血管以外を対象とした経皮的冠動脈インターベンション（PCI）
④重度の大動脈弁狭窄症（AS）を合併例
⑤変性した伏在静脈グラフト
⑥血栓性病変

[相対的な禁忌]
①びまん性病変（病変長 25 mm 以上は注意が必要）
②多枝病変（1期的に治療を必要とする場合）
③長期間の抗血小板薬2剤併用療法（DAPT）に不耐が予想される患者（DAPTはロータブレータの必要条件ではないが，一般に薬剤溶出性ステントの使用を前提とするため）
④側副血行路の供給側の動脈に対する手技

b ガイドワイヤーの選択

ロータブレータ専用のガイドワイヤーには，Floppy および Extra Support の2種類が用意されている（図2）．一般にサポートが必要な際に Extra Support を用いる．Extra Support が Floppy に比較して先端のテーパー部が短く（Floppy では 13 cm であるのに対して，Extra Support では 5 cm），より破断しにくい構造となっている．一方，Floppy ワイヤーではワイヤーバイアスが少なく，切削によるエリアも大きく獲得できる可能性もあり，病変による使い分けが必要である．

c 回転数の考察

一般的なロータブレータ手技は，回転速度 160,000～180,000 rpm で，1セッション10秒以内が原則である．わが国では比較的高回転短時間（180,000～200,000 rpm）での手技も好まれるが，近年，120,000～140,000 rpm という低速回転での手技を推奨する術者もいる．

高回転では通過力は高いが，ブレがないため，debulking 量は少ない．低回転は，通過力は低いが，ぶれることにより debulking 量は多い．

アテレクトミー効果は，低回転で大きいため，石灰化に割を入れるという目的なら高回転が適している．

合併症対策

ロータブレータの合併症は，大きく以下のとおりである．

①slow flow/no flow
②冠動脈解離（①との鑑別が重要）

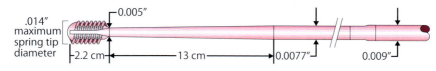

a. RotaWire Floppy ガイドワイヤー

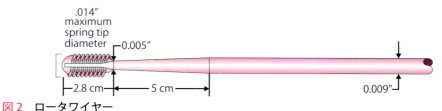

b. RotaWire Extra Support ガイドワイヤー

図2　ロータワイヤー

[Boston Scientific 社ホームページを参考に作成]

102 IV. 冠動脈疾患

TOPICS

slow flow あるいは no flow への対処

　ロータブレータによる slow flow/no flow は
きわめて治療抵抗性であり，時に致死的であ
る．現状では薬物療法はその効果が限定的であ
り，大動脈内バルーンパンピング（IABP）によ
る血行動態補助が最も有効と考えられる．
nitroprusside の選択的冠動脈内投与，患者自己
血を用いたフラッシュを行いつつ，IABP を速や
かに開始する．slow flow になりつつある時に
は，ロータブレータに固執しない判断力が術者
には必要である．

　③徐脈
　④穿孔（ガイドワイヤーによるものと，ロータ
バーによるものがある）
　⑤デバイスの断裂や遺残
高速度で回転して高度石灰化病変を切除すると

いう特性上，上記のとおりさまざまな合併症が予
測ならびに懸念されるが，合併症の原因は主に遠
位部塞栓症による心筋微小循環障害あるいは局所
の血管損傷など，debulking device 特有の問題で
ある．したがって，これらの予防策は比較的シン
プルであり，共通する予防事項は以下に集約され
る．

　①適切なバーサイズ（遠位部対照血管径×0.7,
あるいは－1.0 mm の原則）を選択する．過剰な
バーサイズはあらゆる合併症のリスクを増大させ
る．

　②病変部への過剰な接触（＝接触圧ならびに接
触時間）を避ける．

　③burr activation の回数ならびに合計時間を可
能な限り短くする．

　何より大切なことは，ロータブレータが万能で
はないことを知ることであり，状況を見極めて手
技を中断する勇気である．

10 冠動脈血栓吸引，末梢保護

▶ 興野寛幸，上妻　謙

診療のポイント・治療指針

● 末梢塞栓や no reflow を防止する目的で使用される.
● 血栓量の多い急性心筋梗塞例や変性した静脈グラフトへの治療に用いられる.
● 長期予後改善に関するエビデンスは確立しておらず，ガイドラインでの扱いが定まっていない.

血栓吸引療法とは，急性冠症候群（acute coronary syndrome：ACS），なかでも特に急性心筋梗塞（acute myocardial infarction：AMI）に対する経皮的冠動脈インターベンション（percutanous coronary intervention：PCI）に際して，病変部の血栓などを機械的に吸引して除去し，塞栓の原因となる物質の量を減らすことを主目的としている．もう1つの対処法が末梢保護デバイスを用いる方法で，AMI のみならず，変性した大伏在静脈グラフトに生じた病変の治療の際に病変遠位部にデバイスを留置し，塞栓あるいは no reflow の防止を目的とするものである.

A. 血栓吸引療法

血栓吸引療法は，①塞栓源である血栓の減少，②血栓吸引による再灌流・病変部位の描出，③ステント留置や後拡張に伴うプラーク流出による slow flow および no reflow への対応，を目的に行われる．2009 年の米国心臓病学会/米国心臓協会（ACC/AHA）のガイドラインでは，Class Ⅱa に位置付けられていたが，2015 年のガイドライン[1]では，primary PCI 前に行うルーチンでの血栓吸引の施行は Class Ⅲ（no benefit）と改定され，その適応・施行について再考されつつある.

血栓吸引療法の適応

現状ではルーチンでの使用が推奨されていないため，症例を選んで使用することが必要となる．VAMPIRE 試験[2]や TOTAL 試験では，発症からの経過時間による治療効果を検討しているが，発症6時間を経過した心筋梗塞など，ある程度硬くなった血栓に対しての血栓吸引施行後のほうが予

後改善効果が高い可能性があり，発症から血栓吸引までの時間が長いものは適応になるだろう．一方，血栓の量としては，血栓量が多いほど血栓吸引の効果が大きくなると考えられていたが，TASTE 試験によれば血栓量自体は必ずしも予後に直結しないことが示唆され，引き続き検討が必要と考えられる.

血栓吸引療法の方法

実際に使用する血栓吸引カテーテル・デバイスは複数のメーカーから発売されている．対応するガイドカテーテルのサイズ，先端チップの形状やモノレール部分の長さ，吸引内腔の断面積，シャフトの性能などで若干の違いはあるが，その基本構造は類似しており，二重の内腔をもつモノレールタイプで，カテーテルがガイドワイヤーに沿って病変部まで進み血栓を吸引するシステムとなっている．吸引には，吸引器を用いる持続吸引タイプと，吸引用シリンジを用いるシリンジタイプがある．後者を用いる場合には，吸引量の増加に伴う吸引力の低下が生じ（図1），血栓の脱落現象が生じやすくなるなども考えられ，注意が必要である.

実際の吸引法は，以下のとおりである.
①通常のガイドワイヤーを病変遠位部まで挿入する.
②最初の吸引は，血栓を末梢に押し込んでしまうのを防ぐ意味もあり，病変より遠位に挿入する必要はなく，病変部手前から病変部にかけて十分に吸引するように心がける.
③初回吸引後の造影で血栓残存が認められれば，再度吸引を試みる.
④状況に応じて，デバイスにトルクを加え，全

周性の吸引を意識する.

⑤十分な時間をかけて吸引を施行した後に，吸引を持続した状態で冠動脈内から体外へと引き抜く．この過程の途中で吸引圧を解除してしまうと，吸引した血栓が冠動脈内やガイディングカテーテル内に脱落・残存し，他の冠動脈や全身へ流出することで冠動脈閉塞および脳梗塞を含めた各種の塞栓症を生じる危険性が高まるため，十分な注意が必要である（これを防止する意味でも，持続吸引器を使用するタイプのほうが望ましいと考える）．

⑥ガイディングカテーテルは冠動脈にしっかりとエンゲージし，常に同軸を保つように心がける．

slow flow の発症が懸念される場合には，Fil-trap（ニプロ社）などの末梢保護デバイスを使用するケースもあるだろうが，その際には前もって血栓吸引を行い，標的血管の血栓量を減少させておくことが望ましい．また，filter を使用した状態でステント留置や後拡張を行うと filter no reflow が生じることがある．いったん filter no reflow が生じた場合には，そのまま回収を試みると，トラップされた血栓・粥腫内容物を押し出してしまったり，手前の側枝や冠動脈外に流出させてしまったりする可能性がある．このような場合には，filter を回収する前に，血栓吸引デバイスを用いてトラップされた血栓もしくは粥腫内容物を十分に吸引することが必要である．

血栓吸引療法の今後の課題

TASTE 試験や TOTAL 試験などからは，primary PCI におけるルーチンの血栓吸引療法施行は予後を改善しないばかりか，その後の脳梗塞の発症が増加するということが明らかになってきた．これまでの臨床試験を対象としたメタ解析[3]においても同様の結果が示されている（図2）．この点に関しては，吸引した血栓がカテーテルから回収物が脱落してしまっている可能性が考えられるため，今後は，たとえば持続吸引器とシリンジ吸引による差異といったデバイスの違いによる検討や，デバイス回収の際のガイディングカテーテルの位置といった技術的な側面も含めたより詳細な議論が必要となるだろう．

B. 末梢保護

冠動脈における末梢保護とは，血栓やプラークが末梢に流れるのを防ぐため，病変遠位部に留置

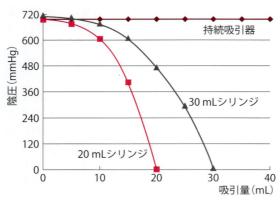

図1 シリンジ吸引と持続吸引器による吸引圧の変化の比較

［ニプロ社資料より引用］

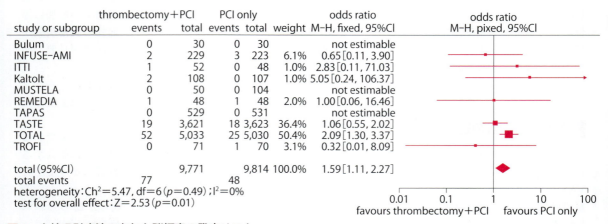

図2 血栓吸引療法の有無と脳梗塞の発症リスク

［文献3より引用］

したデバイスによって流れた物質を捕捉するもので，バルーンによる末梢閉塞タイプのものと，フィルタータイプのものがある．前者は海外では大伏在静脈グラフトのPCIで有効性が認められているが，ACSに対する適応としては現在まで有効性についてのエビデンスはない．なお，フィルタータイプの末梢保護デバイスは血流を遮断せずに末梢保護をできる点で優れており，現在はこちらが主流となっている．

末梢保護デバイスの適応

a 変性した静脈グラフト病変

変性した静脈グラフト病変へのPCIは，末梢塞栓による周術期の心筋梗塞のリスクが高いため，治療に際しては末梢保護デバイスの使用が必須である．2003年に発表されたSAFER試験によると，治療に際し，distal protection［本研究ではバルーン閉塞型のPercuSurge GuardWire（Medtronic社）を使用］を行ったほうが，コントロール群に比べ術後30日のMACE（全死亡・心筋梗塞・緊急バイパス・標的血管再血行再建）が有意に低いと示されており[3]，可能な限り末梢保護デバイスを併用すべきである．なお，フィルタータイプの末梢保護デバイスであるFilterWire EXを用いたFIRE studyでは，バルーン閉塞タイプの末梢保護デバイスであるPercuSurge GuardWireと同等の有効性が示されている．

b 急性冠症候群（ACS）

前述のように，ACSに対しては，現在まで有効性についてのエビデンスはなく，無作為臨床試験であるEmerald試験がネガティブな結果であったため，ルーチンでの使用は現時点では否定的となっている．

一方，slow flowや末梢塞栓をきたしやすい病変は血管内超音波（IVUS）などの血管内画像で同定可能である．EndoらはST上昇型心筋梗塞（STEMI）例において，IVUSでplaque rupture像を認め，かつ長軸方向に5 mm以上あるattenuated plaqueを呈する病変では高率にslow flowを生じることを報告している[4]．こういった症例に対しては，末梢保護のメリットが享受できる可能性がある．現在，IVUS所見からslow flow/no reflowのハイリスクと考えられる症例を対象に，フィルターデバイスの有用性を検討するランダム化試験（VAMPIRE III試験）が進行中である．末梢保護デバイスは，それ単独で使用し効果を得る

ものではなく，血栓吸引療法とセットで考えるべきものであるが，この研究は，必要であれば血栓吸引を行ったうえで末梢保護を行うというプロトコールで，その考えに合致しており，結果が待たれる．

末梢保護の方法

末梢保護が必要と判断された場合には，以下のような手順で行う．

①通常のガイドワイヤーを病変遠位部まで挿入する．

②血栓の存在が疑われる場合には，まず十分な血栓吸引を行う．

③デリバリーシースに含まれたFiltrapを挿入する（ワイヤー先端のコントロールがつきにくい場合にはトルクデバイスを使用するとよい）．

④Filtrapのワイヤーに乗せて，バルーン拡張や

TOPICS

血栓吸引は手技成功率を高め，院内MACEを減らすのに，有効でない？
——ST上昇型急性心筋梗塞に対する血栓吸引療法の有用性に関する観察研究（London Heart Attack Groupからの報告）[a]

2005～2011年に，英国ロンドンの8施設でprimary PCIを施行された10,929例を対象とした観察研究である．うち，32.7%の症例で血栓吸引が施行された．この研究では，血栓吸引群で手技成功率が有意に高く（90.9% vs. 89.2%：$p=0.005$），院内MACEは有意に低い（4.4% vs. 5.5%：$p=0.012$）という結果が示された．しかし，プライマリーアウトカムである全死亡については平均3年の経過観察期間で有意差を認めなかった（吸引群14.8% vs. 非吸引群15.3%：$p=0.737$）ことから，本研究グループは，血栓吸引療法は有効ではないと結論付けている．

しかし，この内容は，「primary PCIに際して血栓吸引を行うと，全死亡を増やすことなく，手技成功が有意に高くなり院内MACEが有意に低下する」という，血栓吸引療法にとってはポジティブな内容と理解すべきと考える．

a) Jones DA et al：Manual Thrombus Aspiration Is Not Associated With Reduced Mortality in Patients Treated With Primary Percutaneous Coronary Intervention：An Observational Study of 10,929 Patients With ST-Segment Elevation Myocardial Infarction From the London Heart Attack Group. JACC Cardiovasc Interv 8：575-584, 2015

ステント留置を行う（ステント留置の際には，最初に挿入した通常のガイドワイヤーを抜去しておく）．

⑤Filtrap 挿入中の造影は最小限にとどめる（血栓などを飛散させないため）．

⑥filter no relow を呈している場合には再度血栓吸引を行う．

⑦回収シースを挿入して Filtrap を抜去する（回収シースがステント近位端に引っかかる場合には，ステント変形をきたさないように注意する．場合によってはその部分の追加拡張を要することがある．それでも通過できない時は，デリバリーシースを使用する，アングル付きの回収シースを使用する，extension catheter を慎重に持ち込むなどの対処法がある）．

⑧必要があれば，通常のガイドワイヤーを再度挿入し，手技を続ける．その際，ステントストラットの外側を通過しないように注意する．

末梢保護の今後の課題

現状はエビデンスが不足しているが，実臨床では末梢保護が有用と考えられる状況はしばしば経験される．今後は末梢保護が本当に必要でそのメリットを享受できる症例や対象病変を明確に示す必要があり，VAMPIRE Ⅲ試験がどのような答えを出すのか，期待される．

また，末梢保護を行う時のデメリットとして，大きな側枝が病変の近傍に存在する場合，その側枝を保護できないことがあり，側枝により多くの血栓が流れてしまう可能性が否定できずこのデバ

イスの限界ともいえる．ただし，解剖学的に可能であれば，デバイスを留置する位置を大きな側枝手前にするなどの工夫によって側枝も保護できる可能性があり，技術的側面も含めた細かな検討も必要だろう．

文献

1) Levine GN et al：2015 ACC/AHA/SCAI Focused Update on Primary Percutaneous Coronary Intervention for Patients With ST-Elevation Myocardial Infarction：An Update of the 2011 ACCF/AHA/SCAI Guideline for Percutaneous Coronary Intervention and the 2013 ACCF/AHA Guideline for the Management of ST-Elevation Myocardial Infarction：A Report of the American College of Cardiology/American Heart Association Task Force on Clinical Practice Guidelines and the Society for Cardiovascular Angiography and Interventions. Circulation **133**：1135-1147, 2016

2) Ikari Y et al：Upfront thrombus aspiration in primary coronary intervention for patients with ST-segment elevation acute myocardial infarction：report of the VAMPIRE（VAcuuM asPIration thrombus REmoval）trial. JACC Cardiovasc Interv **1**：424-431, 2008

3) Jolly SS et al：Stroke in the TOTAL trial：a randomized trial of routine thrombectomy vs. percutaneous coronary intervention alone in ST elevation myocardial infarction. Eur Heart J **36**：2364-2372, 2015

4) Endo M et al：Impact of ultrasound attenuation and plaque rupture as detected by intravascular ultrasound on the incidence of no-reflow phenomenon after percutaneous coronary intervention in ST-segment elevation myocardial infarction. JACC Cardiovasc Interv **3**：540-549, 2010

11 冠動脈疾患の運動処方，心筋梗塞後のリハビリテーション

▶▶ 大宮一人

診療のポイント・治療指針

- 経皮的冠動脈インターベンション（PCI）やバイパス手術の技術の進歩もあり，標的冠動脈の予後は改善したが，再発予防のために長期にわたる心臓リハビリテーションが重要である．
- 心臓リハビリテーションは患者がよりよい社会生活を送るための行動の総和であり，運動療法と同義ではない．ただし，運動療法はその重要な部分を占めている．
- 患者個々の病態，運動耐容能を把握したうえで，適切な運動処方を提示することが必要である．
- 冠動脈疾患二次予防のためのリスクコントロールも重要であり，禁煙を指導し，脂質異常症や糖尿病，高血圧等に対しても適切に介入する．
- うつや不安を有する患者の予後が不良であることが報告されており，積極的に精神科医や臨床心理士に依頼してスクリーニングすべきである．

冠動脈疾患の運動処方の解説

1995 年の米国公衆衛生局による心臓リハビリテーションの定義[1]は，①医学的な評価，②運動処方，③冠危険因子の是正，④教育およびカウンセリングからなる長期にわたる包括的プログラムである．運動処方は心臓リハビリテーションの定義にも含まれており，必要不可欠なものである．実際の運動処方の構成要素を表1に示す．これ以外に実際の運動方法，たとえば平地歩行，自転車こぎ，トレッドミル歩行などの運動様式や，レジスタンストレーニングのメニューについても付記する．

心疾患患者の場合，運動療法の要素の中で最も重要なのは運動強度をどのように設定するかである．心疾患患者の場合，過大な運動は心筋虚血や重症不整脈などの有害反応を引き起こし，重症例では最悪の場合死に至ることもありうる．逆に，安全性のみを考えて軽強度の運動のみを行わせても効果は少なく，当初の目的を果たせないことになる．すなわち，安全性と有効性を加味したうえで運動強度を決定する必要がある．運動強度の決定法としては表1に示すようなものが一般的である．いずれにしても心疾患患者に対する運動は有酸素運動が適しているため，どのようにして有酸素運動相当の運動強度を決定するかが最も重要である．

表1 運動処方の要素と有酸素運動強度の決定法

［運動処方の要素］
1. 運動強度, 2. 運動の種類, 3. 運動の頻度, 4. 運動持続時間, 5. 運動の期間, 6. その他

［有酸素運動強度決定法］
1. 最大心拍数の 50〜70%
   （220−年齢，または実測値．できるだけ実測値を用いる）
2. Karvonen 法
   目標心拍数＝（最大心拍数−安静時心拍数）・K＋（安静時心拍数）
   定数 K は 0.4〜0.6 を用いる．ハイリスク患者では 0.2 程度から開始
3. 最高酸素摂取量の 40〜60%
4. 嫌気性代謝閾値（AT）による処方
   AT レベルの心拍数（ハイリスクでは 1 分前の心拍数）
   AT 1 分前の仕事率（Watt）
5. 自覚的運動強度（RPE）による処方
   Borg 指数 12〜13 程度

呼気ガス分析を併用した運動処方

本項では，わが国で広く行われている嫌気性代謝閾値（anaerobic threshold：AT）を用いた処方について述べる．AT は，運動生理学やスポーツ医学の分野で発達した概念であり，Wasserman ら[2]によって呼気ガス分析による測定法が提唱されて以来，心疾患患者の運動耐容能評価やリハビリテーションの強度設定のために応用されている．AT レベルの運動は，いわゆる有酸素運動のレベルであり，心疾患患者においても安全にかつ有効に施行できる．

実際の AT の決定には，ramp 負荷という直線的漸増負荷試験を呼気ガス分析下に行い，実際の運

IV. 冠動脈疾患

表2 Borg 指数

6		
7	very, very light	非常に楽である
8		
9	very light	かなり楽である
10		
11	fairly light	楽である
12		
13	somewhat hard	ややきつい
14		
15	hard	きつい
16		
17	very hard	かなりきつい
18		
19	very, very hard	非常にきつい
20		

［文献4より引用］

動療法は AT 測定により求めた仕事率（work rate：Watt）または心拍数を用いる．厳密には ramp 負荷法で求めた AT 時の酸素摂取量（$\dot{V}O_2$）になるような一段階負荷試験を行い，この時点の心拍数を AT 時心拍数として用いる．しかし，ramp 負荷後にさらに一段階負荷を行うことは煩雑であり，通常は ramp 負荷試験で決定した AT 時の心拍数か，1 分前の仕事率を採用する．

　ramp 負荷時の AT 時の仕事率をそのまま採用しない理由としては，実際の仕事率に対する $\dot{V}O_2$ の応答の遅れのためである．AT 時の仕事率で処方した場合，すでに AT を超えており，およそ 1 分戻れば通常は AT レベルを超えることはない．心拍数の場合は比較的運動に対する反応が速いが，安全域の狭い患者に対してはやや低めに処方するほうが安全である．

■ 呼気ガス分析を併用しない運動処方

a 心拍数を用いた処方

a）最高心拍数からの処方

　最大運動時の心拍数の 50〜70％ を用いる．「220−年齢」などの予測最大心拍数を用いる方法もあるが，可能な限り運動負荷試験を施行し，最高心拍数を実測して処方すべきである．

b）Karvonen 法による求め方

　Karvonen ら[3]による，目標心拍数＝（最大心拍数−安静時心拍数）・K＋（安静時心拍数）という式より算出される．K は定数であり，0.4〜0.6 が用いられる．しかし，K の値の決定については，後述するような注意点がある．これらの心拍数を用いる方法は簡便であるが，個々の心拍増加反応

のばらつきや心拍数に影響する薬物，たとえばジギタリスや β 遮断薬の使用に注意する必要がある．さらに，重症心不全患者においては，運動に対する心拍応答が鈍化している，いわゆる，chronotropic incompetence という状態があり，これも心拍数による処方に注意すべきである．慢性心房細動などの不整脈を有する患者などでは心拍数による処方は困難なことが多く，呼気ガス分析による処方が望ましい．

b 自覚症状からの処方

　自覚的運動強度（RPE）による処方は，Borg 指数（表2）[4]を用い，「ややきつい」程度の運動を行わせるが，これは 12〜13 付近に相当する．自覚的運動強度による処方は患者の主観に左右されるため，その欠点を補うためにトークテストが行われる．これは，運動中に 30 秒くらいで読める長さの文章を音読してもらい，少し息が切れるが読み切れるレベルを AT レベルと考える．適当な読み物がない場合は，スタッフと会話をして確認することも可能である．

■ 実際の処方例

a Karvonen 法

　例：安静時心拍数 60 拍/分，最大心拍数 160 拍/分の場合

　目標心拍数＝（最大心拍数−安静時心拍数）・K＋（安静時心拍数），つまり（160−60）・K＋60 となり，K 値が 0.4 であれば 100 拍/分，0.5 であれば 110 拍/分が目標となる．K 値の設定は 0.1 異なるだけで 10 拍以上増加することもあるため，最初から高い値を用いないほうがよく，重症例や安全域の狭い症例では運動療法開始後に徐々に増やしていくことも考慮すべきである．特に，急性期［急性心筋梗塞（AMI）や冠動脈バイパス術後早期］に用いる場合は，交感神経緊張による安静時高心拍や心拍増加不良も多く 0.2 程度から開始すべきである．大まかには若年で残存狭窄のない心筋梗塞例では 0.6，ハイリスク例では 0.4〜0.5，心不全は 0.3〜0.5 とされている．

b AT を用いた処方

　呼気ガス分析を併用した心肺運動負荷試験（CPX）が必要となるが，心房細動患者，心拍応答の鈍化した場合，ペースメーカなどに依存し自己脈が出ない場合などに特に有用である．また，運動に対する安全域の狭い症例にも AT を基準とした処方が望ましい．たとえば，1 分間に 10 W 漸増

11. 冠動脈疾患の運動処方，心筋梗塞後のリハビリテーション　*109*

自転車エルゴメータによる 10 W ramp 負荷の場合

	安静時	AT　1分前	AT	peak
仕事率（watts）		(47)	57	120
$\dot{V}O_2$（mL/分/kg）	3.5	11.9	13.2	21.3
METs	1.0	3.4	3.8	6.1
血圧（mmHg）	118/80	(135/85)	144/90	178/98
心拍数（bpm）	79	105	(110)	163

運動処方
1）エルゴメータで 45（〜50）watts，心拍数 110 bpm，収縮期血圧 135 mmHg
　を目安に
2）トレッドミルで時速＿＿km，角度＿＿%，心拍数＿＿bpm
3）ウォーキングエクササイズで，心拍数 110〜115 bpm を目安に
　　1回 30〜60 分，1日1回，週 3〜5 回
4）注意を要する心筋虚血，不整脈の有無　今回はありません

図1　CPX の結果からの運動処方箋の書き方（例）

する ramp 負荷で求めた AT 相当の仕事率が 57 watts であったとすると，生体内での反応の遅延を考慮し，1分前の 47 watts 前後で処方する．注意すべき点として，処方した仕事率時点での血圧の過大反応や虚血の有無に注意する．心拍数に関しては AT レベルの心拍数を使用して構わない．図1のように処方箋を作成し，説明とともに渡すとよい．

c　レジスタンストレーニングの処方

　有酸素運動に加えてレジスタンストレーニングを行う．各種ガイドラインには有酸素運動は最低週5回程度，可能であれば連日施行するように記載されているが，レジスタンストレーニングは週3回である．これは，筋肉に対する疲労と超回復を念頭においているためで，1 repetition maximum（RM）の 40〜80% 程度の比較的高強度の運動を行った場合に間隔をあけて行うように考慮する．いわゆる自重を使った低強度レジスタンストレーニングはこの限りではない．実際には心疾患患者の 1 RM を測定するのは難しいため，弱めの荷重から始めて 10〜15 回楽に施行可能な場合に強度を増加させていくほうがよい．

■ 冠動脈疾患患者に対する心臓リハビリテーション

　心臓リハビリテーションは包括的かつ長期にわたるプログラムであり，医師のみならず看護師，理学療法士，作業療法士，薬剤師，臨床心理士，栄養士，健康運動指導士，臨床検査技師などの多職種がかかわる．日本心臓リハビリテーション学会では，それらの多職種が共通の知識をもち，質

を高めることを目的に心臓リハビリテーション指導士制度を発足させ，認定している．

a　AMI 急性期リハビリテーション（phase Ⅰ）

a）急性期リハビリテーションの注意点

　心不全や重症不整脈，狭心症の残存などがない場合，AMI 発症直後の絶対安静・臥床状態は約1〜2日程度で終了し，早期リハビリテーション進行が可能である．最近では通常経過の AMI はほぼ2週間程度の入院であり，小梗塞に関してはさらに短いプログラムが採用されていると考える．表3に聖マリアンナ医科大学病院および分院共通の入院期心臓リハビリテーションプログラムを示す．当院では，AMI も開心術後も同一のプログラムを使用しているため，術前の項目や呼吸体操・胸郭ストレッチなどの開心術後に重点をおいた項目も記載されている．

b）患者教育と退院後リハビリテーションへの導入

　急性期リハビリテーションに平行して，患者教育を行う．具体的には，栄養管理，禁煙指導，冠危険因子の管理，職場復帰への注意点などについて多職種チームがそれぞれ行う．また，栄養指導や服薬指導，救急蘇生法の講習などは，同居する家族の参加が必須である．家族の理解と協力が得られるか否かは，その後のリハビリテーションの成功の鍵となる．AMI 入院期間が以前よりも短くなっている，その後のリハビリテーションの動機付けに重要な期間である．

b　AMI 回復期早期心臓リハビリテーション（early phase Ⅱ）

　離床から退院までを回復期早期と考えるようになってきているが，基本的には入院中は phase Ⅰ

表3　聖マリアンナ医科大学リハビリテーションプログラム

ステージ	場所	PTと一緒に行うリハビリ	病棟での行動様式	洗面・歯みがき	トイレ	着替え	整髪・洗髪	清拭	日付・時刻・サイン
術前・病棟		嚥下スクリーニング・離床の説明・創の保護・排痰指導など							PT
I	準CCU	ベッドの横に足を下ろす（5分間）呼吸体操	ギャッジ座位（30分/3回/日）	洗面 歯みがき 髭剃り ベッド上自立	ベッド上	全介助	全介助	全介助	Dr PT
II	病棟	立って椅子に座る（5分間）呼吸体操	椅子座位 A：30分以内/食事 B：60分以上/食事 検査は車椅子移動	↓	車椅子 病棟トイレ 排尿・排便	部分介助	くしでとかす	部分介助（前面は自分で）	Dr PT
III	↓	歩行2分間（約100m）胸郭ストレッチ	室内自由（2分以内）	室内の洗面所で洗面 歯みがき	歩いて病棟トイレ 排便のみ	自立	介助で洗髪	自立	Dr PT
IV	↓	歩行2分間を3回 胸郭ストレッチ	病棟内自由 病棟の電話ボックス・ラウンジ 下膳自立 病棟内洗面所		歩いて病棟トイレ 排尿・排便	↓	↓	↓	Dr PT
V	↓	歩行6分間（約300m）胸郭ストレッチ	本館および別館4階フロア内（渡り廊下）歩行許可			↓	シャワー自立		Dr PT
VI	心臓リハビリテーション室	ストレッチ体操 筋力トレーニング 歩行距離延長	初回は車椅子で心臓リハビリテーション室へ行きます 歩きやすい靴と動きやすい服装（Tシャツなど）の準備をお願いします 許可が出たら歩いてリハビリや検査に移動します						Dr PT
VII			院内自由 病院の敷地内（銀行・売店など）は歩いて移動できます 階段の利用は心臓に対する負荷が強いので，許可が出るまで控えてください						Dr PT

からの連続プログラムである．

a）退院時の生活指導

　院内リハビリテーションが終了する頃には，退院に向けてのチェックが行われる．この時期の患者の最大の関心事は，復職を含めた社会生活への復帰である．疾患の重症度や職種の違い，日常の活動度は患者個々で異なり，その指導は症例ごとに考える必要がある．特に問題となるのが肉体労働や職業的ドライバーであり，これらに関しては詳細を規定した適切なガイドラインがないのが現状である．日本循環器学会による「心疾患患者の学校，職域，スポーツにおける運動許容条件に関するガイドライン（2008年改訂版）」[5]には，心疾患患者における労働・運動許容条件が運動耐容能ごとに示されているので参照されたい．心疾患のリスクが高度の場合は中等度以上の運動は許可されない．また，退院後1ヵ月くらいの間はできるだけ動的な運動を勧め，静的（等尺的）要素の強い動作は避けるように指導する．入院中，もしくは退院後に運動負荷試験，特にCPXを施行すればさらに詳細な退院後の指導が可能となる．

　患者は心筋梗塞という重篤な病気に罹ったことに対する不安が強い場合が多く，精神科医や心理士によるカウンセリングも重要である．うつ状態の存在はその後の身体不活発やリハビリテーションへの不参加の原因ともなるため，適切なスクリーニングと治療介入が必要である．米国心臓協会（AHA）のガイドライン[6]にも，心筋梗塞や冠動脈バイパス術後の患者におけるスクリーニングの必要性が述べられている（Class Ⅱa）．また，この時期（入院中または退院後初回外来時）に患者は回復期（退院後）包括的リハビリテーションへの参加を勧められるべきであるとされる（Class Ⅰ）．いいかえると，医療者は最低一度は退院後リハビリテーションへの参加を勧めなければならない．

TOPICS

握力測定は簡便で，全死亡・心血管死を収縮期血圧よりも予測可能

Leong らの発表では[a]，さまざまな国の大規模集団において握力測定という単純な方法が，収縮期血圧よりも強力に全死亡・心血管死を予測する因子であったと述べている．

以前より，心疾患患者の予後予測因子として，呼気ガス分析で求めた最高酸素摂取量や二酸化炭素排出量に対する分時換気量の傾き（VE vs. VCO_2 slope）などが用いられている．それと同様に，下肢筋力が独立した予後規定因子となることが以前報告された．今回は世界中の17ヵ国からの約14万人において握力とその後の予後との関連が検討された．その結果，握力は全死亡，心血管死，心血管死以外の死亡，心筋梗塞，脳卒中と負の関連を有した．さらに，握力は収縮期血圧よりも強力に全死亡および心血管死を予測する因子であった．ただ，握力を改善させた場合にこれらの予後が改善するかについてはさらに検討が必要になる．しかし，心臓リハビリテーションにおいても下肢筋力のレジスタンストレーニングと同様に，上肢のトレーニングが重要である可能性が示唆された．

a) Leong DP et al：Prognostic value of grip strength：findings from the Prospective Urban Rural Epidemiology（PURE）study. Lancet **386**：266-273, 2015

C AMI 回復期後期（late phase II）および維持期（phase III）リハビリテーション

冠動脈疾患患者の二次予防の観点からは，リハビリテーションは終生継続する必要がある．この時期，特に維持期は社会復帰を果たした後であることが多く，会社や家族の理解や本人のモチベーションに左右される．以前より問題となっているが，わが国の退院後の心臓リハビリテーションの継続率は高くないのが現状である．これは外来リハビリテーションを継続する環境が整っておらず，外来にて通院リハビリテーションを行う病院も少ないのも一因である．地域のスポーツジムと提携したり，ドイツ式の維持期心臓リハビリテーションを行う NPO 法人（例：ジャパンハートクラブ）などの動きがあり，今後の展開が期待される．

文 献

1) Wenger NK et al：Clinical Practice Guidelines No. 17：Cardiac Rehabilitation as Secondary Prevention. Rockville Md：U. S. Department of Health and Human Services, Public Health Service, Agency for Health Care Policy and Research, National Heart, Lung and Blood Institute, AHCPR Publication, No. 96-0672, 1995

2) Wasserman K et al：Anaerobic threshold and respiratory gas exchange during exercise. J Appl Physiol **35**：236-243, 1973

3) Karvonen MJ et al：The effects of training on heart rate：a longitudinal study. Ann Med Exp Biol Fenn **35**：307-315, 1957

4) Borg G：Perceived exertion as an indicator of somatic stress. Scand J Rehabil Med **2**：92-98, 1970

5) 循環器病の診断と治療に関するガイドライン．心疾患者の学校，職域，スポーツにおける運動許容条件に関するガイドライン（2008 年改訂版）．＜http://www.j-circ.or.jp/guideline/pdf/JCS2008_nagashima_h.pdf＞［Accessed 1 October 2017］

6) Smith SC Jr et al：AHA/ACCF secondary prevention and risk reduction therapy for patients with coronary and other atherosclerotic vascular disease：2011 update：a guideline from the American Heart Association and American College of Cardiology Foundation endorsed by the World Heart Federation and the Preventive Cardiovascular Nurses Association. J Am Coll Cardiol **58**：2432-2446, 2011

12 冠動脈疾患の薬物療法

▶▶ 門平忠之，小林欣夫

診療のポイント・治療指針

- 冠危険因子の厳重な管理を行う.
- 高 LDL コレステロール（LDL-C）患者にはスタチンを投与し，高純度 ethyl icosapentate（EPA）製剤や小腸コレステロールトランスポーター阻害薬の併用も考慮する.
- 心筋梗塞患者では，禁忌がなければβ遮断薬を早期から投与開始する.
- 心筋梗塞患者では，左心機能低下や心不全を有する場合には血圧の許す限りアンジオテンシン変換酵素（ACE）阻害薬を早期から投与する.

冠動脈疾患患者の薬物療法は，心血管イベント（心血管死，心筋梗塞，心不全，薬剤抵抗性狭心症，脳卒中など）の抑制と長期予後の改善を目的とする.

治療のための診断と検査

まず，肥満，喫煙，高血圧症，脂質異常症，糖尿病，メタボリックシンドローム，慢性腎臓病などの冠危険因子の評価を正確に行い，日常生活における食習慣，身体活動に関しても詳しく聴取する.

治療の一般方針

a 治療方針の立て方

冠危険因子のコントロールが最大の鍵となる. また，狭心症患者においては，狭心症発作の寛解と予防，心筋虚血に対する治療，急性冠症候群の発症予防を図ることが重要である. 心筋梗塞患者では，急性期治療早期から長期予後改善を目的としてβ遮断薬や ACE 阻害薬またはアンジオテンシンⅡ受容体拮抗薬（ARB）を導入する. いずれの病態にしても，スタチンを中心とした脂質低下療法によるプラーク安定化あるいは退縮，内皮機能障害の改善，プラーク破裂を惹起しうる炎症の抑制，冠攣縮が関与する場合には Ca 拮抗薬による冠攣縮予防，抗血小板薬による血栓予防なども並行して行う.

b 薬物療法

a）高血圧症

日本高血圧学会（編）「高血圧学会治療ガイドライン 2014（JSH2014）」では，冠動脈疾患患者の降圧目標は 140/90 mmHg 未満とされている.

1．β遮断薬

狭心症患者に対しては，心拍数減少（陰性変時作用）や心筋収縮力の抑制（陰性変力作用）によって心筋酸素消費量を減少させることにより狭心症発作を予防する. 冠攣縮も関与すると考えられる場合には，ジヒドロピリジン系 Ca 拮抗薬を併用する. 心筋梗塞患者に対するβ遮断薬投与は，急性期死亡の減少と慢性期心イベントの抑制のいずれにも有効である. 禁忌がなければ心筋梗塞早期からβ遮断薬を投与することで梗塞サイズを縮小させ，左室リモデリングを抑制する. 中等度ないし高度の左心機能低下のある患者には少量から開始して漸増投与とする.

心筋梗塞患者の長期予後は，虚血イベント，致死的不整脈，心不全などにより規定されるが，β遮断薬はこれらすべての因子に対して有効である. 9 試験 13,679 例をメタ解析した Beta-blocker Pooling Project Research Group（BBPP）では，β遮断薬は心筋梗塞後の死亡を 24% 減少させることが示された. β遮断薬に関する報告の多くは再灌流療法以前に施行されたものであるが，経皮的冠動脈インターベンションが普及した現在でも有用であると考えられている.

処方例

①または②
①アーチスト（1.25〜10 mg）1〜2 錠，分 1〜2
②メインテート（0.625〜5 mg）1 錠，分 1

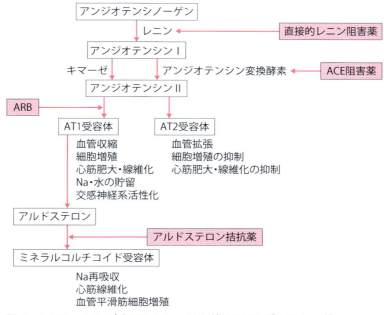

図1 レニン・アンジオテンシン・アルドステロン系カスケード

2. レニン・アンジオテンシン・アルドステロン系阻害薬

レニン・アンジオテンシン・アルドステロン系が賦活化すると，血管収縮，血管平滑筋細胞の増殖，心筋肥大，心筋線維化，Na・水の貯留，交感神経系活性化などをきたすことが知られている．この系の最も上流にあるアンジオテンシノーゲンをアンジオテンシンIへ変換させるレニンを阻害する直接的レニン阻害薬，アンジオテンシンIをアンジオテンシンIIに変換させるアンジオテンシン変換酵素を阻害するACE阻害薬，アンジオテンシンII受容体のうちAT1受容体をブロックするARB，アンジオテンシンIIにより産生刺激を受けるアルドステロンとミネラルコルチコイド受容体の結合を阻害するアルドステロン拮抗薬が臨床応用されている（図1）．

3. ACE阻害薬（ARB）

ACE阻害薬（ARB）はレニン・アンジオテンシン・アルドステロン系を抑制して，血管拡張，心肥大の抑制・退縮，心筋梗塞後の左室リモデリングの抑制などをもたらす．安定狭心症患者において，高血圧，糖尿病，心不全，心筋梗塞後，左心機能低下，慢性腎臓病などを合併している場合にACE阻害薬が推奨される．急性心筋梗塞患者においては，左心機能低下（左室駆出率が40％未満）や心不全を有するリスクの高い患者に対して低血圧の禁忌がない限り，発症24時間以内にACE阻害薬を投与することが推奨される．また，左心機能低下はなくても，高血圧や糖尿病を合併，あるいは脳血管疾患，末梢動脈疾患，アルブミン尿などを有する心血管イベント発生リスクが高い心筋梗塞患者には，ACE阻害薬を積極的に投与する．Blood Pressure Lowering Treatment Trialists' Collaboration（BPLTTC）のメタ解析において，ACE阻害薬とARBは降圧に依存した心不全・脳卒中予防効果を示した．冠動脈疾患予防効果に関しては，ACE阻害薬はARBに比べて有意に降圧を超えた予防効果を示した．心筋梗塞患者に対しては高血圧の有無にかかわらずACE阻害薬投与が勧められる．冠動脈疾患患者の心血管イベント抑制目的におけるレニン・アンジオテンシン・アルドステロン系阻害薬の第一選択はACE阻害薬であるが，咳嗽などの副作用によりACE阻害薬に忍容性がない場合にはARBを投与する．

4. アルドステロン拮抗薬

腎機能障害や高K血症がなければ心不全を伴った心筋梗塞患者へのアルドステロン拮抗薬の投与が推奨されている．RALES試験やEPHESUS試験において総死亡，心不全死，心臓突然死などの有意な減少が報告されたが，急性心筋梗塞による死亡や入院の減少は示されていない．

処方例

● **ACE 阻害薬**
①〜⑤のいずれか
①レニベース（2.5〜10 mg）1 錠，分 1
②ロンゲスまたはゼストリル（5〜20 mg）1 錠，分 1
③タナトリル（2.5〜10 mg）1 錠，分 1
④コバシル（2〜4 mg）1〜2 錠，分 1
⑤エースコール（1〜4 mg）1 錠，分 1　など
● **ARB**
①ミカルディス（20〜80 mg）1 錠，分 1
● **アルドステロン拮抗薬**
①または②
①アルダクトン A（25〜50 mg）1〜2 錠，分 1〜2
②セララ（25〜100 mg）1 錠，分 1

b）脂質異常症

「動脈硬化性疾患予防ガイドライン 2017 年版」において，冠動脈疾患患者の脂質管理目標値はLDL-C<100 mg/dL，HDL コレステロール（HDL-C）≧40 mg/dL，中性脂肪<150 mg/dL とされ，特に急性冠症候群患者では LDL-C<70 mg/dL を考慮するとされている．

1. スタチン

スタチンは冠動脈疾患の一次予防，二次予防に有効である（4S, WOSCOP, MEGA, TNT など）．LDL-C 低下作用のみならず，抗炎症作用，プラーク安定化作用，抗酸化作用，血管内皮機能改善などの多面的作用により，LDL-C 低下作用を超えた心血管イベントの減少が示されている．8 つの無作為化試験のメタ解析において，LDL-C 達成値が 175 mg/dL 以上の群を対照とした場合，LDL-C 値における主要心血管イベント調整後ハザード比は，LDL-C 75〜100 mg/dL 未満の場合で 0.56，50〜75 mg/dL 未満で 0.51，50 mg/dL 未満で 0.44 であった．この傾向は，non-HDL-C やアポリポ蛋白 B にも認められた．また，高用量スタチン群でも 40％以上の患者が LDL-C 目標値 70 mg/dL に達していなかった．本メタ解析から，LDL-C 達成値が低いほど心血管イベントが抑制されること，高用量スタチンを投与しても LDL-C 値低下不十分な症例が多いことが示された[1]．

2. 高純度 EPA 製剤

魚，魚油，n-3 多価不飽和脂肪酸の摂取が心血管イベントを低下させることは，これまでにいくつもの疫学調査や臨床試験で示されている．n-3 多価不飽和脂肪酸である EPA は肝での VLDL 合成を抑制して TG 値を低下させ，わずかに HDL-C を上昇させ，抗炎症作用，抗血小板作用も有する．スタチンを投与されている高コレステロール血症患者を対象とした JELIS 試験では，高純度 EPA 製剤の冠動脈イベント抑制効果が検討された．EPA 投与群における冠動脈イベント発生率は対照群に比べて 19％減少し，冠動脈疾患二次予防サブ解析では，EPA 投与群では対照群と比較して累積冠動脈イベントが 23％低く，特に心筋梗塞と経皮的冠動脈インターベンション（PCI）既往がある患者では EPA 投与群で 41％も低かった．脂質低下療法に関する 97 の無作為化試験のメタ解析では，心臓死と総死亡の両イベントを低下させるのはスタチンと n-3 多価不飽和脂肪酸のみであることが示された．高 LDL-C 血症にはスタチンに加えて高純度 EPA 製剤も考慮する．

3. 小腸コレステロールトランスポーター阻害薬（ezetimibe）

IMPROVE-IT 試験において，simvastatin + ezetimibe 併用療法は，simvastatin 単独療法に比べて LDL-C 値を有意に低下させ（53.2 vs. 69.9 mg/dL），心血管イベント（心血管死，心筋梗塞，不安定狭心症入院，冠動脈血行再建，脳梗塞）を有意に減少させた．また，simvastatin + ezetimibe 併用療法は simvastatin 単独療法に比べて心筋梗塞を 13％低下させた[2]．血管内超音波で冠動脈プラーク量を評価した PRECISE-IVUS 試験では，atorvastatin + ezetimibe 併用療法は atorvastatin 単独療法に比べて，より優れた LDL コレステロール低下効果に加えて冠動脈プラーク退縮効果もあることが示された（TOPICS 参照）．

4. PCSK9 阻害薬

PCSK9 阻害薬は肝臓の LDL 受容体を分解する酵素である PCSK9 を阻害するモノクローナル抗体である．いくつかの臨床試験において，PCSK9 阻害薬の非常に強力な LDL-C 低下作用と安全性が示されている．OSLER 試験[3]や ODYSSEY LONG TERM 試験[4]においては，プラセボ群に比べて LDL-C 値を 60％以上低下させるとともに，主要心血管イベントを有意に減少させた．また，血管内超音波で冠動脈プラークを評価した GLAGOV 試験では，PCSK9 阻害薬投与群において有意なプラーク退縮効果を認めた（「巻頭トピックス 8．PCSK9 阻害薬による新たな脂質異常症管理」参照）．

TOPICS

スタチンに ezetimibe を併用することで，より優れた LDL-C 低下効果とプラーク退縮効果を示した多施設無作為化試験（PRECISE-IVUS 試験）

PCI 治療を受けた日本人患者 202 例を atorvastatin＋ezetimibe 併用治療群と atorvastatin 単独治療群に無作為割り付けした．LDL-C＜70 mg/dL を治療目標として約 10 ヵ月間の脂質低下療法を行い，脂質低下効果に加えて，非治療部位のプラーク量変化を血管内超音波で比較した．atorvastatin＋ezetimibe 併用治療群において，より優れた LDL-C 低下（63.2 vs. 73.3 mg/dL，$p<0.0001$）が得られ，有意なプラーク退縮（percent atheroma volume の減少：−1.4% vs. −0.3%，$p=0.001$）を認め，プラークが退縮した患者の割合も多かった（78% vs. 58%，$p=0.004$）[a]．

a) Tsujita K et al：Impact of Dual Lipid-Lowering Strategy With Ezetimibe and Atorvastatin on Coronary Plaque Regression in Patients With Percutaneous Coronary Intervention：The Multicenter Randomized Controlled PRECISE-IVUS Trial. J Am Coll Cardiol **66**：495-507, 2015

処方例

● スタチン
①〜③のいずれか
①リピトール（5〜10 mg）1〜2 錠，分 1
②リバロ（1〜4 mg）1 錠，分 1
③クレストール（2.5〜5 mg）1〜4 錠，分 1　など
● 高純度 EPA 製剤
①エパデール 1,800 mg，分 2〜3，もしくは 2,700 mg，分 3
● 小腸コレステロールトランスポーター阻害薬（スタチンと併用）
①ゼチーア（10 mg）1 錠，分 1
● PCSK9 阻害薬（スタチンと併用）
①レパーサ
[家族性高コレステロール血症ヘテロ接合体または

スタチンで効果不十分な高コレステロール血症]
140 mg×1 回/2 週，または 420 mg×1 回/4 週
[家族性高コレステロール血症ホモ接合体]
420 mg×1 回/4 週，効果不十分な場合 420 mg×1 回/2 週
②プラルエント
[家族性高コレステロール血症またはスタチンで効果不十分な高コレステロール血症]
75 mg×1 回/2 週，効果不十分な場合 150 mg×1 回/2 週

5．K チャネル開口薬（nicorandil）

nicorandil は硝酸薬様の作用と K チャネル開口薬作用の両者を有する狭心症治療薬であり，冠血管拡張作用を有し，安定狭心症での発作予防に使用される．安定狭心症患者を対象として行われた IONA 試験では冠動脈イベントを有意に減少した．

処方例

①シグマート（5 mg）3 錠，分 3

文　献

1) Boekholdt SM et al：Very low levels of atherogenic lipoproteins and the risk for cardiovascular events：a meta-analysis of statin trials. J Am Coll Cardiol **64**：485-494, 2014

2) Cannon CP et al：Ezetimibe Added to Statin Therapy after Acute Coronary Syndromes. N Engl J Med **372**：2387-2397, 2015

3) Sabatine MS et al：Efficacy and safety of evolocumab in reducing lipids and cardiovascular events. N Engl J Med **372**：1500-1509, 2015

4) Robinson JG et al：Efficacy and safety of alirocumab in reducing lipids and cardiovascular events. N Engl J Med **372**：1489-1499, 2015

13 冠動脈バイパス手術

▶▶ 沼田　智，夜久　均

治療のポイント・治療指針

- 病変の複雑度（SYNTAX score）を用いた適応決定が重要である.
- 糖尿病患者に対する有用性は依然高い.
- 人工心肺非使用バイパスはハイリスク例で特に有用である.
- 今後はハイブリッド治療の占める割合が増加する可能性がある.

冠動脈バイパス術（CABG）の適応

a CABG と PCI の選択

　冠動脈バイパス術（coronary artery bypass grafting：CABG）と経皮的冠動脈インターベンション（percutaneous coronary intervention：PCI）のどちらの方法を冠動脈血行再建の方法として選択するかは，いまだに議論の多いところである. 現在までに非常に多くのPCIとCABGの比較試験がなされてきた. その中で，最近の欧米のガイドライン構築のベースになっている試験はSYNTAX trial と Freedom trial である. 特に，SYNTAX trial は PCI と CABG の持ち味を浮き彫りにした. 従来，左主幹部病変に関してはCABGの適応であると考えられていたが，SYNTAX trial の結果をみると意外にも CABG はその持ち味を発揮できていない. その反面，三枝病変に関しては予想以上にCABGがその強さを示した. それらの結果に基づき 2014 年欧州心臓病学会/欧州胸部心臓外科学会（ESC/EACTS）ガイドラインで，左主幹部病変と三枝病変で大きなコントラストがつくことになった. つまり，左主幹部病変ではPCI に対して SYNTAX score（冠動脈病変の複雑性を示す score）が 22 以下はなんと Class I，23〜32 は Class IIa となった. 一方，三枝病変ではSYNTAX score が 22 以下では PCI が Class I であるが，23 以上では Class III となった（表1）[1]. 冠血行再建の潮流の変化を示したといえる.

　もう一つ重要な試験はFREEDOM trialであり，多枝病変をもつ糖尿病患者に対して CABG と薬剤溶出性ステント（drug-eluting stent：DES）を比較した無作為試験である. 全死亡，心筋梗塞，脳梗塞の複合エンドポイントは5年でCABGが有

表1　2014 年 ESC/EACTS ガイドラインでの適応

	CABG		PCI	
	Class	Level	Class	Level
1, 2枝病変＋近位 LAD 病変なし	IIb	C	I	C
1, 2枝病変＋近位 LAD 病変あり	I	A	I	A
2 枝病変＋近位 LAD 病変あり	I	B	I	C
LMT 病変＋SYNTAX score≦22	I	B	I	B
LMT 病変＋SYNTAX score 23〜32	I	B	IIa	B
LMT 病変＋SYNTAX score＞32	I	B	III	
3 枝病変＋SYNTAX score≦22	I	A	I	B
3 枝病変＋SYNTAX score 23〜32	I	A	III	
3 枝病変＋SYNTAX score＞32	I	A	III	B

［文献1を参考に作成］

意に低かった. これに基づきガイドラインでは糖尿病患者の多枝病変で手術リスクが低ければCABG が Class I となった. いずれにしても内科医，外科医だけでなく多職種で構成される Heart Team Conference において，ガイドラインに基づいたうえで，施設の治療成績，患者のリスクを勘案したうえで治療方針を決定することが重要である（欧米のガイドラインにて Class I）.

b わが国の現状

　実際のわが国での PCI/CABG の比率はどうであろうか. 日本循環器学会による循環器疾患診療実態調査によれば，わが国における PCI/CABGの比率は13.1であった. この数値は諸外国（米国5.17，英国2.03，オーストラリア2.19）と比べて著しく高い数値であり，いかにわが国では PCI が多く施行されているかがわかる. PCI が隆盛となる中，手術の低侵襲化志向が強まり，わが国でのoff-pump CABG（OPCAB）の隆盛に関与しているかもしれない.

表2　傾向スコアマッチング後の手術成績

	ONCAB (n=2,955)		OPCAB (n=2,955)		
	n	%	n	%	p値
30日死亡	26	0.9	14	0.5	0.051
病院死亡	40	1.4	25	0.8	0.053
死亡＋主要合併症	324	11	211	7.1	<0.001
出血再開胸	47	1.6	23	0.8	0.004
脳梗塞	50	1.7	34	1.2	0.079
透析	60	2	33	1.1	0.005
感染症	49	1.7	31	1	0.043
長期人工呼吸	211	7.1	128	4.3	<0.001
周術期心筋梗塞	16	0.5	16	0.5	1
一過性脳虚血	47	1.6	39	1.3	0.385
腎不全	134	4.5	144	4.9	0.539
消化管出血	52	1.8	27	0.9	0.005
長期ICU滞在	174	5.9	96	3.2	<0.001

［文献4より引用］

OPCABの利点

OPCABとは人工心肺を使用せずに行うCABGのことであり，1990年代初頭頃から行われるようになり，技術や器具の発展とともに適応が拡大されてきた．現在まで，非常に多くのOPCABとon-pump CABG（ONCAB）の前向き無作為比較研究がなされており，それらの論文をメタ解析した論文もまた数多くある．結果を抜粋すると，手術死亡率はOPCABで有意に高い（OPCAB 3.7％，ONCAB 3.1％：$p=0.04$）が，術後急性期の脳梗塞，腎機能障害，再冠血行再建率は有意差がない．また，末梢吻合数は有意にOPCABで少ない．早期グラフト開存率は大伏在静脈グラフトでは有意にOPCABでわるい．術後1年以後の再冠動脈血行再建率は有意にOPCABで高いなどであり，OPCABの優位性は全く示されていない[2]．

一方で，レジストリーを用いた傾向スコアマッチング試験の結果はかなり様相が異なる．Society of Thracic Surgeons（STS）データベースを使用した42,471例の検討では，手術死亡，脳梗塞，心筋梗塞は有意にOPCABで低かった．また，傾向スコアマッチング試験のメタ解析（38論文，123,137例）では死亡率，脳梗塞，心筋梗塞，腎不全，長期間人工呼吸ともにOPCABで低いと報告されている．傾向スコアマッチング試験の結果はOPCABの優位性を示しており，無作為試験とレジストリー研究で結論が分かれている．これにはさまざまな理由があると思われるが，最も影響しているのは解析される症例群の違いである．無作為試験に登録される症例は低リスク症例が中心となっており，OPCABの恩恵が受けにくい患者群を対象にしている可能性がある．OPCABではpredicted mortalityとobserved mortalityに乖離が生じ，よりハイリスクな症例でその乖離が顕著になり，observed mortalityが下がっていく．一方で，ONCABではそのような乖離は生じることがない．すなわち，OPCABはハイリスク例において最もその特徴を発揮できると考えられる[3]．

わが国では全CABGの60％以上がOPCABで施行されており，その傾向は最近10年以上変化していない．このようなOPCAB先進国であるわが国での手術成績はどうであろうか．日本成人心臓血管外科手術データベースに2008～2010年に登録された単独CABG 24,287例のうち，術前因子の傾向スコアマッチングを行ったOPCAB，ONCAB症例各2,955例を比較検討した．その結果によると，30日死亡（OPCAB 0.5％，ONCAB 0.9％），病院死亡（OPCAB 0.8％，ONCAB 1.4％）とも両群間に有意差は認めなかったが，OPCABで低い傾向にあった．死亡と主要合併症をあわせたcomposite，出血再開胸，新規血液透析，術後感染症，長期人工呼吸，消化管出血，長期集中治療室（ICU）滞在ともにOPCABで有意差をもって低かった．長期成績の検討が待たれるが，わが国ではOPCABの妥当性は高いと思われる（表2）[4]．ただし，これらの症例の遠隔期成績の比較が重要であり，少なくともONCABと同等の成績が示されなければならない．

OPCABにせよONCABにせよ，最も重要なことは完全血行再建を行うということであり，OPCABで行うことを優先して完全血行再建が行われなければ手術の目的を達しているとはいえない．各外科医，施設が状況を鑑みて手術法を決定することが好ましいと思われる．

グラフト選択

a 内胸動脈（ITA）

CABGのグラフト選択としては，特に左前下行枝に対してはITAを第一選択とすることが必須である．ITAは吻合した冠動脈の新規病変の発生を抑える効果があり，長期開存率も高いこと，生命予後を改善することが報告されている．伴走する静脈を一緒に採取せず動脈のみを採取する方法（skeletonized法）を使用することで，長さ，流量が増加し，よりバイパスグラフトのデザインの幅が広がる．両側のITAを左冠動脈に使用すると生存率，major adverse cardiovascular and cerebrovascular event（MACCE）回避率が，単独 ITA よりも改善するという報告がみられる．最近の多施設共同ランダム化比較試験では，5年までの経過観察で死亡率，MACCE 回避率に両側 ITA 使用と片側 ITA 使用で有意差がなかったことが報告された（Arterial Revascularisation Trial：ART）．ただし，両側 ITA で今後の有意差が顕在化するのは長期成績においてである可能性も十分ある．今後10年までのデータの蓄積が予定されており，結果が注目される．

b 大伏在静脈

大伏在静脈はグラフト材料として歴史があるが，10年後の開存率は60％程度であり，他のグラフトよりは劣っている．それゆえ，重要でない枝に使用されるケースが多いが，最近周囲組織をつけたまま前拡張を行わず使用する「no-touch」法が報告されるようになった．報告によれば，「no-touch」法を用いることで大伏在静脈の開存率は（大動脈冠動脈吻合でも，ITA との composite としても）向上するとされている．これは採取時の内膜損傷が防止されることや，血管周囲脂肪組織から血管拡張物質が分泌される可能性などが影響しているものと思われる．従来の大伏在静脈のイメージを覆す可能性があり，注目される．

橈骨動脈は攣縮をきたしやすく，狭窄が高度でない冠動脈に吻合すると開存率が十分でないことが報告されている．free 右内胸動脈（RITA）と橈骨動脈グラフトの使用のランダム化比較試験（RAPCO trial）では，10年後の開存率は橈骨動脈で有意差をもって優れていた（橈骨動脈89％，free RITA 80％）．吻合部位を選択して使用することで second graft として使用しうる．

c 右胃大網動脈，他

右胃大網動脈などは主として右冠動脈に使用される動脈グラフトであり，右冠動脈に使用された際には他の動脈グラフトと遜色ない成績であるとされる．一方で，長期予後の点では大伏在静脈と同等であるという報告もある．また，胃大網動脈（GEA）は大動脈の第4分枝であり，灌流圧がやや低いと思われることから，狭窄が高度でない冠動脈に吻合すると flow competition を起こしやすい．

ハイブリッド治療

ハイブリッド治療とは，冠動脈多枝病変の治療を CABG と PCI を組み合わせて行う治療のこと

である．ハイブリッド手術室で同時に施行される場合と，「one-stop」すなわち，日時を分けて施行される場合とがある．このような治療がなされる背景には，以下があげられる．

①ITA を用いた左前下行枝（LAD）へのバイパスは非常に開存率がよいこと

②最新のステントを用いた PCI では LAD 以外の領域において ITA 以外のグラフトより良好な開存を期待できるようになったこと

したがって，通常のハイブリッド治療は左内胸動脈（LITA）-LAD の一枝 CABG ＋非 LAD 領域の PCI という組み合わせになる．適応としては，次のようなものが考えられる．

①PCI の適応となる多枝病変で，解剖学的に LAD 病変への PCI が不向きな場合〔たとえば，びまん性病変，石灰化病変，慢性完全閉塞病変（CTO）など〕

②CABG の適応となる多枝病変で，非 LAD 領域への CABG の効果が懸念される場合（たとえば，グラフトの flow competition を起こす可能性が高い中等度病変）

③CABG の適応となる多枝病変で，完全血行再建を行うにはハイリスクな患者など

Fuwai 病院からの報告[5]によると，EuroSCORE や SYNTAX score で階層に分け，PCI，CABG，ハイブリッド治療の MACCE の頻度を平均3年まで比較した結果，ハイブリッド治療は high EuroSCORE 例では CABG よりも有意に MACCE の頻度が低く，high SYNTAX score 例では PCI より有意に MACCE の頻度が低く，CABG と同程度であった．これらの結果からは術前リスクが高く，かつ冠動脈病変が複雑な症例に対してハイブリッド治療の有用性が高いことが示された（図1）．今後のデータの蓄積を待たねばならないが，ハイブリッド治療が従来の血行再建戦略よりも有用である患者群は存在しそうである．ただし，現時点では日米欧のガイドラインでは，詳細にハイブリッド治療の適応まで踏み込んではいない．

MICS CABG

ハイブリッド治療の一環としての CABG は LITA-LAD 吻合を中心とするものと思われ，そうなると左開胸小切開での CABG の適応となる症例が増えるであろう．左小開胸による CABG は1990年代から minimally invasive direct coronary artery bypass（MIDCAB）として，主に LITA-

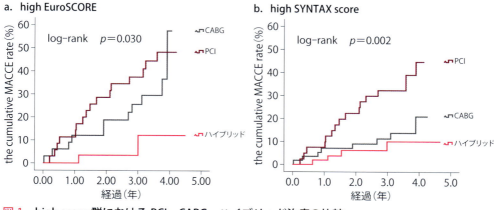

図1 high score 群における PCI，CABG，ハイブリッド治療の比較

［文献5より引用］

LADの一枝バイパスが施行されていた．2000年代後半から左側開胸によるCABGすなわちMICS CABG（minimally invasive cardiac surgery CABG）の報告がなされるようになってきた．MIDCAB時代には一枝バイパスが主流であったが，MICS CABGでは多枝バイパスの報告もなされており，両側ITAを使用する手技の報告もある．また，ITAの採取に手術支援ロボットda Vinciサージカルシステム（Intuitive Surgical社）を使用することが可能である．そうすればより小さい創で手術を施行することが可能となる．ロボット支援下の完全内視鏡下のCABGも試みられているが，さらなるデバイスの進歩が必要な状況と思われる．MICSの最大の利点は胸骨切開を避けることができる点であり，早期に社会復帰を希望する患者に最も歓迎されるだろう．

術後管理

術当日は集中治療管理を行い，翌日から経口摂取，リハビリテーションを行う．早期の離床ならびに積極的なリハビリテーションは，術後生命予後改善につながるといわれる．抗血小板薬の内服を早期から行う．退院前には心エコー，冠動脈CTで心機能，グラフト評価を行う．

文献

1) Windecker S et al：2014 ESC/EACTS Guidelines on myocardial revascularization. Eur Heart J **35**：2541-2619, 2014
2) Moller CH et al：Off-pump versus on-pump coronary artery bypass grafting for ischaemic heart disease（review）. Cochrane Database Syst Rev：CD007224, 2012
3) Kuss O et al：Off-pump versus on-pump coronary artery bypass grafting：a systematic review and meta-analysis of propensity score analyses. J Thorac Cardiovasc Surg **140**：829-835, 2010
4) 沼田　智ほか：正中切開下人工心肺非使用冠動脈バイパス―傾向スコアを用いた人工心肺使用バイパス術との比較．胸部外科 **69**：573-580，2016
5) Shen L et al：One-stop hybrid coronary revascularization versus coronary artery bypass grafting and percutaneous coronary intervention for the treatment of multivessel coronary artery disease. 3-year follow-up results from a single institution. J Am Coll Cardiol **61**：2525-2533, 2013

14 冠動脈バイパス手術後の外来管理

鈴木　進，室原豊明

管理のポイント
- バイパスグラフト長期成績と個々の症例のバイパスデザインを考慮して，虚血評価・治療方針を決定する．
- 冠動脈バイパス術（CABG）後の合併症として，縦隔炎にも注意し経過観察する．
- 冠動脈疾患二次予防のための生活指導含む冠危険因子の管理を行う．

　CABGは，安定冠動脈病変において，左前下行枝近位部を含む2枝以上の病変や左主幹部病変が適応となるが，近年の薬剤溶出性ステントの成績向上やSYNTAX試験の結果を受け，CABGが施行される症例の病変形態はさらに複雑化しており，また高齢症例や糖尿病，腎不全症例の増加もあり，患者背景についても動脈硬化・石灰化のより進展した管理の難しい症例が増加している．そのため，術後の外来管理においては薬物療法だけでなく食事運動療法・禁煙指導などの生活指導による心筋虚血再発防止を含めた全身の動脈硬化管理を厳重に行う必要がある．

外来管理のための評価

a グラフト開存性と新規冠動脈虚血の評価

　外来管理では，バイパスグラフト血管の閉塞や狭窄，新規・残存含め自己冠動脈の病変進行による心筋虚血再燃の可能性を考慮し，診療にあたる必要がある．外来通院中に心筋虚血を示唆する胸部症状や検査所見が出現した場合は，負荷心筋シンチグラフィや冠動脈CT検査を施行し，新規冠動脈病変の出現が疑われる場合には，カテーテル検査による診断および再治療方針を検討する．無症候例については，術後のグラフト評価のタイミング，評価に関しての明確な指標はない．バイパスグラフトの長期成績としては，左内胸動脈グラフトの術後5年開存率は90％以上を保つとされているが，大伏在静脈グラフト（SVG）では，術後早期のグラフト閉塞が約10％に起こり，10年開存率も60％程度である．また，長期開存しているSVGの約半数に，vein graft disease（静脈グラフトの劣化・動脈硬化）を認めることも報告されて

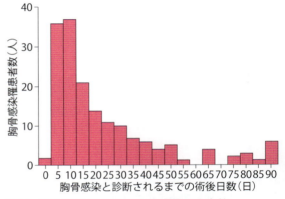

図1　開心術後90日間の胸骨感染の発生数

おり[1]，これらの一般的なグラフト成績と個々の症例のバイパスデザインを熟知・念頭においてCABG後症例の外来診療にあたるべきである．

b 術後合併症，慢性期の弁膜症の評価

　あらゆる外科手術において手術部位感染が発生する可能性があるが，心臓手術後の深部胸骨感染（縦隔炎，胸骨髄炎）は，頻度こそまれであるが発症すれば致命的な合併症である．特に，内胸動脈採取や糖尿病例が多いことなどから，弁膜症手術後の約0.7％に比し，CABG後では，約1.5％とその発生頻度が高く，退院後に発症・診断のつくケースが半数以上あることから，術後3ヵ月頃までは，発熱や創部発赤，胸痛，膿性浸出液，胸骨の動揺性など胸骨感染を疑う所見の有無に注意する必要がある（図1）[2]．特に，糖尿病，慢性腎臓病，慢性閉塞性肺疾患（COPD）などを基礎疾患にもつ症例での深部胸骨感染の発生リスクは高く注意が必要である．その他，心嚢水，心不全や収縮性心膜炎の併発にも注視し，中・長期的な外来

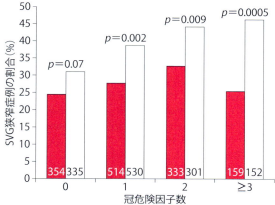

図2 冠危険因子保有数別の大伏在静脈グラフトへのスタチン療法効果

での経過観察が必要である．

現行の日本循環器学会のガイドラインでは，中等度以上の大動脈弁狭窄症（AS）症例では，CABGと大動脈弁置換術（AVR）の同時施行手術を行うことが推奨されている．無症候性 AS の自然経過（大動脈左室圧較差 7〜8 mmHg/年，大動脈弁口面積 0.1 cm^2/年）の報告はあるが[3]，AS の進行度は個々の症例でまちまちであり，特に透析例など AS の進展度の速い群もあるため，軽度 AS 併存例では単独 CABG 後も外来での定期的な心エコー図検査が必要である．2013 年よりわが国でも保険償還された経カテーテル大動脈弁留置術の普及により，今後，AS 併存例についての治療戦略は CABG 施行時および術後遠隔期とも変遷していくと考えられる．

外来管理の一般方針

a グラフトに対する薬物療法

aspirin は，静脈グラフトの早期閉塞予防のために術後早期（48 時間以内）から開始されるべきである．1 日投与量としては，100〜325 mg が推奨されており，術後早期の同薬剤の投与は，死亡，心筋梗塞，脳梗塞などの虚血イベントの発生を有意に低下させる．また，冠動脈疾患二次予防の観点からも同薬剤の投与は継続すべきである．現行で ticlopidine や clopidogrel などその他の抗血小板薬の代替投与に aspirin を上回る有効性は示されていない．また，冠動脈ステント留置後に施行される aspirin とチエノピリジン系抗血小板薬併用療法についても静脈グラフトの開存性を向上させるかについての定まった見解はない．warfarin についても静脈グラフト開存性維持に効果は示されず出血性合併症のリスクを高める可能性が報告されており，warfarin の長期投与が必要な患者（心房細動，静脈血栓塞栓症，機械弁）以外にルーチンで投与すべきではない[4]．

b 冠危険因子・併存疾患に対する薬物療法

冠動脈疾患既往患者の心血管イベント発症率が一次予防対象者より高いことは，多くの疫学研究，メタ解析から明らかである．わが国からも，J-LIT 試験における一次予防対象者の心血管イベント発症率が 0.9/1,000 人/年であるのに対して，二次予防対象者では 4.5/1,000 人/年と高値であり，また冠動脈疾患患者を対象とした CREDO-Kyoto や JCAD 研究での心血管イベント発症率は 15/1,000 人/年以上とさらに高値である．これらの研究からも CABG を受けた全患者は，上記研究の症例群と同等あるいはそれ以上のハイリスク病態であると認識し，虚血性心疾患の二次予防治療にあたるべきである．

特に，脂質管理については日本循環器学会のガイドラインにおいても言及されており，CABG 術後患者では禁忌のない限りスタチンによる LDL コレステロール（LDL-C）低下療法が推奨されている．バイパスグラフトに対するスタチン療法のデータとしては，スタチンの投与により LDL-C 値を 100 mg/dL 以下を目標とする積極的脂質管理群が，LDL-C 値を 140 mg/dL 以下を目標とする中等度管理群に比較し，vein graft disease の発生頻度，再血行再建術の頻度ともに有意に低下させ，特にその効果は，冠危険因子の重積している症例ほど認めていた（図 2）[5]．

糖尿病，高血圧管理については，CABG 後に限ったデータは少ないため，一般的な冠動脈疾患二次予防管理に準ずる．糖尿病治療については，冠動脈疾患例の約 60％に耐糖能異常含む糖尿病状態が併存していることや，UKPDS 研究など大規模臨床研究の結果からも，糖尿病・耐糖能異常を早期に診断し，良好に管理・治療していくことは心血管イベント二次予防管理において重要である．日本循環器学会のガイドラインでは，血糖管理目標を HbA1c 7.0％ と設定しており，インスリン抵抗性・分泌能や糖吸収・排泄能など個々の症例における病態把握と各血糖降下薬の心血管イベント抑制効果を考慮して診療にあたる．

高血圧治療については，狭心症，心筋梗塞，心

不全などの病態により降圧薬の選択はかわる．内因性交感神経刺激作用のないβ遮断薬 carvedilol は，陳旧性心筋梗塞患者の心筋梗塞再発や突然死を有意に抑制することが明らかとなっており，また左室収縮機能の低下した慢性心不全症例では，レニン・アンジオテンシン・アルドステロン系阻害薬により左室リモデリングを抑制，心不全や突然死の発生率が減少することが明らかにされており，その使用が推奨されている．

生活指導

　冠危険因子の管理，肥満是正のための食事・運動療法の指導を行い，術後早期からの心臓リハビリテーションの開始および退院後も継続的に行うことで運動耐容能の増加が期待される．また，禁煙することでCABG後の短期・長期のアウトカムの改善が得られることは証明されており，喫煙継続症例については，退院後にニコチン代替療法や教育的カウンセリングなどの禁煙療法を受けるこ

とが推奨される．

文　献

1) Arima M et al：Serial angiographic follow-up beyond 10 years after coronary artery bypass grafting. Circ J **69**：896-902, 2005
2) Jonkers D et al：Prevalence of 90-days postoperative wound infections after cardiac surgery. Eur J Cardio-thorac Surg **23**：97-102, 2003
3) Peter M et al：Progression of aortic stenosis：role of age and concomitant coronary artery disease. Chest **103**：1715-1719, 1993
4) 循環器病と診断と治療に関するガイドライン．虚血性心疾患に対するバイパスグラフトと手術術式の選択ガイドライン（2011年改訂版）．＜http://www.j-circ.or.jp/guideline/pdf/JCS2011_ochi_h.pdf＞［Accessed 8 November 2012］
5) Campeau L et al：Aggressive cholesterol lowering delays saphenous vein graft atherosclerosis in women, the elderly, and patients with associated risk factors. NHLBI post coronary artery bypass graft clinical trial. Post CABG Trial Investigators. Circulation **99**：3241-3247, 1999

15 川崎病

▶▶ 赤木禎治

診療のポイント・治療指針

- 虚血性心疾患の原因として，川崎病は忘れてはならない疾患である．
- 急性冠症候群として発症することがある．
- 冠動脈狭窄部には著明な石灰化病変が存在する．
- 多病変の場合には冠動脈バイパス術の適応である．
- 今後も成人期川崎病は増加する可能性がある．

川崎病は，主に4歳以下の乳幼児に好発する全身の中小動脈に起こる血管炎であり，その原因はいまだ不明である[1]．心血管合併症としては，冠動脈病変が最も重要であるが，その他に弁膜症，心筋炎，心膜炎，全身の動脈炎などを生じる．aspirinによる治療が行われていた時代には冠動脈瘤の合併頻度は約20％に認められていたが，免疫グロブリン大量療法導入後は3％以下に減少した．腋窩動脈や腸骨動脈などの全身動脈の動脈瘤は約1％，僧帽弁閉鎖不全や大動脈弁閉鎖不全などの弁膜症も約1％に合併していたが，いずれの合併症も免疫グロブリン大量療法導入後，その頻度は減少している．

急性期に起こる僧帽弁閉鎖不全症は川崎病に伴う弁膜炎によって発生し，経過とともに自然消褪することが多いが，心筋梗塞など虚血に伴う乳頭筋不全によるものは軽快することは少なく，急性心不全を合併し死亡する例も報告されている．大動脈弁閉鎖不全は急性期以降に発症し，次第に進行する例もみられる．心筋炎は軽症のものを含めると約30％に起こっていると推測される．川崎病における心膜炎や心筋炎は，急性期症状の経過とともに改善する．心筋梗塞は0.02％に発生している．

治療のための診断と検査

a 冠動脈CT

最近，虚血性心疾患では冠動脈マルチスライスCTが一般的に使用されるようになってきており，成人期の川崎病既往患者の冠動脈病変評価には有用性の高い検査法と考えられる．ただし，成人期川崎病では冠動脈に高度の石灰化を合併している場合が多く，画像評価には注意を要する．冠動脈病変は年月とともに変化するものであり，数年の間隔で経過観察の検査を行い，その変化・改善を評価することが大切である．

b 冠動脈造影

冠動脈造影は川崎病の心血管病変の診断として，最も確実な検査法となっている．冠動脈の評価だけでなく，左室のwall motion，僧帽弁や大動脈弁逆流の有無，特に重症例では前述したような他の血管病変の有無，またバイパス術を考慮する症例では，内胸動脈，右胃大網動脈の評価を行う．

冠動脈病変は，造影所見から通常，以下のように分類する．狭窄性病変として，①閉塞，②狭窄，③再疎通（冠動脈瘤の血栓性閉塞後の再開通像），拡大性病変として，①瘤（最大径が正常冠動脈径の1.5倍以上），②拡大（最大径が正常冠動脈径の1.5倍以下）がある．しかしながら，冠動脈病変は通常これらの病変が複数かみあわさったものであり，その評価は側副血行路などを含め総合的に行う必要がある．

治療の一般方針

a 治療方針の立て方

a) 有意な冠動脈狭窄病変を合併しない冠動脈瘤（8mm未満）合併例

抗血小板療法を主体とする．

処方例

バイアスピリン1錠，分1，あるいは抗血小板2

剤併用療法として，プラビックス 50～75 mg，分 1 追加

b）巨大冠動脈瘤（≧8 mm）例
warfarin を主体とする抗凝固療法を追加する（PT-INR 1.5～2.5）．

c）有意な狭窄病変を合併した例
虚血所見が確認されればカテーテル治療もしくは冠動脈バイパス術を考慮する．

d）高度の虚血性左心機能不全を合併した冠動脈合併例
心臓移植も考慮する必要がある．

b 抗血栓療法
川崎病の死亡原因の多くは冠動脈瘤内で形成された血栓による冠動脈の血栓性閉塞である．冠動脈瘤残存例では，aspirin 投与による抗血栓療法は，冠動脈瘤の完全な退縮が認められるまで（通常数年間）継続する．直径 8 mm 以上の巨大冠動脈瘤を合併した場合には，心筋梗塞に進行する危険性が有意に高くなるため，aspirin のみでは不十分なことが多く，warfarin や clopidogrel，dipyridamole による抗血栓抗凝固療法が併用される．

c カテーテル治療
川崎病の冠動脈病変は，粥状動脈硬化を主体とする成人の冠動脈病変とは異なり，高度の石灰化や線維性肥厚を伴うことが多い．このため，成人領域で用いられている経皮的冠動脈インターベンション（PCI）の適応や手技をそのまま川崎病の病変に用いることは適当でなく，場合によっては危険である．多くの場合，冠動脈病変を有する川崎病患者は小児科医によって経過観察されているが，PCI は循環器内科医によって行われる．このため，川崎病の PCI を施行するにあたっては，小児科医，循環器内科医それぞれが，本疾患の病態，自然歴，さらに PCI について十分な理解をもって対応すべきである[2]．

a）PCI の適応
成人冠動脈疾患に対する PCI と同様に，明らかな虚血症状を呈するもの，もしくは負荷テストによって虚血が証明されるものに対する適応が考えられる．さらに，川崎病の心血管後遺症の特徴として，①川崎病の冠動脈狭窄病変は経年的にその程度が徐々に進行すること，②冠動脈病変を有する川崎病の患者の初回狭心発作として突然死をきたす例が存在すること，③成人と比べ側副血管の発達している場合が多く，相当進行した狭窄病変であっても虚血症状や虚血所見を呈することが少ないこと，④幼小児期では虚血症状がわかりにくく無症候性の冠動脈瘤閉塞をきたす例が存在すること，などが知られている．このため，明らかな虚血症状や所見が認められなくても将来的に重篤な合併症をきたす可能性のある場合には PCI を予防的に施行したほうがよいとの考えもある[2]．

b）PCI の種類とその適応および注意点

1．経皮的古典的バルーン血管形成（POBA）
POBA は他のデバイスに比べ細いカテーテル径でのアクセスが可能であり，屈曲性も高いため，体格が小さくステント留置やロータブレータを施行することが困難な幼小児例でも施行可能である．また，発症より 6 年以内の冠動脈狭窄病変では石灰化病変が軽度な場合が多く有効性も高い．しかし，成人領域の POBA に比し，高率に新生動脈瘤（neoaneurysm formation）を合併することが報告されている．この新生動脈瘤の原因は高いバルーン圧（10 atm 以上）によると考えられる．POBA においては，バルーン圧は最大 8～10 atm 以下を使用し，それ以上のバルーン拡張圧が必要と考えられる場合はロータブレータや冠動脈バイパス術など他の方法を考慮する．幼小児に POBA を行う場合は，体格に応じたバルーン長やバルーン径を選択する必要がある．

2．ステント留置術
ステントは，冠動脈病変の石灰化が比較的軽度でステント留置できる体格を有する例に適応である．POBA に比し，より大きな血管径を確保することが可能である．さらに，動脈瘤と狭窄病変が連続して存在するような冠動脈病変にも有効である．ステントを用いることで POBA 単独の場合に比し，高い拡張圧を用いても新生動脈瘤の発生が少ないと考えられている．冠動脈病変の石灰化が高度な病変には，バルーンによる拡張が十分得られない可能性があるため，ステント留置術は不適切である．留置術後の抗血栓，抗血小板療法の継続はきわめて重要である．

3．ロータブレータによる冠動脈形成術
ロータブレータは石灰化が高度な症例においても拡大が可能であるため，川崎病遠隔期の冠動脈狭窄病変に対しては，最も適した PCI と考えられる．ガイディングカテーテルを使用するので体格が小さい小児での施行は困難である．遠隔期の再狭窄率も低いことが報告されている．

d 冠動脈バイパス術
川崎病に対する冠動脈バイパス術は，内胸動脈

TOPICS

成人期にカテーテル治療の必要な川崎病冠動脈病変の臨床像

　循環器内科医にとって成人期川崎病患者をみた時に，どのようなポイントに注目して診療・検査を行っていく必要があるか，実際に冠動脈カテーテル治療もしくはバイパス術を必要とした患者（21名）から後方視的に検討した．21名中11名は小児期に川崎病と診断を受けており，残る10名は川崎病を疑わせる病歴を有していた．その結果，①小児期に比較的小さなあるいは中程度の冠動脈瘤が心エコーで正常化したと思われる状態であっても，成人期に狭窄病変や血栓を合併するおそれがあること，②冠動脈血管内エコーを用いた冠動脈インターベンションでは，冠動脈病変を過小評価するおそれがあること，③石灰化病変を越えてカテーテル治療が行えない場合は不完全な治療成績となる可能性があること，④症状を伴う末梢血管病変には血管内膜剥離術が有用であることが示唆された[a]．

a) Gordon JB et al：The spectrum of cardiovascular lesions requiring intervention in adults after Kawasaki disease. JACC Cardiovasc Interv **9**：687-696, 2016

や右胃大網動脈グラフトに代表される動脈グラフトが用いられる．動脈グラフトは患者の成長とともに発育し，静脈グラフトに比べ有意に高い長期開存率を示す．動脈グラフトの長期開存率は患者の体格（手術時年齢）に大きく影響されており，12歳未満の手術例では12歳以上の手術例と比較すると，有意に長期開存率が低下する[3]．高齢者と比べはるかに長期のグラフト開存が要求される手術であるため，手術成績のさらなる向上が期待される．

■ 生活指導

　一般的に，成人の動脈硬化を促進させる冠危険

因子の存在はよく知られているが，成人期に達した川崎病患者の冠動脈病変の進行や予後に対して影響する冠危険因子の存在は特定されておらず，不明である．しかし前述のとおり，川崎病患者は，成人期に動脈硬化の危険因子を避けられない可能性があり，少なくとも成人の動脈硬化を促進させる冠危険因子に対しては，徹底的な生活習慣の改善や運動指導を通して冠危険因子のコントロールを図るべきである[3]．

　冠動脈病変を合併した女性の妊娠・出産管理は大きな問題である．心機能の安定した状態であれば妊娠・出産にも十分対応できる状況であるが，妊娠に伴う凝固能亢進により冠動脈瘤内に血栓が発生する危惧がある．通常，抗血小板療法として用いられている低用量aspirinが母体および胎児に与える影響は少なく，原則継続したほうがよい．分娩前には参加担当医と十分協議し，必要であればヘパリンによるコントロール下に分娩管理を行う．warfarinを使用している患者の場合には，抗凝固療法の必要性，warfarinの催奇形性を患者本人および家族を交え十分協議したうえで，ヘパリン点滴もしくは皮下注を用いて抗凝固療法を行う．

文　献

1) McCrindle BW et al：Diagnosis, treatment, and long-term management of Kawasaki disease：a scientific statement for health professionals from the American Heart Association. Circulation **135**：e927-e999, 2017
2) 循環器病の診断と治療に関するガイドライン．川崎病心臓血管後遺症の診断と治療に関するガイドライン（2013年改訂版）．＜http://www.kawasaki-m.ac.jp/hospital/dept/document/016/guidelines_kawasaki-2.pdf＞[Accessed 27 September 2017]
3) Newburger JW et al：Kawasaki disease. J Am Coll Cardiol **67**：1738-1749, 2016

GROSSMAN & BAIM'S
Cardiac Catheterization, Angiography, and Intervention
MAURO MOSCUCCI

心臓カテーテル検査，心血管造影，ならびに特殊カテーテル法について理論から実践までをわかりやすい図表や写真を用いて明確かつ簡潔に解説した定本の原書8版．今改訂では，心臓カテーテルに併用する薬物療法，橈骨動脈穿刺法，冠動脈奇形，急性心筋梗塞に対するインターベンション，心臓の細胞治療などを含めた12の章が新設され，図表はフルカラーとなった．心血管インターベンション専門医だけでなく，循環器医や研修医にも頼りになる一冊．

グロスマン・ベイム
心臓カテーテル
検査・造影・治療法

［監訳］

絹川弘一郎
Koichiro Kinugawa

原書第8版

サンプル頁　＊オールカラー

■B5判・1,336頁　2017.5.
ISBN978-4-524-25777-5
定価（本体30,000円＋税）

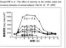

 南江堂　〒113-8410　東京都文京区本郷三丁目42-6（営業）TEL 03-3811-7239　FAX 03-3811-7230

弁膜疾患　V

1 僧帽弁狭窄症

▶▶ 合田亜希子，増山　理

診療のポイント・治療指針

- 僧帽弁狭窄症（mitral stenosis：MS）の原因はリウマチ性のみでなく，僧帽弁輪石灰化（mitral annulus calcification：MAC）に起因するものもみられる．
- MS の重症度評価や治療方針決定には心エコー図検査が重要である．
- 2014 年に改訂された米国心臓協会/米国心臓病学会（AHA/ACC）ガイドラインより重症基準が下がり，経皮的僧帽弁交連切開術（percutaneous transvenous mitral commissurotomy：PTMC）など，インターベンション治療の適応が広がっている．

MS の原因は，リウマチ熱の後遺症による交連部癒合を主体とするものが主である．しかし最近は，高齢者や腎不全患者における高度の MAC から圧較差を生じるものもみられる[1]．その他，まれに先天性のものがある．リウマチ性の場合には，幼少期の罹患から 7〜8 年後に弁の機能障害を認め，徐々に進行し 40〜50 歳代で症状を認めることが多い．これに対し，MAC に起因する MS は高齢者に多く，心血管疾患の合併が多い[2]．MS は，弁口狭窄により左房から左室への流入障害をきたし，左房圧が上昇，さらに肺静脈圧上昇からひいては肺高血圧をきたす．肺高血圧が進行すると，右心系の拡大から三尖弁逆流，うっ血肝など右心不全症状を認める．また，左房拡大により心房細動を発症すると，高率に血栓形成をきたす．

治療のための診断と検査

2014 年の AHA/ACC ガイドライン改訂[3]より，新たな Stage 分類が推奨されている．弁の形態，弁の血行動態，MS による左房や肺循環への影響，症状などにより，リスク期，進行期，無症候性重度 MS 期，症候性重度 MS 期の 4 段階に分類される（表 1）．

a 身体所見

Ⅰ音の亢進，僧帽弁開放音（opening snap），心尖部の拡張中期ランブルを認める．右心不全合併例では肝腫大，下腿浮腫を認める．

表 1　僧帽弁狭窄症の Stage 分類

Stage	定　義	弁の形態	弁の血行動態	二次性変化	症　状
Stage A	MS の リスク期	拡張期の軽度の ドーミング	正常の TMF 流速	なし	なし
Stage B	MS の 進行期	・交連部癒合 ・ドーミング ・MVA＞1.5 cm² （プラニメトリ法）	・TMF 流速増加 ・MVA＞1.5 cm² ・PHT＜150 ms	・正常〜中等度の 左房拡大 ・安静時の肺動脈 圧は正常	なし
Stage C	無症候性 重度 MS 期	・交連部癒合 ・ドーミング ・MVA≦1.5 cm² （プラニメトリ法） ・MVA≦1.0 cm² は超重症	・MVA≦1.5 cm² ・MVA≦1.0 cm² は超重症 ・PHT≧150 ms ・PHT≧220 ms は超重症	・高度の左房拡大 ・PASP＞30 mmHg	なし
Stage D	症候性 重度 MS 期	・交連部癒合 ・ドーミング ・MVA≦1.5 cm² （プラニメトリ法）	同上	同上	・運動耐容能低下 ・労作時呼吸困難

TMF：trans mitral flow（僧帽弁通過血流），PHT：pressure half time（圧半減時間），PASP：pulmonary artery systolic pressure（肺動脈収縮期圧）．

［文献 3 より引用］

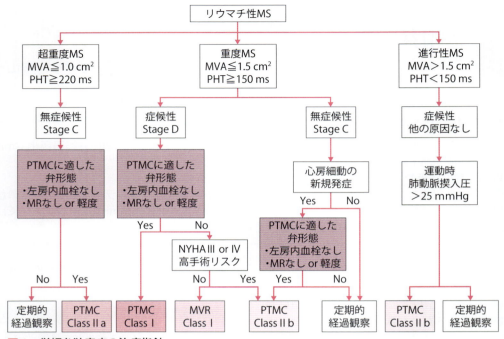

図1 僧帽弁狭窄症の治療指針
MR：mitral regurgitation（僧帽弁逆流）．

［文献3より引用］

b 心電図検査
　左房負荷，心房期外収縮，心房細動，右軸偏位などを認める．
c 胸部X線検査
　左房拡大による左第2，第3弓の突出，気管分岐角の拡大を認める．
d 心エコー図検査
　僧帽弁の肥厚，硬化，弁の可動制限，弁下組織の硬化，左房拡大を認める．リウマチ性の場合には交連部の癒合，僧帽弁前尖の拡張期ドーミングを認める．MACは左房後壁との間で高頻度に認められ，左室流出路側が開いたU字状に石灰化が認められる．僧帽弁口面積（MVA）は，プラニメトリ法（短軸像で弁口をトレースする）により計測する．2014年改訂のAHA/ACCガイドラインより，MVA 1.5 cm^{2}未満は重症，1.0 cm^{2}未満は超重症と分類され，これによりインターベンション治療の適応が拡大されている．圧半減時間，肺動脈収縮期圧，平均圧較差も参考にする．ただし，圧半減時間や平均圧較差は，心拍数や左室コンプライアンスの影響によるばらつきが大きいことに留意する．PTMCの適応決定には左房内血栓の有無が重要であり，経食道心エコーにより確認する．

治療の一般方針
a 治療方針の立て方
　治療の基本方針は狭窄の解除による左房圧上昇の解除であり，有症状の場合，根本的治療は，PTMCか外科治療［直視下交連切開術（open mitral commissurotomy：OMC），僧帽弁置換術（mitral valve replacement：MVR）］である（図1）．内科的治療はうっ血症状の改善と，左房内血栓予防を目的とする．
b 薬物療法
　肺うっ血，呼吸困難，浮腫の軽減のため経口利尿薬が用いられる．頻拍は拡張時間短縮によりさらなる症状の悪化をきたすことから，適切な心拍数コントロールを行う．
　心房細動合併例では，左房内血栓を高率に合併することからwarfarinによる抗凝固療法を行う．重度MSの場合には洞調律であっても血栓を形成することがあり，抗凝固療法を考慮する．新規経口抗凝固薬は弁膜症に伴う心房細動には適応でない．

1. 僧帽弁狭窄症　**129**

表2　Wilkins スコア

点数	弁葉の可動性	弁下部の肥厚	弁葉の肥厚	弁葉の石灰化
1	弁葉先端のみの可動制限	わずかな肥厚	正常に近い（4〜5mm）	1ヵ所のエコー輝度増強
2	弁葉先端の可動性は不良，弁中央部から弁基部の可動性は保たれている	腱索の1/3までの肥厚	弁葉先端のみ肥厚（5〜8mm）弁腹は正常	弁葉先端縁に限局した散在するエコー輝度増強
3	弁基部のみの可動性が保たれ，弁葉全体が拡張期に前に動く	腱索の2/3の肥厚	弁葉全体の肥厚（5〜8mm）	エコー輝度増強が弁中央部に及ぶ
4	拡張期に弁葉の可動性がほとんどない	すべての腱索と乳頭筋に及ぶ広範な肥厚，短縮	弁葉全体の強い肥厚（>8〜10mm）	エコー輝度上昇が弁葉全体にみられる

各項目の点数を合計し，8点以下であればPTMCのよい適応である.

［Wilkins GT et al：Br Heart J **60**：299, 1988 より引用］

処方例

● 肺うっ血や下腿浮腫合併例

①，②を単独，あるいは併用

①ラシックス（20mg〜）1日1〜2回

②アルダクトンA（25mg〜）1日1〜2回

● 頻拍コントロール

①，②を単独，あるいは併用

①メインテート（2.5〜5mg）1日1回

②ジゴシン（0.125〜2.5mg）1日1回

● 血栓予防目的

プロトロンビン時間国際標準比（PT-INR）が2〜3となるよう，調節する.

①ワーファリン（1〜6mg）1日1回

---

c その他の治療法

リウマチ性のMSで交連部癒合を認める場合にはPTMCを検討する．PTMCとは，経静脈的に右房から左房へBrockenbrough法によりカテーテルを挿入し，バルーンにより僧帽弁口を拡張させる方法である．PTMCの適応は，心エコー上の弁形態や弁下組織の状態を総合し，Wilkinsスコア（表2）を用いて決定することが多い．PTMCが困難な場合には，OMCあるいはMVRが行われる．MACを原因とするMSの場合は交連部の癒合を認めないため，PTMCやOMCの適応はなく，MVRが基本となる．しかし，高齢者に多く，弁輪の石灰化が高度であることが手術手技を困難にすることから，MACによるMSにおいては，症状が強く薬剤コントロールが困難な場合にのみ手術を検討すべきであるとされている．

生活指導

定期的な心エコーによる経過観察と，一過性であっても動悸などの症状出現時には受診するよう指導する．warfarin服用患者には薬剤や食物の相互作用を説明する．

文献

1) Pressman GS et al：Mitral annular calcium causing mitral stenosis. Am J Cardiol **105**：389-391, 2010
2) Abramowitz Y et al：Mitral Annulus Calcification. J Am Coll Cardiol **66**：1934-1941, 2015
3) Nishimura RA et al：2014 AHA/ACC guideline for the management of patients with valvular heart disease：a report of the American College of Cardiology/American Heart Association Task Force on Practice Guidelines. J Am Coll Cardiol **63**：e57-e185, 2014

130　V. 弁膜疾患

2 僧帽弁閉鎖不全症

▶▶ 大内　武，田邊一明

診断のポイント・治療指針

- 僧帽弁閉鎖不全症（MR）の診断および重症度判定に経胸壁心エコー図検査は必須であり，経食道心エコー図検査が詳細な評価に有用である．
- 僧帽弁の形態評価は治療方針や術式に影響するため，可能な限り詳細に評価する．
- MR には急性と慢性，器質性と機能性が存在し，治療方針がそれぞれ異なる．
- 機能性 MR については重症度評価が異なり，治療に関して十分考慮して計画を立てる．
- 一般的な根治術は開胸手術であるが，手術治療だけではなく経皮的な MR の治療（MitraClip，Abbott 社）が今後わが国でも可能となる．

僧帽弁は僧帽弁複合体と呼ばれる弁輪，弁葉，弁尖，腱索，乳頭筋，左房，左室などのさまざまな因子が関係している．これらのどれかが異常をきたせば MR になりうる．MR の原因は器質性と機能性に大別される．器質性（primary）は弁輪，弁葉，弁尖，腱索，乳頭筋に器質的異常が認められる場合で，具体的には僧帽弁逸脱，弁硬化，弁穿孔，乳頭筋断裂などがこれにあたる．機能性（secondary）は弁輪，弁葉，弁尖には異常を認めず，左室や左房の拡大，機能不全によって乳頭筋，腱索が引っ張られる tethering で生じる．

MR は僧帽弁の逆流を意味している．左室から左房へ血流が逆流し左房，左室の容量負荷となる．慢性例では容量負荷が加わっていても左室の遠心性拡張や左房拡張などの代償機構が働くため，長期にわたって無症状で経過することが多い．しかし左室，左房の拡張が逆流弁口をさらに拡大し，逆流量を増大させるため悪循環となる．長期の容量負荷は左室リモデリングに収縮機能の低下をもたらす．代償機構が破綻すると左房内圧が上昇し肺水腫となる．一方急性の MR では，左房と左室に容量負荷が急激に起こり，肺うっ血と心拍出量の低下をきたす．そのため，重症化しやすく迅速な診断，治療が必要となる．

治療のための診断と検査

a 聴診

心尖部を最強点とし，腋窩へ放散する汎収縮期雑音を聴取する．また，拡張中期ランブルやⅢ音を聴取する．雑音は上位肋間になるに従い弱くな

る．急性発症の場合は低い血圧と高い左房内圧のため雑音を聴取しない場合があり注意が必要である．

b 胸部 X 線検査

MR では，左房と左室の容量負荷があるため両者が拡大する．このため，気管支分岐角の開大・左第 3 弓の突出（左房），左第 4 弓の突出（左室）が認められる．急性発症の場合は心拡大を伴わず，肺うっ血が著明となる．

c 心電図検査

中等度以上の症例では左房拡大（Ⅱ誘導で P 波が 2 峰性の幅広となる，V_1 誘導で P 波の陰性部分が深くなる），左室拡大（左室高電位，V_5，V_6 の T 波増高）をみることがある．左房負荷が進行すると心房細動が出現する．

d 心臓カテーテル検査

Swan-Ganz カテーテルを用いて右心系の圧を記録する．MR では重症の場合，肺動脈楔入圧の v 波の増高，肺動脈圧の上昇がみられる．左室造影では Sellers 分類を用いて重症度を判定する．また，冠動脈造影を行い冠動脈の高度狭窄の有無を確認する．

e 心エコー図検査

a）原因の評価

MR の原因として Carpentier の機能分類を用いる[1]．この分類では 4 つに分類され，弁葉の変化，逸脱，弁葉の運動制限（tenting），腱索・乳頭筋の状態を観察する．この分類を参考に原因が器質性か機能性かを診断する（図 1）．

b）重症度の評価

カラードプラ法を用いた定性評価では，ジェッ

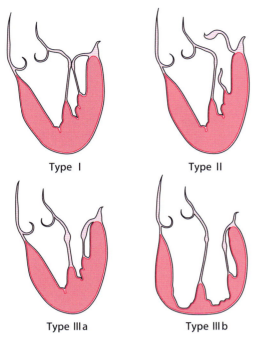

図1 Carpentier による僧帽弁閉鎖不全症の分類

Type I：弁葉の動きが正常なもの．心房細動などによる弁輪拡大，感染性心内膜炎による弁穿孔など．
Type II：弁葉が過剰に動いたり逸脱しているもの．腱索断裂，粘液腫様変化，心筋梗塞による乳頭筋断裂など．
Type IIIa：弁葉の動きが収縮期，拡張期ともに制限されているもの．腱索の肥厚や短縮を伴うリウマチ性弁膜症など．
Type IIIb：弁葉の動きが収縮期に制限されているもの．左室拡大の伴う機能性閉鎖不全症など．

[Filsoufi F et al：Surgical treatment of mitral valve endocarditis. Cardiac Surgery in the Adult, ed by Cohn LH et al, McGraw-Hill, New York, p987-997, 2003 を参考に作成]

ト面積が 10 cm² 以上か左房の 40% 以上が重症とされている．逸脱の場合はジェットが偏っており，過小評価することがあるため注意が必要である．左室の吸い込み血流（acceleration flow）が大きいと重症の可能性がある．定量評価としては volumetric 法や proximal isovelocity surface area（PISA）法を用いて，逆流量，逆流率，有効逆流弁口面積などを求める（表1）．volumetric 法は左室駆出血流量から左室流入血流量を引くことで僧帽弁逆流量を求める方法である．PISA 法は左室内から僧帽弁逆流弁口部へ向かう加速血流を利用し，僧帽弁逆流口面積（EROA）を算出する．AHA ガイドラインでは機能性 MR の重症判定は異なっているため注意が必要である[2]（表2）．

表1 器質性 MR の重症度評価

	軽度	中等度	重度
ジェット面積	<20%	20〜40%	>40%
vena contracta	<0.3 cm	<0.7 cm	≧0.7 cm
逆流量（RV）		<60 mL	≧60 mL
逆流率（RF）		<50%	≧50%
有効逆流面積（EROA）		<0.4 cm²	≧0.4 cm²
左房拡大		軽度	中等度以上
左室拡大		なし	あり
肺高血圧		なし	あり

[文献2を参考に作成]

表2 機能性 MR の重症度評価

	軽度	中等度	重度
逆流量（RV）		<30 mL	≧30 mL
逆流率（RF）		<50%	≧50%
有効逆流面積（EROA）		<0.2 cm²	≧0.2 cm²
左室拡大	なし〜軽度	あり	あり

[文献2を参考に作成]

c）経食道心エコー図検査

経胸壁では観察が不十分であった場合や，術式を検討する際に有用である．感染性心内膜炎の場合は疣腫の有無，心房細動合併例では左房内血栓の有無を評価する．

d）運動負荷心エコー図検査

自覚症状や心不全の病態と安静時超音波所見に解離がある場合や，虚血性 MR において運動時に MR が重症化するケースがある．MR の悪化や肺高血圧の有無を評価する．

治療の一般方針

a 急性 MR

急性 MR では，肺うっ血と心拍出量低下が急激に起こり重症化しやすい．血管拡張薬とカテコラミン投与を行い心不全治療を行うが，血行動態が保てない場合は，緊急手術を考慮する．手術する前提で血行動態維持のため大動脈内バルーンパンピング（IABP）を挿入するケースもある．

b 慢性 MR の薬物療法

MR の根本的治療は外科手術であるため，いたずらに慢性期まで薬物療法のみを行うのは避けるべきである．手術適応であるが手術ができない場合などは薬物療法を行う．急性心不全例ではうっ血解除や前負荷軽減目的で血管拡張薬や利尿薬が使用される．収縮不全が合併している場合は慢性

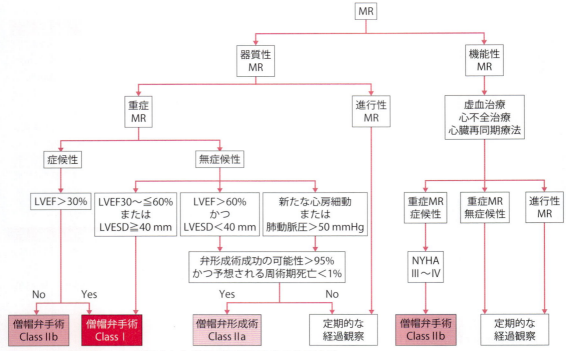

図2 AHAガイドラインに示された僧帽弁閉鎖不全症の治療方針

[文献2を参考に作成]

心不全に準じてアンジオテンシン変換酵素（ACE）阻害薬/アンジオテンシンⅡ受容体拮抗薬（ARB），アルドステロン拮抗薬，β阻害薬などを使用する．心房細動合併例では抗凝固療法を行う．

処方例
●心機能低下例/心不全合併例
①レニベース　2.5～10 mg/日，分1
②メインテート　2.5～20 mg/日，分1
③アルダクトンA　12.5～50 mg/日，分1
④ラシックス　10 mg～/日，分1
●抜歯などの処置
①サワシリン　2.0 g 経口で処置1時間前投与

c 慢性MRの外科手術

日本循環器学会のガイドラインでは，器質性の重症MRと機能性MRは区別して考えられる．術式は人工弁置換より弁形成のほうが予後良好であり，遠隔期合併症（弁機能不全，人工弁感染など）や長期の抗凝固療法を避けることができる．このため弁形成が第一選択となる．器質性重症MRは無症候性，左室機能正常［左室収縮末期径（LVESD）<40 mm，左室駆出率（LVEF）>60%］，心房細動や肺高血圧（収縮期肺高血圧>50 mmHg）がない例で弁形成困難が予想される症例に限っては経過観察となる．それ以外は外科手術が推奨されている．この部分は米国心臓協会（AHA），欧州心臓病学会（ESC）のガイドラインでもほぼ同じ内容が記載されている[2〜4]（図2）．

中等度MRや機能性MRで冠動脈バイパス術（CABG）適応例では症状の有無にかかわらず弁形成もしくは腱索温存弁置換術（MVR）が推奨される[3]．

中等度MR，機能性MRで症状がある症例であってもLVEF 30%未満やLVESD 55 mm以上の場合は心臓再同期療法（CRT）を含む内科的治療を第一に行い，それでもNew York Heart Association（NYHA）分類Ⅲ以上であれば手術を考慮する．心機能低下例の僧帽弁単独手術は内科的治療と生存率に差がなく，推奨もClass Ⅱbである[3]．

AHAガイドラインでは機能性MRの場合，低心機能（LVEF<30%），CABGの有無は関係なくCRTを含む内科療法を行った後もNYHA Ⅲ以上の症状が残存する場合のみClass Ⅱbで手術適応である[2]．

d 経皮的僧帽弁修復術

これまでMRの根本的治療は外科手術しかなかったが，カテーテルで僧帽弁尖をクリップでつ

まむ MitraClip が開発された．もともと外科手技である edge to edge technique をカテーテルで行うというものである．北米で行われた EVEREST Ⅱ試験で安全性と有効性が検証され[5]，欧米ではすでに臨床応用されている．高齢，低心機能，併存症などにより外科手術が困難な重症症例に有効な治療選択肢となる．わが国でも治験が終了し，2017 年 10 月に承認された．

生活指導

自覚症状のない MR であっても，定期受診を行い心エコー図検査などで評価する．手術時期を逸しないようにしなければならない．また，抜歯などの時は感染性心内膜炎予防に抗生物質の内服を行う．

文　献

1) Fedak PW et al：Evolving concepts and technologies in mitral valve repair. Circulation **117**：963-974, 2008

2) Nishimura RA et al：2014 AHA/ACC guideline for the management of patients with valaular heart desease in report of the American college of Cardiology/American Task Force on Practice Gidelines. J Am Coll Cardiol **63**：e57-e185, 2014

3) 循環器病の診断と治療に関するガイドライン．弁膜疾患の非薬物治療に関するガイドライン（2012 年改定版）．<http://www.j-circ.or.jp/gudeline/pdf/JCS2012_ookita_h.pdf>［Accessed 28 September 2017］

4) Vahanian A et al：Guidelines on the management of valvular heart disease（version2012）. The Joint Task Force on the Management of Valvular Heart Disease of the European Society of Cardiology（ESC）and the European Association for Cardio-Thoracic Surgery（EACTS）. Eur Heart J **33**：2451-2496, 2012

5) Glower DD et al：Percutaneous Mitral Valve Repair for Mitral Regurgitation in High-Risk Patients：Results of the EVEREST Ⅱ Study. J Am Coll Cardiol **64**：172-181, 2014

3 大動脈弁狭窄症

▶▶中谷 敏

診療のポイント・治療指針

- 高齢者の大動脈弁狭窄症が増加しつつある.
- 収縮期雑音を手がかりにし，心エコー図検査で診断および重症度評価を行う.
- 進行性であるため無症状であっても注意深い経過観察が必要である.
- 有症状高度大動脈弁狭窄症は予後不良である．有効な内科的治療法はないため，侵襲的治療を行わなければならない.
- 最近は，大動脈弁置換術以外に経カテーテル大動脈弁留置術が広く行われるようになってきた.

　大動脈弁狭窄症は，リウマチ性弁疾患，加齢変性，先天性弁異常などのために大動脈弁の開放が制限されている病態をいう．大動脈弁弁口面積は狭小化し，左室から大動脈への駆出が障害されるため，収縮期に左室と大動脈の間に圧較差が生じる．狭窄が進行するにつれ一回拍出量を保つべく左室収縮期圧は増大し，左室は圧負荷のために球心性の肥大を呈する．心肥大により左室コンプライアンスの低下，弛緩障害が生じ，また酸素受給バランスが障害されることにより相対的心筋虚血が生じる．心筋虚血が恒常化すると，心筋の線維化が進行してきて心機能を低下させ，最終的には後負荷不整合と相まって心不全となる.

　左室は圧負荷に対してよく適応するため，ポンプ機能は長期間にわたって正常であり，高度の大動脈弁狭窄症であっても無症状で経過する期間が長い．しかし，いったん症状が出始めるとその予後は不良である．狭心痛が出現した例では5年以内に，失神が出現した例では3年以内に，心不全徴候が出現した例では2年以内に半数が死亡するとされている.

　2003年の欧州の統計によると，病因別に最も多いのは加齢変性に伴うもので81.9％，次いでリウマチ性11.2％，先天性5.4％である[1]．高齢化が進行しているわが国でも加齢変性性の大動脈弁狭窄症が大半を占めていると思われる．若年者の大動脈弁狭窄症はほとんどが先天性二尖弁であるが，時に先天性一尖弁をみることもある.

　大動脈弁狭窄症は進行性の疾患であり，個人差はあるものの年間の弁口面積減少度はおおむね0.1 cm^{2}とされている[2]．ただし，進行度合いは個々人でばらつきが大きく進展の予測は困難であ

表1　大動脈弁狭窄症の重症度

	最大血流速度（m/秒）	平均弁間圧較差（mmHg）	弁口面積（cm^2）
軽度	2.0〜2.9	<20	
中等度	3.0〜3.9	20〜39	
高度	≧4	≧40	≦1.0
超重症	≧5	≧60	

［文献3を参考に作成］

り，経時的な観察が重要である．弁口面積が1.0 cm^{2}を下回ると高度狭窄症と分類される（表1）[3].

治療のための診断と検査

a 自覚症状

　大動脈弁狭窄症は狭心痛，失神・めまい，心不全症状（労作時息切れ，呼吸困難）で発症する．狭心痛は心筋酸素受給のアンバランスで生じるが，これには肥大のための酸素需要増大，冠動脈予備能の低下，拡張期心内圧増大に基づく心内膜下虚血などが関与している．失神は，弁狭窄に基づく低心拍出量状態，労作などのための一時的心内圧増大に伴う血管・圧受容体反射，上室性・心室性不整脈などによって起こる．高齢者では頸部動脈の硬化によって立ちくらみが起こりやすくなっている．心不全症状には弁狭窄に伴う一回拍出量の低下や拡張障害に基づく左室充満圧の増大が関与している．病末期では駆出率も低下し，いっそう心不全症状があらわれやすくなる.

　自覚症状が不明確な場合には運動負荷検査が有用である．症状や血行動態異常が顕在化し，治療方針の決定に役立つ．なお，有症状例での運動負

荷は禁忌である[3,4].

b 身体所見

胸骨右縁第2肋間に最強点を有し，頸部に放散する漸増漸減性の荒々しい収縮期駆出性雑音を聴取する．脈の立ち上がりが遅い遅脈を認める．

c 胸部X線・心電図検査

胸部X線では，左室球心性肥大のため左第4弓が丸みを帯びる．心胸郭比は正常範囲であることが多い．心電図では左室肥大を反映して左側胸部誘導でのR波増高，ストレインパターン（ST低下と陰性T波）を認める．

d 心エコー図検査

大動脈弁狭窄症の診断には心エコー図検査がきわめて有用である．断層法で弁の開放制限が認められれば狭窄症である．弁尖が2枚で交連部も2ヵ所しか認めなければ二尖弁，交連部癒合が明確であればリウマチ性を考える．この場合，通常は僧帽弁にもリウマチ性変化を認める．加齢変性の場合には，交連部癒合がなくても弁尖自体の硬化が著しく開放制限が起こる．弁尖の輝度上昇・石灰沈着などは弁硬化を示唆する所見である．二尖弁では交連部遺残であるrapheを認める場合と認めない場合がある．交連部を1ヵ所しか認めない場合，あるいは明確に認めえない場合には，まれではあるが一尖弁の可能性も考えなくてはいけない．経胸壁心エコー図検査で弁構築の詳細が明らかでない場合には，経食道心エコー図検査が役に立つ．左室は一般に圧負荷を反映して対称性の肥大を呈する．

大動脈弁狭窄症の重症度評価には，経弁圧較差を測る方法と弁口面積を求める方法がある．圧較差を求めるには連続波ドプラ法で大動脈弁を通過する血流速を記録し，簡易ベルヌーイ式を用いて最大圧較差または平均圧較差を求める．経弁圧較差は手軽に求められるが，血行動態の影響を受けるので，必ず連続の式を用いて大動脈弁弁口面積も求める．

弁膜症に関する種々のガイドラインでは，弁口面積 $1.0\ cm^2$ 以下，平均経弁圧較差 40 mmHg 以上を高度大動脈弁狭窄症と定義しているが，一回拍出量が少ない場合には弁口面積 $1.0\ cm^2$ 以下でも平均圧較差が 40 mmHg 以下ということが起こりうる[3,4]．これを低拍出低圧較差大動脈弁狭窄症（low-flow, low-gradient aortic stenosis）という．これには，①高度大動脈弁狭窄症であるにもかかわらず心機能低下のために一回拍出量が少なく経弁圧較差が低い例，②中等度大動脈弁狭窄症であ

るにもかかわらず心機能低下のために一回拍出量が少なく十分に弁を開放できない例，③駆出率が50%以上と保たれているにもかかわらず一回拍出量が $35\ mL/m^2$ 以下と少なく経弁圧較差が低い例，の3つの病態がある．

①と②を鑑別するには，dobutamine を $20\mu g/kg/$分まで点滴静注し，一回拍出量を増やしてそれにより弁が開くようになるかどうかをみればよい．dobutamine 負荷により一回拍出量が前値の20%以上に増え，弁が開いて弁口面積が $1\ cm^2$ を超えるようであれば②，開かなければ①ということになる．dobutamine 負荷でも一回拍出量が20%以上増えない場合は収縮予備能が低下していることを意味し，手術を行ってもその後の予後は収縮予備能が保たれている群に比してわるくなる．③は奇異性低拍出低圧較差高度大動脈弁狭窄症（paradoxical low-flow, low-gradient, severe aortic stenosis）といわれ，左室肥大が高度で左室内腔が小さく拡張障害を伴うことが多い．圧較差が低いにもかかわらず予後不良であるとする報告と，それほど予後はわるくないとする報告がある．

e 心臓カテーテル検査

カテーテル検査で心内圧，大動脈弁口面積，冠動脈疾患の有無を知ることができる．しかし，近年ではドプラ法での重症度評価の正当性が広く認められ，合併症の可能性も否定できない侵襲的手法である心臓カテーテル法を用いた大動脈弁狭窄症の重症度評価は省略される傾向にある．大動脈弁狭窄症における心臓カテーテル検査の適応は，①手術または経カテーテル大動脈弁留置術［transcatheter aortic valve implantation（TAVI），または transcatheter aortic valve replacement（TAVR）］を予定している例で冠疾患合併の可能性のある場合に行う冠動脈造影検査，②臨床所見と心エコー所見が一致しない場合に行う弁口面積，血行動態評価，とされている[3,4]．

f CT検査

TAVI の普及につれ術前にCTを用いて弁輪径やCa沈着の程度や分布，弁構築を評価することが広く行われている．CTで大動脈弁狭窄症の重症度を定量評価することは困難であるが，二尖または三尖の鑑別に有用なことがある．冠動脈CT検査は陰性的中率が高いため冠動脈疾患のリスクが低い例において有意冠動脈疾患を否定するのに有効である．

V．弁膜疾患

表2　大動脈弁狭窄症の手術適応

	AHA/ACC ガイドライン	ESC ガイドライン
有症状高度 AS	I B	I B
無症状高度 AS，EF＜50%	I B	I C
高度 AS で他心臓手術予定	I B	I C
無症状，超重症 AS*，手術リスク低い	IIa B	IIa C
無症状高度 AS，運動耐容能低下または運動負荷で血圧低下	IIa B	
無症状高度 AS，運動負荷で症状出現		I C
無症状高度 AS，運動負荷で血圧低下		IIa C
有症状 LFLG 高度 AS，EF＜50%，予備能あり	IIa B	IIa C
有症状 LFLG 高度 AS，EF＜50%，予備能なし		IIb C
有症状 LFLG，EF≧50%	IIa C	IIa C
中等度 AS で他心臓手術予定	IIa C	IIa C
無症状高度 AS，進行早い，手術リスク低い	IIb C	
無症状高度 AS，EF≧50%，手術リスク低い，BNP きわめて高値，運動負荷で弁間平均圧較差増加＞20 mmHg，高度 LVH		IIb C

各ガイドラインにおける Class とエビデンスレベルをした．
*AHA/ACC ガイドラインでは最大血流速度≧5 m/s，ESC ガイドラインでは＞5.5 m/s または高度石灰化弁で血流速度の増加率≧0.3 m/s/年．
AHA/ACC：American Heart Association/American College of Cardiology（米国心臓協会/米国心臓病学会），ESC：European Society of Cardiology（欧州心臓病学会），AS：大動脈弁狭窄症，EF：駆出率，LFLG：low-flow, low-gradient AS，BNP：脳性 Na 利尿ペプチド，LVH：左室肥大．

Class およびエビデンスレベルは下記に基づく．
[Class]
　Class I：手技・治療が有効であることが証明されているか，広く認められている．
　Class II：手技・治療の有用性・有効性に関する見解が一致していない．
　　Class IIa：有用・有効である可能性が高い．
　　Class IIb：有用性・有効性がそれほど確立していない．
　Class III：手技・治療が有効でなく，時に有害である．
[エビデンスレベル]
　A：多施設ランダム化比較試験のデータに基づく．
　B：単一施設ランダム化または非ランダム化比較試験のデータに基づく．
　C：専門家の一致した意見，症例研究，標準的意見に基づく．

［文献 3，4 を参考に作成］

治療の一般方針

a 治療方針の立て方

　現時点では狭窄弁口を広げるような内科的治療法は知られていない．したがって，高度大動脈弁狭窄症で，症状がある，心機能が低下している，弁通過最大血流速度が 5 m/s を超えるような非常に高度の狭窄が認められる，などの症例では，侵襲的治療により早期に弁狭窄を解除することを考える（表2）．一般的には大動脈弁置換術が行われるが，高齢ハイリスク例や手術不能例で TAVI が広く行われるようになった．なお，大動脈弁狭窄症を解除する手段として手術以外に経皮的バルーン大動脈弁切開術があるが，成人においては再狭窄率が高くまた重篤な合併症も 10% 以上の頻度で発生するため，姑息的治療と考えるべきである．

b 薬物療法

　なんらかの理由により侵襲的治療ができない例でのみ，やむをえず症状を緩和するような内科的治療を行うが，TAVI が普及している現在では以前に比してこのような例は減っているものと思われる．

a) 侵襲的治療ができない心不全に対して

　ジギタリス製剤や利尿薬は心不全症状を一過性に軽減するには有効である．重症末期の大動脈弁狭窄症において，前負荷を下げる薬剤は左室充満圧を落として一気に心拍出量を低下させショックに陥らせる可能性がある．また，血管拡張薬によって体血管抵抗を下げてもそれに見合うだけの血液駆出が獲得できず，やはり低血圧を引き起こす．したがって，一般に心不全に対して有効とされるアンジオテンシン変換酵素阻害薬などを使う

際には，少量から注意深く投与する．

> **処方例**
> ①ジゴシン（0.125〜0.25 mg）1回，朝
> ②ラシックス（20〜40 mg）1回，朝
> ③レニベース（2.5〜5 mg）1回，朝

　New York Heart Association（NYHA）分類Ⅳ度の重症心不全を合併した高度大動脈弁狭窄症例に対して，侵襲的血行動態モニタリング下での慎重な血管拡張薬（nitroprusside）投与が有効であったとの報告がある[5]．低心機能大動脈弁狭窄症の後負荷増大は狭窄弁口による駆出抵抗のみならず体血管抵抗の増大によるものと考えられるが，nitroprussideはこのうち体血管抵抗を下げることによって心拍出量を増加しえたと思われる．

b）高血圧合併例に対して

　高血圧は大動脈弁狭窄症の進展を促進する可能性があり，また心室に対する負荷ともなるため，一般的な降圧薬（アンジオテンシン変換酵素阻害薬，アンジオテンシンⅡ受容体拮抗薬，Ca拮抗薬など）で加療する．しかし，基礎病態として左室流出路狭窄と前負荷高値が存在するので，血圧低下などの副作用に注意しつつ通常量より少なめから投与し，効果をみながら増量する．冠動脈疾患合併例ではβ遮断薬投与が有用であるが，過度の徐脈になると一回拍出量が増加して大動脈経弁圧較差が増大する可能性もある．

> **処方例**
> ①レニベース（2.5〜10 mg）1回，朝
> ②ミカルディス（20 mg）1回，朝
> ③アムロジピン（2.5〜5 mg）1回，朝

■生活指導

　軽症の大動脈弁狭窄症は特に生活制限をする必要はない．しかし中等症では競争的運動は避け，重症例では日常生活程度の運動に限るのがよいであろう．大動脈弁狭窄症は進行性の疾患であるため，定期的な経過観察が重要である．米国のガイドラインでは無症状で左室機能が正常の大動脈弁狭窄症に対し，軽症では3〜5年に1度，中等症では1〜2年に1度，重症例では半年〜1年に1度は

TOPICS

無症状高度大動脈弁狭窄症は早期に手術すべきか，それとも症状が出現してから手術すべきか

　無症状高度大動脈弁狭窄症の手術時期については，議論のあるところである．ガイドラインでは症状がなければハイリスク群でない限り手術は勧めないとしているが，いくつかの観察研究では無症状であっても手術をしたほうがよいとするデータが出ている．早期に手術すべきか否かを検討する目的でメタ解析を行った．無症状高度大動脈弁狭窄症を早期に手術した場合と，症状が出てから手術した場合の予後を比較するために，2016年7月までの論文のうち当初569本の論文が選択されたが，最終的に4本の論文，1,300例が解析された．全死亡率は早期手術群で少ない傾向（$p=0.1$）にあったが，心臓死や突然死は両群で差を認めなかった．したがって，より信頼度の高いランダム化比較試験が実施されるまでは，個々の症例でリスクを判定して手術適応を決めるべきであろう[a]．

> a）Lim WY et al：Meta-analysis of the impact of intervention versus symptom-driven management in asymptomatic severe aortic stenosis. Heart **103**：268-272, 2017

心エコーを行うことが推奨されている[3]．大動脈弁狭窄症は自覚症状が出始めた時が手術のタイミングになる．患者自身にもよくそのことを伝えておき，症状を自覚するようになったら定期受診以外であっても早めに受診するように伝えておく．

文献

1) Iung B et al：A prospective survey of patients with valvular heart disease in Europe：The Euro Heart Survey on Valvular Heart Disease. Eur Heart J **24**：1231-1243, 2003
2) Otto CM et al：Hemodynamic progression of aortic stenosis in adults assessed by Doppler echocardiography. J Am Coll Cardiol **13**：545-550, 1989
3) Nishimura RA et al：2014 AHA/ACC guideline for the management of patients with valvular heart disease. J Am Coll Cardiol **63**：e57-e185, 2014
4) Vahanian A et al：Guidelines on the management of valvular heart disease（version 2012）. Eur Heart J **33**：2451-2496, 2012
5) Khot UN et al：Nitroprusside in critically ill patients with left ventricular dysfunction and aortic stenosis. N Engl J Med **348**：1756-1763, 2003

4 大動脈弁閉鎖不全症

▶▶ 福田幸弘，木原康樹

診療のポイント・治療指針

- 拡張期逆流雑音や to and fro 雑音で大動脈弁閉鎖不全症（aortic regurgitation：AR）の存在を疑う．
- 治療の第一選択は大動脈弁置換術（AVR）か大動脈自己弁温存術である．
- 急性 AR の原因の多くは，感染性心内膜炎と上行大動脈解離であり，速やかな外科的治療が必要となる．
- 最新の米国心臓協会/心臓病学会（AHA/ACC）ガイドラインでは Stage 分類が追加されており，従来よりも外科的治療の閾値が引き下げられている．
- 左室機能が低下した症例は周術期および術後予後不良であるため，心エコー図検査での経過観察が重要である．

AR は，大動脈弁尖の不十分な閉鎖により拡張期に大動脈から左室へ逆流が生じる病態である．

AR の原因は弁自体に異常がある場合と，大動脈基部の拡大など大動脈に異常がある場合がある．発症および進行形式により急性と慢性に分類される．

急性 AR では代償機転としての左室拡大が働かないため，左室拡張期圧の急激な上昇を生じる．その結果，前方拍出低下，急性肺うっ血をきたし，心原性ショックを呈することがある．急性 AR の原因は，大動脈解離，感染性心内膜炎，外傷が多い．

慢性 AR では，左室の容量負荷により左室壁ストレスが増す．さまざまな心臓病の中で，重症の慢性 AR が最も左室拡張末期容積を増加させる．左室の拡張と遠心性肥大により左室の容積は増加するが，左室のコンプライアンスの上昇により左室拡張末期圧は正常に維持されるため，当初は無症状で経過する．しかし左室収縮力が低下し，代償機転が破綻すると，心不全を発症する．慢性 AR の原因は，弁自体の異常としてリウマチ熱，感染性心内膜炎，心室中隔欠損による逸脱，外傷，膠原病，加齢による石灰化，大動脈二尖弁，大動脈四尖弁，有窓化などがある．大動脈弁二尖弁は狭窄を生じる場合が多いが，AR 単独で発症することもある．有窓化は通常弁尖の自由縁に沿ってみられるが，自然にあるいは感染を契機に増悪することがある．弁輪部の異常として加齢に伴う大動脈拡大，大動脈炎症候群，Marfan 症候群，

表1　AR の自然歴と頻度

1. 左室収縮能正常の無症状 AR 患者	頻　度
症状の発現 and/or 左室機能障害の出現	<6.0%/年
無症状であるが左室機能障害が出現	<3.5%/年
突然死	<0.2%/年
2. 左室収縮能低下のある無症状 AR 患者	**頻　度**
心症状の発現	>25%/年
3. 症状のある AR 患者	**頻　度**
死亡率	>10%/年

［文献 2 より引用］

Ehlers-Danlos 症候群などによる大動脈弁輪拡張症がある[1]．経年変化として AR の自然歴を示す（表1）[2]．

治療のための診断と検査

a 自覚症状

急性 AR は心不全および心原性ショックの症状を呈する．

慢性 AR の症状は労作時呼吸困難，起座呼吸，動悸，胸痛などであるが，特異的な自覚症状はない．慢性 AR は長期間無症状のことがあり，左室収縮力が低下してくると自覚症状が出現する．心拍数が低いと拡張期血圧が下がり，逆流量が増加するため症状がでやすい．

b 身体所見

容量負荷による拡大した左室，逆流による増大した脈圧を反映した身体所見が観察できる．逆流

が高度になると，心尖拍動の左下方への偏位，頭部の前後のゆれ（de Musset 徴候），指の爪床の毛細血管の拍動（Quincke 徴候），下肢動脈圧が上腕に比し 20 mmHg 以上高い Hill 徴候を認める．検脈では速脈を触れる．

聴診では高調な拡張期逆流雑音が特徴的である．蹲踞で増強し，Valsalva 手技で減弱する．拡張期逆流雑音の大きさは伝播する距離や振動する周囲の影響を受けるため，大きさのみで重症度は判断できない．タイミングや持続時間が重症度の診断に有用な場合が多い．非常に重症な AR では急激な左室拡張気圧の上昇により大動脈と左室の拡張期圧が等しくなるため，拡張期雑音は弱くなり消失することもある．その他の心雑音として，前方への駆出性雑音と後方への逆流性雑音（to and fro 雑音）や心尖部で聴取される拡張期雑音（Austin Flint ランブル）がある．

c 心電図検査

左室肥大の基準の QRS 電位を伴うまたは伴わない再分極の異常，ST 部分低下を伴う T 波逆転を胸部誘導に認めることが多いが，特徴的な所見はない．急性 AR では心不全に伴う頻拍以外に変化が乏しい．

d 胸部 X 線検査

心拡大や左第 4 弓および大動脈起始部の突出を認めるが，特異的な所見はない．重症 AR では肺水腫および心不全の徴候もみられることがある．

e 心エコー図検査

最も重要な診断ツールであり，確定診断および重症度判定のために実施する．経胸壁心エコーが中心であるが，十分な精度が得られない時や感染性心内膜炎が疑われる時は経食道心エコーが施行される．

大動脈弁については，弁尖数，弁の変性の有無，弁輪部の評価を行う．また，大動脈基部の拡大，解離のチェックをする．特に二尖弁では上行大動脈瘤のチェックを行うべきである．左室容積（径）や重量（壁厚）などの左室形態，左室駆出率などの左室機能の評価に加え，逆流重症度の定性および定量評価を行い，臨床経過を含めて手術適応などその後の治療方針を検討する．運動時に症状が増悪する場合は，運動負荷心エコーも有用である．AHA/ACC ガイドラインの AR の重症度評価を示す（表2）[3]．重症と判定される AR は，左室流出路径に対するカラードプラジェット幅が 65％以上，vena contracta 幅 0.6 cm 以上，逆流量 60 mL/拍以上，逆流率 50％以上，有効逆流弁口面

表2　AR の重症度分類

評価項目	軽症	中等症	重症
左室流出路径に対するカラードプラジェット幅	<25%	25〜65%	≧65%
vena contracta（cm）	0.3	0.3〜0.6	≧0.6
pressure half time（ms）	>500		<200
逆流量（mL/拍）	<30	30〜59 mL	≧60
逆流率	<30%	30〜49%	≧50%
有効逆流弁口面積（cm²）	<0.10	0.10〜0.29	≧0.30

［文献 3 より引用］

積 0.30 cm²以上となっている．胸部および腹部大動脈における汎拡張期逆流波の存在や大動脈弁血流速波形の圧半減時間（pressure half time：PHT）の短縮も重症 AR を示唆する所見である．

f その他

左室機能，左室心筋性状，冠動脈疾患の合併を評価するため，CT，MRI，核医学検査および心臓カテーテル検査が有用である．大動脈造影を用いた Sellers 分類で重症度評価も可能であるが，必須ではない．

治療の一般方針

a 治療方針の立て方

AR に対する標準治療は外科的治療であり，左室負荷が明らかに軽減される AVR が主流である．弁逸脱あるいは弁穿孔などが原因の AR には，大動脈自己弁温存術が選択される場合がある．

重症急性 AR の場合には，代償機転が十分に働かないため，容易に肺水腫，低心拍出状態に陥る．内科的薬物療法では改善できないので，早急な原因特定と AVR が推奨される．

図1に慢性 AR の管理チャートを示す．AHA/ACC ガイドラインでは疾患の重症度と進行形式によって Stage A（リスク期），Stage B（進行期），Stage C（重症無症候期），Stage D（重症有症候期）の 4 stage に分類されている．Stage D では，AVR の Class I の推奨レベルとなる．Stage C では，左室駆出率が 50％未満であれば Class I となり，左室収縮末期径が 50 mm を超えると Class IIa となる．また，左室拡張末期径 65 mm 以上で，低手術リスクであれば Class IIb となっている．Stage B でも，他の心臓手術の予定があれば AVR の Class IIa の推奨レベルとなる．このように旧ガイドラインよりも AVR の閾値が引き下げられている．これらの推奨から遅れた時期に介入した症例は予

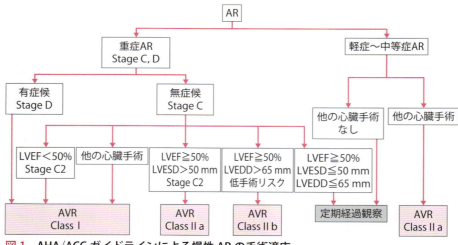

図1 AHA/ACC ガイドラインによる慢性ARの手術適応

[文献3より引用]

後不良であると報告されているため[4]，問診および心エコー図検査による綿密な経過観察が適切な手術時期を判断するために重要となる．

b 薬物療法

Stage Aでルーチンの血管拡張薬に投与は推奨されない．ARで高血圧合併例では，ジヒドロピリジン系のCa拮抗薬，アンジオテンシン変換酵素（ACE）阻害薬，アンジオテンシンII受容体拮抗薬（ARB）が使用される．AVR不能のStage Dでは，心不全症状に対し，利尿薬が追加使用される．現段階でのコンセンサスでは，予後を改善させる薬物療法は確立されていない．

処方例

以下，効果に応じて調整，併用

● 血圧が高い場合
① レニベース 5〜10 mg，またはアジルバ 20〜40 mg，分1
② カルブロック 8〜16 mg，分1

● 心不全症状がある場合
①，②に加え
③ ダイアート 30〜60 mg，分1
④ アルダクトン A 25〜50 mg，分1

---

c その他の治療法

経皮的な弁置換術も開発中である．

生活指導

ARは感染性心内膜炎のハイリスク群に相当し，抜歯などの処置の際には予防的抗菌薬の投与が推奨される．そのため，病名申告が必要である．
塩分制限，肥満防止，禁煙，など生活指導を通じて，心不全リスク因子の除去に努める．

TOPICS

大動脈弁有窓化（fenestration）

偏在性逆流を伴うARの機序の1つに大動脈弁のfenestrationが注目されている．fenestrationは，交連部自由縁付近の弁腹に存在する小さい穴として認識され，通常は大きな逆流をきたすことは少ない．しかし，弁輪が拡大した場合，fenestrationのサイズが大きい場合，fenestrationの自由縁側に位置する線維性の紐状構造物が断裂した場合（ruptured fenestration）では，重症ARの原因となることがある[a]．ruptured fenestrationは，特発性の他，感染性，外傷性にも生じる場合があり，重症ARの原因の1つとして念頭においておく必要がある．治療法としては大動脈弁置換術の報告が多いが，ruptured fenestrationに起因する重症ARに対して，弁形成術が有用であったとの症例報告も散見される[b]．いずれにせよ，術前に経食道心エコーを用いた詳細な弁形態の評価を行い，ハートチームで治療法を議論しておくことが重要である．

a) Akasaka K et al : Aortic regurgitation caused by fibrous strand rupture in a fenestrated aortic valve. J Echocardiogr **10** : 151-153, 2012
b) Mahara K et al : Acute aortic valve regurgitation due to spontaneous rupture of fenestrated cusp treated with aortic valve repair. Circ J **81** : 241-242, 2017

文　献

1) Enriquez-Sarano M et al：Clinical practice：aortic regurgitation. N Engl J Med **351**：1539-1546, 2004

2) Bonow RO et al：ACC/AHA 2006 guidelines for the management of patients with valvular heart disease：a report of the American College of Cardiology/American Heart Association Task Force on Practice Guidelines（writing Committee to Revise the 1998 guidelines for the management of patients with valvular heart disease）developed in collaboration with the Society of Cardiovascular Anesthesiologists endorsed by the Society for Cardiovascular Angiography and Interventions and the Society of Thoracic Surgeons. J Am Coll Cardiol **48**：e1-e148, 2006

3) Nishimura RA et al：2014 AHA/ACC guideline for the management of patients with valvular heart disease：executive summary：a report of the American College of Cardiology/American Heart Association Task Force on Practice Guidelines. J Am Coll Cardiol **63**：2438-2488, 2014

4) Tornos P et al：Long-term outcome of surgically treated aortic regurgitation：influence of guideline adherence toward early surgery. J Am Coll Cardiol **47**：1012-1017, 2006

5 後天性三尖弁膜症

▶▶ 阿部幸雄

診療のポイント・治療指針

- 二次性（機能性）の三尖弁閉鎖不全症（tricuspid regurgitation：TR）が多い.
- その主な原因は，左心系弁膜症や左心不全疾患に合併した肺高血圧に続発する右室の収縮不全と拡大である.
- 左心系弁膜症の手術時に，併存する重症の二次性 TR は弁置換術または弁形成術の適応となる.
- 左心系弁膜症の手術時に，併存する軽症から中等症の二次性 TR は，弁輪拡大や肺高血圧も伴えば弁形成術の適応となりうる.

A. 三尖弁閉鎖不全症（tricuspid regurgitation：TR）

後天性 TR は二次性（機能性）に生じたものが圧倒的に多い. その機序として，左心不全と肺高血圧の合併に続発する右室収縮不全と右室拡大が最も一般的である. 近年，持続性心房細動例に伴う二次性 TR も注目されており，弁輪拡大が主な機序である[1]. 一方，一次性（器質性）TR の機序や原因としては，感染性心内膜炎やリウマチ性，逸脱，カルチノイド，外傷などがあげられるが，これらの頻度は少ない.

左心系弁膜症または他の左心不全疾患によって肺高血圧を合併する例では，右室収縮能が低下して代償的な右室拡大も生じるため，tethering-tenting が TR の主な機序となる. 一方，持続性心房細動に伴う TR では右房の拡大による弁輪拡大が主な機序であり，tethering-tenting は小さい[1]. 結果として生じた TR は右室・右房の容量負荷の原因となり両腔が拡大する. これらの拡大は TR が増悪する原因となるので，TR と右室・右房の拡大が相乗的に増悪し，種々の右心不全徴候が進行していく. また，TR の重症度は予後の規定因子である[2].

治療のための診断と検査

a 身体所見

有意な TR を有する例では，聴診によって第4〜第5肋間胸骨左縁に最強点を有する全収縮期逆流性雑音が認められる. 右心系弁膜症には，雑音が

表1 TR の重症度評価

重症度	心エコー図検査での基準
軽症	・逆流ジェット面積<5 cm^2 ・連続波ドプラの速度波形は薄く不均一で形は放物線状 ・肝静脈血流速度波形は収縮期優位
中等症	・逆流ジェット面積 5〜10 cm^2 ・vena contracta<0.7 cm ・連続波ドプラの速度波形の濃さが均一 ・肝静脈血流速度波形の収縮期波高が減少
重症	・逆流ジェット面積>10 cm^2 ・vena contracta>0.7 cm ・連続波ドプラの速度波形は濃さが均一で形はピークの早い三角形 ・肝静脈血流速度波形で収縮期逆流波あり

［文献3を参考に作成］

吸気時に増強して呼気時に減弱する特徴がある（Rivero-Carvallo 徴候）. 頸部の視診における頸静脈の圧上昇所見と収縮期陽性波（V 波），腹部の触診における収縮期肝拍動，これらも有意な TR 例における特徴的な身体所見である.

b 心エコー図検査

TR の診断は，カラードプラ法で収縮期に三尖弁から右房へ逆流するジェットによってなされる. 米国心臓協会/米国心臓病学会（AHA/ACC）ガイドラインでは，TR の重症度評価について表1のように定義している[3]. また，TR の機序を診断するために，弁形態異常の有無および右室の収縮能と大きさ，弁輪の大きさ，右房の大きさを観察することも重要である.

治療の一般方針

a 治療方針の立て方

利尿薬などの薬物療法によって制御できない際には，形成術または人工弁置換術といった外科手術療法が必要となる．AHA/ACC ガイドラインにおいて，一次性の TR が重症であれば，有症状の場合に Class Ⅱa で，無症状であれば Class Ⅱb で，それぞれ手術療法（形成術または置換術）が推奨される[3]．中等症以下の一次性 TR は手術適応とならない．二次性の重症 TR に対して，左心系弁膜症を手術する際の同時手術としては，症状の有無を問わず手術療法（形成術または置換術）が Class Ⅰで推奨される．二次性の TR が軽症または中等症である際に，左心系弁膜症を手術する際に同時手術が必要かどうかについては，弁輪拡大があれば Class Ⅱa で，肺高血圧があれば Class Ⅱb で，いずれも置換術ではなく形成術による手術療法が推奨される．三尖弁輪の拡大は，経胸壁心エコー図で弁輪径が 40 mm を超える場合（体表面積で除した弁輪径指数を用いる場合には 21 mm/m²），あるいは，術中の直接計測で弁輪径が 70 mm を超える場合とされる．持続性心房細動に伴う右房拡大，弁輪拡大に伴う TR は，臨床的に経験されることが少なくないにもかかわらず診断および治療に関するエビデンスがまだ乏しく，手術適応に関しても明確な基準はない．

b 薬物療法

利尿薬の投与によって多少の改善を期待することができる．また，左心系弁膜症や他の左心不全疾患で二次性に TR が生じている場合には，左心系の原疾患に対する種々の治療によって TR が改善する可能性もある．

処方例

①ラシックス 20～40 mg，またはダイアート 30～60 mg
②（他の利尿薬で効果不十分の場合）サムスカ 7.5～15 mg

B. 三尖弁狭窄症（tricuspid stenosis：TS）

後天性 TS の原因は大部分がリウマチ性で，僧帽弁膜症に合併することが多い．リウマチ性三尖弁障害によって通常は狭窄症と閉鎖不全症が併存する．

治療のための診断と検査

拡張期の右室流入障害によって右房圧および静脈圧が上昇し，右心不全症状を呈する．身体所見としては，頸静脈圧上昇所見や浮腫，拡張中期ランブルなどが認められる．

リウマチ性 TS では，心エコー図検査で弁尖の輝度上昇，交連部の癒合による拡張期のドーミング，右房拡大などが認められる．拡張期右室流入血流速度波形の圧半減時間が 190 ms 以上，拡張期の経三尖弁推定平均圧較差が 5 mmHg を超える，三尖弁口面積が 1.0 cm² 以下，これらの場合に TS が重症であると判断する[3]．

治療の一般方針

利尿薬の投与で右心不全症状の多少の軽減が見込めるが，狭窄性疾患であるため低心拍出量症候群に陥らないように注意が必要である．AHA/ACC ガイドラインでは，左心系弁膜症に対する手術時に重症 TS が合併している際には Class Ⅰで同時手術が，重症 TS が単独で存在する場合にも有症状であれば Class Ⅰで手術療法が，また，後者の場合に TR の合併がなければ経カテーテル的バルーン形成術が Class Ⅱb で，それぞれ推奨されている[3]．

文 献

1) Utsunomiya H et al：Functional tricuspid regurgitation caused by chronic atrial fibrillation：a real-time 3-dimensional transesophageal echocardiography study. Circ Cardiovasc Imaging **10**：e004897, 2017

2) Nath J et al：Impact of tricuspid regurgitation on long-term survival. J Am Coll Cardiol **43**：405-409, 2004

3) Nishimura RA et al：2014 AHA/ACC guideline for the management of patients with valvular heart disease：a report of the American College of Cardiology/American Heart Association task force on practice guidelines. Circulation **129**：e521-e643, 2014

144　Ⅴ．弁膜疾患

6　感染性心内膜炎

▶▶山田　聡

診療のポイント・治療指針

- ● 不明熱の鑑別疾患の中でも重要な疾患として常に念頭に置いておく．
- ● 血液培養と心エコー図検査を中心に，診断基準に沿って診断する．
- ● 感染症に対する抗菌薬治療を基本とし，治療抵抗性感染や合併症を認めれば外科的治療を考慮する．
- ● 血液培養により原因菌を同定し，適切な抗菌薬を選択する．
- ● 状況に応じて，感染症医や心臓外科医，脳外科医などと連携したチーム医療を行う．

　感染性心内膜炎は全身性敗血症性疾患で，菌は弁膜を含んだ心内膜と大血管内膜に集簇して疣腫（vegetation）を形成する[1]．頻度は高くなく，人口10万人あたり3〜10例/年の発症といわれている．ただし，いったん発症すると，的確な時期に適切な治療をしない限り，あるいは破壊力の強い起炎菌では，心不全や重篤な心障害，塞栓症など多くの合併症を引き起こし，ついには死に至る．基礎心疾患に伴う弁狭窄・逆流や短絡の血流があたる心内膜面に非細菌性血栓性心内膜炎（non-bacterial thrombotic endocarditis：NBTE）が生じ，歯科・耳鼻咽喉科・婦人科・泌尿器科的な処置などで菌血症が生じた際に，NBTEの部位に菌が付着・増殖し疣腫が形成されると考えられている．時に心疾患の既往のない例に発症することもある．

治療のための診断と検査

　感染性心内膜炎の診断を容易にするために種々の診断基準が提唱されており，それらが拠りどころとしているのは，①敗血症による臨床症状，②血液中の病原微生物の確認，③感染に伴う心内構造の破壊の確認に基づいた診断である．これらの中で現在最も広く受け入れられている診断基準は，2000年に改訂されたDuke診断基準である（**表1**）[2,3]．

　本診断基準は，特に，30％までの患者で心エコー結果に異常が検出されない，または判定不能となるとされている人工弁感染性心内膜炎（prosthetic valve endocarditis：PVE）やペースメーカ

表1　改訂版Duke診断基準による感染性心内膜炎の診断

感染性心内膜炎が確定的であるもの
病理学的基準
・培養，または疣腫，塞栓化した疣腫，あるいは心内膿瘍の組織検査により証明された菌
・または，疣腫，あるいは心内膿瘍における病変部位の活動性心内膜炎を示す組織学的所見
臨床的基準
・大基準2つ
・大基準1つと小基準3つ
・または，小基準5つ
感染性心内膜炎の可能性のあるもの
・大基準1つと小基準1つ
・または，小基準6つ
感染性心内膜炎は否定的であるもの
・感染性心内膜炎とは別の確実な診断
・抗菌薬により4日以内に消褪する症状
・4日以内の抗菌薬投与後の手術または剖検で病理学的所見なし
・または，上記の「感染性心内膜炎が確定的」と「感染性心内膜炎の可能性」の基準を満たさない場合

大基準と小基準は表2参照．

［文献2, 3を参考に作成］

などのデバイスまたはリード感染で，早期の診断精度が低くなる欠点を有している．これに対して，近年の画像診断の進歩により，CT，脳MRI，^{18}F-FDG PET/CTや白血球標識SPECT/CTが，心内膜病変と，塞栓や感染性動脈瘤などの無症候性の血管病変の検出率を向上させると報告されている．そこで，欧州心臓病学会（European Society of Cardiology：ESC）の2015年のガイドラインでは，上記診断基準に，①心臓CTによる明らかな

6. 感染性心内膜炎　**145**

表2　ESC2015年改訂版の感染性心内膜炎診断基準に用いる基準

大基準

1. 感染性心内膜炎診断のための血液培養陽性所見
   a. 2回の血液培養で感染性心内膜炎に典型的な菌の検出
      - *Streptococcus viridans*, *Streptococcus bovis*, HACEK グループ, *Staphylococcus aureus*
      - *Enterococcus* が検出され（市中感染），他に感染巣がない場合
   b. 感染性心内膜炎に合致する持続性の血液培養陽性
      - 12時間以上間隔をあけて採取した血液検体で2回以上の培養陽性
      - または，別々に3回採取した血液検体のすべて，あるいは4回採取した血液検体の大部分で培養陽性（最初と最後の採取は1時間以上離れていること）
   c. 1回の血液培養でも *Coxiella burnetii* が検出された場合，または，抗phase 1 IgG抗体価が800倍以上の場合
2. 画像診断上の感染性心内膜炎陽性所見
   a. 心エコー図検査
      - 疣腫
      - 膿瘍，仮性動脈瘤，心内の瘻孔
      - 弁の穿孔または弁瘤
      - 人工弁の新たな部分的裂開
   b. ^{18}F-FDG PET/CT（3ヵ月以上前に人工弁置換が行われた場合に限る）または白血球標識SPECT/CTによる人工弁周囲の異常集積
   c. 心臓CTによる弁周囲病変

小基準

1. 素因となりうる心疾患や静注薬物使用などの素因
2. 38℃以上の発熱
3. 血管現象（画像診断のみで検出されたものも含む）：主要動脈塞栓，敗血症性肺梗塞，感染性動脈瘤，頭蓋内出血，眼球結膜出血，Janeway発疹
4. 免疫学的現象：糸球体腎炎，Osler結節，Roth斑，リウマチ因子
5. 微生物学的所見：血液培養陽性であるが上記の大基準を満たさない場合，または感染性心内膜炎に合致する病原微生物の活動性炎症を示す血清学的所見

［文献2を参考に作成］

弁周囲病変の検出と，②PVE疑い症例における[18]F-FDG PET/CTまたは白血球標識SPECT/CTによる弁周囲の異常所見を大基準として，③画像診断のみで検出される，すなわち無症候性の塞栓または感染性動脈瘤の検出を小基準として追加している（表2）[2]．図1に，ESCが提唱する診断アルゴリズムを示す[2]．心エコー以外の画像診断法は，心病変の検出（心臓CT，[18]F-FDG PET/CTまたは白血球標識SPECT/CT）と塞栓の検出（脳MRI，全身CT，またはPET/CT）のために用いる．これらの結果を加味して，表1，2の改訂診断基準に基づいた判定を行う．

血液培養に際する注意点は，診断の大基準（表2）に示すとおりであるが，その他の注意点として，①中心静脈血ではなく末梢血を無菌的操作により採取すること，②抗菌薬の投与前に（投与されている場合は，状態が安定していれば48時間以上中止して）血液培養を行うこと，③持続性の菌血症を呈する疾患なので，発熱のピークにあわせるために血液培養を遅らせる必要はないことなどがあげられる．感染性心内膜炎全体の31％までを占めるとされる血液培養陰性心内膜炎は，最も一般的には培養前の抗菌薬投与に起因するが，真菌や培地での発育が困難な菌によることもある．最近のガイドラインでは，血液培養陰性の場合には，特定の病原体に関する血清学的検査とそれに引き続くポリメラーゼ連鎖反応（polymerase chain reaction：PCR）法の使用が推奨されている[2]．

治療の一般方針

感染性心内膜炎の治療の基本は，感染症に対する抗菌薬治療である．薬物療法の経過において，治療抵抗性感染，合併症としてのうっ血性心不全，または感染性塞栓のいずれかが確認あるいは予測できる場合には，内科的治療を行いつつ，外科的治療を考慮し，手術時期を逸することのないよう注意深く適応を検討する必要がある[1,4]．

a 感染症の薬物療法

基本的に高用量の殺菌的抗菌薬が経静脈投与で用いられ，また相乗効果を期待した併用療法が行われる．これは，感染性心内膜炎の治療では疣腫内の原因微生物を死滅させなければならないが，

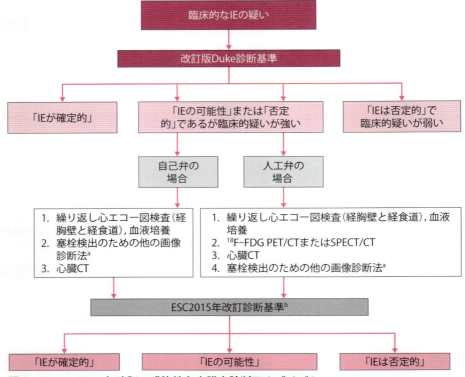

図1 ESCの2015年改訂の感染性心内膜炎診断アルゴリズム
IE：infective endocarditis, CT：computed tomography, FDG：fluorodeoxyglucose, PET：positron emission tomography, SPECT：single photon emission computerized tomography.
a：脳MRI，全身CT，PET/CTを含む．
b：表2を参照．

［文献2を参考に作成］

疣腫内は血流が乏しいため，十分な抗菌薬の血中濃度を保ち，長期間にわたって治療を続けなければならないからである．このため副作用の抑制が問題となるが，抗菌薬の高い効果を引き出しながら副作用を抑えるためには，次のような点が重要である[1]．

①血液培養により原因菌を同定し，適切な抗菌薬を選択する．

②菌が同定されれば必ず感受性試験を行い，最小発育阻止濃度（minimum inhibitory concentration：MIC）を測定して投与計画に活用する．

③可能な薬剤では血中濃度モニタリング（therapeutic drug monitoring：TDM）を行い，適切な投与計画を立てる．

④副作用の発現に注意し，血液・生化学などの必要な検査を定期的に実施する．

⑤状況に応じて，感染症医や心臓外科医，脳外科医などと連携したチーム医療を行う．

⑥院内発症の感染性心内膜炎では，メチシリン耐性菌などによる感染を念頭におく．

b 外科的治療

合併症を伴わない抗菌薬治療の経過中であっても，心臓外科医と連携をとり，常に外科的治療の可能性を考えておく必要がある．2014年の米国心臓協会/米国心臓病学会（AHA/ACC）ガイドラインによると，早期手術（抗菌薬治療の全コース終了前の手術）の適応は，①心不全をきたした弁機能不全，②*Staphylococcus aureus*，真菌，その他の耐性菌による左心系の心内膜炎，③心ブロック，弁輪部膿瘍，組織破壊による貫通病変をきたしたもの，④適切な抗菌薬治療開始後5〜7日以上続く持続的菌血症または発熱がみられる持続感染（以上，Class I），⑤適切な抗菌薬治療にもかかわらず塞栓症を再発し疣腫が持続する場合（Class IIa），⑥（塞栓症状の有無にかかわらず）長さ10 mm以上の可動性の疣腫を有する自己弁心内

6. 感染性心内膜炎　147

表3　抗菌薬の選択法

1．原因菌が判明している自己弁心内膜炎

a．ペニシリンG（PCG）感受性連鎖球菌
・PCG 2,400万（1,200〜3,000万）単位/日，分6または持続点滴静注を4週間
静脈炎を合併し投与困難な場合はampicillin 8〜12 g/日を投与することもできる．また，ペニシリンアレルギーでは，
・vancomycin 1 g×2/日または15 mg/kg×2/日など4週間
PCG感受性が高い場合には，併用療法で治療期間を2週間に短縮しうる
・PCG（同上）2週間+gentamicin 60 mgまたは1 mg/kg×2〜3/日を2週間
b．PCG低感受性連鎖球菌
・PCG（同上）4週間+gentamicin 60 mgまたは1 mg/kg×2〜3/日を2〜4週間
c．腸球菌
・ampicillin 8〜12 g/日，分4〜6または持続点滴静注を6週間+gentamicin 60 mgまたは1 mg/kg×2/日を4〜6週間
d．メチシリン感受性ブドウ球菌
・cefazolin 2 g×3〜4/日を4〜6週間+gentamicin 60 mgまたは1 mg/kg×2〜3/日を1週間
βラクタム系薬にアレルギーの場合は，
・vancomycin（同上）4〜6週間±gentamicin 60 mgまたは1 mg/kg×2〜3/日を1週間
e．メチシリン耐性ブドウ球菌
・vancomycin（同上）4〜6週間±gentamicin 60 mgまたは1 mg/kg×2〜3/日などのアミノグリコシド系薬を1週間
vancomycinやteicoplaninが投与困難な場合，linezolidの有効性が報告されている

2．原因菌が判明している人工弁心内膜炎

a．連鎖球菌および腸球菌
・PCG（同上）4〜6週間+gentamicin 60 mgまたは1 mg/kg×2〜3/日を2〜6週間
腸球菌では以下が推奨される
・ampicillin 8〜12 g/日，分4〜6または持続点滴静注を4〜6週間+gentamicin 60 mgまたは1 mg/kg×2〜3/日を2〜6週間
または，
・vancomycin（同上）4〜6週間+gentamicin 60 mgまたは1 mg/kg×2〜3/日を2〜6週間
b．メチシリン感受性ブドウ球菌
・cefazolin 2 g×3〜4/日を6週間以上+gentamicin 60 mgまたは1 mg/kg×2〜3/日を2週間±rifampicin 450〜600 mg/日，分1〜2，2〜6週
c．メチシリン耐性ブドウ球菌
・vancomycin（同上）6週間以上±gentamicin 60 mgまたは1 mg/kg×2〜3/日などのアミノグリコシド系薬を2週間±rifampicin 450〜600 mg/日，分1〜2，2〜6週

3．自己弁の場合のエンピリック治療

・sulbactam/ampicillin+gentamicin±ceftriaxone
・ceftriaxone+gentamicin
メチシリン耐性菌の可能性，またはβラクタム系薬にアレルギーの場合は，
・vancomycin+gentamicin±ceftriaxone

4．人工弁の場合のエンピリック治療

・vancomycin+gentamicin±rifampicin
グラム陰性菌も考慮した場合は，
・vancomycin+gentamicin±rifampicin+ceftriaxone
術後1年以上が経過し，メチシリン耐性菌の可能性が低い場合は，
・sulbactam/ampicillin+gentamicin+ceftriaxone

［文献1を参考に作成］

膜炎（ClassⅡb）とされている[4]．10 mmを超える長さの疣腫と僧帽弁または大動脈弁の高度機能障害を有する感染性心内膜炎から緊急手術の適応となる症例を除外した76例を早期手術群（37例）と従来治療群（39例）に割り付けたオープンラベル無作為化試験で，早期手術により全身塞栓の発生が抑制され，全死亡と塞栓症の複合イベントが減少することが示されている[5]．また，PVE患者で適切な抗菌薬治療が全コース終了し血液培養陰性が確認された後に，菌血症が再発し，他に菌の侵入経路が確認されない場合も手術の適応である（ClassⅠ）[4]．

処方例

日本循環器学会のガイドラインに示された抗菌薬の選択法の一部を表3に例示する[1]．詳細はガイドラインを参照されたい[1,2]．

TOPICS

手術適応のある感染性心内膜炎患者の1/4で手術が行われない理由

International Collaboration on Endocarditis（ICE）グループ（16ヵ国，29センター）が左心系感染性心内膜炎の1,296例を前向きに調査したところ，外科的治療は全体の57%，手術適応のある例の76%に施行されていた．手術が回避された理由は，予後不良（34%），血行動態の不良（20%），術前の死亡（23%），脳梗塞（23%），菌血症の存在（21%）であった．手術適応のある863例で手術施行に関連した因子は，高度大動脈弁逆流，膿瘍，術前の塞栓症，他の医療機関からの紹介であり，一方，非施行に関連した因子は，肝疾患の既往，脳梗塞の発症と黄色ブドウ球菌（起炎菌）であった．黄色ブドウ球菌による心内膜炎では，菌血症の存在で手術が回避されやすかった．手術適応がある患者において，Society of Thoracic Surgeons（STS）スコアは手術施行の有無にかかわらず6ヵ月後の生存率と関連した．また，手術施行例は非施行例よりも生存率が良好だった．さらに，手術リスクの高い手術を施行した患者の生存率は，手術リスクの低い手術を施行しなかった患者と同等であり，それらと比較して，手術リスクの高い手術を施行しなかった患者の生存率はきわめて低かった．

以上より，手術適応のある感染性心内膜炎患者の約1/4では，菌血症の存在などの予後不良因子のために手術が施行されていない．STSスコアは，ガイドラインどおりに手術が施行される患者の予後予測に有用な情報を提供しうる．黄色ブドウ球菌は手術リスクを増大するが，手術が施行されないことが多く，手術の役割とタイミングについて今後の検討が期待される[a]．

a) Chu VH et al：Association between surgical indications, operative risk, and clinical outcome in infective endocarditis：a prospective study from the International Collaboration on Endocarditis. Circulation **131**：131-140, 2015

文 献

1) 循環器病の診断と治療に関するガイドライン．感染性心内膜炎の予防と治療に関するガイドライン（2008年改訂版）．<http://www.j-circ.or.jp/guideline/pdf/JCS2008_miyatake_d.pdf>［Accessed 29 June 2017］

2) Habib G et al：2015 ESC Guidelines for the management of infective endocarditis：The Task Force for the Management of Infective Endocarditis of the European Society of Cardiology（ESC）. Endorsed by：European Association for Cardio-Thoracic Surgery（EACTS）, the European Association of Nuclear Medicine（EANM）. Eur Heart J **36**：3075-3128, 2015

3) Li JS et al：Proposed modifications to the Duke criteria for the diagnosis of infective endocarditis. Clin Infect Dis **30**：633-638, 2000

4) Nishimura RA et al：2014 AHA/ACC guideline for the management of patients with valvular heart disease：a report of the American College of Cardiology/American Heart Association task force on practice guidelines. J Am Coll Cardiol **63**：e57-e185, 2014

5) Kang DH et al：Early surgery versus conventional treatment for infective endocarditis. N Engl J Med **366**：2466-2473, 2012

7 僧帽弁の外科治療

▶ 福嶌五月，藤田知之，小林順二郎

外科治療のポイント・治療指針

- 弁輪の石灰化を伴う動脈硬化性僧帽弁狭窄症に対する僧帽弁置換術の適応が拡大されている.
- Type Ⅱ僧帽弁閉鎖不全に対する形成術においては，僧帽弁の構造に対する深い理解が必要である.
- Type Ⅲb 僧帽弁閉鎖不全に対する外科治療は，心不全チームによるアプローチが重要である.
- 右小開胸による僧帽弁手術が標準化しつつある.
- 経カテーテル僧帽弁手術への期待が大きい.

　僧帽弁疾患は，高齢化社会とともに増え続ける心臓弁膜症の中でも，大動脈弁疾患と並んで重要な疾患である．僧帽弁は大動脈弁と異なり，左心室と連続したきわめて複雑な構造を有する弁下組織により支持されており，外科治療を行ううえでは，弁尖だけでなく弁下組織を十分に意識し理解することが重要である．僧帽弁に対する外科手術は，心臓外科黎明期より，主にリウマチ性僧帽弁狭窄症に対する交連切開術から開発されてきた．現在，特に先進国では，変性疾患や心筋症などが増加傾向にあり，その疾患の解剖学的特徴から形成術が主流となっている．一方，人工弁も改良を続けられ，その耐久性は向上しており，形成術か置換術か，特に複雑な僧帽弁疾患においては議論が尽きない．

　僧帽弁手術の低侵襲化が進み，従来の胸骨正中切開から右小開胸による手術が，限られた施設においては標準化されつつある．また，経カテーテル的な僧帽弁へのアプローチも期待されている．本項では，僧帽弁に対する外科治療において，現在課題となっているいくつかの問題に焦点をあてて詳述する．

僧帽弁狭窄症に対する手術

　僧帽弁狭窄症の病態は，僧帽弁口の狭小化に伴う左室流入血流量の減少と左心房圧の上昇である．原因としては，①先天性，②リウマチ性，③動脈硬化，④腫瘍・疣贅，などがあげられる．①，②に関しては，多くの成書があり診断治療がほぼ確立されているといっても過言でない．一方，③動脈硬化による僧帽弁狭窄症の手術適応・手術方法については，一定の見解が得られていないことから，本項において詳述する．動脈硬化に伴う僧帽弁狭窄症の特徴は，①弁輪部石灰化（mitral annular calcification：MAC），②大動脈弁狭窄症や冠動脈疾患など動脈硬化性の他心臓病変の合併，③重症動脈硬化性全身疾患の合併，である．特に，維持血液透析患者において，全身動脈の石灰沈着とともに，僧帽弁輪の石灰化と狭窄症を呈するのが典型例である．かかる病変においては，①狭窄の進行が緩徐であり，②狭窄の程度もリウマチ性ほど顕著でなく，③一般的に高齢かつ重症他疾患の合併が多く，そして，④後述するごとく手術の危険度が高い，ことから手術適応に逡巡することがしばしばである．診断は，通常の僧帽弁狭窄症に加えて，心臓CTを行うことにより石灰化病変の局在を理解することが手術方法を考えるうえで重要である．

　動脈硬化に伴う僧帽弁狭窄症に対する手術は，最も難易度の高い心臓手術の1つである．通常，弁尖の硬化および石灰化は弁輪部にまで進展しており，手術においては，狭窄を解除できる程度にまで弁尖を切除し石灰化した弁輪部に人工弁を縫着する．手術の課題は，①過剰に弁輪の石灰化病変を切除した時に発生する左室破裂，大動脈弁損傷，冠動脈閉塞とそれに伴う広範囲心筋梗塞，完全房室ブロックなど，②人工弁と弁輪がうまく接合しないことから発生する弁周囲逆流，③以上の課題を解決するために長時間の心停止・人工心肺となることから生じる全身合併症，である．①を克服するために，弁輪の切除を最低限として，できる限り弁口面積を得るために，高齢者であっても機械弁を用いることがある．また，②を克服す

るために，ウシ心膜パッチなどを用いて補強する方法が報告されている．そして，③を克服するために，経カテーテルアプローチへの期待が大きいが，現時点では海外からの少数の報告を散見するに過ぎない．

僧帽弁閉鎖不全症に対する手術

僧帽弁閉鎖不全症は，僧帽弁疾患の中でも最も頻度の高い疾患である．原因としては，①先天性，②リウマチ性，③急性心筋梗塞，④変性疾患，⑤心筋症，⑥慢性心房細動，⑦感染性心内膜炎，などがあげられる．僧帽弁閉鎖不全症は疾患別に逆流の形態的な原因が異なり，その形態から4つの亜型に分類される（Carpentierの分類：「V-2. 僧帽弁閉鎖不全症」図1参照）．基本的には，前述の心房細動に伴う僧帽弁閉鎖不全はType Iであり，変性疾患はType II，心筋症はType IIIbである．外科治療の方法はこのCarpentier分類により主に決定されている．すなわち，Type Iに対しては人工弁輪縫着術のみ，Type IIに対しては可能な限りさまざまな手法を用いての僧帽弁形成術，Type IIIaに対しては僧帽弁置換術，Type IIIbに対しては形成術か置換術か，一定の見解が得られていない．本項では特に，Type IIおよびType IIIbに対する外科治療につき詳述する．

a Carpentier分類Type IIに対する僧帽弁形成術

加齢や結合組織病など変性疾患により，弁尖が伸展あるいは一次腱索が断裂し，弁尖の一部が左房側に逸脱し僧帽弁閉鎖不全を生じるのがType IIである．できる限り形成術が推奨されているが，「good repair」＞「replacement」≧「bad repair」といわれ，①逆流が制御される，②十分な弁口面積が得られる，③長期間弁機能が維持される，よい形成術を行うことが重要である．Type IIに対する形成術の大まかな方法は，ほぼ一定の見解が得られつつあり，その核心的なコンセプトは，①前尖と後尖が弁輪の高さにおいて接合する，②僧帽弁狭窄に至らない弁口面積を確保する，である．手技的には，①前尖逸脱に対してはゴアテックス人工腱索による再建，②後尖逸脱に対しては切除縫合，場合によってはゴアテックス人工腱索による再建，③人工弁輪の縫着，である．一方，人工腱索の縫着方法，弁尖の切除方法，人工弁輪の種類やサイズの選択などは，外科医により異なり一定の見解が得られていない．

国立循環器病研究センター（当院）では，Type IIの僧帽弁閉鎖不全に対する形成術を過去25年間にわたって行ってきたが，その再僧帽弁手術回避率は15年間で90％を超えていた．特に，心房細動を合併したType IIに対してmaze手術を同時に行った僧帽弁形成術は，再手術回避率のみならず，warfarinを回避することのできる有用な方法であった[1]．一方，これらの遠隔成績を調査する中で，人工弁輪のサイズと術後遠隔期における心房細動の発症に関係を見出し[2]，現在では特に後尖病変においては，full-ringでなく，partial-bandを使用することで，有効弁口面積を維持するようにしている．

b Carpentier分類Type IIIbに対する手術

Type IIIbでは，左心室の拡大と収縮の低下に伴い，①弁輪の拡大，②弁尖のtetheringによる接合不良，により僧帽弁閉鎖不全を生じるが，Type IIIbは前負荷・後負荷・心機能によってdynamicに逆流量が変化することが知られており，その手術適応の決定には十分な注意を要する．心臓MRIや運動負荷心エコーが診断に有用な情報を提供することがある．また，Type IIIbにおいては，拡張型心筋症あるいは虚血性心筋症という重症かつ進展の早い左心室の病態を考慮し，ハートチームにより戦略を立案すること肝要である．たとえば，若年かつ心機能が低下した拡張型心筋症においては，心臓移植を視野に入れた戦略が重要である．一方，未血行再建の虚血性心筋症に併発したType IIIbにおいては，血行再建による左室の逆リモデリング効果を予測することが重要であり，弁置換や弁形成よりも人工弁輪縫着のみで十分である場合も多い[3]．

Type IIIbに対する腱索温存弁置換の意義は，心停止時間が比較的短時間で終わる，あるいは心停止を行わずに行うこともできることで，術後心筋傷害を最小限にとどめることができる．一方，弁下手技を伴う形成術の意義は，血行動態の改善であり，また，人工弁を使用しないことにより感染や人工弁機能不全などの合併症を回避することができる．したがって，理論的には，将来的に補助人工心臓が必要なほど心機能が低下している症例においては置換術が選択され，一方，心機能が比較的保たれた症例においては形成術が選択されるのが望ましいと考えられるが，real-worldにおいては，適応がはっきりとした症例に出会うことは少なく，その場その場で，手術適応ならびに手術方法に逡巡しながら術式を選択されているのが現

状である.

僧帽弁疾患に対する先進治療

僧帽弁疾患，特に Type Ⅰ や Type Ⅱ 僧帽弁閉鎖不全症においては，比較的若年かつ心機能が維持され，他疾患の合併も少ないことから，手術の低侵襲化が進んでいる．すなわち，従来の胸骨正中切開アプローチでなく，5～6 cm の皮膚切開をもって右第 4 肋間を開胸してアプローチする内視鏡補助下僧帽弁手術である．また，これの発展形である完全内視鏡手術やロボット手術である．一方，経カテーテル大動脈弁留置術の発展形である，経カテーテル僧帽弁手術はいまだ標準的とはいえないが，今後の僧帽弁治療を革新するものとして期待されている．

a 右小開胸内視鏡補助下僧帽弁手術

本手術の意義は，低侵襲性と美容上の有用性である．一方，①手術手技の煩雑性，②特殊な機器の必要性，③手術時間の延長，という臨床上の課題があるが，手術例を増やすことでこれらの課題を克服し，センター化している施設が散見される．当院においても 2011 年頃より本手術を開始し，現在では標準術式として積極的に行い，低侵襲性の達成とともに，従来の正中切開の手術と同等のクオリティの形成術を行っている[4].

b 完全内視鏡手術とロボット手術

さらなる低侵襲化を図るため皮膚切開を少なくし，開胸器を用いないアプローチで行っている施設がある．このアプローチでは直視下の視野はきわめて限定されるため，完全内視鏡下手術となる．腹部外科などで用いられる内視鏡手術器具を用いる施設から，da Vinci（Intuitive Surgical 社）と呼ばれる手術ロボットを用いて，遠隔操作で手技を行う施設まであるが，ソフト面・ハード面ともにハードルが高い．今後，手術手技の標準化，安全性と有効性に関するエビデンス，必要機器の価格低下，保険点数の加算などにより，発展が期待されている．

c 経カテーテル僧帽弁手術

経カテーテル僧帽弁手術の開発はその手技の煩雑さおよび僧帽弁の構造の複雑さから，経カテーテル大動脈弁手術の開発に遅れをとっているものの，①人工弁の挿入，②弁尖の修復，③弁輪の縫縮，という 3 つのアプローチから多くのデバイスが欧米を中心に開発されつつある．わが国における第 1 号として治験中の MitraClip（Abbott 社）は現時点で最も多く使用されたデバイスであり，前尖と後尖を直接接合させるものであるが，外科的形成術と比較して僧帽弁閉鎖不全の再発率が高いことが指摘された．この種の修復方法では，逆流再発率が高いことは今までの外科手術の報告から予想されていたものである．今までの外科的僧帽弁形成進歩に鑑みると，弁輪縫縮，特に後尖部弁輪の縫縮がきわめて重要であり，経カテーテル僧帽弁形成においてもかかるデバイスの開発が必要と考えられる．一方，経カテーテル僧帽弁置換術は，報告された症例は少ないもののデバイス次第では適応の拡大による急速な発展が期待される[5].

高齢化社会とともに増加を続ける僧帽弁疾患に対する外科治療は技術的進化を続けている．特に，①高齢者に対する手術適応の拡大，②手術の低侵襲化，が課題であり，そのためには診断から治療に至るまで，内科医と外科医が十分な連携をとりつつ本疾患に対する理解を深めることが重要である．

文 献

1) Fujita T et al：Long-term outcome of combined valve repair and maze procedure for nonrheumatic mitral regurgitation. J Thorac Cardiovasc Surg **140**：1332-1337, 2010

2) Kawamoto N et al：Prosthesis-patient mismatch due to small ring annuloplasty in patients with degenerative mitral insufficiency. J Cardiol **68**：141-147, 2016

3) Fukushima S et al：Late outcomes after isolated coronary artery bypass grafting for ischemic mitral regurgitation. Jpn J Thorac Cardiovasc Surg **53**：354-360, 2005

4) 藤田知之，小林順二郎：心臓血管外科領域における最新低侵襲手術の現状と未来．日外会誌 **116**：311-315, 2015

5) Muller DW et al：Transcatheter mitral valve replacement for patients with symptomatic mitral regurgitation：a global feasibility trial. J Am Coll Cardiol **69**：381-391, 2017

152　Ⅴ．弁膜疾患

8 大動脈弁の外科治療

▶▶金　一，高梨秀一郎

外科治療のポイント・治療指針

- 大動脈弁狭窄症（aortic stenosis：AS）に対する弁輪部石灰化は完全な除去をめざす．
- 大動脈弁閉鎖不全症（aortic regurgitation：AR）においては自己弁温存治療も考慮する．
- 経カテーテル大動脈弁留置術（transcatheter aortic valve implantation：TAVI）適応に関しては，ハートチームによる十分な検討を要する．
- valve-in-valve を考慮した生体弁サイズを検討する時代へ移行している．

　大動脈弁疾患は大別して AR と AS に分類することができる．

　AS，AR ともに外科治療の基本は，人工弁を用いた弁置換術（aortic valve replacement：AVR）となる．一方，AR においては弁尖の形状や性状あるいは基部拡大を伴う弁接合不良が原因となる症例においては，弁形成術や自己弁温存による基部再建術といった術式の選択が，特に若年者あるいは今後，妊娠を希望する女性，消化器疾患や出血性素因のある患者など自己弁温存による抗凝固療法を回避する点などから考慮される[1]．

　また，AS においては高齢化，多くの合併疾患を有する，または開心術の既往などから周術期リスクが高くこれまで外科手術が困難な患者においては，TAVI による治療の選択肢が考慮されるようになった．

外科治療のための診断と検査

　手術の際の弁性状の石灰化や変性などの評価には，必要に応じて経食道心エコー図検査（TEE）が必要である．一方，これまで胸腹部 CT は人工心肺使用に伴う上行大動脈や末梢血管病変の性状評価などに必要な検査の位置付けであったが，現在においては AR に対する形成術を検討する際，胸部 CT による弁の形態や性状，弁尖の長さや弁輪径など形成術適応の有無を評価するうえで有用かつ必須の検査の１つとなっている．AS においては弁の形態，特に二尖弁か三尖弁かといった心エコー図検査で時折評価が困難なものや，TAVI を施行する際，TEE 同様に弁輪径，Valsalva 洞径，大動脈経やアクセスルートの末梢血管径などさま

ざまな計測値を評価すること，さらには弁輪部周囲から左室流出路に連続する石灰化の状況など評価するために重要となる．カテーテル検査においては左心系，右心系の圧測定や AS においては大動脈–左室圧格差の評価など有用であるが，より重要な評価項目は冠動脈狭窄による狭心症症状の鑑別診断や冠動脈バイパス術の必要の有無のための狭窄病変の評価である．

外科治療の一般方針

　大動脈弁疾患に関する病態生理または病因に基づく治療方針の詳細は，米国心臓病学会，米国心臓協会あるいは日本循環器学会が発表している弁膜症ガイドラインを参照いただきたい．一方，緊急を要する外科治療，主には，感染性心内膜炎による弁破壊を伴う急性の AR や重篤な心不全症状を伴う高度 AS などにおいては，循環器科，心臓外科を中心としたハートチームによる迅速かつ適切な治療判断を必要とする場合がある．また，近年急速に普及している TAVI 適応においてもハートチームによる検討が重要視されている．

a　AR

a）人工弁選択

　AR に対する一般的な術式は AVR となる．AVR においては，人工弁の種類から機械弁あるいは生体弁を用いることになる．機械弁を用いるか生体弁を用いるかの選択は，年齢に加え，患者の希望するライフスタイルや若年女性においては妊娠希望の有無，消化器疾患や出血性素因のある患者などにおいては抗凝固療法のリスクなどを考慮した選択が必要となる．人工弁自体の改良は以前に比

べ目覚ましく，機械弁であれば素材技術やデザイン改良による血行動態や抗血栓性の改善，生体弁であれば19, 21 mmサイズのものでも有効な弁口面積を有するもの，また使用されるウシ心膜の抗石灰化処理技術の向上などにより，以前は平均10年といわれた耐久性も現在は平均15〜20年となってきている．

b）形成術および基部再建術

一方，人工弁植込みに伴い，感染や耐久性に伴う人工弁機能不全あるいは抗凝固療法に関連する血栓塞栓症や出血の問題など，特に若年者などにおいては自己弁温存手術も1つの選択肢として考慮しなければならない．適応としては，弁そのものによる複雑病変を除いた変性や二尖弁に加え，弁輪拡大やValsalva洞およびsinotubular junction（STJ）拡大などに伴うARにおいては基部再建術がよい適応となる場合が多い．基部再建術は，Davidが開発したreimplantation法やYacoubが開発したremodeling法がある（図1）．これまで行われている人工弁を用いた基部置換術（Bentall法）ほど広く普及している術式ではないものの，両術式ともに良好な長期成績も発表させている．今後，長期成績の安定と術式の簡便さや画一性がなされればさらなる普及が期待されている．一方，基部置換術に比べ，基部再建術は術式の複雑さや再遮断に伴う大動脈遮断時間が長くなる傾向にあると思われる．よって，術前心機能が低下している症例においては慎重な選択を考慮すべきである．

b AS

a）狭小弁輪，弁輪部石灰化に対する処置

ASに対する外科治療もAR同様，人工弁置換術が選択される．弁種の選択などに関しては前項 a にあげたとおりである．一方，ARとの違いは，狭小弁輪に対する外科的処置や弁自体だけでなく弁輪における石灰化の適切な処理，弁縫着のための糸かけなどが重要となることがある．術前のエコー検査において弁輪狭窄が疑われる場合でも，多くの場合，弁輪部の十分な石灰化の除去を行う．その際，超音波破砕装置は有用であるが，外科手技において弁輪に石灰化病変を残さないことは，より大きな人工弁を挿入するために重要であることや弁縫着時に伴う結紮時のカッティングを防ぐ，さらには置換後の弁周囲逆流に影響する場

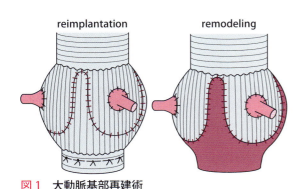

図1 大動脈基部再建術

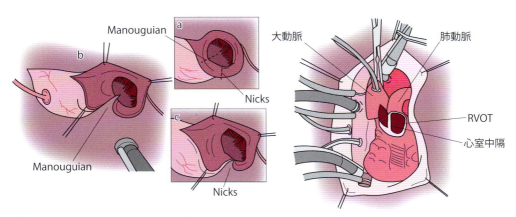

図2 狭小弁輪に対する弁輪拡大法
a：NicksおよびManouguian法における大動脈切開．
b：大動脈切開を無冠尖の中央部から弁下の線維組織まで切り込む．
c：大動脈切開を無冠尖と左冠尖の交連部へ向かい，さらに切開を延長して大動脈弁下から線維性の組織を切開し僧帽弁前尖まで延長．

［文献2, 3を参考に作成］

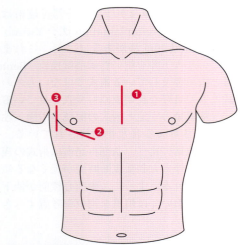

図3 ①胸骨部分切開，②前胸部肋間開胸，そして③前腋窩線切開による側開胸

合がある．こうした処置が行えれば，狭小弁輪が疑われる症例においても多くは19 mmの生体弁は十分挿入可能であると考えている．日本人における高齢女性の場合，通常19 mmの生体弁が挿入できればほぼ患者-生体弁ミスマッチは問題とならないことが多い．一方，19 mm生体弁が実際に挿入できない狭小弁輪やあるいは狭小弁輪ではないものの，患者の体表面積（BSA）を考慮し，より大きな人工弁の挿入を考慮する場合には弁輪拡大手術である，Nicks，Manouguian法[2]あるいはKonno法[3]（図2）などを検討しなければならない．

c 小切開アプローチによるAVR

早期退院や美容的知見から小切開アプローチ（MICS）によるAVRも選択肢の1つである．AVRにおけるMICSはいくつかのアプローチがあり，胸骨部分切開，前胸部肋間開胸，そして前腋窩線切開による側開胸がある（図3）．

d TAVI治療

高齢者のAS，脆弱性の高い患者あるいは冠動脈バイパス術などの開心術既往のあるAS患者においては，TAVIも選択肢として考慮される（「巻頭トピックス1．心構造疾患（structural heart disease）に対するカテーテルインターベンション」参照）．

60歳以下の患者に生体弁AVRを行う場合，劣化生体弁に対する再手術を考慮しなければならないが，今後TAVIによる劣化生体弁へのvalve-in-valve治療も考慮した生体弁サイズの選択を考慮すべきである[4]．

文献

1) 國原　孝，高梨秀一郎（編）：大動脈弁形成術のすべて―メカニズムを識る・弁温存を目指す，文光堂，東京，2015
2) Grubb KJ：Aortic root enlargement during aortic valve replacement：Nicks and Manouguian techniques. Operative Techniques in Thoracic and Cardiovascular Surgery 20：206-218, 2016
3) Roeser ME：The Konno-Rastan procedure for anterior aortic annular enlargement. Operative Techniques in Thoracic and Cardiovascular Surgery 20：219-233, 2016
4) Dvir D et al：Transcatheter aortic valve implantation on failed bioprosthetic surgical valves. JAMA 312：162-170, 2014

9 機械弁，生体弁の管理

鳥飼　慶

管理のポイント・管理指針

- 人工弁置換術後患者は，外来で定期的に経過観察を行う．
- 機械弁では生涯にわたり，生体弁では術後早期に抗凝固療法が必要である．
- すべての弁置換術後患者で aspirin の服用を検討する．
- 生体弁術後には構造的劣化が生じる可能性があり，エコーなどで定期的に弁機能を評価する．
- 弁置換術後合併症として血栓塞栓症，弁狭窄，血栓弁，弁逆流，感染などがある．

人工弁置換術後患者の経過観察

人工弁置換術後の患者では，術前と同様に経過観察を行う必要がある．術後のベースライン検査は基本的に術後 6〜12 週までに実施し，生涯にわたり専門医が患者状態を観察する．無症状であっても最低 1 年に 1 回は経過観察することが望ましい．病歴や聴診を含む理学所見はもちろん，心電図，胸部 X 線，心エコー図検査を適宜実施する．抗凝固療法を行っている患者では，貧血のチェックや最低月 1 回のプロトロンビン時間国際標準比（PT-INR）値測定を行うのも重要である．異常が疑われるケースでは，経胸壁および，必要であれば経食道心エコーを実施する．

抗凝固療法および抗血小板療法

一般に，弁膜症術後には抗凝固療法が必要で，患者個々のリスクに応じて適正な抗凝固療法が行われる[1〜3]．2014 年の米国心臓病学会/米国心臓協会（ACC/AHA）ガイドラインでは，弁膜症術後のすべての患者に aspirin が推奨され，そのうえでリスク別に warfarin による抗凝固療法の推奨域が設定された．抗血小板療法については日本人におけるデータはないものの，今後はその導入を検討すべきと考えられる．抗凝固療法および抗血小板療法のサマリーを図1に示す．

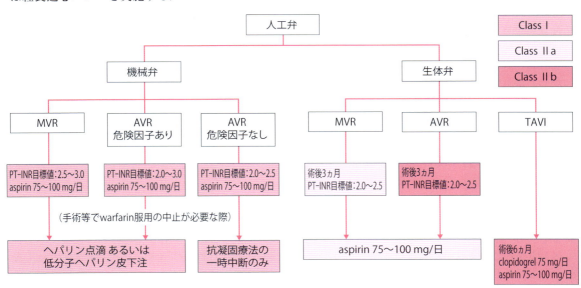

図1　弁置換術後の抗凝固・抗血小板療法

［2014 年度版 ACC/AHA 弁膜症ガイドラインを参考に作成］

a 機械弁

機械弁患者は全例抗凝固療法が必要であり，弁位および弁種，血栓塞栓症リスク（心房細動や血栓塞栓症の既往，左室機能不全，過凝固状態など）の有無によりPT-INRの目標値が定められる．抗凝固療法には人種差が影響し，日本人ではPT-INRが2.0〜3.0の範囲では血栓塞栓症の発生および出血の合併症ともに低率であることが判明している[4]．以上から，血栓塞栓症のリスクがない大動脈弁置換術（AVR）では，第一世代の機械弁でPT-INR値2.0〜3.0を，第二世代の弁で2.0〜2.5を維持し，血栓塞栓症のリスクがある患者では2.0〜3.0を維持することが推奨される．また，僧帽弁置換術（MVR）はAVRよりも塞栓リスクが高いため，出血に注意しつつPT-INR値を2.5〜3.0に維持するように努める．

新たな抗凝固薬として注目されるdirect oral anticoagulant（DOAC）であるが，機械弁患者に対しdabigatranを用いた前向き臨床試験の結果を受けて，現時点では機械弁患者に使用すべきではない[5]．

b 生体弁

生体弁植込み後3ヵ月以内は血栓塞栓症のリスクが高いとされ，大動脈弁，僧帽弁，および三尖弁でも術後3ヵ月は抗凝固療法の実施が推奨される．日本人ではPT-INR値を2.0〜2.5に設定する．血栓塞栓症のリスクが高い患者では術後3ヵ月以降も抗凝固療法を継続する．

c 経カテーテル大動脈弁留置術（TAVI）弁

TAVI弁は，生体組織からなる弁尖部分と，金属を含むステントフレームで構成される．データの蓄積が少ないものの，aspirinに加え，術後6ヵ月はclopidogrelを服用することが妥当とされる．しかし，最近ではTAVI術後に血栓弁がみられるとの報告があり，抗凝固療法の必要性についても議論され始めている．

弁置換術後患者における抗凝固療法の中止

a 小手術

warfarin休薬により血栓塞栓症発症のリスクが高まる一方，warfarin服用のままで重篤な出血性イベントを起こさず抜歯が可能であるというエビデンスも示されている．弁置換後で抗凝固療法を実施されている患者が，歯科的処置や白内障など，出血のコントロールが容易な小手術を受ける場合，抗凝固療法は継続したままとする．

b 外科手術

侵襲的手術を行う場合，二葉の機械弁を植込まれたAVR術後の患者で，血栓症のリスクがない場合には，warfarinを手術の2〜4日前に中止し，PT-INRが1.5以下になったのを確認後，手術に臨む．術後，活動性の出血がないことを確認次第，warfarinを再開する．一方，血栓塞栓症のリスクを有する機械弁AVR術後や，二葉でない旧型の機械弁を使用しているAVR例，機械弁使用のMVR例では，warfarin中止後，PT-INRが2.0未満となったらヘパリンの持続静注か低分子ヘパリンの皮下注射を行うことが推奨されている．ヘパリンは手術の4〜6時間前に，低分子ヘパリンは12時間前に投与を中止する．

抗血小板療法も併施されている場合は，要すれば手術の1週間前に投与を中止する．カテーテル治療でも内容に応じて適宜抗凝固を調節する．warfarin服用患者で，外科処置が緊急で必要になった場合，新鮮凍結血漿あるいはプロトロンビン複合体製剤の投与が有用である．ビタミンKの大量投与に関しては術後抗凝固療法のコントロールに難渋する可能性があり，好ましくない．

c 過度の抗凝固状態の対応

PT-INRが5.0以上では出血のリスクが高まるため適切な対応が求められる．PT-INR値が5.0〜10.0の範囲ではwarfarin服用を中止しとし，PT-INR値をモニタリングする．PT-INR値10.0以上で出血病変がない場合は，抗凝固療法中止のうえ，低用量のビタミンKを投与し，PT-INR値回復後にwarfarinを再開する．出血が制御不能な場合は，新鮮凍結血漿あるいはプロトロンビン複合体製剤を投与し即効性を期待する．

血栓塞栓症

適切な抗凝固療法施行していても弁置換術後の患者では血栓塞栓イベントが起こりうるが，その発生率は機械弁で年間1〜2％，生体弁で0.7％とされる．弁関連の血栓塞栓症が疑われた場合はエコー検査を実施し，弁機能を評価する．治療としては，血栓塞栓症の危険因子の治療に加え，抗凝固・抗血小板療法の適正化を行う．機械弁であればPT-INR目標値の引き上げや，生体弁では抗凝固療法の追加を検討する．

人工弁狭窄および血栓弁

　人工弁狭窄は，弁葉・弁尖の運動障害から血行動態的に狭窄状態を呈するもので，機械弁では血栓やパンヌスによる弁葉の運動障害，生体弁では弁尖の硬化・石灰化などが原因で起こる．血栓弁は，機械弁では1患者1年あたり0.3～1.3％で，生体弁ではさらに少ない頻度とされる．不適切な抗凝固療法や，脱水などの凝固能亢進状態がベースにあり，症状発現が急な場合や塞栓症のエピソードを伴う場合は血栓弁である可能性が高い．

　一方，置換された人工弁のサイズが小さく，本来患者に必要とされる心拍出量が確保されない状態をpatient-prosthesis mismatch（PPM）と呼び，大動脈弁では有効弁口面積係数が$0.85 \, cm^2/m^2$以下の場合，術後の心関連事故の発生率が高まるため，患者の体格に見合った適切なサイズの弁を選択することが重要である．

　人工弁狭窄の病態はエコーで評価可能で，必要に応じ経食道心エコーを実施する．機械弁の弁葉の動きを確認するには透視やCTが有用である．症状が高度であれば再弁置換を検討する．血栓弁では，左心系の血栓弁で心不全症状の強い場合や，可動性あるいは$0.8 \, cm^2$以上の大きな血栓を有する場合は緊急手術を検討する．人工弁の血栓形成性に問題がある場合には，血栓形成性のより低い弁への置換を検討する．右心系の症例や，左心系でも発症から14日未満で血栓が$0.8 \, cm^2$未満と小さい症例，また手術の適応が困難な症例では血栓溶解療法が有効な場合がある．

人工弁逆流

　弁置換後に弁逆流が生じることがあるが，逆流の部位としては弁を介するtrans-valvularと，弁周囲からのperi-valvularがある．生体弁では弁尖の変性や石灰化が，機械弁では弁周囲逆流やパンヌス形成が原因であることが多い．TAVIでは，弁尖は切除されず経カテーテル弁が植込まれるため，通常の弁置換と比較して術後に弁周囲逆流が出現する頻度が高く，また逆流が多いほど予後不良となることもわかっており，そのコントロールが重要となる．診断はエコーにて行うが，弁周囲逆流では機械的に溶血をきたすことがあり，ヘモグロビンや乳酸脱水素酵素（LDH），ハプトグロビンなどの血液検査で重症度を評価する．高度逆流による溶血や心不全で難渋する症例，感染が起因となっている弁周囲逆流では手術を検討する．近年では経皮的コイルにより弁周囲逆流をコントロールすることも可能で，ハイリスク患者に対し，専門的施設において同治療を実施することは妥当とされる．

生体弁機能不全

　生体弁術後の患者では，人工弁の経年的劣化が生じる可能性がある．特に術後5年を経過した症例や若年患者では，無症状でも年1回は聴診所見やエコー検査を実施し，ベースラインとの比較を行う．有症状で，人工弁位での有意な圧較差上昇，あるいは高度逆流のある症例では再手術が必要となる．最近では，経カテーテル治療である「valve-in-valve」が期待されているが，エビデンスは依然限定的で，開心術の適応が困難な症例でのみ検討されるべきである．

人工弁感染性心内膜炎の予防

　弁置換術後の患者では，手術や外科的処置に伴い，菌血症から人工弁感染性心内膜炎を発症することがあり，ハイリスク患者として処置前に適切な抗菌薬の予防的投与を行うことが推奨される．歯科口腔や食道，呼吸器ではα型溶血性連鎖球菌が，その他の消化器，泌尿生殖器では腸球菌を主体とする菌血症を起こしやすい．

文　献

1) 村崎かがり：主な冠動脈疾患のガイドラインのポイント―循環器疾患における抗凝固・抗血小板療法に関するガイドライン（2009年改訂版）．日臨 **69**［増刊9］：567-571，2011

2) Nishimura RA et al：2014 AHA/ACC guideline for the management of patients with valvular heart disease：a report of the American College of Cardiology/American Heart Association Task Force on Practice Guidelines. Circulation **129**：e521-e643, 2014

3) Joint Task Force on the Management of Valvular Heart Disease of the European Society of Cardiology（ESC）et al：Guidelines on the management of valvular heart disease（version 2012）. Eur Heart J **33**：2451-2496, 2012

4) Matsuyama K et al：Anticoagulant therapy in Japanese patients with mechanical mitral valves. Circ J **66**：668-670, 2002

5) Eikelboom JW et al：Dabigatran versus warfarin in patients with mechanical heart valves. N Engl J Med **369**：1206-1214, 2013

Cardiac Pathology as the Diagnosis Modality
診断モダリティとしての心筋病理

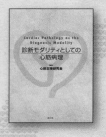

【編集】
心筋生検研究会

心筋炎・心筋症の病態把握，心臓移植後の評価などで必須となる心筋生検について，基本的知識から具体的な観察法，病態と絡めた解釈，診断・治療戦略上どのように役立つのかまで学べる決定版．各疾患の解説では，心筋生検による病理像のみならず他の診断モダリティ（MDCT, MRI など）も提示されており，形態と機能の関連性が理解しやすい．循環器専門医はもちろんのこと心臓を診る病理医，放射線科医にもオススメの一冊．

■B5判・222頁 2017.3.
ISBN978-4-524-25908-3
定価（本体 10,000 円＋税）

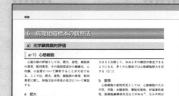
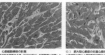
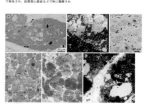

■総論
1. 心筋症の概念と変遷
2. 心内膜心筋生検（心筋生検）の歴史
3. 心筋疾患の診断までのアプローチ
4. 心筋生検法の適応症・方法・合併症と対処法
5. 心臓検体の取り扱い方法
6. 病理組織標本の観察法
7. 遺伝子検索
8. 画像診断における基礎的知識

■各論
第Ⅰ章 炎症を主病態とする疾患
1. 急性心筋炎
2. 慢性心筋炎
3. 心臓サルコイドーシス
4. 心臓移植

第Ⅱ章 心拡大を主病態とする疾患
1. 拡張型心筋症
2. アルコール性心筋症
3. 薬剤性心筋症
4. 周産期心筋症
5. 膠原病合併心筋症（膠原病における心筋病変）
6. 筋ジストロフィ（神経・筋疾患）
7. 左室緻密化障害（心筋緻密化障害）

第Ⅲ章 心肥大を主病態とする疾患
1. 肥大型心筋症
2. リソソーム（ライソゾーム）病
3. ミトコンドリア心筋症

第Ⅳ章 拡張障害を主病態とする疾患
1. 拘束型心筋症
2. アミロイドーシス

第Ⅴ章 不整脈・電動障害を主病態とする疾患
1. 不整脈原性心筋症

トピック
心筋症の原因遺伝子／質量顕微鏡／アポトーシスとオートファジー／リバースリモデリング（拡張型心筋症／補助人工心臓挿着前後の変化／肺性心）／たこつぼ型心筋症／中性脂肪蓄積心筋血管症（TGCV）／CD36 欠損症

メモ
心筋症の動物モデル／原発性心内膜線維弾性症／透析心／高血圧心／糖尿病性心筋症／小児科領域の肥大心／ヘモクロマトーシス

南江堂 〒113-8410 東京都文京区本郷三丁目42-6 （営業）TEL 03-3811-7239 FAX 03-3811-7230

心筋疾患 VI

1 心筋炎

▶▶ 中村一文，木村朋生

診療のポイント・治療指針

● 「心筋炎の可能性を念頭におくこと」が診断に重要である．
● 心機能低下・不整脈に適切に対処し，劇症型の場合は速やかに補助循環導入を行う．
● 好酸球性心筋炎などステロイド有効例があり，治療方針決定のために心筋生検を行うことが望ましい．

心筋炎は心筋の炎症性疾患であり，無症候のものから心不全・不整脈などの症候をあらわすもの，心原性ショック・心肺危機に陥る劇症型のものまでさまざまな様相を呈する．

病因は，感染症・薬物・化学物質・アレルギー・自己免疫疾患・サルコイドーシス・放射線・特発性（原因不明）などがあるが，急性心筋炎の多くはウイルス感染であると考えられている．

分類は，組織学的にはリンパ球性心筋炎・巨細胞性心筋炎・好酸球性心筋炎・肉芽腫性心筋炎に分けられる[1]．リンパ球性心筋炎はウイルス感染によるものが多い．さらに発症様式により，急性心筋炎と慢性心筋炎に分けられる．慢性心筋炎には遷延性（急性心筋炎として発症し自然治癒せず遷延化するもの）と不顕性（後日に心不全・不整脈を引き起こす発症時期不明のもの）の2型がある．

治療のための診断と検査

まず，「心筋炎の可能性を念頭におくこと」が重要である．

a 症状

多くの急性心筋炎では風邪様症状（発熱・全身倦怠感など）や消化器症状（悪心・下痢など）が先行し，その後数時間から数日の経過で心症状（心不全徴候・胸痛・不整脈に随伴する症状など）が出現する．自然治癒する軽症例から短期間で致死的経過をとる劇症型心筋炎まであり，「心筋炎の可能性を念頭におくこと」が臨床的に重要である．

b 徴候

発熱・脈の異常（頻脈・徐脈・不整）・低血圧・奔馬調律・肺うっ血徴候・右心不全徴候などを病状に応じて認める．心タンポナーデ徴候もありうる．

c 血液検査

心筋構成蛋白の心筋トロポニンやCK-MBの増加が認められる．末梢血中の好酸球数の増加（500/μL）が認められれば，好酸球性心筋炎が疑われる．

d 心電図検査

感度が高い．頻度としてはST-T異常が多い．ST上昇は心膜炎の合併（心膜心筋炎）を示唆する．心伝導異常（房室ブロック・脚ブロック）もよくみられる．心室頻拍・心室細動・心静止といった致死的不整脈の出現に注意する．

e 胸部X線検査

肺うっ血像・心拡大など，心不全・心タンポナーデに関する所見を調べる．

f 心エコー図検査

間質の浮腫による一過性の壁肥厚と壁運動低下が特徴的である．心膜炎合併を示唆する心嚢液貯留を認める（図1）．

g 心臓MRI検査

T2強調画像における信号強度の増加，ガドリニウム造影早期T1強調画像における造影性の増加，遅延造影MRIにおける遅延造影領域の存在を認める[2]．

h 核医学検査

ガリウム-67（^{67}Ga）の心筋集積は特異性が高い．感度はあまり高くない．テクネシウム-99m（^{99m}Tc）ピロリン酸心筋シンチグラフィは感度が比較的高いとされている．

i 心臓カテーテル検査・心筋生検

病状が許せば診断的価値が高い急性期に，心臓

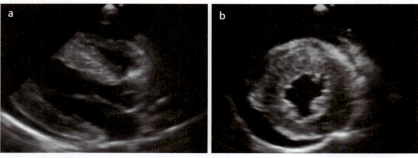

図1 心筋炎の心エコー
a：長軸像，b：短軸像．
全周性の壁肥厚と心嚢液貯留を認める．

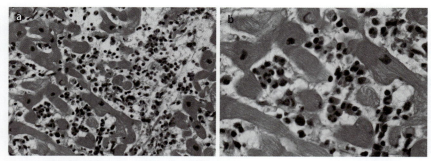

図2 好酸球性心筋炎の心筋生検組織像
好酸球優位の炎症細胞浸潤，心筋細胞の断裂・融解・消失，間質の浮腫を認める．
（HE染色，a：×100，b：×400）．

カテーテル検査を行う．まず，冠動脈造影にて冠動脈疾患を除外し，心内膜心筋生検にて組織診断を行う．①多数の大小単核細胞の浸潤（心筋細胞との接近がしばしばみられる），②心筋細胞の断裂・融解・消失，③間質の浮腫・線維化が認められれば心筋炎と確定診断される[1,3]．多核巨細胞を認める巨細胞性心筋炎や，好酸球の浸潤・脱顆粒・心筋の融解を認める好酸球性心筋炎の診断も行える（図2）．ただし，病変存在部位が採取できないサンプリング・エラーを考慮する．通常3カ所以上からの標本採取が推奨される．

j ウイルス関連の検査

2週間以上の間隔で採取された急性期と寛解期のペア血清にて，ウイルス抗体価の4倍以上の変動がある時，陽性とする．

治療の一般方針

a 治療方針の立て方

心筋炎は無症候のものから心肺危機に陥る劇症型のものまでさまざまな様相を呈するが，一般的な急性心筋炎は炎症が1〜2週間持続した後に回復し，可逆的な心機能低下が多い．まず入院安静が必須で，心機能低下・不整脈に適切に対処し，劇症型の場合は速やかに大動脈内バルーンパンピング（intra-aortic balloon pumping：IABP）や経皮的心配補助装置（percutaneous cardiopulmonary support：PCPS）などの補助循環導入を行う．

b 血行動態維持

治療ポイントの第一は，回復期までの血行動態の維持である．心機能低下・心不全・心原性ショック・房室ブロック・心室頻拍・心室細動・心静止などに適切に対処していく．

薬物による血行動態維持は一般の急性心不全患者と同様で，利尿薬やカテコラミンが用いられる．

房室ブロックなどによる徐脈には一時的体外式ペーシングを行う．心室頻拍や心室細動には電気的除細動を行う．

致死的不整脈にて血行動態を維持できない場合は，速やかにPCPSなどの補助循環導入を行う．

低心拍出状態・心原性ショック時には，速やかにIABP・PCPSなどの補助循環導入を行う．一定

期間の心肺危機管理後に心機能回復が期待できる．近年では補助人工心臓（left ventricular assist device：LVAD）により救命できた症例も報告されている．

心機能低下が遷延し拡張型心筋症様の病相を呈する症例では，慢性心不全・拡張型心筋症の治療に準じ，アンジオテンシン変換酵素阻害薬やβ遮断薬を使用していく．

c 原因に対する治療

治療ポイントの第二は，原因に対する介入である．巨細胞性心筋炎や好酸球性心筋炎などは，発症機序にアレルギーや自己免疫が関与しており，ステロイドや免疫抑制薬が有効と考えられる．したがって，治療方針決定のために心筋生検を行うことが望ましい．

d 炎症性物質への対応

ステロイドパルス療法，大量免疫グロブリン療法，血漿交換療法があげられるが，これらの治療法は確立されていない．

処方例

●**心不全に対して**
単独または併用にて使用
[注射薬]
①ラシックス注 10 mg〜，静注または持続
②ドブトレックス注 2 μg/kg/分〜，持続静注
③ミルリーラ注 0.125 μg/kg/分〜，持続静注
[内服薬]
①ラシックス 20 mg〜
②アルダクトン A 25 mg〜
●**好酸球性心筋炎に対して**
　プレドニン錠 30 mg〜，漸減
　重症例（ステロイドパルス療法）
　ソル・メドロール静注 1,000 mg/日，3 日間

生活指導

再発例や拡張型心筋症様の病態に陥ることもあるので，長期間・定期的に医療機関にて経過観察する．

文　献

1) 循環器病の診断と治療に関するガイドライン．急性および慢性心筋炎の診断・治療に関するガイドライン（2009 年改訂版）．<http://www.j-circ.or.jp/guide-line/pdf/JCS2009_izumi_h.pdf>[Accessed 26 September 2017]

2) Friedrich MG et al：Cardiovascular magnetic resonance in myocarditis：a JACC white paper. J Am Coll Cardiol 53：1475-1487, 2009

3) 心筋生検研究会（編）：急性心筋炎．診断モダリティとしての心筋病理，南江堂，東京，p78-88，2017

2 拡張型心筋症

▶吉川　勉

診療のポイント・治療指針

- 拡張型心筋症（dilated cardiomyopathy：DCM）はかつて原因不明の難病といわれてきたが，基礎的・臨床的検討の成果の集積によりその原因は，①ウイルス感染，②遺伝子異常，③免疫異常の3つに集約されることがほぼ確立されてきた．
- 本疾患に特異的な治療は相変わらず確立されていないが，心不全全般に対する薬物療法の確立によりその生命予後は格段の飛躍を遂げた．
- 植込み型心臓デバイスや呼吸補助装置による非薬物療法も進歩しつつある．
- 診断面では従来からの中心的手段であった心エコー図検査に加えて，心臓MRIの進歩が目覚ましい．MRIを用いることにより，サルコイドーシスなどDCM類似疾患との鑑別がより容易になった．
- バイオマーカー測定は，さまざまな見地から本疾患の予後予測に有用である．抗心筋自己抗体はDCMに比較的特異的なバイオマーカーとして利用することができる．
- 現在，和温療法や免疫吸着療法が将来展望として注目されている．

2005年の特発性心筋症調査研究班による手引きでは，DCMは左室のびまん性収縮障害と左室拡大を特徴とする疾患群と定義されている．DCMに類似した疾患は数多く存在し，特にサルコイドーシスとの鑑別にしばしば難渋する．最近は画像検査の精度の向上により，従来はDCMと考えられてきた症例の一部に左室緻密化障害が混在することも明らかになってきた．心筋炎でも慢性的に経過する場合があり，DCMに類似する病態を呈する．

1999年厚生省特発性心筋症調査研究班による全国調査では推定患者数は17,700人と試算されている．この数字は難病指定を受けた患者数からの推計であり，実際にはこれよりも患者数は多いことが予測される．1982年の統計ではDCMの5年生存率は54%，10年生存率は38%であった．これに対して，1999年の調査では5年生存率は76%となっている．この背景には，アンジオテンシン変換酵素阻害薬やβ遮断薬など一般的な心不全治療の進歩と啓発による効果が見え隠れする．

DCMの原因については原因不明とされてきたが，①ウイルス感染，②遺伝子異常，③免疫異常が複雑に交絡した疾患であることが明らかとなってきた．DCM患者から採取した心筋組織を用いた検討では，1/3〜2/3程度にさまざまなウイルス・ゲノムが検出される．これらのウイルスが本当にDCMの原因となっている確実な根拠はないが，やはりウイルス感染に引き続く心筋障害が基盤となっている可能性が高い．

一方，家族性DCM患者の約20%になんらかの遺伝子異常が検出される．収縮蛋白，構造蛋白，調節蛋白をコードする遺伝子など，さまざまな異常が報告されている．最近，心筋構造蛋白であるタイチンの遺伝子異常が家族性DCM患者の多くに検出されている．

免疫異常はこれらウイルス感染や遺伝子異常とも関連して，DCMの発生素地となる．ウイルス感染に引き続いてtoll-like receptorなど非特異的自然免疫系が活性化されるが，これに引き続いて感染ウイルスに特異的な獲得免疫系が活性化される．DCMでは血中にさまざまな自己抗体が検出されるのはよく知られている．ヒト白血球型抗原の異常は，ウイルス感染後の持続免疫応答を惹起する背景因子となる[1]．抗心筋自己抗体を産生しやすい遺伝子異常も家族性DCM患者に報告されている[2]．

治療のための診断と検査（図1）

a 家族歴の調査

DCM患者においては，三世代以上にわたる家族歴の調査が必要である．第一親等に該当する対

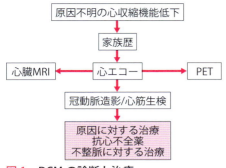

図1 DCMの診断と治療

象者に対しては，心電図・心エコーなどを施行するのが望ましい．

b 心エコー図検査

DCMでは定義のごとくびまん性収縮障害を呈し，心室壁厚の増加を伴わないのが特徴である．本検査はDCM類似疾患との鑑別に有用である．たとえば，虚血性心筋症では冠動脈支配領域に一致した壁運動異常を呈する．高血圧性心筋症では多少とも壁厚の増大を伴うのが通常である．拡張相肥大型心筋症では，肥大した中に局所的な菲薄化を伴うことが多い．心サルコイドーシスでは心室中隔基部の菲薄化をきたしやすい．左室緻密化障害では発達した肉柱が顕著である．アミロイドーシスでは心筋輝度の亢進が特徴となる．不整脈原性右室心筋症では右室の著明な拡張が特徴である．心Fabry病では，全周性左室肥大を呈し，末期には限局性菲薄化や収縮能低下があらわれる．心エコーはDCMを発症していない患者のスクリーニングにも有用である．DCMの血縁者において収縮機能は保たれているが，左室拡張がある場合，5年以内に10〜20%がDCMを発症する危険性がある．

c MRI検査

ガドリニウム造影による遅延造影ではDCMに特徴的な所見はないものの，DCM類似疾患との鑑別に有用である．虚血性心筋症では心内膜側に遅延造影を呈するのに対し，心筋炎では心外膜側に遅延造影所見を呈する．心サルコイドーシスも中隔基部を中心に遅延造影を伴いやすい．これに対して，DCMでは遅延造影がみられてもごく軽度である．DCMにおける遅延造影所見の存在は，心臓死，心血管系の入院，不整脈イベントの予測因子となる[3]．T1マッピングは病的線維化をより鮮明にし，DCMの診断・治療方針決定に有用であることが期待される．

d 核医学検査

心筋血流・代謝イメージングは，特に虚血性心筋症との鑑別に有用である．DCMでも局所心筋異常を伴うことがあり，必ずしも鑑別は容易ではないが，冠動脈支配領域に一致しない点が鑑別点である．ヨウ素-123 (^{123}I)-metaiodobenzylguani-dine（MIBG）による交感神経イメージングも有用な情報を与えてくれる．心縦隔比の低下や洗い出し率の亢進は交感神経活性の亢進を反映し，β遮断薬のレスポンダー予測に有用である．

e PETイメージング

フッ素-18 (^{18}F)-fluorodeoxyglucose（FDG）を用いた糖代謝イメージングが可能であるが，DCMに特徴的な所見はない．むしろ，心サルコイドーシスの診断・活動性評価に有用である．

f バイオマーカー

血漿脳性Na利尿ペプチド（BNP）濃度は，心不全の診断や予後予測に有用であることは明らかである．この事実はDCMに限らず，あらゆる原因による心不全に共通である．一方，心筋トロポニンTの持続陽性はDCMの持続性心筋障害を反映し，予後予測に有用である[4]．テネイシンCは線維芽細胞から産生され，サルコイドーシスの肉芽腫に一致して強く発現する．この所見はDCMとの鑑別に有用である．比較的DCMに特異的なマーカーとして，抗心筋自己抗体をあげることができる．代表的な自己抗体であるβ_1アドレナリン受容体に対する自己抗体は，軽症例では突然死の予測因子となり，重症例では心臓死と関連する[5]．

g 心臓カテーテル検査

DCMの診断過程の一環として，血行動態の把握，冠動脈病変の有無の評価を主目的として検査を行うことが多い．この際，心筋生検により心筋組織を採取することが可能である．欧州心臓病学会のワーキング・グループは，積極的な心筋生検の施行を推奨している．DCMの病理組織所見としては，心筋細胞の大小不同，心筋線維の融解脱落，間質の線維化などをあげることができるが，特異的な所見があるわけではない．本検査は，DCM類似疾患の鑑別，原因ウイルスの同定，心筋炎の診断などに有用である．臨床的にはDCMであっても，心筋生検組織像で炎症性細胞浸潤を認める症例もある．このような症例は「慢性心筋炎」と診断される．

TOPICS

①期待される免疫吸着療法

　自己免疫異常の立場からDCM患者に期待される治療は，免疫吸着療法である．前述のごとく，DCM患者血清にはさまざまな抗心筋自己抗体が検出される．予備臨床試験では特殊な吸着カラムを用いてこれらの自己抗体を除去することにより，自覚症状，心機能，BNP濃度が低下した．わが国における多施設共同臨床試験では，自己抗体の有無にかかわらずトリプトファン・カラムを用いた治療が行われた．一次エンドポイントである核医学による心機能には有意な変化はなかったが，心エコーによる評価や6分間歩行には改善を認めた．5種類の既知の自己抗体から抗体スコアを算出し，自己抗体スコアが高値の場合に心機能改善効果が顕著であった[a]．

a) Yoshikawa T et al：Immunoadsorption therapy for dilated cardiomyopathy using tryptophan column-A prospective, multicenter, randomized, within-patient and parallel-group comparative study to evaluate efficacy and safety. J Clin Apher 31：535-544, 2016

②収縮不全非虚血例へのICDの効果

　一般的にNew York Heart Association（NYHA）分類Ⅱ度以上の収縮不全例に対して植込み型除細動器（ICD）の有用性は認められているが，これは主に虚血例であった．DCMを中心とする非虚血例におけるICDの死亡率改善効果については実は明らかにされていない．Køberら[b]は，非虚血性心不全例に限定してICDの生命予後改善効果を検証した．一次エンドポイントである総死亡にはICD群と非ICD群で差はなかった．しかし，過去の試験と異なり，非ICD群にも心臓再同期療法（CRT）植込みを受けた患者が58%もいた．さらに，突然死はやはりICD群で有意に低値であった．DCMを中心とする非虚血例であっても，虚血例ほどではないが必要性が高ければICDを植込むべきであろう．

b) Køber L et al：Defibrillator implantation in patients with nonischemic systolic heart failure. N Engl J Med 375：1221-1230, 2016

治療の一般方針

　治療方針は，①原因に対する治療，②心不全に対する治療，③合併する不整脈に対する治療に分けられる．DCMの成因として慢性心筋炎が疑われる場合はステロイド治療の適応となる．インターフェロンβが有用との報告もあるが，データは限られている．心不全の病態把握とその治療は心不全に共通である．詳細は急性心不全および慢性心不全ガイドラインを参照いただきたい．合併する不整脈についても該当するガイドラインを参照されたい．

生活指導

　DCMに特有な生活指導は見当たらない．アルコール過剰摂取はDCMそのものの原因となるし，すでに存在するDCMの悪化因子となる．節酒が必要である．心不全症状のある時には，塩分・水分制限が必要である．毎日体重測定をして，体液貯留の徴候がないか自己管理が必要であることはいうまでもない．身体活動能力に応じた運動量を推奨する．このためには，心肺運動負荷試験による最大酸素摂取率の測定が必要である．

文献

1) Liu W et al：Association of HLA-DQ with idiopathic dilated cardiomyopathy in a northern Chinese Han population. Cell Mol Immunol 1：311-314, 2004
2) Zhang L et al：A missense mutation in the CHRM2 gene is associated with familial dilated cardiomyopathy. Circ Res 102：1426-1432, 2008
3) Assomull RG et al：Cardiovascular magnetic resonance, fibrosis, and prognosis in dilated cardiomyopathy. J Am Coll Cardiol 48：1977-1985, 2006
4) Sato Y et al：Persistently increased serum concentrations of cardiac troponin t in patients with idiopathic dilated cardiomyopathy are predictive of adverse outcomes. Circulation 103：369-374, 2001
5) Iwata M et al：Autoantibodies against the second extracellular loop of beta1-adrenergic receptors predict ventricular tachycardia and sudden death in patients with idiopathic dilated cardiomyopathy. J Am Coll Cardiol 37：418-424, 2001

3 肥大型心筋症

▶▶ 岩田真一，葭山　稔

診療のポイント・治療指針

- 肥大型心筋症（hypertrophic cardiomyopathy：HCM）は，圧負荷のみでは説明できない心室壁肥厚を伴う疾患と定義される．
- 基本病態は，心筋肥厚に伴う拡張能の低下および心筋異常肥厚に伴う心室内閉塞（hypertrophic obstructive cardiomyopathy：HOCM）である．
- 50 mmHg 以上の左室内圧較差が血行動態的に重要であり，薬物療法に抵抗性の場合は，心筋切除術，septal alcohol ablation（SAA）を選択する．
- 経過中に拡張型心筋症様の病態を示すことがある．
- 突然死のリスク評価が重要である．

　HCM は，圧負荷のみでは説明できない左室壁肥厚を伴う疾患と定義される．HCM の多くはサルコメア蛋白遺伝子変異による常染色体優性遺伝をとり，家族性を認める．最も多い肥厚パターンは，非均等型の左室壁肥厚（asymmetric ventricular hypertrophy：ASH）を伴う Maron Ⅲ型である．その他，肥厚部位が特殊なものとして，心室中部閉塞性心筋症，心尖部肥大型心筋症がある．mid ventricular obstruction（MVO）を伴う患者の約 25％に心室瘤を合併するといわれている．心室瘤は，心室頻拍（ventricular tachycardia：VT）や血栓症，心血管死亡との関連が報告されている．心筋の肥大は左室のみにとどまらず，右室壁の肥大およびそれに伴う右室流出路狭窄をきたすこともある．

　基本病態は，心筋肥厚に伴う左室拡張機能の低下，および HOCM であり，HCM 患者の約 25％が HOCM を呈する．HOCM 患者では，狭くなった流出路を血液が高速で通過して生じる陰圧（Venturi 効果）により，僧帽弁が中隔に引き寄せられ（systolic anterior motion：SAM），僧帽弁閉鎖不全（mitral regurgitation：MR）を引き起こす．

　経過中に，肥大した心筋の菲薄化，心拡大および左室収縮能低下をきたし，拡張型心筋症様の病態を示す（dilated phase of hypertrophic cardiomyopathy：D-HCM）ことがある（HCM 患者の5～10％）．HCM 患者の年間心血管死亡率は1～2％，5 年生存率は 90％以上，10 年生存率は 80％以上と報告されているが，D-HCM の予後はわるく，心臓移植の適応となりうる．

治療のための診断と検査

　大部分の患者は自覚症状がなく，偶発的やスクリーニング検査でみつかることが多い．主な自覚症状は，労作時呼吸困難，動悸，胸痛，失神である．診断の第一歩は，画像検査で1つ以上の左室心筋領域における異常左室壁肥厚をみつけることである．

a 聴診

　左室のコンプライアンス低下に起因する左房収縮音としてⅣ音を聴取する．前負荷量により漸減する駆出性収縮期雑音（HOCM に伴う雑音），汎収縮期雑音（SAM に伴う MR）を聴取する．

b 心電図検査

　左室高電位，異常 Q 波，ST 低下，陰性 T 波などの心電図異常を高率に認めるため，感度の高いスクリーニング検査である．12～24ヵ月ごとの施行が推奨される．

c Holter 心電図検査

　自覚症状のない HCM 患者の25％に非持続性心室頻拍（NSVT），23％に心房細動（atrial fibrillation：AF）を合併する．Holter 心電図は，突然死や脳梗塞のリスク評価に有用であり，12～24ヵ月ごとの施行が推奨される．左房径が45 mm 以上の患者は，特に AF および塞栓症のリスクが高く，6～12ヵ月ごとの施行が推奨される．

d 経胸壁心エコー図検査

　壁肥厚の存在，分布，重症度の評価に有用であ

る．診断および経過観察の中心的役割を担い，12〜24ヵ月ごとの施行が推奨される．左房径の計測，両心室内閉塞の有無およびその重症度，MRの重症度，心尖部瘤，心腔内血栓，D-HCMへの経時的変化の評価を行う．D-HCMでは，肥厚していた部位の壁厚および収縮力が低下し，肥厚を認めていなかった部位の壁厚および収縮力は保たれる．

a) 左室流出路狭窄（left ventricular outflow tract obstruction：LVOTO）

安静時・薬剤負荷時・運動負荷時に30 mmHg以上の圧較差がある場合と定義されている．なかでも50 mmHg以上の圧較差が，血行動態的に重要と考えられている．LVOTOに伴うドプラ波形は，収縮中期から後期にピークを有するため，大動脈弁狭窄症およびMRとの鑑別は可能である．有症状患者で圧較差を認めない場合は，座位や半座位でのValsalva負荷中，立位への体位変換後，運動負荷エコーが推奨される．

治療の一般方針

a 治療方針の立て方

無症状の場合には治療適応はなく，心臓突然死（sudden cardiac death：SCD）の予防が重要である．SCDのリスク階層化に，最大左室壁厚，左房径，LVOTの圧較差，SCDの家族歴，NSVT，失神，年齢を含めて算出される予測モデル計算式（HCM risk-SCD）の使用が推奨される[1]．

有症状の場合はLVOTO（30 mmHg以上の圧較差）を伴う場合と伴わない場合に分けて考える必要がある．

・LVOTOを伴わない場合：左室充満圧の低下，不整脈・狭心症の管理を行う．治療のメインはβ遮断薬であり，必要に応じループ利尿薬，amiodaroneを慎重に使用する．左室駆出率（EF）が50%未満の症例では，レニン・アンジオテンシン・アルドステロン系阻害薬の使用も推奨される．

・LVOTOを伴う場合：薬物療法，外科治療，カテーテル治療（SAA），ペーシング治療による症状の改善を目的とする．

b 薬物療法

・β遮断薬：陰性変力作用により左室内圧較差を低下させ，自覚症状を改善させる．

・Ca拮抗薬：陰性変力作用により左室内圧較差を低下させるが，一方で末梢血管拡張作用により左室-大動脈圧較差を増加させる可能性があり，適応は慎重に考慮する．

・Naチャネル遮断薬：disopyramideおよびcibenzolineはその陰性変力作用によりLVOTOを改善する．わが国では，便秘・排尿障害などの抗コリン作用が少ないcibenzolineが好まれるが，低血糖への注意が必要である．

・アンジオテンシン変換酵素（ACE）阻害薬/アンジオテンシンII受容体拮抗薬（ARB）：血管拡張作用により左室内圧較差が増大するため使用は好ましくない．

・digoxinは陽性変力作用により左室内圧較差が増大するため，使用は避けるべきである．

処方例

●LVOTOを伴う場合
①〜③を併用
①メインテート 2.5〜5 mg/日，分1
②ワソラン 120〜240 mg/日，分3
③シベノール 150〜450 mg/日，分3
●AF
レートコントロール：メインテート 2.5〜5 mg/日，分1
リズムコントロール：アンカロン 100〜200 mg/日，分1
抗凝固療法：ワーファリン，または各種 direct oral anticoagulant（DOAC）

---

c 侵襲的治療

心筋切除術およびSAAの適応は，New York Heart Association（NYHA）分類III度以上の症状を有するまたは意識消失発作の既往があり，かつ50 mmHg以上の圧較差を伴う薬剤抵抗性HOCMである[2]．

a) 心筋切除術

心筋の切除により，LVOTの解剖学的な拡大とSAMの解除を目的に行う．

手術死亡率は3〜4%であり，合併症として房室ブロック，心室中隔欠損，大動脈弁閉鎖不全があげられる．ほとんどの症例で，心筋切除術のみでMRは改善し（III度以上の残存は1.7%），僧帽弁への介入を要する症例は少ない．また，僧帽弁への介入が必要になった場合には，replacementと比しrepairが優れている（10年生存率：55% vs. 80%）[3]．

b) septal alcohol ablation（SAA）

肥厚した中隔を灌流する冠動脈に，高濃度エタノールを注入し，局所的に壊死を起こし壁厚を減少させることにより，LVOTの解剖学的な拡大と

SAM の解除をめざす.

　合併症として，房室ブロック，左前下行枝（LAD）本幹へのエタノール流入による広範囲心筋梗塞，心室性不整脈があげられるが，近年 the Euro-ASA registry から，心筋切除術と遜色のない成績が報告されている（TOPICS①参照）.

c) short AV interval の DDD ペーシング

　欧州心臓病学会（ESC）ガイドラインでは ClassⅡbではあるが，心筋切除術や SAA に不向きで，LVOT の圧較差が 50 mmHg 以上の薬剤抵抗性の洞調律 HCM 患者では考慮される.

d 新しい治療方法

　耐術能の低いフレイルな患者を対象として，MitraClip（Abbott 社）を用いて A2-P2 のクリッピングを行い，SAM による MR を減少させる方法が報告されている[4].

e 合併する不整脈の治療

a) AF

　HCM 患者に合併する AF 患者の脳梗塞リスクは高く，CHA_2DS_2-VASc スコアにかかわらず，抗凝固療法が推奨される. レートコントロールとして β 遮断薬，リズムコントロールとして amiodarone を投与する. アブレーションの成績は，非HCM 患者と比較すると劣るが，安全性は担保されている（TOPICS②参照）.

b) 心室性不整脈

　心室細動，持続性心室頻拍の既往があれば，ICD を植込む.

生活指導

・競技スポーツは，症状や圧較差の有無にかかわらず禁止する.
・PDE-5 阻害薬（sildenafil）は血管拡張作用により圧較差を上昇するため禁止する.
・脱水およびアルコールの多量摂取（利尿作用のため）は，循環血漿量の低下により左室内圧較差を上昇させるため避ける必要がある.
・多くの HCM 患者は妊娠・出産の耐容能があり，予定経腟分娩が行われる. 低左心機能例，症候性の高度 LVOTO 患者では，妊娠継続が難しい場合もあり，出産時も帝王切開が選択される. 妊娠中は，経験豊富な施設・経験豊富なチームでの経過観察を要する.
・妊娠中は β 遮断薬の使用が好まれる. verapamilは使用可能であるが，disopyramide は子宮収縮，amiodarone は胎児の甲状腺障害，発達障害，神

TOPICS

①HOCM 患者における SAA の長期成績（the Euro-ASA registry）[a]

　対象は，the Euro-ASA registry に登録されている，SAA 治療を受けた症候性 HOCM 患者1,275 人（平均年齢 58±14 歳，median follow-up 5.7 年）. 術後 30 日死亡率は 1% で，1 年，5年，10 年生存率は，それぞれ 98%，89%，77%と良好であった. 圧較差は 67±36 mmHg から16±21 mmHg に改善し（$p<0.01$），NYHA クラスも 2.9±0.5 から 1.6±0.7 に改善した（$p<0.01$）. 89% の患者は長期的に，NYHA Ⅱ度以下が持続した. この研究により，SAA は術後および長期生存率が高く，症状および圧較差を長期的に改善する有効な治療法である可能性が示唆された.

a) Veselka J et al：Long-term clinical outcome after alcohol septal ablation for obstructive hypertrophic cardiomyopathy：results from the Euro-ASA registry. Eur Heart J **37**：1517-1523, 2016

②HCM 患者における AF に対するアブレーションの有効性と安全性に関するシステマティックレビューとメタ解析（ランダム効果モデル）[b]

　対象は，AF に対し高周波カテーテルアブレーション治療（肺静脈隔離術）を受けた 14 研究・403 人の HCM 患者である. カテーテルアブレーションの有効性と安全性を非 HCM 患者 393 人と比較検討を行った. 洞調律維持は単回アブレーションでは，38.7% vs. 49.8%（$p=0.03$），複数回のアブレーションでは 51.8% vs. 71.2%（$p<0.001$）といずれにおいても HCM 患者で低かった. しかしながら，手技関連合併症においては，有意差を認めなかった. この研究により，有効性はやや劣るが，HCM 患者においても，安全に高周波カテーテルアブレーションが施行できることが明らかとなった. また，左房径が小さい時期および発作性 AF の時期での治療介入が好ましい可能性が示唆された.

b) Providencia R et al：Catheter ablation for atrial fibrillation in hypertrophic cardiomyopathy：a systematic review and meta-analysis. Heart **102**：1533-1543, 2016

経障害のため使用は制限される.
・LVOTO 患者への侵襲的処置前の抗生物質投与は推奨されていないが，人工弁植込み患者では投与が必要である.
・多くの無症状・軽症状患者では，航空機の搭乗は可能である.

文 献

1) O'Mahony C et al：A novel clinical risk prediction model for sudden cardiac death in hypertrophic cardiomyopathy（HCM risk-SCD）. Eur Heart J **35**：2010-2020, 2014

2) Ellott PM et al：2014 ESC Guidelines on diagnosis and management of hypertrophic cardiomyopathy：the Task Force for the Diagnosis and Management of Hypertrophic Cardiomyopathy of the European Society of Cardiology（ESC）. Eur Heart J **35**：2733-2779, 2014

3) Hong JH et al：Mitral regurgitation in patients with hypertrophic obstructive cardiomyopathy：implications for concomitant valve procedures. J Am Coll Cardiol **68**：1497-1504, 2016

4) Sorajja P et al：First experience with percutaneous mitral valve plication as primary therapy for symptomatic obstructive hypertrophic cardiomyopathy. J Am Coll Cardiol **67**：2811-2818, 2016

4 拘束型心筋症

▶▶池田宇一

診療のポイント・治療指針

- 基本病態は，左室コンプライアンスの低下による左室拡張末期圧上昇と左室流入障害である．
- 収縮性心膜炎と類似の臨床像を呈するが，治療法が異なるため，鑑別が重要である．
- 特異的な治療法はなく，心不全に対する治療が主体となる．

拘束型心筋症（restrictive cardiomyopathy）は，厚生労働省調査研究班の診断の手引きでは，①硬い左心室，②左室拡大や肥大の欠如，③正常または正常に近い左室収縮機能，④基礎心疾患が不明，と定義されている[1]．拘束型心筋症の基本病態は，左室コンプライアンスの低下による左室拡張末期圧の上昇，それに伴う左房・右心系圧の上昇である．左室流入血流量が低下していることより，左室収縮能が低下し始めると容易に心拍出量が低下し，臓器低灌流をきたすようになる．

特発性の拘束型心筋症の発症頻度は非常にまれである．アミロイドーシス，サルコイドーシス，Fabry病，ヘモクロマトーシス，強皮症，放射線照射やアントラサイクリン系薬剤の副作用でも同様の病態を示すが，これらは二次性拘束型心筋症として扱われる．

本症は拡張障害性心不全に，不整脈，血栓塞栓症や突然死を併発し，予後は不良である．米国成人を対象とした調査では，5年生存率は64％，10年生存率は37％で，死因の2/3は心不全，突然死，不整脈，脳卒中などの心血管イベントであった．予後不良因子は，男性，高齢（>70歳），New York Heart Association（NYHA）分類，左房径（>60 mm）とされている[2]．

治療のための診断と検査

a 臨床所見

初発症状としては，左房圧上昇に伴う労作時呼吸困難で気付かれることが多い．心拍出量低下による動悸，倦怠感，運動耐容能の低下も認められる．右心不全を伴うと頸静脈圧は上昇し，Kussmaul徴候を認めることがある．進行すると，肝腫，腹水，全身浮腫が認められる．聴診では，コンプライアンスが低く，硬い左室を示すⅣ音を聴取する．重症例ではⅢ音や三尖弁閉鎖不全による収縮雑音を聴取する．心膜ノック音は収縮性心膜炎患者の半数で聴取するが，拘束型心筋症患者では聴取しない．

b 心電図検査

本症に特異的な心電図所見はないが，左房負荷，上室期外収縮，心房細動を高率に認める．非特異的ST-T変化，房室伝導障害，心室内伝導障害などを認めることもある．QRS波高は収縮性心膜炎やアミロイドーシスでは低下するが，拘束型心筋症では正常である．

c 胸部X線検査

病期の進行とともに，左房拡大，さらに右房と右室の拡大による心陰影の拡大を認め，しばしば肺うっ血や胸水を伴う．心膜の石灰化は収縮性心膜炎を示唆し拘束型心筋症との鑑別に有用であるが，石灰化所見がなくても収縮性心膜炎は除外できない．

d 心エコー図検査

臨床診断には心エコー図検査が最も有用である．両心房は著明に拡大し，左室内腔の拡大はなく，左室壁厚はほぼ正常で，左室の収縮能も正常または正常に近い．パルスドプラ法を用いた左室流入血流波形は，拘束型のパターン，すなわち拡張早期波（E波）と心房収縮波（A波）との比（E/A）が増大（>2）し，E波減衰時間（deceleration time）が短縮（<150 ms）する．また，組織ドプラ法を用いた僧帽弁輪の拡張早期波（e'波）が低下する．

二次性拘束型心筋症との鑑別は，サルコイドーシスでは全周あるいは局所（典型的には心室中隔を含む心室基部）の壁運動異常や菲薄化を認める．アミロイドーシスでは左室および右室が肥厚し，

顆粒状の輝度増加所見を呈し，少量の心膜液貯留を認める．拘束型心筋症では心膜の肥厚はなく，左室流入血流と右室流入血流に呼吸性変動がみられないのに対し，収縮性心膜炎では心膜が肥厚し，呼吸性変動がみられることも鑑別点となる．

e MRI 検査

拘束型パターンをきたす種々の心筋症の原因検索に有用である．ガドリニウム造影剤を使用することで，遅延造影像として心筋の線維化病変や炎症性病変がわかる．遅延造影像のパターンで特定の疾患を推定できる．アミロイドーシスはびまん性の左室の心内膜側あるいは貫壁性の遅延造影像を示し，右室や心房壁にも認めることがある．サルコイドーシスでは，中隔基部や下側壁基部に冠動脈の支配とは一致しない斑状の遅延造影像を認める．

f 心臓カテーテル検査

左室拡張障害の指標として，左室圧のa波の増高，左室拡張末期圧の上昇，左室最大陰性 dP/dt の低下，左室圧下降時定数 τ（タウ）の延長が特徴的である．心室圧波形が dip and plateau を呈することがある．拘束型心筋症では一般に左室は右室よりも硬いため，左室拡張末期圧は右室拡張末期圧より5 mmHg 以上高くなる．一方，収縮性心膜炎では両心室が硬い心膜で囲まれているため，左右心室の拡張末期圧は等しくなる．ただし，拘束型心筋症が重症化し三尖弁閉鎖不全を合併してくると左右の心室拡張末期圧が等しくなることがある．左室造影では正常または正常に近い左室駆出分画であることを確認する．

g 心内膜生検

本症に特異的な病理組織所見はないが，他の検査法で診断が確定しない場合は心内膜生検を考慮する．心内膜肥厚，間質結合組織の増殖，弾性線維の増殖，心筋細胞肥大，心筋細胞錯綜配列などが認められる．アミロイドーシス，サルコイドーシス，ヘモクロマトーシスなどとの鑑別に有用である．

治療の一般方針

特異的な治療法はなく，水分管理と対症療法が治療の中心となる．拘束型心筋症の主症状はうっ血性心不全に伴うものであり，少量あるいは中等量のループ利尿薬が全身および肺うっ血の改善目的に使用される．一方，拘束型心筋症では，心拍出量を維持するため高い充満圧（filling pressure）が必要とされる．そのため，利尿薬が過剰となると左室充満圧が低下し，心拍出量も減少する．尿素窒素やクレアチニン値の上昇は低灌流を示唆し，その場合は利尿薬の増量は避けるべきである．

脈拍低下作用のある β 遮断薬や Ca 拮抗薬は，左室の充満時間を増加し，拡張機能を改善する．アンジオテンシン変換酵素（ACE）阻害薬やアンジオテンシンII受容体拮抗薬（ARB）は，心不全に伴う神経体液系賦活を是正し，拡張期の充満を改善する可能性がある．ただし，ACE 阻害薬や ARB は収縮能が低下した心不全患者には有効であるが，収縮能が保持された拡張障害患者における有用性のエビデンスはない．

心房の圧負荷により心房細動を合併することがあり，全身性塞栓症予防のために抗凝固療法が必要となる．心拍数のコントロールには β 遮断薬あるいは Ca 拮抗薬を用いる．心拍数のコントロールが困難であれば，心臓カテーテルによる肺静脈隔離術を考慮する．

適切な時相の心房収縮は心室の充満を改善するため，高度房室ブロック症例は両室ペーシングの適応となる．重症例では，補助人工心臓や心臓移植の適応についても検討する．

処方例

●利尿薬
①ラシックス（錠20 mg）1錠，分1
②アルダクトンA（錠25 mg）1錠，分1
③サムスカ（錠7.5 mg）1錠，分1
　治療効果に応じて増減，併用する．
●β遮断薬
①アーチスト（錠1.25 mg）2錠，分2，適宜増量
②メインテート（錠0.625 mg）1錠，分1，適宜増量
●ACE 阻害薬または ARB
①レニベース（錠5 mg）1錠，分1
②ブロプレス（錠4 mg）1錠，分1
●抗凝固薬
①ワーファリン（錠1 mg）1～5錠，分1
[プロトロンビン時間国際標準比（PT-INR）1.6～3.0 を目標に調整]
②リクシアナ（錠60 mg）1錠，分1

生活指導

日常生活では，減塩，カロリー制限，節酒，適度な運動が大切である．心不全や不整脈がある場合は，各々の病態に応じた生活指導や服薬指導を行う．

TOPICS

NT-proBNP（脳性 Na 利尿ペプチド前駆体 N 端フラグメント）測定による拘束型心筋症と収縮性心膜炎の鑑別

　拘束型心筋症と収縮性心膜炎は類似の臨床像を呈するが，後者は外科的に治癒可能であるため，両者の鑑別は重要である．脳性 Na 利尿ペプチド（BNP）は左室機能不全と壁の伸展に応じて分泌されるため，BNP の測定は拘束性心筋症と心筋病変がない収縮性心膜炎との鑑別に有用である可能性がある．本研究では，NYHA 分類が同程度の拘束型心筋症（20 名）と収縮性心膜炎（29 名）の患者で，血中 NT-proBNP 濃度を比較している．NT-proBNP 値は，拘束型心筋症患者で 1,775（208〜7,500）pg/mL と有意に高値であったが，収縮性心膜炎患者では 124（68〜718）pg/mL と正常値であった．NT-proBNP の cut-off 値を 459 pg/mL とすると，感度 90%，特異度 86%，精度 88% で，両者の鑑別が可能であった[a]．

a) Parakh N et al：NT pro B type natriuretic peptide levels in constrictive pericarditis and restrictive cardiomyopathy. Indian Heart J **67**：40-44, 2015

文　献

1) 北畠　顕，友池仁暢（編）：心筋症─診断の手引きとその解説．厚生労働省難治性疾患克服研究事業特発性心筋症調査研究班，かりん舎，札幌，p51-60，2005

2) Ammash NM et al：Clinical profile and outcome of idiopathic restrictive cardiomyopathy. Circulation **101**：2490-2496, 2000

VI. 心筋疾患

5 不整脈原性右室心筋症

▶▶白山武司

診療のポイント・治療指針

- 左脚ブロック型の心室期外収縮，心室頻拍に注目する．
- 心臓 MRI で右室壁の局所的運動異常や瘤状変化をとらえる．
- 突然死の家族歴・遺伝性に注意する．
- 重症不整脈例では amiodarone や sotalol を併用し，植込み型除細動器（ICD）を植込む．

arrhythmogenic right ventricular cardiomyopathy（ARVC）と略される本症は，右室優位に心筋の線維化や脂肪変性をきたす進行性の疾患である．近年，細胞間の接着を担うデスモゾームの遺伝子異常が病因の多くを占めることがわかってきた．心内圧により細胞間が離開し壊死を起こしやすく，壁の薄い右室自由壁に影響が大きくあらわれて線維化や脂肪化につながる．また，細胞増殖にかかわるシグナルが変化を受け，アポトーシスを起こしやすくなるとの説もある[1]．古典的には，三尖弁直下の自由壁（流入路），心尖部，右室流出路に組織学的変化が生じやすいとされる．

疾患頻度は，1,000〜5,000 人に 1 人である．自然歴は，①潜在的に組織変化が進行，②心室不整脈が発生，③心筋障害が進行して右心不全を呈する，④左室にも病変が及び両心不全をきたす，と進行する．したがって，右室由来の不整脈，すなわち左脚ブロック型の心室不整脈や，心室細動による失神や突然死でみつかることが多い．35歳以下の若年突然死の大きな原因である．

初期は無症状で経過し，心陰影の拡大なく心室頻拍や心室細動でみつかる．不整脈の発生基盤は，線維化や脂肪化が不均等に進行し間隙に残存した生存心筋のネットワークがリエントリー回路を形成したり，さまざまな程度の傷害心筋が近接するために電位差が発生することと考えられる．組織変化の進行状況により期外収縮のみであったり，不整脈が減少する例もみられる．

治療のための診断と検査

潜在的に進行する時期や期外収縮だけの場合，「特発性不整脈」との鑑別が難しい．心室期外収縮

や心室頻拍の QRS 幅が特発性ほど狭くないこと，心電図右側胸部誘導（V$_1$〜V$_3$）の T 波逆転が本疾患を疑う所見ではあるが，特異度が低い．そのため，初期には相当数が診断できていないと考えられる．

一方，持続性心室頻拍や心室細動をきたした際は，基礎心疾患を調べる契機になる．画像上，右室拡大や壁運動異常を見出すことが最も重要であるが，心臓超音波検査では見逃しやすく，心臓 MRI または右室造影のほうが適切である[2]．脂肪化や線維化がガドリニウム造影 MRI で検出される場合もあるが，しばしば診断は困難である．また右室の遅延電位を見出すには加算平均心電図が有用であり，12 誘導心電図で ε（イプシロン）波と呼ぶ遅延電位を V$_1$〜V$_3$ で QRS の後ろに認めることもある（図 1）．

12 誘導心電図で T 波の変化があり，虚血性心疾患を除外することも重要で，冠動脈造影を行い，同時に心室造影も行う．また心筋生検で脂肪化を検出すると診断に役立つが，右室側中隔から採取するため感度は低い[3]．左室も障害されている場合は左室側からの組織採取や，MRI で脂肪浸潤が診断できることがある．

遺伝子診断は研究室レベルで実施され，実臨床での実施例は少ない．家族歴に ARVC や突然死がある例，境界域の所見を呈する場合に考慮するとよい．ただし，家族歴が乏しい例もあり，発症例でも既知の遺伝子異常がみつかるのは半数以下で，陰性所見は疾患を否定する根拠にならない．

実際の臨床に即した診断法を記載したが，2010年に米国心臓協会/欧州心臓病学会（AHA/ESC）合同の診断基準[4]が作成されており，これを参考にする．

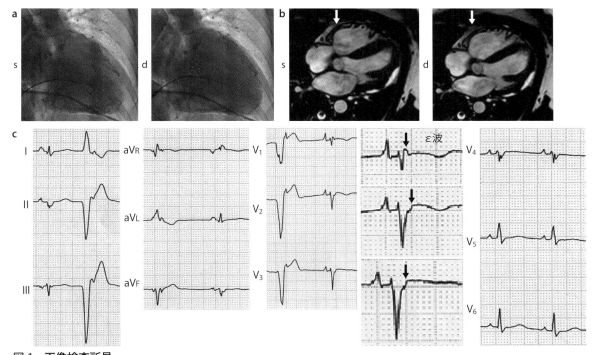

図1 画像検査所見
s が収縮期，d が拡張期．
a：右室造影．全体に低収縮であるが，特に下壁から心尖部が akinesis.
b：MR 水平断．右室外側壁が瘤状に拡大する（矢印）．
c：12 誘導心電図．左脚ブロック，上方軸の心室期外収縮がある．V$_1$〜V$_3$ の拡大では QRS 末尾にノッチがある（イプシロン波か）．

治療の一般方針

a 治療方針の立て方

重症不整脈を伴うため，突然死を防ぐ観点から治療を行う．また病期が進行して心不全を呈する場合は，その治療もあわせて行う．右心不全のみ存在する場合は，過度に利尿薬を使用して脱水になると心拍出量が減少するので，注意を要する．

b 薬物療法

重症不整脈の急性期には，鎮静に加えて amiodarone 点滴を使用する．nifekalant の使用や短時間作用型β遮断薬（landiolol）の併用も考慮する．落ち着けば，内服で amiodarone や sotalol を使用する．β遮断薬も併用してよい．

心筋病変が広範囲に及び心不全を呈する場合は，通常の心不全治療を行う．すなわち，アンジオテンシン変換酵素阻害薬やアンジオテンシン受容体拮抗薬，利尿薬，β遮断薬を併用する．

処方例

●心室頻拍（非持続性，持続性）
[急性期]
　アンカロン静注，初回 100 mg/10 分，維持療法 25 mg/時
　1A＝150 mg/100 mL の割合で 5％ブドウ糖に希釈し使用
[慢性期]
①アンカロン 200 mg，分 1，朝
　効果により 400 mg 程度まで増量を考慮
　長期使用する場合，肺線維症，甲状腺機能異常に注意．単独で使用
　メインテート 2.5 mg，分 1，朝，併用可
②ソタコール 80 mg，分 2，朝夕
　β遮断作用があり徐脈と QT 延長に注意し効果をみて 240 mg まで漸増可能．単独で使用

●心不全
①〜④を単独または組み合わせて併用
①ラシックス 20 mg，分 1，朝
②アルダクトン A 25 mg，分 1，朝
③レニベース 5 mg，分 1，朝
④アーチスト 10 mg，分 1，朝
　1.25 mg から開始し症状をみて漸増

TOPICS

遺伝子異常の種類により心不全の発症頻度が異なる[a]

ARVCと診断された患者の遺伝子異常は，デスモゾーム関連遺伝子であるplakophilin-2（*PKP-2*）の頻度が高い．遺伝子変異の種類にかかわらず，心室頻拍・心室細動，突然死の頻度は25～40%程度で大きな差はないが，左室機能低下の頻度はplakoglobin（*JUP*）で低く，phospholamban（*PLN*）やdesmoplakin（*DSP*）で高い[a]．また2つ以上の変異があると致死的不整脈や心不全が多くなる[a]．心電図変化と組織変化は必ずしも一致しない[b]．

a) Bhonsale A et al：Impact of genotype on clinical course in arrhythmogenic right ventricular dysplasia/cardiomyopathy-associated mutation carriers. Eur Heart J **36**：847-855, 2015

b) Mast TP et al：Evaluation of structural progression in arrhythmogenic right ventricular dysplasia/cardiomyopathy. JAMA Cardiol **2**：293-302, 2017

c 非薬物療法

重症不整脈の二次予防ではICDが必須と考える．単形性心室頻拍に対してカテーテルアブレーションを考慮するが，進行性でリエントリー回路が複数形成されることが多く，アブレーションで根治できないことも多い．基本的にはICDを植込んで薬物療法やアブレーションでショック作動を減らす方針とする．心不全が難治性の場合は，補助循環や心臓移植が必要な場合がある．

生活指導

ARVCにおける重症不整脈は運動中に発生することが多い．競技スポーツは禁止し過度の運動は控えることが望ましい．

文　献

1）Pinamonti B et al：Arrhythmogenic right ventricular cardiomyopathy：from genetics to diagnostic and therapeutic challenges. World J Cardiol **6**：1234-1244, 2014

2）Tandri H et al：Role of magnetic resonance imaging in arrhythmogenic right ventricular dysplasia：insights from the North American arrhythmogenic right ventricular dysplasia（ARVD/C）study. Am Heart J **155**：147-153, 2008

3）Asimaki A et al：A new diagnostic test for arrhythmogenic right ventricular cardiomyopathy. N Engl J Med **360**：1075-1084, 2009

4）Marcus FI et al：Diagnosis of arrhythmogenic right ventricular cardiomyopathy/dysplasia. proposed modification of the task force criteria. Circulation **121**：1533-1541, 2010

6 二次性心筋症（心サルコイドーシス，心アミロイドーシス，Fabry 病，産褥心筋症）

▶▶ 前嶋康浩，磯部光章

診療のポイント・治療指針

● 心臓以外にサルコイド病変が確認できない心臓限局性サルコイドーシスは診断が困難であるが，心臓 MRI や PET 検査の普及により早期に臨床診断が行えるようになってきた．
● 新規治療法の開発により，予後不良の疾患である心アミロイドーシスにも以前より積極的な治療を行うことができるようになった．
● 酵素補充療法の登場により，Fabry 病は治療可能な遺伝性疾患となった．
● 産褥心筋症については未解明のことが多く，今後の研究の進展が待たれるが，プロラクチンを標的とした治療が有望視されている．

A. 心サルコイドーシス

サルコイドーシスは，肺や眼をはじめとする全身のさまざまな臓器に肉芽腫病変が生じて障害を起こす原因不明の慢性炎症性疾患である．心臓にサルコイドーシスによる肉芽腫が生じた病態を心サルコイドーシスと称する．近年，サルコイド病変が心臓にしか存在されない心臓限局性サルコイドーシスという病態があることが指摘されるようになった[1]．心サルコイドーシスでは，不整脈や心機能障害による症状がしばしば出現する．

治療のための診断と検査

心サルコイドーシスが疑われる場合，胸部単純 X 線検査や CT で「両側肺門リンパ節腫脹」や「縦隔リンパ節腫脹」という肺サルコイドーシスに特徴的な所見の有無が診断の手がかりになることがある．心エコー図検査でみられる心室中隔基部の菲薄化所見は，この疾患に特異的な異常所見である．ガリウムシンチグラフィや FDG-PET などのラジオアイソトープ検査もこの病気の診断に有用であり，必要のある場合はカテーテルを用いた心筋生検が行われる．不整脈の有無を調べるための Holter 心電図検査も重要な検査である．

日本サルコイドーシス/肉芽腫性疾患学会が制定した従来のサルコイドーシスの診断基準には心臓限局性サルコイドーシスの存在について明記されておらず，同疾患の診断を困難にする要因の 1 つであったが，これらの問題点を解決するべく

2015 年には心臓限局性サルコイドーシスの存在を明記することをはじめとする改訂がなされた．

まず，組織診断群において，2 つ以上の臓器での組織学的検出が必要であったものが，いずれか 1 つの臓器でサルコイドーシスと診断できるようになった．臨床診断群では，ツベルクリン反応陰性と高 Ca 血症が除外され，新たにリゾチームと可溶性インターロイキン-2 受容体（sIL-2R）が追加された．

心臓病変を示唆する所見として，完全房室ブロックに加えて，不整脈の徴候として持続性心室頻拍が追加された．また，基部中隔の菲薄化に加えて，心室壁の形態異常（左室瘤，中隔基部以外の菲薄化，壁肥厚）が追加された．左室収縮不全に加えて，局所的壁運動異常が追加され，核医学ではガリウムシンチグラフィに加えて，FDG-PET の心臓への異常集積が追加された．そして，心臓 MRI のガドリニウム遅延造影所見が副徴候から 5 個目の主徴候として格上げされた．

さらに，2016 年に日本循環器学会が作成した「心臓サルコイドーシスの診療ガイドライン」では，全身性サルコイドーシスにおける心臓病変の診断基準の他に，「心臓限局性サルコイドーシス診断の手引き」が新たに設けられた[2]（表 1）．

治療の一般方針

心サルコイドーシスの活動期には，炎症を抑えるためにステロイドホルモン剤を服用するが，最初は 30 mg/日から開始して 2〜4 週ごとに 5 mg/日ずつ減量し，5〜10 mg/日の維持量にもってい

表1　心臓サルコイドーシスの新しい診断基準

［サルコイドーシスの診断基準］
1．**組織診断群**：全身のいずれかの臓器で壊死を伴わない類上皮細胞肉芽腫が陽性であり，かつ，既知の原因の肉芽腫および局所サルコイド反応を除外できているもの．ただし，特徴的な検査所見および全身の臓器病変を十分検討することが必要である
2．**臨床診断群**：類上皮細胞肉芽腫病変は証明されていないが，呼吸器，眼，心臓の3臓器中の2臓器以上において本症を強く示唆する臨床所見を認め，かつ，特徴的検査所見の5項目中2項目以上が陽性のもの
　下記の特徴的な検査所見5項目中2項目以上陽性の場合に陽性とする
1）両側肺門リンパ節腫脹
2）血清アンジオテンシン変換酵素（ACE）活性高値または血清リゾチーム値高値
3）血清可溶性インターロイキン-2受容体（sIL-2R）高値
4）ガリウム-67 citrate（^{67}Ga）シンチグラフィまたは fluorine-18 fluorodeoxyglucose（^{18}F-FDG）PET における著明な集積所見
5）気管支肺胞洗浄検査でリンパ球比率上昇，CD4/CD8比が3.5を超える上昇
上記でサルコイドーシスと診断されたもののうち，以下の1）または2）のいずれかを満たす場合，サルコイドーシス心臓病変と診断する
1）主徴候5項目中2項目以上が陽性の場合
2）主徴候5項目中1項目が陽性で，副徴候3項目中2項目以上が陽性の場合
(1)　主徴候
　　(a) 高度房室ブロック（完全房室ブロックを含む）または致死的心室性不整脈（持続性心室頻拍，心室細動など）
　　(b) 心室中隔基部の菲薄化または心室壁の形態異常（心室瘤，心室中隔基部以外の菲薄化，心室壁の局所的肥厚）
　　(c) 左室収縮不全（左室駆出率50％未満）または局所的心室壁運動異常
　　(d) ^{67}Ga シンチグラフィまたは ^{18}F-FDG PET で心臓への異常集積
　　(e) ガドリニウム造影MRIにおける心筋の遅延造影所見
(2)　副徴候
　　(f) 心電図で心室性不整脈（非持続性心室頻拍，多源性あるいは頻発する心室期外収縮），脚ブロック，軸偏位，異常Q波のいずれかの所見
　　(g) 心筋血流シンチグラフィ（SPECT）における局所欠損
　　(h) 心内膜心筋生検：単核細胞浸潤および中等度以上の心筋間質の線維化
［心臓限局性サルコイドーシス診断の手引き］
＜前提条件＞
・他臓器でサルコイドーシスに特徴的な臨床所見を認めない（少なくとも呼吸器系病変，眼病変，皮膚病変を認めない）
・^{67}Ga シンチグラフィまたは ^{18}F-FDG PET で心臓以外への異常集積を認めない
・胸部CT検査で肺野に沿った陰影を認めず，肺門縦隔リンパ節腫大（＞短径10 mm）を認めない
1．**組織診断群**：心内膜心筋生検あるいは手術などによって心筋内に乾酪壊死を伴わない類上皮細胞内肉芽腫が認められる場合，心臓限局的サルコイドーシス（組織診断群）と診断する
2．**臨床診断群**：下記(a)～(e)徴候の5項目のうち，(d)を含む4項目以上陽性の場合に心臓限局性サルコイドーシス（臨床診断群）と診断する
　　(a) 高度房室ブロック（完全房室ブロックを含む）または致死的心室性不整脈（持続性心室頻拍，心室細動など）
　　(b) 心室中隔基部の菲薄化または心室壁の形態異常（心室瘤，心室中隔基部以外の菲薄化，心室壁の局所的肥厚）
　　(c) 左室収縮不全（左室駆出率50％未満）または局所的心室壁運動異常
　　(d) ^{67}Ga シンチグラフィまたは ^{18}F-FDG PET での心臓への異常集積
　　(e) ガドリニウム造影MRIにおける心筋の遅延造影所見

［文献2を参考に作成］

く漸減投与法が一般的である．無効例や再燃を繰り返す例では methotrexate や azathioprine が使用される．完全房室ブロックをはじめとする高度の徐脈が認められる場合はペーカメーカの植込みが必要になる．心室頻拍などの頻脈性の不整脈が認められる場合には抗不整脈薬やアブレーションが考えられるが，突然死の危険があると判断された場合には植込み型除細動器が必要である．

処方例
単独または併用で使用
●原疾患に対して
①プレドニン（5 mg）1日6錠，内服．医師の指示のもと，内服量を漸減していく
②リウマトレックス（2 mg）週1回3カプセル，

内服
③イムラン（50 mg）1日1錠，内服
●心不全症状に対して
①アーチスト（1.25 mg）1日2錠，内服．医師の指示のもと，内服量を漸増していく．
②レニベース（2.5 mg）1日1錠，内服
③ラシックス（20 mg）1日1錠，内服

B.　心アミロイドーシス

　アミロイドは，蛋白質がミスフォールディングを起こして凝集することにより不溶化した，線維状の細胞外沈着物の総称である．腎臓や消化管をはじめとする全身のさまざまな臓器にアミロイド

が沈着して障害を起こす．心臓にアミロイドが沈着した病態を心アミロイドーシスと称する．アミロイドーシスはアミロイドの源となる前駆蛋白によって分類されており，現在までに31種類の前駆蛋白が同定されている．心アミロイドーシスの患者でしばしばみられるアミロイドーシスとしては，免疫グロブリン軽鎖が沈着する免疫グロブリン性（AL型）アミロイドーシス，変異トランスサイレチンが沈着するATTRアミロイドーシス，炎症性反応物質である血性アミロイドA（SAA）などが沈着する反応性AAアミロイドーシス，野生型トランスサイレチンが沈着する老人性アミロイドーシス，β_2ミクログロブリンが沈着する透析アミロイドーシスなどがある．

■ 治療のための診断と検査

心エコー図検査にて著明な左心室壁の肥厚を認め，かつ「granular sparkling pattern」と呼ばれる心室壁内が顆粒状に輝度が高くなっている所見を認めたら，本症を疑う．心臓MRI検査でみられる，両心室の心筋内膜下を中心とする広範な遅延造影所見は心アミロイドーシスに特徴的な所見である．心筋生検標本でコンゴレッド染色陽性，direct fast scarlet染色陽性で偏光顕微鏡下に緑色発光を示すなどアミロイド沈着を認めた場合確定診断される．生検標本において免疫染色を行い，抗IgG-κまたは抗IgG-λ抗体陽性であればALアミロイドーシス，抗TTR抗体陽性であればATTRアミロイドーシス，抗SSA抗体陽性であればAAアミロイドーシスと診断される．ALアミロイドーシスでは血清・尿蛋白分画でM蛋白を認め，骨髄穿刺検査にて形質細胞の増殖を認める．

■ 治療の一般方針

心アミロイドーシスは重症心不全や致死性不整脈をきたすきわめて予後不良の疾患であり，しかもかつては原因を治療する有効な治療法がなかったため，仮に診断できたとしても対症療法のみで対処していた．近年，ALアミロイドーシスやATTRアミロイドーシスに有効な治療法が開発されたため，心病変を合併していても積極的に治療を行うことができるようになった．

ALアミロイドーシスのうち，原疾患が多発性骨髄腫に至っていない形質細胞腫瘍にとどまっており，ある程度の心機能が保たれていれば自己末

梢血幹細胞移植を併用したMD療法（melphalan, dexamethasoneの2薬を併用する薬物療法）を行うことで寛解に持ち込むことができる可能性がある．多発性骨髄腫に伴ったALアミロイドーシスは化学療法が進歩したとはいえ予後不良の疾患であり，さらに心病変を合併した場合はきわめて予後不良である．

ATTRアミロイドーシスの場合は変異型トランスサイレチンが沈着するが，これまではトランスサイレチンの産生臓器である肝臓の移植を行って症状の進行を防ぐという治療が行われてきた．最近，tafamidisという変異型トランスサイレチンを安定化して臓器への沈着を妨げる薬剤がわが国でも使用可能になり，各国でATTRアミロイドーシスにおける末梢神経障害の進展を遅延・緩和する治療薬として使用されている．現時点では，ATTRアミロイドーシスに合併した心アミロイドーシスに明らかに有効であるという明らかなエビデンスがないので，今後の研究の進展が期待される．

> **処方例**
> ● **ATTR アミロイドーシスの場合**
> ①ビンダゲル（20 mg）1日1カプセル，内服
> ● **AL アミロイドーシスの場合**
> 　自己末梢血幹細胞移植を併用したMD療法が考慮される（認定施設において，血液内科専門医による入院治療が必要）
> ● **心不全症状に対して**
> ①～③を単独または併用
> ①アーチスト（1.25 mg）1日2錠，内服．医師の指示のもと，内服量を漸増していく
> ②レニベース（2.5 mg）1日1錠，内服
> ③ラシックス（20 mg）1日1錠，内服

C. Fabry 病

Fabry病はリソソーム加水分解酵素の1つであるα-ガラクトシダーゼの先天的欠乏により，グロボトリアオシルセラミド（GL-3）などのスフィンゴ糖脂質が細胞内に蓄積するために細胞機能異常が生じ，脳，心臓，腎臓などさまざまな臓器の障害が起こる遺伝性疾患である．X染色体による伴性遺伝なのでいわゆる古典的Fabry病は男性しか発症しないが，ヘテロ接合体の女性保因者もFabry病の表現型を有する場合があることが明らかになってきた．心Fabry病はスフィンゴ糖脂質が心筋特異的に沈着して肥大型心筋症様の形態を

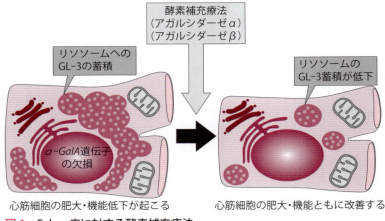

図1 Fabry病に対する酵素補充療法

示し，心機能障害をきたす疾患である．左室肥大を呈する患者の3〜10%が本症であることが示唆されており，決してまれな疾患ではない[3]．心Fabry病は中高年以降に発症することが多いため，肥大型心筋症や高血圧性心疾患として外来で経過観察されている患者の中にも見逃されている可能性が高い．

治療のための診断と検査

本疾患を疑った場合は，まず血中α-ガラクトシダーゼ活性の著しい低下やα-ガラクトシダーゼの基質であるGL-3の上昇を認めるかどうかを確認する必要がある．血液検査によるスクリーニングの結果，心Fabry病の可能性が高いと判断したら遺伝子検査にてα-ガラクトシダーゼ遺伝子変異の有無を同定する．ただし，遺伝子検査は倫理申請などの手続きが煩雑であったり，検査結果が届くのに長い時間を要したりすることが多いので，心筋生検を行ったほうが診断するのが速いケースが多い．本疾患の心筋組織の特徴として，HE染色では心筋細胞の細胞質の空胞変性様所見や間質の線維化を認めるなど非特異的所見が主体であるが，電子顕微鏡による観察でリソソーム内に年輪状のスフィンゴ糖脂質の蓄積を認めたら，心Fabry病の可能性が非常に高い．

治療の一般方針

Fabry病は遺伝性疾患のため根治は難しいと考えられてきたが，近年になってFabry病で低下しているα-ガラクトシダーゼ活性を遺伝子組換え

ヒト酵素蛋白投与により補充して，全身の細胞に蓄積しているスフィンゴ糖脂質を分解・代謝して進行を抑える治療法が施行可能となった（図1）．現在，アガルシダーゼαとアガルシダーゼβの2種類の酵素製剤が使用可能である（2週間に1度の点滴投与が必要）．Fabry病の心病変に対する酵素補充療法の有用性についてのデータも多く報告されている．これらの結果は早期に診断して治療をできるだけ早く開始することが重要であることを示唆している．

処方例

● 原疾患に対して
① リプレガル（遺伝子組換えアガルシダーゼα）隔週で1回体重1kgあたり0.2mgを点滴静注．単独で使用
② ファブラザイ（遺伝子組換えアガルシダーゼβ）隔週で1回体重1kgあたり1mgを点滴静注．単独で使用

● 心不全症状に対して
① アーチスト（1.25mg）1日2錠，内服．医師の指示のもと，内服量を漸増していく
② レニベース（2.5mg）1日1錠，内服
③ ラシックス（20mg）1日1錠，内服

D. 産褥心筋症

産褥心筋症（周産期心筋症）とは，心疾患既往のない女性が妊娠・出産に際して突然心機能が低下して心不全を発症する疾患である．産褥心筋症の病因についてはいまだ不明であるが，本症が一般的な拡張型心筋症や心筋炎の発症率よりも有意に高い率で妊婦に発症することから，妊娠自体が

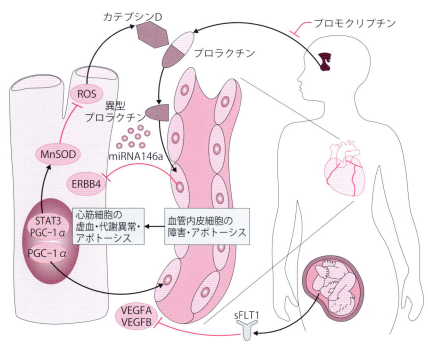

図2 産褥性心筋症の発症機序に関する仮説

[文献4を参考に作成]

発症に関与している独立した病態と考えられている．疫学的には，妊娠以前からの高血圧症，多胎，切迫早産治療，妊娠高血圧症候群を合併している妊婦に本症を合併しやすい傾向にあることがわかっている．また，発症機序として，ウイルス感染説，異常免疫反応説，妊娠に伴う循環負荷への反応説，内分泌異常説などさまざまな可能性が考えられている．内分泌異常説は，産褥心筋症マウスモデルである心筋特異的STAT3ノックアウトマウスにおいて活性が亢進しているカテプシンDによって発現量が上昇した異型プロラクチンが心筋障害を惹起していることと，このマウスにbromocriptine（抗プロラクチン薬）を投与すると心筋症を発症しなかったという研究成果に基づいた仮説である（図2）[4]．

治療のための診断と検査

いままでに心疾患に罹った既往がなく，妊娠中から分娩後5ヵ月以内の間に新規に心不全の症状が出現する妊婦をみたら，産褥心筋症の可能性を疑う．心エコー図検査にて左室収縮機能をはじめとする心機能の低下を認め，かつ心臓カテーテル検査や場合によっては心筋生検などの精密検査により心筋虚血や心筋炎など他の心不全の原因疾患の可能性が除外された場合，産褥心筋症と診断する．

治療の一般方針

産褥心筋症の治療については，一般的な心不全の治療法に準じる．薬物療法としては，アンジオテンシン変換酵素（ACE）阻害薬や β 遮断薬，利尿薬が用いられる．心不全の病態が重篤化した場合には適切な薬物療法とともに，大動脈内バルーンパンピングや経皮的心肺補助装置といった心機能を補助する機械を用いた治療が必要になることもある．内分泌異常説を提唱したグループが産褥心筋症患者2例にbromocriptineを投与し，心機能が改善したことを報告している．本件についてはさらなる検討が必要であるが，将来的には本症に有効な治療薬となる期待が寄せられている．

生活指導

妊娠や分娩が産褥心筋症の発症および症状の進行の原因になっていると考えられている．そのため，産褥心筋症既往者が再び妊娠することには高いリスクが伴う．産褥心筋症を患った後しばらく

経過してからも心収縮機能が改善していない女性は再び妊娠することは避けるべきである．その一方，産褥心筋症の罹患後に心機能が回復している女性が再び妊娠するのを避けるべきかどうかについては，一定した指針はまだない．

処方例

● **原疾患に対して**
保険適用のある治療法は確立していない．
● **心不全症状に対して**
①～③を単独または併用
①アーチスト（1.25 mg）1日2錠，内服．医師の指示のもと，内服量を漸増していく．
②レニベース（2.5 mg）1日1錠，内服
③ラシックス（20 mg）1日1錠，内服

文 献

1) Kosuge H et al：Left ventricular apical aneurysm in cardiac sarcoidosis. Jpn Heart J **42**：265-269, 2001
2) 磯部光章ほか：日本循環器学会：2016年版心臓サルコイドーシスの診療ガイドライン．<http://www.j-circ.or.jp/guideline/pdf/JCS2016_terasaki_h.pdf>［Accessed 11 October 2017］
3) Nakao S et al：An atypical variant of Fabry's disease in men with left ventricular hypertrophy. N Engl J Med **333**：288-293, 1995
4) Arany Z, Elkayam U：Peripartum cardiomyopathy. Circulation **133**：1397-1409, 2016

心膜疾患，腫瘍 Ⅶ

1 心膜炎

▶▶ 反町秀美，倉林正彦

診療のポイント・治療指針

● 胸痛と発熱を伴い，心電図でほぼ全誘導に下方に凸の ST 上昇を認めた場合は急性心膜炎を疑う．
● 急性心膜炎の基本的な治療は非ステロイド抗炎症薬（NSAIDs）である．
● 急性心膜炎は心タンポナーデを起こすこともあり，入院での治療が望ましい．
● 収縮性心膜炎では右心不全症状に対し利尿薬の投与を行うが，根治療法は外科的な心膜剥離術である．

A. 急性心膜炎

　心膜は，心臓表面を覆う臓側心膜と，心膜腔を隔てて心臓全体を覆う壁側心膜の2層からなる[1]．健常例では35〜50 mL の心膜液が存在する．急性心膜炎とは，種々の原因によって生じる心膜の急性炎症である．原因は多岐にわたるが，最も一般的な原因はウイルス性と特発性である．次いで，尿毒症性，細菌性，心筋梗塞性，リウマチ性，腫瘍性，結核性，外傷性，膠原病性の順になる[2]．ウイルス性と特発性の急性心膜炎は数週間で自然寛解することが多く，予後良好である．

■ 治療のための診断と検査

a 症状
　最もよくみられる症状は，発熱と胸痛である．通常は前胸部や胸骨下に鈍痛，または鋭利痛を認める．痛みが頸部や肩に放散することもある．狭心症や心筋梗塞の痛みと比較すると心膜炎の痛みはより鋭く，呼吸や咳嗽などで増強し，座位や前屈姿勢で軽快するなど体位によって変化する．

b 身体所見
　多くの場合，心膜摩擦音が胸骨左縁下部と心尖部で聴取される．高調性の擦れるような雑音で，前屈位，深呼吸時によく聴かれる．

c 検査所見
a) 心電図検査
　急性心膜炎で心電図異常は約90％でみられ，急性心筋梗塞などとの鑑別に役立つ．数病日まで（第1期）は aVR と V1以外のほぼ全誘導で下方に凸の ST 上昇がみられる（図1）．第2期には ST は基線に戻り，第3期には T 波が陰性となり，これらの変化は約1〜2ヵ月で正常化する（第4期）[3]．

b) 胸部 X 線検査
　合併症がなければ特異的な所見を認めない．大量の心嚢液が貯留した場合には心陰影の拡大がみられる．

c) 血液検査
　炎症所見として白血球増加，CRP 上昇，赤沈亢進がみられる．CK-MB，心筋トロポニン T，AST，LDH といった心筋逸脱酵素の上昇は心筋炎の合併を示唆する．

d) 心エコー図検査
　心嚢液貯留の確認に最も有用な検査である．心嚢液が臓側心膜と壁側心膜の間にエコーフリースペースとして観察される．心タンポナーデをきたしている場合は，拡張末期〜収縮早期の右房の虚脱，拡張早期の右室の虚脱，下大静脈の呼吸性変動の消失を認める．心筋炎を合併した場合は左室収縮能の低下や壁肥厚を認め，心筋梗塞に伴う場合は局所壁運動異常が観察されることが多い．

■ 治療の一般指針

a 治療方針の立て方
　特発性/ウイルス性心膜炎の予後は良好であり，1〜3週間で自然寛解する．安静を保ち心膜の摩擦を抑え，胸痛や発熱に対しては対症療法を行う．心筋炎や心タンポナーデを合併することがあるため，入院での経過観察が望ましい．

b 薬物療法
　特発性/ウイルス性心筋炎の場合は，aspirin，

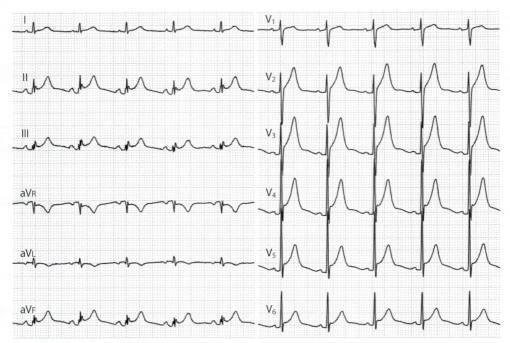

図1 急性心膜炎の心電図
aVRとV1以外のほぼ全誘導にて下方に凸型のST上昇が認められる．

ibuprofen，その他のNSAIDsにより痛みと炎症を抑える．疼痛が重度の場合や再発例にはcolchicineが有効であり[2]，初回に使用すると再発を防ぐことも報告されている．ただし，再発例では膠原病などの原疾患の検索を行うべきである．疼痛が重度の場合，オピオイドや経口ステロイドも用いられるが，ステロイド漸減中に心膜炎の再発が多いことから使用は慎重に考慮する．

心筋梗塞後の心膜炎も安静とaspirinで管理する．aspirin以外のNSAIDs，ステロイドは創傷治癒を障害するため投与を避ける．

処方例

●初診時
①～③を単独で使用
①ロキソニン（錠60 mg）3錠，分3
②バファリン（錠330 mg）3錠，分3
③ブルフェン（錠200 mg）3錠，分3
●NSAIDs無効例，再発例
①コルヒチン（錠0.5 mg）1錠，分1（保険適用外）
●ステロイド投与が有効と思われる場合
①プレドニン（錠5 mg）6錠，分2，漸減し中止する．

C その他の治療法

心嚢液貯留により心タンポナーデをきたした症例に対しては，経皮的ドレナージを行う．悪性疾患による心タンポナーデの際には，再発予防にテトラサイクリン系やbleomycinの局所投与による心膜癒着も試される．

生活指導

急性期には入院による安静が必要である．ウイルス性/特発性の場合，治癒後は生活制限の必要性はないが，20～30％の患者で数週間～数ヵ月後に急性心膜炎が再発することがある．

B. 収縮性心膜炎

収縮性心膜炎は，心膜の慢性炎症により心膜肥厚，癒着，石灰化が起こり，心室の充満障害と心拍出の低下をきたす深刻な疾患である．結核，縦隔照射，心臓外科手術の既往などが主な原因となる．拡張障害や右心不全を示す疾患，特に拘束型心筋症や心タンポナーデとの鑑別を要する．

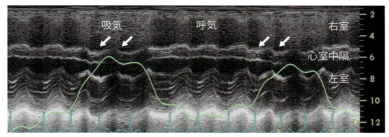

図2　収縮性心膜炎の心エコー（傍胸骨左室長軸像 M モード）
吸気時に右室への静脈還流が増大し，心室中隔が左室側へ凸となる（septal bounce）．
緑：呼吸曲線．

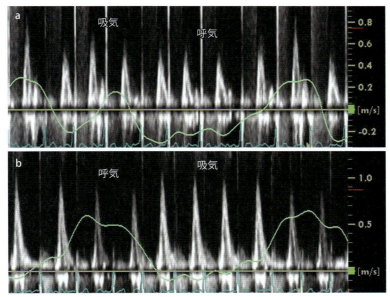

図3　収縮性心膜炎の心エコー（パルスドプラ法による心室流入速波形）
a：右室流入速波形．E 波は吸気時に増高し，呼気時に減高する．
b：左室流入速波形．E 波は呼気時に増高し，吸気時に減高する．
緑：呼吸曲線．

治療のための診断と検査

a 症状

収縮性心膜炎では，右心不全様症状が主体となる．静脈うっ滞による浮腫，腹部膨満，消化不良，食欲不振などの腹部症状がある．さらに進行すると，低心拍出による労作時息切れ，易疲労感も出現する．

b 身体所見

頸静脈怒張，肝脾腫，腹水を認める．吸気時に胸腔内圧が低下し，静脈還流が増加するため右室のうっ滞が起こり頸静脈怒張が高度となる Kussmaul 徴候を示す．また，奇脈を半数に認める．聴診では，拡張早期の急速流入期に比較的高調性の心膜ノック音が聴取される．

c 検査所見

a）胸部 X 線・CT 検査

心膜の肥厚・石灰化を認める．正面像で心膜の石灰化が明らかでない場合にも，側面像や透視時に明らかになることも多い[3]．

b）心電図検査

心房細動を 25％に認め，頻脈，低電位，ST-T 変化を示すが，いずれも特異的ではない．

c）心エコー図検査

肥厚・石灰化した心膜輝度の増強，心室中隔の拡張早期前方運動（notch）を認める．ドプラ法では心室急速充満波（E 波）の減衰時間（deceleration time）の短縮がみられる．吸気時に右室への静脈

還流が増大し，心室中隔が左室側へ凸となり（septal bounce，**図 2**），右房-右室圧較差が大きくなるため，呼気と比較し E 波が増高する．左室流入血流は右室と反対の血行動態となり，呼気時に E 波が増高する（**図 3**）．

d）心臓カテーテル検査

右房圧・右室拡張期圧・左房圧あるいは肺動脈楔入圧を評価する．左室拡張期圧は dip and plateau 型を，心房圧は W 型を示す．

治療の一般指針

a 治療方針の立て方

収縮性心膜炎の根本治療は心膜剝離術である．軽症例では塩分制限や利尿薬での治療を行う．

b 薬物療法

利尿薬での治療を行う．硬化した心膜による拡張不全が病態の中心であるため，利尿薬以外の薬物療法の効果は期待できない．

処方例

単独または併用で使用
①ラシックス（錠 20 mg）1 錠，分 1，朝食後
②アルダクトン A（錠 25 mg）1 錠，分 1，朝食後

---

c その他の治療法

唯一の根治療法は，外科的な心膜剝離術である．90％で術後に症状が改善し，60％では症状が完全に消失する．手術による死亡率は 6〜12％である．

生活指導

水分・塩分制限や運動制限を実施し，体重管理

TOPICS

日本人における収縮性心膜炎に対する心膜剝離術後の長期臨床成績と予後因子

収縮性心膜炎のため心膜剝離術を受けた 45 人の連続症例（平均年齢 59±14 歳）を対象とし，平均 5.7 年の観察を行った．エンドポイントを心不全入院と心臓死とした場合，全体のイベントフリー生存率は 65％であった．特発性および結核関連収縮性心膜炎の患者は，心臓手術後と比較し予後良好であった（5 年間のイベントフリー生存率は特発性：80％，結核：100％，心臓手術後：52％）．術前の心房細動，New York Heart Association（NYHA）分類，術前の肺動脈圧の上昇は心イベントの予測因子であった．また，術後の右心房圧＞9 mmHg の症例は，右心房圧＜9 mmHg（39％ vs. 75％，$p=$0.013）よりも生存率は低かった[a]．

a）Nishimura S et al：Long-term clinical outcomes and prognostic factors after pericardiectomy for constrictive pericarditis in a Japanese population. Circ J **81**：206-212, 2017

を行う必要がある．体重増加や呼吸困難増悪を認めた時は，早期に医療機関を受診する．

文 献

1) Adler Y et al：2015 ESC Guidelines for the diagnosis and management of pericardial diseases：the task force for the diagnosis and management of pericardial diseases of the European Society of Cardiology（ESC）endorsed by：the European Association for Cardio-Thoracic Surgery（EACTS）. Eur Heart J **36**：2921-2964, 2015

2) Trougthton RW et al：Pericarditis. Lancet **363**：717-727, 2004

3) Imazio M et al：Triage and management of acute pericarditis. Int J Cardiol **118**：286-294, 2007

2 心膜液貯留，心タンポナーデ

▶▶ 小林宣明，清野精彦

診療のポイント・治療指針

- 心膜液貯留により心膜腔内圧が拡張期右室内圧を上回ることで右室拡張充満が障害され，心タンポナーデに至る．
- 心タンポナーデでは，血圧低下，静脈圧上昇，心音減弱（Beck の三徴）の他，頻脈，頻呼吸，奇脈，脈圧減少を認める．
- 心タンポナーデの診断には心エコー図検査が有用で，心膜液貯留，右房・右室虚脱（時に左房虚脱）を認める．
- 心タンポナーデの解除には心エコーガイド下に経皮的心膜腔穿刺を行う．

心臓は中縦隔内の空間に位置し，その空間の内表面と心臓の外表面は心膜（pericardium）という漿膜で覆われている．前者を壁側板（parietal layer），後者を臓側板［visceral layer：心外膜（epicardium）］と呼ぶ．壁側板は漿膜性の心膜と，その外側の線維性心膜とからなり，心囊（pericardial sac）と呼ばれる．線維性心膜は心臓全体を包み，大血管の外膜に移行し，下方では横隔膜に付着している．漿液性心膜は内側・臓側心膜と，外側・壁側心膜からなり，漿液性心膜によってできる閉じた空間を心膜腔と呼ぶ．心膜腔には，正常でも 20〜50 mL 程度の漿液が存在し，壁側心膜と臓側心膜の摩擦を減ずる働きをしている．また，隣接する縦隔臓器からの感染や，炎症波及を防ぎ，心臓の過膨張を抑制する役割がある．

正常の心膜腔内圧は吸気時 −5 mmHg，呼気時 +5 mmHg であるが，心膜液が増加することで心膜腔内圧が拡張期右室内圧を上回ると，右室拡張充満が著しく障害され，一回拍出量の減少をきたし，心拍出量低下，ショック状態となる．この状態を心タンポナーデと呼ぶ．

心タンポナーデの発生は，心膜液量ではなく，心膜腔内圧と心室内圧のバランスに依存する．緩徐に心膜液が増加した場合，心膜伸展による代償機構が働き，心膜内腔圧上昇も緩徐である．心膜液が大量に貯留し代償機転が破綻するまではタンポナーデをきたさない．一方，急速な心膜液貯留では急激な心膜腔内圧上昇のため，わずかな心膜液量でもタンポナーデをきたす．心膜腔内圧のみならず，右室内圧もタンポナーデ発症に関与する．脱水や陽圧換気時など，右室内圧が低下している場合は心タンポナーデをきたしやすい．

心タンポナーデの原因は，悪性腫瘍の心膜転移によるものが最も多く，その他，特発性，感染性（ウイルス性・細菌性・結核性心外膜炎），心筋梗塞後（心破裂・Dressler 症候群），急性大動脈解離・外傷・冠動脈形成術の際の冠動脈穿孔など心膜腔への出血，自己免疫疾患，尿毒症性，甲状腺機能低下症，放射線性，薬剤性などがあげられる．

治療のための診断と検査

a 臨床症状，身体所見

心タンポナーデの身体所見として，血圧低下，頸静脈怒張（静脈圧上昇），心音減弱の Beck の三徴が知られる．加えて，頻脈や頻呼吸，脈圧の減少，奇脈などを認める．奇脈とは，吸気時に呼気時より収縮期血圧が 10 mmHg 以上低下することをいう．吸気時に右室拡張が制限されて静脈還流障害が起こるために出現するが，心タンポナーデの他，収縮性心膜炎，右室梗塞，肺塞栓症，閉塞性肺疾患などでも認めることがある．心タンポナーデ初期では，交感神経系の緊張・体血管抵抗の増加により，心拍数・血圧を上昇させ心拍出量を維持する代償機構が働くため，急性期には血圧が保たれる例が多いことが報告されており，心タンポナーデの診断にあたっては，血圧低下のみを重視してはならない．

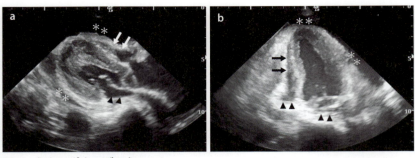

図1　心タンポナーデの心エコー
a：傍胸骨長軸像，b：心尖部四腔像．
心膜液貯留（＊）を認める．拡張早期に右室虚脱（矢印），心房虚脱（矢頭）を認める．

検査所見

a）胸部 X 線検査

200 mL 以上の心膜液貯留で心陰影の拡大（きんちゃく型心拡大）を認める．心タンポナーデでは一般的に肺うっ血は認めない．

b）心電図検査

洞性頻脈を認めることが多い．心膜液貯留が多い場合低電位となり，心臓の位置が前胸壁に近づいたり離れたりする心臓の振り子様運動（pendular motion）により電気的交互脈を認める．

c）心エコー図検査（図1）

心膜液貯留の診断には，心エコー図検査が最も有用であり，心タンポナーデの血行動態評価も可能である．エコーで，心膜液貯留は心膜腔の echo free space として描出され，その部位，程度，性状が観察できる．また，心膜腔内圧が右心系充満圧を上回った際の所見として，右房・右室虚脱（diastolic collapse）の所見を描出できる．パルスドプラ法では，僧帽弁通過血流速波形の呼吸性変動（吸気時の血流速度低下）や，上大静脈・肝静脈血流速波形の拡張期成分の減少を観察しうる．これらをあわせ，心タンポナーデの診断を行う[1]．

d）胸部 CT 検査

心膜液貯留の部位，程度，性状の他，心膜肥厚，心膜周囲の腫瘍・炎症，大動脈解離の有無など，心膜液貯留の原因検索にも有用である．

治療の一般方針

a　治療方針の立て方

心タンポナーデの治療は心膜液排除による心膜腔内圧上昇の解除である．血行動態が安定している場合でも，心膜液貯留が大量（超音波検査で 20 mm 以上の貯留）の場合には急激に血行動態が破綻する場合が多く，早期の心膜液ドレナージが必要と考えられる．経皮的心膜腔穿刺法や，外科的心膜切開・開窓術が行われるが，まずは心膜液排除がなされるまでの血行動態維持が重要である．輸液・輸血により循環血液量を増やすようにする．昇圧目的にカテコラミン製剤が用いられることもあるが，一般的に無効な場合が多い．

大動脈解離による心膜液貯留では，手術待機中の心膜穿刺はタンポナーデ解除により解離の進行をきたす可能性があるので，その適応は慎重に判断する．収縮期血圧を 90 mmHg 程度に維持するための，最低限のドレナージは有用な可能性がある[2]．心破裂が疑われる場合は，心膜液ドレナージが再出血の引き金となりうるため，外科的心膜液ドレナージ，破裂部修復を検討する．

b　経皮的心膜腔穿刺法

経皮的心膜腔穿刺法では，多孔・pigtail 型カテーテルの心膜穿刺キットを用いる（図2a）．穿刺部位は，胸骨剣状突起下，前胸壁（心尖部）の2つがある．従来は，気胸・冠動脈損傷のリスクが低いため剣状突起下からのアプローチを選択することが多かったが，肝左葉が穿刺の妨げになるため，胸壁アプローチが選択されることが多くなった[3]．

穿刺の際，体位を 30° 程度の半座位にすると心膜腔が穿刺点に近づくため穿刺しやすい（図2b）．経皮的心膜穿刺の際，エコーガイドに穿刺を行う手技が安全であり，可能であれば，X線透視装置を併用する（図2b〜d）．穿刺部位に超音波プローブをあて，直下に心膜液が観察される位置を探し穿刺点とする．穿刺針が心膜腔に到達し，さらに進めても心筋にあたらず心膜腔内を進む向きが適切である．また，エコーで穿刺点から心膜腔内までの距離を測定し，穿刺深度の決定を行う．

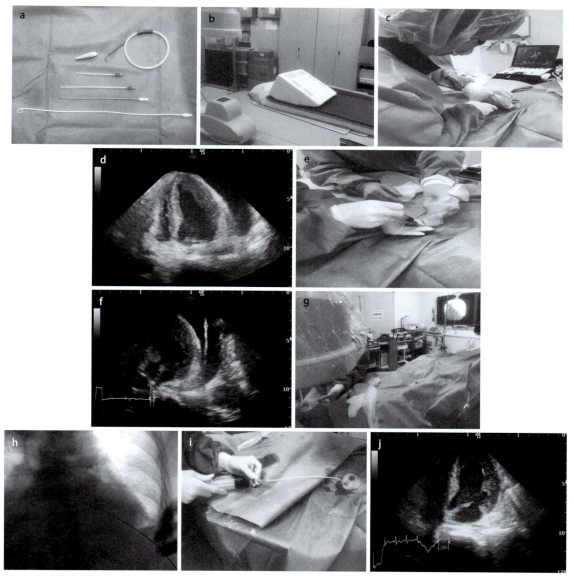

図2 経皮的心膜腔穿刺法
a：多孔・pigtail 型（8.3 Fr，40 cm）の心膜穿刺キットを用いる．
b：30°程度の半座位で行うほうが穿刺しやすい．
c：エコーで心膜液貯留を確認し，穿刺点を探す．
d：エコーで心膜液貯留，右室・心房虚脱を認める．
e：エコーガイド下で穿刺を行う．穿刺針を進めても心筋にあたらず心膜腔内を進む向きで穿刺を行う．
f：エコーで心膜腔内のガイドワイヤーを確認する．
g：X線透視下にガイドワイヤーを進める．
h：ガイドワイヤーの走行をX線透視で確認する．
i：多孔・pigtail を挿入し心膜液ドレナージを行う．
j：エコーで心膜液の減少，右室虚脱の解除を確認する．

局所麻酔後，試験穿刺で方向と深さを確認する．本穿刺で心膜液が吸引できれば，まず20 mL 程度吸引し，血行動態の改善を確認する（図2e）．穿刺針からガイドワイヤーを進める際に，エコーで心膜腔内のガイドワイヤーを確認できれば確実である（図2f）．穿刺の手技をX線透視下で行い，ガイドワイヤーの走行をX線で確認できればよりよい（図2g, h）．胸水貯留例では，時に穿刺針の

TOPICS

後壁に限局した心膜液貯留に対する，胸腔鏡を用いた経気管支的心膜液穿刺法

診断的・治療的心膜液穿刺は，一般的に，エコーガイド下で経皮的穿刺によって行われる．しかし，左室後壁側に限局した心膜液のドレナージは，剣状突起下・心尖部・肋間のいずれのアプローチを用いても安全に行うことは難しい．外科的心膜液ドレナージを回避する目的で，低侵襲ドレナージ法として，経気管支的，気管支内エコードプラガイド下心膜腔穿刺法が報告されている[a]．

a) Sharma RK et al : Endobronchial ultrasound : a new technique of pericardiocentesis in posterior loculated pericardial effusion. Chest 150 : e121-e123, 2016

先端が胸腔内に存在する場合があり，ガイドワイヤーが胸腔内を進むことがある．X線でガイドワイヤーの走行を確認できれば容易に鑑別できる．またエコー観察下に，少量の空気を撹拌した生理食塩液を穿刺針から注入することで穿刺針の先端位置を確認できる．ガイドワイヤーが心膜腔内に適切に挿入されたことが確認できれば，ドレナージ用pigtailカテーテルを挿入する．pigtailカテーテルからドレナージを行い，血行動態の改善，およびエコーでの心膜液減少を確認する（図2i, j）．

a) 経皮的心膜腔穿刺法の合併症

合併症としては，心筋損傷，心腔内穿刺，冠動脈・内胸動脈損傷，肝損傷，気胸，心室性不整脈などがあげられる．エコーガイド下穿刺の合併症頻度は，死亡，追加手術必要，心室頻拍，肋間動脈損傷，菌血症などの重大合併症が1.2%，小さな気胸，迷走神経反射，上室性不整脈，心嚢胸腔瘻などの軽微合併症が3.5%と報告されている[3]．

c 外科的心膜切開・開窓術

心膜液貯留の部位，量により，経皮的心膜腔穿刺が困難な場合や，心膜液が血性で凝血しており吸引ができない場合，化膿性心外膜炎の場合，心膜生検が必要な場合などでは，外科的に剣状突起下より心膜切開を行い，ドレナージチューブを挿入する．

d 心膜硬化（癒着）療法

癌性心膜炎で，ドレナージの排液量が減少しない場合や，心膜液再貯留例では，心膜腔内に薬物を注入し癒着を起こさせる硬化療法が検討される．肺癌の癌性心膜炎に対するbleomycin心膜内投与が報告されている[4]．合併症として胸痛，発熱，感染，カテーテル閉塞があり，また，晩期の収縮性心膜炎合併がみられる．

文 献

1) Merce J et al : Correlation between clinical and Doppler echocardiographic findings in patients with moderate and large pericardial effusion : implications for the diagnosis of cardiac tamponade. Am Heart J **138** : 759-764, 1999

2) Hayashi T et al : Impact of controlled pericardial drainage on critical cardiac tamponade with acute type A aortic dissection. Circulation **126**〔Suppl 1〕: S97-S101, 2012

3) Tsang TS et al : Consecutive 1127 therapeutic echocardiographically guided pericardiocenteses : clinical profile, practice patterns, and outcomes spanning 21 years. Mayo Clin Proc **77** : 429-436, 2002

4) Kunitoh H et al : A randomised trial of intrapericardial bleomycin for malignant pericardial effusion with lung cancer（JCOG9811）. Br J Cancer **100** : 464-469, 2009

3 心臓腫瘍

本間丈博, 福本義弘

診療のポイント・治療指針

- 循環器領域では非常にまれな疾患である.
- 疑うことで診断に至るケースもある.
- 病理学的に良性でも, 経過が不良となることも少なくない.
- 診断に至った場合はまず治療緊急性の有無を判断する.

　心臓腫瘍は循環器領域において非常にまれな疾患であり, 剖検例において発生頻度は0.1％以下と報告されている[1]. 原発性と転移性があり, 転移性のほうが20倍以上多いとされる. また, 病理学的には良性と悪性に分類され, 原発性心臓腫瘍の70％以上が良性であるとされる[2]. 症状や臨床経過もその大きさや場所によりさまざまであり, 病理学的に良性でも, 経過が不良となることも少なくない. 原発性心臓腫瘍の良性のものは手術で完全切除できれば予後良好であるのに対し, 悪性のものは不良な転機をたどることが多い. 転移性心臓腫瘍では原発巣として肺癌が最も多く, 乳癌, 腎癌, メラノーマ, 悪性リンパ腫, 白血病などがそれに続くが, 悪性腫瘍の遠隔転移であり予後は不良である.

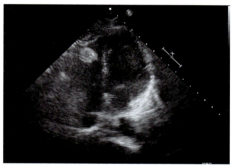

図1　右室心尖部に認められた20×16 mmの脂肪腫

治療のための診断と検査

　診断の契機となる主な症状としては, 腫瘍に伴う発熱, 体重減少などの症状や, 腫瘍やその周囲の血栓による肺塞栓症や脳塞栓症などの血管塞栓症状, 腫瘍による心腔内占拠による心腔閉塞症状があげられる. 心腔閉塞症状は体位により症状出現を認めることもあり, 聴診とあわせて診断のきっかけとなることがある.
　臨床検査として採血検査や心電図検査で特異的な所見はなく, 胸部X線検査で心陰影辺縁の不明瞭化や心内石灰化所見は診断に至る契機となることがある.
　経胸壁心エコー図検査は, 診断に関して感度・特異度ともに優れており, 心臓腫瘍の大きさや形態 (図1), 可動性の有無, 付着部位の同定 (図2), 血行動態に与える影響などの評価が可能である.

経食道心エコー図検査はより詳細な評価が可能であり, 特に心臓後面の評価に優れているためあわせて施行する.
　CT検査 (図2b) は短時間で施行可能で, 空間分解能に優れており小さい腫瘍でも石灰化を含めた評価が可能であることや転移性心臓腫瘍の原発巣の精査が可能である.
　MRI検査は心臓腫瘍の組織特性を評価し腫瘍型の診断の補助となることがあり, CTとあわせて施行を検討すべき検査である.
　最近FDG-PET/CT, PET/MRIが診断の補助となるという報告が散見されている (TOPICS参照).

治療の一般方針

a 良性の場合

　良性の原発性心臓腫瘍に対する治療は基本的には手術による切除である. 手術の緊急性に関しては症状や腫瘍型による.
　粘液腫は全心臓腫瘍の約25％, 良性心臓腫瘍の

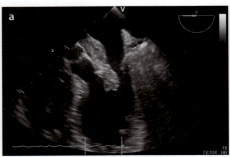 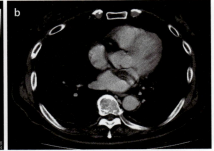

図2 左房内大動脈弁基部近くに付着する41×17 mmの粘液腫
a. 拡張期, b. CT.

> **TOPICS**
>
> **心臓腫瘍の評価におけるFDG-PETの有用性**
> FDG-PETは癌の診断や治療効果判定に有用であるが，心臓腫瘍においても悪性のものはそうでないものと比較してSUVmaxが高値であり，SUVmaxの閾値を5.2とした時に感度100%，特異度92%で悪性かどうかを鑑別できると報告されている．また，PET/MRIを施行することにより感度・特異度を高めることができ，心臓腫瘍の非侵襲的評価に有用であると報告されている[a]．
>
> a) Nensa F et al : Integrated ^{18}F-FDG PET/MRI imaging in the assessment of cardiac masses : a pilot study. J Nucl Med 56 : 255-260, 2015

50%以上を占める[3]．左心房に最も多く発生するが，症状によらず緊急切除の適応となる．これは粘液腫が塞栓症や局在により閉塞性の血行動態をきたす一方で，切除により良好な転機をたどるためである．

乳頭状弾性線維腫は良性の原発性心臓腫瘍では2番目に多く認められ，そのほとんどが弁膜に生じる．有症状や1 cmを超えるもの，可動性があるものは塞栓症のリスクがあり手術適応となる．しかし，これらに該当しない場合でも塞栓症を起こすことがあるため，手術が施行されることもある．

脂肪腫や心房中隔脂肪腫様過形成は粘液腫に次いで発症頻度が高いが，有症状の場合と血行動態に影響を及ぼす場合に手術適応となる．横紋筋腫は小児の原発性心臓腫瘍で最多であるが，自然消失することが多く流出路狭窄などがなければ手術を必要とすることは少ない．

b 悪性の場合

悪性の原発性心臓腫瘍には，原発性心臓腫瘍で2番目に多く認められる血管肉腫（右心房起源が最も多い），悪性リンパ腫，横紋筋肉腫，線維肉腫などがあるが，心筋への浸潤が速く心腔内閉塞や心外への遠隔転移も認められ予後不良である．肉腫では外科的切除を行っても再発も多く一部で化学療法を併用した治療も行われているが，予後は12ヵ月に満たないことが多い．悪性リンパ腫では化学療法および放射線治療を併用した治療が行われる．

c 転移性の場合

転移性心臓腫瘍は心嚢に最も多く認められ，心外膜と心筋への転移がそれに続く．心内膜や心腔内への転移はまれである．原発腫瘍の治療が優先され，心臓に関して一般的に手術適応はない．腫瘍型により心タンポナーデや流出路閉塞に対して化学療法や放射線療法が有効であることもあるが予後不良である．

文 献

1) Lam KY et al : Tumors of the heart : a 20-year experience with a review of 12,485 consecutive autopsies. Arch Pathol Lab Med 117 : 1027-1031, 1993
2) McAllister HA jr : Primary tumors and cysts of the heart and pericardium. Curr Probl Cardiol 4 : 1-51, 1979
3) Burke A, Virmani R : Tumors of the heart and great vessels. Atlas of Tumor Pathology, 3rd Ed, Armed Forces Institute of Pathology, Washington, p79-90, 1996

先天性心疾患 Ⅷ

1 心房中隔欠損

白石　公

診療のポイント・治療指針

- 心房中隔欠損は，成人期にみられる先天性心疾患の中で最も頻度が高い．
- 発生機序によりさまざまなタイプが存在するため，カテーテル治療に際して，欠損孔の部位と広がり，周辺縁の状態など正確な形態診断が必要である．
- AMPLATZER Septal Occluder standard type のみならず，multi-fenestrated type，Occlutech Figulla が使用され，カテーテル治療の幅が広がっている．
- 肺高血圧を伴う症例に対して，複数の肺血管拡張薬による内科的治療の後，カテーテルや外科的治療を行う「Treat-and-Repair」戦略の有効性が報告されている．

a 心房中隔欠損の概念

　胎生期の心房中隔（一次中隔，二次中隔）の形成異常[1]に起因する心房間での左-右短絡により，右心系（右心房-右心室-肺動脈）の容量負荷をきたす疾患である．全先天性心疾患6〜10％を占める．女性に多い（1:2）．小児期にうっ血性心不全を発症することはまれで，一般に，学校検診や職場検診で心雑音や心電図異常をきっかけに発見されることが多い．成人期まで気付かれなかった症例では，40歳以降になって心不全，肺高血圧，心房頻拍によりはじめて発見されることもある．高齢者では，心房細動，右心不全および左心不全，肺高血圧など合併症をきたし，治療に際してリスクが高まる．

b 心房中隔欠損の分類（図1）

a）卵円孔開存（patent foramen ovale）

　生後，一次中隔が二次中隔に完全に癒合閉鎖せずに弁機能を残した場合，弁の隙間から左-右短絡が生じ，卵円孔開存となる．

b）一次孔欠損（ostium primum type）

　心内膜床組織が一次孔を閉鎖する機転が障害され発症する．発生学的には房室中隔欠損（心内膜床欠損）に属する（不完全型心内膜床欠損，不完全型房室中隔欠損）．通常，僧帽弁前尖に裂隙（cleft）を伴い，中等度以上の僧帽弁閉鎖不全を合併する．心不全症状は，幼児期から小児期前半に顕性化することが多い．

c）二次孔欠損

　①卵円孔欠損（ostium secundum, foramen ovale type, central type）：心房中隔の中心部を主体に欠損が広がる最も多いタイプである．卵円孔弁（一次中隔）が欠損するか，卵円孔と二次孔が大きく重なり合うことにより発症する．欠損孔は卵円孔を中心としてさまざまな方向に広がる．このタイプであっても，心房上縁，下縁，冠静脈洞などの辺縁（rim）を広く欠く場合，カテーテ

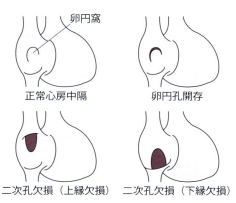
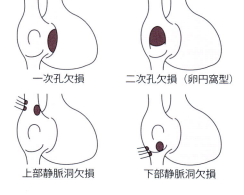

図1　心房中隔欠損の分類

治療の適応にならないことがあり，注意を要する．

②上縁欠損（ostium secundum, superior defect type）：心房中隔欠損の上縁が欠如するタイプである．欠損孔は，右心房と左心房の天井部分を跨ぐかたちで形成される．通常，カテーテル治療の適応にならない．

③下縁欠損（ostium secundum, inferior defect type）：心房中隔欠損の下縁が下大静脈によって欠如するタイプである．欠損孔が右心房と左心房の床部分を跨ぐかたちで形成される．通常カテーテル治療の適応にならない．

d）静脈洞欠損（sinus venosus type，5〜10％）

静脈洞の右房への不完全吸収もしくは二次中隔形成異常（偏位）が原因で発生する．欠損孔の部分に注ぐ部分肺静脈還流異常を合併することが多い．まれに二次中隔の偏位により上大静脈もしくは下大静脈が心房中隔に対して騎乗する場合があり，静脈血の一部が左心房に還流してチアノーゼを呈することがある．

①上部欠損型（SVC type）：胎生初期に右上肺静脈が上大静脈交叉部で吸収され発症する．右上方に部分肺静脈還流異常を，左房との間に心房中隔欠損孔を残す．

②下部欠損型（IVC type）：右下肺静脈で①と同様な病態を呈する．

e）冠静脈洞欠損型（coronary sinus type）

左側静脈洞の前壁が欠如することにより生じる．広範囲の静脈洞前壁欠如（unroofed coronary sinus）を合併すると，冠静脈洞の静脈血が左房に流入し，チアノーゼを伴うことがある．

f）単心房型（single atrium type）

内臓心房錯位（右側相同 asplenia，左側相同 polysplenia）にみられる．

c 心房中隔欠損の病態[1,2]

a）右心不全，左心不全

小児期には多くの症例は無症状に経過し，学校検診で収縮期心雑音や心電図異常で発見される．短絡量の多い症例では，20〜30歳頃から易疲労感や労作時の息切れなど自覚症状が出現し，一般に40歳以降になると，著しい右室の拡大により，右心不全だけでなく左心不全をも引き起こし，心不全症状が明らかとなる[3]．壮年期以降では，高血圧の発症や加齢に伴う左室コンプライアンスの低下により，心房間短絡が増加して症状が進行する．

b）不整脈

短絡血流と合併する三尖弁閉鎖不全により右心房と右心室は著しく拡大し，心房心室筋のリモデ

リングが進行し，40歳以降になると心房頻拍や心房粗細動などの不整脈の出現頻度が増す．

c）肺高血圧

成人期以降も無治療で経過すると，肺血流の増加により肺血管閉塞性病変が進行する．肺高血圧により右室圧が左室圧を凌駕するようになると，欠損孔を介した右-左短絡によりチアノーゼがみられるようになる（Eisenmenger 症候群）．

d）僧帽弁逸脱，閉鎖不全

壮年期以降の成人例に比較的高率に合併する（15〜40％）．高度の右室拡大に伴う左室の変形が原因と考えられ，欠損孔の閉鎖術により改善することが多い．

e）奇異性塞栓（cryptogenic stroke）

卵円孔開存では，いきみなどによる右房圧上昇により下肢静脈系に形成された血栓が右心房から卵円孔を通過して左心系に入り，脳塞栓や腎動脈塞栓を引き起こすことがある．

治療のための診断と検査

a 胸部 X 線検査

右心系の容量負荷により，心胸郭比の増大，右第2弓の拡大（右心房拡大），左第2弓の突出（左肺動脈拡張），左4弓の突出（右心室拡大）が認められる．検診では左第2弓の突出を特徴的所見として見逃さないようにする．肺高血圧が進行すると，中枢側の肺動脈は拡張する一方で末梢側の肺血管陰影は減弱し，肺野は明るくなる．

b 心電図検査

多くの症例で軽度の右軸偏位がみられる．特徴的な所見として，右心室の拡大による右室伝導遅延もしくは不完全右脚ブロック（V_1 の rSR' パターン）が認められる．症例によっては，胸部誘導（V_3，V_4）で不連続な陰性 T 波が認められることがある（孤立性陰性 T 波，isolated T wave inversion）．成人の ASD 患者では，症状の進行とともに上室期外収縮，上室頻拍，心房粗細動などがみられる．

c 心エコー図検査

二次孔欠損型では，心尖部四腔断面像で欠損孔が確認できる．また，右心房と右心室の拡大，主肺動脈の拡張がみられる．右室の容量負荷が進行すると，心室中隔は奇異性運動（収縮期の前方運動）を示すようになる．ドプラ断層では，欠損孔と短絡血流を確認するとともに，僧帽弁逸脱閉鎖不全，三尖弁閉鎖不全，部分肺静脈還流異常の合

1. 心房中隔欠損 193

表1 現在使用されている心房中隔欠損閉鎖栓

閉鎖栓	AMPLATZER Septal Occluder standard type	AMPLATZER Septal Occluder multi-fenestrated Type（cribriform）	Occlutech Figulla Flex II Occluder
形 状	RA側　　LA側	RA側　　LA側	RA側　　LA側
心浸食の可能性	＋	＋	少ない
脱落の可能性	＋	＋	やや多い
適応サイズ	6〜38 mm	18，25，30，35 mm	6〜36 mm
特 徴	標準二次孔欠損	多孔性欠損	柔軟性が高く，角度が広い

［写真は St. Jude Medical 社，Occlutech 社よりそれぞれ提供］

併の有無を確認する．非侵襲的に体肺血流量比を算出することも可能である．僧帽弁流入波形や組織ドプラは高齢者や高血圧症合併例において，左室拡張障害の有無を判断するのに有用である．

経食道心エコー図検査は，年長児以降の症例での確定診断およびカテーテル治療の適応を判断する目的で必須の検査である．欠損孔の位置とタイプ，広がり，欠損孔周辺の辺縁（rim）の有無，右房内の血栓の有無を確認する．カテーテル閉鎖術のガイドとしては，経食道心エコー図法とともに心腔内エコー図法（intracardiac echocardiography：ICE）が使用される．ICE は全身麻酔を必要とせずに閉鎖術ガイドが可能である．

d 心臓カテーテル検査

肺高血圧を伴った症例，非典型例，合併症が疑われる症例では，心臓カテーテル検査を行う．Fick の原理により短絡率と肺血管抵抗値を計算する．肺血管抵抗値が 5 Wood 単位以上では，閉鎖術において注意が必要である．高度の肺血管抵抗値を示す症例では，酸素や一酸化窒素，肺血管拡張薬による肺血管病変の可逆性を確認する．部分肺静脈還流異常が疑われる際には，左右肺動脈分枝からの造影を行い，各々の静脈相を確認する．冠静脈洞欠損では左上大静脈造影を行う．

e MSCT, MR 検査

静脈洞型欠損で部分肺静脈還流異常が疑われる症例では MSCT もしくは MR 検査を行い，三次元画像から肺静脈の還流部位を確定する．また，肺

高血圧により右心機能の低下が疑われる症例では，治療前に MR 検査を行い，右心機能を評価する．

治療の一般方針

a 治療方針の立て方

心臓の構造異常による先天性心疾患であるため，基本的には適応の判断を明確にしたうえで，カテーテル閉鎖術もしくは外科手術により治療を行う．現在では，欠損孔および周辺縁の解剖学的条件が満たされる症例では，カテーテル治療が第一選択となる．カテーテル治療の適応からはずれる症例や，合併する先天性心疾患が存在する場合，外科的治療の適応となる．

b 経皮的心房中隔欠損閉鎖術

二次孔心房中隔欠損に対するカテーテル治療の成績は，外科的治療と同等であり，カテーテル治療では合併症の頻度は低く，入院日数も短く済む．患者への侵襲が少ないために，欠損孔および周辺縁の解剖学的条件が満たされる症例では，治療の第一選択となる[4,5]．

a) AMPLATZER Septal Occluder standard type

米国で開発され日本国内で最初に入手可能となった閉鎖デバイスであり（表1），わが国でも 7,000 例以上の小児から成人までの症例に留置され，その安全性と有効性が確立されている．閉鎖栓のサイズ（中央部の connecting waist のサイズ）

TOPICS

肺高血圧合併例での「Treat-and-Repair」治療[a,b]

これまで高度の肺高血圧を合併した心房中隔欠損例では，術後の肺高血圧発作の危険性のために閉鎖治療は困難とされてきたが，最近新しく発売された作用機序の異なる肺高血圧治療薬を組み合わせることにより，閉鎖前に肺血管抵抗が十分に下がる症例ではカテーテル治療もしくは外科的治療が可能であることが報告され，「Treat-and-Repair」戦略として認められつつある（図）．特に，肺血管拡張薬が比較的広く用いられているわが国において，治療成功例が数多く報告されている．具体的には，エンドセリン受容体拮抗薬（bosendan, ambrisentan, macitentan），PDE-5阻害薬（sildenafil, tadalafil），可溶性グアニル酸シクラーゼ（sGC）刺激薬（riociguat），PGI_2（beraprost, selexipag, epoprostenol, treprostinil, iloprost）を併用して中長期間治療を行い，十分な肺血管抵抗の低下がみられる症例において閉鎖栓もしくは外科的治療を考慮する．閉鎖後にも肺血管拡張薬を積極的に使用する．

a) Yao A："Treat-and-repair" strategy for atrial septal defect and associated pulmonary hypertension. Circ J **80**：69-71, 2016
b) Kijima Y et al：Treat and repair strategy in patients with atrial septal defect and significant pulmonary arterial hypertension. Circ J **80**：227-234, 2016

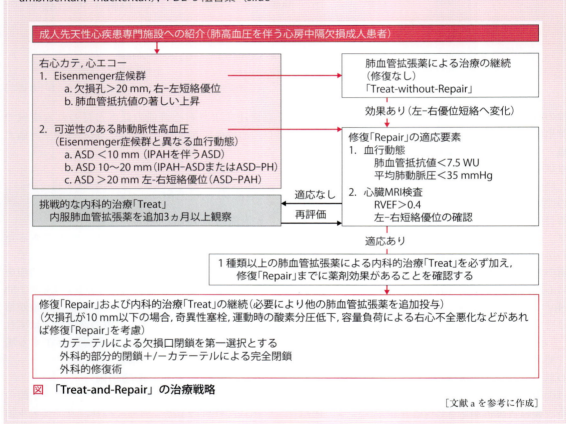

図 「Treat-and-Repair」の治療戦略

［文献 a を参考に作成］

は6〜38 mmまである．適応基準としては，二次孔心房中隔欠損であり，①欠損孔が38 mmを超えない，②肺体血流量比が1.5以上，または容量負荷による右室拡大がある，③欠損孔から前縁を除く冠静脈洞，房室弁および右上肺静脈までの距離が5 mm以上（デバイスが安定するために適切な辺縁が存在），④軽微な短絡の場合は，奇異性塞栓の二次予防または心房由来の不整脈の併発といった臨床症状をもつ，があげられている．

合併症としては，閉鎖栓の脱落，位置不整，閉鎖栓の浸食（erosion）による心タンポナーデおよび心穿孔，空気塞栓，感染，血腫形成，穿刺部の動静脈瘻形成などがあげられる．とりわけ心浸食は前方以外の辺縁が短い症例に発症しやすく，このような症例では慎重に適応を決定する必要がある．

b）AMPLATZER Septal Occluder multi-fenestrated type（cribriform）

多孔性欠損は心房中隔欠損全症例の約10％にみられるとされている．この閉鎖栓は，コネクティングウエスト径が4mmと細く，主に多孔性の心房中隔欠損の閉鎖に用いられる．ディスクのサイズは，18，25，30，35mmがある．

c）Occlutech Figulla Flex II

ドイツで開発されたデバイスで，2016年より保険償還され，現在多くの症例に使用されている．このデバイスは閉鎖栓が軟らかい構造のため浸食（erosion）のリスクが少なく，また閉鎖栓の保持が鉗子によるため50°まで可変であり，さまざまな形態の心房中隔および欠損孔に対応することが可能である．

> **処方例**
>
> 閉鎖栓留置後の血栓形成予防として，アスピリン（2〜3mg/kg/日）とプラビックス（50〜75mg/日）の併用を2週間から1ヵ月まで，その後アスピリン（2〜3mg/kg/日）単独を6ヵ月まで内服する．心房細動合併例では，抗凝固療法を併用する．

C 外科手術

カテーテル閉鎖術が普及した現在では，外科的治療の適応はかわりつつある．基本的には，カテーテル閉鎖術の適応がある症例に対してはカテーテル治療を第一選択とし，欠損孔の位置や大きさ，特定の辺縁（rim）の欠損からカテーテル治療の適応からはずれる症例や，他の先天性心疾患を合併する場合において，外科的治療の適応となる[4]．

人工心肺を使用し，欠損孔の大きさ・形状，周辺組織の堅強性を考慮して直接閉鎖かパッチ閉鎖を施行する．一過性心房細動合併例では，maze手術を併用する．心房性不整脈を認めない成人例において，右房側の凍結凝固法（心房切開線〜下大静脈，三尖弁輪〜冠静脈洞〜下大静脈）を閉鎖術に併用することにより，術後心房性不整脈の出現を予防することができる．近年，無輸血や輸血量削減，皮膚小切開などの低侵襲手術の安全性が向上しており，手術における病院死亡率は0.2〜0.3％である．ただし外科的治療では，25歳以降，とりわけ40歳以降に手術した症例や肺高血圧を伴う症例では，術後の生存率が低下する[3]．

■ 生活指導

カテーテル閉鎖術および手術治療後の1ヵ月は，激しい運動を避けるようにする．成人例で治療前から肺高血圧，不整脈，心不全を伴った症例では，治療後もそれらの合併症に対する薬物療法を継続し，慎重に経過観察する．カテーテル治療後に胸痛や新たに出現する息切れなどがみられた場合は，心浸食の発症が懸念されるため，速やかに心エコー図検査を実施する．

文　献

1) Sachdeva R：Atrial septal defect. Moss and Adams' Heart Disease in Infants, Children, and Adolescents Including the Fetus and Young Adult, 9th Ed, ed by Allen HD et al, Wolters Kluwer/Lippincott Williams & Wilkins, Philadelphia, 2016
2) Geva T et al：Atrial septal defect. Lancet **383**：1921-1932, 2014
3) Murphy JG et al：Long-term outcome after surgical repair of isolated atrial septal defect：follow-up at 27 to 32 years. N Engl J Med **323**：1645-1650, 1990
4) 2014年版先天性心疾患，心臓大血管の構造的疾患（structural heart disease）に対するカテーテル治療のガイドライン．＜http://www.j-circ.or.jp/guideline/pdf/JCS2014_nakanishi_h.pdf＞［Accessed 16 October 2017］
5) Akagi T：Current concept of transcatheter closure of atrial septal defect in adults. J Cardiol **65**：17-25, 2015

2 房室中隔欠損（心内膜床欠損）

野村耕司

> **診療のポイント・治療指針**
> - 乳児期早期から体重増加不良，心不全を呈する．
> - 完全型の半数以上に染色体異常（21トリソミー）を合併する．
> - 妊娠18〜21週の胎児心エコーで診断可能である．
> - 乳児期早期に手術治療を要することが多い．
> - 弁機能や不整脈，肺高血圧など長期的な経過観察を要する．

　心腔内中央部にあたる心内膜床の発達障害により，左心房・左心室・右心房・右心室の間を隔てる構造組織に欠損が生じる疾患群である．心内膜床は胎生4〜7週にかけて房室域および流出路円錐動脈幹域に発生し，心房中隔と心室中隔膜性部，房室弁，および流出路形成を助ける．このため発達が障害されると，これらの構造形成が不十分か，全く欠くこととなる．先天性心疾患の約3%にみられ，Down症候群（21トリソミー）や左右相同例（無脾症候群，多脾症候群）に多く合併する．本症は現在，房室中隔欠損症（atrioventricular septal defect：AVSD）という名称で国際的にほぼ統一されている．形態的特徴として，①心房中隔と心室中隔の欠損，②房室弁の形成異常，③刺激伝導路の位置異常，がある[1]．本疾患にはさまざまな移行型が存在し，心室間交通の有無により完全型（complete AVSD），不完全型（partial or incomplete AVSD），中間型（transitional AVSD）に大別される（図1）．完全型の多くは乳児期早期から心内短絡による肺血流増加のために心不全を呈し，体重増加が得られず手術が必要となる．

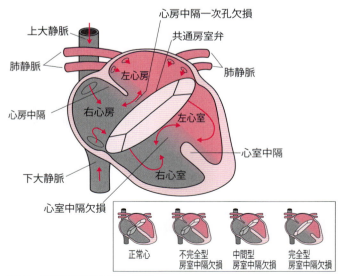

図1　完全型房室中隔欠損症
[https://www.obimages.net/up-content/uploads/2015/01/PD.AVSD_.png（Accessed 4 October 2017）を参考に作成]

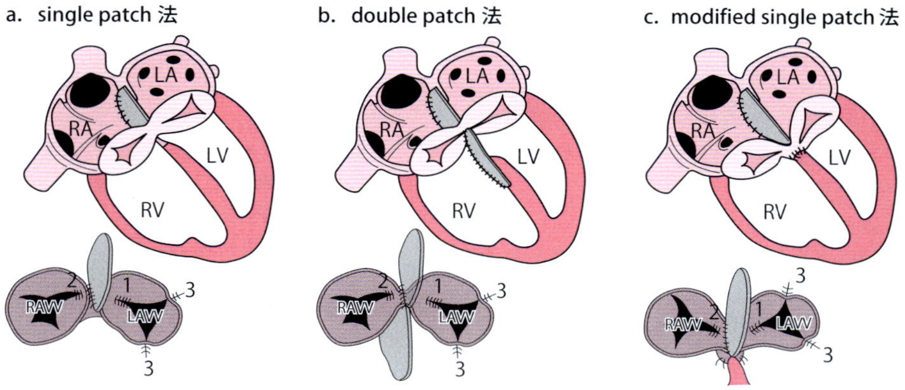

図2　房室中隔欠損の型別術式

[Calkoen EE et al：Int J Cardiol **202**：784-795, 2016 より引用]

治療のための診断と検査

a 出生前診断

妊娠18〜21週になると胎児心エコーにて先天性心疾患を診断できる確率が高くなる．妊娠糖尿病，心疾患家族歴などのハイリスク妊婦に対しては胎児心エコーが推奨されている[2]．

四腔断面像 midline 上の中隔組織欠損を認めれば本疾患を診断できる．欠損範囲が大きな例では診断が容易であるが，心室間交通が小さい例では見落とされることがある．弁逆流や心拡大が目立つ症例ではエコーを繰り返し，大きさや逆流量の変化を把握して出生後の早期治療戦略に役立てる．

b 生後診断

心エコーにより確定診断を得る．

a）完全型

4つの腔に交通が生じ，房室弁輪は2つに隔離された正常心と大きく異なって瓢箪形の共通弁輪形態を呈する．本来，高さの異なる2つの弁輪が同一平面に一体化して大動脈弁の後方嵌入が浅くなり左室流出路が流入口から遠ざかる．スプーンですくったように心尖方向に深く掘り込まれた心室中隔形態（scooping）と相まって左室流出路狭窄をきたしやすい．房室弁は，前後の橋梁弁尖が弁輪支持を受けず高圧に曝されることで逆流を生じやすい．

b）不完全型

左右の房室弁が結合舌尖により分離されて正常心と同様に2つの弁輪が存在する．これらの房室弁と弁下組織が scooping した心室中隔に完全に癒合して心室間交通がなく，無症状のまま幼児期まで経過する例も多い．

c）中間型

心室間にわずかな交通がある．不完全型，中間型は胎児診断が困難なこともめずらしくない．血行動態は不完全型に類似し，不完全型に準じて治療を行う．

治療の一般方針

a 治療方針の立て方──外科手術

原則として全例手術適応となる．型別に術式をあげる（図2）．

a）完全型

胸骨正中切開を行い，人工心肺装着，心停止下に修復を行う．通常，心室間交通をパッチで閉鎖し，心房間交通を別のパッチで閉鎖する double patch 法が従来から広く行われている．2つのパッチ間に前後の橋梁弁尖を挟み込んで固定し，共通房室弁を僧帽弁成分と三尖弁成分に分割するが，どちらの弁にも通過障害をきたさず，かつ逆流を制御することが肝要となる．

近年，心室パッチを省き，直接心室中隔に心房パッチを固定する modified single patch 法が盛んに行われるようになった．この方法は人工心肺時間を短縮できるうえに，術後の房室弁機能や左室流出路への影響も double patch と同等であるとする報告[3]がある一方，心室中隔欠損が大きく，特に前方への scooping が深い症例や，左側壁側尖の低形成例では術後房室弁逆流や左室流出路狭窄が懸念されるため double patch 法が優先される．

b）不完全型・中間型

完全型に比べて手術時体重が格段に大きくなっており，心内構築物の脆弱性は緩和され操作がやさしくなる．single patch 法に準じて心房間交通

を閉鎖する．あわせて左右房室弁の裂隙を腱索付着まで閉鎖する．

c）単心室修復

左右心室のいずれかが小さく独立して体循環や肺循環を維持できない症例には，単心室修復を行う．

1. Glenn手術

おおむね体重4kg以上，月齢4ヵ月以降を目安に行う．人工心肺を確立し，上大静脈を右心房流入部で切断し，心房側は閉鎖する．切断した上大静脈を同側肺動脈に吻合し，逃げ道になる奇静脈は結紮切離する．共通房室弁は分割する必要がなく，正常三尖弁の80%の開口面積を維持すればよい．房室弁形成は中央部で前後橋梁弁尖をあわせるbivalvationや，逆流が激しい側の弁輪を縫縮する弁輪形成，さらに側壁側弁と橋梁弁との交連部を縫い合わせる交連形成を併用する．

2. Fontan手術

おおむね1～2歳までに到達をめざす．人工心肺を使用し下大静脈と肺動脈との間を人工血管でバイパスする心外導管型Fontan手術が主流である．肺血管抵抗値の高い症例や，肺動脈発育が不十分な症例では人工血管と心房との間で小さな交通（fenestration）を作成して心室前負荷を維持するとともに肺うっ血を緩和させる．

b 薬物療法

術前では，心不全に対して利尿薬を内服させることがある．術後は房室弁逆流残存例ではアンジオテンシン変換酵素阻害薬と利尿薬を併用する．

肺高血圧残存例では肺高血圧治療薬を投与する．房室弁逆流が目立つ症例では後負荷軽減目的にアンジオテンシン阻害薬を併用する．

処方例

●房室弁逆流例
①エナラプリル 0.1～0.4 mg/kg/日，分2
●肺高血圧残存例[4]
　単独使用が基本であるが，効果が不十分な場合は併用することがある．
①レバチオ 0.5～1 mg/kg/日，分3
②ドルナー 3～5 μg/kg/日，分3
③トラクリア（錠62.5 mg）
　・体重 10～20 kg：0.5 錠/日，分1
　・体重 20～40 kg：1 錠/日，分2
　・体重 40 kg～2 錠/日，分2

TOPICS

①完全型房室中隔欠損症術後の遠隔成績

米国ウィスコンシン大学における完全型房室中隔欠損症の術後遠隔成績の検討．術後長期生存者は左側房室弁逆流，および左室流出路狭窄による再手術のリスクを抱えている．1974～2000年に心内修復術を施行された153名の平均17.2年の検討において，全体の生存率は10.1%であり，1991～2000年の生存率は2.9%と改善を認めた．全対象の術後10年，20年，30年生存率はそれぞれ，85%，82%，71%であり，再手術が遠隔死の危険因子であった（$p=0.04$）．術後10年，20年，30年の再手術回避率は88%，83%，78%であった[a]．

a) Ginde S et al：Long-term outcomes after surgical repair of complete atrioventricular septal defect. J Thorac Cardiovasc Surg 150：369-374, 2015

②単心室房室中隔欠損例の房室弁逆流増悪因子

単心室例における房室弁逆流は生命予後を左右する．単心室例の共通房室弁機能を後方視的調査．弁逆流が軽微で経過した群と，早期から増悪した群との比較検討の結果，エコー四腔断面上，房室弁輪から房室弁接合点との距離（tenting height）が前者（逆流軽微）では4.2 mmであったのに対し，後者（逆流増悪）では6.6 mmであったことから，tenting height＞6 mmは房室弁逆流の増悪因子と考えられる[b]．高度房室弁逆流の原因が弁尖と弁下組織の形態・機能異常が主体であり，GlennやFontan手術などの容量軽減手術を施行しても改善されない．弁置換を含めた積極的な弁介入を躊躇せず，心室容量負荷を避け心室機能を維持することが長期予後改善につながる[c]．

b) Viarnsorn C et al：Increased common atrioventricular valve tenting is a risk factor for progression to severe regurgitation in patients with a single ventricle with unbalanced atrioventricular septal defect. J Thorac Cardiovasc Surg 148：2580-2588, 2014

c) Misumi Y et al：Long-term outcomes of common atrioventricular valve plasty in patients with functional single ventricle. Interact Cardiovasc Thorac Surg 18：259-265, 2014

生活指導

一定数の再手術を要する症例が存在し，肺高血圧，房室弁逆流，遺残心内短絡，不整脈などに留意し経時的変化を観察するが必要である．成人後も継続的な外来管理を要するため，親のみならず

患児への説明と理解が大切である.

　Fontan 術後は遠隔期の蛋白漏出性胃腸症や肝障害など心外要因にも留意し，心機能，房室弁機能，徐脈性不整脈などを含め継続的な外来経過観察を行う.

文　献

1）Anderson RH et al：The morphology and diagnosis of atrioventricular septal defects. Cardiol Young **1**：290-305, 1991

2）Lisowski LA et al：Congenital heart disease in pregnancies complicated by maternal diabetes mellitus：an international clinical collaboration, literature review, and meta-analysis. Herz **35**：19-26, 2010

3）Pan G et al：Complete atrioventricular septal defect：comparison of modified single-patch technique with two-patch technique in infants. J Card Surg **29**：251-255, 2014

4）佐地　勉ほか：小児期肺動脈性高血圧の正しく的確な治療戦略. 日小児循環器会誌 **31**：157-183, 2015

VIII. 先天性心疾患

3 心室中隔欠損

▶▶ 小柳喬幸，住友直方

診療のポイント・治療指針

● 欠損孔の大きさと部位により自然歴が異なる．症例ごとに考えられる自然歴をふまえた手術適応の決定を行うことが肝要である．
● 大欠損孔でも生直後は無症状であるが，生理的な肺血管抵抗の低下に伴い，生後 4〜8 週頃に高肺血流・心不全症状を呈する．
● 小欠損孔では基本的に無症状であるが，感染性心内膜炎のリスクがある．
● 大動脈弁下の欠損孔で，弁の変形や大動脈弁閉鎖不全を合併する場合は手術適応である．

心室中隔欠損症（ventricular septal defect：VSD）は左室−右室もしくは左室−右房間に交通をもつ疾患である．最も頻度の高い先天性心疾患で，全体の約 40％を占める[1]．VSD は解剖学的・生理学的にも幅広い臨床像をもつ疾患であり，単独で存在するものだけでなく，さまざまな複合心疾患や染色体異常に合併する．VSD の部位，大きさ，個数により病態の自然歴が異なるため，症例ごとに治療方針を考えることが重要である．小欠損孔では血行動態的に問題になることはないが感染性心内膜炎に注意が必要である．大欠損孔（大動脈弁輪径以上）では，高肺血流・左室容量負荷により左室拡張末期圧が上昇して心不全となり，外科的閉鎖が行われる．乳児期における心不全症状とは，多呼吸，頻脈，哺乳不良，体重増加不良，多汗などをさす．一般に術後の長期予後はきわめて良好である．

治療のための診断と検査

a 胸部 X 線検査

肺血流が増加した症例では，肺血管陰影の増強と左房・左室拡大を認める．重症例では末梢肺動脈の拡大による末梢気道の圧排をきたし，肺の過膨張を認める．

b 心電図検査

基本は左室肥大で，小欠損では正常である．大欠損孔で肺高血圧がある場合は右室肥大所見が加わり両室肥大となる．

c 心エコー図検査

最も重要な検査である．肺血流増加による肺動脈拡大，左室容量負荷による左室系の拡大が認められる．VSD の部位と大きさ，成因（単純型か整列異常型か）を診断する．

a) 部位診断（図1, 2）[2]

欠損孔のみを描出するのではなく，基本断面を正確に描出し，その中に欠損孔が認められるかどうかを観察することが重要である．

・outlet VSD（Kirklin Ⅰ型，漏斗部もしくは両半月弁下欠損，infundibular VSD）：約 30％を占め日本人を含むアジア人に多い．しばしば大動脈弁右冠尖の逸脱を伴い，進行例では大動脈弁変形から大動脈弁閉鎖不全をきたす．年長児以降では Valsalva 洞の突出から動脈瘤を形成し破裂することがある．

・perimembranous VSD（Kirklin Ⅱ型，膜様部欠損，central VSD）：約 70％と最も多い．小さい欠損では自然閉鎖することがある．その際には膜様部中隔瘤（membranous septal aneurysm：MSA）を形成するが，孔そのものが閉鎖するわけではない．その際三尖弁機能は低下しない．シャント血流が三尖弁中隔尖を通過して右房に流入する LV−RA シャントとなり右房拡大がみられることがある．大動脈弁無冠尖逸脱・大動脈弁閉鎖不全症や，VSD jet が右室壁にあたり心筋肥大を起こすことで右室二腔症となることがある．

・inlet VSD（Kirklin Ⅲ型，流入部欠損）：膜様部欠損から流入部の大欠損は心内膜床欠損型（AV canal type）と呼ばれ，Down 症候群に多く認められる．

・muscular VSD（Kirklin Ⅳ型，筋性部欠損）：肉柱部に多発することが多い．小欠損では自然閉鎖が

3. 心室中隔欠損　201

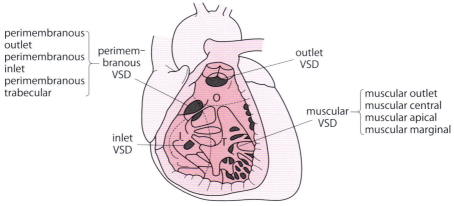

図1　右室側からみた心室中隔の解剖とVSD
O：outlet（流出路），I：inlet（流入部），T：trabecular（筋性部）．

[文献2を参考に作成]

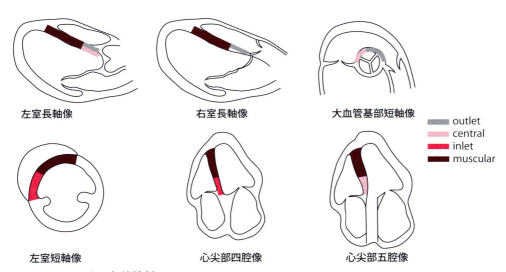

図2　エコーによる部位診断のシェーマ
膜様部周囲型は，大血管基部短軸像と五腔像，左室長軸でやや三尖弁方向にプローブを向けると欠損孔が認められる．流出路型は左室〜右室長軸像で大動脈弁・肺動脈弁下，大血管基部短軸像では0〜2時方向にみられる．流入路型は，四腔断面像で抜けたようにみえる．筋性部欠損はさまざまな場所にみられる．

期待できる．その際は心筋の肥大により閉鎖する．多孔性のものはSwiss-cheese typeと呼ばれる．

b）大きさ

同じ5 mmのVSDでも体格により血行動態への影響が異なる．大欠損孔は，大動脈弁輪径以上，もしくは左右心室の圧差を生じないもの（non pressure restrictive VSD）で，乳児ではおおむね7〜8 mm以上をさす．中欠損孔は，4〜6 mm程度のもの，小欠損孔はおおむね3 mm以下のものである．

c）成因からみた分類

・単純穿孔型：膜様部欠損もしくは筋性部欠損に多い．
・整列異常型（malalignment型）：空間的なずれにより起こる．Fallot四徴症や大動脈縮窄・離断症でみられる．整列異常型によるVSDでは自然閉鎖は見込まれない．

d）心臓カテーテル検査

通常行われないが，肺体血流比（Qp/Qs）や肺血管抵抗値の算出が必要な場合に行う．酸素飽和度は心室位で上昇し（O_2 step-up），その上昇の大きさがシャント量をあらわす．一般にQp/Qs＞

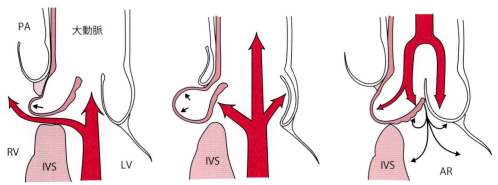

図3 outlet VSDの収縮期jet血流に伴う大動脈弁変形
支持を失った大動脈弁右冠尖は，拡張期に次第に右室側へ突出（逸脱）し，大動脈弁閉鎖不全を生じる．
PA：肺動脈，RV：右室，IVS：心室中隔，LV：左室，AR：大動脈弁逆流．

［文献3より引用］

1.5が手術適応とされる．

治療の一般方針

a 治療方針の立て方

a）大欠損孔

心不全症状の強い例では，不可逆的な肺血管閉塞性病変（pulmonary vascular obstructive disease：PVOD）となる前に手術を行う．おおよそ生後2～4ヵ月頃，遅くとも半年以内を目安に外科的閉鎖術が行われる．低出生体重児や重症染色体異常児などで心内修復のリスクが高い症例には，姑息的に肺動脈絞扼術が行われる．PVODを放置すれば不可逆的な重症肺高血圧症となり，シャント血流が右→左となるEisenmenger症候群となる．

b）小～中欠損孔

自然閉鎖を期待して経過観察する．outlet VSDやinlet VSDの自然閉鎖は少ない．

c）大動脈弁逸脱・閉鎖不全合併例（図3）[3]

収縮期に大動脈弁下にVSD jetが生じると，大動脈弁が引き寄せられる（Venturi効果）．次第に弁が変形し，拡張期に右室側への逸脱および弁のあわさりが不良となり大動脈弁閉鎖不全を生じる．outletおよびperimembranous VSDに起こりやすく，後者のほうが進行が早い．

b 薬物療法

心不全症状を有する例が対象となる．高肺血流による左室容量負荷が主な病態のため，通常，利尿薬の内服が主体となる．後負荷軽減目的のアンジオテンシン変換酵素（ACE）阻害薬などの血管拡張薬や，強心，交感神経抑制目的のジギタリス製剤を使用することもある．

TOPICS

perimembranous VSDのカテーテル閉鎖と外科閉鎖に関するランダム化比較試験（RCT）

欧米や中国で単独のVSDに対するカテーテル治療が報告されている．muscular VSDに対する治療から，近年，perimembranous VSDに対しても閉鎖が試みられている．2014年には「Journal of the American College of Cardiology（JACC）」からRCT[a]，さらに2015年にはメタ解析の報告[b]があり，カテーテル治療と手術とを比較して手技成功率および合併症の発生率に差がないことを示している．

外科治療は確立された治療法であるが，人工心肺を要する．カテーテル治療は房室ブロックのリスクがあるものの，低侵襲での治療が可能である．対象は229名のVSD児．両群ともに死亡・重篤な合併症を認めなかった．カテーテル治療では，有意に輸血量の減少，治療期間の短縮，入院日数の短縮につながった．2年間の経過観察期間を経て主要合併症はなかった．

カテーテル治療は外科治療に比して同等の成功率があり，合併症リスクも増大させないため，有用である[a]．

a) Yang J et al：Transcatheter versus surgical closure of perimembranous ventricular septal defects in children：a randomized controlled trial. J Am Coll Cardiol 63：1159-1168, 2014
b) Saurav A et al：Comparison of percutaneous device closure versus surgical closure of perimembranous ventricular septal defects：a systematic review and meta-analysis. Catheter Cardiovasc Interv 86：1048-1056, 2015

処方例

● 第一選択：利尿薬
①ラシックス・アルダクトンＡ 1〜3 mg/kg/日，分2〜3
● 第二〜第三選択：ジギタリス製剤，ACE 阻害薬
①ジゴキシン 0.005〜0.01 mg/kg/日，分2
②レニベース 0.05〜0.2 mg/kg/日，分1〜2

C 外科治療

　自己心膜もしくは Gore-Tex パッチを用いた閉鎖術が行われる．手術時期は病型により異なる．長期予後はきわめて良好であるが，合併症として房室ブロック，遺残肺高血圧などの問題がある．手術適応のタイミングは，早い順に，内科的治療に抵抗性の乳児期の心不全・体重増加不良，肺高血圧合併例，閉鎖傾向がなく Qp/Qs 1.5 以上の場合となる．その他，重症呼吸器感染症の反復，前述の大動脈弁の変形・閉鎖不全症を伴う場合や感染性心内膜炎を併発した場合も手術適応である．

▌生活指導

　中〜大欠損孔では RS ウイルス感染などの呼吸器感染で状態が悪化する可能性があり，注意を要する．抗 RS ウイルス抗体（palivizumab）は積極的に接種すべきである．また，感染性心内膜炎の予防に努める．

文　献

1) Cohen MS, Lopez L：Ventricular septal defect. Moss and Adams' Heart Disease in Infants, Children, and Adolescents：Including the Fetus and Young Adult, 9th Ed, ed by Allen HD et al, Lippincott Williams & Wilkins, Philadelphia, p783, 2016

2) Cardiology For You：Ventricular septal defect. <http://cardiologyforyou.blogspot.jp/2010/09/ventricular-septal-defect_07.html>［Accessed 30 January 2017］

3) Tatsuno K et al：Pathogenetic mechanisms of prolapsing aortic valve and aortic regurgitation associated with ventricular septal defect：anatomical, angiographic and surgical considerations. Circulation **48**：1028-1037, 1973

4 動脈管開存症

脇　研自

診療のポイント・治療指針
- 早産児から高齢者に至るまで，心不全を示すものから無症状のものまで幅広い．
- 短絡量の多い典型的な症例では特徴的な連続性雑音を聴取する．
- 心不全症状のあるもの，無症状でも左室容量負荷のあるものは治療の適応となる．
- 感染性心内膜炎のリスクがある場合は閉鎖術を行う場合もある．
- 成人では外科的閉鎖のリスクが高くカテーテル閉鎖術が第一選択である．

　動脈管は，主肺動脈と下行大動脈を結ぶ胎生期には必須の血管で，多くは出生後1～3日程度で収縮して閉鎖するが，動脈管開存症（patent ductus arteriosus：PDA）とは，これが閉鎖せず内腔が開存したものである．出生後，肺血管抵抗の低下に伴い，大動脈から肺動脈に短絡するため，肺体血流比は増加，左房・左室の容量負荷となる．肺血流増加による肺血管床の閉塞機転が進行すると肺血管抵抗が上昇し，Eisenmenger化する[1]．

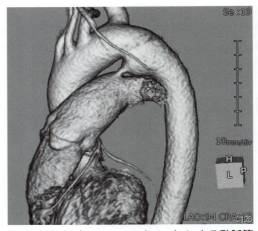

図1 MDCT（volume rendering）による動脈管開存の描出（58歳，女性）
動脈管の形態を，周囲の大血管との位置関係を含めて把握することができる．

治療のための診断と検査

a 症状
　短絡量が多く高肺血流と体血流の減少により多呼吸，体重増加不良など心不全症状を呈するものから，開存しているが短絡量が少なく心雑音のみで無症状のもの，心雑音も聴取されない症例（silent PDA）まで幅広い．

b 身体所見
　典型例では胸骨左縁上部に連続性心雑音，左心容量負荷の著明な例では，心尖部の拡張期ランブルを聴取する．拡張期圧の低下により脈圧が増大し，いわゆる反跳脈（bounding pulse）となる．肺高血圧を合併するとII音は亢進し，単一となる．Eisenmenger化すると右左短絡によりチアノーゼがみられる．

c 画像検査
　胸部X線は，短絡量の多い症例では肺血管陰影増強，左房・左室の拡大，肺動脈陰影の突出を認める．心電図は，左房負荷，左室肥大を示し，左胸部誘導でR波の増高，右胸部誘導の深いS波を示す．短絡量の少ない症例ではこれらの変化はみられない．心エコー図検査は胸骨左縁上位肋間からの矢状断に近い断面，いわゆるductal viewで動脈管全長の描出が，特に小児において可能である[2,3]．成人では描出が不十分となることもあり，CTやMRIなどを考慮する（図1）．

治療の一般方針

a 治療方針の立て方
　短絡量が多く心不全症状のある場合には閉鎖の適応となる．しかし，乳児期には自然閉鎖も起こりうることも念頭においておく．無症状でも，心電図や心エコー図検査で左心系の容量負荷を認める場合には閉鎖の適応となる．負荷所見はないが

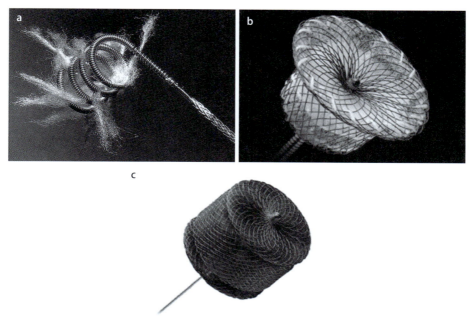

図2 動脈管開存に対するカテーテル治療に用いられるデバイス
a：Flipper detachable coil（Cook 社）.
b：Amplatzer Duct Occluder（St. Jude Medical 社）.
c：Amplatzer Vascular Plug II（St. Jude Medical 社）.
[a：Cook 社，b，c：St. Jude Medical 社よりそれぞれ提供]

心雑音を聴取する PDA では，感染性心内膜炎予防のため閉鎖の適応とされる．心雑音も聴取されないごく小さい PDA の閉鎖適応については判断が異なる．

b 薬物療法

早産児 PDA の閉鎖適応例では indometacin による閉鎖が期待できる．成熟児でも出生早期には効果のみられる症例がある．本薬剤の禁忌例や不応例では外科的結紮術を考慮する．

c カテーテル治療[4]

最小径が 2.0～2.5 mm 以下の PDA に対してはコイル塞栓術，なかでも操作が容易な 0.038 インチ Flipper detachable coil（Cook 社，図 2a）が用いられることが多い．2.0 mm 以上では Amplatzer Duct Occluder（St. Jude Medical 社，図 2b）が使用される．成人，特に高齢者では動脈管に石灰化を伴い外科的閉鎖では人工心肺を要することが多く，手術のリスクが高いためカテーテル閉鎖術が第一選択となる．

文 献

1) 安河内 聡：心エコー図診断に必要な PDA に対する知識．SHD インターベンション治療のための心エコーマニュアル，吉田 清，大倉宏之（編），メジカルビュー社，東京，p155，2014
2) 増谷 聡：動脈管開存．心エコーハンドブック先天性心疾患，竹中 克，戸出浩之（編），金芳堂，京都，p43，2017.
3) 安河内 聡：動脈管開存の心エコー図診断．SHD インターベンション治療のための心エコーマニュアル，吉田 清，大倉宏之（編），メジカルビュー社，東京，p160，2014
4) 動脈管開存症．2014 年版先天性心疾患，心臓大血管の構造的疾患（structural heart disease）に対するカテーテル治療のガイドライン，p23～25．＜http://www.j-circ.or.jp/guideline/pdf/JCS2014_nakanishi_h.pdf＞［Accessed 8 February 2017］

TOPICS

①心腔内エコーガイドによる動脈管開存閉鎖術（図）

Kudoら[a]は，PDAに対するデバイス閉鎖を心腔内エコー（intracardiac echocardiography：ICE）をガイドに7例に施行し，その有用性を報告している．カテーテル閉鎖においては，PDAの血管径や長さなど形態評価に加えPDAとデバイスとの位置関係を把握するためのモニタリングが必要である．従来の大動脈造影では，特に成人においては大量の造影剤を使用しても不十分な画像しか得られないことが多いが，ICEによりこれらの情報を明瞭に得ることができる．シース通過，デバイスの開き具合，デバイスやシースの引き具合，留置具合などすべての手技をICEで確認しながらの実施が可能となる．腎機能低下例など造影剤使用困難例において，ICEガイドのみでの留置を可能にする．

a) Kudo Y et al : Trans-pulmonary echocardiography as a guide for device closure of patent ductus arteriosus. Catheter Cardiovasc Interv 86 : 264-270, 2015

②超低出生体重児におけるPDAカテーテル閉鎖術

Zahnら[b]は平均在胎週数27週（24～32週），出生体重912g（440～2,480g）の27例の超低出生体重児PDAに対してAmplatzer Vascular Plug II（St. Jude Medical社，図2c）を使用し，21例（88%）で閉鎖に成功したと報告している．不成功の3例はデバイスによる左肺動脈狭窄で，すべて回収，手技による死亡はなかった．

b) Zahn EM et al : Transcatheter closure of patent ductus arteriosus in extremely premature newborns : early results and mid-term follow-up. J Am Coll Cardiol Intv 9 : 2429-2437, 2016

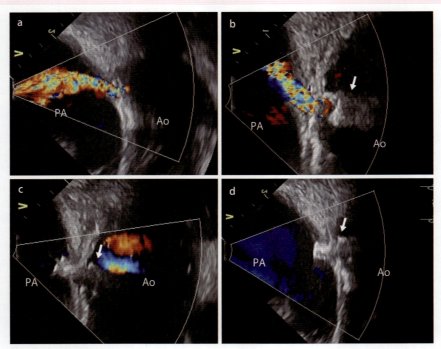

図　心腔内エコー
a：下行大動脈（Ao）から主肺動脈（PA）へと吹き込む動脈管（PDA）血流を認める．
b：Amplatzer Duct Occluder（ADO）［矢印］はAo内にあり，まだPDA血流が認められる．
c：ADOをPDA内に引き込んで，PDA血流はほぼ消失している．
d：ADOはデリバリーケーブルから完全に離脱・留置され，短絡血流が完全に消失しているのが確認される．

5 肺動脈弁狭窄症，肺動脈狭窄症（Fallot 四徴症を含む）

▶ 金子幸裕

診療のポイント・治療指針

- 肺動脈弁狭窄と肺動脈狭窄は，狭窄の程度により症状や発症時期が異なる．
- 肺動脈弁狭窄の治療は，心室中隔欠損（VSD）を伴わない場合には経カテーテルバルーン拡大術が，VSD を伴う場合には心臓手術が第一選択である．
- 学童期以降で肺動脈弁狭窄が中等度以上残っている場合には，運動制限を要する．
- 過度な肺動脈弁の拡大により肺動脈弁逆流（PR）が起きると，不整脈や右室拡大を起こし予後悪化につながる．

本項では，肺動脈弁と肺動脈幹の狭窄（pulmonary valve stenosis：PS）を取り上げる．心房中隔欠損（ASD），動脈管開存（PDA），Fallot 四徴（TOF）を含む心室中隔欠損（VSD）の合併についても解説する．

PS は形態的に，弁輪が小さいもの，弁尖の癒合や異形成など弁尖の異常があるもの，それらが合併しているものなどがある．狭窄の程度に応じて，右室の圧負荷と右室拍出量の低下を生じる．

治療のための診断と検査

乳児期までに症状が生じる例は，狭窄が高度なことが多い．大きな ASD か VSD を有する場合には右左シャントによるチアノーゼを呈する．VSD がなく ASD が小さい例では右心不全を呈する．三尖弁逆流があると PS の程度に比べ強い症状を呈する．小児期に発症する例では，チアノーゼ，右心不全，易疲労性，労作性呼吸困難を生じる．TOF では無酸素発作や蹲踞を認める例がある．思春期以降にみつかる例では健康診断で発見されることが多いが，中等度以上の PS では，胸痛，失神，不整脈，突然死を起こすこともある．

いずれも症状や聴診上の駆出性心雑音で本症を疑い，心臓超音波検査で診断を確定する．

治療の一般方針

a 治療方針の立て方

治療方針を立てるには，心臓超音波，心血管造影，心臓カテーテル，造影 CT などにより，PS の

程度，肺動脈弁の形態，その他の弁の機能，右室の形態，肺動脈の形態，合併心奇形の有無などを評価する．PS の治療は，カテーテル治療と手術が主体であり，薬物療法は副次的である．

b 薬物療法

新生児期にチアノーゼで発症する例では，PDA の狭小化に伴いチアノーゼが悪化するので，プロスタグランジン E_1 製剤の持続静注で PDA の開存を図り，介入まで肺血流を確保する．右室流出路の筋性狭窄を有し，啼泣時や運動時に無酸素発作を起こす場合には，propranolol などを用いて発作を抑え，早期の外科治療を考慮する．

c その他の治療法

VSD を伴わず有症状の患者には介入が必要であり経カテーテル肺動脈弁バルーン拡大術が第一選択である．手術を行うのは，高度な肺動脈弁輪狭窄（Z 値＜−4），高度な肺動脈弁異形成，強いチアノーゼまたは動脈管依存肺循環（体−肺動脈シャントの併施が必要），右室流出路の筋性狭窄の切除や狭小右室の拡大術など心臓手術を要する，カテーテル治療で十分な効果が得られなかった，などの場合である．

VSD を伴わず無症状の患者も，PS が中等度以上の場合はカテーテル治療の適応である．わが国のガイドライン[1]では，小児でも成人でも右室−肺動脈圧較差 40 mmHg 以上の場合と，40 mmHg 以下でも右室機能不全を有する場合にはカテーテル治療が推奨されている．成書[2,3]では，圧較差 50 mmHg 以上，右室圧が血圧の半分以上，などを適応の基準としている．

TOF など大きな VSD を伴う PS の患者は，心臓

TOPICS

肺動脈狭窄症治療後の PR

PS への介入後に PR を生じることがある．心室性不整脈や右心機能低下の原因となるので注意が必要である．予防策として，カテーテル治療では，バルーン径が肺動脈弁輪径の 1.2 倍程度のバルーンを用い，1.3 倍を超える過大なバルーンの使用は控える．手術では，可能な限り弁輪を温存し，弁輪拡大が必要な場合は，過度の弁輪拡大，長すぎる右室切開，過度の心筋切除を避ける．

中等度以上の PR をきたした場合には，薬物療法として，利尿薬やレニン・アンジオテンシン・アルドステロン（RAA）系抑制薬を使用することもある．MRI による計測で PR 率が 25% 以上の場合，肺動脈弁置換を考慮する．心不全症状，遺残病変，重症不整脈のいずれかがある患者は手術適応である．無症状の患者では，MRI による右室容積が手術適応を決めるが，施設により右室拡張末期容積係数＞150〜200 mL/m^{2}以上，右室収縮末期容積係数＞70〜100 mL/m^{2}以上と適応基準にばらつきがある．肺動脈弁置換には生体弁を用いるのが主流である．経カテーテル的にステント付き生体弁を留置する方法が欧米では始まっており，わが国での導入が期待される[a]．

a) Tretter JT et al：Defining and refining indications for transcatheter pulmonary valve replacement in patients with repaired tetralogy of Fallot：contributions from anatomical and functional imaging. Int J Cardiol **221**：916-925, 2016

手術の適応である．安全に手術待機できれば生後 3〜24 ヵ月に心内修復を行う．生後 3 ヵ月未満で症状が強い場合は早期に手術を要する．体-肺動脈シャントを行い後日心内修復する選択肢と一期的に心内修復する選択肢があり，症例ごとに検討する．

■ 生活指導

VSD を伴わない患者では，軽度の PS および介入により改善した PS の予後は良好であり，生活の制限はない．「先天性心疾患の学校生活管理指導ガイドライン（2012 年版）」[4]では，右室-肺動脈圧較差が 40 mmHg 以上の児童・生徒には，強度な運動部の活動の制限を推奨している．「心疾患患者の学校，職域，スポーツにおける運動許容条件に関するガイドライン（2008 年改訂版）」[5]では，胸部 X 線像での心拡大，心電図での ST・T 変化を伴わない右室肥大，右室-肺動脈圧較差が 30 mmHg 以上で右室圧が左室圧より低い，などを有する患者には，6 METs を超える運動の条件付き許容と運動部での運動の禁止を推奨している．さらに，ST・T 変化を伴う右室肥大，右室圧が左室圧を超える，などを有する患者には，3〜6 METs 程度の運動の条件付き許容とそれより強度な運動の禁止を推奨している．

VSD を有する患者では，VSD を有さない患者の指導に加え，心室性不整脈に対する配慮を要する．24 時間心電図で心室期外収縮がみられる，電気生理学検査で心室頻拍が誘発されるなどの例では，失神，突然死の危険があるので，抗不整脈薬の投与，カテーテルアブレーションを行う．失神の既往がある例では，植込み型除細動器の適応を考慮する．

文 献

1) 2014 年版先天性心疾患，心臓大血管の構造的疾患（structural heart disease）に対するカテーテル治療のガイドライン．＜www.j-circ.or.jp/guideline/pdf/JCS2014_nakanishi_h.pdf＞[Accessed 29 September 2017]
2) Kouchoukos NT et al：Kirklin/Barratt-Boyes Cardiac Surgery, 4th Ed, Saunders, Philadelphia, p1468, 2013
3) Allen HD et al：Moss & Adams' Heart Disease in Infants, Children, and Adolescents, Including the Fetus and Young Adult, 7th Ed, Lippincott Willams & Wilkins, Philadelphia, p835, 2008
4) 吉永正夫ほか：先天性心疾患の学校生活管理指導ガイドライン（2012 年版）．日小児循環器会誌 **28**：2-5, 2012
5) 循環器病の診断と治療に関するガイドライン．心疾患患者の学校，職域，スポーツにおける運動許容条件に関するガイドライン（2008 年改訂版）．＜http://www.j-circ.or.jp/guideline/pdf/JCS2008_nagashima_h.pdf＞[Accessed 29 September 2017]

6 Ebstein 病

▶ 高橋邦彦，萱谷　太

診療のポイント・治療指針

- 本疾患は右心の病態に注目されがちであるが，左心への影響も配慮する必要がある[1]．
- 胎児スクリーニングの普及により胎児期にみつかることが多くなってきたが，胎児死亡率は約45%と他の先天性心疾患と比較して非常に高い．
- 胎児期での肺動脈弁逆流に伴う circular shunt physiology は，周産期死亡のハイリスクであり，より革新的な治療戦略が求められる[2]．
- 左室緻密化障害を合併する症例では，サルコメア蛋白の遺伝子変異（MYH7, TPM1）が報告されており，今後は診断の一助として遺伝子検査も重要である[3]．
- Wolff-Parkinson-White（WPW）症候群を4人に1人の割合で合併し，さらに複数の副伝導路を有しカテーテルアブレーションに難渋することも少なくない．

Ebstein 病は，1866 年にドイツの病理学者 Wihelm Ebstein がはじめて報告した三尖弁の先天異常であり，先天性心疾患の 0.5～1% を占め，頻度は 2 万出生に 1 人とされる．その臨床症状の発現時期は胎児期から成人期まで多様であるが，新生児期に発現した場合の死亡率は 17～56% と，1990 年代に報告されていた 80～85% と比較するとこの 20 年間で改善しているものの，いまだ治療に難渋する疾患である．

Ebstein 病の発生病態は，三尖弁発生段階において右室流入部内層（弁組織層）の undermining の行程（delamination）が障害されることで，弁組織（特に中隔尖・後尖）が心筋層に付着し（plastering）機能的弁輪が心尖部方向に偏位する．弁組織が付着した部分は右房化右室と呼ばれ，さまざまな程度で菲薄化する．前尖は sail-like と呼ばれるくらいに引き伸ばされている．Ebstein 病に合併する構造異常として，心房中隔欠損・肺動脈狭窄/閉鎖・心室中隔欠損をしばしば認める．Ebstein 病は単に右心系の疾患ではなく，約 40% の患者に左心系疾患（僧帽弁逸脱・大動脈二尖弁・左室緻密化障害）を合併し，また拡大した右室による左室側への中隔シフトや前壁・中隔壁の局所的な収縮障害により左心機能低下にも発展する．また，頻脈性不整脈（上室頻拍，心房粗動，心房細動，心室頻拍など）を合併し，突然死の原因にもなりうる．

治療のための診断と検査

心エコーが診断に最も有用である．Ebstein 病の診断基準は僧帽弁前尖付着部から三尖弁中隔尖の心尖部への偏位が 8 mm/m² 以上とされる．その他に右室拡大の程度・三尖弁逆流の程度・心房間交通の有無・肺動脈弁閉鎖/逆流の有無・左室機能を評価する．また，四腔断面で計測した断面積の比率［右房（RA）＋右房化右室（aRV）/機能的右室（fRV）＋左房（LA）＋左室（LV）］で区分した Celermajer index（Grade 1：<0.5，Grade 2：0.5～0.99，Grade 3：1～1.49，Grade 4：>1.5）は生命予後の予測に用いられる．胸部 X 線では重症度に応じて心胸郭比は正常から wall to wall までさまざまであるが，一般的に 65% 以上は予後不良因子である．心電図は，軽症でも異常所見を示すことが多く，右脚ブロックや I 度房室ブロックはよくみられる．幅広く断片化した QRS 波は右房化右室の大きさを反映し，また不整脈イベントの危険因子とされる．

治療の一般方針

a 新生児 Ebstein 病

新生児期に症候性の Ebstein 病では，重度の心拡大・三尖弁逆流から呼吸不全・心不全となり，人工呼吸器管理を含めた集中治療を要する．肺動脈の順行性血流が認められない場合，肺血管抵抗が下がるまで肺動脈弁が機能的もしくは解剖学的

に閉鎖しているか区別が困難であることが多く，最小限のプロスタグランジン E_1 製剤で動脈管を細々と開存させ，その間に酸素・一酸化窒素で管理しながら肺血流が動脈管依存性であるかどうかを判断する．十分な右心機能・右心容量があれば2心室修復，やや不十分なら両方向性 Glenn 術を追加した1.5心室修復が選択されるが，解剖学的肺動脈閉鎖や胎児期より肺動脈逆流を呈している場合の多くは右心機能がわるく，Fontan 循環をめざすことになる．その場合の第一期姑息術としては，従来の Starnes 術［三尖弁閉鎖術＋modified Blalock-Taussig（mBT）シャント術］に拡大した右室切除を追加した Starnes 変法により，心拡大の軽減と左室機能障害を防ぐ．最近，cone 手術を新生児に応用することで，症例を選択すれば2心室修復が可能であると報告され（TOPICS 参照），今後各施設で検討されるであろう．

b 乳児期以降の Ebstein 病

無症状で治療を要さず経過する症例も存在するが，経過観察中に，①心不全症状出現あるいは運動能低下，②チアノーゼ進行（$SpO_2 < 90\%$），③奇異性血栓の既往，④胸部 X 線にて心拡大進行，⑤進行性の右室拡大あるいは右室機能低下の徴候が出現すれば，外科的手術も考慮される．術式は従来の三尖弁形成術である Carpentier 法や Danielson 法よりは，「anatomic repair」に最も近づいたとされる cone 手術が最近は好まれているようである．

生活指導

症状にあわせて運動制限や，感染性心内膜炎のハイリスク群であるため齲歯対策や抜歯時の抗生物質内服指導が必要である．成人女性であれば妊娠の問題を指導する必要がある[4]．正常妊娠と比

TOPICS

新生児 Ebstein 病に対する cone 手術の応用

2000〜2013年に Ebstein 病/三尖弁異形成に重度三尖弁閉鎖不全を合併した新生児12例を後方視的に解析した．2012年以降に cone 手術を術式として採用した．2例は手術できず死亡，5例が Starnes 術（4例死亡），4例が cone 手術（2例死亡），1例は Kay＋leaflet suture（後に cone 手術を施行し生存）．2心室修復成功の鍵は十分な右室機能であるが，その指標として三尖弁逆流の最大流速3.0 m/秒以上が予測因子であるとしている[a]．

a) Mizuno M et al：Application of cone reconstruction for neonatal ebstein anomaly or tricuspid valve dysplasia. Ann Thorac Surg 101：1811-1817, 2016

較すると，Ebstein 病合併妊娠は周産期死亡のハイリスクであり，また児が先天性心疾患を合併するリスクは5％と高値であることを認識すべきである．上室頻拍を合併しているなら，妊娠前にカテーテルアブレーションも考慮される．

文献

1) Inamura N et al：Left ventricular myocardial performance in the fetus with severe tricuspid valve disease and tricuspid insufficiency. Am J Perinatol **22**：91-97, 2005

2) Freud LR et al：Outcomes and predictors of perinatal mortality in fetuses with Ebstein anomaly or tricuspid valve dysplasia in the current era：a multicenter study. Circulation **132**：481-489, 2015

3) Yuan SM：Ebstein's anomaly：genetics, clinical manifestations, and management. Pediatr Neonatol **58**：211-215, 2016

4) Safi LM et al：Current management of Ebstein's anomaly in the adult. Curr Treat Options Cardiovasc Med **18**：56, 2016

7 チアノーゼと肺高血圧を伴う先天性心疾患

▶▶ 中西敏雄

診療のポイント・治療指針

- 先天性心疾患に伴ってチアノーゼと高度肺高血圧があり，肺血管閉塞性病変が存在して，両方向性短絡または右-左短絡が優位となった状態である．
- Eisenmenger 症候群と呼ばれる．
- 労作時呼吸困難，運動機能低下，喀血，多血症，腎障害，細菌性心内膜炎，心室頻拍，突然死など全身の合併症を伴うことがある．
- 肺血管拡張薬が延命効果をもたらす可能性がある．
- 妊娠は禁忌，外科的侵襲時には蘇生の準備，日常生活では脱水に注意する，などの注意を払う．

a 定義

本症の定義は，先天性心疾患に伴って高度肺高血圧があり，肺血管閉塞性病変が存在して，両方向性短絡または右-左短絡が優位となった状態である．

b 血行動態

肺動脈収縮期圧は大動脈圧に近い．通常，肺血管抵抗は 15 Wood 単位・m^{2}以上である．原疾患は，心室中隔欠損症，心房中隔欠損症，動脈管開存症，房室中隔欠損症，総動脈幹症，単心室，大血管転換症などである．

c 肺血管組織像

肺血管の組織像では，内膜肥厚，中膜肥厚，肺小動脈の閉塞を認める．Heath-Edwards 分類でIV度以上は不可逆性とされる（表1）．

d 症状

初期には無症状のことが多い．次第に，労作時呼吸困難，息切れ，運動時チアノーゼが出現し，20～30 歳代には安静時にもチアノーゼが認められるようになる．平均の酸素飽和度は85％程度である．

多血症となり，過粘稠症候群に伴う神経症状（頭痛，めまい，目がチカチカするなど）があることがある．入浴時などに体血管抵抗が急激に下がると失神することがある．

血痰，喀血を約20％に認め，肺内出血による死亡もある．肺梗塞をきたすこともある（約10％）．胸痛は肺梗塞のサインであることがある．胸痛や喀血がある患者では突然死の可能性があるので要注意である．まれに，拡張した肺動脈が破裂し死亡することがある．全身の血栓・塞栓症で死亡す

表1 肺血管閉塞性病変の組織（Heath-Edwards 分類）

I 度	肺小動脈の中膜肥厚．内膜の変化はない
II 度	肺小動脈の中膜肥厚，肺小動脈の内膜細胞性増殖
III 度	肺小動脈の中膜肥厚，内膜増殖，内膜線維化，内腔狭小化タマネギの皮様 Onion skin 増殖
IV 度	肺小動脈の拡張．叢状病変 plexiform lesion．血管腫様病変，海綿様病変も認める
V 度	肺小動脈の叢状病変．出血が貪食されて，ヘモジデリン沈着を認める
VI 度	肺小動脈の壊死性血管炎．フィブリン壊死

ることもある．

心室頻拍を認め，失神することもある．失神は約 10％に認める．細菌性心内膜炎（約 10％），脳膿瘍を合併することもある．

治療のための診断と検査

a 身体所見

2 音肺動脈成分の亢進，収縮期クリックを聴取する．短い収縮期雑音が聞かれることもある．また心雑音を聴取しないこともある．肺動脈閉鎖不全による拡張器雑音（Graham-Steel 雑音）を聴取することもある．バチ状指を認める．

b 胸部 X 線検査

左第 2 弓，肺動脈の拡張を認める．肺野はやや明るくなる．

c 心電図，Holter 心電図検査

右房負荷，右室肥大，右軸変異の所見である．心房細動，心房粗動が 35％に発生し，心室頻拍を 10％に認めることがある．

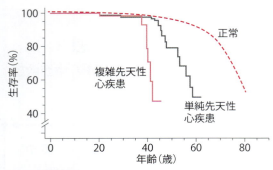

図1 自然歴
心室中隔欠損など単純奇形では50%生存率は60歳，大血管転換症など複雑心奇形では50%生存率は40歳である

[文献2〜4を参考に作成]

d 心エコー図検査

心臓か大血管に右心系と左心系が交通する短絡を認める．右室圧が左室圧と等圧で，両方向性ないし右-左短絡を認める．

e 血液，尿検査

赤血球増多，血小板減少，低コレステロール血症，高尿酸血症，高ビリルビン血症，腎不全所見，蛋白尿などを認めることがある．

f カテーテル検査

カテーテル検査のリスクは高いが肺血管抵抗を測定する唯一の方法である．カテーテル中や検査後に突然死することがあるので，適応を十分検討してから行うべきである．手術適応の有無の確認や，薬物効果をみる必要がある場合には適応となる．造影剤の使用後に体血管抵抗が下がり急死することがある．肺血管床をみる目的で造影する場合には，肺動脈末梢にバルーンカテーテルを楔入し少量の造影剤を充填した後，バルーンを解除することで，肺の一部区域の血管床を観察する．

治療の一般方針

a 患者の管理

a）妊娠，出産

妊娠，出産は禁忌である．避妊の教育が必要である．妊娠した場合には，自然流産の率は高いが，早期に人工妊娠中絶を勧めるべきである．妊娠，出産による死亡率は30〜70%で，出産後数日〜1ヵ月以内の死亡が多い．

b）外科手術

非心臓手術で，本来なら比較的低リスクの手術でもリスクは高いので，必要でなければ行わない．小外科手術でもリスクがあるので必要性を十分考慮する必要がある．

b 薬物療法

肺血管拡張薬で短期の生命予後が改善したという報告があり，肺血管拡張薬が投与される[1]．しかし，長期予後を改善するかはいまだ不明である．プロスタグランジンI_2（epoprostenol）の持続点滴静注は，その侵襲性からほとんど用いられない．通常はエンドセリン受容体拮抗薬かホスホジエステラーゼ阻害薬，または2者併用が用いられ，運動機能などが改善したという報告がある．

在宅酸素療法により長期の酸素投与で予後が改善されたという報告もあるが，否定的な報告もあり，いまだ長期成績は不明である．

処方例
①または②，または①＋②
①トラクリア 250 mg，分2
　エンドセリン受容体拮抗作用
　副作用：肝機能障害
②レバチオ 60 mg，分3
　ホスホジエステラーゼ阻害作用
　副作用：全身血管拡張による頭痛，血圧低下，消化器症状

---

c 喀血への対処

喀血に対してはよい治療法がない．安静にして止血薬を投与し，咳に対して対症療法を行う．一般的に，原発性肺高血圧症に対しては抗凝固療法が勧められるが，Eisenmenger症候群に対しては抗凝固療法は勧められない．しかし，高頻度に肺血栓を認めるという報告もある．肺梗塞と肺出血という血栓と出血傾向を両方あわせもつ病態で管理が難しい．心房細動の患者では抗凝固が必要である．

d その他の治療

瀉血は一般的には勧められない．しかし，過粘稠症候群で症状が強い場合には瀉血が行われることがある．頻回の瀉血は貧血をきたし，出血傾向をもたらすので施行すべきでない．

突然死（おそらく不整脈死）[約30%]，心不全（約25%），肺梗塞（約15%）などによる死亡がありうる．妊娠，非心臓外科手術，脳膿瘍や心内膜炎による死亡もありうる．近年，内科管理の改善により50〜60歳までの生存も可能となっている．30歳，40歳，50歳まで生存する確率はそれぞれ，75%，70%，55%で，平均寿命は40〜60歳である（図1）[2〜4]．

また，心肺移植の5年生存率は約50%であるの

TOPICS

Eisenmenger 症候群の多施設共同研究

　Kempny ら[a]は，世界各国からなる多施設共同研究で，1,098 例の Eisenmenger 症候群の患者を集計し，死亡の危険因子を結論付けた．死亡リスクは，年齢が 10 年経過ごとに 1.41 倍，三尖弁より近位の短絡は 1.56 倍，安静時酸素飽和度が 10％下がると 1.88 倍，洞調律でないと 1.89 倍，心囊液があると 2.41 倍となる．臨床的に有用なデータである．Eisenmenger 症候群はまれな疾患であり，1,000 例を超える症例での研究は，多施設共同研究でなくてはなしえない．残念ながら本研究へのわが国からの参加はなかった．わが国でも多施設共同研究が開始されようとしており（J-EPOCH レジストリー），その成果がまたれる．

a) Kempny A et al：Predictors of death in contemporary adult patients with Eisenmenger syndrome：a multicenter study. Circulation **135**：1432-1440, 2017

で，自然歴と勘案して移植の適応を決定する必要がある．

生活指導

　インフルエンザワクチンなど各種ワクチンの接種を行う．鉄欠乏性貧血があれば鉄剤を内服，右心不全に対しては利尿薬を内服させる．口腔ケアに留意し，清潔に保つ．バランスよい食事，無理のない適度な運動（散歩など），無理のない仕事内容など，生活全般にわたるアドバイスが重要である．

文　献

1) Herbert S et al：Early experience of macitentan for pulmonary arterial hypertension in adult congenital heart disease. Heart Lung Circ **10**：1113-1116, 2017
2) Diller GP et al：Presentation, survival prospects, and predictors of death in Eisenmenger syndrome：a combined retrospective and case-control study. Eur Heart J **27**：1737-1742, 2006
3) Lange RA, Brickner ME：Improving survival in patients with Eisenmenger syndrome：are we any closer? Circulation **135**：1441-1443, 2017
4) Hjortshøj CMS et al：Past and current cause-specific mortality in Eisenmenger syndrome. Eur Heart J **38**：2060-2067, 2017

8 Valsalva 洞動脈瘤破裂

> 益田宗孝，町田大輔

診療のポイント・治療指針

- 東洋人，男性に多く，心室中隔欠損（VSD）や大動脈弁逆流を合併する．
- ほとんどが右心系に破裂し左右短絡により心不全症状を呈する．
- 原則は診断した時点で外科手術治療を行う．
- 手術成績は早期・遠隔期ともに良好である．

　Valsalva 洞動脈瘤は，Valsalva 洞壁がその脆弱性により瘤状に突出する疾患で，なんらかの誘因で瘤が破裂したものが Valsalva 洞動脈瘤破裂である．1839 年に Hope らによりはじめて報告されたまれな疾患である．

a 発生頻度，好発年齢，性差

　Valsalva 洞動脈瘤破裂は，先天性心疾患手術の 0.26〜3.57％ に認めるとされる．東洋人に多く，男女比では 2〜4：1 と男性に多い．発症は乳児から高齢者まで認めるが，好発年齢は 20〜40 歳である[1]．

b 病因，病態

　Valsalva 洞動脈瘤の病因は，先天性と後天性に分けられ，いずれか（時に両方）により発症する．先天的には胎生期の円錐部と心内膜床の癒合不全や Valsalva 洞部の大動脈中膜の不連続性が原因とされる．VSD（40〜60％）や大動脈弁閉鎖不全症（AR：25〜40％）などの合併を伴うことが多く，特に東洋人では肺動脈弁下型 VSD によって大動脈弁右冠尖逸脱をきたす症例で本疾患を合併することが多いとされる．後天的な病因では感染性心内膜炎が最も多く，Marfan 症候群や大動脈炎症候群に伴うもの，梅毒や動脈硬化，外傷などがある．

c 発症部位と分類

　動脈瘤の部位は右冠動脈洞が最も多く（60〜70％），次いで無冠動脈洞（15〜30％）で左冠動脈洞は非常に少ない．

　破裂部位は右室が最多で約 70％ を占め，次いで右房が約 20％ を占めるが，まれに左房や心囊内に破裂することもある．

　分類は榊原・今野の分類が一般的に用いられる（図 1）．人種で部位別の頻度が異なり，東洋人で

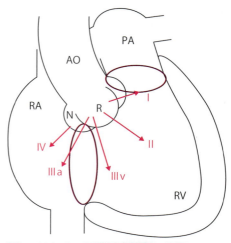

図 1　Valsalva 洞動脈瘤破裂の分類
Ⅰ型：右冠動脈洞の左から右室へ．
Ⅱ型：右冠動脈洞の中央から右室へ．
Ⅲv 型：右冠動脈の右から右室へ．
Ⅲa 型：右冠動脈の右から右房へ．
Ⅳ型：無動脈から右房へ．
RA：右房，AO：上行大動脈，PA：肺動脈，N：無冠尖，R：右冠尖，RV：右室．

［文献 2 より引用］

はⅠ型が多いのに対し西洋人ではⅢa やⅣ型が比較的多い[2]．

治療のための診断と検査

a 臨床症状

　未破裂例はほとんどが無症状であるが，まれに瘤による冠動脈圧排や右室流出路狭窄，不整脈発生の報告がある．VSD 合併例でも通常，短絡量は少なく無症状である．破裂例では右心系への左右短絡増加によって症状を呈するが急激な胸痛や動

8. Valsalva洞動脈瘤破裂　215

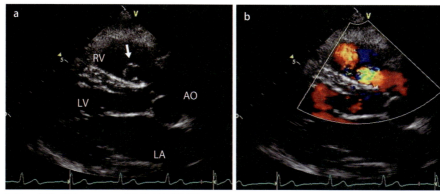

図2　経胸壁心エコー（傍胸骨長軸像）
a：右冠動脈洞動脈瘤の右室破裂（矢印）と肺動脈弁下型VSD合併．
b：カラードプラで左右短絡．
AO：上行大動脈，LA：左房，LV：左室，RV：右室．

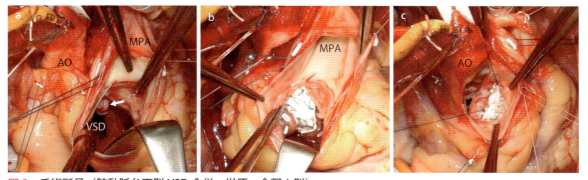

図3　手術所見（肺動脈弁下型VSD合併，榊原・今野I型）
a：肺動脈切開．VSD越しに突出するwindsock型右冠動脈洞動脈瘤（矢印）．
b：肺動脈切開．VSDパッチ閉鎖（動脈瘤破裂部の縫合閉鎖後）．
c：大動脈切開．大動脈右冠動脈洞のパッチ閉鎖．
AO：上行大動脈，MPA：主肺動脈．

悸，呼吸困難などの急性心不全症状を呈するのは30％程度で，半数以上は短絡量が少なく緩徐に心不全症状が増悪し全身倦怠感や浮腫などの症状が出現する．このため明確な破裂時期は不明なものが多い．右室穿破例に比べ右房穿破例は，より短絡量が多く両心不全症状をきたしやすい．

b 身体所見

破裂例では聴診にて強い連続性雑音を聴取する．VSDとARを合併すると「to and flo murmur」を聴取し，より脈圧の増大を認める．

c 検査

胸部X線像では心拡大と肺血管陰影の増強を認める．心電図では両室肥大を認めることが多いが特異的な所見はない．
心エコーは本疾患の診断・治療方針決定のために，特に重要である．Valsalva洞の変形，動脈瘤の発生部位とサイズ，破裂による短絡血流の部位と進展方向，VSDの有無と部位，ARの程度，疣贅の有無，肺高血圧の有無などを診断する（図2）．経胸壁心エコーで描出不十分な場合は，経食道心エコーも用いる．

造影CT・MRIは，近年の画像検出力向上により診断や解剖学的評価に有用となった．

心臓カテーテル検査は血行動態や冠動脈評価のために行われる場合もあるが，診断に必ずしも必須ではない．

治療の一般方針

Valsalva洞動脈瘤破裂は，短絡量が少なくても心不全の進行，大動脈弁変形，感染性心内膜炎のリスクから保存的治療での予後は不良であり原則

TOPICS

Valsalva 洞動脈瘤破裂に対するカテーテル治療の成績——外科治療との比較（review）[a]

1994〜2014 年に報告された Valsalva 洞動脈瘤破裂に対するカテーテル治療例 37 研究（136 例）の治療成績を外科治療例 16 研究（741 例）と比較した．カテーテル治療例において早期死亡はなく 15.5 ヵ月の観察で遺残短絡の増悪はなく，再発例も認めなかった．新規 AR の出現（8%）や再手術（3%）はあるものの，対象を限定すれば安全で効果的な治療となりうる．

a) Kuriakose EM et al：Comparison of reported outcomes with percutaneous versus surgical closure of ruptured sinus of Valsalva aneurysm. Am J Cardiol **115**：392-398, 2015

は外科手術の適応となる．内科治療はあくまで外科治療までの心不全治療にとどめる．

手術の基本は，動脈瘤の切除と欠損孔の閉鎖である．欠損孔の直接閉鎖は再発のリスクが高く，パッチ閉鎖が推奨される．大動脈切開で Valsalva 洞にアプローチし，瘤破裂方向により右房切開，もしくは肺動脈切開を加えて VSD を合併していればパッチ閉鎖を行う（図 3）．大動脈弁逆流が中等度以上であれば大動脈弁形成術を行い，弁や Valsalva 洞の変形が著しい場合は大動脈弁置換や基部置換術も考慮する．

感染性心内膜炎などの重篤な合併症がなければ外科手術の治療成績は良好であり，長期遠隔期成績も 10 年生存率が 90% 以上と良好である[3,4]が，慢性期 AR の増悪も少なくなく経過観察が必要である．近年はカテーテル治療での欠損孔閉鎖の報告も増え，早期成績は良好といえる（TOPICS 参照）．適応を限定すれば1つの治療選択肢となりうる．

未破裂 Valsalva 洞動脈瘤の自然予後は不明であり，無症状例の治療適応は議論のあるところであるが，VSD 合併例などは手術適応となる．

文 献

1) Ring WS：Congenital Heart Surgery Nomenclature and Database Project：aortic aneurysm, sinus of Valsalva aneurysm, and aortic dissection. Ann Thorac Surg **69**［Suppl 4］：147-163, 2000
2) Sakakibara S et al：Congenital aneurysm of the sinus of Valsalva：anatomy and classification. Am Heart J **63**：405-424, 1962
3) van Son J A et al：Long-term outcome of surgical repair of ruptured sinus of Valsalva aneurysm. Circulation **90**：II20-II29, 1994
4) Murashita T et al：Long-term results of aortic valve regurgitation after repair of ruptured sinus of valsalva aneurysm. Ann Thorac Surg **73**：1466-1471, 2002

医療スタッフ必携。南江堂の好評書籍

今日の治療薬 2018 解説と便覧

発刊40周年ずっと、あなたに。

- 編集：浦部晶夫・島田和幸・川合眞一
- 特徴：(1)薬品の特徴ガイド、(2)ジェネリック医薬品を収録、マークを変更。(3)年頃の安全性を確保。
- 解説：(1)薬物相互作用の「警告」と禁忌に重要なことを含めた。さらに(2)ドーピングを追加、(3)以下を追加し、付録：(1)インデックス：一般名・商品名さらに血液透析される薬剤一覧、(2)代表的なレジメン一覧、(3)合剤早見表、(4)頁数はアップ。その他、頁数はアップ。書籍の厚さはそのまま。

B6判・1,472頁 2018.1. 定価（本体 4,600円＋税）

総合診療専門医マニュアル

- 編集：伴信太郎・生坂政臣・橋本正良
- 初期診療で見逃してはならない重大疾患にならない症状・症候や、遭遇頻度別の「覚えるべき疾患」リスト、「主要疾患のスクリプト」から、正しい診断へのフィードバックまで解説。臨床でのデキるシニアレジデントが遭遇する全ての症候、主要疾患の診かたを小児から高齢者まで網羅した。

B5変型判・546頁 2017.5. 定価（本体 6,300円＋税）

即引き！薬の必須検査値チェックブック

- 監修：伊藤正明
- 編集：奥田真弘・村木優一
- 処方設計や薬剤の副作用モニタリングに必要な検査値の見方をコンパクトに解説したポケットブック。薬剤業務に使用できる、薬剤師1,000品目について、服用した際の検査値の動きを一覧にまとめた。

B6変型判・330頁 2017.3. 定価（本体 3,200円＋税）

失敗しない処方のしかた

84ケースから学ぶ有害反応と適正使用

- 著：藤村昭夫

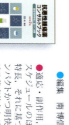

今日の臨床検査 2017-2018

- 監修：櫻林郁之介
- 編集：矢富裕・廣畑俊成・山田俊幸・石黒厚至
- 保険収載されている検査を網羅。病型分類やフローチャートに役立つ検査を含めた。新たに「肺血栓塞栓症」の概説と、各検査項目の「解説」で構成。

B6判・704頁 2017.5. 定価（本体 4,800円＋税）

薬剤師のための医学論文の読み方・使い方

- 著：名郷直樹・青島周一
- 医学論文の読み方を解説しながら、「きちんと飲んでください」と説明している薬の効果を「EBM」と「構造主義医療論」により検証し、論文情報の活用法を学んでいく。構造主義生物学者他田村彦氏推薦！

B5判・204頁 2017.7. 定価（本体 3,800円＋税）

抗悪性腫瘍薬コンサルトブック 改訂第2版

薬理学的特性に基づく治療

- 編集：南博信
- 適応、副作用、作用機序、耐性機序、投与スケジュールのほか、各薬剤の臨床薬理学的特性、それに基づくエビデンスまでをコンパクトに記載。さらに各がん種における代表的なレジメンも掲載。

B6変型判・446頁 2017.8. 定価（本体 5,000円＋税）

薬学的思考トレーニング

あるある症例から学ぶ！

- 著：菅野彊・野口万美

当直医実戦マニュアル 改訂第5版増補版

- 監修：亀田メディカルセンター
- 編集：実戦マニュアル編集委員会 梅岡比俊・瀧口進・瀬下明良
- 今増補版では薬剤向けに関する情報・ガイドラインを最新版に更新、他院に搬送すべきか、翌日まで待つのか、といったリバウンサを図解させた一冊。

B6変型判・448頁 2014.4. 定価（本体 4,900円＋税）

患者さんにみせて伝える吸入・点鼻・自己注射薬

- 監修：川合眞一
- 編著：北村正樹

- 吸入、点鼻、自己注射薬における各種デバイスと薬剤に関する服薬指導で各種薬剤の標準的な吸入手順を共通化しまとめた。各デバイスの服薬手順を一目で確認できる一冊。

A4判・170頁 2017.10. 定価（本体 4,800円＋税）

ケーススタディでわかる脱ポリファーマシー

- 編集：徳田安春
- ケーススタディでわかる薬剤師のカスケード処方の実際、薬剤師の視点を活かしコメントできる多剤併用の解消法を指南。多剤併用の危険性を見直し、適正な薬物療法を実践するための医師、薬剤師必携の一冊。

B5判・234頁 2016.10. 定価（本体 3,800円＋税）

チャートでわかる糖尿病治療薬処方のトリセツ

未来を護るベストチョイス！

- 著：野見山崇

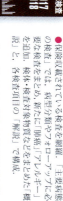
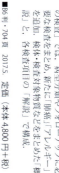

糖尿病治療のてびき 2017
(改訂第57版)

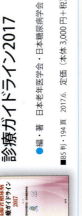

- 編・著 日本糖尿病学会
- B5判・150頁 2017.6. 定価(本体 650円+税)

糖尿病に関する知識の伝道を目的に長年改訂を続け、多くの患者さん、ご家族に愛読されてきた好評書。

小児・思春期1型糖尿病の診療ガイド

- 編・著 日本糖尿病学会・日本小児内分泌学会
- B5判・102頁 2017.6. 定価(本体 1,800円+税)

『小児・思春期糖尿病コンセンサス・ガイドライン』の内容をもとに、要点を簡潔な箇条書きとしてまとめた。

高齢者糖尿病診療ガイドライン 2017

- 編・著 日本老年医学会・日本糖尿病学会
- B5判・194頁 2017.6. 定価(本体 3,000円+税)

高齢者特有の生理機能の変化や併発疾患など、糖尿病診療にあたって考慮すべき点や臨床上の疑問についてCQ形式で解説。

「専門ではない」けれども「診る機会がある」あなたへ
むかしの頭で診ていませんか？

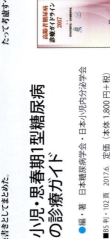

日常の診療に役立つ、知っておくと便利な各領域の知識をスッキリとまとめました。①各項目の冒頭に結論を掲載 ②一般臨床医が遭遇する可能性が高い病態に絞って解説 ③「具体的にどうするのか」「なぜ考え方が変わったのか」など、要点をギュッと凝縮。「○○は専門ではない」けれども「○○を診る機会がある」あなたに。

むかしの頭で診ていませんか？ 循環器診療をスッキリまとめました
- 編集 村川裕二
- A5判・248頁 2015.8. 定価(本体 3,800円+税)

むかしの頭で診ていませんか？ 血液診療をスッキリまとめました
- 編集 神田善伸
- A5判・210頁 2017.10. 定価(本体 3,800円+税)

むかしの頭で診ていませんか？ 呼吸器診療をスッキリまとめました
- 編集 滝澤 始
- A5判・230頁 2017.11. 定価(本体 3,800円+税)

むかしの頭で診ていませんか？ 糖尿病診療をスッキリまとめました
- 編集 森 保道・大西由希子
- A5判・248頁 2017.12. 定価(本体 3,800円+税)

よい質問から広がる緩和ケア

- 著 余宮きのみ
- A5判・240頁 2017.2. 定価(本体 3,000円+税)

患者の何を見て、どのような質問例を見て、どのタイミングで行い、その後どう対応するか。チャート図と豊富な会話例でリアルに体感できる。

苦い経験から学ぶ！緩和医療ピットフォールファイル

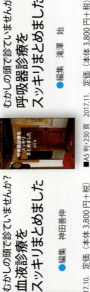

- 編集 森田達也・濱口恵子
- B5判・238頁 2017.6. 定価(本体 3,500円+税)

失敗・事例を分析することで、臨床に役立つ知識と技能を増やすことができるケーススタディ集。

痛みの考えかた
しくみ・何を・どう効かす

- 著 丸山一男
- A5判・366頁 2014.5. 定価(本体 3,200円+税)

親しみやすい解説と豊富なイラストで「痛み」を楽しくマスター。

そうだったのか！腰痛診療
エキスパートの診かた・考えかたで治しかた

- 著 松平 浩・竹下克志
- B5判・204頁 2017.11. 定価(本体 4,800円+税)

原因、メカニズムから症状、診断、治療、予防まで、あらゆる角度から腰痛診療を解説。原因の特定できない非特異的腰痛にも多くの紙幅を割いている。

リアルワールドデータのための統計ソフト EZR (Easy R) で誰でも簡単統計解析

多彩な統計解析機能を組み込んだ統計ソフト「EZR」の開発者自身が解説。
初心者でもすぐにできるフリー統計ソフト EZR (Easy R) で、リアルワールドデータを活用する際の注意すべきポイントは何か、診療に活かすためのエッセンスを凝縮。

南江堂

〒113-8410 東京都文京区本郷三丁目42-6
(営業)TEL 03-3811-7239 FAX 03-3811-7230

www.nankodo.co.jp

定価は消費税率の変更によって変動いたします。
消費税は別途加算されます。

ご購入・ご注文はお近くの書店まで

患者さんからよく尋ねられる内科診療のFAQ
臨床雑誌『内科』2017年9月増大号 (Vol.120 No.3)

実地医家が日ごろの診療で用いくわしいで「患者さんからのよくある質問」を集め、その答え方、説明のポイントを解説した"教本集"。少なく答え分かり難しい sensitive なテーマも含まれている。話し方の工夫からナラティブな話題まで、実際にご経験された事例も適宜盛り込んだ。

■B5判・520頁 定価(本体 5,500円＋税)

誰でもできる EZRで簡単統計解析
●著 神田善伸
■B5判・214頁 2014.11. 定価(本体 3,800円＋税)

あなたのプレゼン誰も聞いてませんよ!
シンプルに伝える魔法のテクニック

実践的な研究発表のプレゼン・テクニックをビジュアルに解説。

■A5判・140頁 2017.7. 定価(本体 2,700円＋税)

●著 山下武志

続・あなたのプレゼン誰も聞いてませんよ!
とことんシンプルに作り込むスライドテクニック

『あなプレ』待望の第2弾!
スライド作成技術の原則のすべてを解説!
検証方法まですべてを、多くの実例が講演の紙上再現という形式で紹介されている。

●著 渡部欣忍
■A5判・184頁 2017.10. 定価(本体 2,800円＋税)

血液がん 最新治療と支持療法
雑誌『がん看護』2017年1-2月増刊号 (Vol.22 No.2)
●編集 田村和夫・近藤美紀

専門医による新規薬剤の特性や基本的な紹介と考え方をペアで読めることにより、認定がん看護師、一般看護師の明日からの実践に役立つ。学校教育・就労問題、意思決定支援についても記載、包括的な血液疾患医療に関する特集である。

■A4変判・208頁 定価(本体 3,300円＋税)

外科手術器具の理論と使用法
臨床雑誌『外科』2017年11月増刊号 (Vol.79 No.12)

総論では各手術器具、手術材料の特性や基本的な仕組み、使用上のメリット等を解説。各論では各臓器の手術でどのような器具が選択され、どのような場面で使用されるのが適切なのか、その適応とともに使うコツや上手に使うコツも手にについて解説した。(「編集にあたって」より抜粋)

■B5判・222頁 定価(本体 6,500円＋税)

慢性便秘症診療ガイドライン 2017
●編集 日本消化器病学会関連研究会 慢性便秘の診断・治療研究会
■B5判・112頁 2017.10. 定価(本体 2,800円＋税)

新 英語抄録・口頭発表・論文作成 虎の巻
忙しい若手ドクターのために
●著 上松正朗
■A5判・186頁 2017.3. 定価(本体 2,500円＋税)

症候から考える画像診断アトラス
臨床雑誌『内科』2017年4月増大号 (Vol.119 No.4)

実地医家が遭遇する common disease を中心に画像診断が有用であった症例を取り上げ、鑑別診断に必要な検査の考え方、読影のポイントやコツを画像とともに解説、さまざまな症状で来院される患者を的確に診断するために必要な、画像診断の知識整理に役立つ1冊。

■B5判・450頁 定価(本体 8,000円＋税)

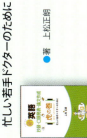
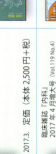
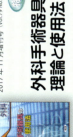

同種・同効薬の違いをわかりやすく実践的に解説した好評シリーズ。

編集 黒山政一・大谷道輝

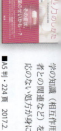

続々 違いがわかる！同種・同効薬

●好評書第3弾。「経口抗肝炎ウイルス薬」、「狭心症治療薬」、「SGLT2阻害薬」など、日常診療ですぐに役立つ12薬効群を収載。

220頁 2013.6. 定価（本体2,800円+税）

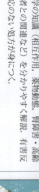

続 違いがわかる！同種・同効薬

●「違いがわかる～」で掲載しきれなかった頃目のうち、使用頻度が高い薬効群を補充。

266頁 2015.3. 定価（本体2,800円+税）

違いがわかる！同種・同効薬 [改訂第2版]

●好評書第1弾。要望の多かった「オピオイド鎮痛薬」、「抗不安薬」の章を新設。

164頁 2016.9. 定価（本体2,500円+税）

A5判・224頁 2017.2. 定価（本体3,200円+税）

学的知識（相互作用、薬物動態、腎障害、高齢者との関連など）をわかりやすく解説、処方箋チェックや服薬指導に有害反応のない処方が身につく。

B5判・136頁 2016.10. 定価（本体2,800円+税）

態学や薬物有害事象のピットフォールド、処方箋チェックや服薬指導に必要とされる知識、技能を包括的に解説。

"ここが知りたかった" さまざまな疑問に実践的に応えた

リウマチ・膠原病診療ゴールデンハンドブック

編集 竹内 勤

●臨床症状の見極めから、各種検査の要点、治療法・治療薬の適応、各疾患へのアプローチ、エマージェンシーまで、重症度分類も収載。

352頁 2017.1. 定価（本体4,000円+税）

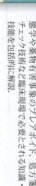

甲状腺・副甲状腺診療ゴールデンハンドブック

定価（本体2,800円+税）
2012.11.

神経内科ゴールデンハンドブック [改訂第2版]

定価（本体4,000円+税）
2014.4.

腎臓病診療ゴールデンハンドブック

定価（本体4,200円+税）
2009.4.

"ここが知りたかった" 身体的なポイントをコンパクトにまとめた、携帯に便利な新書判。

認知症・パーキンソン病スーパー処方ドリル

ここが知りたかった専門医の処方を解析

162頁 2014.12. 定価（本体2,800円+税）

OTC医薬品の選び方と勧め方

ここが知りたかった
318頁 2013.10. 定価（本体3,200円+税）

薬の服薬指導 向精神薬の服薬指導

ここが知りたかった
向精神薬のアプローチ、エマージェンシーまで、重症度分類も収載。

238頁 2012.10. 定価（本体3,200円+税）

緩和ケア[増補版]

ここが知りたかった
302頁 2016.6. 定価（本体2,900円+税）

薬の服用中チェック
薬剤師のための服薬指導を評価するツール

182頁 2015.6. 定価（本体2,800円+税）

発売中

小児・新生児診療ゴールデンハンドブック [改訂第2版]
定価（本体4,500円+税） 2016.5.

糖尿病治療・療養指導ゴールデンハンドブック [改訂第2版]
定価（本体3,000円+税） 2013.2.

感染症診療ゴールデンハンドブック
定価（本体3,800円+税） 2007.7.

感染症 最新の治療 2016-2018(*)
糖尿病 最新の治療 2016-2018(*)
呼吸器疾患 最新の治療 2016-2018(*)
眼科疾患 最新の治療 2016-2018(*)
皮膚疾患 最新の治療 2016-2018(*)
産科婦人科疾患 最新の治療 2016-2018(*)
消化器疾患 最新の治療 2017-2018
腎疾患・透析 最新の治療 2017-2019
血液疾患 最新の治療 2017-2019

(*)はオンラインアクセス権が付いております

透析療法ゴールデンハンドブック
定価（本体3,200円+税） 2007.11.

循環器内科ゴールデンハンドブック [改訂第3版]
定価（本体4,800円+税） 2013.3.

内分泌・代謝ゴールデンハンドブック
定価（本体3,800円+税） 2015.12.

最新の治療 シリーズ

年々進歩する各専門領域の最新情報と治療方針を整理する。

*2018年は、下記の2点がリニューアル。

循環器疾患 最新の治療 2018-2019
神経疾患 最新の治療 2018-2020

*発行時期はホームページ等でご確認ください。オンラインアクセス権は付きません。

各B5判 定価（本体8,000円+税）～定価（本体10,000円+税）

B5判・236頁 2016.11. 定価（本体2,700円+税）

ナースビギナーズ気づいて見抜いてすぐ動く急変対応と蘇生の技術

編集 三上剛人

●急変を見抜き、心停止に陥らないための適切な対応法を解説。「急変対応編」と「蘇生の技能編」の2部構成。院内の急変対応を要求される場面でのどのように考え行動すべきかを学べる。

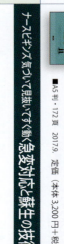

緩和ケアゴールデンハンドブック [改訂第2版]
定価（本体4,600円+税） 2015.6.

アレルギー診療ゴールデンハンドブック
定価（本体3,800円+税） 2013.6.

A5判・172頁 2017.9. 定価（本体3,200円+税）

識を押さえつつ、合併症、併存疾患のある患者さんの緩和ケアや状況に応じた処方、ノウハウが学べる実践書。

9 成人における先天性心疾患
——Fallot 四徴症術後

▶ 大内秀雄

診療のポイント・治療指針

- 手術記録を含め病歴を把握する.
- 心血行動態を把握する. 特に, 右室流出路の状態を正確に把握する.
- 有意な流出路狭窄では解除術を, 重度の肺動脈弁閉鎖不全では肺動脈弁置換術を考慮する.
- 不整脈の有無を把握する. 安静時心電図, Holter 心電図, 運動負荷試験を活用する.
- 一般に, 心血行動態の改善が不整脈治療には必須である.
- 食事や運動の観点から生活習慣病対策を心がけ, 無理のない生活を指導する.

Fallot 四徴症は漏斗部中隔の前方変位で起こる先天性心疾患であり, この変位の結果, ①肺動脈狭窄 (PS), ②大きな心室中隔欠損とその上に存在する, ③大動脈騎乗, そして④右室肥大を特徴とするチアノーゼ性心疾患で最も頻度の高い先天性心疾患である. 現在では, 多くは 1 歳前後で心室中隔欠損閉鎖と PS 解除による最終的な解剖学的修復術が施行され, その成績も良好であり, 特にわが国の術後成績は良好で術後 30 年の生存率は 98.4％と報告されている[1]. 逆に, 未修復の場合は生後 30 年で 95％が死亡するとされている.

Fallot 四徴症術後成人期の主要な問題は, 不整脈と心不全であり, 両者は密接に関連している. 不整脈は上室性と心室性が 40 歳くらいまでは同等の頻度で発症するが, いずれも 40 歳くらいでその頻度は急激に上昇し, また心房細動の頻度も 40 歳を超えると急増する. 心室頻拍 (VT) や心室細動 (VF) の頻度も 50 歳を超えると急増する[2].

肺動脈弁閉鎖不全 (PR) は小児期の修復時には避けられない病態であり, 右心室拡大を引き起こす. この右室拡大が右室の QRS 幅増強などの電気的な異常と関連すると同時に, 左室機能異常に影響する.

治療のための診断と検査

Fallot 四徴症術後患者の治療管理に関して, 評価項目を簡単に表 1 に示す.

a 病歴

心不全や不整脈による入院既往のある場合には, 同様の理由で再入院することが少なくない.

b 術式

いずれの成人先天性心疾患 (ACHD) 術後患者においても術式は病態の把握に重要である. 特に, Fallot 四徴症の場合は PS に対する transanular patch の有無, 心房や心室切開部位を知ることは, 血行動態や不整脈起源を検索するうえで重要な情報となる. また, 周術期の情報も心筋障害や不整

表1 Fallot 四徴術後患者遠隔期での評価項目

評価項目		内　容
病　歴		不整脈や心不全による入院既往の有無
術　式		BT シャントなどの姑息術の既往の有無, TAP の有無, 切開線
心血行動態	右室	容量, 収縮性, 漏斗部の病変 (肺動脈狭窄, 閉鎖不全, 瘤の有無), 肥厚の程度, 線維化, 拘束性病態の有無
	左室	容量, 収縮性, 肥厚の程度, 線維化, 拘束性病態の有無, 拡張末期圧上昇の有無
心電図		心拍数, QRS 幅, 房室ブロックの有無, fractionated QRS の有無
機能分類		NYHA クラス, peak $\dot{V}O_2$
神経体液性因子		ANP, BNP

c 胸部X線検査

心拡大の有無を確認する.

d 心電図検査

心拍数やQRS幅を測定する.洞機能異常の場合が少なく,徐脈である場合が多い.また,QRS幅が一般に右室容量と関連するが,特に右室流出路のmechano-electricalな異常と密接に関連する.QRS幅が180 ms以上の患者では失神や突然死が多いとされている.

e 心機能評価

a) 右室

右室機能障害の原因として,主に圧負荷と容量負荷がある.

①圧負荷:右室圧負荷は右室流出路や肺動脈の狭窄によって引き起こされることがほとんどである.したがって,右室-流出路-肺動脈-末梢肺動脈の狭窄病変の形態診断が重要となる.断層超音波,心臓カテーテル検査時の心室造影,最近ではCTや心臓MRIによって詳細な形態がわかるようになってきている.右室圧上昇は心室中隔の形態で予測可能で,ドプラ法によって右室圧や狭窄部の圧格差を推定可能である.しかし,実際の右室内圧や圧格差を知るには心臓カテーテル検査が欠かせない.一般的には,右室圧が左心室圧の60〜70％を超えるか,右室-肺動脈圧格差が50 mmHgを超える場合に右室流出路の狭窄解除を考慮する必要がある.

②容量負荷:右室容量負荷はPRによることがほとんどで,一部三尖弁閉鎖不全も関与する.特に,PRの右室容量負荷と関連する心室性不整脈との関連から,右室拡大の進行を防止するための肺動脈弁置換術(PVR)が普及してきている.PVRの明確な適応基準はないが,一般にはMRI測定で右室拡張末期容積係数が160〜170 mL/m²以上に大きければ適応とする施設が多い.最近のメタ解析から,Fallot四徴症術後患者への再介入としてのPVRによって右室容量が低下し右室収縮性が改善する.同時に左室容量が増加し左室収縮性も改善する.これらの両心室機能の改善に加えて,New York Heart Association（NYHA）分類クラスが改善し,QRS幅も短縮することが明らかとなっている[3].しかし,現時点では長期的な生存改善や新たな心室不整脈の発症予防につながっているかは立証されていない.

③拘束性病態:特殊な右室の病態として拘束性病態（restrictive physiology）の存在が報告されている.この定義は肺動脈血流で拡張期末期に前方方向の血流（end-diastolic forward flow：EDFF)が呼吸周期を通じて出現する場合とされている.原因として,右心室の拡張性の低下からあたかも右室が導管のように働き,心房収縮による血流が肺動脈内にあらわれる現象である.肺動脈の拡張期圧が右室拡張期末期圧より低いことが必要である.この病態は右室の拡張制限のため肺動脈からの逆流を少なくさせることから右室拡大が抑えられ,運動耐容能にも有利であると報告されている.しかし,一方で肺動脈拡張気圧が上昇した肺高血圧が存在する場合にはEDFFは消失する.したがって,左室機能低下により二次的な肺高血圧を有する病態はより重症な病態といえるが[4],EDFFは消失することになる.したがって,EDFFから定義される右室の拘束性病態の臨床的意義は明確でない.

b) 左室

生命予後からみた左室機能低下はきわめて重要である.たとえば,組織ドプラでの縦軸方向の収縮性からみた予後への関与は,右室（三尖弁輪移動速度：TAPSE）より左室（僧帽弁輪移動速度：MAPSE)での障害の程度が予後に大きく関与するとされている.成人Fallot四徴症術後患者の左室収縮性（駆出率）低下はめずらしくなく約半数以上にみられ,重要なことは同時に右室機能（駆出率）低下を伴うことが多く,両心室の駆出率は高い正の相関性を示す.また,左室拡張末期圧が12 mmHg以上では突然死と関連する[5].

c) 右室-左室連関

前述したように右室拡大は左室機能を低下させる.このことは前述のPVRのメタ解析でも明らかで,右室容量負荷軽減は右室の収縮性改善のみならず,左室の容量増加と収縮性改善につながる[3].一方,最近,術後長期間,PVRを必要としない心室-肺動脈形態の解析から,適度なPSの存在がPRも抑えられ右室の収縮性も維持されていることが明らかとなった.また,術後の中等度の肺動脈狭窄が良好な左室機能維持と関連することが報告されている.したがって,Fallot四徴症術後病態把握にはこれらの右室-左室連関を考慮することはきわめて重要である.

d) 心筋性状評価

最近の画像診断の進歩から心室筋の性状がある程度評価できるようになってきている.その中でも心筋の線維化の評価が不整脈との関連から注目

されている．ガドリニウムを使用したMRIによるイメージで，ある程度心筋の線維化が評価できるようになってきている．これに基づいた右室の線維化は高齢，遅い修復，不整脈の頻度，右室の拘束性変化，運動耐容能低下，神経体液性因子の賦活，両心室の容量拡大と収縮性低下などに密接に関連していることが示されている[6]．また，心筋肥厚も予後悪化に関連しているとされている．

f 心血行動態の把握

右心不全を伴うことが多い病態では，右心房圧，右室内圧，肺動脈圧は治療戦略上有用な情報となる．EDFFとは別に，重度の拘束性障害の典型的なdip and plateauの圧波形は，右室のみならず左室にも観察される場合が少なくない．

g 神経体液性因子

Na利尿ペプチド，特に脳性Na利尿ペプチド（BNP）はFallot四徴症術後患者の予後を予測するとされ，そのcut-off値は15 pmol/L（≒52 pg/mL）程度と報告されている．注意したいのは，Fallot四徴症術後をはじめACHD術後患者では前述のような拘束性血行動態が少なからず存在することから，心室への伸展ストレスが軽減された病態であり，したがって，実際のNYHAクラスと乖離して上昇が少ない場合がある．

h 運動負荷試験

心肺運動負荷試験はACHD術後患者の病態把握には重要な情報を提供する．なかでも心疾患患者の予後予測力にはきわめて優れ，運動耐容能の指標である最高酸素摂取量（peak $\dot{V}O_2$）の低下は死亡を予測するとされる．そのcut-off値は明確でないが標準化した値が36％程度と報告されているが，われわれのpeak $\dot{V}O_2$の％表示のcut-offは，50％である．いずれにしても運動耐容能が半分以下である場合の予後はよくないといえる．また，術前の良好なpeak $\dot{V}O_2$はPVR後の予後にも関連している．

治療の一般方針

a 治療方針の立て方

a) 安定した患者の場合

不整脈と右室機能に密接に関連している右室流出路（漏斗部）に注目し経過観察することが肝要である．PS，PRに加え，瘤状に拡大した病変の有無を確認する必要がある．これらの病変の評価にはCTかMRIによる検索が必要である．心電図ではQRS幅の急激な拡大やfractionated QRSの出現は危険な不整脈の出現と関連する．Holter心電図や運動負荷試験を施行することも必要である．右室の容量拡大はもちろん，これらの病変と電気学的異常は密接に関連し，経時的に変化する可能性がある．

b) 不整脈や心不全で入院治療を要した場合

状態を安定させた後に病態を把握する必要がある．CTやMRIによる心機能評価に加え，心臓カテーテル検査による血行動態評価を行う．心房や心室の圧や容量負担がある場合はこれらの解剖学的原因を排除する．狭窄にはカテーテル治療か手術による解除を計画し，PRが重度である場合はPVRを考慮する必要がある．不整脈治療では手術介入の前にアブレーションを施行する場合も多い．また，手術時に想定される不整脈の回路を遮断することが一般的である．

b 薬物療法

不整脈治療に関しては心血行動態が良好な場合の心房・心室性の有意な頻拍性不整脈に対するアブレーションの成功率は高い．しかし，心機能低下や血行動態が不良な場合には薬物とアブレーションを組み合わせ，加えて生活指導を加えることで病態の安定を図る．一方，これまでに薬物による心不全に対する有効な治療法は確立していない．右室が拡大し，三尖弁閉鎖不全が有意な場合には利尿薬による容量負荷軽減，心筋の伸展による線維化の進展やその不整脈基質となること（心筋リモデリング）を防止する目的でレニン・アンジオテンシン・アルドステロン（RAA）系阻害薬が使用される場合があるが，現時点で明確なエビデンスはない．

処方例
右室，左室の収縮性が保持され血行動態的に安定したFallot四徴症術後患者では必ずしも内服の必要はない． PRによる容量負荷が明らかで右室の拡大がみられる場合は利尿薬やRAA系阻害薬を考慮する．さらに，収縮性が低下し拡大した右室あるは左室を有する患者では洞機能不全がない場合にはβ遮断薬を試みてもよいかもしれない． ①ラシックス20 mg〜，分2 ②アルダクトンA 20 mg〜，分2 ③RAA系阻害薬（ブロプレス4 mg〜），分1

c その他の治療法

海外ではカテーテルによる右室流出路病変への弁付きステント留置（Melody valve, Medtronic

TOPICS

Fallot 四徴症術後患者の入院が増加している！

　米国の 2000～2011 年に 20,545 例の Fallot 四徴症患者が入院しており，毎年増加の一途にある．入院の原因は心不全が最も多く 17% で，次いで不整脈（心房性 10%，心室性 6%）16%，肺炎 9%，そしてデバイスによる合併症 7% の順になっていた．加えて，併存疾患の合併頻度も増加しており，特に糖尿病が 4.5% から 8.1% に，肥満が 2.1% から 6.5% に，その他，高血圧，腎臓病の頻度も増加していた．また，PVR の頻度も 16～19 歳で 6.8% から 11.3% に増加していた．非先天性の心不全患者に比べて約 2 倍の入院費用となっていた[a]．

　ACHD 患者，特に複雑で重症な ACHD 患者が長期生存するようになり，循環器疾患の入院患者に占める ACHD 患者の割合が世界的に増加している．病態の多様さや複雑さのためその医療コストは高い．この元来の病態に加えて生活習慣病の病態が加わることは，よりその治療を困難なものにする可能性が高い．したがって，後天的な心血管系の病態を作らない日常管理の重要性を示した論文といえる．

　a）Stefanescu Schmidt AC et al：National trends in hospitalizations of adults with tetralogy of Fallot. Am J Cardiol **118**：906-911, 2016

どの不整脈基質は避けられない．肥満，高血圧や糖尿病などの生活習慣病は，より元来の Fallot 四徴症術後病態を悪化させることになることが容易に予測される．したがって，食事や運動習慣の獲得など日常生活習慣の改善を心がけ無理のない生活を送るように指導することは重要である．

文　献

1）Nakazawa M et al：Arrhythmias late after repair of tetralogy of fallot：a Japanese Multicenter Study. Circ J **68**：126-130, 2004
2）Khairy P et al：Arrhythmia burden in adults with surgically repaired tetralogy of Fallot：a multi-institutional study. Circulation **122**：868-875, 2010
3）Ferraz Cavalcanti PE et al：Pulmonary valve replacement after operative repair of tetralogy of Fallot：meta-analysis and meta-regression of 3,118 patients from 48 studies. J Am Coll Cardiol **62**：2227-2243, 2013
4）Ohuchi H et al：Heart failure with preserved right ventricular ejection fraction in postoperative adults with congenital heart disease：a subtype of severe right ventricular pathophysiology. Int J Cardiol **212**：223-231, 2016
5）Khairy P et al：Implantable cardioverter-defibrillators in tetralogy of Fallot. Circulation **117**：363-370, 2008
6）Babu-Narayan SV et al：Ventricular fibrosis suggested by cardiovascular magnetic resonance in adults with repaired tetralogy of Fallot and its relationship to adverse markers of clinical outcome. Circulation **113**：405-413, 2006

社）が一般化しているが，わが国では現時点では認可されていない．

生活指導

　PR による右室の容量負荷や手術関連の創部な

10 成人における先天性心疾患 ——修正大血管転位症

▶ 大内秀雄

診療のポイント・治療指針

- 術後患者では手術記録を含め病歴を把握する.
- 体心室が右心室か左心室か術式によって異なる.
- 心血行動態を把握する. 特に体心室が右心室の場合は, 三尖弁と右室機能を正確に把握する.
- 重度の三尖弁閉鎖不全 (TR) では, 体心室である右心室機能低下前に修復よりは弁置換術を考慮する.
- 不整脈の有無を把握する. 安静時心電図, Holter 心電図, 運動負荷試験を活用する.
- 房室ブロックでは心室のペーシング部位を慎重に選択する.
- 食事や運動の観点から生活習慣病対策を心がけ, 無理のない生活を指導する.

修正大血管転位症は, 右心室から大動脈が起始し, 左心室から肺動脈が起始していることから「大血管転位」の病態であるが, 右心房が左室に連結し, 左心房が右室に連結することで血液の流れは正常とかわらない, いわゆる, 「修正」された血行動態になっている. ここで問題となるのが, 体循環が左室ではなく右室であること, 同時に三尖弁が体血圧を支え, さらに房室ブロックが進行する場合があるなどの問題をあわせもつことである.

通常は右室と左室が入れ替わった単純な修正大血管転位症の場合は少なく, 肺動脈狭窄 (PS), 肺動脈閉鎖, 心房中隔欠損, 心室中隔欠損, Ebstein 奇形などを合併することが多い. 房室結節が長いヒス束経路を通ることから房室ブロックの頻度が高いとされるが, 右胸心の場合にはこのことがあてはまらず房室ブロックの頻度は少ない[1].

予後は個人差が大きい. 小児期に重度の TR や房室ブロックで治療を必要とする例から, 80〜90歳まで無症状で生存する例まで報告されている. 一般には多施設共同研究の結果から, 通常 40〜50歳代には心不全が発症するとされる. その原因が右室機能不全か TR かは明確ではないが, いずれかの病態が心不全発症と関連すると推察されている. 単純なタイプより他の病態（心房中隔欠損や Ebstein 奇形など）を合併する場合には, 心不全や右室機能不全の進行が早い[2].

右室形態に加えて, 右冠動脈支配（単冠動脈）であることや, 冠動脈予備能の低下が右室心筋の虚血に関連し, その機能低下の原因であることが示唆されている[3].

外科的な修復術が必要な場合は, 合併症により異なる. 重度の TR に対しては三尖弁置換術, 心室中隔欠損を伴い肺動脈狭窄や閉鎖を合併した場合には体心室として右室を用いる機能的修復術と体心室として左室を用いる解剖学的修復術が採用される. Ebstein 奇形を合併した場合には, 条件が整えば解剖学的修復術が好ましい. 心房内血流転換術と大動脈スイッチ術によるダブルスイッチ術の遠隔期生成期成績も比較的良好であるが, 外導管による右室流出路再建を要した場合の術後遠隔期の治療再介入の頻度は低くない. 現時点で体心室の差異（機能的修復術と解剖学的修復術）による長期予後の優劣は明らかでない[4].

治療のための診断と検査

a 病歴

心不全や不整脈による入院既往のある場合には, 同様の理由で再入院することが少なくない.

b 術式

修正大血管転位症に対する外科的介入法は多岐にわたることから, 正確な術式の理解が病態の把握に重要である. 術式により, 体心室として右室を利用した術式, 体心室として左室を利用した術式に大きく分けることができる. 三尖弁置換術や心房内血流転換術を伴っていない術式は体心室として右室を採用している. 一方, 心房内血流転換術を伴った術式は体心室として左室を採用しており, 解剖学的修復, あるいはダブルスイッチ術と

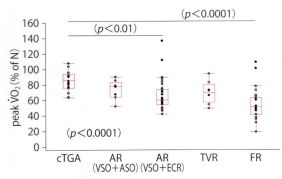

図1 修正大血管転位に対する術式別での運動能の比較

cTGA：修復なし，AR：解剖学的修復術，VSO：心房内血流転換術，ASO：大動脈スイッチ術，ECR：外導管による右室流出路再建術，TVR：三尖弁置換術，FR：機能的修復．
最も運動能がよいのは安定した未修復の修正大血管転位症（cTGA）であり，次にARのVSO＋ASO，TVRの順となっている．
［国立循環器病研究センターの症例より作成］

呼ばれている．したがって，術式を理解することで病態の管理法も異なる場合がある．

c 胸部X線検査

心拡大の有無を確認．心陰影が中央（mesocardia）である場合が多い．

d 心電図検査

心拍数やQRS幅を測定する．洞機能異常の場合が少なく，徐脈である場合が多い．また，QRS幅が一般に右室容量と関連し，また，体心室が右心室の場合，QRS幅が拡大すると運動耐容能は低下する．

e 心機能評価

a）右室

①心筋血流：体心室としての右室の脆弱性の原因として虚血があげられている．心筋血流シンチグラフィの研究から，体心室の右室の収縮性低下と虚血や梗塞との関連が示唆されている[3]．

②冠動脈：右冠動脈が体心室である右室を灌流することから，機能的には単冠動脈である．冠動脈血流予備能は小さいとされ，運動能低下の原因に関連しているとされている．

③拘束性病態：複数の開胸術の既往をもつ場合，特に解剖学的修復を施行された場合にはFallot四徴症術後に類似した拘束性病態（restrictive physiology）の存在が予測される（この病態に関しては「Ⅷ-9．成人における先天性心疾患──Fallot四徴症術後」参照）．

b）右室–左室連関とTR

修正大血管転位症の右室–左室関連は重要である．右心室が本来の低圧系であれば三尖弁の中隔尖が左室側から押された三角形に近い三尖弁輪形で他の前尖，後尖と接合している．しかし，右室圧が上昇し三尖弁輪形が三角形から円形になると三尖の接合が乖離しTRが生じるとされる．これらを裏付ける知見として，修正大血管転位症でPSを認めた患者の右室機能低下やTRの進行は有意に少ないとされている．さらに，中等度（30〜59 mmHgの圧格差）にPSが存在することが心事故が少ないことが報告されている[5]．

c）心筋性状評価

完全大血管転位の心房内血流転換術の体心室としての右室心筋性状と同様に，心筋の線維化の評価が心室機能障害や不整脈との関連から注目されている．ガドリニウムを使用したMRIにより，右室の線維化は右室機能低下，広いQRS幅や運動耐容能低下との関連が示唆され，予後悪化に関連しているとされている．

f 心血行動態の把握

重度のTRがあれば右室機能低下に加えて，左房圧上に伴う肺高血圧の存在は予後悪化に関連する可能性がある．また，重度の拘束性障害の典型的なdip and plateauの圧波形が，右室のみならず左室にも観察される場合が少なくない．

g 神経体液性因子

脳性Na利尿ペプチド（BNP）は体心室としての右室機能不全のマーカーとなり，予後判定に役立つとされる．一方で心房性Na利尿ペプチド（ANP）がBNPより体心室としての右室機能不全を敏感に反映することも示唆されている．

h 運動負荷試験

心肺運動負荷試験は，成人先天性心疾患（ACHD）術後患者の病態把握には重要な情報を提供し，心疾患患者の予後予測力にはきわめて優れている．修正大血管転位症患者の運動能は経時的に低下するとされている．完全大血管転位症に対する心房内血流転換術と修正大血管転位症の運動中の心血管系の運動に対する反応の違いが報告され，後者では運動中の一回拍出量の増加がみられない．このことは修正大血管転位症に対する解剖学的修復術後でも同様の不都合が予測される．

多様な修正大血管転位症の運動耐容能の国立循環器病研究センターでの術式別での比較を図1に示す．最も運動能がよいのは安定した未修復の修正大血管転位症（cTGA）であり，次に解剖学的修復の心房内血流転換術（VSO）＋大動脈スイッチ術，三尖弁置換術の順となっている．解剖学的

TOPICS

体心室が右心室の場合の CRT

体心室が右室（sRV）で体表面心電図で QRS 幅が 150 ms を超える ACHD 患者（単心室循環病態の 6 例を含む）で，痕跡的左心室（rLV）を有する 6 例と有さない 5 例の計 11 例に対し 13 回の CRT を試みた報告がある．この研究では rLV がない sRV 患者の右室流出路が右室心尖部に比べて（右心室長軸方向）100 ms 以上遅れて収縮した場合を long-axis dyssynchrony（LD）と定義している．また，rLV を伴う sRV 患者では，rLV と sRV の単軸方向で奇異性（paradoxical）の収縮を有する場合に short-axis dyssynchrony（SD）と定義している．rLV を伴う sRV 患者と rLV を伴わない sRV の CRT に対する治療効果は，各々の反応者（responder）は 71％ と 33％ であった．responder と non-responder では CRT 前後での QRD 幅の変化に差はなかった．rLV を伴う sRV 患者の responder ではペーシング部位は sRV 長軸方向に加え，SD も考慮し両心室の対側に位置させた症例であった．一方，rLV を伴わない sRV の responder ではペーシング部位は sRV 長軸方向に位置させた症例であった．これらの結果から，sRV の患者でのペーシングの至適部位は rLV の有無にかかわらず，sRV で LD がある場合には sRV のできるだけ離した長軸方向の位置であった．一方，rLV を伴った sRV で SD がある場合のペーシング至適部位は rLV と sRV を挟むように両心室の対側であった[a]．

この報告は，一般循環器の左心室の左脚ブロックを特徴とする CRT のペーシング部位とは異なり，心室形態が必ずしも左心室ではなく，両心室を含んだ場合の心内血流動態（心室中隔欠損を介した血液の振り子運動など）や右心室の収縮様式を考慮した ACHD 患者での CRT 応用の可能性を示したものである．

a) Miyazaki A et al : Optimal pacing sites for cardiac resynchronization therapy for patients with a systemic right ventricle with or without a rudimentary left ventricle. Europace **18**：100-112, 2016

修復の運動能への利点は明確ではない．

治療の一般方針

a 治療方針の立て方

a）体心室が右心室

①房室ブロック，不整脈：前述のように房室ブロックが発症しやすい解剖学的背景があり心電図学的変化に注意する．Holter 心電図や運動負荷試験も考慮する．

②右心室と三尖弁の機能：右心室機能低下の徴候を見逃さないことが重要である．三尖弁機能は経胸壁心エコーの TR の程度の推移から判断する．一般に，三尖弁機能低下と同時に発症する．定期的な心臓 MRI による心機能の評価も欠かせないが，胸部 X 線像の心胸郭比や BNP の推移も参考にする．TR が重度であっても無症状な場合も少なくなく，右室の収縮性が低下しない時点（右室駆出率 40～45％ 以上）で三尖弁置換を考慮する[6]．極度に右心室機能が低下した場合には心臓移植を考慮する．

b）体心室が左心室

①房室ブロック，不整脈：術式によらず房室ブロックが発症しやすい解剖学的背景があり心電図学的変化に注意する．Holter 心電図や運動負荷試験も考慮する．

②両心室の機能：体心室が左心室の場合はその術式により観察項目が多少異なる．VSO と右室流出路再建術が施行された例では静脈ルートの狭窄に加え，Fallot 四徴症術後の病態と同様に，PS や肺動脈閉鎖不全の程度と右心室機能の推移に注意する必要がある．時に，拘束性病態（restrictive physiology）が存在する．

b 薬物療法

不整脈治療に対する治療戦略は，他の二心室修復術後の ACHD 患者と同様である．すなわち，血行動態改善を図り，頻拍性不整脈に対しては薬物よりはアブレーションによる治療を試みる．一方，他の ACHD 患者同様に薬物による心不全に対する有効な治療法は確立していない．しかし，いくつかの臨床試験（ランダム化比較試験：RCT）が施行されている．体心室が右心室である ACHD 患者 88 例の RCT から，レニン・アンジオテンシン・アルドステロン（RAA）系阻害薬である valsartan 服用により右心室機能や運動耐容能維持が示唆されている．したがって，TR の有無にかかわらず右心室機能低下した場合には RAA 系阻害薬を投与することは有用かもしれない．

> **処方例**
>
> 右心室と三尖弁機能が保持され血行動態的に安定した修正大血管転位症の患者では，必ずしも内服の必要はないが，右心室の収縮性が低下し心室が拡大がみられる場合は利尿薬や RAA 系阻害薬を考慮する．さらに，収縮性が低下し拡大した右室あるは左室を有する患者では洞機能不全がない場合には β 遮

断薬を試みてもよいかもしれないが，房室ブロックの出現に注意する必要がある．

①ラシックス 20 mg～，分 2
②アルダクトン A 20 mg～，分 2
③RAA 系阻害薬（ブロプレス 4 mg～），分 1

c その他の治療法

心不全に対する運動療法の効果が報告されている．10～24 週間の運動トレーニングで右心室機能は改善しないが運動耐容能を改善したと報告されている．体心室が左心室の場合は心臓再同期療法（CRT）の有効性が報告されている．

生活指導

右心室と三尖弁が体循環維持に適さない可能性からであることから，軽度の右心室機能低下や TR を認めた場合には，これらの進行を予防するために日常の活動は中等度以下に抑えることが望ましい．加えて，肥満，高血圧や糖尿病などの生活習慣病は動脈硬化の進展に加え心負荷が増大することから，食事や運動習慣の獲得など日常生活習慣の改善を心がけ，無理のない生活を送るように指導することは重要である．

文 献

1) Oliver JM et al：Comparison of outcomes in adults with congenitally corrected transposition with situs inversus versus situs solitus. Am J Cardiol **110**：1687-1691, 2012

2) Graham TP Jr et al：Long-term outcome in congenitally corrected transposition of the great arteries：a multi-institutional study. J Am Coll Cardiol **36**：255-261, 2000

3) Hornung TS et al：Myocardial perfusion defects and associated systemic ventricular dysfunction in congenitally corrected transposition of the great arteries. Heart **80**：322-326, 1998

4) Shin'oka T et al：Outcomes of definitive surgical repair for congenitally corrected transposition of the great arteries or double outlet right ventricle with discordant atrioventricular connections：risk analyses in 189 patients. J Thorac Cardiovasc Surg **133**：1318-1328, 2007

5) Helsen F et al：Pulmonary outflow obstruction protects against heart failure in adults with congenitally corrected transposition of the great arteries. Int J Cardiol **196**：1-6, 2015

6) Mongeon FP et al：Congenitally corrected transposition of the great arteries ventricular function at the time of systemic atrioventricular valve replacement predicts long-term ventricular function. J Am Coll Cardiol **57**：2008-2017, 2011

11 Fontan手術後の遠隔期管理

仲岡英幸, 市田蕗子

遠隔期管理のポイント・管理指針

- Fontan手術は, 二心室修復が困難な機能的単心室血行動態のチアノーゼ性心疾患に対する外科的治療である.
- Fontan手術後10年生存率は60〜80％とされていたが, 手術方式や術後管理の向上により最近の術後成績はより良好である.
- 特有のFontan血行動態に由来する病態は循環器疾患領域を超え, 肝腎, 消化器, 代謝, 内分泌異常といった多臓器障害を伴うことは明らかになってきている.
- 日常生活は広く行えるが, 心肺機能は一般よりも有意に低下しており, 運動制限されることが多い.

Fontan手術について

解剖学的単心室のみならず機能的単心室, さらには2心室治療を行えない複雑心奇形に対する機能的根治術としてFontan手術の適応が拡大されてきた. この疾患群に対して, 大静脈を直接肺動脈に還流させることを目的とした最初の手術報告が1971年になされた. Fontan手術が導入された1971〜1980年代は, 心房・肺動脈吻合（atriopulmonary connection：APC）法が標準術式として用いられてきたが, 1988年に上下大静脈を直接肺動脈に導く上下大静脈肺動脈吻合（total cavopulmonary connection：TCPC）法（図1a）が報告された. このTCPC法はGlenn手術を経由でき, さらに静脈血流の圧損失という面からもAPC法に比べて優れていることが証明された. 1988〜1990年代に行われていた心房内にGore-Tex（Gore社）のパッチや自己心膜で隔壁を作るlateral tunnel（LT）法（図1b）と1990年代〜現在に行われているGore-Tex導管を用いるextracardiac conduit（EC）法（図1c）に大別される.

Fontan術後成績は世界的に著明に改善しており, 長期生存率は, 1980年代のAPC法を中心とした報告では, 術後10年で60〜80％であったが, TCPC法が主流となった1990年代以降は90％前後まで改善し, 術式の工夫や周術期の管理向上といった医療水準の向上が生命予後をさらに改善させている.

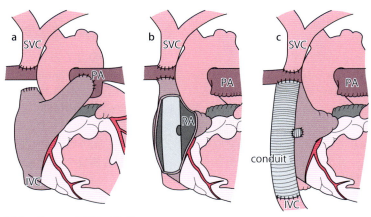

図1　Fontan手術・術式
SVC：上大静脈, PA：肺動脈, IVC：下大静脈, RA：右房.
［Asrani SK et al：Hepatology 56：1160-1169, 2012 より引用］

病態生理

　他の先天性心疾患の心不全と違い Fontan 循環を特色づける病態として，肺循環への駆出心室欠損による高い中心静脈圧（CVP），前負荷障害による低心拍出量，そして軽度の低酸素血症を特色とする．

遠隔期管理のための検査[1~4]

a 症状

　成人慢性心不全と同様の症状が多い．運動耐容能は低下し，息切れ，疲労などの有症状［New York Heart Association（NYHA）機能分類Ⅱ以上］の頻度が高い．早朝の軽度顔面浮腫，夕刻からの下腿浮腫の頻度も少なくない．頭痛や起立性調節障害の訴えも多い．

b 身体所見

　血行動態が良好な場合でも 90～95％ 未満の軽度低酸素血症を呈する症例が多い．有意な肺動静脈短絡や大静脈肺静脈短絡が発達すると，高度の低酸素血症をきたす．心室流出路狭窄や房室弁逆流を合併した場合，収縮期雑音を認める．巨大な冠動静脈瘻を合併し to and fro 雑音を認めることもある．その他，肝静脈うっ血に起因する肝腫大を認め，下腿の浮腫や長期静脈高血圧からの皮膚色素沈着の頻度も高く，重症な場合には静脈瘤や潰瘍を伴う．

c 胸部 X 線検査

　APC 法では拡大した右房のため心陰影が拡大した所見，TCPC 法では一般に心陰影は小さいか正常である所見を示す．その他，導管の石灰化を認める場合がある．有意な肺動静脈短絡を有する患者では肺野に異常陰影を認める場合も多い．

d 心電図検査

　背景疾患の特色を示した心電図所見となる．APC 法では P 波増大がみられる．また，幅広い QRS 時間は心機能や運動耐容能低下に関連する簡便な指標である．

e 心エコー図検査

　経胸壁心エコー図法で房室弁逆流や体心室収縮能を判断可能である．成人においては，経胸壁心エコーでの両側肺動脈の描出が困難な場合があり，ドプラ法で上大静脈および下大静脈の血流パターンや血流速度を観察する．血流パターンは，通常層流を示して吸気で血流速度が増大する．呼吸変動の低下，逆行性血流，狭窄部でのモザイク血流などは異常所見である．

f MRI，CT 検査

　心房，心室，肺動脈ルートの評価に有用である．MRI はガドリニウム遅延心筋画像により心筋の線維化を，時相コントラスト MRI で非侵襲的に大動脈肺動脈側副血行を介した左右短絡量を評価可能である．

g 血液生化学・神経体液性因子検査

　低 Na 血症を示す割合は高い．肝うっ血を反映しビリルビンやγ-GTP は高値を示す一方，ALT や AST の上昇はない．BNP 値や血中ノルエピネフリンは上昇を示す場合が多いが，APC 法の BNP 値は TCPC 法より有意に高い．また，血清コレステロール値は低い．

h 運動負荷試験

　心臓自律神経機能異常を高度に認めるため，心拍応答は低下，peak $\dot{V}O_2$ からみた運動耐応能は健常人の 50～60％ とされる．また，運動負荷試験から得られる心肺機能指標は心事故と関連するものの，死亡は予測できないとされる．運動負荷試験中に不整脈が出現する場合，予後との関連は不明である．

i Holter 心電図検査

　術後遠隔期合併症として，不整脈は最も頻度が高く，特に上室頻拍の検出に有用である．

j 心臓カテーテル検査

　心エコー法，MRI など非侵襲的で画像解像度のよい検査があるため，心内圧測定やカテーテル治療が必要な場合を除いて，心臓カテーテル検査の頻度は減少している．しかし，心不全管理，冠動脈異常，肺動静脈短絡，大静脈肺静脈短絡評価には有用な検査である．

遠隔期管理の一般方針

a 管理方針の立て方

　術後は，特異な Fontan 循環に由来する房室弁逆流や慢性心不全病態およびそれに合併する不整脈，血栓形成などの予防，全身の循環不全および残存する全身チアノーゼに基づく多臓器障害をふまえた管理，治療戦略が重要となる．

b 主要な合併症への対応法[1~5]

a) 不整脈

　Fontan 術後の不整脈の出現率は 5％/年 とされるが，そのほとんどは APC 法に代表される心房拡大による心房性不整脈である．TCPC 法が APC 法に比べ発症頻度が低いとされるが，TCPC 術式

間での発症頻度の差は明確でない．持続する心房頻拍は，心機能低下，心房内血栓形成を促進し，運動耐容能を低下させる．また，徐脈性不整脈もまれでなく，ペースメーカ植込みの適応例も少なくない．

治療として，カテーテルアブレーションは症例により有効であるが，新たな回路出現などで約半数で再発する．内服治療では，β遮断薬，治療抵抗性の場合にはsotalolやamiodaroneが一定の効果が期待できる．APC法の場合にはGore-Tex導管を用いたTCPC conversionも考慮する．

b）蛋白漏出性腸症（protein losing enteropathy：PLE）

術後遠隔期の4～13％に発症し，術後10年および20年でPLE発症回避率は92％および86％とされている．診断は浮腫などの臨床症状に加え，腸管からの蛋白漏出の証明と腸管以外の臓器からの蛋白漏出を否定することで診断する．PLE発症の明確な機序は不明であるが，これまで高CVP，炎症，そして低心拍出量がその原因と推察されてきた．PLEの予後は5年生存率が50％ときわめて不良であることが報告されて以降，さまざまな治療法が試行されてきた．最近の血管拡張薬の進歩による発症後予後は，発症5年の死亡回避率は80％以上と改善している．

治療としては，CVP上昇と感染がPLE発症や再燃の契機となる場合が多いことから，感染予防に努め，CVP低下を図る．心移植によりPLEの改善が期待できるが，Fontan術後移植患者では他の先天性心疾患患者の心移植患者より予後がわるく，最近のPLE発症後の生存率の向上により心移植適応基準が今後の課題である．

c）血栓塞栓症

静脈うっ滞による心房拡大や心房性不整脈が原因となる．Fontan循環では，アンチトロンビンⅢ，プロテインC，S欠損や凝固第Ⅷ因子増加などの凝固能亢進が認められる．また，感染症，不整脈や手術などのストレス時にはこれらの微妙な止血機構のバランスが崩れ，血栓形成や出血といった合併症を起こすと考えられる．Fontan循環での血栓は術後急性期や慢性期にかかわらず生じ，経過とともにそのリスクは増加し，抗凝固薬非投与例で血栓関連の心事故が多いとされている．

治療として，一般に血栓形成の危険因子を有する場合（血栓の存在，高CVP，低心拍出量，VVシャントやfenestration術による右左短絡の存在，中等度以上の心室収縮性低下，APC法での拡大した右房，Fontanルートに狭窄など），心房頻拍性不整脈の既往がある場合などは積極的にwarfarinによる抗凝固薬の投与を考慮する．

d）低酸素血症

低酸素血症は，左側心房への側副静脈路，心房内パッチリーク，肺動静脈瘻形成により発生する．肺動静脈瘻は下大静脈欠損を伴う多脾症候群で好発し，bidirectional cavopulmonary anastomisis（BCPA）術後に新たに出現あるいは増強するとされる．その発生機序にはhepatic factorの関与が示唆されているが，不明な点は多い．

治療としては，BCPA術後早期のTCPC術が勧められている．また，側副静脈瘻やパッチリークはカテーテル治療あるいは外科的治療で閉鎖する．

e）心室機能不全

長期のチアノーゼ，体液貯留などの循環量の増加，遺残病変（大動脈縮窄症遺残など）による後負荷増加などが原因となる．術後遠隔期の心室機能不全の原因は，房室弁逆流および心室流出路狭窄の存在，Fontan術後の急激な前負荷減少に伴う心筋重量容積比の増大と心室拡張能低下，心室同期異常，Fontan循環の後負荷増大などの関与が推測される．心室形態別には右室性単心室で心室機能不全の発生頻度が高い．

治療として，一般的にはアンジオテンシン変換酵素（ACE）阻害薬による後負荷軽減薬物療法の他，侵襲的治療法として房室弁手術や心室同期療法の有効性が報告されている．心室機能低下を伴う難治性不整脈や強心薬依存状態例では心移植の適応と考えられている．

f）Fontan associated liver disease（FALD）

Fontan術後の高い中心静脈圧により肝うっ血の状態による肝機能異常，遠隔期には肝線維化や肝硬変となる確率は58％にも上ると報告されており，さらにそのうち1.5～5.0％/年の確率で肝細胞癌に至るともいわれ，腹部エコーやCT，MRIは肝硬変検出に有用とされている[6]．

治療として，肝障害に対する治療介入基準は明確でなく，今後の課題である．

> **処方例**
>
> 以下を併用使用
> ①ラシックス 20 mg/日，分1
> ②アルダクトンA 25 mg/kg/日，分1
> ③レニベース 10 mg/日，分1
> ④ワーファリン 4 mg/日，分1

生活指導

　心肺機能は一般の70％程度であることが多く，運動はマイペースで，生活も規則正しく無理をしないように指導する．脱水により循環動態が悪化したり，血栓形成が生じたりするので，夏場の時期，アルコール摂取時，飛行機に乗る場合など水分補正などの注意が必要である．下肢血流はわるいので，長期の座位，屈曲位は避ける．妊娠・出産によるリスクが高くなるため，妊娠前に医師とよく相談をし，場合によっては避妊が必要となる．遠隔期合併症を意識し，3〜6ヵ月ごとの経過観察が必要であるが，患者の病態や重症度に応じた生活指導や管理が望まれる．また，小児期の状態より重症度が高く，合併症のリスクが上昇している病態である認識を患者とその家族とが共有することが重要となる．

文　献

1）Clift P et al：Managing adult Fontan patients：where do we stand? Eur Respir Rev **25**：438-450, 2016

2）Ohuchi H：Adult patients with Fontan circulation：what we know and how to manage adults with Fontan circulation? J Cardiol **68**：181-189, 2016

3）John AS et al：Clinical outcomes and improved survival in patients with protein-losing enteropathy after the Fontan operation. J Am Coll Cardiol **64**：54-62, 2014

4）循環器病の診断と治療に関するガイドライン．先天性心疾患術後遠隔期の管理・侵襲的治療に関するガイドライン（2012年改訂版）．＜http://www.j-circ.or.jp/guideline/pdf/JCS2012_echigo_h.pdf＞［Accessed 6 October 2017］

5）循環器病の診断と治療に関するガイドライン．成人先天性心疾患診療ガイドライン（2011年改訂版）．＜http://www.j-circ.or.jp/guideline/pdf/JCS2011_niwa_h.pdf＞［Accessed 6 October 2017］

6）Wu FM et al：Portal and centrilobular hepatic fibrosis in Fontan circulation and clinical outcomes. J Heart Lung Transplant **34**：883-891, 2015

うっ血性心不全　Ⅸ

1 急性心不全

▶▶ 柳原清孝，山本一博

診療のポイント・治療指針

- 急性心不全（acute heart failure：AHF）は生命を脅かす病態であり，治療と並行して迅速かつ正確に基礎心疾患の診断・病態評価を進める.
- AHF 治療の初期目標は，速やかな症状の改善と血行動態の安定化である.
- AHF の背景疾患が，治療の確立している疾患（例：急性冠症候群）と診断されれば，速やかにその治療を開始する.
- 薬物療法のみで血行動態が安定しない場合は，機械的補助循環を施行する.

　心不全とは，「心室における血液充満あるいは血液駆出の構造的・機能的障害によって生じる複雑な 1 つの臨床的症候群」と定義されている[1]. AHF は，心不全の症状あるいは徴候が急速に発症または悪化する状態である. 原因として多いのは，急性心筋障害（虚血性，炎症性または毒性），急性弁不全または心タンポナーデである. 慢性心不全の増悪は，多くの場合，感染，制御されない高血圧，不整脈または薬物/食事の非遵守（表 1）[2]などの 1 つまたは複数の因子で起こりうる.

治療のための診断と検査

　AHF は生命を脅かす病態であり，治療と並行して迅速かつ正確に診断・病態評価を進める必要がある. AHF を疑う患者の初期対応として呼吸・循環状態を把握しその安定化を図りつつ，症状経過，心疾患の既往歴，臨床プロファイルを含めた身体所見，心電図，胸部 X 線，血液検査，心臓超音波検査に基づいて原因疾患（表 2）[2]や増悪因子（表 1）[2]を診断・評価する.

　心不全の重症度を示す分類には自覚症状から判断する New York Heart Association（NYHA）分類，急性心筋梗塞での他覚所見に基づく Killip 分類，Forrester 分類がある. 近年病態把握に広く用いられる Nohria-Stevenson 分類[3]は臨床所見のみからうっ血と低灌流の有無について 4 つのプロファイルに分類したもの（図 1）で，入院後もベッ

表 1　急性心不全の発症要因

- 急性冠症候群
- 頻脈性不整脈（例：心房細動，心室頻拍）
- 血圧の過剰な上昇
- 感染（例：肺炎，感染性心内膜炎，敗血症）
- アドヒアランス不良（塩分や飲水の摂取過剰，内服の非遵守）
- 徐脈性不整脈
- 毒物（アルコール，違法薬物）
- 薬物（例：NSAIDs，副腎皮質ステロイド，陰性変力作用薬，心毒性のある化学療法）
- 慢性閉塞性肺疾患の増悪
- 肺塞栓症
- 外科手術による合併症
- 交感神経系の過剰亢進，ストレス関連性の心筋症
- 代謝・ホルモンの乱れ（例：甲状腺機能障害，糖尿病性ケトーシス，副腎機能障害，妊娠・周産期に関連した異常）
- 脳血管性障害
- 急性の機械的原因：急性冠症候群（自由壁破裂，心室中隔欠損，急性僧帽弁逆流），胸部外傷または心臓インターベンション，心内膜炎，大動脈解離または血栓症に続発する急性の原発性または人工弁不全を合併する心筋破裂

NSAIDs：非ステロイド抗炎症薬.　　　　　　　　　　　　　　［文献 2 より引用］

IX. うっ血性心不全

表2 心不全の原因疾患

心筋疾患		
虚血性心臓病	心筋瘢痕	
	気絶心筋/冬眠心筋	
	心外膜冠動脈疾患	
	冠動脈微小循環の異常	
	内皮機能障害	
心毒性	薬物乱用	アルコール, コカイン, アンフェタミン, 蛋白同化ステロイド
	重金属	銅, 鉄, 鉛, コバルト
	治療	抗癌薬（アントラサイクリン）などのインターフェロンモノクローナル抗体（trastuzumab）, 抗うつ薬, 抗不整脈薬, NSAIDs, 麻酔薬
	放射線	
免疫性・炎症性傷害	感染性	細菌, スピロヘータ, 真菌, 原虫, 寄生虫（Chagas病）, リケッチア, ウイルス（HIV）
	非感染性	リンパ球/巨細胞性心筋炎, 自己免疫疾患（Graves病, 関節リウマチ, 結合組織障害, 全身性エリテマトーデス）, 好酸球性心筋炎
浸潤	悪性腫瘍	直接浸潤, 転移
	非悪性腫瘍	アミロイドーシス, サルコイドーシス, ヘモクロマトーシス, グリコーゲン貯蔵疾患（Pompe病）, リソソーム蓄積疾患（Fabry病）
代謝障害	ホルモン	甲状腺疾患, 副甲状腺疾患, 末端肥大症, 成長ホルモンの欠損, Cushing症候群, 原発性アルドステロン症, Addison病, 糖尿病, メタボリックシンドローム, 褐色細胞腫, 産褥性心筋症
	栄養	欠乏（チアミン, カルニチン, セレニウム, 鉄, リン酸, カルシウム）, 低栄養, 肥満
遺伝的異常		肥大型心筋症, 拡張型心筋症, 左室緻密化障害, 不整脈源性右室心筋症, その他の心筋症, 筋ジストロフィ
異常過負荷		
高血圧		
弁・心筋の異常	後天性	僧帽弁, 大動脈弁, 三尖弁および肺動脈弁疾患
	先天性	心房・心室中隔欠損, その他
心膜・心筋病変	心膜	収縮性心膜炎, 心嚢液貯留
	心内膜	好酸球増多症, 心内膜心筋線維症, 心内膜炎
高心拍出状態		重度貧血, 敗血症, 甲状腺中毒症, Paget病, 動静脈瘻, 妊娠
容量過負荷		腎不全, 医原性容量過負荷
不整脈		
頻脈		心房性, 心室性
徐脈		洞不全症候群, 伝導障害

［文献2より引用］

ドサイドで簡便に評価でき治療方針の決定に有用である[2]. AHFの症状や徴候で肺うっ血や浮腫などの体液過剰所見は認識しやすいが, 末梢灌流障害である低心拍出についてはわかりにくいことが多く, 臨床プロファイルによる感度や特異度は必ずしも十分ではない.

■ 治療の一般方針

a 治療方針の立て方（図2）[2,4]
心肺蘇生の必要があれば蘇生処置を開始する.

呼吸・循環状態を評価し, 不安定であれば呼吸不全に対して酸素投与や非侵襲的人工呼吸あるいは挿管による人工呼吸を考慮し, 循環不全であれば強心薬などの薬物療法や機械的補助循環を考慮する. 症状の改善と安定化を図りつつ, 原因疾患が以下のものは, 確立した治療を優先する. 臨床プロファイルに基づいたAHF早期の治療アルゴリズムを示す（図3）[2].
・急性冠症候群：他項参照.
・高血圧性心不全：動脈血圧の急速かつ過剰な上昇によって誘発されたAHFは, 典型的には急性

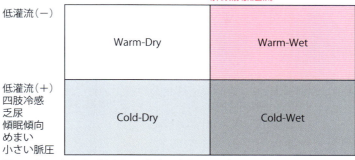

図1 うっ血および/または灌流の有無に基づく急性心不全患者の臨床プロファイル

[文献3を参考に作成]

肺うっ血として出現する．積極的な降圧治療（数時間で25％を目安に，以降は注意深く降圧）として血管拡張薬の持続静脈注射が推奨される．必要に応じてループ利尿薬を組み合わせる．

・頻脈性/徐脈性不整脈：他項参照．
・急性肺塞栓症：血行動態が不安定であれば，機械的補助循環を考慮し抗凝固療法，血栓溶解療法，場合によってはカテーテル治療（血栓溶解や吸引）を行う．

b 薬物療法

a）利尿薬

ループ利尿薬の静脈投与は体液貯留を伴ったAHFに推奨される．投与中は症状，尿量，腎機能，電解質に注意する．間欠的ボーラス投与あるいは持続投与のどちらを選択してもよい．投与量や投与間隔は症状にあわせて適宜調整する．治療抵抗性の場合，spironolactoneやサイアザイド系利尿薬の追加を考慮する．低Na血症を併発しているなどにより利尿が得られない場合は，バソプレシン受容体拮抗薬を考慮する．Na利尿ペプチドはNa利尿作用，血管拡張作用，レニン，アルドステロン合成抑制作用をもつ．

b）血管拡張薬

収縮期血圧＞90 mmHgで，心不全症状の改善目的に静脈投与を考慮する．投与中は血圧の推移に注意する．高血圧性AHFでは初期治療として硝酸薬の舌下や口腔内スプレー，静脈投与を考慮する．

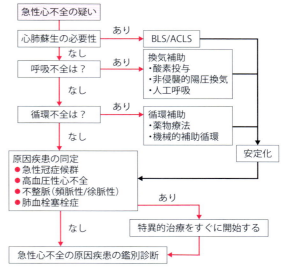

図2 急性心不全の初期対応
BLS：basic life support（一次救命処置），ACLS：advanced cardiovascular life support（二次救命処置）．

[文献2，4を参考に作成]

c）強心薬・血管収縮薬

カテコラミンは収縮期血圧＜90 mmHgのような血圧低値あるいは末梢灌流障害を認め，心拍出量が著明に低下し主要臓器の灌流が危険にさらされていると判断する場合に考慮するが，強心薬の長期投与は予後悪化に結びつくことが過去の臨床研究で示されており，急性期を脱すれば漸減中止すべき薬剤である．ホスホジエステラーゼ

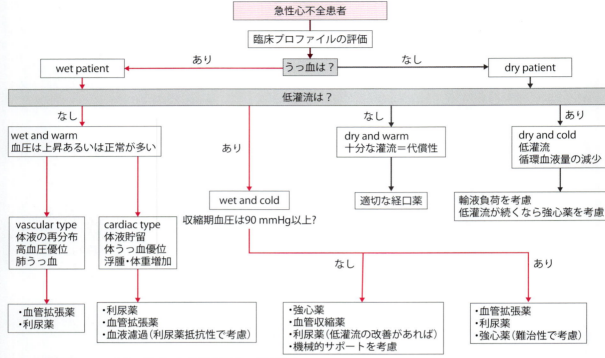

図3 臨床プロファイルに基づいた急性心不全の早期治療

［文献2を参考に作成］

(PDE)-Ⅲ阻害薬は心筋収縮増強作用と同時に末梢血管拡張作用も有す．心筋収縮増強作用は，βアドレナリン受容体を介さずに効果を発揮するので，カテコラミン抵抗状態にも有効とされ，β遮断薬内服中の患者で使用したい場合に考慮する．

処方例
①～⑦を単独または組み合わせて併用
① ラシックス注（20 mg）1回20～40 mg静注．適宜20～40 mg追加，あるいは数 mg/時を持続静注（点滴内混注あるいは側管より投与）
② ミリスロール注（25 mg/50 mL）初回投与量0.05～0.1 μg/kg/分として持続静注．血行動態をみながら0.1～0.2 μg/kg/分ずつ増量
③ ハンプ注（1,000 μg）初回投与量0.0125～0.05 μg/kg/分として持続静注．低血圧をきたすようなら減量
④ イノバン注2～10 μg/kg/分持続静注．適宜増減
⑤ ドブトレックス注2～10 μg/kg/分持続静注．適宜増減
⑥ ノルアドレナリン注0.5～5 μg/kg/分持続静注．適宜増減
⑦ ミルリーラ注0.25～0.75 μg/kg/分で持続静注．適宜増減

TOPICS

AHF治療薬として開発が期待される新薬（ularitide）

ularitideは，全身および腎臓の血管拡張や利尿，Na利尿，レニン・アンジオテンシン系の阻害に関与しているウロジラチンの合成類似化合物である．SIRIUS Ⅰ，SIRIUS Ⅱ研究において，ularitideはAHF患者では血行動態や症状に有益性をもたらすことが示されていた．2016年11月，米国心臓協会学術集会でTRUE-AHF試験の結果が報告された．AHFで緊急入院となった患者を対象にularitide（15 ng/kg/分）投与群，プラセボ投与群にランダム化された（計2,157例）．入院中の心不全症状の悪化は，プラセボ群に比べてularitide群でいずれも少なく，48時間後では有意差（$p=0.005$）を認めた．36ヵ月後の冠動脈疾患死は両群で有意差を認めなかった．早期の血管拡張治療は長期の心血管死を減少させることはできなかったが，入院中の心不全イベントリスクを減少させた．

C その他の治療法

a）腎代替療法

薬物療法に反応しない乏尿，腎機能の低下や悪

化，あるいはそれに伴った高 K 血症や重度のアシデミア（pH＜7.2）は心不全の病態を悪循環に陥らせる．体外限外濾過（ECUM），血液濾過（HF），血液透析（HD）を持続的あるいは間欠的に行うことを考慮する．

b）大動脈内バルーンパンピング（IABP）

急性心筋虚血の外科的あるいは経カテーテル血行再建時，心室中隔穿孔や急性僧帽弁逆流の外科的治療前，重度の急性心筋炎などで循環サポートが必要な場合，適応となる．禁忌は中等度以上の大動脈弁閉鎖不全症，大動脈解離，大動脈瘤である．合併症は，下肢虚血，出血，動脈損傷，感染，神経障害，バルーン損傷などがある．

c）経皮的心肺補助装置（PCPS）［体外式膜型人工肺：ECMO］

遠心ポンプ，膜型人工肺，送脱血カニューレで構成され，右心房より脱血し大腿動脈に送血し心肺蘇生時や心原性ショックに対する循環補助を行う．急速に悪化する心不全や心原性ショックにおいて，心臓や他臓器機能が回復するまでの使用や，心移植あるいはより耐久性のある補助人工心臓の適応患者に対しての「橋渡し治療」として使用され，期間は数日〜数週間と限定的である．合併症は IABP と同様である．

文　献

1) Yancy CW et al：2013 ACCF/AHA guideline for the management of heart failure：a report of the American College of Cardiology Foundation/American Heart Association Task Force on Practice Guidelines. J Am Coll Cardiol **62**：e147-e239, 2013

2) Ponikowski P et al：2016 ESC Guidelines for the diagnosis and treatment of acute and chronic heart failure：The Task Force for the diagnosis and treatment of acute and chronic heart failure of the European Society of Cardiology（ESC）developed with the special contribution of the Heart Failure Association（HFA）of the ESC. Eur Heart J **37**：2129-2200, 2016

3) Nohria A et al：Clinical assessment identifies hemodynamic profilesthat predict outcomes in patients admitted with heart failure. J Am Coll Cardiol **41**：1797-1804, 2003

4) 循環器病の診断と治療に関するガイドライン．急性心不全治療ガイドライン（2011 年改訂版）．＜http://www.j-circ.or.jp/guideline/pdf/JCS2011_izumi_h.pdf＞［Accessed 25 September 2017］

2 収縮不全の慢性管理

▶▶ 世良英子，坂田泰史

診療のポイント・治療指針

- 心不全の症状はしばしば非典型的であり，他疾患との鑑別が困難であることも少なくない．
- 必ずしも体液貯留を呈するわけではなく，低心拍出量による症状が主体となることもあるため注意が必要である．
- 原因疾患に対する治療介入を行うとともに，身体機能や生活の質の改善，心不全入院の予防，死亡率の低減を目標とした薬物療法を行う．
- 左室収縮能の低下した心不全患者では，アンジオテンシン変換酵素（ACE）阻害薬，β遮断薬，ミネラルコルチコイド受容体拮抗薬の投与による予後改善をめざす．
- 多職種による患者および介護者の教育，コンプライアンスの改善，維持が再入院予防に重要である．

心不全とは，心臓の構造あるいは機能異常により，全身の需要に見合った酸素供給が維持できなくなった状態である．心拍出量の低下や心内圧の上昇をきたし，労作時息切れや下腿浮腫，易疲労感などの症状，頸静脈怒張，湿性ラ音，異常心音などの臨床所見を認めるようになる．心不全の原因はさまざまであり，左室駆出率が保たれた拡張機能障害が主因の「拡張不全」と，左室駆出率が低下した収縮機能障害が主因の「収縮不全」では，治療方針が異なる．本項では，収縮不全による心不全に対する慢性期管理について概説する．

治療のための診断と検査

心不全の症状はしばしば非典型的であり，他疾患との鑑別が困難であることも少なくない．心不全を示唆する症状や所見を表1に示す．必ずしも体液貯留を呈するわけではなく，低心拍出量による症状が主体となることもあるため注意が必要である．

心不全が疑われる場合には，さらに器質的な心疾患の既往や家族歴，高血圧や心毒性のある薬剤の使用などの危険因子の有無を聴取し，身体所見，胸部X線，心電図などから，心疾患が症状の原因であるか否かを判断する．脳性Na利尿ペプチド（BNP）やその前駆体のN末端フラグメントであるNT-proBNPは，心不全のスクリーニング検査として有用である．陰性的中率は高いため，基準値以下の症例に関しては，心不全である可能

表1　心不全を疑う症状および臨床所見

心不全に典型的な症状	心不全に特異的な所見
息切れ 起座呼吸 発作性夜間呼吸困難 運動耐容能の低下 易疲労感 運動後の回復遅延 足首の腫脹	頸静脈怒張 肝頸静脈逆流 Ⅲ音聴取 心尖拍動の外側への偏位
その他の症状	その他の所見
夜間咳嗽，喘鳴 食欲不振 せん妄，抑うつ症状 動悸 めまい，意識消失	体重増加，体重減少（心臓悪液質） 心雑音 下腿浮腫 頻脈，脈不整 過呼吸 肝腫大 腹水貯留 末梢冷感 尿量減少 脈圧狭小化

性はきわめて低く，心エコーなどのさらなる精査は不要と判断できる．しかしながら，陽性的中率は高くない．心房細動や加齢，腎機能障害などによっても上昇する可能性があり，BNPやNT-proBNPが高値であったとしても心不全とは限らない．

心不全と考えられる場合においては，心エコー図による心機能の評価および病態の把握を進める．心不全の診断が確定したら，原因疾患の精査および適切な治療を開始する．

治療の一般方針

a 治療方針の立て方

高血圧性心筋症に対する降圧加療，弁膜症に対する外科的修復術や虚血性心疾患における心筋虚血の解除など原因疾患に対する治療介入を行うとともに，身体機能や生活の質の改善，心不全入院の予防，死亡率の低減を目標とした薬物療法を行う．慢性心不全の病期は，危険因子を有するが心機能障害のない Stage A から薬物療法抵抗性の Stage D までの4段階に区分される．無症候性の段階から薬物療法を開始することで，心不全発症を遅らせ予後改善が期待できることが報告されている．

Stage A（危険因子を有する正常心機能）および Stage B（無症状の左室機能障害）においては，心機能温存および心不全発症の予防をめざし，高血圧，糖尿病，脂質異常症などの危険因子の是正に加え，ACE 阻害薬［忍容性のない場合はアンジオテンシンⅡ受容体拮抗薬（ARB）］を早期に開始する．心筋梗塞後の症例においては，心不全症状の有無にかかわらず，早期からβ遮断薬の併用を考慮する．

Stage C（症候性心不全）においては，ACE 阻害薬に加え，β遮断薬，ミネラルコルチコイド受容体拮抗薬の併用が生存率の改善に寄与することが示されており，禁忌がない限り，心不全症状を呈する左室収縮能低下例では投与を考慮する．体液貯留による症状改善が必要な場合は利尿薬の併用を考慮する．

b 薬物療法

a）ACE 阻害薬

左室収縮能低下を伴う心不全例における生命予後改善や心血管イベント抑制効果は多数の臨床試験で確立されている．また，無症候性左室機能不全患者における，ACE 阻害薬の効果を検討した SOLVD prevention 試験において，ACE 阻害薬の心不全発症抑制効果，生命予後改善効果が示されており，左室収縮能低下例においては，禁忌がない限り，症状の有無にかかわらず，ACE 阻害薬の投与を行うべきである[1]．

ACE 阻害薬の有効性と安全性を，高用量，低用量で比較した ATLAS 試験において，死亡または入院のリスクは高用量群において有意に低く，副作用に注意しながらできるだけ増量を試みる．副作用としては，乾性咳嗽が特徴的であるが，その他，腎機能障害，高 K 血症に注意が必要である．

b）β遮断薬

突然死も含めた死亡率の低下，心血管イベント，心不全入院の減少，左室のリバースリモデリングによる左室駆出率の改善が報告されている．左室駆出率の改善には用量依存性が認められ，可能な限り増量が推奨される．β遮断薬と ACE 阻害薬は相互補完的な効果を有しているため，左室収縮機能が低下した心不全と診断された段階で，それぞれの薬剤の導入を考慮する．β遮断薬は，心不全コントロールが安定した段階で投与開始するべきであり，低用量から開始し緩徐に増量（数日〜2週ごとに増量）を進め，できるだけ増量を図る．わが国では，carvedilol（アーチスト）と bisoprolol（メインテート）に慢性心不全に対する保険適用が認められており，アーチストであれば 20 mg/日，メインテートであれば 5 mg/日を目標に増量を試みる．

心不全症状のない左室機能不全例におけるβ遮断薬の投与に関しては，心筋梗塞患者を対象にした CAPRICONE 試験にて，carvedilol の死亡率低減効果が示されており，心筋梗塞の既往のある左室収縮能低下例においては，症状の有無にかかわらず，早期のβ遮断薬の導入による予後改善が期待される．

c）ミネラルコルチコイド受容体拮抗薬（抗アルドステロン薬）

New York Heart Association（NYHA）Ⅲ度以上の重症慢性心不全患者を対象に spironolactone の予後改善効果を示した RALES 試験に加え，NYHAⅡ度の比較的軽症な慢性心不全患者を対象とした EMPHASIS-HF 試験では，eplerenone の予後改善効果が示されている[2]．これらの試験の症例の多くが ACE 阻害薬/ARB，β遮断薬をすでに投与されており，ミネラルコルチコイド受容体拮抗薬の追加が，心不全の重症度にかかわらず予後改善に効果をもたらすことが示された．ミネラルコルチコイド受容体拮抗薬は，ACE 阻害薬やβ遮断薬による治療を行っても心不全症状が消失しない左室収縮機能が低下した心不全例おいて，併用を考慮する薬剤として位置付けられている．副作用としては，高 K 血症に注意が必要である．

eplerenone は spironolactone と異なり，鉱質コルチコイド受容体に選択性が高く女性化乳房の副作用が少ない．わが国ではこれまで高血圧症の保険適用のみであったが，2016 年 12 月に慢性心不全の適用が追加された．

d）ARB

　現時点での ARB の位置付けは，ACE 阻害薬に忍容性のない症例において投与を考慮する薬剤である．ACE 阻害薬が服用可能な症例においては，ミネラルコルチコイド受容体拮抗薬の併用を優先して考慮すべきである．ミネラルコルチコイド受容体拮抗薬に忍容性がない症例においては ARB の追加は考慮しうるが，腎機能障害，低血圧，高 K 血症などの副作用の出現に十分な注意が必要である．

e）利尿薬

　浮腫の症状や所見がある患者においては，利尿薬の使用を考慮する．ループ利尿薬の予後改善効果に関するエビデンスはなく，むしろループ利尿薬の使用は予後悪化因子であるとの報告もある．ループ利尿薬抵抗性の症例においては，バソプレシン V_2 受容体拮抗薬である tolvaptan を併用することで，純粋な水利尿を促進し利尿効果が期待できる．

f）ジギタリス

　ジギタリスは，洞調律で有症候性の低左心機能例において全入院および心不全入院を減らす効果は示されたが，予後改善効果は示されていない．死亡率はジゴキシン血中濃度に比例して増加すると報告されており，血中濃度は 0.8 ng/mL 以下が推奨されている．心房細動例におけるジギタリスの予後改善効果に関するエビデンスはない．頻脈性心房細動を伴う有症候性心不全患者においては，心拍数コントロール目的で使用されることはあるが，最近の検討では，心房細動患者において死亡と心不全入院のイベントを増加させる可能性も示唆されており注意が必要である．

g）経口強心薬

　複数の大規模臨床研究にて予後を悪化させるという結果が示されており，無症状の症例に長期に漫然と使用することは避けるべきである．一方，運動耐容能や心不全症状の改善効果も報告されており，他の薬剤による十分な治療によっても心不全症状の改善が得られない症例においては，運動耐容能の改善，生活の質（QOL）の改善を目的とした使用を考慮する．

h）その他

　2016 年に改訂された米国心臓病学会/米国心臓協会（ACC/AHA）および欧州心臓病学会（ESC）の心不全ガイドラインにおいて，アンジオテンシン・ネプリライシン阻害薬（LCZ696）［Class I］および洞房結節 I_f 電流阻害薬である ivabradine（Class IIa）が左室収縮能の低下した心不全例の治療薬として加えられた[3,4]．わが国においても第 III 相臨床試験が進行中である．

　糖尿病治療薬である sodium glucose cotransporter（SGLT）2 阻害薬 empagliflozin は，EMPA-REG OUTCOME 試験において，心血管死，心不全による入院リスクの有意な減少が認められ，心疾患を有する 2 型糖尿病患者における心血管死のリスク低減効果が期待されている[5]．

処方例

●ACE 阻害薬もしくは ARB
①～③のいずれか
①レニベース 2.5 mg/日より開始，維持量 5～10 mg/日
②ロンゲス 5～10 mg/日
③ブロプレス 4 mg/日より開始 8 mg/日まで増量可

●ミネラルコルチコイド受容体拮抗薬
①アルダクトン A 25～100 mg/日　または
②セララ 25～100 mg/日

●β遮断薬
①アーチスト 1.25 mg×2 回/日から開始，目標投与量 10 mg×2 回/日　または
②メインテート 0.625 mg×1 回/日より開始，目標投与量 5 mg/日

●利尿薬
①～④のいずれか，または併用
①ラシックス錠 20～80 mg/日
②ルプラック 4～8 mg/日
③ダイアート 30～60 mg/日
④サムスカ 3.75～15 mg/日（ループ利尿薬抵抗性の症例で使用を考慮）

●経口強心薬
①アカルディ 1.25～2.5 mg×2 回/日

●ジギタリス
①ジゴキシン　維持量 0.125～2.5 mg/日

---

c その他の治療

　運動療法は，左室収縮能低下例において，自覚症状の改善，運動耐容能改善，QOL の改善をもたらし，長期予後改善効果も報告されており，薬物療法と併用して実施することが推奨されている．その他の非薬物療法としては，心臓再同期療法（cardiac resynchronization therapy：CRT），突然死予防のための植込み型除細動器（implantable cardioverter defibrillator：ICD），Stage D 症例（薬物療法抵抗性心不全）では心臓移植，補助人工心臓などが考慮されるが，その適応などに関しては本書の他項を参照されたい．

TOPICS

①左室収縮能の低下した心不全患者における直接的レニン阻害薬 aliskiren の有効性を検討した多施設二重盲検試験（ATMOSPHERE）[a]

心不全治療におけるレニン・アンジオテンシン（RA）系抑制の重要性は認識されており，RA系を抑制する直接的レニン阻害薬 aliskiren とACE 阻害薬 enalapril の併用，および aliskiren 単剤の ACE 阻害薬単剤に対する有効性が検討された．

対象は，NYHA II〜IV度，左室駆出率が 35%以下の慢性心不全症例で，登録時に ACE 阻害薬（enalapril 10 mg/日以上）および β 遮断薬を服用している症例（n=7,016）であった．enalapril＋aliskiren 併用群，aliskiren 単剤群，enalapril 単剤群の 3 群に無作為に割り付けられた．一次エンドポイント（心血管死と心不全による初回入院の複合）において，enalapril 群に比べ，併用群に有意なリスク低下は認めず，また，aliskiren 単剤の優越性，非劣性も認められなかった．併用群において，低血圧，血清クレアチニン上昇，高 K 血症を多く認めた．

a) McMurray JJ et al：ATMOSPHERE committees investigators：aliskiren, enalapril, or aliskiren and enalapril in heart failure. N Engl J Med **374**：1521-1532, 2016

②左室収縮機能の低下した心不全例における迷走神経刺激（vagus nerve stimulation：VNS）の安全性と有効性を評価した多施設無作為化試験（INOVATE–HF 試験）[b]

慢性心不全においては，交感神経系の活動が過剰となり，副交感神経の活動が減弱している．β 遮断薬は過剰な交感神経刺激を抑制するが，副交感神経系への薬物療法は限られており，VNS の安全性と有効性が検討された．

対象は，NYHA III度，左室駆出率が 40%以下で，標準的内科的治療を受けている心不全患者707 例であった．植込み型デバイスにより迷走神経刺激を行う内科的治療＋VNS 群と内科的治療のみの対照群の 2 群に無作為に割り付けされた．有効性の一次エンドポイント（全死亡，初回心不全悪化の複合）において，両群間で有意な差は認められず早期終了となった．合併症率に有意な差はなく，QOL や NYHA の改善した症例は VNS 群にて有意に多く認められた．

b) Gold MR et al：Vagus nerve stimulation for the treatment of heart failure：the INOVATE–HF trial. J Am Coll Cardiol **68**：149-158, 2016

■ 生活指導

慢性心不全患者の再入院の誘因としては，塩分制限や水分制限の不徹底，服薬コンプライアンスの低下，過労などがあげられ，患者の自己管理能力向上のための教育，支援が重要である．患者本人のみならず，家族および介護者も含め，病状や薬物療法の重要性の理解を図るとともに，水分制限，塩分制限（1 日 7 g 程度の Na 制限），活動制限に関する指導を十分に行う．指導は，医師のみならず看護師，薬剤師，栄養士，理学療法士など多職種での介入が重要である．

文 献

1) SOLVD Investigators et al：Effect of enalapril on mortality and the development of heart failure in asymptomatic patients with reduced left ventricular ejection fractions. N Engl J Med **327**：685-691, 1992

2) Zannad F et al：Eplerenone in patients with systolic heart failure and mild symptoms. N Engl J Med **364**：11-21, 2011

3) Yancy CW et al：2016 ACC/AHA/HFSA focused update on new pharmacological therapy for heart failure：an update of the 2013 ACCF/AHA guideline for the management of heart failure：a report of the American College of Cardiology/American Heart Association Task Force on Clinical Practice Guidelines and the Heart Failure Society of America. Circulation **134**：e282-e293, 2016

4) Ponikowski P et al：2016 ESC Guidelines for the diagnosis and treatment of acute and chronic heart failure：The Task Force for the diagnosis and treatment of acute and chronic heart failure of the European Society of Cardiology（ESC）：developed with the special contribution of the Heart Failure Association（HFA）of the ESC. Eur J Heart Fail **18**：891-975, 2016

5) Zinman B et al：Empagliflozin, cardiovascular outcomes, and mortality in type 2 diabetes. N Engl J Med **373**：2117-2128, 2015

3 HFpEF（拡張不全）

▶▶ 野間貴久，南野哲男

診療のポイント・治療指針

● 高齢者，女性，高血圧症，心房細動，慢性腎臓病の併存が多い．
● 左室拡張機能に対する非侵襲的な評価は困難であり，左室肥大や左房拡大を認めた場合に拡張機能障害が疑われる．
● 予後を改善する確立された治療法はない．
● 併存する高血圧症や虚血性心疾患に対する治療を厳格に行う．
● 慢性閉塞性呼吸器疾患，貧血，慢性腎臓病などの非心血管疾患に対する治療も重要である．

心不全は，心筋障害により心臓ポンプ機能が低下し，末梢主要臓器の酸素需要量に見合うだけの血液量を絶対的にまた相対的に拍出できない状態であり，肺，体静脈系にうっ血をきたし日常生活に障害を生じた病態である．心臓ポンプ機能障害には，収縮機能障害と拡張機能障害がある．拡張機能障害は，収縮機能と独立して心不全をきたしうる．欧米のガイドラインでは，収縮機能の保持された心不全を heart failure with preserved ejection fraction（HFpEF）と呼び，日本循環器学会においては拡張性心不全と呼ばれている．

HFpEF の病態は多様であり一定の定義が確立していないが，欧州心臓病学会（ESC）のガイドラインでは心不全の症状，徴候，左室駆出率（LVEF）≧50％，脳性 Na 利尿ペプチド（BNP）上昇を認め，左室肥大や左室流入圧の上昇を伴う左房拡大，または左室拡張機能障害を示すものと定義されている．

拡張機能障害は，拡張早期の心室弛緩能の低下や心室スティフネス増加で起こる．高血圧性心肥大では，Ca ハンドリングの異常による心室弛緩能低下が示されている．心室スティフネスの増加は，レニン・アンジオテンシン・アルドステロン（RAA）系の活性化による間質の線維化やアミロイド蛋白などの細胞外基質の蓄積によるが，HFpEF 患者の心内膜下生検の検討では 1/3 の患者において細胞外基質の蓄積は認めず，心筋細胞自体のスティフネスが関与していると考えられている．

HFpEF 患者は最近 20 年で急増しており全心不全患者の 40〜71％を占め，今後 10 年ではさらに増加すると予想されている[1]．その死亡率は，heart failure with reduced ejection fraction

（HFrEF）患者と同等であるが，死因は非心血管疾患が多い．また，高齢（≧65 歳），女性，高血圧症，糖尿病や心房細動の併存が多い．さらに，HFrEF と比較して慢性閉塞性呼吸器疾患，貧血，肥満などの非心血管疾患の併存も多い．

このように HFpEF の病態は HFrEF とは異なり，HFrEF の予後改善効果を有する β 遮断薬や RAA 系阻害薬が HFpEF には必ずしも有効ではないことに診療上注意が必要である．

治療のための診断と検査

非侵襲的に拡張機能の評価は困難であるため，HFpEF は心不全の症状と徴候があり，収縮機能が保たれていることから診断される．心エコー図検査では LVEF とともに左房拡大や左室肥大などの所見が得られ，心タンポナーデ，収縮性心膜炎などを除外することが可能になる．さらに，拡張早期流入波形 E 波と僧帽弁弁輪部運動 e' との比（E/e'）の上昇は左房圧上昇と相関関係がある．BNP（もしくは NT-proBNP）の上昇は診断に有用である．

治療の一般方針

a 治療方針の立て方

HFpEF の予後を改善する薬物療法は確立されていないため，症状の軽減，急性増悪の抑制が基本となる．

b 急性増悪

HFpEF 患者では，左房圧上昇，肺静脈圧上昇に肺うっ血をきたす．非侵襲的陽圧換気療法や血管

表1　HFpEF の併存症と臨床所見に基づいた治療指針

		HFpEF の臨床所見				
		肺うっ血	＋変時性不全	＋肺高血圧症	＋骨格筋虚弱	＋心房細動
HFpEF の併存症	肥満/メタボリックシンドローム/2型糖尿病	・利尿薬（糖尿病はループ利尿薬）・栄養制限・硝酸剤・sacubitril*・spironolactone	＋自己応答ペーシング	＋肺血管拡張薬（PDE5i）	＋運動療法	＋除細動 ＋レートコントロール ＋抗凝固療法
	＋高血圧症	＋ACEI/ARB	＋ACEI/ARB ＋自己応答ペーシング	＋ACEI/ARB ＋肺血管拡張薬（PDE5i）	＋ACEI/ARB ＋運動療法	＋ACEI/ARB ＋除細動＋レートコントロール ＋抗凝固療法
	＋腎機能障害	＋限外濾過	＋限外濾過 ＋自己応答ペーシング	＋限外濾過 ＋肺血管拡張薬（PDE5i）	＋限外濾過 ＋運動療法	＋限外濾過 ＋除細動＋レートコントロール ＋抗凝固療法
	＋冠動脈疾患	＋ACEI ＋血行再建	＋ACEI ＋血行再建	＋ACEI ＋血行再建 ＋肺血管拡張薬（PDE5i）	＋ACEI ＋血行再建 ＋運動療法	＋ACEI ＋血行再建 ＋除細動 ＋レートコントロール ＋抗凝固療法

*わが国保険未承認.
PDE5i：PDE-5 阻害薬，ACEI：アンジオテンシン変換酵素阻害薬，ARB：アンジオテンシンⅡ受容体拮抗薬.

［文献2を参考に作成］

拡張薬による降圧（後負荷軽減）や亜硝酸薬による前負荷軽減により肺うっ血の軽減を図るが，不十分な場合は利尿薬を併用する．求心性肥大を示す患者では前負荷低下により心拍出量低下をきたし強心薬が必要になる場合がある．

c 慢性期

a）利尿薬

HFpEF 患者では，HFrEF 患者と同様にうっ血に対しての適切な利尿薬の使用が症状の軽減に重要である．一方，腎機能障害の合併や1回心拍出量が低下している例が多いため，前負荷の過剰な減少には注意が必要である．

b）RAA 系阻害薬

レニン・アンジオテンシン（RA）系阻害薬のperindopril，candesartan の HFpEF に対する効果がランダム化比較試験（RCT）で検討された．主要評価項目である全死亡と入院の改善は認められなかったが，心不全入院はいずれの薬剤においても減少させた．さらに，アルドステロン拮抗薬のeplerenone は RAAM-PEF 試験で RA 系阻害薬の併用により拡張機能指標の1つである E/e’ の改善を示し，Aldo-DHF 試験においては spironolactone も E/e’ の改善を示した．しかし，TOPCAT試験において spironolactone は心不全入院の減少を示したが，主要評価項目である心不全入院と心不全死の複合イベントは改善させなかった．この

ようにアンジオテンシン変換酵素（ACE）阻害薬，アンジオテンシンⅡ受容体拮抗薬（ARB），アルドステロン拮抗薬は HFpEF 患者において心不全入院は抑制させるが，生命予後改善効果までは示せていない．

c）β遮断薬

β遮断薬の carvedilol は，J-DHF 試験において主要評価項目である心不全入院，心血管死の複合イベントを抑制しなかった．ただし，投与量別のサブ解析では，投与量の中間値を超えて投与された群では，中間値以下の群に比べ，心血管系の入院・心血管死が有意に抑制された．最近のコホート研究と RCT をあわせたメタ解析において，β遮断薬は死亡を21％減少させたが，心不全入院の抑制効果を認めず，β遮断薬の HFpEF に対する効果については，さらなる検討が必要である．

d 併存疾患に対する治療

臨床症状と併存疾患によって，それぞれに特異的な治療方針の選択が必要である[2]（表1）.

a）高血圧

ALLHAT 試験では，サイアザイド系利尿薬がCa 拮抗薬や ACE 阻害薬と比較して HFpEF 患者の再入院を抑制した．lisinopril と amlodipine では有意差は認めなかった[3]．これらより高血圧合併例にはサイアザイド系利尿薬を中心とし，さらに多剤併用療法の必要な症例には RA 系阻害薬，

アルドステロン拮抗薬, Ca 拮抗薬の併用も考慮される.

b) 心房細動

心房細動は, HFpEF 患者の死亡や入院の独立した予測因子である. カテーテルアブレーション後に洞調律の患者は左室拡張機能が改善するが, HFpEF 患者は再発による入院や再手術の例も多いことが問題である.

c) その他

心筋虚血は, HFpEF 患者の死亡率増加と関連している. しかし, isosorbide mononitrate は, NEAT-HFpEF 試験にて主要評価項目である日中の活動性をプラセボと比較して用量依存性に低下させ, むしろ悪化させた.

I-PRESERVE 試験では約 40% の死亡が非心血管死であった. 特に糖尿病, 慢性閉塞性呼吸器疾患, 腎機能障害は全死亡の予測因子であった. 肥満は死亡率や入院率の増加に関与しており, 減量にて心肥大の退縮や拡張障害の改善, 左室流入圧の低下を認めている.

将来の展望

HFpEF 患者の種々の併存疾患による慢性炎症が cGMP/PKG シグナルを抑制し, トロポニン I や L 型 Ca チャネル, タイチンを介して拡張機能の悪化に関与すると報告されている. recombinant IL-1 受容体アンタゴニストである anakinra は, cGMP/PKG シグナルの改善をターゲットとし, 短期使用で運動耐容能の改善効果が示された. 現在, 長期効果の検討を目的とした DHART-2 臨床試験が進行中である. しかしながら, PDE-5 阻害薬のシルデナフィルは cGMP の分解を抑制するが, 運動耐容能の改善を認めていない. 一方で, 一酸化窒素 (NO) 非依存性に cGMP を増加させる可溶性グアニル酸シクラーゼ (sGC) 刺激薬 vericiguat は, SOCRATES-PRESERVED 試験にて 12 週後の BNP の低下, 左房容積減少が検討されている.

BNP などの Na 利尿ペプチドは cGMP 系を活性化するが angiotensin receptor-neprilysin inhibitor (ARNi) は PARAMOUNT 試験にて valsartan と比較して NT-proBNP を 12 週後に 26% 減少させ, 36 週後には左房径, 左房容積ともに減少させた. 現在, 心血管死と心不全入院を主要評価項目とした PARAGON-HF 試験が進行中である.

洞房結節の If チャネルの阻害薬である ivabradine は, SHIFT 試験において洞調律の心拍数 70/分以上の HFrEF に対して心血管死, 心不全悪化による入院を 18% 抑制したが, 心拍数 60/分以上の HFpEF に対しても 7 日間投与で運動耐容能, 左室拡張機能の改善が示された[4]. 現在 8 ヵ月後の左室拡張機能, NT-proBNP, 6 分間歩行をプラセボと比較する臨床試験が進行中である. さらに心拍数のコントロールに関しては, 変時性不全の徐脈に対して心拍応答機能付きペースメーカによる運動耐容能の改善も検討されており (RAPID-HF 試験), 至適心拍数について明らかにされつつある.

CHAMPION trial では, 肺動脈圧モニタリングによる心不全入院の抑制効果が検討され, モニター群は 6 ヵ月後の心不全入院を 46% 抑制した. さらに, 平均 17.6 ヵ月の経過観察で 50% 抑制した. また, 腎交感神経アブレーション (DIASTOLE 試験) の有効性も検討されている.

処方例

● うっ血軽減のため
[利尿薬]
①～⑤を単独または併用
①ダイアート 15 mg～
②ラシックス 20 mg～
③フルイトラン 1 mg～
④セララ 25 mg～
⑤アルダクトン A 12.5 mg～
● 降圧療法として
[ACE 阻害薬, ARB]
①または②
①ロンゲス 10 mg～
②ブロプレス 4 mg～
[Ca 拮抗薬]
①アムロジン 2.5 mg～
● 心拍数コントロール
①または②
①ワソラン 40 mg～
②アーチスト 10 mg～

生活指導

高血圧合併 HFpEF 患者に減塩食の sodium 1,150 mg/2,100 kcal の sodium-restricted dietary approach to stop hypertension diet (DASH/SRD) の 21 日間投与は有意な降圧効果と酸化ストレスの軽減, さらに拡張機能改善, 血管弾性の改善を認めている[5]. 近年, HFpEF に対する運動療法の有効性について 6 つの RCT のメタ解析が行われ, 生活の質 (QOL) や運動耐容能の改善が示された.

TOPICS

①HFpEF 患者に isosorbide mononitrate の６週間投与による活動性の評価を行った多施設二重盲検クロスオーバー試験（NEAT−HFpEF 試験）[a]

硝酸薬は運動時の肺うっ血を軽減し，運動耐容能の改善が期待される．そこで本研究では，HFpEF 患者 110 名に isosorbide mononitrate を 30 mg から開始し 120 mg まで増量し６週間観察した．主要評価項目は，120 mg 内服時の日中の活動性で 14 日間の平均を評価した．活動性は加速度センサー（KXUD9−2050, Kionix）で測定した．結果は，isosorbide mononitrate 内服群において，日中活動性がプラセボ群と比較して有意に低下した．さらに，活動性の低下は用量依存性に悪化した．このように HFpEF 患者に対する isosorbide mononitrate 内服は日中の活動性を低下させる．さらに運動耐容能, QOL, NT−proBNP 値の改善も認めなかった．

a) Redfield MM et al：Isosorbide mononitrate in heart failure with preserved ejection fraction. N Engl J Med **373**：2314-2324, 2015

②HFpEF 患者に対する運動療法の拡張機能改善とは独立した運動耐容能，QOL の改善効果[b]

HFpEF の運動耐容能は低下しているが治療法は確立されてない．HFpEF に対して運動療法の心肺機能, QOL の改善効果について RCT のメタ解析が行われた．276 例の HFpEF 患者［EF＞45%, New York Heart Association（NYHA）分類 II 〜 III 度，最大酸素摂取量 13.2〜16.8 mL/kg/分］に対して運動療法を行い，最大酸素摂取量は 2.72 倍増加し，QOL の指標として Minnesota living with HF（MLWHF）score は 3.97 改善した．心エコー図法の指標は変化を認めなかった．

b) Pandey A et al：Exercise training in patients with heart failure and preserved ejection fraction meta-analysis of randomized control trials. Circ Heart Fail **8**：33-40, 2015

文 献

1) Shah RV et al：The effect of renin-angiotensin system inhibitors on mortality and heart failure hospitalization in patients with heart failure and preserved ejection fraction：a systematic review and meta-analysis. J Card Fail **16**：260–267, 2010

2) Shah SJ et al：Phenotype-specific treatment of heart failure with preserved ejection fraction：a multiorgan roadmap. Circulation **134**：73–90, 2016

3) Davis BR et al：Heart failure with preserved and reduced left ventricular ejection fraction in the antihypertensive and lipid-lowering treatment to prevent heart attack trial. Circulation **118**：2259–2267, 2008

4) Kosmala W et al：Effect of If-channel inhibition on hemodynamic status and exercise tolerance in heart failure with preserved ejection fraction：a randomized trial. J Am Coll Cardiol **62**：1330–1338, 2013

5) Hummel SL et al：Low-sodium DASH diet improves diastolic function and ventricular-arterial coupling in hypertensive heart failure with preserved ejection fraction. Circ Heart Fail **6**：1165–1171, 2013

IX. うっ血性心不全

4 心不全に対する心臓再同期療法（CRT）

▶▶ 三橋武司

診療のポイント

● 心臓再同期療法（CRT）の効果が期待できるのは，洞調律の左脚ブロック波形で QRS 幅が 150 ms 以上である．
● 左脚ブロック以外の心室伝導障害を示す場合や，心房細動を有する場合はその効果が得られにくい．
● 早期適応が重要で，左脚ブロックであれば New York Heart Association（NYHA）II 度から考慮する．
● 遠隔モニタリングを利用した早期介入で予後が改善する可能性がある．
● 右室ペーシングの回避，左室多点からのペーシングなど今後の研究が待たれる．

重症心不全患者において QRS 幅が延長しているほど予後がわるく，かつ心不全の重症度が増加するほど左脚ブロックの合併頻度が増加し，中等度から重症の左心不全患者において約 20～30% に左脚ブロックが合併していると報告されている[1]．左脚ブロックは左室拡大により生じた結果である可能性もあるが，一方で左脚ブロックにより左室側壁および乳頭筋収縮の遅れが生じるため僧帽弁閉鎖不全が起こりやすくなり，局所的な心筋壁の仕事量の増大やストレスが生じ，細胞代謝や組織性状の変化がもたらされたとの実験もある．つまり左脚ブロックの存在が心不全発症の原因ともなりうる．また術前，特に心不全のなかった房室ブロック患者が右室ペーシングにより心不全を発症する症例も少なからず経験し，左脚ブロックそのものが心機能を悪化させる可能性を示唆する．

以上のように左室収縮障害に左室内伝導障害，特に左脚ブロックが合併すると臨床的にも予後が増悪する可能性があり，その改善を目的に CRT が開発された．通常の CRT は経静脈的に右房，右室と冠静脈を介して左室心外膜側に留置してペーシングする．当初は右室と左室を両方ペーシングするので，両室ペーシングと呼ばれていたこともあったが，現在は心室再同期療法と呼ばれている．その理由は，CRT が，①左室内の非同期，②房室間の非同期，③右室と左室の非同期という 3 つの非同期を改善させるからである．

治療のための診断と検査

CRT の適応については心不全の重症度，左室駆出率そして心電図における QRS 幅の 3 つが取り入れられており，これに心房細動や徐脈に伴う右室ペーシングの有無が追加的な考慮条件となっている．2011 年の日本循環器学会および不整脈学会のガイドラインでは，①最適の薬物療法でも NYHA III 度または通院可能な程度の IV 度の慢性心不全，②左室駆出率 35% 以下，③洞調律で QRS 幅は 120 ms 以上とされている．

心不全が重症であるほど CRT の効果が得られにくく，むしろ補助人工心臓（VAD）の適応を考慮したほうがよいのかもしれない．一方，CRT をより軽症な症例から植込みを行う試験がいくつか報告され[2]，そのような症例では心不全入院や心エコー上の左室リモデリング進展予防効果があるとされた．BNP は心不全重症度に比例し，参考にはなるが，CRT 適応の有無を判断する基準となるものではない．

QRS 幅に関して最近はより幅の広い患者に効果が期待できることが指摘されている．特に 150 ms 以上に対して有効であるとされているが，実は右脚ブロックや左室内伝導障害に関してはいくら QRS 幅が広くても左脚ブロックほど期待はできないことがわかっている（図1）[3]．よって，左脚ブロック患者に関しては比較的軽症な心不全例も左室リモデリング進展予防効果を期待して早期から適応を考え，左脚ブロック以外の症例は慎重に適応を考慮すべきである．逆に，narrow QRS

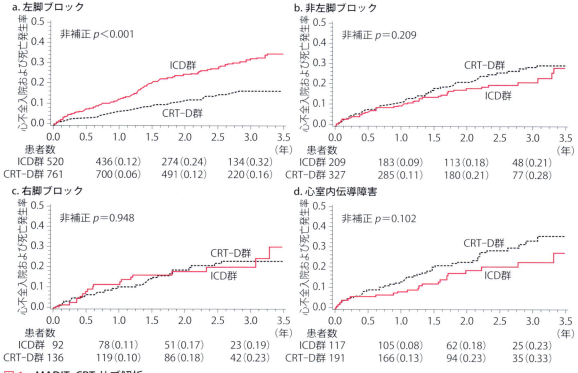

図1 MADIT-CRT サブ解析
左脚ブロックであれば ICD 群より CRT-D 群の予後がよく（a），右脚ブロックでは両者に差がない（c）．非左脚ブロック（b），心室内伝導障害（d）では CRT-D のほうがよい傾向にあるが，統計的に有意差はない．

［文献3より引用］

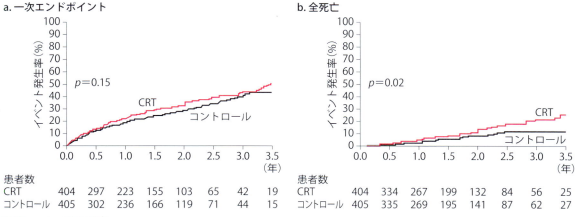

図2 echo CRT 研究
心エコー上 dyssynchrony があると判断された narrow QRS 患者に対して CRT を行っても一次エンドポイントが改善することはなく（a），むしろ全死亡は増加した（b）．

［文献4より引用］

の心不全患者に CRT を入れるとむしろ予後を悪化させるという報告もある（図2）[4]．

現在のところ，CRT の適応に dyssynchrony についての記載はない．これには現段階で再現性をもって定量的に dyssynchrony の評価ができる手法が確立していないことも関係している．しかしそれは，心エコーなどによる dyssynchrony の評価が不要であるという意味ではない．CRT は基本

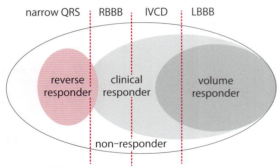

図3 心電図波形とCRTに対する反応のシェーマ
LBBB：左脚ブロック，IVCD：心室内伝導障害，RBBB：右脚ブロック．

的には左室収縮のタイミングを整えるだけであるのでdyssynchronyを改善させているはずである．ただしdyssynchronyの定量評価が難しいため，現在のところその評価をもとに適応の判断を決定すべきではない．

左室リードを留置する部位に瘢痕組織があると左室ペーシングが無効である可能性もある．特に，虚血性心疾患などでは左室側壁から後壁に瘢痕組織がないかMRIなどであらかじめ評価しておくと参考になる．また，実際の植込み前に冠静脈の走行などを冠動脈造影やCTなどで確認しておくと手術手技時間の短縮につながる．

治療の一般方針

a 治療方針の立て方

CRT植込みを考えるためには，まず伝導障害があるかどうかが最大の関心事であり，心電図でnarrow QRSであれば，CRT以外の心不全治療を考慮すべきである[4]．さらにwide QRS波形でも右脚ブロックや典型的左脚ブロックを呈さない左室内伝導障害患者もCRTの効果が得られにくい可能性がある[3]．しかし実臨床では特に左室内電障害患者などは適応に悩む症例もいる．また右脚ブロックであってもPQ延長があって房室同期障害が疑われる症例などはCRTにより心不全症状の進行を抑制できる可能性もある．筆者はQRS波形とCRTに対する反応について図3のようなとらえ方をしている．つまり，左脚ブロック患者（LBBB）であれば，大部分の症例はCRTに反応し左室のreverse remodelingも期待できる（volume responder）．左室内伝導障害患者（IVCD）はvolume responderは少ないかもしれないが，臨床的に心不全症状の改善が得られる症例（clinical responder）が少なからず存在する．右脚ブロック患者（RBBB）はnon-responderが増えるが，中にはclinical responderも存在するであろう．残念ながらnarrow QRS患者ではnon-responderが増加し，さらにはむしろ予後が悪化する患者（reverse responder）がいる．

TOPICS

多点ペーシングシステム（multi-point pacing：MPP）
——1本の左室リードから左室の2ヵ所でペーシングすることが可能なシステム

CRTをより効果的にするために左室から2点でペーシングしようとするコンセプトがある．冠静脈内に2本のリードを挿入して行う方法と，1本のリードの2ヵ所からペーシングする方法がある．前者は2本のリードを分極して本体に接続する必要があるなど手技も煩雑であり，さらに分極した場合は陽極ペーシングが捕捉されていないと意味がない．後者のようなMPPは，従来の4極左室リードを用いて本体のアルゴリズムをかえるだけで可能である．MPPの効果をCRT適応のある患者で圧容量曲線（PV loop）を用いて検討された報告がある[a,b]．PV loopが記録できるカテーテルを用いてreal timeに計測する方法で，従来のCRTよりLV dP/dt, stroke work, stroke volume, 左室駆出率（EF）などが2.4〜7.9％増加し，拡張能の改善も確認できたという．従来のCRTに対する反応は，虚血性心筋症で不良である傾向にあるとの報告が多いが，興味深いことにMPPはむしろ虚血性心筋症のほうが従来のCRTより改善率が高かったとのことである．虚血性心筋症では心筋のvariabilityが一様でないことが関係しているのかもしれない．ただ多点でペーシングすれば当然電池寿命は短くなるのが予想され，血行動態的メリットを相殺する可能性もある．すべての患者にMPPが必要なのか，効果が大きい症例の特徴など今後解決しなければならない問題点も多い．

a) Pappone C et al：Multipoint left ventricular pacing improves acute hemodynamic response assessed with pressure-volume loops in cardiac resynchronization therapy patients. Heart Rhythm 11：394-401, 2014
b) Pappone C et al：Multipoint left ventricular pacing in a single coronary sinus branch improves mid-term echocardiographic and clinical response to cardiac resynchronization therapy. J Cardiovasc Electrophysiol 26：58-63, 2015

b 薬物療法

　CRT 植込み患者において，当然ながら薬物療法は重要である．かつては最大限の薬物療法を行っても NYHA Ⅲ度以上というのが適応基準になっていたが，最近はもう少し早めに CRT 植込みを考慮するようになってきている．しかし，植込んだらそれで終わりというわけではなく，心不全治療薬も最大限に増量することを考慮する．特に，β遮断薬による徐脈に関しては CRT 植込み後には気にする必要がなくなる．心房ペーシング率が上がってくれば，rate response 機能を併用すればよい．また CRT 植込み後に血圧が上昇すればアンジオテンシン変換酵素（ACE）阻害薬やアンジオテンシンⅡ受容体拮抗薬（ARB）の増量も容易になる．

c その他の治療法

　CRT 以外の非薬物療法も重要である．重要な併用治療の中で心臓リハビリテーション（心リハ）は最も重要なものの 1 つである．心リハの効果に関しては，その患者背景の多様性や患者コンプライアンスの不安定さにより統計的に有用性を示すことは難しいが，実臨床では明らかに有効である症例を経験する．自治医科大学附属さいたま医療センター（当施設）においては，CRT 植込み後の患者に対しても積極的に心リハによる介入を行っている．また，わが国で開発された WAON 療法なども施設が限定されるが考慮してもよい．

生活指導

　CRT 植込み患者に対する生活指導は慢性心不全患者に準じる．内服薬の遵守，塩分や水分制限はいうまでもないことであるが，肥満のある患者では減量が重要である．肥満の予防も兼ね，うっ血の状態を認識するためにも連日の体重測定は必須である．筆者は患者に対して，3 日間に 2 kg の

体重増加時にはループ利尿薬の頓用を指導している．また，貧血などが non-responder の原因となることも知られており，可能であれば鉄分の多い食事やサプリメントを勧めている．

　遠隔モニタリングを行ったほうが植込み型除細動器（ICD），両室ペーシング機能付き植込み型除細動器（CRT-D）患者の予後がよかったとの報告がある[5]．しかしモニタリングしているだけで予後がよくなるわけではなく，なんらかの介入が必要である．Hindricks らは遠隔モニタリングによりデバイスの不具合，不整脈などの早期覚知が可能になり，特に心房細動に対する介入が重要であると報告している．また，医療関係者から患者に対して連絡することにより患者の病識，治療に対するアドヒアランスの改善などが結果を左右した可能性もある．

文　献

1) Kalahasti V et al：QRS duration and prediction of mortality in patients undergoing risk stratification for ventricular arrhythmias. Am J Cardiol **92**：798-803, 2003
2) Moss AJ et al：Cardiac-resynchronization therapy for prevention of heart-failure events. N Engl J Med **361**：1329-1338, 2009
3) Zareba W et al：Effectiveness of cardiac resynchronization therapy by QRS morphology in multicenter automatic defibrillator implantation trial-cardiac resynchronization therapy（MADIT-CRT）. Circulation **123**：1061-1072, 2011
4) Ruschitzka F et al：Cardiac-resynchronization therapy in heart failure with a narrow QRS complex. N Engl J Med **369**：1395-1405, 2013
5) Hindricks G et al：Implant-based multiparameter telemonitoring of patients with heart failure（IN-TIME）：a randomized controlled trial. Lancet **384**：583-590, 2014

5 心不全における不整脈の治療

▶ 小松　隆

診療のポイント・治療指針

- 低心機能例における I 群抗不整脈薬の不用意な長期投与は，患者の生命予後を悪化させる可能性がある．
- 心不全合併の頻脈性不整脈には，主として β 遮断薬あるいは III 群抗不整脈薬が使用されている．
- 基礎疾患を有する心室頻拍・細動例に対する抗不整脈薬療法に治療的限界があり，植込み型除細動器（ICD）の適否を考慮する必要がある．
- QRS 幅の広い心室内伝導障害を呈する慢性心不全例に対して，両室ペーシング機能付き植込み型除細動器（CRT-D）の適応を考慮する必要がある．

心不全の重症度別死因を検討した報告によれば，New York Heart Association（NYHA）心機能分類 II〜III 度例の半数以上，IV 度例の 1/3 が突然死であると報告されている．心不全例では基礎心疾患による心筋自体の機能的・形態的異常による不整脈基質のみならず，カテコラミンやレニン・アンジオテンシン・アルドステロン系（RAAS），脳内および心房内 Na 利尿ペプチド（BNP・ANP）などのホルモン活性亢進による修飾因子に加え期外収縮が引き金となり，リエントリー，異常自動能や撃発活動の機序による不整脈が発生すると考えられている．

さらには，急性心不全治療薬の利尿薬による電解質異常，強心薬のカテコラミン製剤やホスホジエステラーゼ阻害薬による催不整脈作用にも注意しながらの不整脈管理が必要となる．また，心不全例や低心機能例における不用意な I 群抗不整脈薬や amiodarone を除く III 群抗不整脈薬の長期投与は，逆に患者の生命予後を悪化させる可能性があることも忘れてはならない．

治療の一般方針

a 心房粗動・細動

欧米の大規模臨床試験によれば，NYHA 心機能分類が重症な例ほど心房細動の合併率が高いと報告されている．心血行動態が不安定な場合や急性心筋虚血の増悪が示唆される発作性心房粗動・細動では，十分な抗凝固管理下の経静脈麻酔による電気的除細動が考慮される．また，心不全合併例では非合併例に比し，血栓塞栓症が 2.6 倍に増加し，その死亡率が 35％も増加することに注意する．

a）急性心不全例の心拍数調節

わが国では，急性心不全例の心拍数調節薬として landiolol が使用可能であり，通常の開始用量を 1μg/kg/分とし，その後 1〜10μg/kg/分まで適宜増減しつつ心拍数 110 拍/分未満あるいは 20％以上の心拍数減少を目標に持続点滴する．digoxin との無作為比較試験を行ったわが国の報告によれば[1]，その心拍数調節効果は有意に優れていたものの，投与開始から 72 時間まで血圧低下の有害事象が 7.5％に認められた．また，本試験では左室駆出率 25％未満や投与前血圧が 90 mmHg 未満の重症心不全例は除外対象となっており，かかる症例では低拍出症候群の有害事象に注意する必要があろう．

b）慢性心不全例の洞調律維持

慢性心不全例の発作性心房粗動・細動に対する洞調律維持療法には，III 群抗不整脈薬の amiodarone が選択される．amiodarone は他剤抗不整脈薬に比し高い洞調律維持効果を認めるのみでなく，抗心不全作用（抗酸化作用や抗炎症作用など）ならびに心拍数調節作用も報告され，欧米の大規模臨床試験では本剤により洞調律維持が可能であった心不全例では生命予後の改善効果も報告された．

ただし，わが国においては致死的心外副作用である肺毒性が 4〜7％の頻度で報告されており，必要最小限の維持投与量を配慮しつつ，画像検査（胸部 X 線や CT），採血検査（肺線維化マーカー，

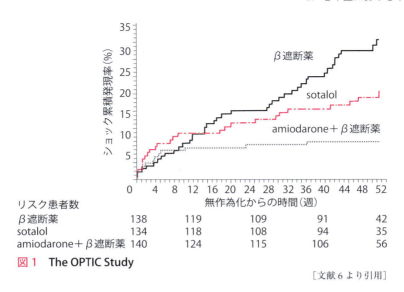

図1 The OPTIC Study

[文献6より引用]

甲状腺機能，肝機能など），呼吸機能検査ならびに眼科受診などの定期チェックが必要となる．

c）慢性心不全例の心拍数調節

心不全慢性期の心拍数調節にはβ遮断薬が第一選択薬として推奨される．欧米の大規模臨床試験メタ解析では，慢性心不全におけるβ遮断薬の心房細動再発予防効果が報告されている．一般的に，心保護作用が期待される脂溶性β遮断薬にはbisoprololとcarvedilolが汎用されているが，近年，心拍調節薬としてbisoprololのさらなる有用性が明らかにされた[2]．通常，慢性心不全例ではbisoprolol 0.625～1.25 mg/日より開始し，2.5～5.0 mg/日を目標維持量として慎重に漸増する．

ジギタリス製剤はdigoxin 0.125 mg/日あるいはmetildigoxin 0.05 mg/日から開始し，定期的な血中濃度測定でジギタリス中毒の予防管理を行う．現時点で心不全を合併した慢性心房細動例に対するジギタリスの明らかなエビデンスはなく，一方，陰性変力作用があるCa拮抗薬（verapamilやdiltiazem）の投与も好ましくない．なお，心不全を合併した心房細動例を対象にした大規模比較試験によれば，心拍調節療法は洞調律維持療法に劣らない心血管予後とする成績が示されている[3]．

d）肺静脈隔離術

近年，心不全を合併した心房細動例（左室駆出率＜45％）における肺静脈隔離術（＋左房天蓋部線状焼灼）の成績が報告されているが[4]，その洞調律維持効果は対象とした術未施行群と同等であり，術後の左室機能や生活の質（QOL）は改善したものの，長期心血管予後（ハード・エンドポイント）の比較はなされていない．心不全合併例では左房径も拡大し，左房筋自体にも器質的変化が及んでいる場合が多く，現時点で肺静脈隔離術（＋左房天蓋部線状焼灼）が生命予後を改善させる明らかなエビデンスは示されていない．

b 心室頻拍・細動

心不全を合併する心室頻拍・細動の多くが低心機能を有した基礎心疾患例である．無論，血行動態が不安定な心室頻拍，心室細動は電気的除細動が第一選択であるが，停止・再発予防目的で使用可能な急性心不全例の抗不整脈薬としてamiodarone，nifekalantならびにlidocainがある．欧米の大規模臨床試験[5]やわが国の多施設共同試験では，いずれもlidocainに比しamiodaroneならびにnifekalantの臨床効果が優れたとする報告がなされている．

通常，amiodaroneは10分間で125 mgの単回静注投与後，6時間で750 mgの負荷量投与を，nifekalantは5分間で0.3 mg/kgの単回静注投与後，0.4 mg/kg/時の維持量投与を，いずれも心電図モニター下で過度なQT延長に注意しながら持続点滴する．筆者は，心拍数の早い心室頻拍，透析・腎機能障害例，心房粗動・細動を合併している例，QT延長傾向がある例はamiodaroneを優先とし，心機能低下・低血圧例，即効性を期待する例，頻回に電気的除細動を要する例，重篤な肺疾患・肝機能障害例はnifekalant優先をしている．

Ⅲ群抗不整脈薬（主としてamiodaroneやsotalol）に比し慢性心不全例の総死亡や不整脈死に対するICDのゆるぎない二次予防効果が欧米

の大規模臨床試験（AVID 試験，CIDS 試験，CASH 試験など）で示されている．さらに，虚血性あるいは非虚血性のいかなる基礎心疾患においても，MADIT Ⅱ 試験や SCD-HeFT 試験から Ⅲ 群抗不整脈薬に比し ICD の生命予後に対する一次予防効果の有用性が示されているものの，発作頻度の減少や QOL の改善，ICD による不適切作動の軽減といった観点において，Ⅲ 群抗不整脈薬は重要な役割を担っている（図1）．現時点で，β 遮断薬と amiodarone 併用が β 遮断薬単独あるいは sotalol に比し，最も ICD の正常作動を予防する至適薬物療法と考えられている[6]．

　一方，QRS 幅の広い心室内伝導障害を呈する慢性心不全例は，QRS 幅が正常な心不全例に比し生命予後が不良であることが報告された．QRS 幅が 120 ms 以上かつ PQ 間隔が 150 ms 以上の慢性心不全例（左室駆出率 35％以下）を対象に，至適薬物療法（OPT 群），両室ペーシングによる心臓再同期療法（CRT-P 群）ならびに CRT-D 群の生命予後を無作為に比較した COMPANION 試験では，OPT 群に比し CRT-D 群が有意に良好な成績であった（36％の死亡リスク低下）．

　QRS 幅が 130 ms 以上かつ軽症から中等症の慢性心不全例（NYHA Ⅰ～Ⅱ度，左室駆出率 30％以下）を対象とした MADIT-CRT 試験では[7]，ICD 群に比し CRT-D 群が死亡ならびに心不全入院の心血管事故を有意に減少させ（40％のリスク低下），洞調律が維持されている QRS 幅が 120 ms 以上かつ中等症の慢性心不全例（NYHA Ⅱ～Ⅲ度，左室駆出率 30％以下）を対象とした RAFT 試験でも[8]，ICD 群に比し CRT-D 群が死亡ならびに心不全入院を有意に減少させた（25％のリスク低下）．現在，日本循環器学会ガイドラインでは，NYHA Ⅲ～Ⅳ度，QRS 幅 120 ms 以上，左室駆出率 35％以下の ICD 適応例を CRT-D 移植術に推奨している．

■ 生活指導

　慢性心不全例の生活指導に準拠した塩分制限（7 g/日以下），禁煙，体重管理，適度な運動指導を行う．また，精神的ストレスは不整脈発症の引き金となり，心不全患者の予後に悪影響を及ぼす報告があり，家族や医療スタッフを交えた精神的支援も必要であろう．

文 献

1) Nagai R et al：Urgent management of rapid heart rate in patients with atrial fibrillation/flutter and left ventricular dysfunction：comparison of the ultra-short-acting β1-selective blocker landiolol with digoxin（J-Land Study）. Circ J 77：908-916, 2013

2) Dungen H et al：Titration to target dose of bisoprolol vs. carvedilol in elderly patients with heart failure：the CIBIS-ELD trial. Eur J Heart Fail 13：670-680, 2011

3) Roy D et al：Rhythm control versus rate control for atrial fibrillation and heart failure. N Engl J Med 358：2667-2677, 2008

4) Hsu L et al：Catheter ablation for atrial fibrillation in congestive heart failure. N Engl J Med 351：2373-2383, 2004

5) Dorian P et al：Amiodarone as compared with lidocaine for shock-resistant ventricular fibrillation. N Engl J Med 346：884-890, 2002

6) Connolly SJ et al：Comparison of beta-blockers, amiodarone plus beta-blockers, or sotalol for prevention of shocks from implantable cardioverter defibrillators：the OPTIC Study：a randomized trial. JAMA 265：165-171, 2006

7) Moss AJ et al：Cardiac-resynchronization therapy for the prevention of heart-failure events. N Engl J Med 361：1329-1338, 2009

8) Tang AS et al：Cardiac-resynchronization therapy for mild-to-moderate heart failure. N Engl J Med 363：2385-2395, 2010

6 新世代植込み型補助人工心臓

▶▶ 前嶋康浩

診療のポイント・治療指針

● 2010 年に改正臓器移植法が施行されて以来，心臓移植数は増加しているものの深刻なドナー不足のため，心臓移植を実際に受けるまでの待機期間が非常に長い．
● 植込み型補助人工心臓（ventricular assist device：VAD）による治療を保険診療で行われるのは移植登録された患者を対象とした bridge to transplant（BTT）に限定されている．
● 2017 年 9 月現在，わが国では 3 種類の植込み型 VAD が臨床使用可能であり，連続流式の製品が主流である．
● 今後，移植を前提としない植込み型左心補助装置（LVAD）の使用，すなわち destination therapy が期待されているが，その適応に関しては慎重な検討が必要である．

心臓移植における補助人工心臓の役割について

2010 年 7 月より施行された改正臓器移植法により本人の意思が不明な場合には，家族の承諾で臓器が提供できることとなったため，脳死臓器提供が増加して心臓移植実施数は飛躍的に増加した．その一方，心移植申請者数は心臓移植実施数を大幅に上回って増加しているため，わが国における臓器提供者不足はむしろ年々その深刻度を増している．現在，わが国における心臓移植の対象となる重症心不全患者のうち，医学的緊急度の高いstatus 1［補助心臓，大動脈内バルーンパンピング（IABP），人工呼吸，カテコラミン持続静注が必要な状態］の患者の心臓移植待機期間は 2015 年 12 月 31 日の時点で平均 1,059 日（米国における待機期間は平均 56 日）ときわめて長いため 90％で VAD の装着が行われており，VAD の果たす役割は非常に大きいといえる[1]．

VAD は血液ポンプ，ポンプの駆動装置およびその制御装置，駆動装置を動かすためのエネルギー系，情報処理系などから構成されるが，血液ポンプの設置箇所によって体外式 VAD と植込み型 VAD に大別される．さらに，植込み型 VAD は，制御装置やエネルギー系を体外に設置する携帯型と，すべてのシステムを体内におさめて皮膚の上から VAD の制御やエネルギーの送付を行う完全埋め込み型とがある．このうち，近年植込み型 VAD がめざましい発展を遂げており，わが国

の VAD レジストリー「Japanese registry for Mechanically Assisted Circulatory Support（J-MACS）」によると，植込み型 VAD のほうが長期安定性および安全性において体外式 VAD より有意に良好な成績を示しており，植込み症例数も増加傾向にある[2]（図 1）．また，体外式 VAD を植込み型 VAD に移行させることにより自宅退院や社会復帰が可能となるため，心臓移植待機患者の生活の質（QOL）の改善に大きく貢献している．

現状では，わが国における VAD の適応はINTERMACS profile に基づいて作成された J-MACS レベルにより規定されている．原則として，レベル 1（重度の心原性ショック）は体外式 VAD の適応，レベル 2（進行性の衰弱）とレベル3（安定した強心薬依存）は植込み型 VAD の適応であるが，レベル 4（安静時症状）であっても重症不整脈合併例や強心薬に対するアレルギーがあるなどの特殊な理由がある場合は植込み型 VAD の適応となることがある[3]．

現在わが国で使用されている植込み型VAD

VAD の血液ポンプには拍動流ポンプと連続流ポンプの 2 種類がある．2000 年頃には連続流 VAD が長期安定性と小型化を実現し，現在は植込み型 VAD が用いられている．連続流ポンプは，スクリューやプロペラのような仕組みで血液を送り出す遠心ポンプと軸流ポンプの 2 形式が代表的であ

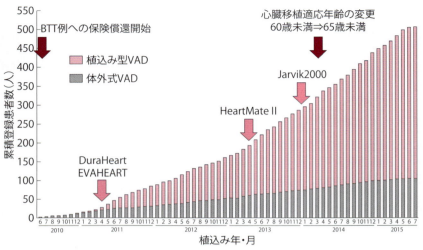

図1 わが国における人工心臓の内訳

[文献2を参考に作成]

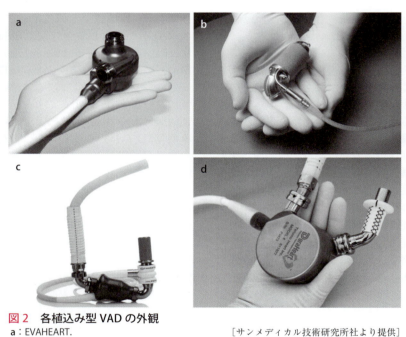

図2 各植込み型VADの外観
a：EVAHEART.
b：Jarvik2000 FlowMaker.
c：HeartMate II.
d：DuraHeart.

[サンメディカル技術研究所社より提供]
[センチュリーメディカル社より提供]
[ニプロ社より提供]
[テルモ社より提供]

る．脳出血や消化管出血などの出血性合併症，脳塞栓症，ポンプ内血栓形成などの血栓塞栓症，ドライブラインやポケットなどのデバイス感染症がVAD植込み後の主な合併症としてあげられる．連続流VADの普及により，心不全の増悪や合併症に伴う再入院数は著明に減少した．わが国では現在4機種の植込み型VADがBTTとして使用さ れている．

a EVAHEART（図2a）

2011年3月に保険償還された遠心ポンプ型の連続流VADであり，容積132 mL，重量420 gである．「クールシールシステム」と呼ばれる，impeller（羽根車）回転軸の血液シールに滅菌水を循環させることによって軸受けの磨耗の予防と冷却を

行う，という独自のシステムが採用されている．日本臨床補助人工心臓研究会（JACVAS）の補助人工心臓レジストリーによると，2015年8月までに144例の植込みが行われており，2013年8月までの時点で最長2,266日，平均470日の施行期間が記録されている[4]．

b Jarvik2000 FlowMaker （図2b）

2014年1月に保険償還された第二世代軸流ポンプ型連続流VADである．容積25 mL，重量90 gと成人用植込み型VADの中では最小かつ最軽量であるため，小さな体格の患者にも植込み可能であるという利点を有している．また，64秒中8秒間自動的に流量を下げるintermittent low speed（ILS）という設定が導入されており，左室内や大動脈弁周囲の血栓形成を予防する工夫がなされている．ポンプ本体が左室内に留置されることから，ポンプポケットの作成が不要であるのが特徴である．outflow人工血管は，下行または上行大動脈に吻合される．わが国では2015年8月までに63例に使用され，2013年8月までの時点で最長1,607日，平均691日の施行期間が記録されている[4]．

c HeartMate II （図2c）

2013年4月に保険償還された第二世代軸流ポンプ型連続流VADで，直径35 mm，長さ81 mm，重量340 gである．世界で最も頻用されているVADであり，すでに15,000例以上が植込まれている．わが国では2015年8月までに136例に使用され，2013年8月までの時点で最長1,152日，平均174日の施行期間が記録されている[4]．BTT患者を対象とした米国における治験結果によると，それまで使用されていたVADと比較してHeartMate IIの有害事象は著明に少ないことが示された[5]．

d DuraHeart （図2d）

2011年4月に保険償還された，磁気浮上型のimpellerを有する第三世代遠心ポンプ型VADである．ポンプ本体のサイズは容積180 mL，外径72 mm，厚さ45 mm，重量540 gである．連続流ポンプでは，impeller接触軸と軸受において回転に伴う磨耗が生じたり，熱発生に伴って血栓が形成されることが問題点であったが，DuraHeartではimpellerを磁気によって浮上回転させる方法を採用することによってこれを改善した．わが国では2015年8月までに82例に使用され，2013年8月までの時点で最長1,229日，平均646日の施行期間が記録されている[5]．ただし，DuraHeartは，

2017年3月末をもって植込み品の供給が終了されたため，新規の植込みはできない（消耗品の提供，保守点検を含む使用中患者のサポートは全患者の補助期間が完了するまで継続される）．

今後の発展と課題

現在，わが国ではEVAHEART，Jarvik2000 FlowMake，HeartMate IIの3機種のみが新規に使用可能な植込み型VADであるが，HVAD（Medtronic社）をはじめとする海外で普及している新世代植込み型VADがわが国においても導入されることが予想される（HVADはBTT臨床試験が行われている最中である）．また，長期安定性に優れかつより小型のVADの開発が行われており，臨床成績のさらなる改善が期待されている．わが国における植込み型VADは保険適用上でBTTに限定されているが，前述のとおり，わが国における臓器提供者不足が深刻である現状から，植込み型VADをdestination therapy（DT）へ使用適応を拡大すべきとの声が日に日に高まっている．その一方，コストの問題，すなわちVADの本体価格とその維持費が高額であることから（VADの保険償還価格は1,810万円），わが国における医療経済の現況を鑑みると植込み型VADの安易なDT使用に対する承認は容認できない状況である．さらに，VADを用いて長期にわたる在宅医療を行っていくには介護者による機器管理や生活環境整備などの補助が不可欠であるので，患者の社会的背景も考慮しなければならない．このように，植込み型VADをDTとして使用するためには，これらの懸案事項をふまえた慎重な議論が必要である．

文 献

1) Nakatani T et al：The registry report of heart transplantation in Japan. Circ J **78**：2604–2609, 2014
2) 医薬品医療機器総合機構：J-MACS Statistical Report 2015年版．<https://www.pmda.go.jp/files/000206780.pdf>［Accessed 11 October 2017］
3) 日本循環器学会/日本心臓血管外科学会合同ガイドライン．重症心不全に対する植込型補助人工心臓治療ガイドライン．<http://www.j-circ.or.jp/guideline/pdf/JCS2013_kyo_h.pdf>［Accessed 11 October 2017］
4) JACVAS 2013/2015年度補助人工心臓レジストリー．<https://www.jacvas.com/adoutus/registry/>［Accessed 11 October 2017］
5) Pagani FD et al：Extended mechanical circulatory support with a continuous-flow rotary left ventricular assist device. J Am Coll Cardiol **54**：312–321, 2009

252　IX．うっ血性心不全

7　心不全に対する心臓リハビリテーション

▶▶後藤葉一

心臓リハビリテーション（心リハ）のポイント・指針

● 慢性心不全のアウトカム改善のために，多面的疾病管理と運動・栄養介入を行う包括的外来心リハ/運動療法が有用であり，ガイドラインで Class I として推奨されている.
● 運動処方として，①運動の種類，②運動強度，③持続時間，④頻度を具体的に指示する.
● 運動強度として，嫌気性代謝閾値（AT）レベルまたは心拍数予備能の 30〜50％の心拍数，または Borg 指数 11〜13 が推奨される.
● 心不全の運動療法では，経過中の心不全病態と運動耐容能の推移に応じた運動処方の改訂がきわめて重要である.

心不全マネジメントにおける心リハの意義

　近年，疾病構造の変化に伴い心不全患者のマネジメントが大きく変化している．すなわち，
　①高齢心不全患者では「左室駆出率の保たれた心不全（HFpEF）」の頻度が高く，これには β 遮断薬やアンジオテンシン変換酵素（ACE）阻害薬/アンジオテンシンII受容体拮抗薬（ARB）などの標準薬物療法が無効である.
　②心不全患者の再入院の主な要因は，「自己管理不十分や治療アドヒアランス不良による心不全増悪」と「非心臓性併存疾患（noncardiac comorbidities）」である[1].
　③心不全患者の運動耐容能低下の主な機序は心機能低下ではなく骨格筋の機能低下である.
　④高齢心不全患者のサルコペニア・フレイルは，身体活動能力低下に関与するだけでなく長期予後規定因子でもある.
　したがって，高齢化社会における心不全患者のマネジメントとして，標準的薬物療法だけでは不十分であり，むしろ全身的・多面的な疾病管理に加えて適切な運動および栄養介入が必須である[2]．これを実現するのが心不全に対する包括的心リハである.
　心不全に対する心リハは実施時期により，急性期治療後に早期離床・退院をめざして入院中にベッドサイドで実施する「急性期（Phase I）」，退院後に運動耐容能改善と再入院防止をめざして外来心リハ室で医学的監視下に継続する「回復期

（Phase II）」，さらに生涯にわたり在宅または地域で継続する「維持期（Phase III）」とに分けられる．本項では退院後の回復期心リハを中心に述べる.

心不全に対する心リハの有効性のエビデンス

　心不全患者のアウトカムに対する心リハ・運動療法の効果として，①運動耐容能の改善，②生活の質（QOL）の改善，③長期予後（再入院抑制），がランダム化比較試験（RCT）およびメタ解析で証明されている[3,4]．その基礎となる生物学的効果として，骨格筋の筋肉量と筋力の改善，呼吸筋機能改善，血管内皮機能改善，自律神経機能改善（交感神経機能抑制・副交感神経機能活性化），炎症性サイトカイン低下，酸化ストレス減少，血中脳性Na利尿ペプチド（BNP）低下が示されている[3].これらのエビデンスをふまえて，日米欧の慢性心不全治療ガイドラインは，慢性心不全に対する運動療法を Class I として強く推奨している.

慢性心不全に対する心リハの実際

a 適応患者の選定

　現在，わが国で「心大血管リハビリテーション」の保険適用が認められる慢性心不全の条件として，①左室駆出率（LVEF）≦40％，②血中BNP≧80 pg/mL，③最高酸素摂取量≦80％，のいずれかを満たすこととされている．医学的に運動療法の適応となるのは，病態が安定し（少なくとも過去

1週間において心不全の自覚症状・身体所見の増悪がない），かつ体液量が適正に管理されている（中等度以上の肺うっ血・胸水・下肢浮腫がなく「euvolemic」である）New York Heart Association（NYHA）分類Ⅱ～Ⅲ度の心不全である[4]．静注強心薬投与中の重症心不全については，病態が安定していればベッドサイドでの心リハを実施することは可能であるが，長期効果や安全性に関するエビデンスは乏しい．

b 慢性心不全の運動療法における運動処方

心不全に対する運動療法は，心電図モニターを用いた監視下運動療法から開始されるべきである．運動療法を安全かつ効果的に実施するためには「運動処方」が必要である．運動処方とは，個別患者の医学的評価や運動負荷試験結果に基づく最適な運動療法内容のことで，具体的には，「①運動の種類，②強度，③持続時間，④頻度」の4項目を含む．心不全に対する運動処方は以下のとおりである[3,4]．

a) 運動の種類

心不全患者に対しては，有酸素持久運動として歩行，自転車エルゴメータ，エアロビクス体操などが推奨される一方，ジョギング・水泳・テンポの速いエアロビクスダンスなどは高負荷となるので推奨されない．また，筋力低下を有する心不全患者では，低強度レジスタンス運動の併用が推奨される．具体的には，自重・セラバンド・軽いダンベル（1～2 kg）などを使用した四肢筋の個別的な屈伸運動の繰り返しをBorg指数11～13の強度で15～20分間，週2～3回行う．

b) 運動強度

運動療法開始初期には「低強度かつ短時間の運動トレーニングの複数回繰り返し」から開始し，自覚症状や身体所見を観察しながら注意深く運動時間と運動強度を漸増する．

安定期（通常運動療法開始2週間以降）における運動強度は，洞調律症例では原則として心拍数（HR）で調節する．運動強度の決定方法として，以下の3つの方法がある．

①最高酸素摂取量（peak $\dot{V}O_2$）の40～60％のレベルまたは嫌気性代謝閾値（AT）レベルのHR．

②心拍数予備能（HR reserve）の30～50％，または最高HRの50～70％，具体的にはKarvonenの式［（最高HR－安静時HR）×k＋安静時HR］において，軽症（NYHA分類Ⅰ～Ⅱ）ではk＝0.4～0.5，中等症～重症（NYHA分類Ⅲ）ではk＝0.3～0.4．

③自覚的運動強度［rating of perceived exertion（RPE），Borg指数］：11（楽である）～13（ややきつい）のレベル．

心不全患者では，運動時HR増加反応低下（chronotropic incompetence）とβ遮断薬投与の影響で，心拍数による運動強度決定の精度が低下しているため，できる限り呼気ガス分析を併用した症候限界性心肺運動負荷試験（CPX）を実施して運動処方を決定すべきである．CPXは，運動療法開始初日よりも，導入後約1週間～10日程度経過して患者が運動に少し慣れた時点で施行するほうが望ましい．運動療法開始日～CPX実施までの期間の運動強度は，Borg指数11～13，または安静時＋30/分（β遮断薬投与の場合は20/分）のHRを目安とする．

CPXが実施困難である場合や，心房細動やペースメーカ調律（固定レート）の症例では，HRで運動強度を調節することが困難であるので，自覚的運動強度（Borg指数）を目安とする．

c) 運動の持続時間と頻度

初期には低強度の運動を持続時間5～10分間で，休憩をはさんで2回繰り返す程度（10～20分/日）から開始し，徐々に増量する．運動量増量の順序は，まず運動の繰り返し回数（2回→3回），次に1回の運動持続時間（5分→15分），最後に運動強度を増すのが原則である．安定期においては，1回15～30分の運動を2回，合計30～60分/日とする．運動の頻度は週3～5回とする．

c 経過中のモニタリングと運動処方の見直し

心不全患者では，心リハ期間中に心不全の病態変化（改善または悪化）が生じうるので，経過中のモニタリングと運動処方の見直しが必須である．経過中のモニタリングとして，毎回の運動療法開始前に問診・体重測定を行うとともに，運動実施中の自覚症状・心拍数・血圧・心電図所見，運動メニューの進捗状況を確認し，さらに血中BNPやCPXなどの推移に基づいて，心不全の悪化がないかどうか，現在の運動量が適切かどうかを評価する．

順調に運動耐容能が増加しBNPが下降している症例では，運動強度・運動時間・頻度を段階的に増加させることが可能であるが，運動耐容能・BNPが改善不良あるいは心不全が増悪傾向の症例では，運動メニューの再検討（運動強度軽減または時間短縮など）が必要である．国立循環器病研究センターでは，運動療法開始1週間後，1ヵ

月後および 3 ヵ月後に CPX を実施して運動処方（トレーニング心拍数）の見直し（改訂）を行っている.

慢性心不全の疾病管理プログラムとしての外来心リハ

近年，心不全患者の再入院を抑制するために，看護師を中心とする多職種チームがセルフケア指導や退院後の電話や訪問などの介入を体系的に実施する疾患管理プログラム（disease management program）が推奨されているが，指導やモニタリングのみの疾病管理では運動耐容能は改善しない点が問題である．これに対して，外来心リハで運動療法に加えて疾病管理を実施することにより，運動耐容能改善と再入院抑制の両方を得ることが示されている[5]．疾病管理プログラムとしての外来心リハでは，①セルフケアへの動機付けと具体的方法を指導し，②心不全悪化の予兆を早期発見することで再入院を予防するとともに，③運動療法自体による直接的な運動耐容能改善・心不全病態改善効果を得ることができる.

文献

1) Steinberg BA et al：Trends in patients hospitalized with heart failure and preserved left ventricular ejection fraction：prevalence, therapies, and outcomes. Circulation **126**：65-75, 2012

2) Kitzman DW：Outcomes in patients with heart failure with preserved ejection fraction：it is more than the heart. J Am Coll Cardiol **59**：1006-1007, 2012

3) 後藤葉一：心不全に対する心臓リハビリテーションと運動療法．狭心症・心筋梗塞のリハビリテーション，齋藤宗靖，後藤葉一（編），南江堂，東京，第 4 版，p253-268，2009

4) 循環器病の診断と治療に関するガイドライン．心血管疾患におけるリハビリテーションに関するガイドライン（2012 年改訂版）．＜http://www.j-circ.or.jp/guideline/pdf/JCS2012_nohara_h.pdf＞［Accessed 16 October 2017]

5) Davidson PM et al：Can a heart failure-specific cardiac rehabilitation program decrease hospitalizations and improve outcomes in high-risk patients? Eur J Cardiovasc Prev Rehabil **17**：393-402, 2010

8 心不全の緩和ケア

▶▶ 佐藤幸人

ケアのポイント

● 厚生労働省の「人生の最終段階における医療の決定プロセスに関するガイドライン」を遵守し，担当医だけでなく医療・ケアチームの中で慎重に行う．
● 日本心不全学会の「高齢心不全患者の治療に関するステートメント」の「終末期医療の指針」を参考にする．
● 入退院を繰り返し始め，医療者が予後数年以内と感じる頃が多職種介入開始のタイミングである．
● アドバンスケアプランニング，患者の意思決定支援をチーム医療で行い，予後の告知，延命治療の選択，緩和ケアなどの記録を残す．

心不全患者における緩和ケアの基本指針

心不全の終末期医療は社会的に重要な課題であるにもかかわらず，終末期との判断がしばしば困難であることやエビデンスに乏しいことなどから，具体的な記述が困難な領域となっている．最近，厚生労働省は「終末期医療」から「人生の最終段階における医療」と表現を変更したが，「人生の最終段階における医療の決定プロセスに関するガイドライン」によると，人生の最終段階における医療およびケアのあり方は，担当医だけでなく医療・ケアチームの中で行うこととし，チームでの合意を求めている[1]．また2016年，日本心不全学会ガイドライン委員会は「高齢心不全患者の治療に関するステートメント」を発表した．その中の「終末期医療の指針」において，アドバンスケアプランニングと緩和ケアについての提唱を行った[2]．最近の病院機能評価審査にも，倫理的側面（予後の告知，延命治療の選択，治療の拒否，入院・退院の拒否）などに配慮したカルテ記載や多職種による医療，チーム医療などの記録，カンファレンスの記録などが求められるようになってきており，医師単独で緩和ケアを行うことは今後社会的にも推奨されない．

終末期心不全治療の考え方

a 足し算ばかりの治療でなく，引き算の概念も重要

臨床の現場では慢性，急性心不全のガイドラインを遵守して，ある治療法の効果がなければさらに次の治療を上乗せする，いわば足し算の治療体系となっている．しかし，ガイドラインは多施設研究結果をもとに構築されており，根拠となった論文の対象患者は予後がきわめて不良と予想される患者は除外されていることが多く，終末期患者のエビデンスではないことに注意が必要である．また，近年の高齢化に伴い併存症を複数抱える高齢者も増加しているが，このような患者も多施設研究からは除外されている．当然，終末期患者では，治療法の上乗せによる生命予後改善効果はある程度で頭打ちになり，それ以上の治療法はかえって副作用を起こし生活の質（QOL）を低下させてしまう場合も生じる．

b アドバンスケアプランニング，患者・家族の意思決定支援

最近，心不全患者の予後は平均すると「癌にも匹敵するほど不良」なことがわかってきた．しかし，初期には症状がほとんど消失することも多いことより，患者・家族は「心不全は治る病気」と思っている．「心不全は癌にも匹敵するほど予後不良」ということを適切な時期に告知するところから患者・家族の支援は始めなければいけない．そうでなければ，患者・家族は終末期になってはじめて残された人生の時間がほとんどないことを

知らされることになる．このため，「高齢心不全患者の治療に関するステートメント」の最初の記述は「心不全は根治が望めない進行性かつ致死性の疾患である」と記載された[2]．長寿社会においては，若年，中年患者の場合は10年後，20年後のことを想定する必要もあり，このような考え方は重要である．

このような告知により，患者・家族は人生の設計を見直すことになるが，その心情は心不全の長い経過の中で揺れ動くことが予想される．医師単独で患者・家族の心理的なサポートを長期にわたって行うことは困難であり，チーム医療として多職種が支えることになる．また多職種介入のタイミングとして，全心不全患者を対象にすることは不可能であり，入院回数が少ない患者では予後良好であることも多い．したがって，入退院を繰り返し始め，予後数年以内と予想される頃が介入開始のタイミングであろう．

リビング・ウィルの話をすることも重要であるが，説明の際に単にdo not resuscitation（DNR）などの選択を迫るだけにならないようにしなければならない．患者・家族は終末期がどのようなものか想像すらできないので，予想を具体的にそのつど提示する必要がある．どのように心不全として人生を全うするか，患者・家族と医療・ケアチームが共同して継続的に検討することが理想である[2]．

c 終末期心不全における緩和ケア

末期心不全患者における緩和ケアでは，呼吸困難だけでなく，うつ状態や痛み，浮腫，低栄養など多角的に問題点を検討することが必要である．そのためにもメンバーに看護師，栄養士，心臓リハビリテーションスタッフ，薬剤師などを含む必要がある．終末期における緩和ケアの導入時期については統一されるようなものはなく，個々の患者において多職種で検討することになる．おそらく個々の患者の特性，各施設の特性によりそのタイミングは異なると予想される．

緩和ケア自体は呼吸困難や痛みの改善，またはQOLの改善に主体がおかれ，生命予後の改善を目的とするものではない．また積極的に薬剤を大量投与して死期を早める安楽死とは異なることを明確にすべきである．癌患者では緩和ケア導入により予後を悪化させないことや，深い鎮静が予後を悪化させないことが報告されている．

また緩和ケアを導入すると，病院での看取りが減り在宅看取りが増えることにより，医療コストが低下することも報告されている．実際，心不全においても適切な緩和ケアは症状を改善し，一時的に状態がよくなることが多く経験され，生命予後を短縮させないと思われる．

d 終末期の緩和ケアに使用する薬剤

終末期の耐えがたい呼吸困難，身のおきどころのない苦痛をとるためには薬剤が必要となることが多い．一般にカテコラミンなどの点滴強心薬の使用は心不全患者の予後を悪化させる懸念があることより，末期でない心不全患者に対する漫然とした点滴強心薬の投与は推奨されていない．しかし，臓器うっ血と臓器低灌流を伴うような末期心不全においては，呼吸困難改善のために緩和ケアの一環として，または入院回避を目的として点滴強心薬の間欠または持続投与を院内または在宅で行うことは容認される[2]．

終末期心不全患者の呼吸困難緩和のために，低用量のmorphine，oxycodoneの効果が検討されている．しかし，morphineには鎮静作用はないので単独薬剤では呼吸困難を完全に取り去ることが困難な症例もあり，morphineの投与量を増量すると，かえって錯乱，せん妄などが出現する症例もある．この場合は，鎮静作用のあるmidazolamなどを検討するが，鎮静作用のある薬剤を使用した場合は，そのまま看取りとなることも多い．したがって，これらの薬剤を使用する場合は，①適切な心不全治療が行われていることと，②耐えがたい苦痛が患者にあることが大前提であり，安易なmorphineやmidazolamなどの使用は決してすべきでない．

この2つの大前提を確認するためにも複数の医師もしくは多職種で検討すべきであり，医師単独でこれらの薬剤を用いることは医師の自衛のためにも勧められない[2]．兵庫県立尼崎総合医療センターでは，「呼吸困難緩和のための沈静の承諾書」を用い，多職種カンファレンスで症例を随時検討するようにしている．また，投与量は低用量から開始する．これらの薬剤を用いる緩和ケアは患者の苦痛緩和を目的とするものであって，生命予後の短縮に直接結びつくものではないことを丁寧に説明する．

e 家族のケアと死後カンファレンス

終末期との判断に至る過程，根拠，緩和ケアに至る過程，根拠さらには本人または家族への説明などはカルテに詳細に記載すべきであり，時系列に沿って検討され続けるべきである．家族の悲嘆が表出できるように支援することも重要である．

患者が死亡した後は，多職種で死後カンファレンスを行って反省点を洗い出すとともに，その経験を今後に生かすようフィードバックを行う．

文　献

1) 厚生労働省：人生の最終段階における医療の決定プロセスに関するガイドライン．＜http://www.mhlw.go.jp/file/06-Seisqkujouhou-10800000-Iseikyoku/0000078981.pdf＞［Accessed 25 September 2017］
2) 日本心不全学会ガイドライン委員会（編）：高齢心不全患者の治療に関するステートメント．＜http://www.asas.or.jp/jhfs/pdf/Statement_HeartFailurel.pdf＞［Accessed 25 September 2017］

9 心臓移植

▶▶斎藤俊輔，澤　芳樹

診療のポイント・治療指針

● 心移植の適応には，医学的要素のみならず社会的要素（家族の理解・協力など）も重要である．
● 心移植後の免疫抑制療法は，ステロイド・代謝拮抗薬・カルシニューリン阻害薬（CNI）の3剤併用が標準的である．
● 拒絶反応のスクリーニング，最終診断は心筋生検にて行う．
● 細胞性拒絶に対してはステロイドパルス，抗体関連性拒絶に対しては血漿交換や rituximab 投与などを行う．
● 移植後冠動脈病変の抑制に，everolimus の効果が期待されている．

心臓移植の適応

わが国における心臓移植の適応条件は，日本循環器学会心臓移植委員会により定められている［http://plaza.umin.ac.jp/~hearttp/jcshtpHTRecCriteria.html（Accessed 25 September 2017）］．これによると心移植の適応には，以下の項目を考慮することが重要であると示されている．

Ⅰ．他に治療手段がないか．

Ⅱ．心移植をしなければ余命がどれくらいあるか．

Ⅲ．移植後の検査・治療に心理的・身体的に耐えうるか．

Ⅳ．本人が移植の必要性を認識し，積極的に希望するとともに家族の協力が期待できるか．

項目Ⅰ，Ⅱはいうまでもないが，項目Ⅲ，Ⅳには，心臓移植という治療の特殊性がその背景としてある．心臓移植の術後には多数の薬剤を定時に内服する必要があり，定期的な検査に基づいた厳重な管理が必要となる．また，免疫抑制状態となるため，ある程度の生活上の制限も強いられる．拒絶反応や免疫抑制薬の副作用をはじめとするさまざまな問題を生じる危険性と一生涯付き合っていかなければならない．これらのことを患者および家族が十分に理解したうえで，移植を積極的に希望するだけでなく，十分に家族の協力が期待できることは，心臓移植の長期成績の向上に直結すると考えられる．

術後管理

a 拒絶反応の予防

通常の症例では免疫抑制の導入療法は行わないが，腎機能障害などなんらかの理由でCNIの早期導入が困難な場合には，抗CD25モノクローナル抗体（basiliximab）の使用により安全に導入療法が行えるうえ，CNI導入を遅らせて腎障害を軽減できることが知られている[1]．わが国での早期の保険適用が望まれる．免疫抑制薬の維持療法としては，ステロイド・代謝拮抗薬［mycophenolate mofetil（MMF）］・CNI（ciclosporin または tacrolimus）の3剤併用が標準的である．ステロイドは移植後1年以降には漸減・中止することもあるが，免疫抑制薬は生涯内服し続ける必要があるうえ，目標血中濃度を維持することが重要であるため，定時に（多くは1日2回），定期的な血中濃度測定で決められた量を内服する必要がある．

CNIの血中濃度を変動させる食べ物として，グレープフルーツなどの摂取が禁止される他，下痢や体調不良も血中濃度を変動させる原因となるため，生肉や生魚，飲酒や睡眠不足なども避けられなければならない．MMFは副作用として顆粒球減少や水様下痢をきたす他，CNIの副作用としては腎機能障害などに留意する必要がある．近年，mammalian target of rapamycin（mTOR）阻害薬の1つであるeverolimusが比較的副作用の少ない免疫抑制薬として注目を集めている[2]．CNIと併用することでCNIの血中濃度を低くコントロールすることが可能となり，腎機能障害を軽減でき

表1　心臓移植の適応年齢（優先順位）

a．ドナーが18歳以上の場合

順位*	医学的緊急度	登録時年齢	血液型
1	status 1	60歳未満	一致
2			適合
3		60歳以上	一致
4			適合
5	status 2	60歳未満	一致
6			適合
7		60歳以上	一致
8			適合

b．ドナーが18歳未満の場合

順位*	医学的緊急度	登録時年齢	血液型
1	status 1	18歳未満	一致
2			適合
3	status 2		一致
4			適合
5	status 1	18歳以上60歳未満	一致
6			適合
7		60歳以上	一致
8			適合
9	status 2	18歳以上60歳未満	一致
10			適合
11		60歳以上	一致
12			適合

＊：同一順位内では待機期間の長い順とする.

［臓器移植ネットワーク：心臓移植希望者（レシピエント）選択基準＜http://www.jotnw.or.jp/jotnw/law_manual/pdf/rec-heart.pdf＞（Accessed 25 September 2017）を参考に作成］

る他，慢性拒絶反応（移植心冠動脈病変）の抑制やサイトメガロウイルス感染などにも有効であることが報告されている[3].

b 拒絶反応の診断と治療

拒絶反応の症状は，一般炎症症状（発熱・CRP上昇など）と心不全症状（倦怠感・浮腫・体重増加など），不整脈などがある．しかしながら，拒絶反応が発症しても特に初期には特異的な症状や臨床所見を示さないため，最終診断は心筋生検によって行う．臨床的異常がなくても，定期的に心筋生検を行う必要がある．特に最初の1ヵ月は週1回の心筋生検を行い，1年以降経過した後も年1回は入院して検査を行う．拒絶反応が診断された場合は，ステロイドパルスなどの治療を行う．細胞性拒絶であれば多くの場合はステロイドパルスのみで軽快するが，液性拒絶（抗体関連性拒絶）をきたした場合は，血漿交換や免疫グロブリン大量療法（IVIG），抗CD20モノクローナル抗体（rituximab）の投与などを検討する必要がある[4].

慢性拒絶反応（移植後冠動脈病変：CAV）は，移植後遠隔期（6ヵ月以降）に発症する冠動脈病変である．一般の虚血性心疾患にみられる冠動脈病変とは異なり，びまん性に冠動脈の内膜が肥厚し，内腔が狭小化する．発症原因は詳しくはわかっていないが，なんらかの免疫学的な反応であるといわれている．進行すると再移植しか治療法がないため，予防が重要である．移植心は除神経されており，狭心痛を認めないため，注意が必要である．この予防としては，一般の冠動脈硬化症に対する予防的療法と同様，生活管理（脂肪摂取の制限や，カロリー制限，定期的な運動など）ならびにスタチンの投与が重要である．

c 感染症管理

心臓移植が1967年にはじめて施行され，ステロイドの免疫抑制が中心であった時代には重篤な感染症の発生頻度はきわめて高く，感染症は心臓移植の死因の50％以上を占めた．azathioprineとの併用になっても感染症，特に真菌感染症の頻度は高く致命的なものが多かった．しかし，1980年にciclosporinが心臓移植に導入され，さらに1980年代後半なって，現在と同様の3剤併用療法が免疫抑制療法の中心となり，重篤な感染症の発症頻度は減少し，感染症による1年以内の死亡率は約3％になった．しかし，依然として1年以内に半数近くの症例が感染症に罹患し，心臓移植後の死因の約30％を占めているのが現状である[5].

移植患者は，常に免疫抑制状態にあるため，通常では罹患しない感染症（日和見感染症）に罹患する．したがって，患者自身に移植前から感染症について十分に知識をもってもらうことが重要であり，体温測定，マスク着用，手洗い，うがい，生ものの摂取や一部のペットの飼育禁止などの健康管理習慣を身につけるよう指導することが重要である．

d その他

心臓移植後は，ステロイドを長期内服するため，骨粗鬆症のリスクが上がる．そのため，予防的にCaならびにビタミンDの投与を行い，年に1回は骨密度を測定する．骨密度が境界線の場合や低下している症例ではビスホスホネート製剤の

投与を行う.

　常に免疫抑制状態にある移植後患者は，悪性腫瘍の発生率が上昇するといわれている．そのため，患者には年一度はがん検診を受け，その結果を外来に持参するよう指導している．移植後の特徴的な腫瘍の1つに移植後リンパ腫（PTLD）がある．PTLDはEpstein-Barrウイルス（EBV）の感染で引き起こされる．治療は，まずは免疫抑制薬を減量することであるが，腫瘍化した場合には免疫抑制薬の減量だけでは軽快しないため，rituximab投与や化学療法を行う必要がある.

■ 60歳以上の心不全患者への心臓移植

　心臓移植の適応年齢については，2013年2月にそれまでの59歳から64歳に引き上げられ，「年齢は65歳未満が望ましい」とされている．これにより60歳以上の心不全患者にも心臓移植への道が開かれた．しかしながら表1に示すように，60歳以上の待機患者の優先順位は低く設定されており，待機患者数に対して移植数が極端に少ないわが国においては，ドナー心がマージナルで待機上位の患者がすべて移植を見送った時にしか，心臓移植は受けられないのが現状である．これはわが国において植込み型補助人工心臓の適応条件が心

臓移植適応患者に限定されていることと関係し，適応年齢の引き上げは心臓移植適応範囲を広げることよりむしろ，60歳以上の心不全患者が植込み型補助人工心臓の装着を受けられるようにする目的のほうが大きいといえる.

文　献

1) Segovia J et al：A randomized multicenter comparison of basiliximab and muromonab (OKT3) in heart transplantation：SIMCOR study. Transplantation **81**：1542-1548, 2006

2) Rothenburger M et al：Recommendation for the use of everolimus (Certican) in heart transplantation：results from the second German-Austrian Certican Consensus Conference. J Heart Lung Transplant **26**：305-311, 2007

3) Zuckermann A et al：Multidisciplinary insights on clinical guidance for the use of proliferation signal inhibitors in heart transplantation. J Heart Lung Transplant **27**：141-149, 2008

4) Saito S et al：Successful treatment of cardiogenic shock caused by humoral cardiac allograft rejection. Circ J **73**：970-973, 2009

5) Lund LH et al：The registry of the International Society for Heart and Lung Transplantation：thirty-first official adult heart transplant report-2014：focus theme：retransplantation. J Heart Lung Transplant **33**：996-1008, 2014

不整脈　X

1 洞不全症候群

▶▶草野研吾

診療のポイント・治療指針

- Rubenstein 分類によって 3 種類に分けられるが，徐脈頻脈症候群の頻度が多い.
- 徐脈による心拍出量低下によるさまざまな症状が出現するが，徐脈頻脈症候群の場合，心房細動に伴う塞栓症による症状が初発であることもある.
- 症状と洞不全の関係が不明な場合は，電気生理学的検査や植込み型ループレコーダを考慮する.
- ペースメーカ植込み後に右室ペーシングを回避するために，さまざまなプログラムが開発されている.

a 概念

洞機能不全（sinus dysfunction）は，自律神経や薬剤の関与による一過性の原因，あるいは変性や器質的心疾患に伴って引き起こされる慢性の原因によって，洞結節自動能の低下や洞房間伝導障害が生じるために引き起こされる病態である．このうち，慢性的な原因によって高度な障害が生じ，Adams-Stokes 症候群，心不全，易疲労感が出現するものを洞機能不全症候群（洞不全症候群，sick sinus syndrome）と呼ぶ．したがって，洞機能不全症候群は，洞不全と関連した種々の不整脈を含めた心電図上の診断である.

b 病態

Ferrer は，洞結節とその周囲組織の障害およびそれに関連した種々の不整脈を総称して洞不全症候群と命名した．したがって，洞不全症候群は右房全体の電気的異常を呈する疾患群として考えたほうが心電図で認められる多彩な不整脈を解釈するのに理解しやすい．最も多いものは，加齢に伴う洞結節細胞自体の減少や周囲の心房筋の退行性変化であるが，器質的心疾患，心臓手術後，薬剤などで洞結節や洞結節周囲への影響で生じる場合も少なくない.

c 分類

①原因と経過からの分類：機能的（一過性）または器質的（慢性）.

②心電図からの分類（Rubenstein の分類[1]）：①洞性徐脈（<50/分）（図 1a），②洞停止（図 1b）または洞房ブロック（図 1c），③徐脈頻脈症候群（図 1d）.

d 原因・病因

特発性のものが多いが，次のようなものに由来して生じる二次的な場合がある．①一過性のものとして副交感神経緊張状態，薬剤，電解質異常，内分泌異常，脳圧亢進，低体温など，②慢性のものとして，虚血性心疾患，高血圧，心筋症，アミロイドーシス，心膜炎，心筋炎，膠原病などがある．一過性の因子が慢性の洞機能不全を悪化させている場合があるので，両者の鑑別が難しいことがある．特発性のものでは加齢が重要な因子で，一般に発症年齢は 60～70 歳代の罹患が最も多く，男女差はない．小児に生じる場合は先天性疾患に伴う場合が多い．若年の洞不全症候群に関連する遺伝子変異も報告されている（SCN5A，ANK2，HCN4，TRPM4，GJA1，KCNA5，KCNN2，RYR1）が，家族内発症はまれで 2% 以下とされており，遺伝的な素因の割合はかなり少ないと考えられる.

治療のための診断と検査

a 臨床症状

自覚症状は全身倦怠感・息切れは持続性徐脈が原因の場合が多く，めまい・失神の症状は洞房ブロックや洞停止の場合が多い．徐脈頻脈症候群では，頻拍による動悸が停止した後にめまい・失神の症状を訴えるのが特徴的である．洞不全症候群の合併症として塞栓がありこの塞栓による症状が初発であることもある.

b 12 誘導心電図・Holter 心電図検査

洞性徐脈は 50/分以下の原因不明の持続性洞徐脈（図 1a）．洞停止は PP 間隔が基本調律の PP 間

X. 不整脈

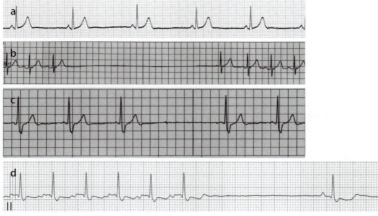

図1 洞不全症候群のパターン（Rubenstein分類）
a：洞性徐脈. 洞頻度43/分の洞性徐脈を認める.
b：洞停止. 洞調律から突然約5.3秒の洞停止を認める.
c：洞房ブロック. 4拍目からのP波が脱落しており, 3拍目と次のP波とのPP間隔は, 2拍と3拍のPP間隔の約2倍となっている.
d：徐脈頻脈症候群. 心房細動停止に引き続いて2.3秒の洞停止を認める.

隔の150％以上に突然延長した場合に診断され, PP間隔が基本調律のPP間隔の整数倍に延長する場合を洞房ブロックと診断する. 徐脈頻脈症候群の頻脈は, 心房細動が多いが心房粗動や心房頻拍の場合もある. 洞停止は夜間に認められることが多いため, 日中の心電図記録では診断しがたく, Holter心電図が有用である.

c 電気生理学的検査

洞機能不全と症状との因果関係が確立していない場合, 電気生理学的検査の絶対適応となる. ①洞機能不全の診断および重症度・タイプの評価, ②最適なペースメーカ部位とペーシングモードの決定を目的として施行される. 電気生理学的検査による洞機能評価の指標には, ①洞結節回復時間（sinus node recovery time：SNRT）, ②洞房伝導時間, ③洞結節有効不応期がある. このうち, 今日最も一般的に用いられている指標は, SNRTである（図2）. 心房頻回刺激（overdrive suppression test）にて, 心房ペーシング後の洞調律回復までの時間をあらわすもので, 正常値は1,500 ms以内である. 自己の基本調律の影響を考慮したSNRTとして, 補正洞結節回復時間（SNRT－基本洞周期, 正常値は550 ms以内）や基本洞周期で除したもの（SNRT/基本洞周期, 正常値は150％以内）がある.

d 植込み型ループレコーダ

原因不明の失神に対して保険適用されており, 心原性の失神が疑われるが頻度が少なく, 前述の電気生理学的検査を希望されない場合に勧められる. 近年, 従来のものよりも87％小型化された製品が発売され, 臨床での使用が増えている.

治療の一般方針

a 増悪因子の治療

一過性の因子（心筋虚血, 薬剤, 高K血症など）が原因となっている場合は, これらの因子の除去が重要である. また, 慢性の洞不全症候群患者でも上記の一過性因子で増悪するため, できるだけ原因を同定し, 除去することが重要である.

b 薬物療法

徐脈に対して, 主として交感神経作動薬や副交感神経遮断薬が使用される. cilostazol（プレタール）は, ホスホジエステラーゼ阻害作用により細胞内の環状アデノシン一リン酸（cAMP）を増加させる. 洞結節に対する陽性変時作用の機序は不明であるが, 効果が報告されている. また気管支拡張薬であるtheophyllineはA$_1$プリン受容体遮断作用を有し, 洞結節の自動能を亢進させatropineが無効な例に有効なことがあることが報告されている. さらに, Rubenstein分類Ⅱ型の洞不全症候群に有効であったことが報告されている[2]. これらの薬物療法は洞機能回復あるいは補充調律レートの増加を目的として使用されるが, ペースメーカ治療に比べて不確実であるので効果不十分の場合は速やかに一時ペーシングを使用す

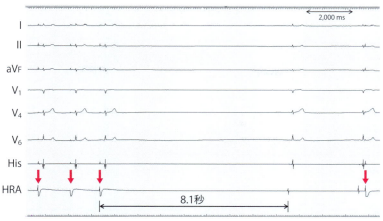

図2 洞機能不全症候群における心房頻回刺激法（overdrive suppression test）
高位右房（HRA）からの145/分の頻回刺激（STIM）中止後に洞停止が生じ，約8.1秒に洞調律が復帰している．色矢印はHRAからのペーシングスパイクを示す．

べきである．徐脈頻脈症候群の場合は，徐脈に対してペースメーカ治療を行ったうえで，頻脈に対する治療を行うのが一般的である．なお，orciprenalineはかつて使用されていたが，現在は販売中止となっている．

処方例

● 静注薬
①硫酸アトロピン（0.5 mg）1～2筒を生理食塩液20 mLに溶解し，ゆっくり静注．3 mgまで使用可
②プロタノール（L注1 mg）1筒を生理食塩液100 mLに溶解し，0.5～2 μg/分で点滴静注

● 経口薬
①プロタノール（S錠15 mg）3～4錠/日，分3～分4
②プレタール（100 mg）2錠/日，分2（保険適用外）
③テオドール（100 mg）2～4錠/日，分2（保険適用外）
それぞれ単独で使用

---

c ペースメーカ治療

慢性の洞機能不全で徐脈に伴う症状がある場合は，ペースメーカ植込みが第一選択である．本来，洞不全症候群ではAAIモードで十分であるが，10～20％の例に房室ブロックが発生することが報告されており[3]，現実的にはDDD（R）モードが選択されることが多い．この場合に問題になるのが不要な心室ペーシング率の増加による血行動態の変化である．各社不必要な右室ペーシングを回避しようというアルゴリズムが出されている（Medtronic社：MVP機能，Sorin社：SafeR機能，St. Jude Medical社：VIP機能，Biotronic社：IRS Plus機能やVp suppression機能，Boston社：AV Search＋機能など）．具体的には，房室伝導が保たれている間はAAIモードとして作動し，房室伝導が途絶える房室ブロックになるとDDDにモードを自動的に切り替える機能（AAI↔DDD）や，AV delayを自動的に延長し，房室伝導時間を測定後AV delayを自動調節するものである（図3）．このような右室ペーシングを抑制するプログラムを使用することで，90％の不要な心室ペーシングの削減と心房細動の発生を40％抑制できることも報告されている（図4）[4]．

d 塞栓予防

洞不全症候群のうち，徐脈頻脈症候群は塞栓を合併しやすい．この場合は心房細動と同じ基準で抗凝固療法を行う．

生活指導

植込み後の生活指導に関するガイドラインは，2013年に改訂版が出された「ペースメーカ，ICD，CRTを受けた患者の社会復帰・就学・就労に関するガイドライン」があり，参考になるが約5年が経過し社会環境も大きく変化していることを考えて指導にあたらなければならない．特に，日常生活指導で最も問題となる電磁干渉（EMI）に関しては，さまざまなところに危険が潜んでいることを指導すべきである．頻繁にスイッチを入れたり

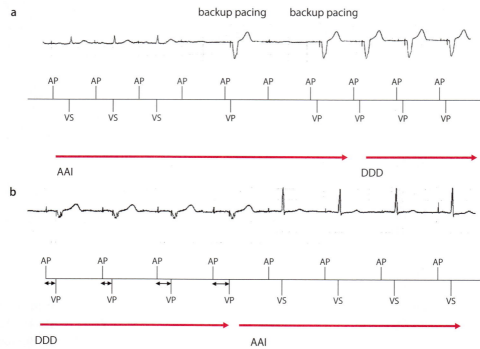

図3 心室ペーシング回避のためのプログラム
a：AAI 作動中に自己心室波が感知されず（4, 6 拍目），次の拍（5, 7 拍目）では設定された AV 間隔でバックアップペーシングが入る．4 つの AA 間隔のうち 2 つに伝導がない場合に DDD モードへ切り替わるモードの例．
b：徐々に AV 間隔を延長し，自己心室波を感知すると DDD から AAI へ切り替わる．

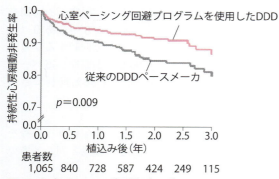

図4 心室ペーシング回避プログラムによる心房細動発生減少効果
従来型に比べ，持続性心房細動発生の相対危険度が 40% 低下している．

［文献 4 を参考に作成］

切ったりしなければ家電製品は一般的に使用可能であるが，電磁調理器や炊飯器（IH）では植込み本体を近づけない．携帯電話の場合は 15 cm（以前は 22 cm）離れることを指導しなくてはならない．全自動麻雀卓も使用上の注意が必要である．家電以外では，低周波治療器，強力な磁石，電気風呂などは使用禁止であるし，高電圧線には近づかないといった生活指導も重要である．また，近年普及している電気自動車への充電に関しては，急速充電器は使用しないこと，普通充電器の場合は充電中にスタンドやケーブルに密着するような姿勢はとらないことも指導が必要である．自動車に関しては，さらに一般的となっているスマートキーシステムでは車載アンテナから 22 cm 離す指導も必要である．病院では X 線装置でも CT では本体上に 5 秒以上の連続照射をしないこと［植込み型除細動器（ICD）の場合は照射をしないこと］がペースメーカ協議会から警告されているので，これらの点についての指導も重要で，医療側の適切な対応も必要な場合がある．

さらに，最近身体障害者・意見書に関して見直しが行われている．ペースメーカ植込み後は終生 1 級であった身体障害者認定が，2014 年 4 月 1 日以後に植込まれた例では，日常生活活動の制限の程度に応じて 1 級，3 級，4 級を認定することになっているため，医療側の注意とともに，患者への情報伝達が必要となっている．

文　献

1) Rubenstein JJ et al：Clinical spectrum of the sick sinus syndrome. Circulation **46**：5-13, 1972
2) Saito D et al：Effects of oral theophylline on sick sinus syndrome. J Am Coll Cardiol **21**：1199-1204, 1993
3) Vardas PE et al：Guidelines for cardiac pacing and cardiac resynchronization therapy：The Task Force for Cardiac Pacing and Cardiac Resynchronization Therapy of the European Society of Cardiology：developed in collaboration with the European Heart Rhythm Association. Eur Heart J **28**：2256-2295, 2007
4) Sweeney MO et al：Minimizing ventricular pacing to reduce atrial fibrillation in sinus-node disease. N Engl J Med **357**：1000-1008, 2007

2 期外収縮（心房・心室）

平尾見三

診療のポイント・治療指針

- 期外収縮の背景となる心疾患・全身疾患について精査をする．
- Holter 心電図上の頻度・連発から重症度を診断する．
- 生活の質（QOL）と生命予後を考慮して治療方針を立てる．
- 抗不整脈薬は心臓に器質的疾患の有無を確認して選択する．
- 心室期外収縮（PVC）の治療にはカテーテルアブレーションが有効である．

　期外収縮とは，基本調律で活動している心臓の興奮周期より早期に出現する不整脈をいう．その異常興奮の起源が心房にあるものを心房期外収縮（premature atrial contraction：PAC），房室接合部にあるものを接合部期外収縮（premature junctional contraction：PJC），心室にあるものを心室期外収縮（premature ventricular contraction：PVC）と呼ぶ．心房性と接合部性は鑑別が困難な場合があり，その場合は上室期外収縮として扱う．

　器質的心疾患のない健常人にも期外収縮にも発生する．発生機序としては自動能亢進，リエントリー，撃発活動のいずれの場合もある．心臓のどの部位からも発生するが，心室からが心房・房室接合部に比べ多い．加齢とともに発生頻度が増加する傾向がみられる．60 歳以上の健常人の 70～80％になんらかの期外収縮が認められるとの報告もある．

　自覚症状は，動悸，脈拍欠損，胸部違和感などが典型的であるが，胸痛として訴える場合もある．期外収縮が発生していても全く無症状の場合も少なくない．

治療のための診断と検査

a 12 誘導心電図検査

　期外収縮はその異常興奮の発生起源の場所，早期性により P 波の波形，QRS 波形が異なる．ヒス束より心房側に興奮の起源がある心房性および房室接合部期外収縮では，興奮波がヒス束を経由するため左右心室は正常に興奮し QRS 波は洞調律時と同一の QRS 波形（narrow QRS 波形）となる．一方，心室期外収縮では必ず幅の広い QRS 波形となり，ST 部分 T 波も二次的に変化する．

a）PAC

　PAC は洞結節以外の心房から発生するので，洞性 P 波とは極性や波形が異なり，P' 波と称す．

　P' 波に続く QRS についてはさまざまであり，他の不整脈との鑑別上注意を要する．

　P' 波が非常に早いタイミングの場合，房室結節で P' 波が伝導途絶・伝導遅延あるいは脚において伝導途絶・遅延が発生し，各々 QRS 波が途絶（非伝導性 PAC）したり，P'R 間隔が著明に延長したり，脚ブロックパターンを呈して QRS 波が広くなる（変行伝導）．図 1 に実例を示す．

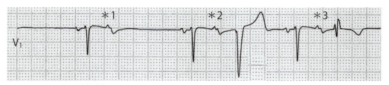

図 1　心房期外収縮
＊で示す P' 波はすべて心房期外収縮である．＊1 は非伝導性，＊2 に続く QRS は変行伝導のため左脚ブロック，＊3 に続く QRS は同じく変行伝導のため右脚ブロックを呈している．

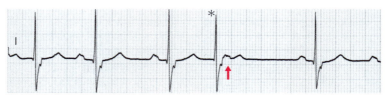

図2 接合部期外収縮

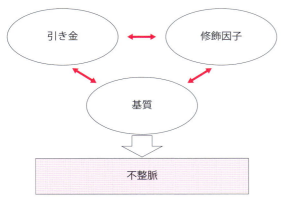

図3 不整脈発生の機序

b）PJC

房室結節から異常興奮が発生すると，図2のようになる．一見，PACであるがP波の先行はなく，QRS後方にP波が出現する．

c）PVC

心臓の作業心筋，脚/Purkinje線維に起源する早期に出現する興奮波である．QRSは幅広いが，脚の基部からの場合QRS幅はやや狭くなる．QRS波形により右室起源/左室起源，単源性と多源性，出現頻度により散発性と頻発性，出現パターンにより二連発，二段脈（正常QRS波とPVCが交互に出現）と呼ばれる．

b Holter心電図検査

心電図モニターなどにて発見された期外収縮はその出現の頻度と連発の程度が，自覚症状・重症度，ひいては治療の可否・方法に直結するので，24時間Holter心電図が有用である．通常，心拍数は24時間で約10万回である．0.1%未満（＜100回/日）は正常範囲内，1%を超えると（1,000回/日）以上とすることが多い．1日中二段脈や三段脈が出現した場合，1万を超える（＞10,000回/日）こともまれではない．連発は3連発以上記録されると，それ以上の持続性が懸念される．

また，出現時刻は治療を考えるうえで重要である．昼型・夜型は労作との関連性から交感神経誘発性，迷走神経誘発性あるいは労作誘発型，安静時出現型などに分類できる．運動により誘発される場合は，心疾患の存在を除外する．多形性で連発の場合は，より重症不整脈を想定する．

PVCの重症度評価にはLownの分類がHolter心電図を用いて使用される．Gradeが上がるほど心室頻拍・細動のリスクが増すと一般的には考えられている．

GradeⅠ：散発（1時間29個以下）．
GradeⅡ：頻発（1時間30個以上）．
GradeⅢ：多形性．
GradeⅣ-a：2連発．
GradeⅣ-b：3連発以上．
GradeⅤ：R on T（R オン T）．

治療の一般指針

a 治療方針の立て方

患者の期外収縮による症状とQOL，および生命予後の改善が治療の主眼である．治療が必要となるのは，①期外収縮が頻発して心不全・心筋虚血の原因になる場合，②頻脈性不整脈の引き金となっている場合，③健常人でも自覚症状が強い場合である．上記以外の期外収縮は治療をせず，経過観察とする．また，心エコー図検査，脳性Na利尿ペプチド（BNP）値測定も参考とする．

治療にあたっては，図3の3因子のいずれを標的に治療するかを考慮する．

b 薬物療法

期外収縮の発生機序と，抗不整脈薬の作用機序を考慮して選択する．

a）PAC

心機能が正常な場合は，Naチャネル遮断薬（Ⅰa またはⅠc群薬）から選択する．その中では，期外収縮発生に交感神経活動亢進が疑われる場合はβ遮断作用（β遮断薬），不交感神経活動亢進の関与が疑われる場合は抗コリン作用をあわせもつ薬剤を優先する．

処方例

●PAC の治療
①または②
①サンリズムカプセル，1 回 50 mg（あるいは 25 mg），1 日 3 回，毎食後
②タンボコール錠，1 回 100 mg，1 日 3 回，毎食後

●交感神経関与の PAC
①または②
①プロノン錠，1 回 150 mg，1 日 3 回，毎食後
②メインテート錠，1 回 5 mg（あるいは 2.5 mg），1 日 1 回，朝食後

●副交感神経関与の PAC
①または②
①シベノール錠，1 回 100 mg，1 日 3 回，毎食後
②リスモダン R 錠，1 回 150 mg，1 日 2 回，朝・夕食後

TOPICS

頻回に出現する PVC の心筋症誘発と治療効果に関するレビュー[a]

　頻脈誘発性心筋症は，PVC の頻回な出現により誘発される可逆的心不全である．この 25 年間の文献的レビューによると，誘発因子として PVC 頻発（20%以上のバーデン）・PVC の QRS 幅拡大・心室頻拍の存在・長い連結期などが存在した．この心筋症の機序としては PVC による心室収縮異常，Ca・酸素ハンドリング異常が推定されている．PVC がアブレーションや抗不整脈薬で抑制されると，頻脈依存性心筋症は 6 ヵ月以内には改善した．

　a) Laplante L et al：A review of the potential pathogenicity and management of frequent premature ventricular contractions. Pacing Clin Electrophysiol **39**：723-730, 2016

---

b) PVC

　基本的な考え方は，PAC と同じであるが，基礎心疾患の種類や，期外収縮発生起源などにより薬剤を選択する．基礎心疾患がない場合は，右室流出路起源（左脚ブロック型＋下方軸），左脚後枝起源（右脚ブロック＋上方軸）ではそれぞれ β 遮断薬，Ca チャネル遮断薬の効果が期待できる．

処方例

①または②
①メインテート錠，1 回 5 mg，1 日 1 回，朝食後
②ワソラン錠，1 回 40～80 mg，1 日 3 回，毎食後

　心機能が正常な場合は，Na チャネル遮断薬（I 群薬）から選択する．発生に自律神経関与が疑われる場合，PAC 治療で前述した薬剤を同様に用いる．心機能低下例あるいは冠動脈疾患例では K チャネル遮断薬（III 群薬）を用いる．

処方例

●PVC の治療
①または②
①メキシチールカプセル，1 回 100 mg，1 日 1 回，朝食後
②アンカロン錠，1 回 100 mg，1 日 2 回，朝・夕食後

　心不全・心筋虚血を有する期外収縮（・心房細動）患者への I 群薬は，生命予後を悪化させることを留意のうえ，抗不整脈は慎重に選択する[1,2]．

c その他の治療

　心室細動・心室頻拍などの致死性の高い心室性頻脈の引き金となる PVC や，発生頻度が高いために QOL 低下・BNP 上昇をきたした PVC は，カテーテルアブレーションの適応になる．12 誘導心電図から PVC のおよその起源も推定可能で，右脚ブロック型 PVC は左室起源，左脚ブロック型 PVC は右室起源である．下方誘導での高い QRS は心室流出路起源である．

生活指導

　期外収縮は一般に良性の不整脈であるため，致死的心室頻脈などがなく，QOL を損ねていなければ，治療の必要性はない．症状がある場合には過労，睡眠不足，飲酒などの不摂生な生活スタイルや過剰なストレスは，期外収縮の原因となるので生活全般の指導をする（図 3）．

文　献

1) Cardiac Arrhythmia Suppression Trial（CAST）Investigators：Effect of encainide and flecainide on mortality in randomized trial of arrhythmia suppression after myocardial infarction. N Engl J Med **321**：406-412, 1989

2) Flaker GC et al：Antiarrhythmic drug therapy and cardiac mortality in atrial fibrillation. J Am Coll Cardiol **20**：527-532, 1992

3 心房細動
——心原性脳塞栓症予防

池田隆徳

診療のポイント・治療指針

- 心房細動（atrial fibrillation）は診察することが多い不整脈で，common disease として取り扱われている．
- 心房細動を疑った場合は，12誘導心電図に加えて長時間携帯型心電図を施行する．
- 心房細動患者における薬物療法のファーストラインは，抗（血栓）凝固療法である．
- 直接作用型経口抗凝固薬は，warfarin と同等以上の有効性と安全性を有する．
- 抗凝固薬の適用は，$CHADS_2$スコアなどの塞栓リスク指標を活用して決定する．

心房細動は洞結節由来の心房波が消失し，複数の興奮波が迅速に心房内を旋回することによって成立する不整脈である．分類としては頻脈性上室不整脈に属する．発現には，肺静脈内から生じる群発性の巣状興奮である心房期外収縮の連発が強く関与する．罹患率は全人口の1～1.5％と高く，80歳以上の高齢者となると5～8％とさらに高くなる．臨床では「common disease」として取り扱われている．

心房細動に対する治療法には，薬物療法に加えてカテーテルアブレーションも行われており，個々の患者において「ベネフィット」，「リスク」，「コスト」を考慮して，総合的な判断で決定される．心房細動は common disease であるため，医療費の高いカテーテルアブレーションではなく，まずは薬物療法を優先して行うことがガイドラインでも述べられている[1~4]．

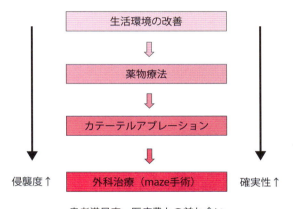

図1　心房細動の治療法とその考え方

ベント心電図などの長時間記録が可能な携帯型心電図を活用する．

治療のための診断と検査

医療面接で患者から症状を詳しく聞くことで，心房細動の発現をある程度推察できる．心房細動患者は動悸を自覚することが多いが，その中でも脈の乱れ（バラバラ）感を伴う動悸を訴える．既往歴，特に脳梗塞と一過性脳虚血発作の既往について詳しく聴く．これらを過去に認めていれば，心房細動による心原性脳塞栓を疑わなくてはならない．

心房細動が疑われた場合は，まず心電図検査を行いその有無を確認する．心房細動は発作性に生じることが多いため，通常の12誘導心電図では診断することは難しく，24時間 Holter 心電図やイ

治療の一般方針

a 治療方針の立て方

現在の心房細動治療のあり方を図1に示す．治療のファーストステップは生活環境の改善である．過度な飲酒，喫煙，不摂生な生活，ストレスなどは心房細動発現の重要な因子であり，これらの改善を図り，それで抑制されなければ医療の介入ということになる．セカンドステップとしては薬物療法をまず考慮する．専門病院では，次のステップであるカテーテルアブレーションを先行して行う施設もある．外科手術は，どうしても心房細動を消失しなければならない場合か，他の心臓手術が行われる際に付随して行われるにすぎない．

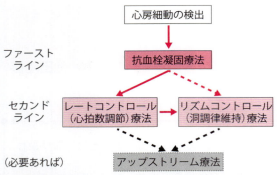

図2 日欧米のガイドラインに準じた近年の心房細動に対する薬物療法の方針
レートコントロール療法のほうがリズムコントロール療法より優先順位がやや高くなっている．

表1 塞栓リスクを反映するCHADS₂スコアとCHA₂DS₂-VASc スコアの解釈と点数

a. 塞栓リスク：CHADS₂スコア

Congestive heart failure	心不全	1点
Hypertension	高血圧	1点
Age≧75y	年齢75歳以上	1点
Diabetes mellitus	糖尿病	1点
Stroke/TIA	脳卒中/TIAの既往	2点

b. 塞栓リスク：CHA₂DS₂-VASc スコア

Congestive heart failure	心不全	1点
Hypertension	高血圧	1点
Age≧75y	年齢75歳以上	2点
Diabetes mellitus	糖尿病	1点
Stroke/TIA	脳卒中/TIAの既往	2点
Vascular disease	血管疾患	1点
Age	年齢65～74歳	1点
Sex category (female)	女性	1点

b 薬物療法

a) 治療法の種類

心房細動に対する薬物療法には，①心原性脳塞栓症（虚血性脳卒中）の予防を目的とした抗（血栓）凝固療法，②患者の自覚症状と生活の質（QOL）の改善を目的としたレートコントロール（心拍数調節）療法，③心房細動それ自体の抑制を目的としたリズムコントロール療法，④心房細動の基質を改善させるアップストリーム療法の4つの方法がある[1,3]．④アップストリーム療法はあくまでも補助的な治療にすぎない．心房細動に対するファーストライン治療は，いうまでもなく①抗凝固療法である（図2）[1~4]．

b) 抗凝固薬の種類

2010年までは，心房細動に対する経口抗凝固薬としてはビタミンK拮抗薬であるwarfarinのみが使用されていた．warfarinは定期的な採血によるモニタリングが必要で，プロトロンビン時間国際標準比（PT-INR）を至適値（わが国では70歳未満は2.0～3.0，70歳以上は1.6～2.6）に調節しなければならない．また，治療域が狭く，他の薬物との相互作用も多く，食物の摂取制限も必要である．しかし，2011年以降は，PT-INRのような調節指標を必要とせず，用量設定が容易で，薬物相互作用が少なく，食事制限も不要な新規経口抗凝固薬（novel oral anticoagulant：NOAC）または直接作用型経口抗凝固薬（direct oral anticoagulant：DOAC）と称される薬物が使用できるようになった．DOACには，トロンビン阻害薬であるdabigatran，第Ⅹa因子阻害薬であるrivaroxaban，apixaban，edoxabanが含まれる．

近年，DOACの使用率が急速に増加している．

その理由は，臨床での使いやすさに加えて，warfarinと比較した第Ⅲ相臨床試験（治験）で，DOACがwarfarinと同等以上の有効性と安全性を有することが示されたことによる（dabigatran：RE-LY試験，rivaroxaban：ROCKET AF および J-ROCKET AF試験，apixaban：ARISTOTLE試験，edoxaban：ENGAGE AF-TIMI 48試験）．最近では，warfarinからDOACへの切り替え例も多くなっている．近年のガイドラインでは，DOACがwarfarinよりも望ましい薬剤として位置付けられている．

c) 抗凝固薬を適用すべき患者群

わが国のガイドラインでは，抗凝固薬の適用においてCHADS₂スコアの活用を勧めている（表1a）．CHADS₂スコアとは，各危険因子の英語名の頭文字を並べたものである．このスコアでは，S［Stroke/TIA（脳塞栓/一過性脳虚血発作の既往）］を2点，その他のCHAD［Congestive heart failure（心不全），Hypertension（高血圧），Age（年齢）≧75歳，Diabetes mellitus（糖尿病）］を1点とし，すべてを合計すると6点になる．合計点が2点以上であればwarfarinを推奨し，1点であれば考慮したほうがよいと述べている．その理由は，CHADS₂スコアが高くなるほど年間の脳梗塞発症率が高くなるためである．欧州のガイドラインでは，CHADS₂スコアの改良版としてCHA₂DS₂-VAScスコアを提示した（表1b）．AをA₂（≧75歳）とA（65～74歳）の2つに分け，さらにV（血管疾患），Sc（性別：女性）を加え，

すべてを合計すると9点になる．$CHADS_2$スコアと同様に2点以上で推奨，1点以上で考慮すべきと述べている（女性においては3点で推奨，2点で考慮すべき）．欧州で提唱されたCHA_2DS_2-VAScスコアは，$CHADS_2$スコアよりもさらに抗凝固薬の適応を広くした指標といえる．

処方例

●経口薬

①～⑤のいずれか

①プラザキサ（カプセル75，110 mg）300 mgまたは220 mg/日，分2

いずれの投与量にするかは，医師の裁量で決定することができる．クレアチニンクリアランス（CCr）<30 mL/分は禁忌となる．また，P糖蛋白阻害薬である抗真菌薬itraconazoleの併用は禁忌である．

②イグサレルト（錠10，15 mg）15 mgまたは10 mg/日，分1

基本投与量は15 mg/日である．CCr<50 mL/分の場合は10 mg/日に減量する．CCr<15 mL/分は禁忌となる．また，CYP3A4P阻害作用を有するHIVプロテアーゼ阻害薬とP糖蛋白阻害薬である抗真菌薬itraconazoleの併用は禁忌である．

③エリキュース（錠2.5，5 mg）10 mgまたは5 mg/日，分2

基本投与量は10 mg/日である．①年齢≧80歳，ⅱ体重<60 kg，ⅲ血清クレアチニン（Cr）≧1.5 mg/dLのうち2つ以上ある場合は5 mg/日に減量する．CCr<15 mL/分は禁忌となる．

④リクシアナ（錠15，30，60 mg）60 mgまたは30 mg/日，分1

基本投与量は60 mg/日である．CCr<50 mL/分，体重<60 kg，quinidine sulfate，verapamil，erythromycin，ciclosporinの併用の場合は30 mg/日に減量する．CCr<15 mL/分は禁忌となる．

⑤ワーファリン（錠1，5 mg）通常1～5 mg/日，分1

PT-INR値によって用量が決定される．わが国でのPT-INRの至適値は70歳未満では2.0～3.0，70歳以下では1.6～2.6である．通常，2～4 mgで使用することが多い．重篤な肝障害のある患者，骨粗鬆症治療用ビタミンK_2製剤menatetrenoneとiguratimodを使用中の患者は禁忌である．納豆，緑黄色野菜，海産物など多くの食材の摂取が必要である．

●静注薬

①ヘパリン注（1,000単位/mL）

10,000～20,000単位を5%ブドウ糖注射液または生理食塩液500 mLで希釈し，活性化部分トロンボプラスチン時間（APTT）が正常値の2～3倍になるように用量を調節する．

TOPICS

DOACはリアルワールドにおいてもwarfarinと比べて有用か

DOAC（先発3剤：dabigatran，rivaroxaban，apixaban）とwarfarinとのリアルワールドでの有効性と安全性を検証したデータベース研究の結果が出された[a]．対象は，デンマークにおいて非弁膜症性心房細動の診断で抗凝固薬がはじめて投与された61,678例である．医療情報に関する3つのデータベースから情報が収集された．抗凝固薬の内訳としては，warfarin 57%，dabigatran 150 mg 21%，rivaroxaban 20 mg 12%，apixaban 5 mg 10%であった（わが国での使用量と異なる）．結果として，warfarinとの比較において，有効性（虚血性脳卒中および全身性脳塞栓症）はrivaroxabanで高く，dabigatranとapixabanについては非劣性を示した．安全性（出血）はdabigatranとapixabanで高く，rivaroxabanについては非劣性を示した．臨床治験とほぼ同様の結果であり，DOACは有効性，安全性においてwarfarinのかわりになりうる薬剤と考えられる．

a) Larsen TB et al : Comparative effectiveness and safety of non-vitamin K antagonist oral anticoagulants and warfarin in patients with atrial fibrillation : propensity weighted nationwide cohort study. BMJ 353 : i3189, 2016

生活指導

抗凝固薬服用中に外科的処置を受ける場合の注意事項について患者に伝えておく．

a 抗凝固薬を中止してよい場合

65歳以下で，血栓・塞栓のリスクがない患者（$CHADS_2$スコア＝0）においては，手術前後で抗凝固薬を一時的に中止することは可能である．

b 抜歯や白内障などの小手術

抜歯や白内障などの小手術については外部からの圧迫止血が可能なため，抗凝固薬を中止する必要はない．DOAC服用中の患者であれば，（半減期が約半日のため）服用して12時間くらいで手技を予定すれば，出血を気にせずに比較的安心して行える．

c 内視鏡生検または大手術

内視鏡生検については，ローリスク患者では抗凝固薬を中止しなくてもよい．しかし，ハイリスク患者（一般に$CHADS_2$スコア≧2）では，抗凝固薬の中止が必要になる．大手術もこれに準じて行う．warfarin服用中の患者では，術前5日から

ヘパリン点滴静注に置換し，術直前に中止して手術を行う．終了後は速やかにヘパリンを再開し，早々に warfarin に戻す．DOAC 服用中の患者については，薬剤ごとに若干異なるが，1日1回の薬剤であれば前日の朝まで服用し，当日の朝に手術を行う．翌日の朝からは通常どおり再開する．

文　献

1) European Heart Rhythm Association；European Association for Cardio-Thoracic Surgery et al：Guidelines for the management of atrial fibrillation：the Task Force for the Management of Atrial Fibrillation of the European Society of Cardiology（ESC）. Eur Heart J **31**：2369-2429, 2010

2) Kichhof P et al：2016 ESC Guidelines for the management of atrial fibrillation developed in collaboration with EACTS. Eur Heart J **37**：2893-2962, 2016

3) 循環器病の診断と治療に関するガイドライン．心房細動治療（薬物）ガイドライン（2013年改訂版）. <http://www.j-circ.or.jp/guideline/pdf/JCS2013_inoue_h.pdf>［Accessed　26 September 2017］

4) American College of Cardiology Foundation et al：Management of patients with atrial fibrillation（compilation of 2006 ACCF/AHA/ESC and 2011 ACCF/AHA/HRS recommendations）：a report of the American College of Cardiology/American Heart Association Task Force on practice guidelines. Circulation **127**：1916-1926, 2013

4 心房細動
──抗不整脈薬・心拍数調節薬による治療

▶▶ 中村知史, 沖重　薫

診療のポイント・治療指針

- 管理の方針としては洞調律の維持をめざす方針（リズムコントロール）と，心房細動のまま心拍数を調整する方針（レートコントロール）とに分けられる．
- いずれも予後に有意な差はないが，自覚症状はリズムコントロールのほうがより改善することが期待される．
- 抗不整脈薬にせよ心拍数調節薬にせよ，ともに起こりうる副作用を念頭におき薬剤を選択する．
- 薬剤の効果が不十分の場合，あるいは患者が抗不整脈薬の長期服用を望まない場合は，カテーテルアブレーションを検討する．

治療のための診断と検査

治療方針を決定するにあたり，心房細動のタイプ（発作性・持続性・永続性），基礎心疾患の有無，腎機能や肝機能などを評価する．

12誘導心電図にて洞調律時の心房負荷の有無，虚血性心疾患の有無，心肥大の有無などを評価する．Holter心電図では発作性心房細動の頻度や持続時間，好発時間帯が評価できる．特に，夜間や早朝に発作を起こすタイプでは副交感神経の興奮が発症に関与している可能性が高い．一方，日中や運動時に発作が多い場合は交感神経が関与している可能性がある．

胸部X線では心拡大の有無や肺うっ血，慢性肺疾患の有無を評価する．

心エコーでは心臓弁膜症の有無や左室機能障害の程度，左房径を評価する．左房径が40mm以上に拡大している例では心房筋のリモデリングは進行していると考えられる．

血液検査では腎機能や肝機能の評価および血漿脳性Na利尿ペプチド値などにより心不全の有無や程度を評価する．

治療の一般方針

a 治療方針の立て方

心房細動患者の治療にあたる際に最も重要なものは塞栓症予防のための抗凝固療法であるが，そのうえで洞調律維持をめざすか（リズムコントロール），あるいは心房細動のまま心拍数を調整するか（レートコントロール）方針を決める．

わが国発の大規模前向き研究であるJ-RHYTHM研究では，欧米での研究と同様にいずれの治療法でも死亡率・塞栓症・大出血・心不全の発症率には差がなかったが，動悸や胸部不快といった自覚症状はリズムコントロール群で有意に少なかった[1]．このため，洞調律維持を図る目的はあくまでも患者の生活の質（QOL）を改善させるためであるといえる．逆に，器質的心疾患を伴わない無症状の心房細動例では，長期間抗不整脈薬を服用するデメリットもあり積極的に洞調律維持をめざす意義は乏しいといえる．しかし，両者の治療法での長期的な優位性に関してはいまだ明確な結論が得られておらず，現時点では一律に治療方針を決めるのではなく，個々の患者背景などを考慮して総合的に方針を検討する必要がある．

リズムコントロールを選択しても，薬物療法では十分な洞調律維持効果が得られないことも多いため抗凝固療法と心拍数調節薬は併用して継続しなければならない例が多い．

一般的には新規発症もしくは発症早期の発作性心房細動例のほうが長期持続性心房細動例よりも心房筋の変性やリモデリングが進んでおらず，洞調律維持療法が奏効する可能性が高い．

b 薬物療法

a）レートコントロール

心拍数が130bpm以上の頻拍が持続すると心不全の原因となるため，安静時の心拍数を低下させることが必要であり，治療目標は110bpm未満とする．かつては安静時心拍数を80bpm未満にすることが目標とされていたが，RACEⅡ研究により110bpm未満を目標とする緩やかなコントロー

ルでも十分であることが示された[2]．ただし，症状の強い場合はそれに応じてさらに心拍数を減少させるように調整し，85 bpm 未満を目標とする．

心拍数の調節には，原則として房室結節の伝導を抑制する薬剤が用いられる．非ジヒドロピリジン系 Ca 拮抗薬である verapamil，diltiazem や β 遮断薬の metoprolol，bisoprolol，atenolol，propranolol，carvedilol，強心配糖体の digitalis，Ⅲ群抗不整脈薬の amiodarone などがあげられる．それぞれ代謝経路や薬理作用に差があるため個々の状況にあわせて選択する．

たとえば，運動時に心拍数が亢進しやすい例や虚血性心疾患を合併している例では β 遮断薬が適当であり，閉塞性肺疾患や喘息を合併している例では Ca 拮抗薬が選択される．心拍数調整の第一選択薬としては，非ジヒドロピリジン系 Ca 拮抗薬か β 遮断薬が望ましいが，これらの薬剤群には同時に陰性変力作用があるため心機能低下例では注意が必要である．digitalis は副交感神経緊張による作用で安静時の心拍数減少には有効であるが運動時の心拍数は減少させないため，単独投与の効果は限定的である．Ⅲ群薬の amiodarone や sotalol は β 遮断作用もあるため，たとえ除細動目的で使用しても心拍数の低下効果がある程度期待できる．

早急に心拍数を減少させたい場合には静注薬が使用されるが，特に心不全を発症している例では必ず血行動態を監視しながら使用する．静注 β 遮断薬の landiolol は低心機能例でも少量から漸増することで安全に使用できるとされているが，すでに血行動態が破綻しかけている場合には電気的除細動を行うか，digitalis や amiodarone など陰性変力作用のない薬剤を優先させるべきである．

副伝導路を有する症例では，digitalis 製剤は副伝導路に対しては，有意な治療作用発現をしないばかりでなく反対に，副伝導路の不応期を短縮させかつ房室結節伝導を抑制することで相対的に副伝導路の伝導能を亢進させてしまうおそれがあるため使用を避け，Ⅰa 群薬やⅠc 群薬を用いる．

処方例

●静注
①，②は併用可
①オノアクト 1 μg/kg/分で開始し，心拍数・血圧をみながら 1〜10 μg/kg/分で調整
②ワソラン 5 mg を 10〜15 分で静注
●内服
③は①または②と併用可

---

①メインテート 2.5〜5 mg，分 1
②セロケン 60〜120 mg，分 3
③ワソラン 120〜240 mg，分 3
④ヘルベッサー R 100〜200 mg，分 1
⑤ジゴシン 0.0625〜0.25 mg，分 1

---

b）リズムコントロール

心房細動の洞調律化（除細動）にあたっては，すでに心房内に血栓が形成されていないことを経食道心エコーなどで確認してから行うか，3 週間以上の十分な抗凝固療法がなされたうえで行う必要がある．発症 48 時間以内であれば血栓形成のリスクは低いとされている．

おおむね発症 7 日以内の発作性心房細動であれば心房のリモデリングが進行していないと考えられ，Na チャネル遮断薬が主に用いられる．純粋な Na チャネル遮断薬である pilsicainide や，同じⅠc 群薬である flecainide，propafenone，K チャネル遮断作用もあわせもつⅠa 群薬の cibenzoline，disopyramide が選択される．cibenzoline や disopyramide は抗コリン作用もあわせもつため，副交感神経優位の際に発作を起こす vagal 心房細動，すなわち夜間・早朝型心房細動に対し特に有効であると考えられているが，口渇や尿閉などの副作用には注意が必要である．

Ⅰc 群薬は心房細動が粗動化することで房室伝導比が亢進し，結果的に著しい頻拍を誘発する可能性がある．一方，K チャネル遮断作用をあわせもつものは QT 時間の延長から torsades de pointes を惹起するおそれがある．さらに，洞結節機能を減弱させることにより洞不全症候群を顕在化する危険性や，Brugada 症候群合併例では ST 変化を顕在化させ心室細動を誘発する危険性があるため，これらの副作用には十分に注意しなくてはならない．

これらのⅠ群薬は，普段薬剤を持ち歩き，発作時にのみ服用するいわゆる「pill in the pocket」と呼ばれる頓用療法が選択されることもある．

処方例

●静注
①サンリズム 1 mg/kg を 10〜15 分で静注
②シベノール 1.4 mg/kg を 5 分で静注
●内服（pill in the pocket）
①〜④のいずれか 1 つ
①サンリズム 100 mg，頓用
②タンボコール 100 mg，頓用
③プロノン 150 mg，頓用
④シベノール 100 mg，頓用

TOPICS

抗不整脈薬による洞調律維持療法の長期的予後を検討したCochrane Database of Systematic Reviews[a]

抗不整脈薬の長期的予後を検討した59本の論文，合計21,305例の心房細動患者のメタ解析である．Ⅰa群薬のうち，disopyramide，quinidine，Ⅰc群薬のうち，flecainide，propafenone，Ⅲ群薬のamiodarone，dofetilide，dronedarone，sotalolで心房細動の再発率は抑制された（オッズ比0.19～0.70）．β遮断薬も有効であった（オッズ比0.62）．一方で上記のⅠa群薬とsotalolでは死亡率が上昇した（オッズ比2.39，2.23）．さらに，amiodarone，dronedarone，sotalol以外のすべての抗不整脈薬で催不整脈作用が認められた．ただし，このレビューでは，海外での認知度の低いbepridilは評価の対象とされていない．

a) Lafuente-Lafuente C et al：Antiarrhythmics for maintaining sinus rhythm after cardioversion of atrial fibrillation. Cochrane Database Syst Rev：CD005049, 2015

c) 持続性心房細動に対して

J-RHYTHM研究の結果からもレートコントロールが妥当とされているが，患者の症状が強い場合や心房細動が心機能低下の原因となっていると考えられる場合には，積極的に洞調律化が試みられることもある．しかし，薬剤のみでは洞調律維持は困難であり，後述のアブレーション治療との併用を前提としたほうがよい．持続性心房細動例では心房のリモデリングが進行していると考えられ，Ⅰ群薬の除細動効果は望めない場合が多い．このような例ではⅢ群薬のbepridilやamiodaroneが選択される．特にbepridilはわが国発の研究で，おおむね60～80％の除細動効果が報告されている．bepridilは，通常100mg/日から経口投与を始め，QT時間に注意しながら可能であれば200mg/日まで増量する．bepridil単独で効果が乏しい例には，aprindineなどⅠ群薬の併用が有効であるとする報告もある．

処方例
①または②
①ベプリコール100～200mg，分2
②アンカロン400mg，分1～2で1～2週間，その後100～200mg，分1～2

d) 心房細動発作を繰り返す例に対して

抗不整脈薬の内服継続が試みられるが，薬剤のみでは効果が乏しいことや長期間服用を続けることのデメリットを考慮し，近年では積極的にカテーテルアブレーション治療が選択されることも多い．

前述のⅠ群薬やⅢ群薬が使用されるが，過去のいくつかの報告ではⅠ群薬の洞調律維持率はおおむね40～50％，Ⅲ群薬では50～70％であったとされている．不成功例の中には発作性心房細動が持続性および永続性心房細動に進行したものや催不整脈作用を認めた例もあり，長期的な再発予防効果は限定的である．また，肥大型心筋症や心不全合併例にはamiodaroneが選択されるが，間質性肺炎・肝障害・甲状腺機能異常・眼障害・皮膚の異常など特異的な心外副作用があるため，長期服用継続の是非は十分に検討しなくてはならない．

処方例
①～⑤のいずれか1つ
①サンリズム150mg，分3
②シベノール300mg，分3
③プロノン450mg，分3
④リスモダン300mg，分3
⑤タンボコール200mg，分2

生活指導

心房細動の危険因子としては加齢，糖尿病，高血圧，虚血性心疾患，心不全，心臓弁膜症，飲酒，肥満などがあげられる．これらのうち糖尿病，高血圧，飲酒，肥満は生活習慣の指導により改善が期待できる．飲酒は少量であれば心血管系予後はむしろ良好であることが知られているが，心房細動リスクは少量であっても飲酒量に応じて直線的に上昇していくため注意が必要である[3]．また，閉塞性睡眠時無呼吸症候群は肥満の有無にかかわらず心房細動の危険因子であり，この治療により心房細動の進行が抑制されることが示されている[4]．

文献

1) Ogawa S et al：Optimal treatment strategy for patients with paroxysmal atrial fibrillation：J-RHYTHM Study. Circ J **33**：242-248, 2009

2) Van Gelder IC et al：Lenient versus strict rate control in patients with atrial fibrillation. N Engl J Med **362**：1363-1373, 2010

3) Voskoboinik A et al：Alcohol and atrial fibrillation：a

sobering review. J Am Coll Cardiol **68**：2567-2576, 2016

4) Holmqvist F et al：Impact of obstructive sleep apnea and continuous positive airway pressure therapy on outcomes in patients with atrial fibrillation：results from the Outcomes Registry for Better Informed Treatment of Atrial Fibrillation（ORBIT-AF）. Am Heart J **169**：647-654, 2015

5 心房細動
──カテーテルアブレーション治療

▶▶ 山根禎一

診療のポイント・治療指針

- 心房細動（atrial fibrillation）はただちに命にかかわる疾患ではないが，患者の予後に影響する疾患である.
- 心房細動は進行性疾患であり，発作性から持続性へと進行するにつれて洞調律を維持する治療は困難になっていく.
- 心房細動を根治するためにはカテーテルアブレーションまたは外科手術が必要となる.
- 心房細動を早期に発見してカテーテルアブレーション治療を行うことが，心房細動を根治するために最も重要である.
- 患者は自分の心房細動を治すのか，それとも生涯にわたって付き合っていくのかを適切なタイミングで選択することが重要である.

カテーテルアブレーション治療による肺静脈隔離術の開発以来，心房細動は根治をめざすことが可能な疾患となった. しかしその有効性が高いのは早期段階（発作性心房細動）であり，持続性心房細動へと進行してからでは治療効果には限界がある[1,2].

心房細動の原因は，早い段階（発作性心房細動）であれば肺静脈と呼ばれる血管の中や周囲に限局していることが多い. 現在広く施行されている肺静脈隔離術は，肺静脈周囲を（カテーテル先端から発生する高周波電流によって）焼灼することで，4本の肺静脈（実際には肺静脈内に存在する心筋）を左心房から電気的に隔離する治療法である. 現在推奨されている4つの手術方法を図1に示す.

治療のための診断と検査

心房細動患者には無症状の場合も多く，診断が遅れてしまう場合が少なくない. 心房細動が時々生じる発作性心房細動は健康診断の心電図で発見されることは少なく，無症状患者は持続性〜永続性へと進行してから健康診断で診断されることが多い. その場合にはすでにカテーテルアブレーションに適した時期を過ぎていることが多いのが実情である.

無症状の心房細動患者をどのように早期段階で診断するかということが今後の大きな課題である. ①年に1回の健康診断では不十分であるので，半年に1回はかかりつけ医で心電図を記録する，②市販されている携帯型心電計を用いて簡易心電図を記録する，③自己脈測定を励行する，④自動血圧計の脈拍数に留意するように指導する，⑤スマートフォンのアプリを利用する（指を用いた心電図測定，脈波測定など）. 心房細動を根治させるためには早期発見が重要であり，そのためには年に1回の健康診断心電図だけでは不十分であることを広く啓発することが重要と考える.

治療の一般方針

a 治療方針の立て方──カテーテルアブレーションの治療適応について

心房細動カテーテルアブレーションの適応に関する学会のガイドライン[3]では，薬物療法抵抗性，有症候性，発作性心房細動といった各種の条件が入っている. 特に症状のない場合には，（発作性持続性ともに）Class IIb という低い適応になっている. ガイドラインではこのように心房細動カテーテルアブレーションには種々の制限をつけたうえで適応を呈示しているが，実地臨床ではその進行度や年齢，症状など患者ごとに異なった条件を総合的に考慮する必要がある.

心房細動が早期段階（発作性）であればアブレーション手術によって約90%根治が可能であるが[4]，持続性〜永続性へと進行してからの根治率は60%程度へと低下する[2]. リスクを冒して手術を受けるかどうかの判断に，治療の成功率は当然影響する. 年齢の要素は，その患者が今後どのく

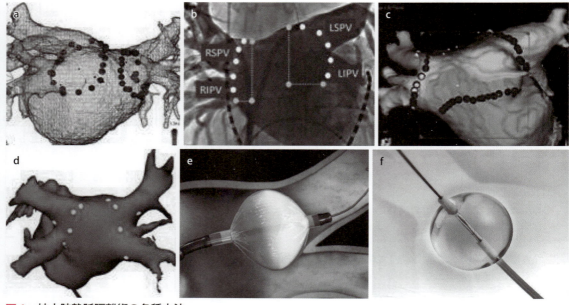

図1 拡大肺静脈隔離術の各種方法
a：両側上下肺静脈隔離術．上下肺静脈周囲に線状焼灼を行う方法．
b：拡大肺静脈周囲焼灼術．両側肺静脈後壁の線状焼灼と前壁の点状焼灼によって上下肺静脈同時隔離を行う方法．
c：BOX 隔離術．肺静脈および左房後壁を同時に隔離する方法．
d：肺静脈前庭部隔離術．各肺静脈前庭部の点状焼灼によって隔離する方法．
e：クライオバルーンアブレーション．バルーンによる冷凍凝固法．　［Medtronic 社より提供］
f：ホットバルーンアブレーション．バルーンによる高周波焼灼法．　［東レ社より提供］

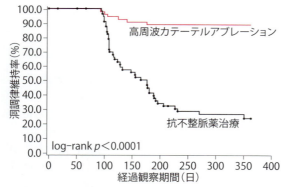

図2 A4-study
発作性心房細動患者を治療方針によって2群に分け，前向きに治療効果を比較した研究である．カテーテルアブレーション群53名と抗不整脈薬治療群59名の1年後の洞調律維持率を比較したところ，89% vs. 23%でアブレーション群が有意に高率であった．
［文献5より引用］

として生きていくことよりも手術を行って根治を狙うことが望ましい場合が多い．症状の強い患者の場合にはより手術の適応は上昇するであろうが，たとえ症状がなかったとしても（特に若い患者の場合など），生涯に渡って心房細動と付き合うことを考えた場合には手術の適応と考えてよい症例は多い．

b 薬物療法との効果の比較

心房細動に対するカテーテルアブレーション治療と薬物療法の効果を比較した研究は，これまでに多くの報告が出されている．図2は発作性心房細動患者を薬物療法とアブレーション治療の2群に分けて前向きに洞調律維持率を比較した結果であるが，有意差をもってアブレーション治療群が良好な洞調律維持率を呈している[5]．薬物療法には心房細動を治す作用はないこと，および心房細動は薬物療法下にも進行性を有することを考えれば，根治治療であるアブレーション群が良好な成績を示すのは当然の結果ともいえるであろう．

らい長い期間心房細動と付き合っていくのか，という意味で大きく影響する．75歳以上の高齢者の場合にはそのままうまく付き合っていくのもわるくない選択肢であろうが，比較的若い患者の場合（たとえば30〜40歳代）には，今後一生心房細動

文献
1) Matsuo S et al：Dormant pulmonary vein conduction

TOPICS

①心房細動カテーテルアブレーションは患者の予後を改善する

心房細動に対するカテーテルアブレーション治療は患者の予後に影響する治療かどうかを検討した研究である[a]。

スウェーデン患者登録データベースより抜き出した361,913名の心房細動例を対象とした。プロペンシティスコアマッチングを用いて最終的にアブレーション群と薬物療法の2,496名ずつを比較検討した。平均観察期間4.4年において、虚血性脳卒中はアブレーション群78名に対して薬物療法群112名と有意にアブレーション群で少なかった。死亡もアブレーション群で88名、薬物療法群で184名と前者で有意に少なかった。多変量解析の結果では、アブレーション手術を行うことが虚血性脳卒中と死亡を有意に減少させることが示された(図)。

a) Friberg L et al : Catheter ablation for atrial fibrillation is associated with lower incidence of stroke and death : data from Swedish health registry. Eur Heart J **37** : 2478-2487, 2016

②持続性心房細動のカテーテルアブレーションにおいて肺静脈隔離に追加する細動基質アブレーションは意味がない？

Verma ら[b]は持続性心房細動に対するカテーテルアブレーションを3種類の治療法に分けて無作為割り付け試験を行っている。治療方法は、①肺静脈隔離術のみを施行、②肺静脈隔離に加えて心房内線状焼灼を施行、③肺静脈隔離に加えて心房内複雑電位焼灼(CFAE電位焼灼)を施行の3種類である。結果は予想とは異なり、3群間で術後成績に有意差は観察されなかった。さらに、細動基質焼灼を加えた2群では術時間および透視時間が肺静脈だけの群と比して有意に延長してしまうことも追加報告されている。持続性心房細動の治療における細動基質焼灼の必要性に一石を投じた論文である。

b) Verma A et al : Approaches to catheter ablation for persistent atrial fibrillation. N Engl J Med **372** : 1812-1822, 2015

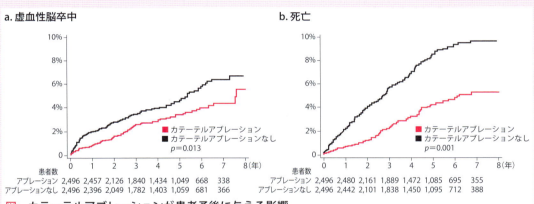

図 カテーテルアブレーションが患者予後に与える影響
スウェーデン患者登録データベースより抜き出した361,913名の心房細動例を対象としてプロペンシティスコアマッチングを用いてアブレーション群と薬物療法の2,496名ずつを比較検討した。平均観察期間4.4年において、虚血性脳卒中および死亡率ともにアブレーション群が薬物療法群よりも有意に良好な治療成績であった。
[文献aより引用]

---

induced by adenosine in patients with atrial fibrillation who underwent catheter ablation. Am Heart J **161** : 188-196, 2011
2) Brooks AG et al : Outcomes of long-standing persistent atrial fibrillation ablation : a systematic review. Heart Rhythm **7** : 835-846, 2010
3) 循環器病の診断と治療に関するガイドライン。カテーテルアブレーションの適応と手技に関するガイドライン。<http://www.j-circ.or.jp/guideline/pdf/JCS2012_okumura_h.pdf>[Accessed 29 September 2017]
4) Yamane T et al : Repeated provocation of time- and ATP-induced early pulmonary vein reconnections after pulmonary vein isolation : eliminating paroxysmal atrial fibrillation in a single procedure. Circ Arrhythm Electrophysiol **4** : 601-608, 2011
5) Jaïs P et al : Catheter ablation versus antiarrhythmic drugs for atrial fibrillation : the A4 study. Circulation **118** : 2498-2505, 2008

6 心房粗動

堀江 稔

診療のポイント・治療指針

- 診断は，患者の症状と特徴的な心電図から容易である．
- 通常型心房粗動は，三尖弁輪周囲を回旋するリエントリー性不整脈である．
- 心房細動と同様に抗凝固療法が必要であり，頻拍型の心房粗動ではレートコントロールの薬物療法を要する．
- 症状が強く血行動態が障害される場合，直流通電による電気ショックでの治療も考慮する．
- カテーテルアブレーションによる三尖弁底部（下大静脈−三尖弁輪間）を焼灼する治療法が有用である．
- 心房細動アブレーション治療の普及により，左房内僧帽弁輪を旋回するリエントリーが増加しており治療に難渋することがある．

　心房粗動は，心電図で240/分以上の規則正しいF波（鋸歯状とも呼ばれる）を呈し，F波間に等電位線がない頻拍と定義される[1]（図1）．古典的な分類では，F波が心電図Ⅱ，Ⅲ，aVFで陰性を示すものを通常型とするWells分類[2]があるが，臨床電気生理の発達や近年のカテーテルアブレーションの普及により，その概念が少しずつ変化している．すなわち，通常型は三尖弁輪周囲を反時計方向に旋回するリエントリー性不整脈で，心房ペーシングでエントレインメントを受け，また，停止する．また，Wells分類[2]で非通常型とされた，F波がⅡ，Ⅲ，aVFで陽性の心房粗動も，三尖

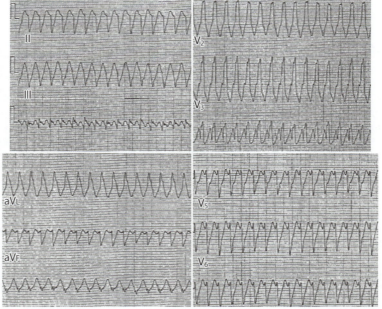

図1　心房細動のpilsicainide投与によりIc flutterに移行した1例（43歳，男性）

約1ヵ月前より突然，動悸発作が起こるようになり来院した．12誘導心電図で心房細動が記録され，pilsicainideにて治療後の記録を示す．動悸時，右脚ブロック型の変行伝導を示す1：1の心房粗動となっており，いわゆるIc flutterと考えられる．

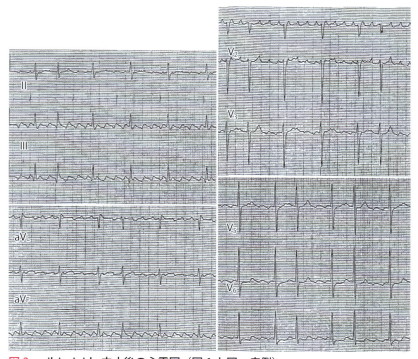

図2 pilsicainide 中止後の心電図(図1と同一症例)
Ⅱ, Ⅲ, aVF 記録誘導で陰性のF波を認め, 4:1から2:1の通常型心房粗動に移行しているのがわかる.

弁輪の周りを反対方向(時計方向)に旋回することがわかり, 両者をあわせて通常型と呼ぶようになった.

一方, F波レートが350/分以上と速く規則正しく, 心房ペーシングによるエントレインメントがなく, また, 停止しないものは三尖弁輪にリエントリー回路をもたないものとして, 非通常型心房粗動と分類されている. その中には後述するように, 手術に伴う切開創周囲を興奮が旋回するものなど, 多種類のリエントリー回路があることもわかってきた.

治療のための診断と検査

患者の症状は, 頻脈に伴う動悸・胸痛などがあるが, 心房興奮がどのような比率で心室に伝わるかにより心拍数は大きく影響される. たとえば, 4:1伝導であれば, 心室レートは75/分程度となり, 全く無症候性の場合もある. 逆に2:1伝導の場合, 心室レートは150/分となり, 動悸などに加えて, 長期間続くと心不全症状が出現することもある. したがって, 症状があり来院した場合, 診断は心電図検査により比較的容易につく. また, 無症状でも, 健康診断などで偶発的に診断されることがある.

治療の方針

a 薬物療法

心房粗動では, 心房細動を合併していなくとも(実際, 短時間の心電図検査だけでは, 患者が本当に心房粗動だけなのか心房細動も合併しているのか不明), 塞栓症のリスクは同等にあるとされる. したがって, 薬物療法の第一選択は, 抗凝固療法である. warfarin による場合が基本であるが, 近年, 使用されることの多くなってきた direct oral anticoagulant(DOAC)も, 心房細動を併発している場合は保険診療上も適応である.

心房粗動で2:1の房室伝導では, 動悸などの症状が強いことが多く, 心拍数コントロールのため, β遮断薬, diltiazem, amiodarone などが処方される. 一方, 心房細動治療で, しばしば用いられるpilsicainide などのⅠc群抗不整脈薬の投与により, 心房細動が通常型心房粗動に移行し, 房室伝導が良好であると, かえって心拍数が増加して突然強い動悸を訴えることがある(Ic flutter)[図1,

2]．心房内の混沌とした興奮が，Ｉc群抗不整脈薬により大きな旋回に収束する過程で発生すると考えられる．さらに，強力なNaチャネル抑制により，リエントリー回路内の伝導速度が低下し，房室伝導をより高い伝導比率（多くの場合，1：1）で伝わることが可能となるためである．したがって同じ理由で，心房粗動のレートコントロールにはＩc群抗不整脈薬は使用されない．

一方，心房の不応期を延長するⅢ群薬のamiodarone，sotalol，bepridilなどは，当初より心房粗動の停止を目的として使用されるが，以下の治療法に比して心房粗動の停止率は低い．

b 直流通電（DC）ショック治療

動悸などの症状が強く血行動態が障害される場合，直流通電による治療も考慮される．90％以上の停止率であるが，後述の c カテーテルアブレーションと違い，再発率も高い[3]．ここでの注意点は，心房粗動（あるいは心房細動）は洞調律に戻った後，1週間以上経って心房収縮が徐々に戻ってくるため，心房の収縮力が回復するこのタイミングで血栓の心房壁からの剝離が起こりうる点である[4]．したがって，洞調律に復帰しても，しばらくは抗凝固療法を続行する必要がある．

c カテーテルアブレーション

前述の通常型心房粗動では，カテーテルアブレーションで下大静脈と三尖弁輪間（解剖学的にisthmusと呼ばれる）の線条焼灼により根治治療ができる．isthmusにおける両方向性ブロックができるのを治療のエンドポイントとする．その詳細は成書に譲るが，本法による治療成績は良好で，初期成功率は90％以上であり，再発も他の治療法に比べて低い．患者の生活の質（QOL）への好結果もふまえて，アブレーション治療が第一選択の治療法となりつつある[5]．

非通常型あるいは特殊な心房粗動──perimitral flutter

前述のように，心電図で規則正しいF波を呈し，そのレートは通常型より速く350/分以上であ

るが心房細動のf波より遅いものは，解剖学的にリエントリー回路が通常型と異なることが臨床電気生理学の進歩により判明してきた．たとえば，心臓手術後の右心房の瘢痕周囲を旋回するincisional flutterがある．また，近年，問題となっているものに心房細動アブレーション後に出現する僧帽弁輪を旋回する心房粗動（perimitral flutter）がある[6]．

このperimitral flutterでは，アブレーションによる左房心筋に瘢痕領域ができる結果，僧帽弁輪などの解剖学的障壁との間に遅延伝導が存在する．一般的な本症に対するアブレーション標的は，左下肺静脈−僧帽弁輪間，いわゆるmitral isthmusが多く選択されている．しかしながら，この部位での両方向性ブロックができることをエンドポイントとする急性期成功率にはばらつきがあり，少なからず冠静脈洞内の追加的通電や高出力通電を要することが多い．これらの手技は，心タンポナーデや左冠動脈回旋枝の損傷などの合併症を引き起こす可能性があり，本症におけるmitral isthmus線状アブレーションは問題点も多く，近年，種々の変法も模索されている．

文献

1) Olshansky B et al：Atrial flutter：update on the mechanism and treatment. Pacing Clin Electrophysiol **15**：2308-2335, 1992

2) Wells JL Jr et al：Characterization of atrial flutter：studies in man after open heart surgery using fixed atrial electrodes. Circulation **60**：665-673, 1979

3) Wellens HJ：Contemporary management of atrial flutter. Circulation **106**：649-652, 2002

4) Jordaens L et al：Delayed restoration of atrial function after conversion of atrial flutter by pacing or electrical cardioversion. Am J Cardiol **71**：63-67, 1993

5) Natale A et al：Prospective randomized comparison of antiarrhythmic therapy versus first-line radiofrequency ablation in patients with atrial flutter. J Am Coll Cardiol **35**：1898-1904, 2000

6) Ouyang F et al：Characterization of reentrant circuits in left atrial macroreentrant tachycardia：critical isthmus block can prevent atrial tachycardia recurrence. Circulation **105**：1934-1942, 2002

7 上室頻拍

▶ 村川裕二

診療のポイント・治療指針

- 周期一定の narrow QRS tachycardia は発作性上室頻拍（paroxysmal supraventricular tachycardia：PSVT）もしくは房室伝導比２：１の心房粗動が多い．
- 頻拍の停止に抗不整脈薬の静注は有効性が高い．
- 再発予防にはカテーテルアブレーションが有効である．
- 顕性 Wolff-Parkinson-White（WPW）症候群では副伝導路を抑制するⅠc 抗不整脈薬が望ましい．

上室頻拍とは，心室より上位，すなわち接合部および心房を発生起源に含む頻拍をさす．周期が一定で，突然に開始し，突然に停止するものを PSVT と呼び，レートは 130～240/分あたりが多い．数分～数日と持続時間は多様であるが，数秒程度の短い発作が繰り返す反復型もある．

心房細動は自覚症状が乏しいことがあるが，PSVT の症状は再現性が高い．頻拍レート，持続時間，基礎心疾患，あるいは心機能によっては心不全を招く．上室頻拍は広義には心房細動や心房粗動も含むが，本項では PSVT について述べる．

治療のための診断と検査

a 12 誘導心電図検査

基本調律と同形の QRS が 100/分以上の一定周期で出現する．心房粗動を示唆する鋸歯状波を欠く．PSVT では QRS と P 波は原則として１：１に対応するが，QRS 波と P 波の位置関係は PSVT の発生機序により異なる．心室の伝導脚に機能的なブロック（変行伝導）を生じるか，ベースラインから脚ブロックがあれば wide QRS tachycardia になる．

b その他の検査

発作の検出には Holter 心電図が用いられてきた．近年は植込み型ループ式心電計が原因不明の失神の診断に使用できるようになった．これにより PSVT の診断に至る例もあると予想される．電気生理学検査により機序が診断されるが，同時にカテーテルアブレーションによる根治が試みられる．

c 分類

PSVT の発生機序は異所性自動能とリエントリーに分けられる．リエントリー性の PSVT は従来から 4 種類の回路が想定されている（図 1）．それらは房室結節リエントリー性頻拍（atrioventricular nodal reentrant tachycardia：AVNRT），房室回帰性頻拍（atrioventricular reciprocating tachycatdia：AVRT），洞結節リエントリー性頻拍（sinoatrial nodal reentrant tachycardia：SANRT），および心房内リエントリー性頻拍（intra-atrial reentrant tachycardia：IART）である．頻度のうえからは，AVNRT と AVRT の頻度が高い．AVNRT は房室結節の複数伝導路，また AVRT は副伝導路を有する早期興奮症候群を背景に発生する．

頻拍中の P 波は洞調律と異なるため P' 波と呼ばれることがあるが，P' 波と QRS との位置関係や，P' 波の形は PSVT のメカニズムについての情報となる．

治療の一般方針

a 治療方針の立て方

発作性のエピソードが持続する時は静注抗不整脈薬が用いられるが，患者自身の判断により経口抗不整脈薬を使用するという治療法もある（pill in the pocket 療法）．慢性期はカテーテルアブレーションが根治的であるが，抗不整脈薬も十分有効であるため，自覚症状の強さや発作頻度によっていずれかを選ぶ．偽性心室頻拍を経験している顕性 WPW 症候群では，突然死のリスク回避のために積極的にカテーテルアブレーションが行われる．血圧低下や失神は頻拍周期よりも，神経調節

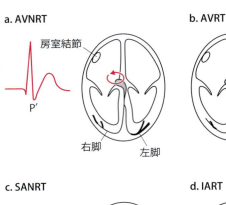
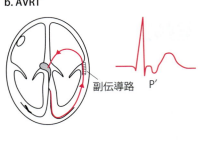
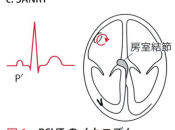
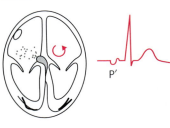

図1　PSVT のメカニズム
リエントリーの回路は大きく4タイプに分類される．それぞれのタイプには多くのバリエーションがある．IART と心房局所の興奮による非リエントリー性頻拍との判別は難しい．

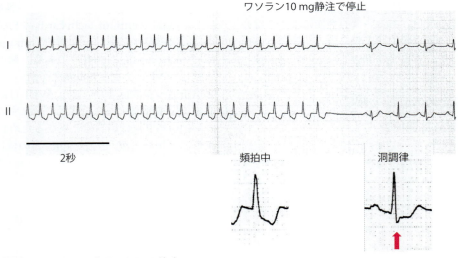

図2　ワソランによる PSVT の停止
頻拍周期が徐々に延長して洞調律に復帰している．頻拍中と停止後の第 II 誘導の QRS を比較すると，洞調律時の S 波（矢印）が頻拍中には認められない．P 波が QRS に重なる AVNRT の機序が考えやすい．PSVT 中は ST-T 変化を認めることが多い．

性失神の素地を有するか否かに関連する．

b 薬物療法

a）頻拍の停止

静注抗不整脈薬を使用する時は，心電図を継続的にモニターし，点滴ラインで血管を確保する．酸素補給，直流通電，蘇生術が施行できる状況が望ましい．

verapamil（ワソラン 5 mg）1 アンプルを生理食塩液 10 mL に溶解し，5 分以上かけて投与する．血圧が低めならいっそう緩徐に投与する．房室結節の伝導が低下し，頻拍周期の延長と頻拍停止が期待される．図2では，PSVT 中の QRS と停止後

のQRSは形が異なっている．心室と心房の興奮のタイミングが重なる AVNRT の機序が示唆される．ワソラン1アンプルを投与してもレートの低下がなければ房室結節を回路に含むリエントリー性頻拍ではない可能性がある．

βしゃ断薬やⅠ群薬もPSVTを停止させることができる．前者は房室伝導を抑制し，後者は副伝導路に作用する．またアデノシン製剤でも房室伝導の抑制により，ほぼ100％の停止効果があり，第一選択として用いることができる．

図3は米国における急性期治療のガイドラインに基づくシェーマである[1]．血行動態への影響が少ないアデノシン製剤が第一選択となっている．

b) 慢性期の治療

顕性WPW症候群は偽性心室頻拍を認めない例でも，PSVTを経験しているならばカテーテルアブレーションを行うことが望ましい．薬物療法で対処する時は，顕性WPW症候群以外はワソランとβしゃ断薬が有効である（図4）．顕性WPW症候群では副伝導路の抑制効果が高いⅠc抗不整脈薬を優先する．将来的に心房細動と偽性心室頻拍の出現の回避が期待できる．これら以外の薬剤はClass Ⅱbになり，通常は用いられない[1]．

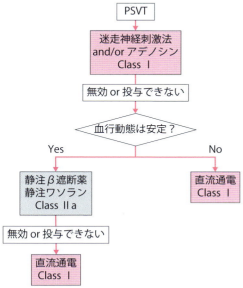

図3　PSVT 急性期治療の指針
［文献1を参考に作成］

```
処方例
●静注抗不整脈薬による発作の停止
①または②
①ワソラン1アンプル（5 mg）を点滴ラインの側管
　から5分以上かけて投与
②アデホスL注5 mgを急速静注
　生理食塩液に混和して5 mLとし，点滴ラインの
　側管から1秒で投与する．速やかに代謝されるた
```

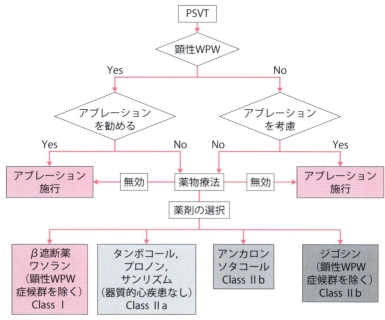

図4　PSVT 慢性期治療の指針
［文献1を参考に国内で使用可能な薬剤に限定して作成］

め，停止しない時は10 mgを同様に投与する．

● 経口抗不整脈薬による発作の停止

① ワソラン（40 mg）2錠
② インデラル（10 mg）1錠
③ サンリズム（50 mg）2カプセル

　①〜③いずれかを頓用．併用は症例ごとの機序に応じて考慮する．

● 再発の予防

［顕性WPW症候群］

① または②

① タンボコール（錠50 mg）2〜4錠，分2または分3
② サンリズム（カプセル50 mg）3カプセル，分3

［顕性WPW症候群以外］

① または②

① ワソラン（錠40 mg）3錠，分3
② メインテート（錠5 mg）1錠，分1

C その他の治療法

　頻拍により血行動態が不安定になれば，直流通電が必要である．直流通電は器質的心疾患，心不全がベースにある症例が対象になることが多い．頸動脈洞マッサージのような迷走神経抑制法は確実性が低く，習熟していない時は試みるメリットが少ない．

TOPICS

体位変換による頻拍の停止

　足を伸ばした形の座位から，背を倒して速やかに臥位の姿勢をとることも迷走神経刺激法の1つになり，PSVTが停止することを報告している．

　Valsalva法や頸動脈洞マッサージが迷走神経刺激法として知られているが，いずれも頻拍の停止効果は高くない．頸動脈洞マッサージは習熟を要する．ここで提案された座位から横臥位への体位変換は容易に試すことができる．成功率は高くなくても，一度試みてもよさそうな手技である[a]．

a) Un H et al：Novel vagal maneuver technique for termination of supraventricular tachycardias. Am J Emerg Med **34**：118. e5-118. e7, 2016

文 献

1) Page RL et al：2015 ACC/AHA/HRS Guideline for the Management of Adult Patients With Supraventricular Tachycardia：a report of the American College of Cardiology/American Heart Association Task Force on Clinical Practice Guidelines and the Heart Rhythm Society. Circulation **133**：e506-e574, 2016

8 特発性心室頻拍

▶▶里見和浩

診療のポイント・治療指針

● 明らかな器質的心疾患を認めない.
● 長期的な予後は良好であり，心臓突然死はきわめてまれである.
● 症状の程度や，心機能により治療適応を決定する.
● カテーテルアブレーションが有効である.
● 症状の誘因となる生活習慣の改善も必要である.

特発性心室頻拍（特発性VT）は，明らかな基質的心疾患を認めないVTと定義される．通常，心エコー，RI検査，心臓MRI，心臓CT，心筋生検などで異常を認めなければ特発性と診断する．特発性VTには，好発部位があり，VTのQRS波形により，特発性VTと診断できることが多い（表1）．しかし，初期の心筋症としてVTが初発症状であり，画像診断では診断困難な例が，将来，基質的な異常が顕在化してくる可能性はある.

特発性VTのメカニズムの多くは自動能や撃発活動などであり，その興奮パターンは巣状興奮を呈する．一方，リエントリー性VTも報告されており，局在した伝導遅延がVTの原因になっている例もあると考えられる.

多くの特発性VTは心室期外収縮（PVC），ないしは非持続性VTの形態をとる．たとえ持続性VTであっても，心室細動（VF）への移行や突然死はきわめてまれである.

治療のための診断と検査

特発性VTは，基質的心疾患が除外されて診断される．心エコーは簡便ではあるが，微細な異常は見逃される可能性がある．心臓MRIが最も精度が高いと考えられるが，典型的な右室流出路起源のPVC例すべてに対して行うことはやや過剰と考えられる．加算平均心電図における遅延伝導（late potential：LP）は，VTの不整脈基質としての伝導遅延を検出できる有力なツールである.

特発性と診断されれば，Holter心電図における総PVC数や，連発，非持続性VTなどの所見は，PVC/VTの重症度，予後とは関連しない.

表1 特発性心室頻拍の分類

流出路起源
・右室流出路
・冠尖（Valsalva洞内）
・左室流出路（大動脈弁下）
・LV summit

流出路以外起源
・僧帽弁輪
・三尖弁輪
・His束近傍
・乳頭筋起源
・LV Crux起源
・verapamil感受性

ただし，流出路起源のPVCをトリガーとして発生したVF例においては，失神の既往，Holterやモニター心電図における多形性VTがリスク因子と報告されており，このような例では積極的な治療を検討する[1].

特発性PVC/VTでは，その好発部位ごとに特徴的な心電図所見があり，その所見により，予後や治療方針が決定される.

一般健康診断で診断されるPVCのほとんどは，流出路起源であり，特徴的なQRS波形を呈する（図1a）．左脚ブロックおよび下方軸（右軸偏位），特に，II，III，aVFできわめて高いR波を認める．すなわち，ほとんどは右室起源であり，心臓の高い位置（頭側）から興奮が伝播していく所見である．実際，70%は右室流出路起源である．残りの30%については，冠尖（Valsalva洞内），大動脈弁から僧帽弁の移行部，大動脈弁下，His束近傍などがある.

持続性VTを発症する特殊なタイプとして，verapamil感受性VTがある．頻拍中の心電図は

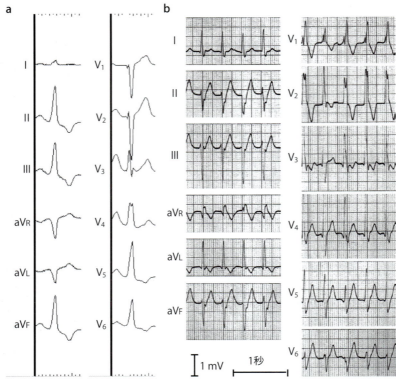

図1 右室流出路起源 PVC（a）および verapamil 感受性 VT（b）

通常，右脚ブロック＋上方軸を示し，左室中隔を起源とするリエントリー性頻拍である（図1b）．verapamil 投与により頻拍は停止し，予防効果がある．本頻拍のリエントリー回路はいまだ明らかになっていない．verapamil に感受性がある回路の伝導遅延部位から Purkinje 網に接続する部位が，心内心電図として記録される．近年，回路を逆回りのタイプや，中枢側に出口をもつ亜型も報告されてきている[2]．

治療の一般方針

a 治療方針の立て方

特発性と診断されれば生命予後は良好であり，PVC や頻拍による症状の有無，心機能などを考慮して方針を立てる．自覚症状がないか軽度の場合には，あえて薬物療法を行う必要はない．不整脈を悪化させる生活習慣の改善を指導する．

b 薬物療法

運動や興奮で出現するタイプの多くは，isoproterenol 投与で発生しアデノシン三リン酸（adenosine triphosphate：ATP）で停止抑制され，その機序は（cyclic AMP）濃度上昇による Ca 過負荷で引き起こされる撃発活動と考えられている．

薬物療法としては，Ca 拮抗薬（verapamil），β遮断薬が試みられることが多い．また心機能が維持されていることが多いため，Ⅰ群抗不整脈薬のよい適応である．

抗不整脈薬で効果が得られない場合，短時間作動型のベンゾジアゼピン系抗不安薬（clotiazepam 5 mg や etizolam 0.5 mg など）が有効なこともある．

verapamil 感受性 VT においては，verapamil が第一選択薬である．

処方例

●流出路起源 PVC/VT
① メインテート（2.5 または 5 mg），1錠，分1
　ただし，倦怠感など忍容性が得られない場合には，1.25 mg から開始して，徐々に増量していく．
② ワソラン（40 mg）3錠，分3
③ サンリズム（50 mg）3カプセル，分3
　タンボコール（50 mg）2錠，分2
　①～③を単独で使用し，腎機能にあわせて適宜減量する．
●verapamil 感受性 VT
① ワソラン（40 mg）3錠，分3

C カテーテルアブレーション

これらの薬剤が奏効しない場合，若年で長期の薬物療法が望ましくない場合，患者が希望する場合には，カテーテルアブレーションを考慮する．

アブレーションを行うには，カテーテル検査室でPVCが出現することが条件である．Holter心電図できわめてPVC数が少ない場合には，PVCが出現せず，アブレーションが困難になることがある．

カテーテル検査室でPVCが頻回に出現している場合，誘発が容易な場合は，PVC/VTの起源を心室内最早期興奮部位として検索（マッピング）する．PVCの頻度が少ない場合や誘発困難な場合には，ペーシング波形がPVCのQRS波形と一致することをもってその起源と推定する．右室流出路起源の場合，成功率は90％程度，左室流出路の場合でも80％程度の成功率が期待できる．アブレーション困難例は，心外膜起源のタイプである．

冠動脈の左前下降枝と回旋枝に囲まれた部位（LV summit）のアブレーションは困難な場合がある．右室流出路，左室流出路の冠尖から高出力で焼灼するか，もしくは冠静脈内でのアブレーションが必要になるケースもある．このようなケースでは合併症リスクもあり，施設や術者の経験に基づいて適応を決めるべきである．

verapamil感受性VTのアブレーション至適部位は，遅延伝導領域からPurkinje網に接続する部位である．同部位における通電により頻拍は容易に停止し，長期的な成績も良好である．

生活指導

疲労，睡眠不足，ストレス，喫煙，飲酒などの生活習慣がしばしば不整脈の増悪因子となる．患者ごとに異なり，病歴を詳細に聴取することが必要である．しばしば患者が認識しているが，社会的事情（職場環境）など，改善が困難なこともある．カフェイン摂取については従来から言及されてきたが，近年では否定的な報告もある[3]．

TOPICS

頻拍透発性心筋症

Holter心電図上のPVC数（1日総心拍数の20％程度）が多いと，頻拍透発性心筋症（tachycardia induced cardiomyopathy：TIC）と呼ばれる心機能低下をきたすことがある．近年の報告では，無症状例，1日のPVC数，心外膜起源が心筋症発症の独立した危険因子とされている．無症候例ではPVCの診断が遅れるため，罹患期間が長くなること，心外膜起源では，心室内の伝導パターンの変化により，心収縮の非同期が発生するためと考えられる[a]．

有症候性であり薬剤が奏効しない場合，もしくは無症候であっても心機能低下を認める場合には，カテーテルアブレーションによる根治の適応である．

a) Blaye-Felice MS et al：Premature ventricular contraction-induced cardiomyopathy：related clinical and electrophysiologic parameters. Heart Rhythm **13**：103-110, 2016

文 献

1) Noda T et al：Malignant entity of idiopathic ventricular fibrillation and polymorphic ventricular tachycardia initiated by premature etrasystoles originating from the right ventricular outflow tract. J Am Coll Cardiol **46**：1288-1294, 2005

2) Nishiuchi S et al：A case with occurrence of antidromic tachycardia after ablation of idiopathic left fascicular tachycardia：mechanism of left upper septal ventricular tachycardia. J Cardiovasc Electrophysiol **24**：825-827, 2013

3) Dixit S et al：Consumption of Caffeinated Products and Cardiac Ectopy. J Am Heart Assoc **5**：e002503, doi：10.1161/JAHA.115.002503, 2016

9 基礎心疾患に伴う心室頻拍・心室細動

▶▶野上昭彦

診療のポイント・治療指針

- wide QRS 頻拍をみたら，まず本疾患を疑う．
- 重要なことは，患者のバイタルサインの把握である．
- 血行動態が破綻している場合には，ただちに直流除細動を行う．
- 発作再発予防には，抗不整脈薬，カテーテルアブレーション，植込み型除細動器（ICD）などを総合的に考慮する．
- 治療抵抗性の反復性心室頻拍・心室細動（電気的ストーム状態）に対しては挿管・深鎮静が基本である．

ヒス束分岐部以下の刺激伝導系あるいは心室筋を起源とする調律が連続して出現したものを心室頻拍（ventricular tachycardia：VT）と呼ぶ．通常，QRS 幅 120 ms 以上の wide QRS 波形を呈する．その心拍数は 70〜250/分と多様で，出現型式も発作性（突然に始まるもの）や非発作性のものがある．古くは 3 連発以上連発したものを VT と定義していたが，その程度の連発は健常人でも認められ直接的な臨床的意義は少ないため，少なくとも 6 連発（あるいは 10 連発）以上を臨床的に VT と呼ぶことが多い．一方，上室頻拍（supraventricular tachycardia：SVT）に脚ブロックや副伝導路経由の心室興奮を伴った場合も wide QRS 頻拍を呈するため，その鑑別が重要である．心電図による鑑別が困難な場合や血行動態が不安定な場合には VT として対処する．

心室細動（ventricular fibrillation：VF）はきわめて速い不規則な心室筋の非同期収縮であり，心室筋は統一した収縮を失い，細かく震えた状態を呈する．血圧・心拍出量はほぼゼロとなり，失神・痙攣の症状が出現する．ある程度 VF が持続した場合，VF が自然停止することはまれで，早期に心肺蘇生術（CPR）を施行しなければ死に至る．

a 分類

VT の持続時間，QRS 波形から以下のように分類されている．

a) 持続性と非持続性 VT

30 秒以内に頻拍が自然停止するものを非持続性 VT，30 秒以上持続するか，血行動態悪化のために直流通電による頻拍停止が必要であったものを持続性 VT とする．

b) 単形性と多形性 VT，VF

QRS 波形が頻拍中同一である場合を単形性 VT（monomorphic VT）と呼ぶ．単形性 VT の場合，R–R 間隔はわずかに変動しているがほぼ一定である．室房逆伝導がなければ，VT 中に独立した洞調律の P 波を認めることがあり，脚ブロックを呈した SVT との鑑別点に有用である．VT 中の QRS 波形が一定でないものは多形性 VT（polymorphic VT）と呼ばれ，その R–R 間隔は不定である．特に，QRS 波の主棘先端の軸が基線の周囲をねじれるように変化し形をかえるものを torsades de pointes と呼ぶ．QT 延長に伴って出現し，多くは非持続性で自然停止することが多いが VF に進展することもある．polymorphic VT と混同しやすい用語として pleomorphic VT（複数単形性 VT）がある．これは個々の VT は単形性であっても，複数の波形の異なる単形性 VT が存在する場合である．

c) 基礎心疾患

VT には，明らかな基礎心疾患を伴わない特発性 VT と器質的心疾患に伴う VT とがある．欧米では持続性 VT の約 10％，わが国では約 20％が特発性 VT であるとされている．VT および VF の原因となりうる基礎心疾患には陳旧性心筋梗塞，不整脈原性右室心筋症，先天性心疾患（およびその術後状態），弁膜症（およびその術後状態），拡張型心筋症，肥大型心筋症，心サルコイドーシス，心筋炎（および心筋炎後），遺伝性心筋症（ラミン心筋症など），左室緻密化障害などがある．

b 機序

VT の機序は自動能の亢進とリエントリーに大

別できる．機序を判断するには，基礎心疾患の有無，抗不整脈薬の効果，心臓電気生理学検査などを用いるが，判定困難なものもある．自動能の亢進はさらに，異常自動能（abnormal automaticity）と撃発活動（triggered activity）に分類される．自動能亢進によるVTは心筋虚血急性期に比較的多く認められる．心室プログラム刺激で誘発は不能で，運動負荷やカテコラミン負荷で誘発される．エントレインメントは不能であるが，心房あるいは心室頻回刺激で一時的にVTが抑制されることがある．

撃発活動はQRSの後に生じる異常後脱分極が原因で，早期後脱分極（early afterdepolarization：EAD）と遅延後脱分極（delayed afterdepolarization：DAD）に分類される．いずれも内向き電流により心筋の早期脱分極が生じる．早期後脱分極は徐脈時に生じやすくtorsades de pointesを生じることがある．遅延後脱分極は交感神経刺激によりcAMPが上昇し，筋小胞体からのCa放出により細胞内Caが増大，そのため内向きNa電流が増大し脱分極が生じる．カテコラミン刺激で撃発活動は促進され，心室頻回刺激でも撃発活動は誘発可能である．アデノシンでcAMPによる撃発活動は抑制される．

基礎心疾患に伴う単形性VT例のほとんどはリエントリー機序のVTである．リエントリーの形成には一方向性ブロックと遅延伝導が必要で，一方向性ブロック部位の伝導不応期が伝導遅延部位を含むその他の部位の伝導時間よりも短いことが頻拍成立の条件である．器質的心疾患により心室筋が瘢痕化した部位に挟まれた峡部が伝導遅延を有する共通路となることが多い．

c 臨床上の意義

器質的心疾患の種類，心機能，頻拍の持続時間によってその予後は大きく異なる．

a）自覚症状

VT中には失神，めまい，動悸などの典型的症状の他，胸部不快感，胸痛などの非定型的症状を訴える場合がある．夜間のVTや心拍数の遅いVTの場合，無症状のこともある．一方，VFでは意識消失・痙攣などの脳循環不全の症状で発症する．

b）血行動態

VT中には心室充満時間の短縮，心室壁運動異常，僧帽弁逆流，房室解離などによりポンプ機能が低下する．VF中には脈拍は触知されず，チアノーゼを呈する．心音は聴取できない．VF発生後ただちに脈拍は消失するが，呼吸はまだ保たれて

いる．適切な治療（心肺蘇生術）が早期（3〜5分以内）に行われないと呼吸停止となり，最終的には死に至る．

c）突然死の可能性

基礎心疾患に伴うVTの場合，その予後はVTのみならず心機能によっても規定される．心機能が低下した症例では，はじめのVTが抑制されても，別のVTが出現することもある．また，はじめのVTの心拍数が遅く安定していたとしても，予後がすべて良好とはいえない．心機能低下例においては，アブレーションや抗不整脈薬によってVT抑制が可能であったとしても，ICDの適応である．

VFから蘇生された患者の予後は，その発生状況により大きく異なる．急性心筋梗塞時におけるVF例の1年後の再発率は2%未満であるのに対し，陳旧性心筋梗塞に伴ったVFの1年後再発率は30%以上にも上る．基礎心疾患を問わず低心機能患者におけるVFの再発率はきわめて高い．

治療のための診断と検査

a 心電図診断

VTと変行伝導を伴ったSVTの鑑別に関しては，多くのアルゴリズムが考案されている．そのいずれもが良好な感度と特異性を有しているが，100%とはなりえない．VTの波形パターンより変行伝導のパターンのほうがはるかに少ないため，変行伝導のパターンを熟知することが重要である．以下に，VTと変行伝導を有するSVTの鑑別点をまとめる．

①QRS幅：140 ms以上の場合，VTの可能性が高い．160 ms以上では75%はVTである．

②房室解離：QRS波数よりP波数が少ないSVTはまれである．洞調律P波による心室捕捉現象はVTであることを示唆する．

③QRS軸：北西軸（180°から−90°）であればVTである．

④前胸部誘導の極性：前胸部誘導の極性一致（concordance）が認められればVTの可能性が高い．

⑤特殊な左脚ブロック型：V_1の初期R波幅>40 ms，QRS開始点からS波最下点>60 msのものはVTである可能性が高い．

⑥特殊な右脚ブロック型：V_6がrS型（R/S比<1）あるいはQS型のものはVTである可能性が高い．

VFの心電図所見は，平坦な基線は存在せず，明

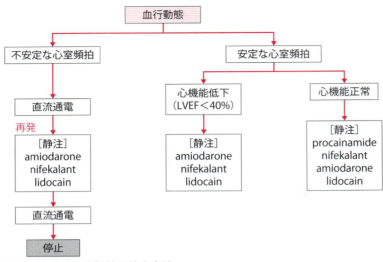

図1　持続性心室頻拍の停止方法
LVEF：左室駆出率.
［文献1を参考に作成］

瞭なQRS波やT波は判別不能である．振幅・周期の不規則な波形を呈するが，時間経過とともに電位波高0.2 mV以下の細動波に移行する．心房収縮は独立して維持されていることもあるが，P波を確認することはできない．

b 検査

不整脈が停止し，血行動態が安定した後には，基礎心疾患精査目的で，心エコー図，心臓カテーテル検査（冠動脈造影，心室造影，心筋生検）が必要である．心サルコイドーシスを疑う場合には，ガリウムシンチグラフィ，PET検査，他臓器のスクリーニングを行う．造影MRIにおける遅延造影部位が，カテーテルアブレーションにおけるVT起源の同定に役立つ場合もある．リエントリー性VTの場合，加算平均心電図は陽性のことが多く，アブレーション後の外来における経過観察にも有用である．

治療の一般方針

a 急性期治療方針 （図1）[1〜4]

末期癌などにおける蘇生拒否症例を除きすべてのVTおよびVF患者には，早急な治療が必要である．意識消失，ショック状態の場合，二次救命処置（ACLS）心停止アルゴリズムに沿った治療を行う．すなわち，酸素投与下にただちにCPRを開始する．直流通電可能な調律（VTあるいはVF）ならば直流通電を施行する．VF発生3分以内の電気的除細動成功率は70％以上であるのに対して，6分後では40％以下，9分後では10％以下となってしまうため，より早い診断と除細動治療が必要とされる．数回の通電でも除細動が不成功な場合，あるいは除細動治療後短時間のうちに再びVFが繰り返し出現する場合（電気的ストーム）にはCPRを続け，除細動閾値の低下効果を期待してnifekalantやamiodaroneなどのⅢ群薬を静脈投与してから除細動を行う．

b 薬物療法

血行動態が比較的安定している場合には，薬物療法を試みる．基礎心疾患に伴う持続性VTにはamiodaroneあるいはnifekalantの静注が用いられることが多い．Ⅰ群薬は効果が少なく血圧低下などの副作用が多いためあまり用いられなくなったが，lidocainの静注はamiodaroneやnifekalantを準備する間に試すべき治療である．amiodarone使用時には血圧低下，nifekalant使用時にはQT延長に注意する（ただし，頻拍時にはQT延長がわかりにくい）．

処方例

●頻拍停止
① アンカロン125 mgを10分間で静注，次いで6時間の負荷投与を経て，維持投与を行う（投与量の詳細は添付文書参照）．また，電気的除細動抵抗性の心室細動あるいは無脈性心室頻拍による心停止の場合には，アンカロン300 mgまたは5 mg/kgを静脈内へボーラス投与する．
② シンビット0.3 mg/kgを5分間で静注

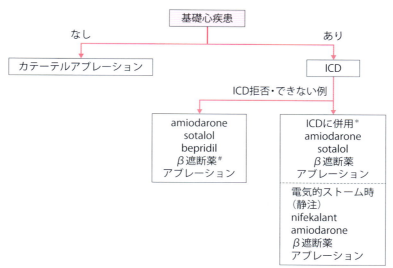

図2 持続性心室頻拍の再発予防
＊：sotalol または amiodarone＋β遮断薬で作動の減少が図れる．
＃：心不全例で有用である．

[文献1を参考に作成]

c 再発予防治療（図2）

急性期治療後は原因疾患の診断と治療が重要である．しかしながら，可能な限り原因疾患の治療を行っても，VT・VF再発の可能性は依然として高い．電解質異常などの可逆性変化や根治可能なWolff-Parkinson-White（WPW）症候群などによるものを除き，VFからの生還者はすべてICD植込みのClass I 適応であることを銘記しなくてはならない．VTでも器質的心疾患がある場合，ICD植込みが推奨される．特に，低心機能の場合にはアブレーション治療や抗不整脈薬治療でVTが抑制されても，ICD植込みの適応である．

一方，ICD植込み後には可能な限りICD作動（特にショック作動）を減らすため，β遮断薬，III群薬の併用やカテーテルアブレーションの施行が望ましい．反復性の治療抵抗性VTあるいはVF（電気的ストーム）時には深鎮静を行い挿管管理とする．また，星状神経節ブロックや胸部硬膜外麻酔などの他の自律神経修飾（neuro-modulation）が有用との報告もある[5]．なおも治療抵抗性の場合には速やかに緊急アブレーションを考慮する．

> **処方例**
> ●再発の予防
> ①アンカロン 200〜400 mg，分1〜2を1週間内服，その後 50〜200 mg，分1〜2，内服
> ②ソタコール 80〜240 mg，分2，内服

d カテーテルアブレーション

三次元マッピング，イリゲーションカテーテルなどの導入により，アブレーションの成績は格段に向上した．基礎心疾患に伴うリエントリー性VT回路は，洞調律時の詳細なマッピングによっても同定される．ただし，起源が心外膜側であったり心筋層内であったりする場合には，心外膜アプローチやバイポーラアブレーション，エタノールアブレーションなどを考慮しなくてはならないこともある．

近年，VFのトリガーとなる心室期外収縮（VPB）が注目されてきている．そのようなVPBにはPurkinje電位が先行することが多く，それを指標にしたカテーテルアブレーションによって一部のVFが抑制されることがわかった．現在までに，陳旧性心筋梗塞をはじめとするさまざまな基礎心疾患に伴うVFに対するカテーテルアブレーションの有効性が報告されている．VFストームに対する電気的 bail-out として有用である．

e 不整脈外科手術

VT患者で人工弁置換術，冠動脈バイパス術，心室瘤切除術，心臓腫瘍切除術などの手術を行う場合には，同時に不整脈手術も施行すべきである．

生活指導

基礎心疾患に伴うVTの場合，基礎心疾患の治

TOPICS

不整脈に対する自律神経修飾術

近年，心房細動（AF）や重症心室不整脈に対する追加治療として自律神経修飾（neuro-modulation）が注目されている．これには星状神経節切除，胸部自律神経硬膜外麻酔，心房心臓神経叢（GP）アブレーション，腎動脈交感神経アブレーション（RDN），頸部迷走神経刺激などがある．

Armaganijan ら[a]は，さまざまな基礎心疾患の VT/VF に対して ICD を植込んだ患者 10 例に高周波 RDN を施行し，VT/VF 総数（6ヵ月間）の中央値が 28.5 回（1〜106 回）から 0 回（0〜9 回）へ，抗頻拍ペーシング数中央値が 20.5 回（0〜52 回）から 0 回（0〜7 回）へ，ショック作動数中央値が 8 回（0〜88 回）から 0 回（0〜3 回）へ減少したことを報告している．さらにUkena ら[b]は，13 例のプール解析を行い，その安全性と効果を示した．高周波 RDN 前の VT/VF総数（4 週間）の中央値は 21 回（10〜30 回）であったが，高周波 RDN 後 1ヵ月と 3ヵ月目には 2 回（0〜7 回）および 0 回に改善した．RDN 後の血圧や New York Heart Association（NYHA）分類には有意の変化はなかった．今後，ランダム化前向き試験が必要である．

a) Armaganijan LV et al：6-month outcomes in patients with implantable cardioverter-defibrillators undergoing renal sympathetic denervation for the treatment of refractory ventricular arrhythmias. JACC Cardiovasc Interv **8**：984–990, 2015

b) Ukena C et al：Renal denervation for treatment of ventricular arrhythmias：data from an International Multicenter Registry. Clin Res Cardiol **105**：873-879, 2016

療が重要である．それぞれの疾患に応じた生活指導を行う．

失神既往のある場合，ICD を植込んだ場合，ICD 作動が認められた場合などには，自動車運転に一定期間の制限が生じることを指導する．

文　献

1) 循環器の診断と治療に関するガイドライン．不整脈薬物治療に関するガイドライン（2009 年改訂版）．＜http://www.j-circ.or.jp/guideline/pdf/JCS2009_kodama_h.pdf＞［Accessed 26 September 2017］

2) Link MS et al：Part 7：Adult Advanced Cardiovascular Life Support：2015 American Heart Association guidelines update for cardiopulmonary resuscitation and emergency cardiovascular care. Circulation **132**［Suppl 2］：S444-S464, 2015

3) 循環器の診断と治療に関するガイドライン．不整脈の非薬物治療ガイドライン（2011 年改訂版）．＜http://www.j-circ.or.jp/guideline/pdf/JCS2011_okumura_h.pdf＞［Accessed 26 September 2017］

4) Pedersen CT et al：EHRA/HRS/APHRS expert consensus on ventricular arrhythmias. Heart Rhythm **11**：e166-e196, 2014

5) Bourke T et al：Neuraxial modulation for refractory ventricular arrhythmias：value of thoracic epidural anesthesia and surgical left cardiac sympathetic denervation. Circulation **121**：2255-2262, 2010

10 不整脈治療薬の催不整脈作用

▶▶ 石川利之

診療のポイント・治療指針

- 抗不整脈薬投与により新たな不整脈が出現したり，既存の不整脈が増悪することを催不整脈作用という．
- 催不整脈作用は抗不整脈薬の過量投与により起こることがあるが，治療域内の血中濃度でも起こることがある．
- 催不整脈作用の発生機序は抗不整脈薬の作用機序と深くかかわっており，投与された抗不整脈薬の種類によって注意すべき問題がある．
- 虚血，心不全は催不整脈作用を起こしやすくする．特に，伝導遅延を起こすⅠ群抗不整脈薬は虚血，心不全のある患者には投与すべきではない．
- 不応期を延長するⅢ群抗不整脈薬はQT間隔を延長し，多形性心室頻拍（torsades de pointes）を起こすことがあり，徐脈，低K血症は助長する．

抗不整脈薬投与により新たな不整脈が出現したり，既存の不整脈が増悪することを催不整脈作用という．抗不整脈薬はもともと不整脈のある患者に投与されるので，認識されないことがある．その機序は，抗不整脈薬の作用機序と深くかかわっている．

多くの不整脈の機序はリエントリーで説明される．リエントリーが成立するには，回路，一方向性ブロック，伝導遅延が必要である．壊死心筋に挟まれた障害心筋（緩徐伝導部位）が存在すると，期外刺激を引き金として興奮伝導の頭がしっぽを追いかけて旋回する頻拍が成立する．その間に不応期を脱した部分（興奮間隙）がなければならない（図1）．抗不整脈薬の作用機序としては，伝導遅延と不応期の延長があげられる．緩徐伝導部位の伝導をさらに遅延，途絶させるか，不応期を延長させ興奮間隙をなくせば頻拍は停止する（図2）．

Ⅰ群抗不整脈薬（Naチャネル遮断薬）は，伝導遅延を起こすことで効果を発揮するが，同時に心筋収縮能を抑制する．興奮間隙を拡大させ，かえって不整脈を起こりやすくさせたり，心機能を低下させる危険性がある．心不全は不整脈を惹起する．Ⅰ群抗不整脈薬の中でも，Ⅰc群抗不整脈薬は強力なNaチャネル遮断薬であり，催不整脈作用が強い．

Ⅲ群抗不整脈薬（Kチャネル遮断薬）は不応期を延長させ興奮間隙をなくすことで効くが，QTを延長させ多形性心室頻拍（torsades de pointes）を起こす危険性がある．Ⅲ群抗不整脈薬には徐脈になるほど効果が増強される逆頻度依存性があり，徐脈時にQTを延長，多形性心室頻拍を起こす危険性が高まる．

電解質異常，特に低K血症は不整脈を起こりやすくする．不整脈の発生機序としてtriggered activity（撃発活動）が知られており，その1つであるdelayed afterdepolarization（遅延後脱分極）は細胞内のCa過負荷により起こり，ジギタリス中毒における不整脈の機序と考えられている．ジギタリス中毒は低K血症で起こりやすい．虚血再灌流障害に伴う不整脈の原因ともされている．early afterdepolarization（早期後脱分極）はⅢ群抗不整脈薬のKチャネルの抑制による過度の活動電位持続時間の延長により起こり，徐脈，低K血症で起こりやすい．

虚血，心不全は不整脈を起こりやすくする．虚血性心疾患や心筋疾患例では，抗不整脈薬による催不整脈作用に注意を要する．腎機能低下，肝機能障害による血中濃度の上昇，抗不整脈薬の代謝経路に注意を要する．

抗不整脈薬の過量投与は催不整脈作用の原因となるが，治療域の血中濃度でも起こりうる．ジギタリス中毒は治療域でも起こる．潜在性QT延長症候群では，通常量の抗不整脈薬の投与でも多形性心室頻拍を起こすことがある．

Vaughan Williams分類のⅠ群薬でもKチャネル遮断作用をあわせもつものが多い．多くの抗不

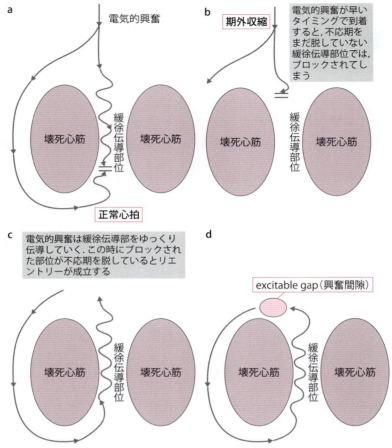

図 1 陳旧性心筋梗塞におけるリエントリー性の心室頻拍の機序
壊死心筋に挟まれた障害心筋（緩徐伝導部位）が存在すると，通常は緩徐伝導部位内で電気興奮は衝突消滅する（a）．期外収縮の電気興奮伝導が緩徐伝導部位でブロックされると一方向性ブロックが成立し（b），興奮伝導の頭がしっぽを追いかけて旋回する頻拍が成立する（c）．その間に伝導遅延により不応期を脱した部分（興奮間隙）がなければリエントリーは維持できない（d）．

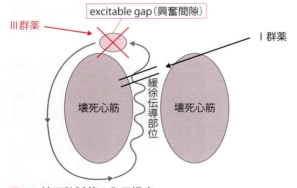

図 2 抗不整脈薬の作用機序
緩徐伝導部位の伝導をさらに遅延・途絶させるか（Ⅰ群抗不整脈薬），不応期を延長させ興奮間隙をなくせば頻拍は停止する（Ⅲ群抗不整脈薬）．

整脈薬はマルチチャネル遮断薬であることに注意を要する．

Cardiac Arrhythmia Suppression Trial（CAST）では，Ⅰc群抗不整脈薬は陳旧性心筋梗塞例の心室期外収縮を抑制するが，生命予後をかえって悪化させた[1]．Ⅰ群抗不整脈薬は虚血，心不全のある患者には投与すべきではない．

治療のための診断と検査

a 病歴

抗不整脈薬投与後に発生した動悸，めまい，眼前暗黒感，失神は抗不整脈薬による催不整脈作用を疑う．下痢，嘔吐は電解質異常を介して催不整脈作用の原因となる．利尿薬，下剤の使用による

電解質異常にも注意を要する．抗てんかん薬，抗うつ薬，向精神薬などにもイオンチャネルに対する作用があるものがある．自殺，誤薬による過剰摂取にも注意を要する．

b 12 誘導心電図および Holter 心電図検査

不整脈の出現，悪化および心拍数，QT 間隔，QRS 幅，PQ 時間の延長と変化をチェックする．Na チャネル遮断作用により QRS 幅が延長する．QRS 幅の延長は伝導抑制により，心筋収縮抑制と並行して認められる．QT 間隔の延長はⅢ群抗不整脈の作用をあらわし，延長しなければ効果が期待できないが 500 ms を超える延長は危険である．

c 胸部 X 線，心エコー図検査

心拡大，心機能，心不全，基礎心疾患のチェックを行う．抗不整脈薬投与による変化も重要である．

d 血液検査

腎機能，肝機能障害のチェックを行う．電解質異常のチェックも重要である．抗不整脈薬の副作用を疑う場合は抗不整脈薬の血中濃度をチェックするが，必ずしも中毒域でなくとも起こりうることと，結果が出るのに時間がかかるため，診断・治療方針決定には限界がある．

治療の一般方針

a 治療方針の立て方

抗不整脈薬の催不整脈作用は，まず疑うことが重要である．原因抗不整脈薬の中止が原則である．しかし，緊急対応を要する場合もある．

b 薬物療法

抗不整脈薬の催不整脈作用に対する薬物療法には限界がある．心室頻拍，特に QT 延長に伴う多形性心室頻拍には，magnesium sulfate（マグネゾール）1 アンプル（2 g/20 mL）の静注を行う．また，β 遮断薬は多形性心室頻拍の発生を抑制する．Brugada 症候群の心室細動のストームには isoproterenol（プロタノール）の静注が有効である．通常 0.1～0.3μg/分で 100/分程度に脈を増加させる．ジギタリス中毒に phenytoin が特効薬として知られているが，現在，使用されることはほとんどない．

c 治療の進め方

①余裕がある場合は抗不整脈薬の中止で経過観察する．

TOPICS

pilsicainide の催不整脈作用と腎機能の関係

わが国で頻用されているⅠc 群抗不整脈薬である pilsicainide（サンリズム）の催不整脈作用は腎機能障害例で起こりやすい．

サンリズムはわが国で開発された純粋な Na チャネル遮断薬であるⅠc 群抗不整脈薬であり腎代謝を受ける．サンリズムは心房細動などの心房性不整脈に対する有効かつ安全な治療薬としてわが国において頻用されている．後ろ向き研究ではあるが，サンリズムを経口処方された連続 874 例（男性 543 例，平均年齢 63.6±15.3 歳）における催不整脈作用とサンリズムの血中濃度，腎機能（推算糸球体濾過量：eGFR），心電図指標の関係を調べたところ，サンリズムの血中濃度が増加すると QRS 幅，QT 間隔ともに延長し，サンリズムの催不整脈作用は腎機能障害（eGFR 50 mL/分）と強く関係していた（オッズ比 44.5，95%CI：5.61～335.0，p<0.001）が，性別，年齢，利尿薬処方に有意差は認められなかった[a]．サンリズムを投与するにあたっては，腎機能を確認する必要がある．

a) Koike H et al：Assessment of drug-induced proarrhythmias due to pilsicainide in patients with atrial tachyarrhythmias. J Arrhythm **32**：468-473, 2016

---

②緊急時には，まずマグネゾールの静注を行う．Brugada 症候群の場合はプロタノールの静注も考慮する．

③一時ペーシング．QT 延長に伴う多形性心室頻拍は自然停止と再発を繰り返す．ペーシングに多形性心室頻拍の停止効果はないが，予防効果がある．80～100/分を保つ必要がある．

④透析可能な抗不整脈薬の場合は透析を考慮する．胃の中に抗不整脈薬が残留している場合は胃洗浄を行う．

⑤心室細動に対しては迷わず直流除細動を行う．除細動の準備が整うまでは心臓マッサージを続ける．

文 献

1) The Cardiac Arrhythmia Suppression Trial（CAST）Investigators：Preliminary report：Effect of encainide and flecainide on mortarity in a randomized trial of arrhythmia suppression after myocardial infarction. N Engl J Med **321**：406-412, 1989

11 早期興奮症候群（WPW 症候群）

小林義典

診療のポイント・治療指針

- 左前側壁 Kent 束では心室早期興奮（⊿波）の程度が軽いことがあり，診断を見過ごされることもあるので要注意である．
- 潜在性 Wolff-Parkinson-White（WPW）症候群では，Kent 束は室房伝導のみ可能であり，発作性上室頻拍（PSVT）が発生することにより診断される．
- 有症候性 WPW 症候群は合併症発生のリスクが低いと判断されれば，第一選択治療法はカテーテルアブレーションである．
- 副伝導路有効不応期が 250 ms 以下のハイリスク例では，頻拍の既往がなくともアブレーションを行う．
- Mahaim 束は心房-心室あるいは心房-束枝副伝導路であり，減衰伝導特性を有する．異方向性房室回帰性頻拍（AVRT）のみ出現する．

　房室結節からヒス束にいたる正常刺激伝導系組織に加えて，房室間あるいは室房間伝導が可能な副伝導路が存在する疾患群である．

　副伝導路が心房，心室，あるいは刺激伝導系組織と付着する部位により図1のように分類する．最も多いのが心房筋束から構成される Kent 束（WPW 症候群）であり，心電図健診では 0.1～0.3％に認める．Mahaim 束はまれであるが，その中でも図1の②，③のものが多い．束枝や房室結節と心室をつなぐいわゆる古典的 Mahaim は全体の 10％にすぎない（図2）．

　Kent 束が存在することで問題となる頻拍は，正常伝導系を順行し Kent 束を逆行する正方向性 AVRT，Kent 束を順行し正常伝導系を逆行する異方向性 AVRT と頻拍性心房細動（AF），いわゆる偽性心室頻拍（pseudo VT）である．一般的に Mahaim 束は順行のみ伝導可能であるので，異方向性 AVRT のみが出現する．WPW 症候群では運動時などにまれに心臓突然死の原因になることがある．

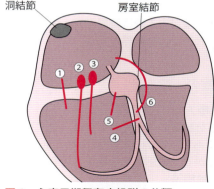

図1　心室早期興奮症候群の分類
①房室副伝導路（Kent 束）＝WPW 症候群．
②心房-束枝副伝導路（遅伝導領域を含む：Mahaim 束）．
③心房-心室副伝導路（遅伝導領域を含む：Mahaim 束）．
④束枝-心室副伝導路（広義の Mahaim 束）．
⑤房室結節-心室副伝導路（広義の Mahaim 束）．
⑥心房-束枝副伝導路［Lown-Ganong-Levine（LGL）症候群］．

治療のための診断と検査

　典型的な心室早期興奮症候群の診断は，心電図による．WPW 症候群では心房心室を直接バイパスするので PQ 間隔が短縮するが，Mahaim 束では心房-束枝あるいは心房-心室間の副伝導路であっても心房端近傍に房室結節様伝導特性を有する組織（副房室結節）が存在するので PQ 間隔は短くはならない．体表心電図で早期興奮パターンを示さないものでも，正方向性 AVRT が出現することがある．これは潜在性あるいは間欠性 WPW 症候群と診断される．

　Kent 束は左側前壁，大動脈弁と僧帽弁輪が隣接

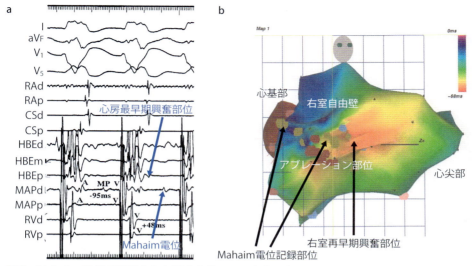

図2 Mahaim束例で誘発された異方向性AVRTとカルト・システムを用いた右室activation mapping

a：異方向性AVRT時の心内記録．頻拍中の心房最早期興奮部位はHBEで，正常伝導系を逆伝していると考えられる．MAPではMahaim電位が観察される．
b：頻拍中の右室activation mapでMahaim束付着端である右室前壁心尖部よりに最早期興奮部位を認める．また，心基部から最早期にかけてMahaim電位（深緑色）を認めたが，その興奮順序は心基部から心尖部に伝搬していた．
RA：右房，CS：冠静脈洞，HBE：ヒス束領域，MAP：右室自由壁マッピング電位，RV：右室心尖部，d：遠位，p：近位．

するいわゆる，aortomitral continuity領域を除くあらゆる房室間溝に存在しうる．したがって，後述するアブレーション治療を成功させるには，その局在診断が重要となる．

a 副伝導路の局在診断

アブレーション術前に行うKent束局在診断は，カテーテルアプローチ法の選択，合併症リスク対策にとって重要であり，またこれがアブレーションの成否に影響するために高い精度が要求される．古くは開心術のデータから心電図診断アルゴリズムが作成されたが，アブレーションの導入以降，焼灼成功部位と対比することによりさまざまな診断アルゴリズム（ステップ診断）が提案された．その中で現在も汎用されているのはArrudaなどによるもので[1]（図3），心外膜下の副伝導路を含めて大まかな局在診断が可能である．

近年，小児を対象にした検討では，局在診断アルゴリズム，特に中隔Kent束で診断精度が落ちることが報告されている[2]．これは小児期における心臓サイズやローテーションの違い，小児心臓の急速な成長などが原因としてあげられている．副伝導路の局在診断を目的としては，体表面マッピングとCTイメージなど画像診断を組み合わせた方法もある[3]．これを用いると12誘導心電図アルゴリズムより正確に心室最早期興奮部位が同定できるという．

Mahaim束例の心電図はPR間隔が正常で，比較的程度の軽い心室早期興奮（⊿波）を示す．もう1つの特徴として，Ⅲ誘導でrSパターンを示すことが多い．これに左脚ブロック型QRS波形を呈する異方向性AVRTが確認できれば診断が確実になる．

b 画像診断

Kent束局在やその広がりを判定する補助診断として，心エコーを用いた二次元strain imaging法や，speckle tracking法[4]などが用いられており，特に後者は，診断困難な中隔副伝導路の検出に有用である．心外膜下Kent束では，冠静脈洞あるいは分枝である中心臓静脈に憩室が存在することがあり，憩室周囲の心筋がKent束として機能することがある．この場合は，冠静脈造影が必要である．

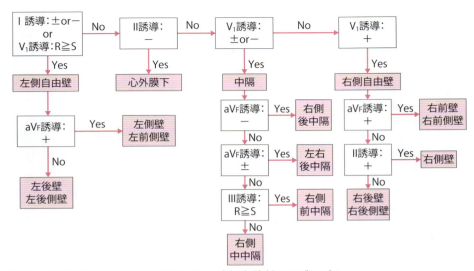

図3 体表面12誘導心電図によるKent束局在診断アルゴリズム

[文献1を参考に作成]

治療の一般方針

a 治療方針の立て方──カテーテルアブレーションの適応

a) 頻拍を合併する有症候性WPW症候群

一般的に高周波アブレーションによる根治術が第一選択となる．しかし，刺激伝導組織に近接する前～中中隔に位置するKent束や，心外膜下Kent束では合併症の発現率が高く，またアブレーションの成功率が低下するため十分なインフォームドコンセント（IC）を行って手技に望む．また，Ebstein奇形などの先天性心疾患や肥大型心筋症など構造的心疾患を伴う場合は，合併疾患に対する治療法も考慮しながらアブレーションの適応を決定する．

アブレーションの実際の手技の詳細は他書に譲るが，特に右自由壁や心外膜下のKent束は筋束の幅が厚く，複数副伝導路や，multi-componentなど複雑な様相を呈するものが多く，完全な離断を得るためには三次元マッピングシステムが必要なこともある．また，通常の心内膜アプローチによりアブレーションが不成功の場合，心外膜アプローチが奏効する場合がある[5]．アブレーションが困難なWPW症候群では，副伝導路不応期が短くAFの既往のあるハイリスク例に対しては手術療法を適応することもある．PSVTを有する症例では，一般的にはⅠ群抗不整脈薬，Ca拮抗薬などの定期的あるいは頓服処方がなされる．

b) 頻拍を合併しない無症候性WPW症候群

アブレーションを行うべきか否か論争の的であった．ここでアブレーションを施行せず放置する際に問題になる事象は，頻拍性AFから心室細動（VF）が惹起されることであり，近年はこの視点からさまざまなコホート試験，メタ解析が行われている．直近のガイドライン[6]ではエビデンスレベルの高い既報を参考とし方針を決定している．

これによると，無症候性WPW症候群で，アブレーションを行わない場合，8年以内にPSVTや，良性のAF（最短R-R>250 ms）を発生する確率は0～16%，悪性のAF（最短R-R≦250 ms）は0～9%，さらにVF発生の確率は0～2%であった（VFの多くは小児期に出現している）．したがって，無症候性とはいえ電気生理的検査によるリスク評価は重要で，副伝導路順行不応期が250 ms以下のハイリスク例では検査に引き続きアブレーションを行うことを推奨している．PSVTの予防を目的としてアブレーションを行うことは，メタ解析によりPSVTの将来的に発生する確率が低いことから（16イベント/1,000人/年），否定的な見解が示された[7]．

b 薬物療法

WPW症候群に出現したPSVTに対する停止治療は，verapamilなどの非ジヒドロピリジン系Ca拮抗薬の点滴投与，アデノシン三リン酸のボーラス投与に加えて，Ⅰ群抗不整脈薬（Ⅰa群，Ⅰc群）も有効である．予防的にはCa拮抗薬，Ⅰ群薬，β遮断薬の経口投与が行われる．pseudo VTに対し

てはCa拮抗薬は禁忌とされている．血行動態が温存されていれば，Ⅰaあるいは Ⅰc群抗不整脈薬を投与する．

処方例

● PSVT の予防
① ワソラン（40 mg）3 錠，分 3
● AF の予防
② サンリズム（50 mg）3 カプセル，分 3

■ 生活指導

多量飲酒，喫煙，カフェインの過度の摂取を禁止する．ストレス過多にならないように指導する．AF を合併するものは過度な運動は控える．

文献

1) Arruda MS et al：Development and validation of an ECG algorithm for identifying accessory pathway ablation site in Wolff-Parkinson-White syndrome. J Cardiovasc Electrophysiol **9**：2-12, 1998

2) Wren C et al：Accuracy of algorithms to predict accessory pathway location in children with Wolff-Parkin-son-White syndrome. Heart **98**：202-206, 2012

3) Ghosh S et al：Cardiac memory in patients with Wolff-Parkinson-White syndrome：noninvasive imaging of activation and repolarization before and after catheter ablation. Circulation **118**：907-915, 2008

4) De Boeck BW et al：Detection and quantification by deformation imaging of the functional impact of septal compared to free wall preexcitation in the Wolff-Parkinson-White syndrome. Am J Cardiol **106**：539-546, 2010

5) Scanavacca MI et al：Accessory atrioventricular pathways refractory to catheter ablation：role of percutaneous epicardial approach. Circ Arrhythm Electrophysiol **8**：128-136, 2015

6) Al-Khatib SM et al：Risk stratification for arrhythmic events in patients with asymptomatic pre-excitation：a systematic review for the 2015 ACC/AHA/HRS guideline for the management of adult patients with supraventricular tachycardia：a report of the American College of Cardiology/American Heart Association task force on clinical practice guidelines and the Heart Rhythm Society. J Am Coll Cardiol **67**：1624-1638, 2016

7) Obeyesekere MN et al：Risk of arrhythmia and sudden death in patients with asymptomatic preexcitation：a meta-analysis. Circulation **125**：2308-2315, 2012

302　X. 不整脈

12 J 波症候群（Brugada 症候群，早期再分極症候群）

▶▶ 清水　渉

診療のポイント・治療指針

- Brugada 症候群の診断には，J 点または ST 部分が基線から 0.2 mV 以上上昇する coved 型 ST 上昇（Type 1 心電図）が必須条件である.
- Brugada 症候群の心室細動（VF）・心停止既往例では植込み型除細動器（ICD）の Class I 適応である.
- Brugada 症候群の薬物療法は ICD の補助的治療である.
- 早期再分極症候群（ERS）は，VF と下壁および/または前側壁誘導心電図の 2 誘導以上で 0.1 mV 以上の J 波または早期再分極を認める疾患である.
- ERS の非薬物療法・薬物療法は，Brugada 症候群に準じる.

「J 波症候群」は 2010 年に Antzelevitch らが提唱した概念で，Brugada 症候群，ERS，低体温時の Osbon 波を伴う VF，一部の ST 上昇型の急性虚血に伴う VF などを含む[1]. 主に再分極異常を共通の発生機序として，J 波を含めた ST 部分の上昇を認めると考えられる[1]. Brugada 症候群と ERS は，明らかな器質的心疾患がなく VF を認める特発性 VF の範疇に含まれ，本項では Brugada 症候群と ERS について概説する.

A. Brugada 症候群

Brugada 症候群は，12 誘導心電図の V_1，V_2誘導で ST 上昇を呈し，主に夜間睡眠中または安静時に VF を発症し突然死の原因となる疾患で，中高年男性が夜間に突然死する「ポックリ病」の少なくとも一部に関与すると考えられている[2]. VF の初発年齢は 30～50 歳代で，男性に多く，わが国を含めたアジア地域で頻度が高い[2].

治療のための診断と検査

a 臨床診断

Brugada 症候群の臨床診断は心電図診断であり，J 点または ST 部分が基線から 0.2 mV 以上上昇する coved 型 ST 上昇（Type 1 心電図）を認める必要がある. 2013 年の Expert Consensus Statement によれば，Na チャネル遮断薬投与の有無にかかわらず，高位肋間記録（V_1，V_2が第 3 または第 2 肋間）も含めた誘導の少なくとも 1 誘導で

Type 1 心電図を認める場合に診断される[3]（図 1）. 2016 年の J 波症候群の Expert Consensus Conference Report では，スコア化による診断基準が提唱され，3.5 ポイント以上で診断確実となる[4]（表 1）. これは自然発生 Type 1 心電図（3.5 ポイント）のみで満たされ，Brugada 症候群の診断が心電図診断に基づくことを示すものである.

Na チャネル遮断薬誘発 Type 1 心電図の Brugada 患者の予後が良好であることから，これらの患者では，診断に，①VF または多形性心室頻拍（VT）の既往，②不整脈源性失神，③45 歳以下の病理所見正常の突然死の家族歴，④Type 1 心電図の家族歴，⑤夜間苦悶様呼吸のうち 1 つ以上を認めることが必要であるとされた. また，電気生理学的試験による 2 連発以下の心室期外刺激による VT/VF 誘発も診断根拠となることが追記された.

b 遺伝子診断

18 の遺伝子型が報告されているが，臨床的に意味があるのは Brugada 症候群の 11～28％で同定される SCN5A のみであり，多くは修飾因子であるとの報告もある.

治療の一般方針

a 治療方針の立て方

薬物療法には，24 時間以内に 3 回以上の VF 発作を認める electrical storm 時などにおける静注薬による急性期治療と，electrical storm 既往例や一定の頻度で VF を繰り返す症例に対する慢性期治療（再発予防）に分けられる. 一方で，突然死

12. J波症候群（Brugada症候群，早期再分極症候群） *303*

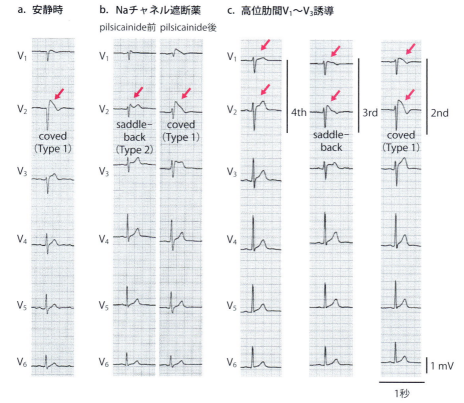

図1　Brugada症候群患者のV₁〜V₆誘導心電図
a：症例1．安静時からV₂誘導でcoved型ST上昇を呈する（Type 1）．
b：症例2．安静時にはV₂誘導でsaddle-back型ST上昇（Type 2）を呈しているが，pilsicainide 40 mg の静注によりcoved型（Type 1）のST上昇を認めている．
c：症例3．安静時心電図で，通常の第4肋間におけるV₁，V₂誘導心電図記録ではST上昇を認めないが，第3，第2肋間でV₁，V₂誘導心電図を記録するとBrugada型ST上昇を呈している．

予防の最も確実な治療法は植込み型除細動器（ICD）の植込みである．

b 薬物療法

薬物療法としては，一過性外向きK⁺電流（I_{to}）などの外向き電流を遮断する薬物，およびL型Ca^{2+}電流（I_{Ca-L}）などの内向き電流を増強する薬物が有効である．

a）静注薬による急性期治療

VFを繰り返す場合には，β受容体刺激薬のisoproterenolの持続点滴が有効であり，2013年Expert Consensus StatementではClass IIaの適応である[3]．

b）経口薬による慢性期治療

VFに対する予防的薬物療法はICDの補助的治療であるが，I_{to}遮断作用を有するquinidineやbepridil，I_{Ca-L}を増強させるcilostazolなどが有効である．quinidineは，Expert Consensus Statementでは，自然発生Type 1心電図を認める無症候患者においてClass IIbの適応である[3]．

> **処方例**
> 単独で使用し，効果不十分なら併用
> ● 急性期治療
> ①プロタノール静注用（0.2 mg）0.002〜0.006 μg/kg/分，または心拍数を20％増加するまで持続点滴
> ②硫酸アトロピン静注用（0.5 mg）0.5 mgを静注
> ● 慢性期治療
> ①キニジン（100 mg）300〜600 mg，分3（朝・昼・夕食後）
> ②プレタール（100 mg）200 mg，分2（朝・夕食後）
> ③ベプリコール（50 mg，100 mg）100〜200 mg，分2（朝・夕食後）

c 非薬物療法

VF・心停止既往例ではICDのClass I適応とな

表1　2016年Brugada症候群の臨床診断（上海スコアシステム）

	点　数
Ⅰ．心電図所見（12誘導/Holter）	
a．自然発生 Type 1 Brugada 心電図（高位肋間を含む）	3.5
b．発熱誘発 Type 1 Brugada 心電図（高位肋間を含む）	3
c．Type 2 または 3 Brugada 心電図（Na チャネル遮断薬誘発 Type 1）	2
＊最も高い点数のみを採用	
Ⅱ．臨床所見	
a．心停止または VF/多形性 VT	3
b．夜間苦悶様呼吸	2
c．不整脈源性失神	2
d．機序および原因不明の失神	1
e．30歳未満の孤発性心房粗動/細動	0.5
＊最も高い点数のみを採用	
Ⅲ．家族歴	
a．確実な BrS の家族歴（2 親等以下の家族）	2
b．SCD（発熱時，夜間，薬剤による）の家族歴（2 親等以下の家族）	1
c．45歳未満の原因不明の SCD（2 親等以下の家族）	0.5
＊最も高い点数のみを採用	
Ⅳ．遺伝子診断結果	
a．病的意義があると考えられる BrS 原因遺伝子変異	0.5
点数の合計	
≧3.5点：BrS 診断確実	
2〜3点：BrS 可能性あり	
＜2点：BrS と診断できず	

BrS：Brugada 症候群，SCD：心臓突然死，VF：心室細動，VT：心室頻拍.

る．日本循環器学会の 2012 年ガイドラインでは，VF 既往のない場合，①失神発作，②突然死の家族歴，③電気生理学的検査（EPS）による VF 誘発，の 3 項目のうち，2 項目以上を有する場合には Class Ⅱa，1 項目を有する場合には Class Ⅱb の予防的 ICD 適応である．

VF の electrical storm に対しては，緊急避難的に心外膜アブレーションも考慮される．

生活指導

無症候性 Brugada 症候群で外来経過観察中の場合，失神や眼前暗黒感を認めたらすぐに外来主治医に連絡する．また ICD 植込み患者で，失神や ICD 作動（ショック）を複数回認めた場合もすぐに外来主治医に連絡する．

特に，運動制限などの必要はないが，規則的な日常生活を送る．発熱時に VF 発作が起こりやすく，早期に解熱するようにする．ST 上昇を増悪させたり，VF を誘発しやすくなる薬剤があるので，他の医療機関を受診したり，薬局で薬を購入する時は必ず病名を告げる．

B.　早期再分極症候群（ERS）

特発性 VF の中で，Brugada 症候群が除外され，12 誘導心電図上 J 波または早期再分極（ER）を認める疾患であり[3〜5]，頻度は不明であるが男性に多い．

治療のための診断と検査

a　臨床診断

12 誘導心電図の下壁（Ⅱ，Ⅲ，aVF）および/または前側壁（Ⅰ，aVL，V_4〜V_6）誘導の 2 誘導以上で 0.1 mV 以上の J 波または ER を認める場合に臨床診断される[3〜5]．2013 年の Expert Consensus Statement による診断基準では，J 波または ER が過去に記録されている心臓突然死患者で病理所見が正常の場合にも診断可能とされている[3]．一方で，健常人でも，0.1 mV 以上の J 波を 1〜24%，0.2 mV 以上の J 波を 0.6〜6.4% の頻度で認めるため，診断には VF が必須条件である．

b　遺伝子診断

7 つの遺伝子型が報告されているが，その頻度や遺伝子診断の臨床的有用性については今後の課題である[4]．

TOPICS

Brugada 症候群発端者における *SCN5A* 変異の意義を検討した日本国内多施設共同前向きコホート研究[a]

日本国内 14 施設において，厚生労働科学研究により 2006 年から登録を開始した 415 例の Brugada 症候群発端者（平均年齢 46 歳）を対象に，Na チャネル遺伝子である *SCN5A* 変異の有無による臨床的・心電図学的特徴の違いを検討し，また心イベントの差異を前向きに検討した．*SCN5A* 変異は 60 症例（14%）に認め［*SCN5A*（＋）群］，355 症例（86%）には認めなかった［*SCN5A*（−）群］．*SCN5A*（＋）群と *SCN5A*（−）群に，年齢，性別，失神歴，突然死の家族歴などに有意差は認めなかったが，*SCN5A*（＋）群では，有意に初回心イベントの発症年齢が若く，伝導時間を反映する心電図指標（P 波幅，QRS 時間）に延長を認めた．平均追跡期間 72 ヵ月間で，有意に *SCN5A*（＋）群で心イベント発生率が高く［*SCN5A*（＋）群：13 例（22%）vs. *SCN5A*（−）群：49 例（14%），log-rank 法，*p*=0.017］．多変量解析では，*SCN5A* 変異（ハザード比 1.96）と心停止既往歴（ハザード比 6.46）のみが心イベントの予測因子であった．さらに，変異の位置が Na チャネルの中心孔領域にあるものは，それ以外のものに比べて予後がわるい傾向にあった．

a) Yamagata K et al：Genotype-phenotype correlation of SCN5A mutations for the clinical and electrocardiographic characteristics of probands with Brugada syndrome：a Japanese multicenter registry. Circulation **135**：2255-2270, 2017

治療の一般方針

ERS では VF を認めるため ICD の Class I 適応である[3,4]．急性期および慢性期薬物療法は Brugada 症候群に準じる[3,4]．

文 献

1) Antzelevitch C, Yan GX：J wave syndromes. Heart Rhythm **7**：549-558, 2010
2) Shimizu W：Update of diagnosis and management in inherited cardiac arrhythmias. Circ J **77**：2867-2872, 2013
3) Priori SG et al：HRS/EHRA/APHRS expert consensus statement on the diagnosis and management of patients with inherited primary arrhythmia syndromes：document endorsed by HRS, EHRA, and APHRS in May 2013 and by ACCF, AHA, PACES, and AEPC in June 2013. Heart Rhythm **10**：1932-1963, 2013
4) Antzelevitch C et al：J-wave syndromes expert consensus conference report：emerging concepts and gaps in knowledge. J Arrhythm **32**：315-339, 2016
5) Haïssaguerre M et al：Sudden cardiac arrest associated with early repolarization. N Engl J Med **358**：2016-2023, 2008

13 QT 延長症候群

▶▶ 髙橋尚彦

診療のポイント・治療指針

- QT 延長症候群（long QT syndrome：LQTS）は遺伝性と二次性に分けられる．
- 遺伝子検査は 2008 年から保険償還されており陽性率は約 70％と高い．
- 遺伝性 LQTS の診断は，Schwartz スコア，心電図 QT 間隔，遺伝子変異，原因不明の失神に基づいて行う．
- torsades de pointes（TdP）をきたす薬剤，下痢や嘔吐などに伴う電解質異常，遺伝子型特異的トリガー（LQT1 における激しい水泳や LQT2 における大きな音への曝露）の回避といったライフスタイルを身につけることが重要である．
- 薬物療法の第一選択は β 遮断薬であるが，心停止既往例には植込み型除細動器（implantable cardioverter defibrillator：ICD）が適応になる．

LQTS は，心電図における QT 延長から TdP と呼ばれる多形性心室頻拍（ventricular tachycardia：VT）を生じる疾患である[1]．遺伝性 LQTS と二次性 LQTS に分類される．TdP は自然停止することが多く失神やめまいを自覚する．しかし，心室細動（ventricular fibrillation：VF）へ移行することもあり心臓突然死の原因となる．図1に示す症例は LQT2 の 30 歳代女性で，安静時の QTc は 610 ms と著明に延長しており（図1a），TdP が VF へと ICD が作動している（図1b）．

治療のための診断と検査

遺伝性 LQTS が疑われた場合，Schwartz スコア（表1）を算出する[2]．最新（2015 年）の欧州心臓病学会（European Society of Cardiology：ESC）からのガイドライン[3]には，①反復する 12 誘導心電図記録で QTc≧480 ms，または Schwartz スコア>3 の場合は LQTS と診断する，②QT 延長症候群の遺伝子変異がある場合は QT 間隔によらず LQTS と診断する，③反復する 12 誘導心電図記録で QTc≧460 ms，かつ原因不明の失神がある場合は心電図学的に LQTS との診断を考慮する，と記されている（表2）．Romano-Ward 症候群は常染色体優性遺伝を示し 13 の原因遺伝子が同定されている（LQT1～LQT13）．LQT1（約 40％），LQT2（約 40％），LQT3（約 10％）で全体の約 90％を占める．Jervell and Lange-Nielsen 症候群は常染色体劣性遺伝を示し先天性聾を伴う（JLN1，JLN2）．

遺伝子検査は 2008 年から保険償還されており陽性率は約 70％と高い．治療方針の決定につながるので積極的に行うべきである．

治療の一般方針

まずは QT 延長をきたす薬剤を回避する．これらの薬剤は，「Credible Meds」のホームページ［http://www.crediblemeds.org（Accessed 25 September 2017）］で参照できる．次に，下痢，嘔吐，ダイエット，代謝疾患は QT 延長を誘発する電解質異常（低 K，低 Mg，低 Ca）をきたしうるので回避するよう留意する．さらに，遺伝子型特異的な TdP のトリガー（LQT1 では激しい水泳，LQT2 では大きな音への曝露）を避けることも重要である．

遺伝性 LQTS と診断された場合，β 遮断薬が第一選択となる．日本循環器学会からのガイドライン（2012 年版）では[1]，β 遮断薬の Class I 適応は，失神の既往がある LQTS，特に LQT1，LQT2 となっており，Class IIa 適応は，症状はないが QT 延長を認め，①先天性聾，②新生児もしくは乳児期，③兄弟姉妹の突然死の既往，④家族もしくは本人の不安，もしくは治療に対する強い希望がある場合，となっている．

2013 年の 3 大陸不整脈学会の Expert Consensus Statement[4]では，LQTS と診断された場合，無症候性であっても QTc が 470 ms 以上の場合は β 遮断薬を Class IIa 適応としている．ESC ガイドライ

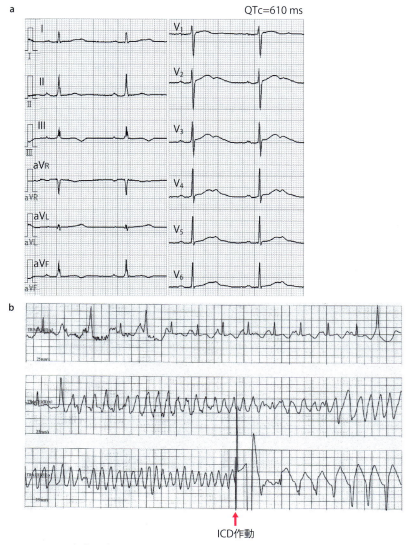

図1 LQT2患者の心電図
a：安静時12誘導心電図，b：torsades de pointesから心室細動への移行．

ン2015では，原因となりうる遺伝子変異がある場合はQT間隔が正常であってもβ遮断薬をClass Ⅱa適応としている．このガイドラインによれば，LQT3で，安静時のQTcが500 msを超え，mexiletineの急性投与でQTcが440 ms未満となる症例ではmexiletineがClass Ⅱaの適応となっている[3]．心停止の既往例では植込み型除細動器（ICD）を植込んだうえでβ遮断薬内服を行う．ICDの一次予防については，TdP，失神の既往と突然死の家族歴に加えβ遮断薬の有効性を考慮し慎重に判断する[1]．TdP発作そのものにはMg製剤の静脈内投与が有効である．

処方例

単独または併用で使用
①インデラル 60～120 mg，分3，毎食後
②メキシチール 300 mg，分3，毎食後（LQT3で考慮，本文参照）
[TdP発作時]
③マグネゾール 2 g，5分かけて静注，その後は5～20 mg/分で持続点滴静注（保険適用外）

生活指導

「治療の一般方針」で述べたように，QT延長およびTdPの原因となる誘因を回避するような生活習慣を身につけることが重要である．

表1　Schwartz スコア

				点数
心電図所見	A	QTc*≧480 ms		3
		460〜459 ms		2
		450〜459 ms		1
	B	運動負荷後回復期 4分の QTc*≧480 ms		1
	C	torsades de pointes[†]		2
	D	T波交互脈		1
	E	notched T波（3誘導以上）		1
	F	年齢不相応の徐脈[‡]		0.5
臨床症状	A	失神発作[†]	ストレスを伴う	2
			ストレスを伴わない	1
	B	先天性聾		0.5
家族歴[§]	A	確実な家族歴		1
	B	突然死の家族歴（<30歳）		0.5

心電図の評価は，基準項目の心電図所見に影響を与えるような薬剤や疾患が存在していない条件下で行う．
*：QTc 時間は Bazett の補正式で求める．　[†]：相互排他的とする．
[‡]：正規分布内 2%以下の年齢不相応の安静時心拍数．
[§]：同一家族に対して A と B の項目を加算しない．

［文献2より引用］

表2　QT 延長症候群の診断（二次性を除外後）

推　奨	Class	Level
反復する12誘導心電図記録で QTc≧480 ms，または Schwartz スコア>3	I	C
QT 延長症候群の遺伝子変異あり（QT 間隔によらない）	I	C
反復する12誘導心電図記録で QTc≧460 ms，かつ原因不明の失神がある場合は心電図学的に LQTS との診断を考慮	IIa	C

［文献3を参考に作成］

TOPICS

LQTS 診断の新たな方向性

2015年の ESC ガイドライン[3]では，2013年の3大陸不整脈学会の Expert Consensus Statement[4]で示された診断基準より短い QT 間隔でも LQTS を診断する方向性を打ち出している．心電図所見のみの場合，QTc≧500 ms→QTc≧480 ms，原因不明の失神がある場合は，QTc≧480 ms→QTc≧460 ms，で LQTS と診断するとしている．

文　献

1）循環器病の診断と治療に関するガイドライン．QT 延長症候群（先天性・二次性）と Brugada 症候群の診療に関するガイドライン（2012年改訂版）．<http://www.j-circ.or.jp/guideline/pdf/JCS2013_aonuma_d.pdf>［Accessed 25 September 2017］

2）Schwartz PJ et al：Diagnostic criteria for the long QT syndrome：an update. Circulation **88**：782-784, 1993

3）Priori SG et al：2015 ESC guidelines for the management of patients with ventricular arrhythmias and the prevention of sudden cardiac death：the Task Force for the Management of Patients with Ventricular Arrhythmias and the Prevention of Sudden Cardiac Death of the European Society of Cardiology（ESC）. Endorsed by：Association for European Paediatric and Congenital Cardiology（AEPC）. Eur Heart J **36**：2793-2867, 2015

4）Priori SG et al：HRS/EHRA/APHRS expert consensus statement on the diagnosis and management of patients with inherited primary arrhythmia syndromes. Heart Rhythm **10**：1932-1963, 2013

14 心臓ペースメーカの選択と植込み患者の管理

加藤律史

診療のポイント・治療指針

● 外来において確定診断不能な間欠性徐脈の診断には，電気生理学的検査の他，植込み型ループ式心電計の植込みなどの追加検査が行われる．

● ペースメーカの選択では生理的ペーシングモードが優先され，洞調律が障害されている場合はレートレスポンス機能を設定する．また，不要な心室ペーシングを防ぐ設定も優先される．

● 近年，MRI 対応ペースメーカが優先的に使用されているが，MRI の撮像においては規定の条件を厳守する必要がある．

● リードレスペースメーカの導入に伴い，今後新たな展開が期待される．

ペースメーカの必要な疾患

ペースメーカ治療の適応は，わが国では日本循環器学会ガイドライン［http://www.j-circ.or.jp/guideline/pdf/JCS2011_okumura_h.pdf（Accessed 1 October 2017）］に，欧米では，米国心臓病学会/米国心臓協会/米国不整脈学会（ACC/AHA/HRS）ガイドライン[1]，欧州心臓病学会（ESC）ガイドライン[2]に記述されているので，詳細はそちらをご覧いただきたい．

ペースメーカ治療の必要な病態は主に徐脈性不整脈であるが，ESC ガイドラインに基づいて大別すると持続性徐脈と間欠性徐脈に分けられる．持続性徐脈には洞不全症候群と徐脈性心房細動を含む房室ブロックがあげられ，洞不全症候群では主に徐脈とそれに伴う症状（失神や眼前暗黒感を伴うめまいなどの脳虚血症状と全身倦怠感，運動耐容能の低下などの心不全症状など）の因果関係が明確な場合にペースメーカ治療が考慮される．また，この徐脈には必要不可欠な薬剤に起因する場合も含まれる．一方，房室ブロックでは症状を伴う場合の他に，ブロックが Mobitz II 型の 2 度，または 3 度などの高度ブロックである場合やブロック部位がヒス束以下の場合にもペースメーカ治療が適応とされる．

間欠性徐脈には上記疾患が一過性に生じ心電図で確認される場合と，心電図では確認できず失神や前失神状態のみが認められることがあり，後者においてペースメーカ治療を考慮する場合は徐脈の確認が必要であり，次項に示した追加検査を行い，その結果と臨床所見とをあわせて総合的な判断が必要になる．この場合には，脚ブロックなどの器質的伝導障害が存在する場合と過敏性頸動脈洞症候群や心抑制型の反射性失神などの機能的な異常が含まれる場合があるが，反射性失神の場合にはペースメーカ治療の有効性がいまだ定まっておらず，慎重にその適応を判断する必要がある．

治療のための診断と検査

外来で行われる一般検査は，体表面 12 誘導心電図と Holter 心電図であろう．これらの検査は持続性あるいは 24 時間以内の出現頻度を伴う間欠性徐脈の診断には有用であるが，記録時間が短いため，上記検査では症状と徐脈の関係が不明確な場合，イベントレコーダ，心臓電気生理学的検査などを考慮する．イベントレコーダは症状のあった時のみ装着する非ループ式と external loop recorder と呼ばれる長期に装着可能なものがあり，後者は 1 ヵ月を超える記録が可能なものも存在する．症状の頻度が 1 ヵ月を超える場合は植込み型ループ式心電計の使用も考慮する．近年，植込み型ループ式心電計は長寿命・小型化したものが使用可能となっている．

臨床電気生理学的検査は房室ブロックの部位同定には必須で，その検査では atropine sulfate や抗不整脈薬による薬物負荷も行われ，本検査結果はペースメーカ適応の重要な判断指標となる．本検査の適応に関して，日本循環器学会からガイドライン［http://www.j-circ.or.jp/guideline/pdf/JCS2011_ogawas_h.pdf（Accessed 1 October 2017）］において規定されている．間欠性徐脈の診

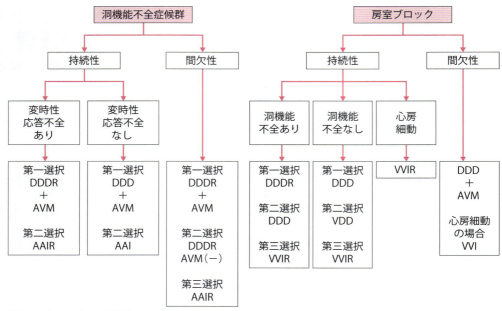

図1 ペースメーカ選択のフローチャート
AVM（AV delay management）は不要な心室ペーシングを防ぐ設定（特別なアルゴリズムや AV delay 延長など）である．
基本的には洞機能不全，房室ブロックいずれも DDD 設定が優先され，洞機能不全があり，運動時に心拍数上昇が見込めない場合はレートレスポンス機能を付けることが優先される．また，房室ブロック例でペーシング率が高くなり，左室駆出率低値の症例においては心臓再同期療法を考慮する．

〔文献2を参考に作成〕

断において，他に運動負荷試験，ティルトテーブルテスト，頸動脈洞マッサージなどの負荷試験も有用である．

これらの追加検査は確定診断に至る場合もあるが，判定に迷う結果や，偽陽性・偽陰性も少なくないため種々の結果と臨床所見を含めてペースメーカ植込みにあたっては総合的に判断する必要がある．

治療の一般方針──ペースメーカの選択

ペースメーカモードの選択に際しては ESC ガイドラインに詳しく記載されている（図1）．基本的には洞機能不全，房室ブロックいずれも DDD ペースメーカが優先されるが，この選択は過去に示されたさまざまな臨床試験で，VVI ペーシングより DDD ペーシングにおいて，死亡率では差がないものの，ペースメーカ症候群が少なく，脳卒中・心房細動の頻度が減少したためである．また，運動時に心拍数上昇が見込めない場合はレートレスポンス機能を付けることが推奨される．通常のDDDと心室ペーシングを減らす設定を追加した群を比較した SAVE PACe 試験[3]では，洞機能不全例において，後者の群では持続性心房細動の頻度が低くなることが報告された．そのため，DDDにおいても不必要な心室ペーシングは避けるような設定およびアルゴリズムが ESC ガイドラインにおいても推奨されている．

洞機能不全において AAIR と DDDR モードを比較した DANPACE 研究[4]では，AAIR モードにおいて房室ブロックの出現に伴う再手術の頻度が有意に高く，心房細動の発症頻度も高いことが示され，自己房室伝導を優先した通常の DDD ペーシング設定が支持された結果となった．

2012 年よりわが国においても条件付き MRI 対応ペースメーカが使用可能となった．現在，新規植込み患者では禁忌がない限り優先的に使用されており，2015 年前半の時点で MRI 対応ペースメーカ販売の割合は 60％を超えている．

心房細動予防アルゴリズムについては複数の研究で検討されたが，多くは統計的に有意な有効性を示すことができなかった．そのため，現在積極的に本アルゴリズムを設定する意義は少ないが，近年報告された MINERVA 試験（TOPICS 参照）では reactive ATP という新しい抗頻拍ペーシング

により心房細動慢性化の頻度が有意に減少したことが示され，今後注目される方法である．

リードレスペースメーカは，現在わが国ではSt. Jude Medical 社と Medtronic 社の 2 社で臨床治験が行われ，後者の多施設報告が最近発表され[5]，安全に使用可能であることが示された（「巻頭トピックス 6. 心臓植込みデバイスの新たな選択肢——リードレスペースメーカ，S-ICD」参照）．

植込み患者の管理

ペースメーカ植込み後急性期は，通常数日から 1 週間程度の入院が継続され，その間に創部の確認やペースメーカが正常作動しているかどうかのチェックが行われる．入院中の厳しい安静度制限は必要ないものの，退院後も野球のバッティングなどで振り抜くような状態や鉄棒にぶら下がる運動，胸を過度に伸展する運動などはいずれもリードへの負荷になるため制限することが望ましい．

電磁障害については，日本不整脈デバイス工業会〔http://www.jadia.or.jp/（Accessed 1 October 2017）〕からさまざまな注意が示されているため，詳細は参照していただきたい．基本的には持続的に体内に電気が流れるような状態（電気風呂や体脂肪計，低周波マッサージ器など）は避ける必要があり，一過性の干渉がありうる電子商品監視機器（EAS）のそばを通る時は必要以上にとどまらないように注意する．IH 調理器などの電磁場を発生する機器もペースメーカとの一定の距離を保つ必要がある．医療現場では，電気メスや高周波焼灼の場合などでは電磁干渉を受ける可能性があり，ペースメーカを非同期モードに設定する，あるいは検査・治療前後でのチェックを行うことが勧められる．

MRI 撮像は，条件付き MRI 対応ペースメーカでない限り禁忌である．条件付き MRI 対応ペースメーカにおいても，あくまでも条件付きであり，撮像に際してはデバイスメーカから示されている規定を厳守する必要がある．放射線治療は本体の集積回路に不可逆的な影響が起こりうるので，本体照射は原則禁忌である．どうしても照射野にデバイス本体が入る場合は，デバイスの依存度や積算放射線量も考慮してデバイスの移動や治療後の本体交換も検討する．

ペースメーカ植込み患者は定期的なペースメーカのチェックが必要である．従来，数ヵ月ごとに外来でチェックが行われていたが，現在，3G 回線

TOPICS

DDD ペースメーカ植込み患者における，新しい抗頻拍ペーシング（reactive ATP）の心房細動抑制効果を検討した多施設共同試験（MINERVA 試験）[a]

対象は心房性不整脈の既往を有する DDD 植込み患者で，対象者を通常の DDDR モード（DDDR 群），DDDR モードに心室ペーシング抑制アルゴリズムを on とした場合（DDDR＋MVP 群），DDDR モードに心室抑制アルゴリズム on および reactive ATP を併用した場合（DDDRP＋MVP 群）の 3 群に無作為に割り振られた．2 年間の経過観察で 7 日以上持続する心房細動の頻度は DDDR 群 26%，DDDR＋MVP 群 25%，DDDRP＋MVP 群 15% と reactive ATP を使用した群は他の 2 群に比べ有意に心房細動の慢性化を防ぐことが可能であった．また，reactive ATP が有効であった患者では比較的心房性不整脈の周期が長く，規則的で，不整脈が変化する例が多いこともあわせて報告された．

a) Padeletti L et al : New-generation atrial anti-tachycardia pacing (reactive ATP) is associated with reduced risk of persistent or permanent atrial fibrillation in patients with bradycardia : results from the MINERVA randomized multi-center international trial. Heart Rhythm **12** : 1717-1725, 2015

や電話回線を用いた遠隔モニタリングシステムが普及している．IN-TIME 研究[6]などで心不全を有する植込み型除細動器（ICD），心臓再同期療法（CRT）植込み患者で遠隔モニタリングを行うと，行わない場合に比べ生命予後も良好であることが報告された．日本不整脈心電学会からペースメーカを含むデバイス植込み患者全体で遠隔モニタリングが推奨されている〔http://new.jhrs.or.jp/guideline/statement201607_01/（Accessed 1 October 2017）〕．

文 献

1) Epstein AE et al : 2012 ACCF/AHA/HRS focused update incorporated into the ACCF/AHA/HRS 2008 guidelines for device-based therapy of cardiac rhythm abnormalities : a report of the American College of Cardiology Foundation/American Heart Association Task Force on Practice Guidelines and the Heart Rhythm Society. J Am Coll Cardiol **61** : e6-e75, 2013

2) Brignole M et al : 2013 ESC Guidelines on cardiac pacing and cardiac resynchronization therapy. The Task Force on cardiac pacing and resynchronization ther-

apy of the European Society of Cardiology（ESC）. Developed in collaboration with the European Heart Rhythm Association（EHRA）. Eur Heart J **34**：2281–329, 2013

3) Sweeney MO et al：Minimizing ventricular pacing to reduce atrial fibrillation in sinus-node disease. N Engl J Med **357**：1000–1008, 2007

4) Nielsen JC et al：A comparison of single-lead atrial pacing with dual-chamber pacing in sick sinus syndrome. Eur Heart J **32**：686–696, 2011

5) Ritter P et al：Early performance of a miniaturized leadless cardiac pacemaker：the Micra Transcatheter Pacing Study. Eur Heart J **36**：2510–2519, 2015

6) Hindricks G et al：Implant-based multiparameter tele-monitoring of patients with heart failure（IN-TIME）：a randomised controlled trial. Lancet **384**：583–590, 2014

15 植込み型除細動器（ICD）

▶▶ 佐々木真吾

診療のポイント・治療指針

● 植込み型除細動器（implantable cardioverter defibrillator：ICD）治療の究極の目標は不適切ショックを予防し，致死的心室性不整脈を確実に停止させることである.
● 抗頻拍ペーシング（antitachycardia pacing：ATP）は頻拍を停止させるのみならず，ICD ショックを減少させる有用な治療オプションである.
● 一次予防，二次予防例ともに検出時間の延長は ICD ショック低減に有用である.
● ATP の使用，心室頻拍（ventricular tachycardia：VT）/心室細動（ventricular fibrillation：VF）検出時間の延長と合理的な検出レートの設定，さらに優れた頻拍鑑別アルゴリズムの活用が今日の ICD の至適プログラミング戦略である.
● 遠隔モニタリングを活用したデバイスならびに疾患マネジメントは患者予後をも改善する可能性がある.

突然死予防としての ICD の現在の位置付け

　ICD は致死的心室性不整脈による心臓突然死（sudden cardiac death：SCD）を回避する最も確実かつ確立された治療法である. 1980 年に最初の人体植込みがなされ 30 年以上が経過した現在，一次予防，二次予防を問わず数多くのエビデンスが構築され，わが国においても SCD 予防の標準的治療となっている. 近年の ICD 機能の充実はめざましく，ペーシングや不整脈鑑別アルゴリズムの改良に加え，それらを応用したプログラミング戦略とカテーテルアブレーションを併用することにより，最大の障壁であった不適切作動についても一定の抑制効果が確立されつつある. また，デバイスに搭載された生体情報のモニタリング機能を活用した遠隔モニタリングにより，不整脈の早期検出のみならず，心不全の早期予知や早期診断も試みられている. つまり，ICD は単なる不整脈治療デバイスから，生体情報のモニタリング機能をも兼ね備えた多機能デバイスとして活用される時代に突入したのである.
　また，2014 年 4 月には体表心電図を用いた独自の検出アルゴリズムと患者自身による頻拍停止機能が搭載された着用型自動除細動器（wearable cardioverter defibrillator：WCD）が臨床使用可能となり，ICD 植込みまでのリスク管理そして ICD の適応選択に有効活用されている. さらに，2016

年 2 月には完全皮下植込み型除細動器（subcutaneous ICD：S-ICD）がわが国でも臨床使用可能となり，静脈内リード留置を基本とする従来の ICD は経静脈植込み型除細動器（transvenous ICD：TV-ICD）と S-ICD に細分化されるに至った. 心臓再同期療法（cardiac resynchronization therapy：CRT）機能を兼ね備えた CRT-D を加えると，少なくとも現時点で 4 種類の除細動器が実臨床で使用可能になったことになり，医療従事者はそれぞれのデバイスの長所，短所を十分に理解したうえで，デバイス適応患者に最良のデバイスを選択し，最善のプログラミングを提供する必要がある.

ICD 治療の最適化に向けて

　30 年に及ぶ TV-ICD 治療において継続的に検討がなされているのは TV-ICD の治療効果をいかに最大限にするかということであり，それはすなわち，適応選択とプログラミングの最適化に集約される. また，デバイスに搭載されたデバイス，生体情報のモニタリング機能を活用した遠隔モニタリングの有効活用により，デバイスを活用した disease management も試みられている.

a ICD 適応の最適化

　ICD の生命予後改善効果は，多様な病態を想定した多くのランダム化比較試験（randomized controlled trial：RCT）において実証され，これら

のエビデンスをもとに現在のICD適応の決定がなされている．VFや循環が破綻する持続性VTからの蘇生例，器質的心疾患に合併した持続性VT（ただし循環動態が不安定化する場合）は，可逆的な理由やカテーテルアブレーションにより根治がなされた場合を除き，いずれのガイドラインでもICD Class I 適応とされる．

一次予防では左室駆出率（left ventricular ejection fraction：LVEF）35％以下で，New York Heart Association（NYHA）Class II または Class III の心不全症状を有する心筋梗塞発症後40日以上経過した例，LVEF 35％以下で，NYHA Class II または Class III の心不全症状を有する非虚血性心筋症（non-ischemic cardiomyopathy：NICM）はいずれのガイドラインでも Class I 適応とされている．

一方，これらのRCTにおいてICDの生命予後改善効果が示されなかった病態（例：心筋梗塞発症40日未満の低心機能例，新規発症の非虚血性心筋症例など），感染や併存疾患により一時的にICDを植込めない場合，心移植待機の重症心不全例に対しては bridge therapy としての WCD の活用が推奨されている．わが国での WCD 使用期間は3ヵ月間に限られ，ICD 植込みまたは適応判定までのリスク管理を目的としているため，明らかな ICD 適応を有する例への長期使用により ICD 植込みまでの待機期間を必要以上に延長しないよう注意が必要である．

b ICD 設定の最適化

ICD のショック作動は適正作動であれ，不適切作動であれ，生命予後を悪化させ，患者の生活の質（quality of life：QOL）を低下させるため，ショック低減（ショックリダクション）は有益かつ必要不可欠である．

a）ATP 治療とプログラミングによる最適化

ショック送出を伴わない無痛性のICD治療であるATPはPainFREE試験（Rx I，II）においてfast VT（188～250 bpm）に対する高い安全性と停止効果が示され[1~3]，その停止効果は2回以上のATPで90％前後，単回のATPで70％前後と報告されている．一方，これまでの大規模臨床試験におけるコントロール（非ICD）群とICD治療群の比較において，一次予防，二次予防を問わずコントロール群での突然死発生率に比してICD治療群で約2～7倍の適正ショック作動が認められ，従来の設定によるICDの過剰な治療（overtreatment）が懸念されてきた．ショックを伴わないATPの有用性が確立されたことと相まって，検出

後より早いタイミングでの積極的治療が普及したことで，逆に ICD の overtreatment が課題となったのである．

そこで次に検討されたのがVT/VF検出レート，検出時間の最適化によるショックの軽減である．MADIT-RIT は，一次予防として dual-chamber（DR）-ICD/CRT-D が植込まれた1,500例を対象としたRCTである[4]．本試験では従来のプログラミング（＞170 bpm）群（conventional therapy），検出レートが200 bpm 以上でのみ治療がなされる群（high-rate therapy），検出から治療開始までの時間を延長した群（long-delay therapy）の3群間で作動率を前向きに比較した．約2.5年間の経過観察期間において，不適切作動率はそれぞれ conventional therapy 群29％，long-delay 群6％，high-rate therapy 群6％と不適切作動を有意に減少させ，従来のプログラミングに比し不適切作動リスクを high-rate therapy 群で79％，long-delay therapy 群で76％減少させた．二次予防例では臨床的に捕捉された VT/VF のレートをもとに検出レートの設定がなされるが，検出時間延長による有用性は二次予防例においても示されている．

ADVANCE III 登録例のうち二次予防（VF 37％）として ICD/CRT-D が植込まれた477例を対象とした検討では，検出時間の延長［number of intervals to detect（NID）18/24→30/40］により1年間100例あたりの不適切作動数が24.9から14.5へと45％減少した（$p=0.014$）．また，適正作動においても，特に VF 検出時の ATP during charging が有意に減少し，本設定により自然停止の得られる VT/VF に対する過剰な治療が抑制されることが示唆された[5]．またメタ解析でもこれらのプログラミング戦略が不適切ショックのリスクを半減させること，さらには失神リスクを増加させることなくあらゆる死亡を25～30％減少させることが示された[6]．これらの結果から一次予防，二次予防を問わず，VT/VF 検出時間の延長は安全かつICD による overtreatment と心房性不整脈（上室性不整脈）に対するショック作動を減少させる有効なショックリダクション戦略と考えられる．

b）現代の至適 ICD プログラミングとは

近年，これらのプログラミング戦略と最新の supra ventricular tachycardia（SVT）鑑別アルゴリズムの使用による不適切ショック抑制効果を前向きに検証した PainFree SST 試験の結果が報告されている[7]．PainFree SST 試験は基礎心疾患，一次，二次予防を問わない，SVT 鑑別アルゴリズ

TOPICS

**非虚血性心筋症に対する一次予防としてのICD
の有効性を検証したRCT（DANISH試験）[a]**

　DANISH試験はNICMを対象とした一次予防としてのICDの有効性を検証したRCTである．DEFINITE試験に比してより重症例（NYHA Class Ⅱ〜Ⅳ，平均LVEF25%，CRT適応例を含む）であること，さらにアンジオテンシン変換酵素（ACE）阻害薬，β遮断薬の投与率がそれぞれ97%，92%とより厳格な薬物療法がなされた心不全例を対象とした点で現在の心不全治療に即したエビデンスといえる．本試験においても観察期間（平均67.6ヵ月間）中，ICD群ではコントロール（非ICD）群に比して有意な長期予後改善効果は示されなかった（ハザード比0.87，95%CI：0.68〜1.12，$p=0.28$）．

　a) Singh M et al：Utility of the Wearable Cardio-verter-Defibrillator in Patients With Newly Diag-nosed Cardiomyopathy：A Decade-Long Sin-gle-Center Experience. J Am Coll Cardiol **66**：2607-2613, 2015

ム（SSTアルゴリズム）搭載ICD/CRT-D植込み2,290例を対象とし，植込み後1年間の不適切ショック非発生率をプライマリエンドポイントとして，dual-chamber ICD/CRT-D群とsingle-chamber ICD群の2群間比較を行ったが，1年間の不適切ショック作動率は前者で1.5%，後者で2.5%と従来の報告よりも非常に優れた結果であった．これらの結果からICDのショックリダクションの観点からのATPの使用，VT/VF検出時間の延長と合理的な検出レートの設定，さらに優れたSVT鑑別アルゴリズムの活用は今日のICDにおける標準的な治療設定と考えられる．

　さらに，生存率や心血管入院率の低下は明確に示されていないが，デバイスに搭載された生体情報のモニタリング機能を活用した遠隔モニタリングの使用は，日々の治療の最適化を可能にし，ICDの治療効果の改善に寄与することが予想される．

文　献

1) Wathen MS et al：Shock reduction using antitachycardia pacing for spontaneous rapid ventricular tachycardia in patients with coronary artery disease. Circulation **104**：796-801, 2001

2) Sweeney MO et al：Appropriate and inappropriate ventricular therapies, quality of life, and mortality among primary and secondary prevention implantable cardioverter defibrillator patients：results from the pacing fast VT reduces schock therapies（Pain-FREE Rx Ⅱ）trial. Circulation **111**：2898-2905, 2005

3) Gulizia MM et al：A randomized study to compare ramp versus burst antitachycardia pacing therapies to treat fast ventricular tachyarrhythmias in patients with implantable cardioverter defibrillators：the PITAGORA ICD trial. Circ Arrhythm Electrophysiol **2**：146-153, 2009

4) Moss AJ et al：Reduction in inappropriate therapy and mortality through ICD programming. N Engl J Med **24**：2275-2283, 2012

5) Kloppe A et al：Efficacy of long detection interval implantable cardioverter-defibrillator settings in secondary prevention population data from the Avoid Delivering Therapies for Nonsustained Arrhythmias in ICD Patients Ⅲ（ADVANCE Ⅲ）trial. Circulation **130**：308-314, 2014

6) Tan VH et al：Impact of programming strategies aimed at reducing nonessential implantable cardioverter defibrillator therapies on mortality：a systematic review and meta-analysis. Circ Arrhythm Electrophysiol **7**：164-170, 2014

7) Auricchio A et al：Low inappropriate shock rates in patients with single- and dual/triple-chamber implantable cardioverter-defibrillators using a novel suite of detection algorithms：PainFree SST trial primary results. Heart Rhythm **12**：926-936, 2015

16 不整脈の外科的治療

今井克彦

治療のポイント

- 植込み型電子デバイス（cardiac implantable electric device：CIED）も，一部の特殊例に対しては外科的アプローチが必要になる.
- CIED のシステム全抜去手術には，外科医の協力・立ち会いが必要である.
- 心房細動（AF）に対する外科的治療としては，いわゆる「maze 手術」とその変法の他に，カテーテルアブレーションとのハイブリッド型手術があげられる.
- 虚血性心室頻拍（VT）に対する外科手術は，梗塞巣切除にアブレーションを加える方法などがある.
- 最近注目されているものに，AF 例に対する外科的左心耳閉鎖（内視鏡的手術を含む）がある.

不整脈治療における外科的治療の位置付け

不整脈の非薬物療法のうち，以前は外科医が主に施行していたペースメーカなどの CIED 植込み術は，デバイスとリードの小型化などにより近年はその多くを内科医が担うようになった. しかし，一部の症例では内科的・経皮的な手技ではリードの留置が困難であったり（静脈アクセスルートが閉塞している場合など），至適部位への留置が得られなかったり（両心室ペーシングにおける左心室リードなど）するものがあり，これらには外科的手技が適応されている. また，デバイス全抜去などの CIED トラブルシュートについても，抜去器機などの普及により最近は内科医が主に行うことが多くなってきたが，デバイス全抜去には心脈管破裂のリスクが伴うことや，感染ポケットの処理の問題などがあり，外科医の立ち会いが求められる.

現在外科医の手によってのみ行われている不整脈外科手術の代表的なものは，①AF に対するもの，②VT に対するものである. AF に対する外科手術は，カテーテルアブレーションと同様に心房に電気的隔離線を作成する手術であるが，その応用として一部の上室頻拍症に同様の手技が適応されることもある. また，近年 AF 手術の成績の向上をめざして，カテーテルアブレーションとのハイブリッド術式が登場し注目を集めている. VT に対する手術の代表的なものは，異常発火電位の原因（Focus）となる心筋梗塞後の瘢痕心内膜組織および健常組織との移行部を外科的に切除しアブレーション（冷凍凝固が主）を加えるものである. 心外膜側の Focus に対しては，最近心外膜アプローチによるカテーテルアブレーションも普及してきているが，冠動脈近傍などのカテーテルでは焼灼困難な部位に対しては現在でも冷凍凝固を用いた外科的アブレーションが施行されている.

以下，本項では AF と VT についての治療について述べる.

治療の一般指針

a 治療方針の立て方

a）AF に対する外科手術

孤立性発作性および持続性 AF に対するカテーテルアブレーションの成績は近年飛躍的に向上し，この疾患群に対して現在外科手術は行われていない. 外科手術のよい適応は，外科手術の適応となる器質性心疾患を合併した AF やカテーテルアブレーションの不成功例である[1].

これら 2 つの疾患群の間に位置する疾患（孤立性の永続性 AF や外科手術の適応が十分にない器質性心疾患を合併した AF など）についての適応は，現在も流動的と考えられる. 本来この分野は，AF の持続様式（発作性，持続性，永続性）により区分され，カテーテル手技と外科的手技の両方を考慮したガイドラインが望ましく[2]，両者を融合させたハイブリッド型治療が成績の向上につながるとする論文も最近みられ始めた[3]が，わが国のガイドラインはまだ改訂に至っていない.

TOPICS

AF患者の外科手術時に左心耳基部を心外膜側からクリップにより閉鎖する新しいデバイスの長期成績[a,b]

開心術時に心外膜側から左心耳基部をナイチノール性のクリップで閉鎖するデバイスの長期成績が，最近相次いで発表された．チェコスロバキアからの，AF手術57例を含む101例（平均CHA_2DS_2–VAScスコア＝2.5）に合併して行われた成績では，抗凝固・抗血小板療法フリーは25％であったものの，脳塞栓は1例も認めず，一過性脳虚血発作を4例（4.3％）に認めたのみであった．術後エコーによる左心耳基部の評価では，左心耳内への造影効果は全例でみられず，閉鎖断端の遺残（stump）が1cm以上のものは2例（1.9％）のみであった．本デバイスは，低侵襲に確実に左心耳を閉鎖できるツールとして今後期待されている．

a) Emmert MY et al : Safe, effective and durable epicardial left atrial appendage clip occlusion in patients with atrial fibrillation undergoing cardiac surgery : first long-term results from a prospective device trial. Eur J Cardiothorac Surg **45** : 126-131, 2014

b) Kurfirst V et al : Epicardial clip occlusion of the left atrial appendage during cardiac surgery provides optimal surgical results and long-term stability. Interact Cardiovasc Thorac Surg **25** : 37-40, 2017

b）VTに対する外科手術

VTに対する外科手術は，現状では単独では第一選択とはなりにくく，多くの場合薬物療法やカテーテルアブレーション，植込み型除細動器の植込みなど内科的集学的治療でまずその抑制と停止が試みられる[1]．これらに抵抗性のもの（再発例やincessant VTなどを含む）や，合併手術が可能である左室瘤や心室内血栓を伴う症例では，外科的アブレーションが優先される場合がある．

b 具体的な方法──手術の実際

a）AFに対する外科手術

AFの侵襲的治療は，カテーテルアブレーションと同様に心房に理論的に電気的隔離線を作成することであるが，現在のAFに対する外科的治療の基本形は，Coxによって開発されたmaze手術であり，カテーテルアブレーションもここを出発点としている．maze手術は発表後多くの追試や変法の開発が行われ，これによって蓄積された電気生理学的知見と臨床成績から，最近注目されているのは肺静脈（PV）をボックス型に隔離するPV box isolation（PVBI）とleft atrial isthmus（LAI）の完全隔離である．Cox mazeは，ほとんどの隔離線を切開と縫合（cut & sew）により作成したが，出血や瘻孔の低減が期待される隔離線作成デバイスがCox maze発表後に多く開発され，今日では高周波デバイスによる焼灼が主となっている．

心房全体の隔離線のおき方（lesion set）は，Cox mazeをデバイスベースに改変したmaze IV[4]が主流であるが，実際には個々の術者や施設の判断によって隔離線の省略や追加，また，焼灼デバイスも単一または複数のエネルギーの組み合わせで行われており，それらが世界中で個々に報告されているため，エビデンスレベルの高い報告が非常に少ないことが問題である．この意味では，現在でも厳密な標準術式や信頼しうるエネルギーソースおよびデバイスは存在しないと考えられる．

b）VTに対する外科手術

不整脈基質の成因が異なることから，虚血性VTと非虚血性VTとでは手技が異なる．

非虚血性VTに対する外科的治療は，カテーテルアブレーション不能例が多く，比較的まれな症例である．心筋が厚く心内腔からのアブレーションが困難な肥大型心筋症の難治症例などが外科的治療の適応となることが多く，また他の外科的治療を必要とする器質的心疾患を合併しない症例が対象となることもあるため，合併手術は多くはない．外科的な不整脈基質の焼灼（冷凍凝固が主）には，その特定のためにカテーテルによるマッピングと術中マッピングをつきあわせることが不可欠であるため，これらが可能な施設でしか行われていない．

虚血性VTは，不整脈器質が梗塞巣周辺部に広範囲に存在することが多く，頻拍も1種類でないことが多いため，外科的に広範囲な処置を求められることがある．また，冠動脈バイパスや僧帽弁手術などの外科手術の合併を要することも多い．

梗塞巣周囲を広範に切除・アブレーションする方法は，左室形成術とともに行われることが多く，代表的手術の原型はDor手術[5]である．Dor手術の考え方は，多くの場合瘤化している心尖部を含んだ梗塞巣の切除に加え，不整脈器質となる梗塞周辺部すべてに冷凍凝固を加えることにより，マッピングを要さずに広範囲なアブレーションを行うことにある．梗塞病変が心尖部でなく，左室前壁中隔など広範囲に及ぶ場合には，術後の左室内腔の形を保つため，septal anterior ventricular exclusion（SAVE）手術やパッチを用いない overlapping 法などが行われる．

文　献

1) 循環器病の診断と治療に関するガイドライン．不整脈の非薬物治療ガイドライン（2011年改訂版）．＜http://www.j-circ.or.jp/guideline/pdf/JCS2011_okumura_h.pdf＞［Accessed 26 September 2017］
2) January CT et al：2014 AHA/ACC/HRS guideline for the management of patients with atrial fibrillation：executive summary：a report of the American College of Cardiology/American Heart Association Task Force on Practice Guidelines and the Heart Rhythm Society. J Am Coll Cardiol **64**：e1-e76, 2014
3) Pison L et al：Hybrid thoracoscopic surgical and transvenous catheter ablation of atrial fibrillation. J Am Coll Cardiol **60**：54-61, 2012
4) Gaynor SL et al：A prospective, single-center clinical trial of a modified Cox maze procedure with bipolar radiofrequency ablation. J Thorac Cardiovasc Surg **128**：535-542, 2004
5) Dor V et al：Results of nonguided subtotal endocardiectomy associated with left ventricular reconstruction in patients with ischemic ventricular arrhythmias. J Thorac Cardiovasc Surg **107**：1301-1308, 1994

XI 肺循環

1 慢性血栓塞栓性肺高血圧症

> 小川愛子, 松原広己

診療のポイント・治療指針

- わが国では中高年女性に多い.
- 初発症状は労作時息切れが多く, 進行すると右心不全に至る.
- 抗凝固療法を生涯継続する.
- 確立された治療法は肺動脈血栓内膜摘除術 (pulmonary endarterectomy: PEA) のみである.
- 手術不適応例は, バルーン肺動脈形成術 (balloon pulmonary angioplasty: BPA) や, riociguat で治療を行う.

　慢性血栓塞栓性肺高血圧症 (chronic thromboembolic pulmonary hypertension: CTEPH) は, 器質化した血栓による肺動脈の狭窄や閉塞により, 肺血管抵抗・肺動脈圧が上昇する疾患である (図1)[1]. 指定難病の1つであり, 2013年度の特定疾患医療受給者数は2,140名で年々増加傾向にある. 労作時息切れが初発症状であることが多く, 進行すると右心不全に至り, 浮腫や失神を呈する. 生命予後は診断時の平均肺動脈圧に依存し, 40 mmHgを超える場合には5年生存率は30%以下と予後不良である.

　CTEPHの発症機序の詳細は不明である. 急性肺塞栓症後に肺動脈内に残存した血栓による血管床の閉塞に加え, 器質化した血栓が進展し, 細小血管病変が末梢動脈で進行することにより肺高血圧をきたすと考えられている. 一方で, 実際に急性肺塞栓症の症例を前向きに追跡調査したところ, 3.8%の症例のみがCTEPHに移行したと報告されており, さらなる検討が必要である.

　欧米では先天的な凝固異常を背景として比較的若年齢で男女差なく発症する[2]が, わが国では凝固異常の症例数が少なく, 女性に多く, 好発年齢は60歳代である[3]. わが国のCTEPH例では, 急性肺塞栓症の既往が37%, 深部静脈血栓症の既往が50%, また, 血液凝固異常も約10%にしか認められない. 海外でCTEPHとの関連が注目されている associated medical condition (脾摘, 脳室-心房シャント, 永久型中心静脈カテーテル, 炎症性腸疾患, 骨髄炎) の合併や甲状腺ホルモン補充療法の頻度もわが国では低い. 欧米とは異なる病態を背景にCTEPHが発症している可能性が考えられている.

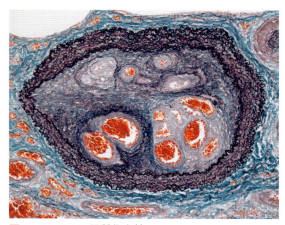

図1　CTEPHの器質化血栓
病理学的に線維性内膜肥厚により器質化した血栓による血管腔の狭小化を認める. 器質化血栓の中に, colander lesion として知られる, 特徴的な再疎通した血管像を認める (弾性線維染色).
[Ogawa A, Matsubara H: Front Cardiovasc Med 2: 4, 2015 より転載]

治療のための診断と検査

　CTEPHの診断には, 右心カテーテル検査による肺高血圧症の診断 (安静時平均肺動脈圧≧25 mmHg, 肺血管抵抗≧240 dyn・s・cm^{-5}, 肺動脈楔入圧≦15 mmHg) に加えて, 他の肺高血圧をきたす疾患の除外が必要である[3]. さらに, 肺換気・血流シンチグラムで, 換気分布に異常のない区域性血流分布欠損が, 抗凝固療法施行後も6ヵ月以上不変であること, とされている. また, 肺動脈造影あるいは造影CTにより, CTEPHに特徴的な病変 (①pouch defects, ②webs and bands, ③intimal irregularities, ④abrupt narrowing, ⑤complete obstruction) のうち少なくとも1つ以上

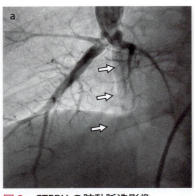
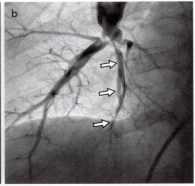

図2　CTEPHの肺動脈造影像
a：狭窄した血管病変により，末梢側の肺動脈が造影されない（矢印）．
b：BPAにより狭窄が解除され，A10末梢の肺動脈が描出された（矢印）．

を確認する[3]．後述する治療方針の決定には病変の形態や部位に関する情報が必須であるため，造影検査は大変重要である．

a 肺動脈造影

肺動脈全体像を撮像する場合は，肺動脈本幹または左右本幹から行うが，重症例では施行を控えるべきである．より詳細に各血管病変を評価するためには選択的肺動脈造影（図2）が適している．造影剤量や注入速度の調節が可能であり，重症例であっても対象血管を限定して施行可能である．肺動脈の分岐には多数の破格が存在するため，バイプレーンの撮影装置を用いて多方向から観察する必要がある．

b 造影CT

マルチスライスCTを用いたCT pulmonary angiographyは，肺動脈造影に比べて低侵襲であるが，読影に注意を要する．CTEPHにおける器質化血栓像は，急性肺塞栓症の場合に肺動脈内を占拠する血栓像とは全く異なる．主に区域枝レベル以下で血管内腔に沿って壁の肥厚として認められるため，器質化血栓に伴う血管の狭小化や内腔の不整としてあらわれる．また，末梢血管径の急激な減少や末梢血管の造影効果の消失としても認識可能である．このような肺動脈に直接あらわれる変化に加えて，肺実質にあらわれる所見として，血流の多寡を反映したモザイク様のすりガラス陰影が重要である．

治療の一般方針

a 治療方針の立て方

抗凝固療法の生涯継続が推奨されている．多くの症例では低酸素血症を呈するため，酸素吸入療法が適応となる．これに加えて，症状，病変の部位，併存疾患などにより，特異的な治療法が必要か，どの治療法が適切であるのか，を個別に検討する．CTEPHは，形態学的に中枢型（肺葉動脈から区域動脈に狭窄・閉塞を認める）と末梢型（区域動脈より末梢の小動脈の狭窄・閉塞が主体である）に分類される．WHO機能分類Ⅲ度以上で中枢型の症例については外科的治療が推奨される．一方，末梢型の症例や，高齢者，合併症を有する例は手術不適応とされ，有効な治療法がなかったが，近年ではカテーテル治療やriociguatによる治療が行われつつある（図3）[2]．

b 薬物療法

血栓再発と二次血栓形成の予防のため，抗凝固療法の生涯継続が推奨されている．抗凝固療法が禁忌である場合には下大静脈フィルターを留置する．急性増悪例を除き血栓溶解療法は無効である．

可溶性グアニル酸シクラーゼ刺激薬であるriociguat（アデムパス）が，外科的治療不適応または外科的治療後に残存・再発したCTEPH例において，6分間歩行距離，肺血管抵抗を有意に改善し[4]，わが国でも2014年に適応承認された．ただし，平均肺動脈圧の低下は4 mmHgにとどまっており，その効果は他の侵襲的な治療法と比較して小さく，また，予後改善効果はまだ証明されていない．その他の肺動脈性肺高血圧症治療薬のCTEPHに対する有効性は確立していない．

処方例
①ワーファリン
　全例，プロトロンビン時間国際標準比（PT-INR）

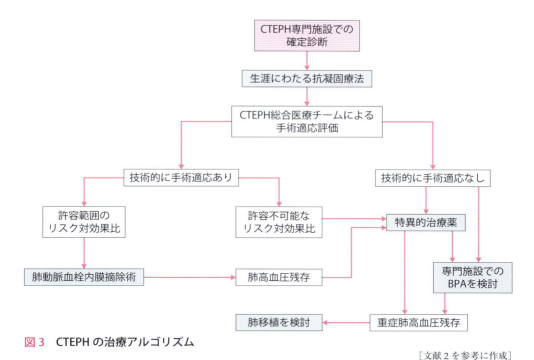

図3　CTEPHの治療アルゴリズム

[文献2を参考に作成]

2〜3を目標としてコントロールする．

②アデムパス

　PEA不適応またはPEA後に残存・再発したCTEPH例においては，ワーファリンに加えてアデムパスの使用を考慮する．アデムパスは，1回1.0 mg，1日3回経口投与から開始する．2週間継続して低血圧症状を示さない場合には2週間間隔で1回用量を0.5 mgずつ増量（最高用量1日7.5 mg）し，維持用量とする．

c 外科的治療

　PEAが，CTEPHの根治療法として確立している[2]．症状を有し，平均肺動脈圧が30 mmHg以上または肺血管抵抗が300 dyn・s・cm^{-5}以上の場合に対象となる．適応は，器質化血栓の近位端が主肺動脈から区域動脈近位部にある中枢型CTEPHに限られる．難易度が高い手術であり，適応は担当施設の経験によって左右される．さらに，胸骨正中切開下の超低体温循環停止法を用いた手術であるため，高齢者あるいは脳，心，肺，肝，腎など重要臓器に機能障害のある症例は適応とならない．したがって，手術不適応と判定される症例は60%に上るとされる．

d BPA

　手術不適応の症例に対して，BPAの有用性が報告されている[5]．バルーンを用いて狭窄・閉塞した病変部を拡張することにより，血行動態の著明な改善が得られる（図2）．BPAの適応は，手術適応がなく，抗凝固療法，酸素療法，肺血管拡張薬による内科的治療を行っても症状を有し，平均肺動脈圧が30 mmHg以上または肺血管抵抗が300 dyn・s・cm^{-5}以上の症例である．外科的に到達困難な区域や亜区域に血栓が限局する末梢型の症例や，併存疾患などのために手術不適応とされた症例，PEAの適応があっても手術の同意を得られない症例が対象となる．また，PEA後の再手術はきわめて困難であるため，PEA後に肺高血圧が残存・再発した症例もBPAの対象となる．BPA術中には造影剤を使用するため，腎機能障害を有する症例については慎重に適応を検討する．また，BPAは冠動脈形成術とは異なる点が多く，熟練度が大きく成績に影響するため，BPAに精通した施設での施行が推奨されている．

生活指導

　右心不全例については，安静と水分摂取の制限など，一般的な心不全における注意が必要となる．労作時の低酸素血症が著明な症例が多く，低酸素による肺動脈の攣縮を防ぐためにも酸素療法の徹底が重要である．

TOPICS

血管造影所見に基づく新たな CTEPH 病変分類と BPA 治療の成功率・合併症発生率の関連性に関する検討

手術不適応 CTEPH 97 例に対して行った 500 回の BPA 治療で対象となった 1,936 本の血管病変を，血栓病変の分布と造影上の特徴に基づいて a〜e の 5 タイプ（図）に分類し，各病変における BPA 治療の成功率と合併症発生率を解析した．ring-like stenosis と web タイプでは成功率が高く合併症発生率は低く，total occlusion タイプでは成功率が最も低かった．BPA の成功率と合併症発生率はこの病変タイプに密接に関連することが明らかとなった．

a) Kawakami T et al：Novel Angiographic Classification of Each Vascular Lesion in Chronic Thromboembolic Pulmonary Hypertension Based on Selective Angiogram and Results of Balloon Pulmonary Angioplasty. Circ Cardiovasc Interv **9**：e003318, 2016

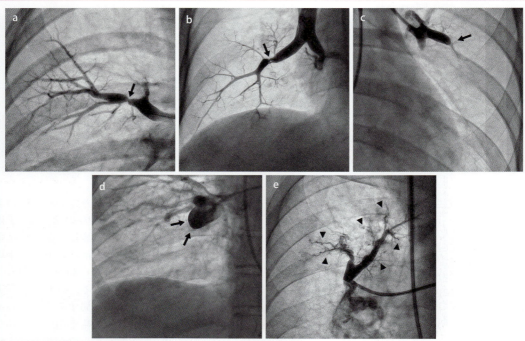

図 病変形態と末梢血管の造影所見に基づく CTEPH の血管分類
a：ring-like stenosis lesion, b：web lesion, c：subtotal lesion, d：total occlusion lesion, e：tortuous lesion.
a〜d は亜区域枝より近位の病変であり，e は遠位に位置する．

［Kawakami T et al：Circ Cardiovasc Interv **9**：e003318, 2016 より転載］

文献

1) Ogawa A, Matsubara H：Balloon pulmonary angioplasty：a treatment option for inoperable patients with chronic thromboembolic pulmonary hypertension. Front Cardiovasc Med **2**：4, 2015
2) Galie N et al：2015 ESC/ERS Guidelines for the diagnosis and treatment of pulmonary hypertension：The Joint Task Force for the Diagnosis and Treatment of Pulmonary Hypertension of the European Society of Cardiology（ESC）and the European Respiratory Society（ERS）：Endorsed by：Association for European Paediatric and Congenital Cardiology（AEPC）, International Society for Heart and Lung Transplantation（ISHLT）. Eur Heart J **37**：67-119, 2016
3) 循環器病の診断と治療に関するガイドライン．肺高血圧症治療ガイドライン（2012 年改訂版）．＜http://www.j-circ.or.jp/guideline/pdf/JCS2012_nakanishi_h.pdf＞［Accessed 27 September 2017］
4) Ghofrani HA et al：Riociguat for the treatment of chronic thromboembolic pulmonary hypertension. N Engl J Med **369**：319-329, 2013
5) Mizoguchi H et al：Refined balloon pulmonary angioplasty for inoperable patients with chronic thromboembolic pulmonary hypertension. Circ Cardiovasc Interv **5**：748-755, 2012

2 肺動脈性肺高血圧症

▶ 杉村宏一郎，下川宏明

診療のポイント・治療指針

- 息切れが最も頻度の高い症状であるが，特異的なものはない.
- ハイリスク群には定期的なスクリーニングが推奨される.
- 心エコーで疑い，確定診断のための右心カテーテル検査を行う.
- 治療は重症度を評価し，早期に，そして併用療法も積極的に考慮する.
- 患者本人はもとより，周囲の理解が，疾患管理には必要である.

肺高血圧症（pulmonary hypertension：PH）は，右心不全から死に至る予後不良の疾患である．肺動脈性肺高血圧症（pulmonary arterial hypertension：PAH）は特発性，遺伝性，薬物・毒物誘発性，各種疾患［結合組織病，ヒト免疫不全ウイルス（HIV）感染症，門脈圧亢進症，先天性心疾患，住血吸虫症］と細かく分類されている（表1）．いずれも小肺動脈の中膜の肥厚，内腔の線維性増殖といった病理増に伴い狭窄並走することで肺血管床が減少し，肺動脈を上昇させるのが病態生理として認められる．PH の診断と治療には，PH の存在，分類，重症度の評価が重要となる．

治療のための診断と検査

a 症状

息切れが最も多く約70％強を占めている．また，易疲労感，呼吸困難，失神，胸痛，浮腫などが認められるが非特異的である．また鑑別に必要な，静脈血栓症や二次性の可能性を考え，併存疾患の問診も広く行う必要がある.

b 身体所見

触診では胸骨右縁に parasternal Tap を認める場合があり，右心系の拡大を示唆する．Ⅱp亢進，心房中隔欠損症（ASD）や右脚ブロックの際にはⅡ音の顕著な分裂，三尖弁聴診領域では汎収縮期雑音が聴取されることがある．腹部では，肝腫大，叩打痛，腹水の貯留が認められることがある．下腿では浮腫も心不全の重要な所見である.

c 胸部 X 線検査

90％以上の患者で異常所見を呈し，多くは心拡

表1　肺高血圧症の臨床分類

第1群	肺動脈性肺高血圧症（PAH）
1.1	特発性
1.2	遺伝性
1.2.1	*BMPR2* 変異
1.2.2	他の変異
1.3	薬物・毒物誘発性
1.4	各種疾患に伴う
1.4.1	結合組織病
1.4.2	HIV 感染症
1.4.3	門脈圧亢進症
1.4.4	先天性心疾患
1.4.5	住血吸虫症

大を認める．PH の特徴な所見は，肺動脈の主管部の拡大と末梢の急激な狭小化である．左第2号の突出は特異的な所見である.

d 心電図検査

右軸偏位，前胸部誘導の R 波増高や右心肥大の所見を認める．時に，完全右脚ブロックを認める.

e 心エコー図検査

右心の拡大，短軸像での中隔壁の左心室側への圧排所見を認める．三尖弁逆流圧格差の40 mmHg 以上の上昇は有意な上昇と考える．肺動脈血流パターンでは二峰性の分裂，また AcT の短縮（＜105 ms），右心室と左心室の基部径の比の上昇（＞1）を認める．右心室の機能評価として右室内腔面積変化率（RVFAC）や収縮期三尖弁輪移動距離（TAPSE）は収縮能の評価として重要である.

f 右心カテーテル検査（RHC）

確定診断には必須な検査である．PH の定義は，平均肺動脈圧 25 mmHg 以上を認めた場合である．また，肺動脈楔入圧（PAWP）＜15 mmHg で

表2 肺血管拡張薬一覧

	一般名	商品名	投与経路	投与方法
PGI$_2$ 誘導体	beraprost	ケアロードLA・ベラサスLA	経口	1回60〜180 μg 内服, 1日2回
	epoprostenol	フローラン	静注	0.5〜1.0 ng/kg/分で開始, 0.5〜1.0 ng/kg/分ずつ増量
	treprostinil	トレプロスト	静注・皮下注	1.25 ng/kg/分で開始, 1.25〜2.5 ng/kg/分ずつ増量
	iloprost	ベンテイビス	吸入	1回2.5〜5 μg 吸入, 1日6〜9回
PGI$_2$ 受容体作動薬	selexipag	ウプトラビ	経口	1回0.2〜1.6 mg 内服, 1日2回
PED-5 阻害薬	sildenafil	レバチオ	経口	1回20 mg 内服, 1日3回
	tadalafil	アドシルカ	経口	1回20〜40 mg 内服, 1日1回
sGC 刺激薬	riociguat	アデムパス	経口	1回1.0〜2.5 mg 内服, 1日3回
エンドセリン受容体拮抗薬	bosentan	トラクリア	経口	1回62.5〜125 mg 内服, 1日2回
	ambrisentan	ヴォリブリス	経口	1回5〜10 mg 内服, 1日1回
	macitentan	オプスミット	経口	1回10 mg 内服, 1日1回

前毛細管性 PH, PAWP≧15 mmHg で後毛細管性 PH と鑑別ができる. PAH は前者を認めることが必須である. しかし, 治療された後毛細管性 PH の場合は PAWP＜15 mmHg を示すことがあるため, 左心機能に異常があり疑われる場合は水負荷などにより鑑別が必要である[1].

g 肺換気血流シンチグラフィ検査

慢性血栓塞栓性肺高血圧症（CTEPH）の場合は, 特徴的な血流シンチグラフィでの集積欠損と換気シンチグラフィとのミスマッチを認める.

h CT 検査

胸部では, 肺疾患のスクリーニングが行えるとともに, 肺静脈閉塞症や肺毛細血管腫症（PCH）に特徴的な所見の有無を確認できる. また, 肺動脈内の血栓の有無や, 肺野の血流イメージを行えるため CTEPH との鑑別にも有用である.

i 血液検査

肝機能検査, 抗核抗体検査は PAH の診断の中でも鑑別を行ううえで重要である. 抗核抗体陽性とならない Sjögren 症候群や抗セントリオール抗体陽性となる強皮症などが注意すべき鑑別となる. 肝疾患が疑われる場合は, 総胆汁酸も門脈-大循環シャントの存在を示唆する有用な検査である. また, 経過の中で甲状腺機能異常を示す場合があるので注意が必要である.

j 診断手順

まず, 症状とスクリーニング検査で PH が疑われた場合に RHC を行う. そこで, 前毛細管性 PH ［肺毛細血管楔入圧（PCWP）≦15 mmHg かつ平均肺動脈圧（mPAP）≧25 mmHg］の診断がなされたならば, CT や呼吸機能検査, 各種検査により肺疾患に伴う PH, 他の全身疾患に伴う PH を除外し, 肺換気血流シンチグラフィでミスマッチの確認を行い, CTEPH を除外する. そして, 第1群の PAH の診断に至る. その中でも検査により細かく分類される.

治療の一般方針

a 治療方針の立て方

PAH に関して, 原疾患が認められるものに関してはその治療と並行して PH の治療を行っていく. ここでは特発性または家族性 PAH の治療を中心に述べる.

b 薬物療法

現在, わが国では薬物療法としては11種類の肺血管拡張薬が使用可能である（表2）. PH 診療において重症度を意識して治療していくことが重要である. WHO 機能分類でⅠまたはⅡ, 右心不全なく, 6分間歩行でも 440 m 以上, 脳性 Na 利尿ペプチド（BNP）の上昇も軽微であり, 心係数（CI）≧1.5 L/分/m^2, 右房圧（RAP）＜8 mmHg, mPAP＜40 mmHg であれば, 経口の肺血管拡張薬の単剤または2剤併用による治療を開始し, 治療開始1〜3ヵ月後に RHC にて治療効果を判定し, さらなる治療薬の追加を検討する[2]. しかし, WHO 機能分類Ⅲ度以上, mPAP で 50 mmHg を超えるような症例は積極的に PGI$_2$ の注射薬を含めた初期からのコンビネーション治療を検討する.

PGI$_2$ 製剤は, 平滑筋においてアデニル酸シクラーゼを活性化し, cAMP を産生させることで血管拡張作用を示す. 経口で1種類, 注射製剤とし

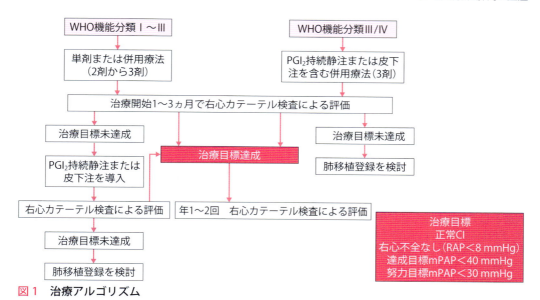

図1　治療アルゴリズム

て2種類，吸入製剤は1種類がわが国では使用できる．注射薬のPGI$_2$に加え，treprostinilが使用できるようになったため，投与経路も静注または皮下注の選択が可能となった．皮下注投与に関しては，重症例でのエビデンスがないため，WHO機能分類Ⅳ度の症例では静注投与を選択すべきであろう．

一酸化窒素（NO）経路では，ホスホジエステラーゼ（PDE）-5阻害によりcGMP濃度を保つPDE-5阻害薬の2種類に加え，グアニル酸シクラーゼを刺激しcGMPの産生を促す可溶性グアニル酸シクラーゼ（sGC）刺激薬のriociguatの使用が可能となった．PDE-5阻害薬とsGC刺激薬との併用は低血圧の弊害のため禁忌となっている．

エンドセリンは非常に強烈な血管収縮物質であるが，そのレセプターの阻害薬でエンドセリン受容体拮抗薬（ERA）は強力な血管拡張作用を有する．bosentan, ambrisentanに続きmacitentanが発売となっており，またAMBITION試験やSERAPHIN試験といった新たなエビデンスも豊富な薬剤である．特に，PDE-5阻害薬とERAのコンビネーション治療の効果についてはエビデンス的にも構築されつつある[3]．また，コンビネーション治療に関しては，重症度が高い症例であれば初期からの積極的な経路の異なる3剤の併用が効果的であるとするデータが出始めており，適応を検討すべきである．

そして重要なことは，治療効果の判定をある一定の期間を目処に，必ず行うことである．はじめての治療や治療の変更を行った際には1～3ヵ月でRHCを含めた検査により反応性の評価を行う．状態が安定している症例であれば半年から1年に1回の評価に頻度を落としている．評価目標に関しては，右心不全がなく（RAP＜8 mmHg），心拍出量が保たれ（CI≧2.5 L/分/m^2），mPAPが絶対目標として＜40 mmHg，努力目標として＜30 mmHgを設定している（図1）．その他，6分間歩行＞440 m，心肺運動負荷試験（CPX）での最高酸素摂取量（peak $\dot{V}O_2$）＞15 mL/分/kgやBNP＜50 pg/mL，混合静脈血酸素飽和度（S$\dot{V}O_2$）＞65％が提唱されている[1]．

処方例

● **WHO機能分類Ⅱ度に対して**
　以下の①～③の2剤から3剤の組み合わせで用いる．
① ケアロードLA錠またはベラサスLA錠 60 μg，2～6錠，分2
　または，ウプトラビ 0.4～3.2 mg，分2
　または，ベンテイビス 1回 2.5～5 μg 吸入，1日6～9回
② レバチオ 20 mg，3錠，分3
　または，アドシルカ 20 mg，1～2錠，分1
　または，アデムパス 3.0～7.5 mg，分3
③ トラクリア錠 62.5 mg，2～4錠，分2
　または，ヴォリブリス錠 5 mg，1～2錠，分1
　または，オプスミット錠 10 mg，1錠，分1

● **WHO機能分類Ⅲ度に対して**
上記②と③に加え④
④ トレプロスト注射液 20 mg を 1.25 ng/kg/分で持続皮下注，以後適宜増量

TOPICS

薬物療法の進歩

　わが国においても，この10年間でPAHに対する治療薬はめざましくその数を増やしている．2015年にはERAのmacitentan，sGC刺激薬であるriociguatが加わり，治療の可能性はますます広がりつつある．macitentanのSERAPHIN試験では，「最初のmobidityイベント発現までの時間およびすべての理由の死亡」というハードエンドポイントが用いられ，有意差を得て効果を証明したという点では非常に評価に値する試験であった[a]．riociguatはCTEPHを対象として効果を示したCHEST試験に引き続き，PAHにおいてはPATENT試験でその効果を示したが，強皮症を含む膠原病性PAHに対するサブ解析でも効果が報告されている[b]．2016年にPGI$_2$受容体作動薬のselexipagがわが国において新たに使用可能となった．高いプロスタサイクリン受容体（IP受容体）選択制と幅のあるドーズ設定がなされているのが特徴であるが，第III相臨床試験（GRIPHON試験）においてはイベント発症リスクをプラセボに比較し39%抑制した[c]．SERAPHIN試験とGRIPHON試験はともに，多くのすでに肺血管拡張薬により治療を受けていた症例が登録されており，各試験においてはmacitentanまたはselexipagを加えることでの治療効果を示していることから，多剤併用療法の効果を示した試験であるともいえる．

a) Pulido T et al : Macitentan and morbidity and mortality in pulmonary arterial hypertension. N Engl J Med **369** : 809-818, 2013

b) Humbert M et al : Riociguat for the treatment of pulmonary arterial hypertension associated with connective tissue disease : results from PATENT-1 and PATENT-2. Ann Rheum Dis **76** : 422-426, 2017

c) Sitbon O et al : Selexipag for the treatment of pulmonary arterial hypertension. N Engl J Med **373** : 2522-2533, 2015

●WHO機能分類IV度に対して

上記②と③に加え⑤
⑤フローラン注射薬1.5 mg/V，0.5〜1.0 ng/kg/分で持続静注，以後適宜漸増

C 肺移植の適応

　治療抵抗性の症例には肺移植が適応されるが，実際，肺移植登録から実際の移植までの待機期間は約800日と長期に及んでいる．よって，機を逸しないで肺移植を検討しなければならない．初期治療，特に2剤以上の治療薬を使用し，明らかな効果が得られないため治療強化をしなければならない症例や，初期からのPGI$_2$静注薬による治療効果が明らかでない症例は，移植治療をオプションとして検討する必要があるかもしれない．

　PAHは治療法が進歩した現在でも，やはり予後不良疾患である．よって本人はもとより家族にも，疾患と治療法を十分理解してもらうことが必須である．治療するにあたり医療者側もそのことに意識することが長い治療の過程を乗り切るために必要である．

文　献

1) Galiè N et al : 2015 ESC/ERS guidelines for the diagnosis and treatment of pulmonary hypertension : the joint task force for the diagnosis and treatment of pulmonary hypertension of the European Society of Cardiology（ESC）and the European Respiratory Society（ERS）: endorsed by : Association for European Paediatric and Congenital Cardiology（AEPC），International Society for Heart and Lung Transplantation（ISHLT）. Eur Heart J **37** : 67-119, 2016

2) Matsubara H, Ogawa A : Treatment of idiopathic/hereditary pulmonary arterial hypertension. J Cardiol **64** : 243-249, 2014

3) Hoeper MM et al : Treatment of pulmonary hypertension. Lancet Respir Med **4** : 323-336, 2016

3 膠原病に伴う肺高血圧症

▶▶ 佐藤 徹

診療のポイント・治療指針

- 臨床的に本疾患を疑ったら心エコーで肺高血圧症（pulmonary hypertension：PH）の診断をし，原因は5つのPHの分類のすべての可能性があり，どれであるかを鑑別する．
- 活動性の有無を見極め，活動性があれば膠原病の治療を中心に行う．
- 活動性がなければ，肺血管拡張療法と集約的な免疫療法のどちらかを選択（しばしば併用）する．
- 肺血管拡張療法は血管型の肺動脈性肺高血圧症（pulmonary arterial hypertension：PAH）には有効で，なかでもプロスタグランジン製剤は著効するが，PAH以外では顕著な副作用を生ずる可能性があり注意を要する．
- 最新の治療法により予後は著明に改善したが，実際に施行するには熟練が必要で，専門施設に依頼あるいは相談すべきである．

膠原病に伴う肺高血圧症（connective tissue disease pulmonary hyperetension：CTDPH）の原因は5つのPHの分類のすべてであり，これを鑑別して治療を決定する．第1群のPAHによるものが最多である．有効な血管拡張薬がなかった2000年以前には2年生存率は20％以下であったが，現在では3年生存率70～80％近くまで改善している．PH以外が死因のことも多い．

治療のための診断と検査

膠原病の種類によりPHの合併頻度は異なり，混合性結合組織病（MCTD），全身性エリテマトーデス（SLE），皮膚筋炎，強皮症，のPH合併頻度は15％，5～10％，2～5％，10％前後である．一般に，前3者の血管炎型においては治療反応性が良好であるが発症の予測が難しく，強皮症の治療は難しいが徐々に進行するため早期診断も可能である．

a PHのスクリーニング

症状としては労作時の息切れが最も特徴的で，他に全身倦怠感，咳，胸痛などを認める．労作時の失神はPH疾患の10％で認められる．心電図・胸部X線は感度が低いが，運動能力の高い若年者や運動量の少ない高齢者では診断の契機のこともある．心電図では右側胸部誘導でのT波陰転，右軸偏移，V_1でのR波増高，V_5，V_6におけるS波増高などがみられ，胸部X線では左2弓の突出，肺動脈幹拡大，左4弓拡大（横隔膜との交線は左下

がりとなる），右2弓拡大などを示す．

b PHの暫定的診断

心エコーでなされ，胸骨左縁短軸像で左室中隔の扁平化（D-shape），右室・右房拡大，三尖弁逆流に連続波ドプラを適用して求めた右房-右室圧較差高値，肺動脈近位部での肺動脈加速血流波形変化などが認められる．

c PHの原因診断

PHの診断アルゴリズムを使い，まず左心疾患（強皮症などで左室線維化などによる），肺線維症による肺疾患を鑑別し，次いで慢性血栓塞栓性肺高血圧症（chronic thromboembolic pulmonary hypertension：CTEPH）によるもの（SLEに合併するlupus anticoagulantなどに起因）を肺血流シンチグラフィで鑑別する．CTでは不十分なことが多い．

d PAHの診断

次いで右心カテーテル検査を行って，平均肺動脈圧（mean pulmonary artery pressure：mPAP）25 mmHg以上，平均肺動脈楔入圧［mean pulmonary artery wedge pressure（PAWP）］15 mmHg未満，肺血管抵抗（pulmonary vascular resistance：PVR）3単位以上を示せばPAHと確定診断され，重症度も決定される．

e CTDPHの診断

さらに自己抗体を調べ，他の臓器障害の存在を参考としてCTDPHと診断される．

XI. 肺循環

治療の一般指針

a 治療方針の立て方

本項では原因として最も頻度の高い PAH の治療を述べる.

a) CTDPH の活動性

血管炎型の CTD では疾患活動性を調べ活動性がある場合（全身症状も強く，急激な発症）には CTD の治療を主体とし，血管拡張療法は補助的となる．一方，活動性の亢進がなく発症する場合には，PH の発症自体を活動性の亢進と広義に解釈し免疫抑制薬のパルス療法など CTD の治療を強力に施行する方法と，CTD の治療よりは血管拡張療法を主体とする方法とがある．どちらがより有効かは確立されていない．ここでは，後者の血管拡張療法を主体とする方法を解説する．

表1　肺血管拡張薬の使用法

分類	薬剤		投与法	副作用
1）プロスタグランジン系	epoprostenol		1. 中心静脈へ半永久留置型カテーテルを挿入し，携帯型輸液ポンプに接続して在宅持続投与する	頭痛，ほてり，毛細血管拡張（発疹様），吐き気，下痢，食事時の1噛み目の下顎痛（唾液腺痛），歩行時の足底痛
			2. 増量法：1〜4 ng/kg/分の投与濃度で開始し，〜3ヵ月までは4日ごとに1 ng/kg/分ずつ増量，その後1週ごとに1 ng/kg/分ずつ治療目標に達するまで6ヵ月あるいは1年増量する	合併症：（1）留置カテーテル刺入部の感染（1/3〜1/2で生じる）→抗生物質，重症例ではカテーテルの入れ替え　（2）肺疾患では低酸素血症　（3）その他，まれな副作用 稀少副作用（投与量増により発生）：（1）甲状腺機能亢進症（30〜40%で生じる）（2）Mikulicz病（3）ACTH単独欠損症，（4）腹水
	beraprost（長時間型）		1回1錠（60 μg），朝晩の2回投与より開始し，1〜2週間ごとに1回量を2錠，3錠と増量	epoprostenol でみられるもの．内服で血中濃度が大きく増加するため副作用を強く感じることがある
	treprostinil		1. 下腹部などの皮下に留置針を穿刺し（1〜2ヵ月ごとに交換），在宅持続皮下注する	epoprostenol と同様であるが程度は軽い．epoprostenol より，下肢痛は強いことがあり，吐き気も強い
			2. epoprostenol と同様のペースで増量し（epoprostenol より力価は低い），20 mg，50 mg，100 mg，200 mg バイアルを順に使用	
2）エンドセリン受容体拮抗薬	macitentan		1日1回1錠（1錠10 mg）を投与	自他覚的副作用とも少なく，頭痛，鼻咽頭炎，貧血，便秘など
	ambrisentan		1日1回2錠（1錠2.5 mg）より開始し，1〜4週間後に1回量を4錠へ増量	自覚的な副作用は少ない．肝障害，血球減少は少ない．浮腫が約20%で出現し，服用を継続すると半数で改善．薬物相互作用は ciclosporin が主．間質性肺炎を悪化させることがあるが，禁忌ではない
	bosentan		1日2回1錠（1錠62.5 mg）より開始し，2〜4週間後に1回量を2錠へ増量	自覚的な副作用は少ない．頭痛，ほてり感，吐き気など．肝機能異常，血球減少を起こし，月に1回の血液検査が必要．種々の薬剤との相互作用，妊婦の催奇形性あり
3）一酸化窒素（NO）系血管拡張薬	sGC 刺激薬	riociguat	1回1.0 mg を1日3回経口投与から開始し，2週連続して血圧が95 mmHg 以上であると1回量を0.5 mg ずつ増量し，最高量2.5 mg まで増量	頭痛，ほてり，吐き気，下痢，鼻咽頭炎，めまい，咳，浮腫．エンドセリン受容体拮抗薬より強く，PDE-5 阻害薬よりも強いことが多い
	PDE-5 阻害薬	tadalafil	1日1回1錠（10 mg）より開始し，1週間〜1ヵ月後に1回量を2錠へ増量	頭痛，ほてり，吐き気，下痢など．エンドセリン受容体拮抗薬よりは強い．sildenafil よりゆっくり血中濃度が上昇するため，より軽い患者もいる
		sildenafil	1回1錠（20 mg）を1日3回より投与．血圧が低いか，心不全を認める時，1回量10 mg，あるいは5 mg より開始し増量	全身血管の拡張反応に伴う頭痛，ほてり，吐き気など．エンドセリン受容体拮抗薬より強い．薬物相互作用．糖尿病を有する高齢者ではまれであるが増殖性網膜障害

ACTH：副腎皮質刺激ホルモン，sGC：可溶性グアニル酸シクラーゼ，PDE-5：ホスホジエステラーゼ-5.

b）PAH の病態生理と治療方針

　PAH では，障害を受けやすい体質の人に，未知の外的因子が加わって肺動脈の内膜に異常をきたし，内膜の増殖や中膜の肥厚が起こって肺動脈のコンプライアンスが低下する．ここで労作によって肺血流が増加すると肺動脈圧が容易に上昇し，Laplace の式により生理的にさらに壁が肥厚して安静時肺動脈圧が上昇し，悪循環が形成される．つまり改善のためには，肺血流を増加させない安静，肺動脈を強力に拡張させる血管拡張薬が有効で，重症例では epoprostenol を適切な使用法で併用し，また3種の血管拡張薬を投与する併用療法が有効である．epoprostenol などのプロスタグランジン製剤は PAH が原因の場合には著効するが，他の原因による場合にはかえって悪化させることもあり，慎重に追加するべきである．

c）治療目標

　種々の検討から生活の質（QOL）を上げ予後を改善するには，どのような臨床指標よりも mPAP を低下する必要があることがわが国での検討でわかっている．mPAP が 40 mmHg 以上ある症例ではこれ以下とすることで 10 年生存が保証される．若年者の長期予後をさらに改善するためには mPAP の正常化（25 mmHg 以下）もめざす．

d）専門医との協力

　前述の治療法を適用するかどうかで予後が全く異なっており（治癒に近い状態まで改善できるか，予後不良のままか），またこれらの治療法には熟練を要するため，一度は専門医へ紹介したほうがよい．

ｂ 薬物療法

　表 1 に記載した．

ｃ その他の治療法

　血管型の CTEPH に対しては，膠原病専門医により強力な免疫抑制療法を施行する治療法もある．内科的治療で改善されない症例では膠原病であっても肺移植の適応とされる．一方，強皮症型の CTDPH では早期診断が可能であるので，PH が認められたら軽症であっても治療を開始する．具体的方法は確立されていないが，血管炎型に準ずる．

処方例

● 初期併用療法

　重症度によらず，オプスミット 10 mg を 5 日間

TOPICS

①特発性肺動脈性肺高血圧症（IPAH）に対する，epoprostenol の在宅持続静注療法の有効な施行法[a]

　CTDPH に対しても同様に適用される．この方法を早期から提唱し実践して，世界で最も予後の改善が得られている岡山医療センターからの報告である．投与量を急速にかつ十分量まで増量する方法の有用性が示されている．

　a) Tokunaga N et al：Rapid and high-dose titration of epoprostenol improves pulmonary hemodynamics and clinical outcomes in patients with idiopathic and heritable pulmonary arterial hypertension. J Cardiol 68：542-547, 2016

②初期併用療法の有用性[b]

　わが国でも以前から行われていた治療法であるが論文報告されておらず，欧米で前向き試験が行われて報告された．CTDPH を含む PAH 例に対して ambrisentan, tadalafil を各々単独で投与するより，両者を同時に投与したほうが，臨床的悪化が少なかったことが示され，副作用の発現には有意差はなかった．CTDPH に対するサブ解析の結果が示される．

　b) Coghlan JG et al：Initial combination therapy with ambrisentan and tadalafil in connective tissue disease-associated pulmonary arterial hypertension（CTD-PAH）：subgroup analysis from the AMBITION trial. Ann Rheum Dis 76：1219-1227, 2017

投与．副作用がなければ，アデムパスを 1.0 mg，1日3回より開始し，3日ごとに 2.0 mg，2.5 mg と増量する．1ヵ月後あたりで右心カテーテル検査を施行して，mPAP が 40 mmHg 以上ではフローラン（エポプロステノール ACT）の在宅持続点滴療法や，トレプロストの在宅持続皮下注療法を検討する．プロスタグランジン製剤の追加は慎重に行う．

生活指導

　前述の「PAH の病態生理と治療方針」に記したように重症度に応じて安静度を決める必要がある．筆者は mPAP が 40 mmHg を超えたら，外出は車椅子が原則と考えている．今後，安静度の程度は検討する必要がある．妊婦の死亡率が高いため妊娠は原則として禁止とする．

冷凍カテーテルアブレーション治療ハンドブック

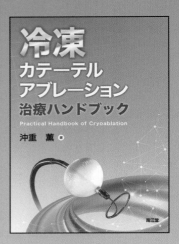

著　沖重薫

A5判・140頁　2017.7.　ISBN978-4-524-25614-3

定価（本体**4,200**円＋税）

不整脈の新たな非薬物療法として注目される冷凍カテーテルアブレーションの実践ハンドブック。本治療法の第一人者である著者により、装置のセッティングからカテーテル挿入のポイント、鎮静方法やマッピングの考えかた、各疾患の治療まで実際の過程に沿ってわかりやすく解説。また、高周波カテーテルアブレーションとの対比や実際の症例を交えながら、手技とその工夫など実践面が学べる内容となっている。これから冷凍カテーテルアブレーションを始める循環器医・不整脈医必携の一冊。

目次

はじめに
第1章　冷凍の物性を理解する
　a　冷凍アブレーションによる組織への影響とは?
　b　心筋組織低温化による電気生理学的変化とは?
第2章　装置のセッティング
　a　Umbilicalケーブル接続時のポイント
第3章　バルーンカテーテル挿入に適した心房中隔穿刺のポイント
　a　穿刺のコツと注意点
　b　リング状カテーテルの取り扱い
　c　バルーンマッサージ
　d　FlexCathシースのフラッシュ操作
第4章　鎮静方法
第5章　アイスマッピング
　a　アイスマッピングとは?
　b　アイスマッピングは信頼できる手法か?
第6章　心房粗動治療の実践
　a　有効な先端電極サイズの選択
　b　伝導ブロック作成のポイント
　c　ブロックラインの確認方法
　d　高周波アブレーションと異なる利点
第7章　房室結節回帰頻拍治療の実践
　a　通常型房室結節回帰頻拍の治療法
　b　稀有型房室結節回帰頻拍の治療法
　c　房室結節回帰頻拍に対するアイスマッピング法の落とし穴
　d　房室結節回帰頻拍に対する冷凍アブレーションと高周波アブレーションとの相違点
第8章　WPW症候群治療の実践
　a　副伝導路の離断
　b　具体的なアブレーション方法
　c　ケースで学ぶWPW症候群の冷凍アブレーション治療
第9章　ATP感受性心房頻拍治療の実践
　a　ケースで学ぶATP感受性心房頻拍の冷凍アブレーション治療
第10章　心室頻拍治療の実践
　a　孤発性心室期外収縮の治療法
　b　持続性心室頻拍の治療法
　c　ケースで学ぶベラパミル感受性心室頻拍の冷凍アブレーション治療(1)
　d　ケースで学ぶベラパミル感受性心室頻拍の冷凍アブレーション治療(2)
第11章　心房細動治療の実践
　a　術前処置:抗凝固療法
　b　アブレーション時に心がける事項
　c　冷凍バルーンカテーテルによる左房天井部線状ブロックライン形成法
　d　冷凍バルーンカテーテルによる左房後壁隔離術
　e　肺静脈電気的隔離術の成功率を向上させる工夫
　f　心房細動の冷凍アブレーションに関する諸問題
　g　冷凍バルーンカテーテルを用いた僧帽弁峡部の横断的離断術
第12章　合併症
　a　肺静脈狭窄
　b　血栓形成
　c　横隔神経傷害
　d　血液生化学的検討
第13章　術後管理とフォロー
　a　術後管理の考え方
　b　経過観察,外来フォロー
第14章　冷凍カテーテルアブレーションの臨床成績
索引

南江堂　〒113-8410　東京都文京区本郷三丁目42-6　(営業) TEL 03-3811-7239　FAX 03-3811-7230

大動脈疾患 XII

1 Marfan 症候群，大動脈弁輪拡張症

▶ 志水秀行

診療のポイント・治療指針

- 常染色体優性遺伝形式をとる先天性の結合織疾患である．
- 診断には，家族歴，身体徴候，FBN1 変異の有無などに基づく「改訂 Ghent 基準」が用いられる．
- 大動脈径拡大速度の抑制のために β 遮断薬，アンジオテンシンⅡ受容体拮抗薬（ARB）が用いられる．
- 早期手術により大動脈解離や破裂など致命的合併症を予防することで，生命予後が改善される．

Marfan 症候群は，眼（水晶体偏位など），骨格（高身長，側彎，漏斗胸，クモ状指趾など），心血管［大動脈弁輪拡張症（annuloaortic ectasia：AAE），大動脈解離など］などに特徴的な所見を呈する遺伝性（常染色体優性遺伝）の結合組織疾患であるが，約 20〜30％は両親がともに Marfan 症候群ではなく，遺伝関係が不明である．発生頻度に関しては報告によりばらつきがあるが，およそ 5,000 人に 1 人前後で，人種や性別による差はないといわれている．診断の端緒は，身体的特徴と家族歴によることが多い．

本疾患では，細胞外マトリックスの microfibril の主要構成成分である fibrillin-1 の異常を認め，fibrillin-1 遺伝子（FBN1）のさまざまな変異が知られている．fibrillin はトランスフォーミング増殖因子（transforming growth factor：TGF）-β の制御にかかわっていることが判明しており，TGF-β 系の過剰シグナルによって組織変化が生じるものと考えられている．類似の身体的特徴を認めても原因遺伝子が FBN1 でない場合は，Loyes-Dietz 症候群（TGFBR 変異）など類縁疾患として区別される．

AAE は，Marfan 症候群における代表的な心血管異常の 1 つであり，大動脈弁輪を含む大動脈基部（Valsalva 洞）が拡大する．多くは大動脈弁閉鎖不全（AR）を認めるが，その原因は弁輪拡張に伴う二次的なもので，弁自体の病変は軽度であることが多い．心不全や大動脈解離・破裂を発症すると予後不良であり，早期手術により予後が改善される．

表1 改訂 Ghent 基準（2010 年）

以下のいずれかを満たす場合，Marfan 症候群と診断する
【家族歴がない場合】
1）大動脈基部拡大（Z≧2）または解離＋水晶体偏位
2）大動脈基部拡大（Z≧2）または解離＋FBN1 変異
3）大動脈基部拡大（Z≧2）または解離＋全身スコア 7 点以上
4）水晶体偏位＋大動脈基部拡大/解離を生じる FBN1 変異
【家族歴がある場合】
5）水晶体偏位＋家族歴
6）全身スコア 7 点以上＋家族歴
7）大動脈基部拡大（20 歳以上 Z≧2，20 歳未満 Z≧3）または解離＋家族歴
【全身スコア】以下の項目につき加点
・手首徴候陽性かつ親指徴候陽性：3 点（一方のみ：1 点）
・鳩胸：2 点（漏斗胸あるいは胸郭非対称のみ：1 点）
・後足部変形：2 点（偏平足のみ：1 点）
・気胸：2 点
・硬膜拡張：2 点
・寛骨臼突出症：2 点
・上節下節比の低下かつ指極長/身長比の増大（重度の側彎がない）：1 点
・側彎あるいは胸腰部後彎：1 点
・肘関節伸展障害：1 点
・顔貌特徴：1 点（長頭，頬骨低形成，眼球陥凹，下顎後退症，眼瞼裂外下方傾斜のうち 3 つ以上陽性の場合）
・皮膚線条：1 点
・−3D 以上の近視：1 点
・僧帽弁逸脱症：1 点

［文献 1，3 を参考に作成］

治療のための診断と検査

Marfan 症候群の診断には，家族歴，大動脈基部病変，水晶体偏位，FBN1 変異の有無，スコア化したその他の身体徴候の合計点に基づく「改訂 Ghent 基準」（表 1）[1]が用いられる．Valsalva 洞径の Z 値は，Roman らの方法[2]を用いて計算される．

AAE は無症状であることが多いが，AR が重症化すると易疲労感，息切れ，胸痛などの症状が出

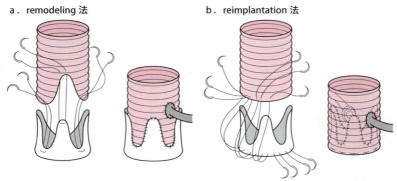

図1 自己弁温存大動脈基部置換術（remodeling法とreimplantation法）

現するようになる．心雑音や胸部X線などに明らかな異常所見がなくても，家族歴や身体的特徴からMarfan症候群が疑われる場合には積極的に心エコーを行うことが推奨される．

治療の一般方針

a 治療方針の立て方

Marfan症候群の病変は多岐にわたるため，内科，眼科，整形外科，心臓血管外科などの専門領域を包括した集学的治療が必要である．なかでも，生命予後に直結する心血管病変の診断・治療は重要である．大動脈基部拡大やARが軽度であれば，生活指導や薬物療法によって大動脈径拡大の抑制を図り，定期的な画像評価を継続する．基部拡大やARがある程度進行した場合は，早期（できれば解離発症前に）手術により生命予後の改善を図ることが重要である．ガイドライン上，Marfan症候群においては，大動脈基部径45 mm以上，解離の既往歴や家族歴がある場合や妊娠を検討している女性では基部径40 mm以上で基部置換術を行うことが推奨されている（Class IIa）．

b 薬物療法

薬物療法の主な目的は大動脈壁にかかる負荷を軽減することにより大動脈径の拡大速度を抑制し，大動脈解離の発症を予防することにある．このため，降圧薬の中でも左室圧最大増加速度（dP/dT）を減少させるβ遮断薬が第一選択薬として認められており，日本循環器学会のガイドラインにおいても大動脈径の拡大防止にβ遮断薬を使用することが推奨されている（Class I）[3]．また，ARBであるlosartanは，降圧作用とともにTGF-βの抑制効果を有することが示されており，TGF-βに介在された大動脈拡張を予防する効果が期待され臨床的に広く用いられている．

> 処方例
> ● β遮断薬
> ①，②のいずれか
> ①テノーミン25 mg，1日1回
> ②メインテート5 mg，1日1回
> ● ARB
> ①ニューロタン25〜50 mg，1日1回
> ただし，Marfan症候群は若年者が多く，降圧薬によって低血圧となる場合があるので，注意を要する．

c 外科手術

AAEに対する手術の目的は，大動脈解離やARに対する予防あるいは治療であり，大動脈基部全体を人工弁と人工血管（しばしばこれらを一体化させたcomposite valve graft）で置換し，その側壁に左右冠動脈入口部を吻合するBentall型手術が標準術式である．

一方，Marfan症候群の場合，比較的若年で，大動脈弁自体の病変が軽微なことが多く，このような症例には大動脈弁置換を行わずに自己弁を温存するメリットが大きく，自己弁温存大動脈基部置換術が広く行われている．自己弁温存により，長期抗凝固療法が不要となり，血栓塞栓症や脳出血などのリスクが軽減する．しかし，遠隔期のAR発生・増悪に関し，厳重な経過観察が必要である．自己弁温存術式には，割を入れた人工血管で大動脈弁より上方のValsalva洞を置換するremodeling法（Yacoub手術）と，人工血管の中枢端を大動脈弁より下方の左室流出路に縫合し，その内側に大動脈弁輪を縫合するreimplantation法（David手術）がある（図1）．

reimplantation法ではbasal ring（図2）が人工

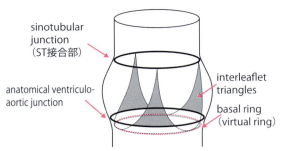

図2 大動脈基部の構造
大動脈弁は大動脈壁に王冠状につながっており，ST接合部あるいはbasal ringの拡大によりARが生じる．ARの原因がST接合部やbasal ringの拡大で，弁尖自体に病変がなければ，自己弁温存基部置換でARを治療できる．

血管によって外側から固定されるが，remodeling法では固定がなく，Marfan症候群の場合には将来的にbasal ringが拡大し，ARが増悪する懸念がある．そのため，remodeling法の場合，basal ringを外から固定する術式を追加することが多い．

生活指導

特に瘤径拡大を認めている場合は，血圧管理が重要である．また，ガイドライン上，定期的な画像診断による循環器の評価やβ遮断薬の使用と並び，運動制限の検討もClass Iのエビデンスである[3]．運動に関しては，大動脈基部径4cm以上(成人)，中等度以上の僧帽弁逆流，大動脈手術後，慢性解離，Marfan症候群に関連した解離・突然死の家族歴を有する場合は，軽い運動を除き禁忌とする[4]．上記所見がない場合は，軽度～中等度の静的運動や軽度の動的運動への参加を可能とするが，少なくとも6ヵ月ごとの心エコーを行うべきである．もちろん，身体衝突の危険性のあるスポーツは禁忌である．また，女性の場合，妊娠・出産時には特に厳重な経過観察が必要である．

TOPICS

Marfan症候群の大動脈拡張予防効果に関するatenololとlosartanの比較[a]

Marfan症候群において，atenololとlosartanが異なる機序で大動脈拡張予防効果を有することが，多くの基礎および臨床研究で示されてきた．これまでの臨床研究の多くがlosartan追加による相乗効果を示したものであったため，FortezaらはMarfan症候群140例をdouble blindでatenolol単独投与群とlosartan単独投与群に割り付け，3年後にMRIによる詳細な計測を行い，両薬剤の効果を直接比較するというprospective randomized trialを行った．その結果は，大動脈拡大抑制効果に関し，losartanがわずかに優れる傾向を認めたものの，両群間に有意差はなく先行研究の結果とは必ずしも一致しなかった．今後，個々の患者に最適な薬物療法を確立するためにも，より詳細な研究が必要である．

a) Forteza A et al：Efficacy of losartan vs. atenolol for the prevention of aortic dilation in Marfan syndrome：a randomized clinical trial. Eur Heart J **37**：978-985, 2016

文献

1) Loeys BL et al：The revised Ghent nosology for the Marfan syndrome. J Med Genet **47**：476-485, 2010
2) Roman MJ et al：Two-dimensional echocardiographic aortic root dimensions in normal children and adults. Am J Cardiol **64**：507-512, 1989
3) 循環器病の診断と治療に関するガイドライン．大動脈瘤・大動脈解離診療ガイドライン（2011年改訂版）．＜http://www.j-circ.or.jp/guideline/pdf/JCS2011_takamoto_h.pdf＞［Accessed 5 October 2017］
4) 循環器病の診断と治療に関するガイドライン．心疾患患者の学校，職域，スポーツにおける運動許容条件に関するガイドライン（2008年改訂版）．＜http://www.j-circ.or.jp/guideline/pdf/JCS2008_nagashima_h.pdf＞［Accessed 5 October 2017］

2 高安動脈炎（大動脈炎症候群）

▶▶ 鷹谷紘樹，齋木佳克

診療のポイント・治療指針

- 高安動脈炎は若年女性に好発するが，高齢発症もありうる.
- 本症に特異的な症状はない. 本症を疑って身体所見をとることが重要である.
- 病変は複数の血管に及ぶことがある. 多角的に検査を行う必要がある.
- 早期発見・治療により，進行をいかに抑制できるかが予後を左右する.
- 緩徐に病変が進行しうるため，長期的な観察を要する.

a 概念

高安動脈炎は大動脈およびその主要分枝や冠動脈，肺動脈に閉塞性，あるいは拡張性病変をきたす原因不明の非特異的大型血管炎である. 病変の生じた血管領域によって多彩な臨床所見を呈する全身性疾患である. わが国では厚生労働省の特定疾患（難病）に指定されている. 病名は1908年に本疾患を発見した眼科医の高安右人の名に由来する.

b 疫学

この疾患はアジア，中近東に多く，北米では少ない. わが国における患者数は約5,000例，新規発症は年間100〜200例程度と推定される[1]. 男女比1：8と女性に多く，10〜30歳代に好発する.

c 病因と病理

病因は不明であるが，細胞性免疫との関連性が示唆されている. 本症の病変の特徴は，中膜・外膜の病変を基盤としている[2]. 初期には栄養血管への細胞浸潤を伴う外膜の単核細胞浸潤を認める. その後，中膜の線維化と内膜の線維性肥厚を呈する. 瘢痕期には外膜は著しい線維化を伴って肥厚し，中膜の破壊・線維化が顕著となる. 内膜は石灰化を伴う線維性肥厚により鉛管状の様相を呈する. 血管の弾力性が失われる結果，血管はむしろ拡張し動脈瘤形成を認める.

d 血管病変と分類

臨床的には図1に示す病型分類が実用的である. これは血管造影法による分類法であり，Ⅰ〜Ⅴ型に分け，さらに冠動脈，肺動脈の病変を加味したものである.

治療のための診断と検査

a 臨床所見

初期症状は発熱，全身倦怠感，頭痛などである. 次いで，大血管の狭窄または閉塞による症状を呈する. 病変の生じた血管領域により臨床症状が異なるため，多彩な臨床症状を呈する. わが国の罹患血管別の頻度は，鎖骨下動脈の病変が最も高く，次いで総頸動脈である. それに対応して上肢乏血症状（血圧左右差や脈なし，易疲労感，しびれ感）が最も多く，次いで頭部乏血症状（めまい，頭痛，視力障害）が多い. その他，腎動脈狭窄や大動脈縮窄による高血圧や，頻度は低いが肺動脈狭窄による肺梗塞，冠動脈入口部狭窄による狭心症もみられる. 拡張性病変では，上行大動脈基部の拡張性変化に伴って大動脈弁逆流が生じる. 大動脈瘤や大動脈解離を発症することもある.

b 検査所見

本症に特異的な血液・生化学的所見はないが，白血球増多，C反応性蛋白（CRP）高値，貧血，赤沈亢進，高γグロブリン血症，血清補体価高値を認める. HLA-B52，HLA-B39の陽性率が有意に高い. 血管造影では大動脈壁の不整や狭窄，閉塞，拡張病変を認める. computed tomography（CT）では，大動脈壁の石灰化や瘤を認めることがある. 眼底検査では，乳頭周囲の動静脈の花冠状吻合が特徴的である.

c 診断

発熱，倦怠感などを訴える若年〜中年女性で，血圧左右差や脈なし，血管雑音や心雑音を聴取するかどうかが診断のポイントとなる.

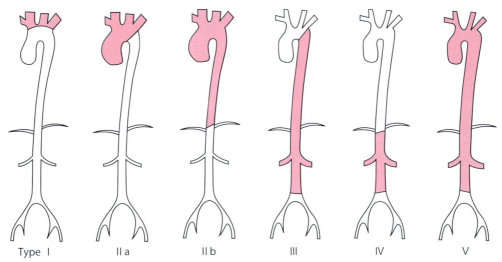

図1 高安動脈炎血管造影分類
TypeⅠ：大動脈弓分枝血管．
TypeⅡa：上行大動脈，大動脈弓ならびにその分枝血管．
TypeⅡb：上行大動脈，大動脈弓ならびにその分枝血管，胸部下行大動脈．
TypeⅢ：胸部下行大動脈，腹部大動脈，腎動脈．
TypeⅣ：腹部大動脈，かつ/または，腎動脈．
TypeⅤ：上行大動脈，大動脈弓ならびにその分枝血管，胸部下行大動脈に加え，腹部大動脈，かつ/または，腎動脈．
さらに冠動脈病変を有するものはc（＋），肺動脈病変を有するものにはP（＋）と表記する．

［平成10年度厚生省難治性血管炎研究班報告を参考に作成］

治療の一般方針

a 治療方針の立て方

本症に対する治療法は，①免疫学的機序を抑制するための薬物療法，②動脈病変に起因する障害に対する治療，に大別される．

b 薬物療法

炎症の抑制を目的として副腎皮質ステロイドが用いられる．一般に高安動脈炎はステロイド治療の反応性が良好とされている．炎症反応が強い場合は prednisolone 20〜30 mg/日で開始し，症状や検査所見の安定が続けば漸減を開始する[3]．

ステロイド抵抗例，または漸減中に再燃を認める場合は，methotrexate（MTX）6〜15 mg/週，cyclophosphamide（CPA）50〜100 mg/日内服または 300〜750 mg/m^{2}点滴投与，ciclosporin（CYA）3 mg/kg/日，azathioprine（AZP）2 mg/kg/日などの免疫抑制薬の併用を検討する．

ただし，ステロイドによる易感染性や，免疫抑制薬による骨髄抑制や肝障害など，各種薬剤のもつ副作用には十分な注意が必要である．また，わが国において免疫抑制薬は本症に対して保険適用がないため，その使用においては十分なインフォームドコンセントを得る必要がある．

> **処方例**
> プレドニン初期量 20〜30 mg/日．症状や検査所見の安定が2週間以上継続すれば，10 mg/日までは，5 mg/2週間の割合で減量し，10 mg/日以下では 2.5 mg/2週間の割合で減量する．

c その他の治療法

外科的治療は特定の血管病変に起因することが明らかな症状を有し，内科的治療が困難と考えられる症例に適用される．炎症が沈静化してからの手術が望ましい．

狭窄病変に対する血管内治療は再狭窄が多いため，外科的血行再建手術のハイリスク例を除けばバイパス手術が標準術式である．本症では吻合部動脈瘤が高率に発生するとされ，長期経過観察の重要性が指摘されている．

大動脈弁閉鎖不全症は Sellers 分類Ⅲ/Ⅳ度以上の症例で弁置換術を考慮する．大動脈基部拡大を伴う場合には，弁付き人工血管置換術（Bentall法）を行う．肺動脈狭窄に対しては心膜を用いたパッチ拡大術や人工血管置換術が施行される．冠動脈狭窄に対して冠動脈バイパス術を施行する際には，グラフトの選択に熟考を要する．弓部分枝動脈に病変がある場合は内胸動脈が使用できないこ

TOPICS

高安動脈炎におけるバイパス術と血管内治療の比較

高安動脈炎の狭窄病変に対する外科的治療の遠隔成績が報告されつつあるが，バイパス手術と血管内治療の優劣ついてはいまだ議論がある．1984〜2009年に高安動脈炎と診断され，血管狭窄病変による症状を呈した66例119病変に対しバイパス術または血管内治療を施行した．統計学的有意差は認めないものの，血管内治療群において再狭窄による再介入が多い傾向を認めた．また，高血圧症，脂質異常症，高用量のステロイドにより再狭窄率が上昇することが示された[a]．

a) Labarca C et al：Retrospective comparison of open versus endovascular procedures for Takayasu arteritis. J Rheumatol **43**：427-432, 2016

とがある．橈骨動脈や大伏在静脈を用いる場合も，中枢側吻合を上行大動脈におくことにより，長期開存性や吻合部動脈瘤などの不安が残る．症候性の脳虚血を有する場合，血栓内膜摘除よりもバイパス術の開存成績がよいことから，後者が選択される[4]．

生活指導

高安動脈炎は，検査の普及による早期発見・早期治療により，予後は著しく改善している．しかし，長期的には緩徐に血管病変が進行する例も多い．特に網膜症，高血圧症，大動脈弁閉鎖不全症，大動脈瘤を有する場合は予後不良という報告もある[5]．以上より，定期的な受診と血液検査，胸部X線を含む定期検診が重要であること，胸痛や腹痛，視力障害など症状の出現時は速やかに受診する必要があることを指導する．

ステロイド内服中には感染症や骨粗鬆症，糖尿病，消化性潰瘍などの副作用にも留意する．原疾患の進行とともに精神的なケアを行うことも重要である．

文 献

1) Watanabe Y et al：Current clinical features of new patients with Takayasu arteritis observed from cross-country research in Japan：age and sex specificity. Circulation **132**：1701-1709, 2015
2) 尾崎承一ほか：血管炎症候群の診療ガイドライン. Circ J **72**［Suppl Ⅳ］：1253-1346, 2008
3) Ito I：Medical treatment of Takayasu arteritis. Heart Vessels Suppl **7**：133-137, 1992
4) Parra JR, Perler BA：Takayasu's disease. Semin Vasc Surg **16**：200-208, 2003
5) Ishikawa K, Maetani S：Long-term outcome for 120 Japanese patients with Takayasu's disease：clinical and statistical analyses of related prognostic factors. Circulation **90**：1855-1860, 1994

3 急性大動脈解離

加藤雅明

診療のポイント・治療指針

- MDCT による正確かつ迅速な解離診断（エントリー，リエントリー，偽腔の範囲・状態，分枝の malperfusion など）が重要である．
- 術後慢性期・残存偽腔の拡大が予測される急性 A 型解離例には frozen elephant trunk（FET）を用いた上行・弓部置換を行う．
- A 型解離・標準治療（上行・hemiarch 置換）に腕頭動脈再建を施行する．
- 急性 B 型 complicated case には迷わず emergent thoracic endovascular aortic repair（TEVAR）を施行する．
- 慢性 B 型・偽腔拡大が予測される症例には preemptive TEVAR を施行する．

大動脈解離は大動脈壁が中膜レベルで 2 層に裂けることにより発生し，その発症が生命に危険をもたらす急性疾患である．この疾患の発生原因はいまだ不明であるが，Marfan 症候群など，遺伝的素因により発症する症例も多く存在し，遺伝的素因に伴う中膜病変と後天性の内膜・中膜病変の進行が，ある一定の頻度で混在することにより発症する疾患であると考えられている．内膜病変が主体となる動脈硬化性病変とは異なり，中膜病変（変性）が大動脈解離の主病態である．

大動脈解離の病型分類はエントリーと解離の範囲を問う DeBakey 分類（Ⅰ，Ⅱ，Ⅲa，Ⅲb）と，治療ストラテジーの観点から解離の存在部位のみを問う Stanford 分類（A，B），さらに偽腔の状態による分類（double barrel，部分血栓閉塞型，完全血栓閉塞型）がある．わが国における大動脈解離の発生頻度は 8～10 人/10 万人/年で，Stanford A，B 型では 6：4～5：5 とされている．

本疾患に関する遺伝子検索は Marfan，Loeys-Dietz 症候群などの遺伝性疾患に対するものが中心で，genome wide association study（GWAS）などによる疾患関連遺伝子の検索はいまだまれであるが，2011 年に報告された大動脈解離ならびに胸部大動脈瘤例に対する GWAS においては，*15q21.1*（フィブリリン 1 遺伝子）の SNP が指摘されている[1]．

治療のための診断と検査

強い痛み（胸・背部痛）で発症することが多い

が（90％），意識障害や無症候（10％）で発生する場合もある．心電図変化がない強い胸背部痛は解離を疑う必要がある．診断は MDCT にて容易である．特に，造影 CT は A 型・B 型解離の鑑別のみならず，エントリー・リエントリーの位置，主要分枝の灌流状況（malperfusion の存在），偽腔の状態（血栓化など）もわかることが多く，解離例においては必須の検査となる．

経胸壁心エコー図検査は A 型の場合，心タンポナーデ，大動脈弁閉鎖不全などの存在を評価するうえで重要であるが，反対に経胸壁心エコーで上行大動脈解離の存在を診断してはならず，解離存在の診断は経食道心エコー図検査に委ねるべきである．MRI はその画像解像度，検査範囲と検査に要する時間を考慮すると，急性大動脈解離の診断には適していない．意識障害で発症した解離の脳梗塞や虚血の存在を確認するための検査にとどめるべきであると考えられる．

解離のバイオマーカーとしては，D ダイマーの上昇が有用（感度が高い）であるが，特異度は低く，画像診断の補助データにとどめるべきである．

急性期大動脈解離の急性期予後を既定するのは破裂と malperfusion であり，その速やかな診断が重要となる．意識障害，神経脱落症状は弓部分枝の malperfusion が疑われ，最も迅速な対応が必要となる．心電図における ST 変化はしばしば急性冠症候群（ACS）との誤診を生むが，他の徴候（縦隔陰影の拡大，D ダイマーの上昇，心タンポナーデの存在）などから解離を疑えば CT で診断できる．腹痛，アシドーシスの進行，乳酸の上昇は腹

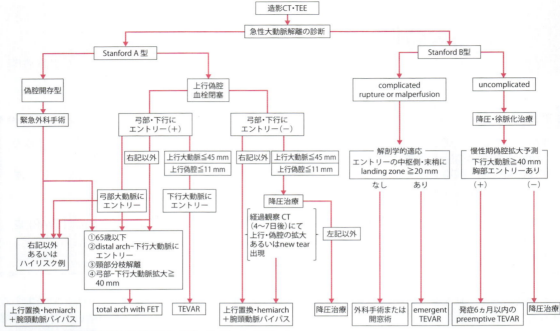

図1 急性大動脈解離の治療方針（ディシジョンツリー）

部・下肢の malperfusion が疑われ，上腸間膜動脈 (SMV)／上腸間膜静脈 (SMA) 比が 1.5 以下の場合は強い腸管虚血が疑われる．破裂，malperfusion は迅速な診断とともに迅速な治療が必要で，それぞれの病態に対する診断・治療ストラテジーがあらかじめ準備されるべきである（図1）．

治療の一般指針

a 急性 A 型解離

急性 A 型解離は発症後 48 時間で約 50％の心嚢内破裂の発生が報告されており，緊急上行置換術が必須の治療である．この緊急手術に破裂，心タンポナーデで死亡した症例の急性期における問題点は malperfusion である．冠動脈，弓部分枝，腹部主要分枝，下肢の malperfusion が原因で予後不良となる症例が多く存在する．また，急性期手術後，慢性期に発生するトラブルは基部拡大（大動脈弁逆流を含む）と，弓部・下行の残存解離の拡大（瘤化）である．これら急性期・慢性期，すべての問題点を解決する急性期における治療は，基部再建（置換）＋上行・弓部置換ということになるが，急性期の救命率が落ちない緊急手術が基本となるため，基部置換か弓部置換のいずれかが選択されるのが通常である．わが国ではその習熟の問題もあり，極度の Valsalva 洞拡大や高度な大動脈弁逆流がない限り基部再建は選択されず，FET などを用いた上行・弓部置換が選択される頻度が高い（図2）．FET などを用いた上行・弓部置換により，弓部・下行に残存したエントリーは閉鎖され，急性期の弓部分枝，腹部，下肢における malperfusion は解決され，慢性期の残存解離拡大が起こりにくい[2]．

以下の項目に該当する症例では，FET を用いた上行・弓部置換が推奨される．

①若年（≦65 歳）発症例，Marfan 症候群，Marfan 症候群類縁症例
②弓部・下行大動脈，あるいは吻合部付近のエントリー残存例
③急性期弓部・下行大動脈拡大例（≧40 mm）
④70 歳以下で弓部分枝解離例
⑤弓部分枝，腹部主要分枝 malperfusion 例

また近年では，hybrid TEVAR の発達もあり，上行・hemiarch 置換などの標準治療に腕頭動脈再建を加えれば，弓部，下行に偽腔拡大などが発生した際に debranching TEVAR が施行しやすくなるため，弓部置換を施行しない症例においても腕頭動脈再建が勧められる．

中枢側の処置としては，解離した偽腔内に生体接着剤を注入し，（内）外側にフェルトを固定して吻合口を作成した状態で，人工血管吻合を行うことが通常であるが，接着剤としてわが国で使用さ

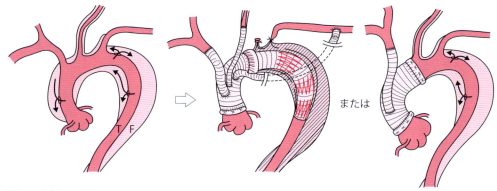

図2 急性A型大動脈解離に対するFETを用いた上行・弓部置換と上行・Hemiarch置換＋腕頭動脈再建（バイパス）術

れているGRFグルー，Bioglueはその架橋剤として使用するホルムアルデヒド，グルタルアルデヒドがともに組織障害が強く，慢性期仮性瘤などを発症することも多く報告され，その使用は厳密に控えるべきである．最近ではMastudaito，フィブリングルーを用いる施設が増加しつつある．また，大動脈内膜面にフェルトを用いるのも溶血や血栓形成の問題があり，その使用が躊躇される．遺伝性の大動脈解離例や，二尖弁を伴う大動脈解離，またValsalva洞の拡大が顕著（≧径50 mm）でARを伴う症例では基部置換が行われる．さらに若年発症例（＜50歳）でARが2/4までの症例では基部再建（自己弁温存）も考慮されるべきである[3]．

b 急性B型解離
a）降圧治療

A型解離と異なり急性B型解離は，急性期に生命に危険を及ぼす破裂やmalperfusionが発生する危険性が10％程度と低いため，その急性期には降圧治療の方針となることが多い．降圧治療はdv/dtを減ずることが基本となるため，β遮断薬を中心とした降圧が推奨されているが，収縮期血圧110 mmHg以下を目標に降圧が行われる．一方でハザード比（HR）＝60/分以下にコントロールすることが，慢性期の合併症を減ずるために有効であるとの報告もあり，急性期の薬物療法の目標設定に迷いが生じる．しかし，最も重要なことはこれらの降圧・徐脈誘導により強い痛みが改善することであり，反対に痛みの持続は大動脈外膜への強いstretchの存在を反映しているため，破裂，malperfusionを伴った複雑症例として取り扱う必要がある．また，解離に伴うサイトカイン血症は手術や血管内治療を介在せずとも発症することがあり，malperfusionと相まって臓器不全を併発することもしばしばあるため注意深い管理が必要となる．

b）介在治療

急性期複雑症例とは，①破裂，切迫破裂，②腹部主要分枝・下肢のmalperfusion，③コントロールできない高血圧・痛み，④拡大した弓部・下行大動脈例などで，これらの症例が急性期に介在治療の対象となる．現在，最も推奨される介在治療はTEVARによるエントリー閉鎖である．複雑例の多くは大きなエントリーと，それに見合わない小さなリエントリー（あるいはリエントリーがない）の症例が多く，この病態を根本治療するためにはTEVARによるエントリー閉鎖（central repair）が最も有効と考えられる（図3）．このエントリー閉鎖が不可能な場合，（破裂例以外において）同様の病態を治療するためには大きなエントリーに見合うリエントリーを作成することで，開腹による開窓術あるいはカテーテルによる開窓術が行われるべきである．下肢malperfusionに対して多くの施設で行われている腋窩動脈大腿動脈バイパスは基本病態をコントロールしておらず，真腔狭窄の部位を腸骨動脈から胸腹部大動脈に移すこともあり，その治療は推奨できない．

c TEVAR

急性期を降圧治療で経過した症例は，その後，外来での経過観察となるが，最近ではB型解離亜急性期（2週間～3または6ヵ月以内）において，解離偽腔が近い将来，拡大してくるか否かを予測する必要がある．もし解離偽腔の拡大が予測される場合[4]，その拡大を防ぐ目的でpreemptive TEVARが行われるべきである．このpreemptive TEVARが，胸部，胸腹部大動脈における偽腔の拡

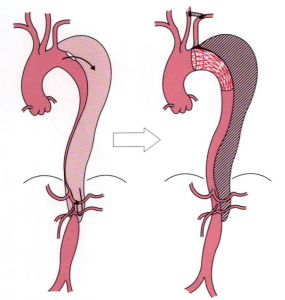

図3 急性B型・複雑症例に対する緊急1 debranching＋TEVAR

大を防ぎ，生命予後も改善することがランダム化比較試験において証明されている[5]．これがB型解離・亜急性期における管理の最も重要なポイントとなる．そして，このpreemptive TEVARの適応となるのは，以下の該当症例などである．

①解離急性期大動脈最大径≧40 mm かつ胸部エントリー開存例
②若年発症例（≦65歳）
③偽腔≧22 mm

慢性B型解離にて偽腔が拡大してしまい，いわゆる解離性大動脈瘤となった症例においては，拡大した偽腔の全範囲が治療の対象となるため，エントリー・リエントリーの位置，偽腔の範囲と偽腔の状況が治療のストラテジーを考えるうえで重要となる．エントリーの数と偽腔の範囲が限局されたものであればTEVARが選択される．しかし，エントリー・リエントリーが多く存在し解離の範囲も広範で偽腔開存型の場合，TEVARによるエントリー閉鎖は前述のpreemptive TEVARのような偽腔をremodeling（縮小）させる効果に乏しく，ステントグラフトを移植した範囲の偽腔がさらに拡大する症例もあり，その適用に注意が必要である．近年では，経カテーテル的にすべてのエントリー・リエントリーを閉鎖するtotal endovascular aortic repairや，偽腔への介在治療（Candy plugなど）も報告されているが，偽腔の運命を含めた慢性期の予後に関する報告がなく，その積極的な施行は推奨できない．一方で，広範囲の胸腹部解離性大動脈瘤に対する外科的一期手術は脊髄損傷（SCI）の発生の観点から考え，熟練度の高い施設のみで行われるべき治療と考えられ，標準的な施設では分節遮断と可能な限りの肋間動脈再建を含めた段階的な手術が推奨される．また，外科手術治療を腹部主要分枝部分に限局して行い，他部位はTEVARで偽腔をexclusionするストラテジーも，合併症を最小限にするためのよい工夫と思われる．

文献

1) LeMaire SA et al：Genome-wide association study identifies a susceptibility locus for thoracic aortic aneurysms and aortic dissections spanning FBN1 at 15q21.1. Nat Genet **43**：996-1000, 2011
2) Kato M et al：The results of total arch graft implantation with open stent-graft placement for type A aortic dissection. J Thorac Cardiovasc Surg **124**：531-540, 2002
3) Subramanian S et al：Valve-sparing root reconstruction does not compromise survival in acute type A aortic dissection. Ann Thorac Surg **94**：1230-1234, 2012
4) Kato M et al：Determining surgical indications for acute type B dissection based on enlargement of aortic diameter during the chronic phase. Circulation **92**［Suppl 9］：107-112, 1995
5) Nienaber CA et al：Endovascular repair of type B aortic dissection：long-term results of the randomized investigation of stent grafts in aortic dissection trial. Circ Cardiovasc Interv **6**：407-416, 2013

4 胸部大動脈瘤

道本　智，新浪博士

診療のポイント・治療指針

- 大動脈瘤の部位，範囲，サイズ，形態と患者背景によって治療方針が決定される．
- 上行大動脈瘤は従来どおり外科的治療の適応である．
- 弓部大動脈瘤，胸腹部大動脈瘤は外科的治療の適応であるが，患者背景によっては，血管内治療・ハイブリッド治療が選択される．
- frozen elephant trunk 専用のステント付き人工血管ステントグラフトの普及によって，広範囲大動脈瘤などの複雑病変に対する外科的治療およびハイブリッド治療の適応が拡大してきている．
- 下行大動脈瘤は血管内治療が優先される．

　胸部大動脈瘤は，なんらかの原因による大動脈壁の脆弱化により大動脈の一部の壁が，全周性，または局所性に拡大または突出した状態と定義できる．大動脈壁の一部が局所的に拡張して瘤を形成する場合，または直径が正常径の1.5倍（胸部で45 mm）を超えて拡大した（紡錘状に拡大した）場合に瘤とする．その形状が紡錘状であれば紡錘状大動脈瘤，嚢状であれば嚢状大動脈瘤と称される．病因としては，動脈硬化・慢性炎症・外傷・遺伝・感染などがある．

治療のための診断と検査

　真性大動脈瘤の多くは無症候性であるが，胸部大動脈瘤では嗄声，嚥下障害，背部痛などがみられることがある．診断の契機となるのは嗄声が約10％，左第1弓の突出などの胸部X線像における大動脈陰影の拡大が約20％である．発見された場合はまずCTを施行し，治療方針を決定する．造影CTを施行できない場合は，MRI，MRAで代用することになる．下行大動脈瘤，胸腹部大動脈瘤の外科的治療の際は，対麻痺を回避するためにAdamkiewicz動脈の解剖学的な位置を造影MDCTによる curved planar reformation（CPR）法を用いて術前に同定することは合併症予防に有用である[1]．

治療の一般方針

a 内科的治療（経過観察）

　動脈硬化性危険因子の治療および管理が重要であり，高血圧症，脂質異常症，糖尿病，高尿酸血症の生活指導と薬物療法が中心である．また，喫煙，暴飲暴食，過労，睡眠不足，精神的ストレス

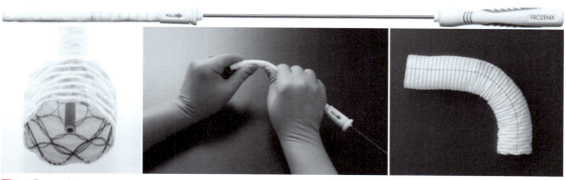

図1　Frozenix
frozen elephant trunk 専用のステント付き人工血管ステントグラフトである．

［日本ライフライン社より提供］

などを避けるよう指導する．経過観察中の降圧目標は，β遮断薬を第一選択とした薬物療法を行い，収縮期血圧で 105〜120 mmHg と通常の高血圧症患者と比較して低値にすべきである．また，急激な血圧上昇をきたすような重量物の挙上や牽引，排便時でのいきみ，持続する咳き込みなどにも注意を払うよう指導する．スタチンはコレステロール合成阻害作用のみならず抗炎症効果などの多面的作用が知られており，大動脈瘤拡大抑制効果が期待されているが，大動脈瘤単独で積極的にスタチンを使用するエビデンスは確立していない．

アンジオテンシン変換酵素（ACE）阻害薬は動物モデルにおいてエラスターゼ誘導性の瘤形成を抑制したことが報告されている．臨床研究でも ACE 阻害薬は動脈瘤破裂に関連があるとの報告がある[2]．また，アンジオテンシンⅡ受容体拮抗薬（ARB）は Marfan 症候群マウスの動脈瘤形成をトランスフォーミング増殖因子（TGF）-β 系に拮抗して抑制したことが報告されている．臨床研究では小規模コホート研究であるが，ARB 投与により Marfan 症候群において大動脈基部の拡大が有意に抑制された[3]．テトラサイクリンは動脈瘤の発生，進展に不可欠な過程である組織分解酵素の細胞外基質分解酵素（matrix metalloproteinase：MMP）による細胞外基質分解の抑制作用を有することが知られており，動物モデルにおいて動脈瘤壁の MMP-9 の低下と動脈瘤径の拡大抑制効果が報告されている．しかし，以上のように 5 cm 未満の動脈瘤患者に内科的治療を行う際に，高いエビデンスレベルで確立した治療方針はいまだ明らかではない．したがって，経過観察中の画像検査による評価は重要である．半年ごとの CT などによる瘤の径や形態評価が必要と考えられる．

b 外科的治療

血管内治療の普及で，下行大動脈瘤に対する外科的治療は感染瘤などの限られた症例のみとなっているが，胸（腹）部大動脈瘤に対する外科的治療の標準は従来どおり人工血管置換術が中心である．術式としては人工心肺などの体外循環を用い，臓器灌流（脳分離体外循環，腹部四分枝の選択的灌流など）を併用しながら瘤化した部分を人工血管に置換する．frozen elephant trunk 専用のステント付き人工血管ステントグラフト（Frozenix，図 1）の普及によって，広範囲大動脈瘤などの複雑病変に対する外科的治療の適応が拡大してきている（図 2）．しかし，対麻痺などの発生やステントグラフトの屈曲（図 3）などの可能性があるため，使用するステントグラフトの長さや挿入

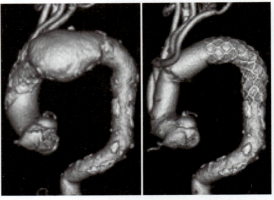

図 2　Frozenix を用いた全弓部人工血管置換術

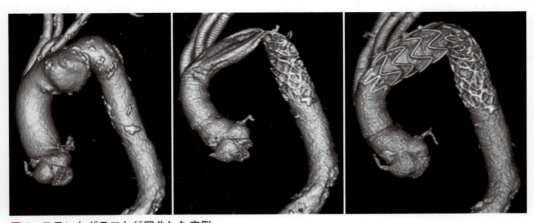

図 3　ステントグラフトが屈曲した症例
術後大腿動脈アプローチで胸部ステントグラフトを内挿した．遠位弓部の角度が鋭な症例では挿入する深さにも注意が必要である．

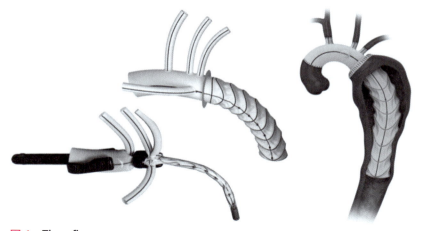

図4　Thoraflex
frozen elephant trunk用ステントグラフトと弓部三分枝付きの人工血管一体型デバイスである.
［テルモ社より提供］

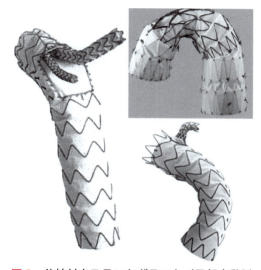

図5　分枝付きステントグラフト（弓部大動脈用）
［Cook社，Medtronic社よりそれぞれ提供］

する深さ，大動脈の走行など正確な術前の評価が必要である．また，欧州ではこのfrozen elephant trunk用ステントグラフトと弓部三分枝付きの人工血管が一体型となったデバイスも使用されている（図4）．

c 血管内治療

胸部大動脈瘤に対する血管内治療（ステントグラフト治療）は下行大動脈領域中心にその適応が徐々に拡大されている．弓部や胸腹部といった分枝が存在する部分に関しても，分枝付きステントグラフトが開発され使用されるに至っている（図5）．

d ハイブリッド治療

血管内治療と外科的治療を組み合わせたハイブリッド治療が普及しており，血管内治療の際のlanding zone確保目的に頸部分枝や腹部分枝にバイパスをおくdebranching症例が増加している．

ハイブリッド治療を含めた血管内治療では，弓部大動脈瘤に対する脳合併症の発生が問題となり，外科的治療に比べて必ずしも優位ではない．一方，胸腹部大動脈瘤では脊髄神経麻痺の発生率は外科的治療に比べて血管内治療のほうが低いとの報告が多く[4]，低侵襲ゆえ有害事象も少ないため，外科的治療よりも優れている可能性がある．ただし，血管内治療はエンドリークがある一定の頻度で生じるため，画像診断による術後の定期的な検査が必要である．いずれにしても血管内治療・ハイブリッド治療の成績向上はデバイスの改良・開発に依存しており，患者背景，デバイスの性能に応じて慎重に治療方針を検討する必要がある．

文　献

1) Takase K：Simultaneous evaluation of the whole aorta and artery of Adamkiewicz by MDCT. Ann Vasc Dis **4**：286-292, 2011
2) Hackam DG et al：Angiotensin-converting enzyme inhibitors and aortic rupture：a population-based casecontrol study. Lancet **368**：659-665, 2006
3) Brooks BS et al：Angiotensin Ⅱ blockade and aortic-root dilatation in Marfan's syndrome. N Engl J Med **358**：2787-2795, 2008
4) Kuratani T et al：Long-term results of hybrid endovascular repair for thoraco-abdominal aortic aneurysms. Eur J Cardiothorac Surg **38**：299-304, 2010

5 腹部大動脈瘤

▶▶古森公浩

診療のポイント・治療指針

● 大動脈瘤の治療目的は破裂の予防で，治療法には血管内治療法としてのステントグラフト内挿術（endovascular aneurysm repair：EVAR）と外科手術の2つがある
● 多くは破裂まで無症状であるが，疼痛を有するものは切迫破裂と考え緊急対応を要する．
● 大動脈瘤は大きいほど破裂するリスクは高く，形態学的に嚢状瘤，仮性動脈瘤は小さくても破裂する．
● 「大動脈瘤・大動脈解離診療ガイドライン（2011年改訂版）」では，紡錘状の場合，腹部50～55mm以上を手術適応としている．

　生活習慣の欧米化ならびに無侵襲診断法の進歩に伴い腹部大動脈瘤症例が増加している．非破裂例のほとんどが無症状であり有病率の詳細な疫学統計はないが，人口動態統計によれば2011年の大動脈瘤および解離による死亡は10万人あたり12人で，2005年の9人から増加している．腹部大動脈瘤手術件数は日本血管外科学会調査によると，2005年の約6,000例から2011年は約13,000例に増加している．剖検数に基づく推定では，わが国の大動脈瘤発症年齢のピークは男性70歳代，女性80歳代で，性差は3対1である．

　大動脈瘤の診療ガイドラインは，腹部では2005年に米国心臓病学会/米国心臓協会（ACC/AHA）（2011年update），2011年に欧州血管外科学会（ESVS）が発表している．わが国では日本循環器学会など7学会による「大動脈瘤・大動脈解離診療ガイドライン（2011年改訂版）」が最新である．

　全周性拡張では正常部の1.5倍以上に達した場合に大動脈瘤と診断される（紡錘状大動脈瘤）．壁円周の一部が限局的に拡張した場合は，嚢状大動脈瘤と称する．また，大動脈壁の3層構造が保たれていれば真性，壁構造がなければ仮性，大動脈解離後の拡張は解離性と称する．炎症性腹部大動脈瘤の場合，造影CT後期相にて肥厚した大動脈壁が濃染されるマントルサインが特徴的である．

　真性大動脈瘤の多くは動脈硬化症で，好発部位は腹部大動脈であるため，喫煙，高血圧，家族歴のある高齢男性では，触診・エコーなどによるスクリーニングが推奨されている．

治療のための診断と検査

　症状はほとんどないが，エコーやCTにより偶然に発見されることが多い．最近は3D-CTを撮影することが多い．激しい腹痛は破裂と考え緊急対応を要するが，軽度の疼痛でも専門医にコンサルトすべきである．ただし，炎症性腹部大動脈瘤では破裂と無関係に疼痛・圧痛がみられる．ほとんどの症例は無症状であるが，時に圧迫症状，また末梢動脈への塞栓源や消費性凝固障害の原因となる場合もある．

治療の一般方針

a 手術適応

　破裂例の死亡率は30～50％である．よって，破裂前の手術治療が必要である．患者の多くは無症状であるため，手術適応は瘤の1年破裂率と手術リスクの比較で決定される．破裂率は径が大きいほど高いが，嚢状瘤，仮性瘤は大きさと無関係に破裂する．急速な拡大（＞10mm/年），Marfan症候群などの素因を有する場合も早期介入が勧められる．瘤径50mm未満の年間破裂率は5％以下であり，女性，高血圧，喫煙，慢性閉塞性肺疾患（COPD）が破裂危険因子とされる．わが国のガイドラインでは，欧米に準拠し50～55mm以上を手術適応としている．実臨床では欧米とは異なり，男性50mm，女性45mmを適応としている施設も多い．

b 治療

　2005年ACC/AHAガイドライン発表後，開腹

手術（人工血管置換術）と EVAR を比較したランダム化比較試験（RCT）の結果が発表された．EVAR trial 1 と DREAM trial に関してはすでに周術期・短期予後に関しての結果が報告されていたが，2010 年に長期成績の比較結果が報告され，以前の報告と同様に短期予後に関しては EVAR が開腹手術よりも優れていた．しかしながら，いずれの trial においても術後 2 年で生存率曲線が交叉し，その後の長期予後では有意差を認めないことが示された．この結果から，2005 年ガイドラインでは開腹手術を選択すべきとされていた「全身状態が比較的良好で手術リスクが低い患者」は，2011 年の改訂ガイドラインでは開腹手術と EVAR のいずれも推奨項目となり（Class I エビデンスレベル A），EVAR の適応は大幅に拡大されたといえる．

　その一方，全身状態の点から開腹手術のリスクが高い患者は従来，EVAR のよい適応と考えられており，2005 年ガイドラインでは EVAR は Class IIa の推奨項目とされていた．しかし，全身状態不良患者では EVAR のベネフィットが乏しいことが EVAR trial 2 の結果から示唆され，2011 年の改訂では「EVAR の有効性は明らかではない」と消極的適応へと改められている（Class IIb エビデンスレベル B）．

　また，EVAR trial 1 および DREAM trial の結果は，EVAR が開腹手術と同等の長期予後を得るためには追加治療・再治療が高確率で必要となることも示した．このため，2011 年の改訂では EVAR 後の長期的経過観察の必要性も強調されており，長期経過観察ができないような患者では開腹手術を選択すべきとしている（Class IIa エビデンスレベル C）．

c 経過，予後

　ステントグラフト治療後の経過観察について日本ステントグラフト実施基準管理委員会は，退院時，1 ヵ月，6 ヵ月，1 年，その後年 1 回を勧めている．エンドリークのうち，Type 1（中枢・末梢端），Type 3（接合部，グラフト損傷）は予後不良であり，追加治療が必要である．Type 2（分岐からの逆流）の予後はよいとされるが，瘤拡大を認める場合は追加治療が必要である．

d 薬物療法

　まだ手術適応に至らないと判断された場合は，降圧治療，危険因子の管理（禁煙，スタチン投与など）と CT/MRI による経過観察を行う．
　腹部大動脈瘤においては，大規模 RCT の結果か

TOPICS

EVAR trial 1 の 15 年後の EVAR と open の成績（RCT）[a]

　2016 年に EVAR trial 1 の 15 年目までのさらなる長期経過観察の結果が発表された．経過観察全期間では全死亡率と瘤関連死亡率に関して EVAR 群と開腹群で差を認めなかったが，経過観察期間別に区切って検討を行うと，術後最初の 6 ヵ月までは EVAR 群で死亡率が低いものの，これを過ぎると EVAR 群の死亡率は増加に転じ，術後 8 年以上の遠隔期では OR 群のほうが死亡率が低い結果となった．EVAR 群では二次性の瘤破裂による死亡が遠隔期に多いことが理由と考えられ，やはり生涯にわたる長期経過観察と必要に応じた適時の再治療の必要性が改めて強調された．

a) Patel R et al : Endovascular versus open repair of abdominal aortic aneurysm in 15-years' follow-up of the UK endovascular aneurysm repair trial 1 (EVAR trial 1) : a randomised controlled trial. Lancet **388** : 2366-2374, 2016

ら β 遮断薬による瘤拡張予防効果が否定されただけでなく生活の質（QOL）が低下することが示された．このため，日本循環器学会のガイドラインでは Class III の非推奨項目とされている．しかし，β 遮断薬による心血管イベントの抑制効果は広く認められており，この目的での使用を妨げるものではない．アンジオテンシン変換酵素（ACE）阻害薬，アンジオテンシン II 受容体拮抗薬（ARB），スタチンに関しても腹部大動脈瘤の瘤径拡大・破裂の予防効果を示した質の高いエビデンスは存在しない．降圧療法の有効性・目標血圧を示したエビデンスも存在しない．現時点では禁煙のみが腹部大動脈瘤の内科的治療に関する Class I の推奨項目である．

生活指導

　大動脈瘤の原因の多くは動脈硬化といわれ，その危険因子である高血圧，高脂血症，喫煙，糖尿病などが瘤形成に関係している．また，呼吸障害は動脈瘤の拡大を早めることが知られている．
　高血圧は生活習慣病を引き起こす原因の 1 つでもあり，日常の血圧管理がとても重要である．血圧が高いとそれだけ血管への負担が大きくなり，大動脈瘤ができやすく，内膜の亀裂も起こりやすい．また，高脂血症や糖尿病などを併発している患者は，コレステロールや血糖値を含めて，きち

んとコントロールすることが予防につながる．そのためには食事の内容や運動はもちろん，アルコールの飲みすぎや喫煙習慣にも注意が必要となる．

文 献

1) Hirsch AT et al：ACC/AHA 2005 Practice Guidelines for the management of patients with peripheral arterial disease（lower extremity, renal, mesenteric, and abdominal aortic）：a collaborative report from the American Association for Vascular Surgery/Society for Vascular Surgery, Society for Cardiovascular Angiography and Interventions, Society for Vascular Medicine and Biology, Society of Interventional Radiology, and the ACC/AHA Task Force on Practice Guidelines（Writing Committee to Develop Guidelines for the Management of Patients With Peripheral Arterial Disease）：endorsed by the American Association of Cardiovascular and Pulmonary Rehabilitation；National Heart, Lung, and Blood Institute；Society for Vascular Nursing；TransAtlantic Inter-Society Consensus；and Vascular Disease Foundation. Circulation 113：e463-e654, 2006

2) Rooke TW et al：2011 ACCF/AHA focused update of the guideline for the management of patients with peripheral artery disease（updating the 2005 guideline）：a report of the American College of Cardiology Foundation/American Heart Association Task Force on Practice Guidelines：developed in collaboration with the Society for Cardiovascular Angiography and Interventions, Society of Interventional Radiology, Society for Vascular Medicine, and Society for Vascular Surgery. J Vasc Surg 54：e32-e58, 2011

3) Moll FL et al：Management of abdominal aortic aneurysms clinical practice guidelines of the European society for vascular surgery. Eur J Vasc Endovasc Surg 41［Suppl 1］：S1-S58, 2011

4) Hiratzka LF et al：2010 ACCF/AHA/AATS/ACR/ASA/SCA/SCAI/SIR/STS/SVM guidelines for the diagnosis and management of patients with Thoracic Aortic Disease：a report of the American College of Cardiology Foundation/American Heart Association Task Force on Practice Guidelines, American Association for Thoracic Surgery, American College of Radiology, American Stroke Association, Society of Cardiovascular Anesthesiologists, Society for Cardiovascular Angiography and Interventions, Society of Interventional Radiology, Society of Thoracic Surgeons, and Society for Vascular Medicine. Circulation 121：e266-e369, 2010

5) 循環器病の診断と治療に関するガイドライン．大動脈瘤・大動脈瘤診療ガイドライン（2011年改訂版）．＜http://www.j-circ.or.jp/guideline/pdf/JCS2011_takamoto_h.pdf＞［Accessed 26 September 2017］

末梢血管疾患 XIII

1 閉塞性動脈硬化症 ——診断・薬物療法

猪野 靖, 赤阪隆史

診療のポイント・治療指針

- 足関節上腕血圧比（ankle brachial pressure index：ABI）測定は簡便かつ無侵襲であるため，閉塞性動脈硬化症（arteriosclerosis obliterans：ASO）を疑う症例では，積極的に施行する．
- 間欠性跛行を有する症例のうち5年以内に重症下肢虚血まで進行する症例は，2％以下である．
- ASOでは高頻度に冠動脈および脳動脈疾患を合併するため，それらに対する介入も考慮すべきである．
- 間欠性跛行の治療は，運動や薬物療法が主体である．
- 安静時痛や潰瘍，壊死を伴う症例では，下肢切断回避のため，早期の血行再建を検討すべきである．

ASOは動脈硬化により，四肢の血管が狭くなったり詰まったりすることで生じた末梢の血流障害であり，臨床的には主に下肢の虚血症状を呈するものをさす．最近では頸動脈，上肢動脈および腎動脈などの末梢動脈の閉塞性疾患や急性動脈閉塞，blue toe症候群なども含めた広い疾患概念として，末梢動脈疾患（peripheral artery disease：PAD）と呼ばれることが多くなっているが，日常臨床においては頻度の多さから，下肢ASOとほぼ同義の名称として用いられることが多い．

わが国では，ライフスタイルの欧米化に伴い，脂質異常症や糖尿病などの生活習慣病の増加，人口の高齢化，さらには透析患者の増加があり，それに伴いPADを有する患者数は急激に増加している．また，PADは下肢動脈に限局することは少なく，全身の動脈硬化症の一部分症としてとらえるべきである．世界44ヵ国から6万人以上のPADを有する患者が登録されたREACHレジストリー研究のわが国から登録された5,193例の解析によると，PAD患者の30％に冠動脈疾患を，21％に脳動脈疾患を合併していた（図1）[1]．

図2はPAD患者の5年間の自然歴である[2]．それによると，間欠性跛行は70～80％の患者では5年後も安定しており，症状が悪化するのは10～20％程度である．そして，重症虚血肢にまで進展するのは1～2％のみであり，下肢の予後自体は比較的良好である．一方，生命予後に関しては，15～30％の患者が5年以内に死亡しており不良であるが，その原因の大部分が心血管死とされている．よってPAD患者の生命予後を改善するため

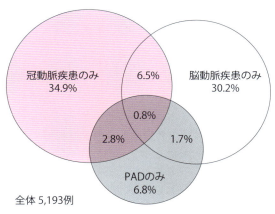

図1 REACHレジストリーにわが国から登録された5,193例の内訳

［文献1を参考に作成］

には，下肢動脈のみではなく，冠動脈や脳動脈をはじめとした全身の動脈硬化に対するマネジメントが必要と考えられる．つまり無症状のPAD患者であっても，冠動脈疾患や脳動脈疾患のスクリーニングを積極的に行うことが重要と考えられる．

治療のための診断と検査

病歴聴取（特に症状），診察，検査の順に進めて診断を行う．

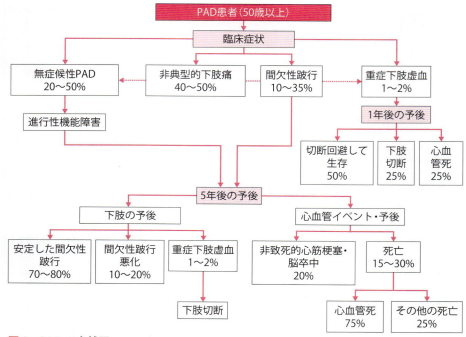

図2 PADの自然歴

[文献2を参考に作成]

a 病歴聴取

　症状が出現する状況を聞き取ることが重要である．しかしPAD患者のうち，間欠性跛行や下肢の冷感といった症状を訴える患者は半数以下であり，無症状やしびれのみの患者も多い．特に，糖尿病，喫煙，脂質異常症，透析を含む慢性腎臓病，冠動脈や脳動脈疾患などの危険因子をもつ患者に対しては，積極的に症状を聞き出す必要がある．

　PADの間欠性跛行や安静時痛と類似した下肢症状をきたす疾患に腰部脊柱管狭窄症や腰椎疾患などによる馬尾・神経根障害（神経性）がある．PADにおいては，跛行症状は歩行開始直後にはみられず，しばらく歩行してから出現し始め，休憩にて比較的速やかに軽快する．それに対し，神経性においては歩行開始直後から症状が出現し，休憩による軽減の速さはさまざまであり，また前屈姿勢により軽減することが多い．症状の出現する部位に関しては，PADでは血流障害の原因となる病変の部位によって異なる．大動脈・腸骨動脈病変では，殿部や大腿部に痛みをきたし，鼠径部での動脈触知が減弱する．また両側の腸骨動脈に狭窄をきたすと，男性では性機能不全に陥ることがある．大腿動脈病変では，大腿から下腿にかけての痛みをきたし，下腿の上部1/3の痛みは浅大腿動脈病変で，下部2/3は膝窩動脈病変であること

が多く，足部の痛みは膝下動脈病変であることが多い．PADの症状は腓腹筋部に自覚することが多いのに対し，神経性の症状は殿部・大腿部後面から下腿外側面に自覚することが多い．また，高齢者ではPADと神経性の両者を合併している例も多く，どちらの症状がより強いのかを判断することも重要である．

b 身体所見

　まず足背動脈と後脛骨動脈を触知し，拍動および皮膚温の左右差をチェックし，足趾の色調，チアノーゼ，および潰瘍の有無なども確認する．この時健常人の約10％において，足背動脈を触知できないことを知っておく必要がある．足背動脈，後脛骨動脈の拍動のいずれかに減弱または消失を認めた場合は，膝窩や大腿動脈の触診も行い，病変部位を推測する．PADは全身の動脈硬化症であるため，下肢のみならず頸動脈，上肢動脈，腎動脈および腹部大動脈などの触診や聴診も心がける必要がある．

c 血流評価

　PADの診断において，簡便かつ有用な検査は，ABIである．TASCⅡでは，①歩行時の下肢症状を有する症例，②50～69歳で心血管イベントリスクを有する症例，③70歳以上の高齢者，および④10年後の心血管イベントリスクが10～20％の症例

におけるABIの積極的測定が推奨されている．ABIは左右それぞれの足首で測定した収縮期血圧を上腕部の収縮期血圧（左右の高いほう）で除した値であり，1.0～1.3が正常で，0.9以下を異常値と判定され，0.9以下によるPADの診断精度は，感度90%，特異度98%と良好である．0.9～1.0未満は境界域で，臨床症状よりPADが疑われる症例においては，運動負荷後のABI測定が有用である場合がある．一方，重症の糖尿病や透析の患者では，血管壁の石灰化のためマンシェットによる加圧で動脈が潰れないため，ABI値が過大評価されることがある．このような例では，血管エコーによる病変の形態や範囲の評価およびドプラ血流波形による評価が有用である．その他，足趾血圧（toe pressure：TP）や足趾上腕血圧比［toe brachial pressure index（TBI），cut-off値：0.6～0.7前後］，皮膚灌流圧（skin perfusion pressure：SPP）の測定が，重症下肢虚血の診断や治療方針の決定，効果の判定に有用である．

d 画像診断

ABI測定によりPADが疑われた場合，狭窄病変の部位や重症度の正確な評価，治療方針の決定のために画像診断が必要になる．従来行われてきた侵襲的な血管造影にかわって，無～低侵襲的な画像診断が可能になった．

エコー検査は，前述のごとく無侵襲的に血流情報や血管壁の性状をリアルタイムに繰り返し評価できる．その一方で，下肢動脈全長にわたる正確な評価には経験や長い検査時間を要し，また骨盤内は死角になりやすいなどの限界がある．

CTアンギオグラフィ（CTA）は，短時間で広範囲の空間分解能に優れた画像を得ることができる．さらに，石灰化の分布も評価できるため，カテーテルによる血管内治療（endovascular therapy：EVT）のストラテジーを検討するうえでも非常に有用である．一方CTAは放射線被曝を伴うこと，比較的大量のヨード造影剤を要するため腎機能低下例やヨードアレルギー例では施行できないこと，高度の石灰化を伴う病変やステント留置部位ではアーチファクトのため評価が困難であることなどの制限がある．

MRアンギオグラフィ（MRA）は，CTAに比して空間分解能でやや劣るものの，放射線被曝を伴わないこと，石灰化の影響を受けにくいなどの利点がある．また，末梢の細動脈の評価には劣るもののガドリニウム造影剤を使用しなくても撮像が可能であり，腎機能低下例やヨードアレルギー例

においても施行可能である．ただし，金属によるアーチファクトが強いため，ステント留置部位や人工関節術後の関節周辺の血管の評価は不可能である．

侵襲的な血管造影検査は，これらの画像診断によりEVTやバイパス術などの侵襲的治療の適応があると考えられる場合に，最終的な治療ストラテジーの決定のために施行される．

■ 治療の一般方針

a 治療方針の立て方

下肢虚血の重症度，閉塞性病変の部位や範囲，側副血行路の有無や程度，末梢のrun-offの良否，年齢，基礎疾患の重症度，日常生活の活動度，生命予後などを総合的に考慮して治療方針を立てていく．

重度の下肢虚血を認めないPAD患者に対しては，まず危険因子の管理や運動療法，薬物療法などの内科的治療を行い，それでもコントロールが困難な場合に血行再建を考慮する．特に間欠性跛行があっても，下肢切断に至る症例はわずか1～2%で，大部分において下肢の予後はおおむね良好である．前述のごとく長期の生命予後は心血管イベントによるところが大きく，全身の動脈硬化症に対するマネジメントを積極的に行うことが重要である．

b 薬物療法

a）抗血小板薬

PDE-Ⅲ阻害薬であるcilostazolは，抗血小板作用だけでなく，血管内皮機能改善作用や血管拡張作用をもち，PAD患者の最大歩行距離や跛行出現距離の延長効果が証明された薬剤であり，跛行症状を有する場合は第一選択となる[3]．また，浅大腿動脈領域へのEVT後の再狭窄の抑制効果・イベント回避率の改善効果が報告されている．心拍数の増加作用があり，虚血性心疾患への投与時はβ遮断薬の併用などを考慮する必要がある．また，うっ血性心不全患者には原則禁忌とされている．

clopidogrelやaspirinにはPAD患者の症状に対する改善効果はないものの，高率に併発しうる脳心血管イベントの発症予防効果が期待できる．2015年の「末梢閉塞性動脈疾患の治療ガイドライン」においても，両薬剤とも症候性PAD患者に対してClassⅡaに推奨されている[3]．

b）sarpogrelate

抗血小板作用と血管拡張作用をもつ選択的セロ

トニン拮抗薬であり，日本人における臨床試験で歩行改善効果が示唆された．

c) プロスタグランジン製剤

血管拡張および血小板凝集抑制作用を有する．経口薬のみでなく注射薬もある．

d) EPA 製剤（ethyl icosapentate）

脂質低下作用に加え，抗動脈硬化と抗炎症作用を有する．低 HDL コレステロール（HDL-C）血症と高トリグリセリド血症を有する PAD 患者に対して，Class Ⅱa に推奨されている[3]．

処方例

単独または併用で使用
●**下肢症状の改善目的**
①プレタール 100〜200 mg，分 2
②アンプラーグ 300 mg，分 3
③ドルナーまたはプロサイリン 120 μg，分 3
●**心血管イベントの予防目的**
①バイアスピリン 100 mg，分 1
②プラビックス 75 mg，分 1

---

c その他の治療法

a) 運動療法

監視下での運動療法は，非監視下に比して歩行距離の延長のみならず生命予後の改善にも優れており，TASC Ⅱでも治療の第一選択に位置付けられている[4]．具体的には中等度の間欠性跛行が生じるまでの歩行を，週 3 回以上，1 回 30〜60 分，3 ヵ月以上続けることが推奨されている．薬剤との併用で歩行距離が数倍に延長する例もあり，特に浅大腿動脈閉塞例では深大腿動脈からの側副血行路が発達しやすく，効果が期待できる．

b) 血行再建術

血管内治療と外科的手術がある．詳細に関しては，「Ⅷ-2.閉塞性動脈硬化症──血行再建」に譲る．

生活指導

跛行やしびれなどの下肢症状のため生活を制限する傾向にあるが，前述のごとく跛行症状の改善や高率に合併する冠動脈や脳動脈疾患の予防のためには積極的に運動を奨めるべきである．家庭内での運動療法でも十分に効果が得られるとされている．

下肢を冷やすと血管が収縮して末梢組織への血

TOPICS

運動負荷後 ABI の下肢血行再建に対する臨床意義の検討

対象は ABI を測定された 2,791 例で，安静時 ABI（0.9 以下を異常と定義）と運動負荷後 ABI（安静時の 20％以上の低下を異常と定義）がそれぞれ正常か異常かで 4 群に分けられ，その後 3.8 年間（中央値）の下肢血行再建を含む心血管イベントの有無に関して，4 群間で比較検討された．その結果，安静時 ABI が正常，異常のいずれの患者群においても，運動負荷後 ABI の低下がその後の下肢血行再建術の施行に関連していた（安静時異常/運動負荷後異常群：ハザード比 18.7，正常/異常群：6.6，異常/正常群：6.5）．さらに，安静時異常/運動負荷後異常群において，正常/正常群に比して，その後の心血管イベントおよび全死亡率が有意に高いという結果であり，運動負荷後の ABI 測定の重要性が示唆された[a]．

a) Hammad TA et al：The effect of post-exercise ankle-brachial index on lower extremity revascularization. JACC Cardiovasc Interv **8**：1238-1244, 2015

流が低下し症状の悪化を招くため，冬場などは虚血肢の保温を心がけるように指導すべきである．また，傷ができないように気をつけるのも重要である．

喫煙は PAD の増悪因子の 1 つであり，修正可能なものなので禁煙を積極的に指導し，難しい場合は禁煙外来への紹介も考慮すべきである．

文 献

1) Yamazaki T et al：Prevalence, awareness and treatment of cardiovascular risk factors in patients at high risk of atherothrombosis in Japan. Circ J **71**：995-1003, 2007

2) Hirsch AT et al：ACC/AHA 2005 guidelines for the management of patients with peripheral arterial disease. J Am Coll Cardiol **47**：1239-1312, 2006

3) 宮田哲郎ほか：日本循環器学会：末梢閉塞性動脈疾患の治療ガイドライン（2015 年改訂版）．＜http://www.j-circ.or.jp/guideline/pdf/JCS2015_miyata_h.pdf＞［Accessed 1 October 2017］

4) Norgren L et al：Inter-society consensus for the management of peripheral arterial disease（TASC Ⅱ）. J Vasc Surg **45**［Suppl S］：S5-S67, 2007

2 閉塞性動脈硬化症
——血行再建

▶▶ 東谷迪昭

診療のポイント・治療指針

- 無症状の患者への血行再建治療の適応はない．ただし無症状から跛行を介さず，いきなり重症下肢虚血に移行する患者もあるため，虚血の程度と重症下肢虚血の移行リスクを考慮し，場合によっては無症状での血行再建治療も検討するべきである．
- 重症下肢虚血の患者に対しては，原則血行再建術を行う．ただし，血行再建治療をしても救肢が困難であることが予想される患者においては，早期切断術を考慮すべきである．
- 跛行患者に対しては，まず薬物療法ならびに監視下運動療法を行い，抵抗性の跛行が残存する場合に血行再建術を行う．
- 大動脈腸骨動脈病変ならびに大腿膝窩動脈の 15 cm 未満の病変近位部病変では，血管内治療（endovascular treatment：EVT）が第一選択となる．
- 総大腿動脈病変は外科的内膜剝離術，大腿膝窩動脈の 15 cm 以上の病変あるいは膝窩動脈下動脈では自家静脈を用いた外科的バイパス術が第一選択となる．

わが国では維持透析患者数が 20 万人を超えており，透析患者の下肢切断の増加が大きな問題となっている．これらから現代において下肢末梢血管疾患を扱う際に，20 年以上前のデータと同様に下肢の予後が良好であるとはいいがたい．よって，生命予後改善を目的とした内服治療，生活習慣改善治療と同様に，下肢切断を回避するための適切な血行再建治療は重要である．また昨今，単なる寿命の延長ではなく健康寿命の確保に対する議論や研究が盛んである．その中で，筋肉量が減少するサルコペニアあるいは加齢に伴う身体予備能低下から健康障害を発症するフレイルに対する予防や改善が，重要視されている．下肢末梢血管疾患患者は，下肢虚血症状から日常生活動作（ADL）を縮小していることが多く，前述したサルコペニアやフレイルを発症あるいは予備群であることが多い．このため，自力歩行で筋力を維持するために監視下運動療法や薬物療法に抵抗性の跛行に対しては，積極的な血行再建術を行うべきである．よって，たとえば第一選択である EVT が不成功であった場合には，外科的バイパス術などに移行すべきである．

治療のための診断と検査

血行検査前の画像検査に関しては，病変特定のためには非侵襲的なエコー，そして石灰化の評価には CT が推奨される．造影 CT による下肢動脈の 3D 構築画像は，全体像の視覚的把握に有用であるが，造影剤使用による造影剤性腎症の問題がある．腎機能がわるい，あるいは被曝が懸念される患者に対する下肢動脈の全体像把握に関しては，MRA が有用である．しかしながら，推定糸球体濾過量が 30 mL/分/1.73 m^{2}未満の患者に対するガドリウムの使用は腎性全身性線維症の危険性があるため原則禁忌である．よって，腎機能障害を有する患者に対しては全体像を把握するために単純 MRA を行うことになるが，造影 CT と比較し評価困難な画像であることが多く，特に膝窩動脈下動脈での画像で著明であり，今後の撮影技術などの発展が望まれる[1]．

外科的バイパス術などを検討する場合には，吻合部の同定や足関節以下の末梢の状態を詳細に把握する必要があるため，術前に血管造影検査を行うことが多いが，EVT 前にルーチンで血管造影検査を行う必要はない．また，外科的治療術前の冠動脈評価であるが，原則として冠動脈造影を行う必要はなく，負荷心筋シンチグラフィによる評価が推奨されている[1]．負荷心筋シンチグラフィで心筋虚血が陽性であった場合に，冠動脈造影検査による解剖学的情報を得て下肢動脈と虚血性心疾患の両方の治療方針を決定する．

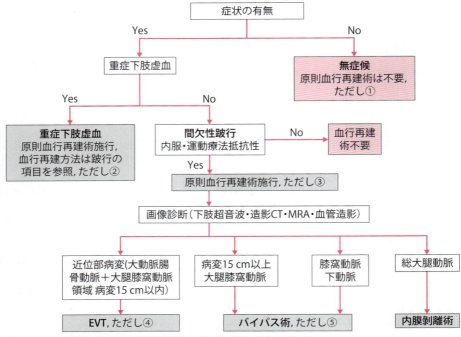

図1 PAD患者に対する血行再建術の検討（ALI患者は除く）
①重症下肢虚血への移行が高いことが予想される患者では，虚血の程度と病変部位を考慮して血行再建術を検討する．
②1年後の下肢切断回避率が高い場合には，血行再建術を行わず早期下肢切断を検討する．
③他の疾患などにより余命が6ヵ月以内であることが予想される場合などは内科的治療を継続するべきである．
④EVTが不成功に終わった場合は，外科的血行再建術を検討する．
⑤バイパス術に使用するグラフトは，末梢吻合部位が膝下膝上にかかわらず，開存率を考慮し可能な限り自家静脈を用いるべきである．

治療の一般方針（図1）

末梢動脈疾患（PAD）患者の分類において，慢性経過ではない急性下肢虚血（acute limb ischemia：ALI）が存在する．ALIは慢性経過のPADよりもさらに生命予後ならびに下肢予後ともにわるく，緊急で下肢血行再建術を含めた適切な治療が望まれる病態である．本項ではALIに対する血行再建術の詳細は省く．以下，慢性のPADに対する治療方針を解説する．

症状のない患者には原則血行再建治療の適応はないが，前述したように患者の訴えがなく無症状であっても，重症下肢虚血に移行するリスクが高い患者では，血行再建治療を検討すべきである．Takaharaらは，①ADLが低い，②維持透析，③糖尿病があてはまる患者では，跛行を介さずに重症下肢虚血へ移行を呈することが多いことを報告しており[2]，虚血の程度と病変部位をあわせて考慮して血行再建を検討する．特に，上記①〜③を複数認める症例では要注意である．

また，重症下肢虚血患者では，原則血行再建術を検討するべきである．しかしながらIidaらは，一般的に救肢が困難とされる膝窩動脈下動脈のみによる重症下肢虚血患者の多施設データによる検討で，①壊疽範囲の多いRutherford 6，②C反応性蛋白（CRP）>5 mg/dL，③60歳未満，④糖尿病の4項目のうち3項目以上があてはまる患者では，1年後の下肢切断回避率が50%を下まわっていることを報告している[3]．このような切断に至るリスクが高い患者では，血行再建を行わずに早期下肢切断を検討することも重要である．

薬物療法ならびに運動療法抵抗性の跛行患者に対して，前述したようにサルコペニア，フレイルを防止するために積極的血行再建術が望まれる．しかしながら，他の疾患などにより余命が6ヵ月以内であることが予想される場合などは血行再建治療は行わずに，内科的治療を選択するべきである．

病変部位を特定した後には，近位部病変と遠位部病変に分けて血行再建治療方法を検討する（図2）．近位部では原則血行再建治療方法として，EVTを選択する[1]．しかしながら，大腿膝窩動脈領域において15 cm以上の長い病変の場合には，一次開存率は外科的バイパス術のほうが有意に良好である[4]ため，自家静脈によるバイパス手術を第一選択として考慮する．

　遠位部病変あるいは前述した15 cm以上の大腿膝窩動脈病変では，外科的バイパス術を第一選択とするが，バイパス術に使用するグラフトは，末梢吻合部位が膝下膝上にかかわらず，開存率を考慮し原則として自家静脈を用いるべきである．バイパスの使用に適した自家静脈がない場合には，人工血管を使用する．自家静脈がない場合にはEVTも考慮される．特に足関節以下へのバイパス，いわゆる遠位部バイパスにおいては，人工血管でのバイパスの長期開存が非常にわるいため自家静脈グラフトであることが必須である．

　バイパス術は原則として全身麻酔管理で行うため，全身麻酔のリスクが高い場合にはEVTを検討する，あるいは麻酔方法の変更を考慮する．総大腿動脈病変は将来のEVTなどの重要なアクセスルートであり，また側副血行路の受け皿でもあるため，原則としてステント留置は避けるべきである．このためEVTで十分な拡張を得ることが困難であることが多く，総大腿動脈病変においては血栓内膜摘除術を第一選択とする．また，病変を複数認める場合には，より近位部の病変に対してEVTをまず行い，その後に下肢虚血や症状を確認し，必要であれば残存する遠位部病変に対してEVTを段階的に行う．たとえば，腸骨動脈病変と浅大腿動脈病変を認める場合には，まず腸骨動脈病変に対してEVTを行い，その後症状の改善が乏しければ浅大腿動脈病変に対してEVTを行う．

　EVTが不成功に終わった場合には，外科的血行再建術を検討する．大動脈腸骨動脈領域では，大動脈−総大腿動脈バイパス術（aorto-bifemoral bypass），大動脈遮断が困難な患者では鎖骨下動脈−総大腿動脈バイパス術（axillo-femoral bypass），あるいは片側の病変であれば総大腿動脈−総大腿動脈バイパス術（FF bypass）を検討する．大腿膝窩動脈領域では総大腿動脈−膝窩動脈バイパス術（FP bypass）を検討する．

　複数部位で重症下肢虚血を呈している場合には，近位部に対してEVTそして遠位部に外科的バイパス術あるいは遠位部バイパス術と吻合部末梢

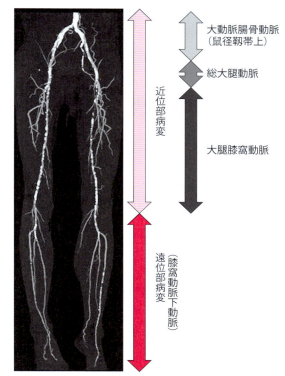

図2　下肢動脈の位置分類

のEVTなどのハイブリッド治療を行うケースも増加している．

　狭窄病変に対するEVTの初期成功率に関してはほぼ安定しているが，完全閉塞病変（chronic total occlusion：CTO）に対するEVTにおいては，いまだ議論の余地を残している．下肢動脈によるCTOの頻度については，腸骨大動脈領域においては25％前後，大腿膝窩動脈領域では50％前後，膝下動脈領域では約70％と報告されており，末梢側に向って頻度は増大する．以上よりEVTにおいて，CTOに対する治療は避けることはできない．

　近年のEVTの発展は目覚ましく，CTO病変に対する手技成功率に関しては，①加藤　修氏が冠動脈治療で考案した両方向性アプローチのCARTテクニック（controlled antegrade and retrograde tracking），②体表面エコーの利用，③ワイヤーやマイクロカテーテルなどのデバイスの進化，④リエントリーデバイスの出現によって成功率は著しく向上している．また，EVT後の再狭窄率低下あるいは再狭窄が発症した際の再々狭窄を抑制する治療として，①薬剤溶出性ステント，②薬剤溶出性バルーン，③ステントグラフト，④粥種切除術など，デバイスは進歩している[1]．よって，EVT

での一次開存率が低いと思われる病変においても，外科的血行再建術が全身麻酔困難などの理由で施行できない，あるいはバイパスに適した自家静脈がない場合などには，EVTを積極的に考慮するべきである．ただしEVT後には，再閉塞を予防するために，足関節上腕血圧比（ABI）や症状のみならず血管エコーなどを用いて定期的に再狭窄を確認していくべきである．

処方例

現在，確固たるエビデンスが非常に少ないのが現状ではあるが，現時点で推奨される血行再建術後の処方例を下記に列挙する．

①EVTによるステント留置術後：バイアスピリンとプラビックスを最低1ヵ月間，薬剤溶出性ステント使用の場合は最低2ヵ月間，可能であれば12ヵ月間程度投薬する．

②大腿膝窩動脈領域におけるステントを用いたEVT術後：再狭窄予防としてプレタールの12ヵ月間の併用内服が望ましい．

③自家静脈でのバイパス術後：グラフト開存にアスピリンよりもワーファリンが推奨される[1]．ワーファリンとアスピリンの併用に関しては出血リスクが大きく助長されるため推奨されない．

④人工血管での膝上のFP bypss後：開存率と出血リスクを考慮しワーファリンよりもアスピリンが望ましい．

⑤人工血管での膝下のFP bypss後：開存率を考慮し，ワーファリンよりもアスピリンとプラビックスの2剤併用が望ましい．

■ 生活指導

喫煙の継続が再狭窄を増加させるという報告もあり，喫煙患者において禁煙は絶対である．

大腿膝窩動脈において，大腿膝窩動脈起始部周辺までステントが留置あるいは内転筋列管を超えて膝窩動脈までステントが留置された場合には，正座やあぐらをかくことでステントに強いストレスがかかりステント破綻（フラクチャー）のリスクが増大する．このため正座やあぐらをしないように指導するべきである．逆に，正座やあぐらが必要な患者においては，そのような部位へのステント留置は避けるべきである．

文　献

1) Kullo IJ, Rooke TW：Clinical practice：peripheral artery disease. N Engl J Med **374**：861-871, 2016

2) Takahara M et al：Absence of preceding intermittent claudication and its associated clinical freatures in patients with critical limb ischemia. J Atheroscler Thromb **22**：718-725, 2015

3) Iida O et al：Midterm outcomes and risk stratification after endovascular therapy for patients with critical limb ischaemia due to isolated below-the-knee lesions. Eur J Vasc Endovasc Surg **43**：313-321, 2012

4) Aihara H et al：Comparison of long-term outcome after endovascular therapy versus bypass surgery in claudication patients with trans-atlantic inter-society consensus-II C and D femoropopliteal disease. Circ J **78**：457-464, 2014

3 腎動脈狭窄症

▶▶ 谷仲厚治，飯田　修

診療のポイント・治療指針

- 腎動脈狭窄症の約80〜90%が動脈硬化性によるものであり，他の動脈硬化性疾患を有する症例に合併することが多い．
- 説明のつかない腎機能障害や若年性高血圧，治療抵抗性高血圧や腎臓のサイズの左右差，レニン・アンジオテンシン（RA）系阻害薬で腎機能の悪化が認められた場合は本疾患を疑う．
- 病歴，徴候から本疾患が疑われれば，まずは腎動脈超音波による形態学的診断を行う．血管超音波にて狭窄部の収縮期最大血流速度（PSV）が180 cm/秒以上，または腎動脈PSV/大動脈PSV比（RAR）が3.5以上の時，血行動態的に有意な狭窄があると判定する．
- 腎血管性高血圧に対しては，基本的にはRA系阻害薬を中心に多剤併用療法を行う．両側性腎動脈狭窄ではRA系阻害薬は禁忌であるので注意が必要である．
- 薬物療法ではコントロール困難な高血圧，腎動脈狭窄症による心不全の既往，両側腎動脈狭窄による腎動脈低下例などでは経皮的腎動脈形成術（percutaneous transluminal renal angioplasty：PTRA）の効果が期待される．

　腎動脈狭窄症は，高血圧および腎機能障害と密接に結びついており，腎動脈の内腔の狭小化によって腎臓への血流が障害される疾患である．腎動脈狭窄の原因としては，粥状硬化性（約80〜90%），線維筋性異形成症（fibromuscular dysplasia：FMD，約10%）が主であり，その他，まれに大動脈解離，高安動脈炎，膠原病，動脈解離，外傷などがある．

　大多数は動脈硬化性の腎動脈狭窄症であり，高頻度に虚血性心疾患，脳梗塞や閉塞性動脈硬化症などを合併し，全身の一部症として発症していることが多い．わが国における頻度としては，心臓カテーテル検査を受けた患者の約7%に腎動脈狭窄が合併していたという報告があり，全身性の動脈硬化症管理の重要性が示唆される[1]．病変部位としては，多くは腎動脈起始部，または近位部にあり，両側性が約20〜30%にみられる．

　腎動脈狭窄の原因として，動脈硬化性に次いでFMDが多い．FMDは若年女性に好発し，非動脈硬化性かつ非炎症性で，原因は不明である．病変部位は動脈硬化性とは異なり，腎動脈の中央部から遠位部に好発する．

　腎動脈狭窄の病態として，進行性の腎血流の低下およびレニン・アンジオテンシン・アルドステロン（RAA）系の活性化が重要である．RA系の活性化によって，Na再吸収を増加・体液量を促進し，心臓や全身の血管にリモデリングが生じ，高血圧が増強されると考えられている．また，腎機能が保たれていることもあるが，腎血流の低下によって糸球体濾過機能が障害され，虚血性腎症という進行性の腎機能障害をもたらし，慢性腎不全や腎萎縮をきたす．わが国では透析の原因の約15%程度占めている．

治療のための診断と検査

　腎動脈狭窄症は他の動脈硬化性疾患に比べ，臓器虚血に特徴的な臨床症状に乏しい．また，身体所見上も腹部に血管雑音を聴取できるものも半数に満たず，低K血症や蛋白尿も特徴的な所見ではない．したがって，高血圧や腎機能障害から腎動脈狭窄症を疑うことが重要である．米国心臓協会/米国心臓病学会（AHA/ACC）ガイドライン[2]を図1に示す．病歴や徴候から本疾患が疑われれば，腎動脈超音波検査による形態学的診断を試みる．

　患者の体型などによって腎動脈超音波検査では評価が困難な場合もあり，腎機能が正常の時にはMRアンギオグラフィ（MRA）やCTアンギオグラフィ（CTA）検査も有用ではある．最近では非造影MRAでも診断が向上している．侵襲検査で確定診断にいたらない場合は，血管造影検査も考

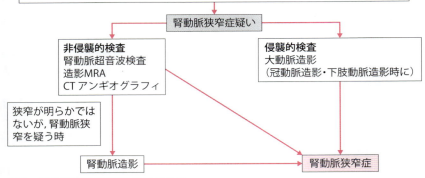

図1 腎動脈狭窄の診断の手がかり
LOE：level of evidence（エビデンスレベル）．
［文献2を参考に作成］

慮される．

a 腎動脈超音波検査

腎動脈超音波検査は非侵襲的で感度・特異度も高く，最初に行われるべき検査である．腎動脈血流を計測し，血流速度から動脈狭窄を判断する．狭窄部のPSVが180 cm/秒以上，またはRARが3.5以上の時，血行動態的に有意な狭窄があると判定する．血行動態的に有意な狭窄とは形態的に狭窄率が50～70%で，かつ収縮期圧較差が20 mmHg以上（あるいは平均圧較差が10 mmHg以上），形態的に狭窄率が70%以上の場合をさす．また，腎臓の大きさや腎内動脈血流波形パターン（resistance index：RI）も腎障害の指標となり，有用である．RIはPSV－末期拡張期流速（EDV）/PSVであらわされ，0.8以上であれば腎実質障害が高度と判定される．

b MRA，CTA検査

腎動脈超音波検査が施行できない時や診断が困難な場合にMRAやCTAは有用である．MRAおよびCTAは他の診断法よりも優位に精度が高いとされている．ガドリニウム造影MRAは腎動脈造影検査と比較して，その感度は90～100%，特異度は76～94%であり，スクリーニングとして信頼性が高い．単純MRAでは感度，特異度は低下するが，推算糸球体濾過量（eGFR）30 mL/分/1.73 m^{2}未満の慢性腎臓病ではnephrogenic systemic fibrosisの危険性からガドリニウムの使用を控える．CTAも感度，特異度が高く，multidetector CT（MDCT）を使用するとさらに腎動脈の詳細が短時間で得られる．MRAもCTAも検査手技でのばらつきは少なく，汎用性は高い．しかしながら，石灰化が著明な場合は血管内腔の観察が困難になることや造影剤使用のリスクと被曝が問題点となる．

c 腎動脈造影検査

臨床所見は非侵襲的検査によって確定診断にいたらず，経皮的血管形成術が考慮される場合はカテーテルを用いた大動脈造影検査や左右の選択的腎動脈造影検査が推奨される．腎動脈造影検査では腎動脈狭窄の確定診断と同時に病変部位，血管径，病変長，狭窄率などの病変形態や腎動脈分岐狭窄，側副血行路などが評価できる．また，腎臓皮質と髄質の関係も明瞭になり，腎実質の評価もできる．ただし，カテーテルに伴う合併症や造影剤腎症にリスクがあるため，その適応には十分注意する．

d その他

安静時末梢レニン活性やcaptopril負荷試験，レノグラムなども腎動脈狭窄の診断に有用ではあるが，MRAやCTAと比較すると感度，特異度は低くなるため，スクリーニングには適さず補助的に使用する．

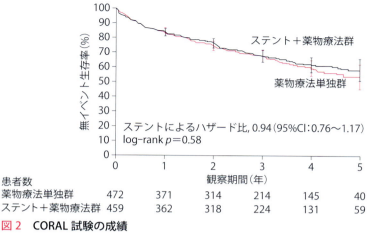
図 2　CORAL 試験の成績

[文献 4 を参考に作成]

治療の一般方針

a 治療方針の立て方

腎動脈狭窄の治療の目的は，腎保護，血圧管理，長期的な脳心腎血管の合併症の回避である．動脈硬化性が 90％ を占める中で動脈硬化のリスク軽減を行う必要がある．降圧療法はさまざまな報告で有効性が明らかにされており，現在は薬物療法のみを行うか血行再建術を追加するかが議論となっている．開腹によるバイパス手術は，腎不全回避と血圧コントロールに有効であったという報告もあるが，その侵襲の大きさより現在ではあまり行われていない．したがって，PTRA が腎機能の保護と脳心腎血管合併症の回避に寄与するかどうかが注目されている．一方で，FMD に対する PTRA は初期成功・長期成績ともに良好であり，第一選択となる．

b 薬物療法

腎動脈狭窄症の治療目的は，①血圧管理，②腎機能障害の抑制である．

RA 系阻害薬は腎血管性高血圧においてがそれ以外の降圧薬群に比較し，心不全入院，透析導入，致死率においてリスクが低いとの報告もあり[3]，基本的にアンジオテンシン変換酵素（ACE）阻害薬およびアンジオテンシンⅡ受容体拮抗薬（ARB）は片側性の腎動脈狭窄症に伴う高血圧に対して第一選択薬として用いる．しかしながら，両側腎動脈狭窄に対する ACE 阻害薬，ARB の投与は禁忌とされているので注意が必要である．治療開始後には血清 Cr の上昇や高 K 血症，過度な降圧に注意し，用量調節を行う．

両側腎動脈狭窄症や難治性高血圧症の場合には，Ca 拮抗薬，利尿薬，β 遮断薬などにより多剤併用療法を行う．

処方例

それぞれ単独で使用し，効果がなければ組み合わせて使用［例：RA 系（1 剤）＋β 遮断薬（1 剤），RA 系（1 剤）＋β 遮断薬（1 剤）＋Ca 拮抗薬（1 剤）など］

●第一選択薬
[RA 系阻害薬]
①エナラプリル 2.5～10 mg，分 1
②アジルバ 20～40 mg，分 1
③オルメテック 10～40 mg，分 1
④ミカルディス 20～80 mg，分 1
●両側性腎動脈狭窄症や難治性高血圧症の場合
[β 遮断薬]
①アーチスト 10～20 mg，分 1
②メインテート 2.5～5 mg，分 1
[利尿薬]
①ラシックス 40～80 mg，分 1
②フルイトラン 2～8 mg，分 1～2
[Ca 拮抗薬]
①アダラート 20～40 mg，分 1
②カルブロック 8～16 mg，分 1
③アムロジピン 2.5～10 mg，分 1

---

c PTRA

過去に STAR 試験，ASTRAL 試験，CORAL 試験など腎動脈ステント術の効果を検討したランダム化比較試験（RCT）は発表されているが，いずれも保存的治療と比較して PTRA の臨床的有効性を示したものはない．2014 年度に報告された CORAL 試験は，重症動脈硬化性腎動脈狭窄で高血圧あるいは慢性腎臓病を有する症例に対する PTRA の効果を検討したランダム化比較多施設共

TOPICS

J-RAS 試験

　本試験では多施設共同前向き研究で，動脈硬化性腎動脈狭窄を有する日本人患者において腎動脈ステント留置を行った後1年間の予後をみた．解析対象となったのは149人であった．高血圧（HT）群［収縮期血圧（SBP）＞135 mmHg／拡張期血圧（DBP）＞85 mmHg］121人と，慢性腎臓病（CKD）群（eGFR＜60 mL/分/1.73 m²）108人のグループに分け，術後1ヵ月の時点での一次主要評価項目は HT 群では血圧変動，CKD 群では eGFR の変化とし，さらに12ヵ月間での心血管，腎血管イベントを評価した．HT 群では，平均 SBP は 161.6±21 mmHg→138.0±20 mmHg（術後1ヵ月）→137.0±21 mmHg（術後12ヵ月）［$p<0.0001$］へ明らかに低下した．CKD 群では eGFR は 40.7±10 mL→40.8±13 mL（$p=0.32$）と変化は認められなかった．1年後の心血管，腎血管イベント回避率は89.4％であった．

　本試験では HT 群では SBP の明らかな低下を認め，CKD 群では腎機能障害の安定化が認められた．アテローム性腎動脈狭窄症（ARAS）を有する患者への腎動脈ステント留置は日本人においては安全かつ効果的であった[a]．

a) Fujihara M et al：Clinical outcome of renal artery stenting for hypertension and chronic kidney disease up to 12 months in the J-RAS Study：prospective, single-arm, multicenter clinical study. Cir J **79**：351-359, 2015

同前向き研究であるが，**図2**で示しているように腎動脈ステント術の有効性（脳心血管合併症の回避や予後の改善）は示せなかった[4]．これらの試験により，薬物療法のみに比べ PTRA の追加が予後の改善に有用であるとは証明されていない．

　しかしながら，CORAL 試験ではさまざまな理由で 5,322 人の患者が除外され，また対象は 60％以上の狭窄に対して治療されており，PTRA の効果のある症例がはずれている可能性もある．薬物療法ではコントロール困難な高血圧，腎動脈狭窄症による繰り返す心不全，両側腎動脈狭窄による進行性腎機能障害などでは PTRA の効果があるとの意見もある[5]．最近，わが国で実施された J-RAS 試験（TOPICS 参照）では，動脈硬化性腎動脈狭窄症に対して PTRA は血圧および腎機能の有意な改善を認めたように，PTRA が有効であると考えられ，今後は PTRA の効果のある responder の同定を明らかにすることが課題である．

　現在は国内では腎動脈狭窄症に対するステント治療の治療反応群予測因子の検討を目的とした Verdict 試験が，海外では薬物療法と薬物療法＋PTRA を比較した多施設ランダム化前向き試験である RADAR 試験が進行中であり，その結果によりまた新たな知見が得られる可能性がある．

■ 生活指導

　基本的には動脈硬化予防が必要である．禁煙，運動，減塩などの生活習慣の是正を行う．

文　献

1) Yamashita T et al：Prevalence and predictors of renal artery stenosis in patients undergoing cardiac catheterization. Hypertens Res **25**：553-557, 2002

2) Hirsh AT et al：ACC/AHA 2005 guidelines for the management of patients with peripheral arterial disease（lower extremity, renal, mesenteric, and abdominal aortic）：executive summary a collaborative report from the American Association for Vascular Surgery/Society for Vascular Surgery, Society for Cardiovascular Angiography and Interventions, Society for Vascular Medicine and Biology, Society of Interventional Radiology, and the ACC/AHA Task Force on Practice Guidelines（Writing Committee to Develop Guidelines for the Management of Patients With Peripheral Arterial Disease）endorsed by the American Association of Cardiovascular and Pulmonary Rehabilitation；National Heart, Lung, and Blood Institute；Society for Vascular Nursing；TransAtlantic Inter-Society Consensus；and Vascular Disease Foundation. J Am Coll Cardiol **47**：1239-1312, 2006

3) Hackam DG et al：Angiotensin inhibition in renovascular disease：a population based cohort study. Am Heart J **156**：549-555, 2008

4) Cooper CJ et al：Stenting and medical therapy for atherosclerotic renal-artery stenosis. N Engl J Med **370**：13-22, 2014

5) Parikh SA et al：SCAI expert consensus statement for renal artery stenting appropriate use. Catheter Cardiovasc Interv **84**：1163-1171, 2014

4 深部静脈血栓症，急性肺血栓塞栓症

▶▶ 山田典一

診療のポイント・治療指針

- 静脈血栓塞栓症（venous thromboembolism：VTE）治療の基本は抗凝固療法であり，血栓伸展を抑制し，さらに血栓の溶解を促す目的で用いられる．
- 慢性期の再発予防の抗凝固療法は少なくとも3ヵ月間，特発性や継続するリスクを有する症例ではさらに長期間継続する．
- 治療初期から直接作用型経口抗凝固薬単剤での治療が可能となり，深部静脈血栓症（deep vein thrombosis：DVT）の外来治療が容易になった．
- ショックや低血圧が遷延する広範型肺血栓塞栓症（pulmonary thromboembolism：PTE）は抗凝固療法に加え，血栓溶解療法，カテーテル治療，外科的治療などの早期再灌流治療を選択する．
- 抗凝固療法と血栓溶解療法はともに常に出血のリスクを考慮したうえで薬剤，用量を選択する．

四肢の深筋膜より深部を走行する深部静脈に生じた血栓をDVTと呼び，表在静脈に生じ静脈壁の炎症所見を伴う血栓性静脈炎と区別される．上肢より下肢に生じやすく，血栓の存在部位により膝窩静脈を含み中枢の血栓を中枢型（近位型），膝窩静脈より末梢の血栓を末梢型（遠位型）と分類する．まれではあるが腸骨大腿静脈に急激に広範囲の血栓が生じると，下肢は腫脹緊満し，持続性の激痛やチアノーゼを呈し（有痛性青股腫），さらに動脈阻血まで進展すれば下肢の壊死（静脈性壊疽）から死の転帰をとるものがある．中枢型DVTの慢性期には，静脈弁不全に伴う血栓後症候群（post-thrombotic syndrome：PTS）を生じうる．

急性PTEはDVTが遊離し肺動脈を閉塞することで発症し，PTEの塞栓源の90％以上は下肢深部静脈あるいは骨盤内静脈由来である．DVTとPTEは一連の疾患群ととらえVTEと総称される．PTEでは肺動脈閉塞の程度や患者の有する心肺予備能によって，全く無症状なものから発症とともに心停止に陥るものまでさまざまであり，発症時心停止に陥る症例では致死率が高く予後不良である．肺動脈血栓の多くは内科的治療に良好に反応し溶解するが，急性PTEのうち0.5〜4.0％が慢性血栓塞栓性肺高血圧症に移行するとされる．

治療のための診断と検査

症状，身体所見から本疾患を疑った場合，Wellsスコアに代表される臨床的可能性を評価し，可能性が高ければDVTでは下肢静脈超音波検査，造影CT，MR venographyなどを用い，PTEでは造影CT，肺シンチグラフィ，肺動脈造影，MRIなどを用いて確定診断をつける．臨床的可能性が中等度から低ければ，まずDダイマーを測定し正常値ならばVTEを否定し，異常値ならば上記のいずれかの画像検査を用いて診断する．PTEの診断過程では他疾患の鑑別目的に心電図，胸部X線，心臓超音波検査が用いられる．また，PTEの急性期リスク評価にはPulmonary Embolism Severity Index（PESI）スコア（表1）や脳性Na利尿ペプチド（BNP），NT-proBNP，トロポニンなどの心臓バイオマーカー，心臓超音波検査やCTでの右心負荷の有無が用いられる[1]．

治療の一般方針

a 治療方針の立て方

急性期治療の基本は，血栓の伸展や再発を抑制し症状を改善することや早期/晩期の合併症を予防することを主な目的とした抗凝固療法である．治療初期は未分画ヘパリン，fondaparinuxあるいは直接作用型経口抗凝固薬（direct oral anticoagulant：DOAC）であるrivaroxaban，apixabanのいずれかで治療を開始し，慢性期の二次予防薬としてはwarfarinあるいはedoxabanも含めた3種類のDOACのうちのいずれかを選択する（図1）．

さらに腸骨大腿静脈領域の広範DVTに対しては，抗凝固療法に加え早期血栓溶解効果やPTS発

表1 急性肺血栓塞栓症の予後評価（Pulmonary Embolism Severity Index：PESI）

	原版	簡易版
年齢	(年齢) 点	80歳以上で1点
癌	30点	1点
慢性心不全	10点	1点
慢性肺疾患	10点	
心拍数≧110/分	20点	1点
収縮期血圧<100 mmHg	30点	1点
酸素飽和度<90%	20点	1点
男性	10点	―
呼吸数>30/分	20点	―
体温<36℃	20点	―
精神状態の変化	60点	―
Class I （極低）：≦65点		30日死亡率
Class II （低）：66〜85点		0点：1.0%
Class III （中）：86〜105点		≧1点：10.9%
Class IV （高）：106〜125点		
Class V （極高）：>125点		

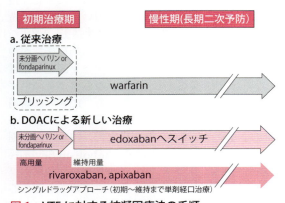

図1 VTEに対する抗凝固療法の手順

症予防効果を期待してカテーテル血栓溶解療法（catheter-directed thrombolysis：CDT）を中心としたカテーテル治療が用いられることがある[2]．下腿限局型DVTに対する抗凝固療法の必要性についてはいまだ十分に確立されるに至っていない[3]．

ショックや低血圧が遷延する広範型（ハイリスク）PTEに対しては，さらに血栓溶解療法，カテーテル治療，外科的治療といった再灌流治療を使用する（図2）[1]．同時に残存DVT遊離によるPTE再発に対する予防を講じることも重要である．また，低酸素血症に対しては酸素投与，ショック，低血圧に対して昇圧薬を使用する．循環虚脱例や心肺停止直後例には経皮的心肺補助装置（PCPS）の使用を考慮すべきである．

b 薬物療法

a）抗凝固療法

①未分画ヘパリン：VTEが強く疑われた段階から未分画ヘパリン5,000単位を静脈内投与し，診断確定後，持続静注あるいは1日2回皮下注にて投与する．症例により必要とされる投与量が大きく異なるため（10,000〜40,000単位/日），活性化部分トロンボプラスチン時間（APTT）を持続静注では6時間ごと，皮下注では投与間隔の中間時点に測定し，速やかに治療域（コントロール値の1.5〜2.5倍）になるよう調整する．

②fondaparinux：1日1回の皮下注射で用い，投与量は患者の体重により50 kg未満には5.0 mg，50〜100 kgには7.5 mg，100 kg超には10.0 mgと3段階に設定されている．生物学的利用能が高く，ルーチンの血液検査によるモニタリングを要しない．ただし，クレアチニンクリアランス（Ccr）30 mL/分未満の高度腎機能低下例には禁忌である．

③warfarin：上記の非経口抗凝固薬のいずれかで治療を開始し，warfarinを併用のうえで2日連続してプロトロンビン時間国際標準比（PT-INR）が治療域1.5〜2.5にあることを確認後に非経口抗凝固薬を中止する．

④DOAC：rivaroxabanとapixabanはVTE再発リスクが高い治療初期には維持用量の倍量を投与する高用量投与期間が設けられている（処方例参照）．したがって，一部の症例を除いて治療初期か

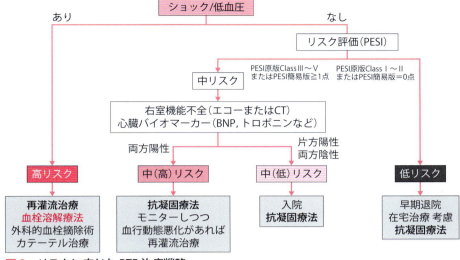

図2　リスクに応じたPTE治療戦略

［文献1を参考に作成］

ら単剤による治療（シングルドラッグアプローチ）が可能となった．それに対してedoxabanは高用量投与の設定がなく，非経口抗凝固薬を用いた適切な初期治療を行った後に投与をする（図1）．DOACは即効性を有し，採血による用量調節を必要としないため，DVT例では外来治療が行いやすくなるとともに，VTE入院期間の短縮にも貢献している．しかし，広範型PTE患者や血栓溶解薬の使用や血栓摘除術が必要なDVT/PTE患者に対する有効性・安全性は確立していない．edoxabanはCcr 15 mL/分未満，rivaroxabanとapixabanはCcr 30 mL/分未満の患者への投薬は禁忌である．

⑤抗凝固療法の継続期間：VTEを生じた危険因子の種類によって決定する．手術や一時的な臥床など可逆的危険因子によって生じた初発例に対しては3ヵ月間継続する．明らかな危険因子を有さずにVTEを発症した患者（特発性）では抗凝固療法中止後の再発率が高いことより，特発性VTEや先天性凝固異常症を有する患者では少なくとも3ヵ月間継続し，それ以降の継続はリスクとベネフィットを勘案して期間を決定する．癌のような持続性危険因子を有する患者や抗凝固療法中止後の再発患者に対しては，より長期間継続することが推奨される[2]．

b）血栓溶解療法

PTEに対する血栓溶解療法は抗凝固療法単独治療に比較し，より早期に肺動脈内血栓を溶解し血行動態を改善するため，出血のリスクを考慮したうえで主として広範型（ハイリスク）PTEに対して用いられる[1]．わが国でPTEに対して承認されている血栓溶解薬はmonteplaseのみであり，13,750〜27,500単位/kgを約2分間で静注する．高齢者など出血性合併症の危険性が高い場合には投与量を減量するといった配慮も必要である．

DVTに対してわが国で承認されている血栓溶解薬はurokinaseのみであるが，全身投与法は溶解効果が十分に得られないばかりかむしろ出血性合併症を増加させるため，推奨されない[3]．

c その他の治療法

a）カテーテル治療

腸骨大腿静脈領域や下大静脈へ及ぶ急性期の広範DVTに対しては低用量の血栓溶解薬で高い血栓溶解と早期の症状寛解が得られるCDTの有効性が期待されている[4]．

PTEに対してもさまざまなカテーテルを用いて肺動脈内血栓を破砕あるいは吸引して血流を再開させるカテーテル的血栓破砕吸引療法が行われる．

b）下大静脈フィルター

下大静脈フィルターは下肢あるいは骨盤内の静脈血栓が遊離して肺動脈に流入するのを防ぐための器具であり，最近では一定期間内であれば回収が可能な回収可能型フィルターが中心に用いられる．

c）PCPS

PTEで循環虚脱や心停止直後の症例に対し，血栓溶解や手術などで血栓除去に成功するまでの間の重要臓器への血流を維持するために用いられる．

d）外科的治療

PTEにより心停止，循環虚脱をきたしたきわめ

TOPICS

VTE の延長二次予防

継続するVTEリスクを有する患者や特発性VTE患者では，抗凝固療法中止後の再発率の高さゆえに出血リスクを考慮しつつ，3〜6ヵ月以上の抗凝固療法継続が推奨され，二次予防に適した薬剤および用量についての検討が重ねられている．

INSPIRE 研究[a]は抗凝固小板薬による二次予防効果をみた 2 つのランダム化二重盲検試験の統合解析である．初発の特発性 VTE 患者でヘパリンおよび warfarin による初期治療が終了した 1,224 例を対象に aspirin 群とプラセボ群間で解析された．aspirin はプラセボと比べ VTE 再発を有意に抑制し [5.1%/年 vs. 7.5%/年，ハザード比 (HR) 0.68，95%CI：0.51〜0.90，$p=0.008$]，大出血の頻度は差がなかった．

EINSTEIN−CHIOCE 研究[b]は 2 用量の DOAC と aspirin 間の二次予防効果を比較したランダム化試験である．6〜12 ヵ月間の抗凝固療法終了後，継続中止が迷われる患者 3,396 例を対象として 12 ヵ月間，1 日 1 回 rivaroxaban 20 mg（海外での維持用量）群，10 mg 群，aspirin 100 mg 群の 3 群間で比較検討された．VTE 再発はそれぞれ 1.5%，1.2%，4.4%であり，aspirin に対して rivaroxaban 20 mg 群（HR 0.34，95%CI：0.20〜0.59，$p<0.001$），10 mg 群（HR 0.26，95%CI：0.14〜0.47，$p<0.001$）と有意に低率であり，大出血はそれぞれ 0.5%，0.4%，0.3%で 3 群間に差はなかった．

aspirin にも再発抑制効果はあるものの限定的であり，rivaroxaban 1 日 1 回 10 mg の低用量でも aspirin に比べ出血の頻度を増加させることなく VTE 再発を抑制可能と考えられた．

a) Simes J et al：Aspirin for the prevention of recurrent venous thromboembolism：the INSPIRE collaboration. Circulation **130**：1062-1071, 2014

b) Weitz JI et al：Rivaroxaban or aspirin for extended treatment of venous thromboembolism. N Engl J Med **376**：1211-1222, 2017

て重篤な例，ショック，低血圧，右心不全を伴う広範型であるにもかかわらず抗凝固療法，血栓溶解療法が禁忌である例や，血栓溶解療法など積極的内科的治療に反応しない例などには肺動脈を切開して直視下に肺動脈内の血栓摘除を行う外科的肺動脈血栓摘除術が行われる．

処方例

●中枢型 DVT，広範型以外の急性 PTE
①あるいは②あるいは③で治療

① イグザレルト：初期 3 週間は 1 回 15 mg を 1 日 2 回経口投与した後，1 回 15 mg を 1 日 1 回経口投与する．

② エリキュース：初期 7 日間は 1 回 10 mg を 1 日 2 回投与した後，1 回 5 mg を 1 日 2 回経口投与する．

③ a あるいは b で抗凝固療法を開始し，リクシアナあるいはワーファリンに切り替える．
 a. ノボ・ヘパリン注（5,000 単位）5,000 単位を静脈内投与し，診断確定後，持続静注（700〜1,500 単位/時）．APTT をコントロール値の 1.5〜2.5 倍に投与量調節
 b. アリクストラ皮下注（5 mg または 7.5 mg）体重 50 kg 未満：5 mg，50〜100 kg：7.5 mg，100 kg 超：10 mg を 1 日 1 回皮下注
 ・リクシアナ（60 mg）1 日 1 回経口投与，ただし，体重 60 kg 以下，Ccr 50 mL/分未満，P 糖蛋白阻害薬併用では 30 mg/日に減量
 ・ワーファリン（1 mg）1〜5 錠，分 1，経口投与．PT-INR を 1.5〜2.5 に投与量調節

●広範型急性 PTE の場合
① クリアクター注（40 万 IU，80 万 IU，160 万 IU）13,750〜27,500 単位/kg を約 2 分間で静注

生活指導

・抗凝固療法は少なくとも 3 ヵ月は継続しなければ再発の危険性が高いことを説明する．

・warfarin の効果は多くの薬剤や食物の影響を受けやすく，納豆やビタミン K を多く含む食品を避け，他の薬剤を併用する際には注意が必要であることを十分に説明する．

・抗凝固療法中の出血性合併症に対する注意喚起を行う．

・VTE 予防法として，脱水や長時間の椅子に座るなどの安静を避け，歩行や足首運動で下腿筋肉ポンプを働かせて血栓予防を心がける．

文献

1) Konstantinides SV et al：2014 ESC guidelines on the diagnosis and management of acute pulmonary embolism. Eur Heart J **35**：3033, 2014

2) 山田典一：深部静脈血栓症の最新治療．日医師会誌 **146**：37-41，2017

3) Kearon C et al：Antithrombotic therapy for VTE disease：CHEST guideline and expert panel report. Chest **149**：315-352, 2016

4) Haig Y et al：Post-thrombotic syndrome after catheter-directed thrombolysis for deep vein thrombosis（CaVenT）：5-year follow-up results of an open-label, randomised controlled trial. Lancet Haematol **3**：e64-e71, 2016

高血圧症 XIV

1 本態性高血圧 ──ガイドラインに沿った治療戦略

▶ 甲谷友幸，苅尾七臣

診療のポイント・治療指針

- 高血圧症の有病率は非常に高く，心血管イベント（脳卒中，心疾患）の最大の危険因子である．
- 血圧の測定は診察室，家庭血圧，自由行動下血圧測定（ABPM）などの方法がある．基本は診察室血圧が 140/90 mmHg 以上で高血圧と診断する．「高血圧治療ガイドライン 2014（JSH2014）」では，診察室血圧と家庭血圧で差異がある場合，家庭血圧による高血圧診断を優先するとしている．
- JSH2014 に降圧目標が定められているが，最近の臨床研究の動向にも注意が必要である．
- 高血圧患者の血圧管理には，生活習慣の修正が必須である．また，高血圧治療は長期にわたり患者自身のアドヒアランスが重要であり，医療スタッフと患者の意思疎通が欠かせない．
- JSH2014 では，Ca 拮抗薬，アンジオテンシン II 受容体拮抗薬（ARB），アンジオテンシン変換酵素（ACE）阻害薬，β遮断薬の 5 種類を第一選択薬として推奨している．

高血圧は脳卒中や心疾患などの心血管イベントの最大の危険因子である．

高血圧症の有病率は非常に高く，NIPPON DATA2010 ではわが国における高血圧有病者数は約 4,300 万人とされる．そして高血圧は心血管イベント（脳卒中，心疾患）の最大の危険因子である．過去の臨床試験のメタ解析では，収縮期血圧 10 mmHg，拡張期血圧 5 mmHg の低下により心血管イベントは脳卒中で約 40%，冠動脈疾患で約 20% 減少する．わが国の心血管イベントの特徴として，冠動脈疾患より脳卒中が多く，脳卒中は冠動脈疾患より血圧の影響が強いため降圧治療による心血管イベント抑制の恩恵は欧米に比べて大きいと考えられる．したがって，高血圧治療の目的は，高血圧によって起こる心血管イベントの発症や，その前段階である動脈硬化の抑制である．そして，高血圧治療は降圧薬治療の前に生活習慣の修正が必要である．しかし，しばしば高血圧患者は自覚症状がなく，血圧管理の重要性についての認識が低いことが多い．高血圧治療においては減塩・運動・生活習慣の是正といった患者自身の変容がよりよい血圧管理に必須であり，その達成のためには多職種で連携することが重要である．

日本高血圧学会では，2014 年に新しいガイドライン JSH2014 を発表した[1]．以前の JSH2009 との相違点として，以下の点があげられる．

a 家庭血圧の診察室血圧に対する優位性と高血圧の診断手順

診察室血圧と家庭血圧はしばしば一致しない．

白衣高血圧は，診察室血圧が高値であっても診察室外では正常血圧を示す状態で，診察室外血圧も高値である持続性高血圧と比較した場合，臓器障害は軽度で心血管予後も良好とされる．一方，診察室血圧が正常でも診察室外の血圧が高値である状態で，臓器障害や心血管イベント発生は正常血圧や白衣高血圧と比べて高く，持続性高血圧と同程度とされる．高血圧の診断手順については後述する．

b 抗血栓薬服用中の血圧管理の追加

近年，動脈硬化性疾患（脳血管障害，冠動脈疾患，末梢動脈疾患など）の二次予防としての抗血小板薬，心原性脳塞栓症の発症予防に対する経口抗凝固薬の使用が増加している．これらの副作用として出血性合併症，頭蓋内出血があげられる．また，抗血小板薬と抗凝固薬の併用もまた増加しており，出血リスクをさらに増加させる．

高血圧はこれらの抗血栓薬服用中の頭蓋内出血の危険因子であり，厳格な血圧管理が必要である．わが国の BAT 研究では抗血栓薬服用者の血圧値と頭蓋内出血発症率は相関し，頭蓋内出血発症の cut-off 値は 130/81 mmHg であった．JSH2014 では，抗血栓薬内服中の患者では，重要臓器の虚血症状に注意しながら 130/80 mmHg をめどに降圧することを推奨している．

c 脈波伝播速度（PWV）の正常値と心臓足首血管指数（CAVI）の追加

欧米では，臓器障害の指標として頸動脈大腿動脈間の PWV である cfPWV が用いられることが多

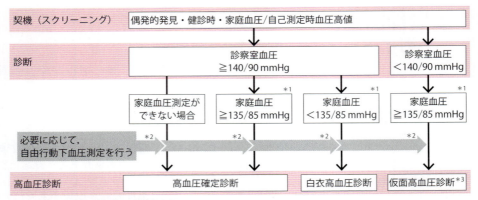

図1　血圧測定と高血圧診断手順

*1: 診察室血圧と家庭血圧の診断が異なる場合は家庭血圧の診断を優先する．自己測定血圧とは，公共の施設にある自動血圧計や職域，薬局などにある自動血圧計で，自己測定された血圧をさす．
*2: 自由行動下血圧の高血圧基準は，24時間平均130/80 mmHg以上，昼間平均135/85 mmHg以上，夜間平均120/70 mmHg以上である．自由行動下血圧測定が実施可能であった場合，自由行動下血圧基準のいずれかが以上を示した場合，高血圧あるいは仮面高血圧と判定される．またすべてが未満を示した場合は正常あるいは白衣高血圧と判定される．
*3: この診断手順は未治療高血圧対象にあてはまる手順であるが，仮面高血圧は治療中高血圧にも存在することに注意する必要がある．

[日本高血圧学会高血圧治療ガイドライン作成委員会（編）：高血圧治療ガイドライン2014，ライフサイエンス出版，東京，p21，2014より許諾を得て転載]

いが，わが国では上腕足首間のPWV（baPWV）が汎用されている．しかし，PWVは血圧の影響を受けることから，血圧の影響を受けない指標としてCAVIが開発された．CAVIの臨床的意義については近年多数の報告がされている．心血管イベントの予測因子としてbaPWVの高値（≧1,800 cm/秒）が報告されているが，CAVIの心血管イベント予測のcut-off値についてはまだ議論があるところである．

他，血圧変動性や治療抵抗性高血圧に対する腎神経焼灼術の意義と現状の追加があり，腎神経焼灼術についてはTOPICSで後述する．

治療のための診断と検査

血圧の測定は診察室，家庭血圧，ABPMなどの方法があるが，基本は診察室血圧が140/90 mmHg以上で高血圧と診断する．140/90 mmHgという閾値で，わが国の久山町研究，端野・壮瞥町研究，そしてNIPPON DATA 80においても心血管イベントが増加することが示されている．また，家庭血圧での高血圧診断も行われる．JSH2014では，わが国の大迫研究を根拠に家庭血圧135/85 mmHgを高血圧の基準値としている．家庭血圧の測定を正しく行うことが必要で，現状では上腕用の血圧計が薦められる．1機会に原則2回測定し，週5〜7日間の平均値を用いる．

JSH2014では，診察室血圧と家庭血圧で差異がある場合，家庭血圧による高血圧診断を優先するとしている（図1）．家庭血圧の予後予測能，臨床的価値が診察室血圧より高いためである．

また，二次性高血圧を除外することが必要である．血漿レニン活性，アルドステロン濃度，腎動脈超音波検査，腹部CTなどを適宜行い，睡眠時無呼吸症候群が疑われる場合では睡眠ポリグラフ検査を施行する．

治療の一般方針

a 治療方針の立て方

治療の目的は高血圧により起こる心血管イベント発症の抑制である．心血管イベントのリスクは高血圧以外の危険因子が関連するため，その危険因子の評価を行ってリスクの層別化を行う（表1）．治療は生活習慣の修正と降圧薬治療であり，個々のリスクレベルによって決定する．表1には140/90 mmHg以上しか記載されていないが，正常高値血圧（収縮期血圧130〜139 mmHgかつ/または拡張期血圧85/89 mmHg）から心血管イベントリスクは上昇するため，正常高値血圧においても生活習慣の修正を行うべきである．

表1 診察室血圧に基づいたリスク層別化

リスク層 （血圧以外の予後影響因子）	I度高血圧 140〜159/90〜99 mmHg	II度高血圧 160〜179/100〜109 mmHg	III度高血圧 ≧180/≧110 mmHg
リスク第一層 （予後影響因子がない）	低リスク	中等リスク	高リスク
リスク第二層 （糖尿病以外の1〜2個の危険因子，3項目を満たす MetS のいずれかがある）	中等リスク	高リスク	高リスク
リスク第三層 （糖尿病，CKD，臓器障害/心血管病，4項目を満たす MetS，3個以上の危険因子のいずれかがある）	高リスク	高リスク	高リスク

［日本高血圧学会高血圧治療ガイドライン作成委員会（編）：高血圧治療ガイドライン 2014，ライフサイエンス出版，東京，p33，2014 より許諾を得て転載］

表2 降圧目標

	診察室血圧	家庭血圧
若年，中年，前期高齢者患者	140/90 mmHg 未満	135/85 mmHg 未満
後期高齢者患者	150/90 mmHg 未満 （忍容性があれば 140/90 mmHg 未満）	145/85 mmHg 未満（目安） （忍容性があれば 135/85 mmHg 未満）
糖尿病患者	130/80 mmHg 未満	125/75 mmHg 未満
CKD 患者（蛋白尿陽性）	130/80 mmHg 未満	125/75 mmHg 未満（目安）
脳血管障害患者 冠動脈疾患患者	140/90 mmHg 未満	135/85 mmHg 未満（目安）

注：目安で示す診察室血圧と家庭血圧の目標値の差は，診察室血圧 140/90 mmHg，家庭血圧 135/85 mmHg が，高血圧の診断基準であることから，この2者の差をあてはめたものである．

［日本高血圧学会高血圧治療ガイドライン作成委員会（編）：高血圧治療ガイドライン 2014，ライフサイエンス出版，東京，p35，2014 より許諾を得て転載］

b 治療計画

JSH2014 では，低リスクでは3ヵ月以内の指導で 140/90 mmHg 以上なら降圧薬治療，中等リスクでは1ヵ月以内の指導で 140/90 mmHg 以上なら降圧薬治療，高リスクではただちに降圧薬治療を行う．心血管高リスク患者を対象とした VALUE 試験では，早期の降圧が心血管イベントの減少に関連していることが示されており，JSH2014 では 180/110 mmHg 以上のIII度の高血圧ではただちに（数日以内に）降圧薬治療を開始するとしている．もちろん，個々の病態について考慮すべきであり，特に高齢者では降圧に伴う臓器障害がでやすいことにも注意は必要である．

c 降圧目標

JSH2014 では降圧目標を表2のように示している．

しかし近年，新しい論文も出てきている．まず糖尿病患者での降圧目標についてであるが，ACCORD 試験では 120 mmHg 以下への厳格降圧は 140 mmHg 以下への標準治療と比較して心血管イベントの発生率に差がなかった．さらに，Brunstrom らは，ACCORD 試験を含む 49 トライアル 73,738 人の糖尿病患者のメタ解析で，収縮期血圧 140 mmHg 以上で降圧治療による死亡率減少，心血管イベント減少効果が得られ，それ以上厳しい降圧は心血管イベントの増加をきたす可能性を示した[2]．糖尿病患者での過度な降圧については慎重であるべきかもしれない．

一方，糖尿病や脳卒中患者を除いた 50 歳以上の高リスク患者を対象とした SPRINT 研究[3]では，120 mmHg 以下への厳格降圧が 140 mmHg 以下への標準治療と比較して心血管イベントの発生率が減少した．この血圧は診察室血圧ではなく，医師でない自動血圧測定の数値であることには注意が必要であるが，75 歳以上のサブグループでも同様の結果が得られたことは，降圧薬の副作用に十分注意して治療を行えば厳格な血圧治療により心血管イベントの減少が期待されると考えられ，これらのトライアルの結果は今後の高血圧診療に関するガイドラインに反映されると考えられる．

処方例

　JSH2014では，Ca拮抗薬，ARB，ACE阻害薬，β遮断薬の5種類を第一選択薬として推奨している．

[Ca拮抗薬]
①アムロジピン5 mg，分1，朝

[ARB]
①アジルバ20 mg，分1，朝

[ACE阻害薬＋利尿薬]
①コバシル2 mg＋ナトリックス1 mg，朝

[β遮断薬]
①アーチスト10 mg，分1，朝

[多剤併用]
①アムロジピン5 mg，分1，朝＋ミカルディス20 mg，分1，朝＋カルデナリン1 mg，分1，眠前

生活指導

　高血圧患者の血圧管理には，生活習慣の修正が必須である．また，高血圧治療は長期にわたり患者自身のアドヒアランスが重要であり，医療スタッフと患者の意思疎通が欠かせない．

a 食塩制限

　降圧における食塩制限の介入試験の成績からは，6.5 g/日まで食塩摂取量を落とさないと有意な降圧が達成されていない．欧米のガイドラインでは6 g/日未満，2012年のWHOガイドラインでは5 g/日未満が強く推奨されている．JSH2014では6 g/日を減塩目標値として設定された．疫学研究からは減塩による心血管イベントは脳卒中のリスク減少の影響が大きく，脳血管障害が多いわが国では食塩制限は非常に重要である．

b 運動

　有酸素療法の降圧効果が確立されており，推奨されている．ウォーキングがよいとされるが，その強度については明確ではない．運動強度が強すぎると過度な血圧上昇をきたすおそれがあり，激しい運動は慎重に行うべきである．JSH2014では定期的に，できれば毎日30分以上，と記載されている．

c 節酒・禁煙

　飲酒による影響は，まず数時間で血圧低下し，

TOPICS

①腎神経焼灼術

　カテーテルにより腎動脈内膜側から高周波通電を行って外膜側に局在する腎神経を焼灼して降圧効果を得るもので，1年後，3年後といった長期に降圧効果が持続することがSYMPLICITY HTN-1研究で示された．そして，SYMPLICITY HTN-2研究では診察室血圧のみならず家庭血圧，ABPMの血圧も低下させていた．しかし，カテーテル挿入というプラセボ効果を除外するためにシャム群と腎神経焼灼術群を比較し盲検化したSYMPLICITY HTN-3研究では，6ヵ月後の有意な降圧効果は確認できなかった．

　この結果は，対象患者のばらつきと手技の熟練度のばらつきといった要素が関与することが考えられている．SYMPLICITY HTN-3研究の中でも，睡眠時無呼吸症候群をもつ患者の6ヵ月後の診察室収縮期血圧は，シャム群との比較において腎神経焼灼術群で有意に低下したが（－17.0±22.4 vs. －6.3±26.1 mmHg，$p=0.01$），睡眠時無呼吸のない患者では有意差はみられなかった[a]．また，手技の技術的な点として焼灼部位についても議論がある．腎動脈周囲の神経は主幹部遠位では近位，中央部に比べて数は少ないものの，腎動脈管腔から最も近いことが知られており，最近の報告ではブタ腎動脈主幹部遠位と分岐部以降の両分枝を組み合わせて焼灼したところ，主幹部の焼灼回数を増や

すより交感神経活動の減弱が大きく，効果のばらつきも小さかったという[b]．腎神経焼灼術の有用性そのものがSYMPLICITY HTN-3研究で否定されたわけではなく，適応の検討や手技の改良により新たなエビデンスが出てくることが期待されている．

a) Kario K et al：Impact of renal denervation on patients with obstructive sleep apnea and resistant hypertension insights from the SYMPLICITY HTN-3 Trial. Circ J **80**：1404-1412, 2016
b) Mahfoud F et al：Impact of lesion placement on efficacy and safety of catheter-based radiofrequency renal denervation. J Am Coll Cardiol **66**：1766-1775, 2015

②ワクチン

　降圧薬は毎日内服する必要があり，患者の内服アドヒアランスが問題になることもしばしばある．高血圧ラットモデルで，1回のDNAワクチン投与で半年間降圧効果が持続することが示された[c]．2017年から臨床試験が開始されるとされており，安全性と効果が確認されれば，患者の利便性向上とともに医療経済的にも恩恵がもたらされる可能性がある．

c) Koriyama H et al：Long-term reduction of high blood pressure by angiotensin II DNA vaccine in spontaneously hypertensive rats. Hypertension **66**：167-174, 2015

早朝血圧は逆に上昇する．メタ解析ではアルコール制限により降圧効果が得られることが示されている．一方，喫煙と血圧との関連は明らかではない．喫煙と短期の血圧上昇の関連は示されており，日中のABPMの血圧が上昇する仮面高血圧との関連が報告されている．また，受動喫煙者でも24時間血圧が高く，仮面高血圧も高頻度であるとする報告もある．喫煙は冠動脈疾患や脳卒中などの危険因子であり，禁煙は重要である．

d その他

気温は血圧に関連し，冬季は血圧が上昇し心血管イベントも増える．暖房や防寒が不十分な場合，死亡率が増加するとの報告もあり，高血圧患者では冬季の十分な暖房や防寒を心がける．

ストレスと血圧の関連はさまざまな報告があり結果は一致していないが，ストレス管理は血圧管理に有効であり，メタ解析ではリラクゼーションで4mmHgの血圧減少がみられた．

文 献

1) 日本高血圧学会高血圧治療ガイドライン作成委員会（編）：高血圧治療ガイドライン2014，ライフサイエンス出版，東京，2014
2) Brunstrom M, Carlberg B：Effect of antihypertensive treatment at different blood pressure levels in patients with diabetes mellitus：systematic review and meta-analyses. BMJ 352：i717, 2016
3) SPRINT Research Group et al：A randomized trial of intensive versus standard blood-pressure control. N Engl J Med 373：2103-2116, 2015

2 白衣高血圧，早朝高血圧

赤坂　憲，楽木宏実

診療のポイント・治療指針

- 高血圧診療にあたっては，診察室外での血圧を把握することが重要である．
- 家庭血圧計，24時間自由行動下血圧測定（ambulatory blood pressure monitoring：ABPM）を必要に応じて使い分ける．
- 白衣高血圧の心血管疾患リスクは必ずしも低いとは限らないため，適切な管理が必要である．
- 仮面高血圧の中には，早朝高血圧，昼間高血圧，夜間高血圧が含まれる．
- 早朝高血圧には，併用療法も含めた積極的なコントロールが必要である．

高血圧診療を行ううえでは，診察室外で測定される血圧の値が重要である．診察室での血圧よりも，診察室外での血圧のほうが，臓器障害や将来の心血管疾患と強く関連することが報告されている．診察室外で血圧を測定するために，家庭血圧計による家庭血圧測定や24時間ABPMを行う必要があり，積極的な利用が望ましい．「高血圧治療ガイドライン2014」[1]では，診察室血圧の値と家庭血圧の値に乖離が認められる時には，家庭血圧の値を優先することが明記されている．

白衣高血圧とは，診察室での血圧は高血圧を呈するにもかかわらず，診察室外での血圧が正常である状態を示す．白衣高血圧という用語は主に未治療者の状態をさすが，降圧薬服用中の患者でも同様の現象を示す場合があり，その場合を治療中白衣高血圧と呼ぶ．

白衣高血圧とは逆に，診察室での血圧は正常であるが，診察室外での血圧が高血圧である状態を，仮面高血圧と呼ぶ．仮面高血圧の中には，早朝高血圧，昼間高血圧，夜間高血圧が含まれる．これらの表現型を判定するためには，診察室外血圧を1日にわたり複数回測定する必要があるため，ABPMを用いて評価することが適切と考えられる．血圧には日内変動があるが，通常の場合は，血圧は早朝に最も高く，夜に向かって徐々に低下し，夜間就寝中に最も低くなり，再び早朝に上昇するというパターンを呈する．夜間から早朝にかけての血圧は，心血管疾患リスクを強く反映するとされるため，仮面高血圧の中でも早朝高血圧の診断と適切な管理が重要である．

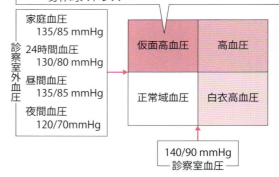

図1　白衣高血圧と仮面高血圧の診断
［日本高血圧学会高血圧治療ガイドライン作成委員会（編）：高血圧治療ガイドライン2014，ライフサイエンス出版，東京，p23，2014より許諾を得て改変し転載］

治療のための診断と検査

診察室で測定された血圧と，診察室外で測定された血圧の値から，高血圧患者は正常域血圧，白衣高血圧，仮面高血圧，持続性高血圧の4つに分類される（図1）．白衣高血圧，仮面高血圧を診断するためには，診察室での血圧測定の他に，診察室外での血圧測定が必須となる．診察室外での血圧測定を行う手段としては，24時間ABPMと家

庭血圧計がある．これまでの家庭血圧計では，夜間就寝中の血圧を測定できないという欠点があったが，近年上市された家庭血圧計の中には，就寝中の血圧を自動で測定できる機能が備わっているものもあり，白衣高血圧，仮面高血圧の診断や治療に有用と考えられる．

治療の一般方針

a 白衣高血圧に対する治療方針

診察室でのみ高血圧を呈し，診察室外での血圧がすべて正常範囲内である「純粋な」白衣高血圧では，降圧治療の意義は少ないと考えられる．しかし，最近のレビュー文献[2]では，白衣高血圧は決して良性の状態ではなく，長期的には有害事象につながることも報告されており，その機序として，白衣高血圧は耐糖能障害や肥満，脂質異常といった他の心血管疾患危険因子関連していることも一因とされている．したがって，白衣高血圧を診療する際には血圧以外の心血管危険因子にも目を向け，包括的なリスク管理をめざすことが必要と考えられる．

b 早朝高血圧に対する治療方針

ABPM を用いた大規模臨床研究である International Database of Ambulatory Blood Pressure in relation to Cardiovascular Outcomes（IDACO）[3] によると，仮面高血圧は正常血圧と比較して約2倍の心血管疾患リスクであり，持続性高血圧に匹敵することが報告されている．

早朝高血圧の治療では，単剤でのコントロールは難しく，2剤以上の併用療法が必要となる場合が多い．第一選択薬として，長時間作用型のCa拮抗薬かレニン・アンジオテンシン（RA）系阻害薬で治療を開始し，早朝高血圧に対する降圧効果が不十分な場合には，RA系阻害薬もしくはCa拮抗薬を夕食後に追加することが有効であることが多い．さらに，早朝の交感神経活性化を穏やかにする目的で，α遮断薬を就寝前に追加する方法も用いられる．また，夜間から早朝にかけての高血圧の主な原因は，過剰な食塩摂取による体液貯留

と考えられる．したがって，治療には食塩摂取の制限とともに少量の利尿薬がよい適応となる．

> **処方例**
> ①または②を単独で使用
> ①アムロジン OD 錠 5 mg/日，分 1，朝食後
> ②アジルバ 20 mg/日，分 1，朝食後
> ●効果不十分であれば，以下のいずれかを追加
> ①フルイトラン 1 mg/日，分 1，朝食後
> ②カルデナリン 2 mg/日，分 1，就寝時（起立性低血圧に注意）

c その他の治療方針

早朝高血圧の誘因として，睡眠呼吸障害が隠れている場合もある．日中の過度の眠気を訴えていたり，家族から睡眠中の呼吸異常を指摘されている場合には，簡易睡眠モニターや睡眠ポリグラフによる検査を行い，必要に応じて持続的陽圧呼吸（CPAP）を行うことも考慮する．

生活指導

肥満がある場合には，適正体重をめざして食事療法，運動療法を行う．喫煙者であれば禁煙治療を行う．食塩摂取量 6 g/日未満を目標に，減塩を指導する．飲酒の習慣がある場合には，エタノール換算で男性 20〜30 mL/日以下，女性 10〜20 mL/日以下となるように節酒を勧める．

文 献

1）日本高血圧学会高血圧治療ガイドライン作成委員会（編）：高血圧治療ガイドライン 2014，ライフサイエンス出版，東京，2014
2）Huang Y et al：White-coat hypertension is a risk factor for cardiovascular diseases and total mortality. J Hypertens 35：677-688, 2017
3）Asayama K et al：Setting thresholds to varying blood pressure monitoring intervals differentially affects risk estimates associated with white-coat and masked hypertension in the population. Hypertension 64：935-942, 2014

370　XIV. 高血圧症

3　高齢者の高血圧

▶▶岡本隆二，伊藤正明

診療のポイント・治療指針

● 血圧変動が大きいので，繰り返し血圧を測定する.
● 一般的なエビデンスを原則として，忍容性により血圧目標値を設定する.
● 合併症を考慮したうえで，緩徐なスピードで降圧を行う.
● 誤嚥性肺炎の既往のある患者では，アンジオテンシン変換酵素（ACE）阻害薬が推奨される.
● 骨粗鬆症患者では，積極的適応の降圧薬がなければ，サイアザイド系利尿薬が推奨される.

高齢者では，糖尿病や慢性腎臓病などを合併する頻度が高いが，その目標血圧におけるエビデンスは不十分である．このため，高齢者では一般的なエビデンスを原則として，適用を個別に判断する.

高齢者では血圧変動が大きく，白衣高血圧や食後血圧低下の合併も多い．このため，血圧を繰り返し測定し，家庭血圧または24時間血圧測定を併用して，正確な血圧値の把握に努める必要がある[1]．加齢とともに収縮期血圧は上昇，拡張期血圧は減少し，脈圧が増大する．また潜在的な合併症の有無により，目標血圧値や使用薬剤も変化するため，定期的に合併症のスクリーニングを行うことが重要である.

降圧療法を行う際には，高齢者の特殊性（①転倒・骨折予防の必要性，②過度の脱水や減塩，施設入所などの生活環境変化，③服薬アドヒアランスの低下など）を理解したうえで，緩徐なスピードで降圧する．年齢による降圧目標と合併症による降圧目標が異なる場合，まず年齢による降圧目標を達成することを原則とし，忍容性があれば，合併症の存在による低いほうの値をめざす.

治療のための診断と検査

脳・心・腎の臓器障害を評価し，合併症の有無を調べる.

血圧の急激な上昇や治療抵抗性高血圧の出現を認めた場合，二次性高血圧症，特に腎血管性高血圧と原発性アルドステロン症のスクリーニングを行うことが重要である.

a 身体所見

潜在的な合併症により治療方針全般の対応が異なるため，頸動脈狭窄症，心房細動，大動脈弁狭窄症，大動脈瘤，脳梗塞などの把握に努める.

最近の報告では，6 m を自力歩行できない患者では，逆に収縮期血圧が 140 mmHg 以上のほうが予後良好とされ（図 1），日常生活動作（ADL）の評価も重要である[2].

b 家庭血圧測定，24 時間血圧測定

高齢者では，白衣高血圧，食後低血圧，夜間非降圧型 non-dipper が多く，診察室血圧測定と併用してこれらの存在を把握する.

c 血液・尿検査

腎不全患者では，過度の降圧により，容易に腎機能の悪化をきたすので注意を要する．非高齢者とは異なり，糖尿病や尿蛋白を伴う慢性腎臓病（CKD）患者においても，厳格な降圧による臓器保護効果は明らかにはなっていない.

d 心電図，心・血管エコー，心臓 CT

冠動脈疾患合併患者では，目標値は 140/90 mmHg 未満であるが，拡張期血圧が 70 mmHg 未満となる場合，心イベントリスクが増大する可能性があり，注意を要する[3]．大動脈弁狭窄症や頸動脈狭窄症合併患者では，過度の降圧は心不全や脳虚血を悪化させるため，個別に対応を行う.

治療の一般方針

a 治療方針の立て方

65〜74 歳の降圧目標は 140/90 mmHg 未満，75 歳以上では 150/90 mmHg 未満を目標とし，忍容性があれば，140/90 mmHg をめざすことで，さ

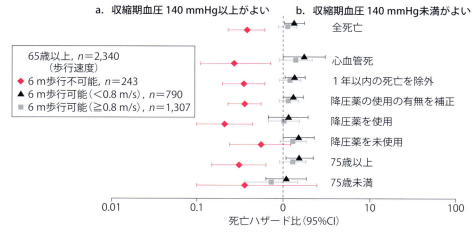

図1 高齢者高血圧における，6 m 歩行試験と予後との関係

［文献2を参考に作成］

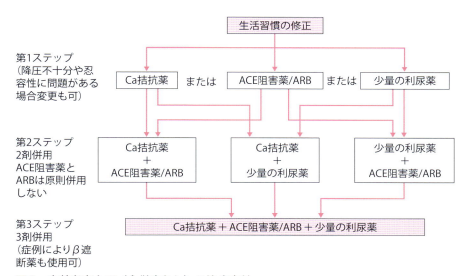

図2 高齢者高血圧（合併症なし）の治療方針
［日本高血圧学会（編）：高血圧専門医ならびに専門医をめざす医師のための高血圧専門医ガイドブック，診断と治療社，東京，第3版，p179，2014を参考に作成］

らに予後改善が期待できる．実際日本人の高齢者においても比較的安全に140/90 mmHg 未満に降圧できることが示されている[4]．脳血管障害や心血管病のために抗血栓薬を内服中の患者では，脳出血や出血性脳梗塞の危険性が高いため，130/80 mmHg 未満に維持することが推奨されている[1]．

b 薬物療法

Ca 拮抗薬，ACE 阻害薬/アンジオテンシンⅡ受容体拮抗薬（ARB），サイアザイド系利尿薬が高齢者でも安全で有用性が確立されている．空咳が許容範囲内であれば，誤嚥性肺炎の既往のある患者では，ACE 阻害薬が[5]，骨粗鬆症患者ではサイアザイド系利尿薬が，それぞれ推奨される[1]．β遮断薬も忍容性があれば有用であることが確認されている（図2）．

処方例

● 単剤使用
[Ca 拮抗薬]
①ノルバスク 2.5〜5 mg/日　など
[ACE 阻害薬/ARB]
①レニベース 5〜10 mg/日あるいは，オルメテック 10〜20 mg/日　など

TOPICS

SPRINT 試験

50 歳以上（平均 67.9 歳，75 歳以上が 28%）の高血圧症患者 9,361 人を対象とした the Systolic Blood Pressure Intervention Trial（SPRINT）研究が，2015 年 11 月に報告された[a]．収縮期血圧が 130〜180 mmHg で糖尿病や脳卒中の既往がなく，（Framingham Risk Score や年齢などにより）心血管イベントリスクの高い患者，通常降圧群（140 mmHg 未満）と厳格降圧群（120 mmHg 未満）の 2 群に分け，心血管イベント発生率や副作用の発現率を検討した．血圧は 5 分の安静後，会話せず自動血圧計で 3 回測定した平均値を用いた．1 年目での通常降圧群の平均収縮期血圧は 136.2 mmHg，厳格降圧群の平均収縮期血圧は 121.4 mmHg であった．

平均 3.26 年の追跡で，初回の心筋梗塞や心血管死など心血管イベントによる一次エンドポイントが，厳格群は 1.65%［通常群に対するハザード比 0.73，95%信頼区間（CI）：0.64］，通常群は 2.19%（95%CI：0.89）であった（$p<0.001$）．二次エンドポイントでは，心不全，心血管死，全死亡はいずれも厳格群で有意に低く，ハザード比はそれぞれ 0.62，0.57，0.73 であった（p 値はそれぞれ 0.002，0.005，0.003）．再発を含む心筋梗塞や脳卒中では有意差を認めなかった．低血圧，失神，電解質異常，急性腎不全などの副作用合併症は厳格群で高かった．このように平均 68 歳の高血圧症患者においても，厳格な降圧が致死的・非致死的イベント両方を減少させたが，副作用の出現率は上昇した．本試験により，忍容性があれば収縮期血圧 120 mmHg 未満にコントロールすることで，イベント抑制が期待できることが示された．

a) SPRINT Research Group et al：A randomized trial of intensive versus standard blood-pressure control. N Engl J Med **373**：2103-2116, 2015

[利尿薬]
① フルイトラン 0.5〜1 mg/日　など
● 2 剤併用療法
[Ca 拮抗薬＋ARB]
① アムロジン 5 mg＋アジルバ 20 mg/日　など
[Ca 拮抗薬＋利尿薬]
① アダラート CR 20 mg＋フルイトラン 1 mg/日　など
[ACE 阻害薬＋利尿薬]
① コバシル 2 mg＋フルイトラン 1 mg/日　など
● 3 剤併用療法
[Ca 拮抗薬＋ARB＋利尿薬]
① アムロジン 5 mg＋ミカルディス 40 mg＋フルイトラン 0.5 mg/日　など

■ 生活指導

塩分制限，過度のアルコール摂取の制限，食事による K の摂取，定期的な運動など，高齢者でも積極的に行うべきであるが，生活の質（QOL）やフレイル度に配慮して，個々に方針を決定する．

文　献

1) 日本高血圧学会高血圧治療ガイドライン作成委員会（編）：高血圧治療ガイドライン 2014，ライフサイエンス出版，東京，p88-96，2014
2) Rethinking the association of high blood pressure with mortality in elderly adults：the impact of frailty. Arch Intern Med **172**：1162-1168, 2012
3) Denardo SJ et al：Blood pressure and outcomes in very old hypertensive coronary artery disease patients：an INVEST substudy. Am J Med **123**：719-726, 2010
4) Ogihara T et al：Target blood pressure for treatment of isolated systolic hypertension in the elderly：valsartan in elderly isolated systolic hypertension study. Hypertension **56**：196-202, 2010
5) Caldeira D et al：Risk of pneumonia associated with use of angiotensin converting enzyme inhibitors and angiotensin receptor blockers：systematic review and meta-analysis. BMJ **345**：e4260, 2012

4 高血圧管理の生活指導

大石　充

診療のポイント・治療指針
- 減量，運動，減塩，K摂取奨励，節酒が生活指導の軸となる．
- 複数の生活習慣改善を組み合わせると，より効果的である．
- 生活習慣改善を持続するために動機付けなどに工夫が必要である．
- より専門的知識を習得するために高血圧・循環器病予防療養指導士制度が始まった．

血圧と生活習慣の関連

　高血圧はさまざまな生活習慣と関連があり，主要なものとして，肥満，身体活動の不足，Naの過剰摂取，Kの摂取不足，アルコールの多飲があがる．喫煙は直接血圧を上げるわけではないが，循環器病のリスクを増大させるので，高血圧患者に対して禁煙をさせることも大きな意義がある．各々の危険因子がどれほど血圧上昇に寄与しているかを明らかにすることは非常に難しいが，生活習慣修正による降圧の程度を図1に示す[1]．これによると減塩による降圧効果ももちろん大きいが，4.0kgの体重減少が1日4.6gの減塩とほぼ同等の血圧低下作用が認められることから減量も大きな効果が得られる．さらに興味深いことには，米国で開発されたDietary Approaches to Stop Hypertension（DASH）食と呼ばれる高血圧を防ぐ食事方法は非常に高い降圧効果が示されている．これはK，Ca，Mg，食物繊維，蛋白質を多く摂取し，飽和脂肪酸とコレステロールの摂取を制限する食事方法である．食事1つを考えても複合的に生活習慣改善をしたほうが効果の高いことが示されているといえる．

生活習慣の正確な把握

　一般的に高血圧患者は是正すべき生活習慣を複数所有し，相互に影響し合っている場合が多いが，1人ひとりの生活習慣を正確に把握することは非常に重要である．肥満は標準体重を参考にしてbody mass index（BMI）が25 kg/m^{2}以上もしくは内臓脂肪面積が100 cm^{2}である場合が生活習慣改善の対象となる．また，18歳よりどれだけ体重が増加したかによって高血圧罹患率が増加する

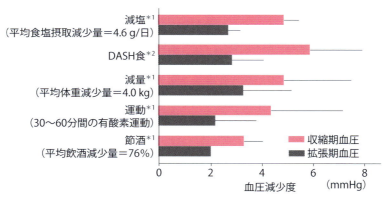

図1　生活習慣修正による降圧の程度
*1：メタアナリシス
*2：無作為化試験
［日本高血圧学会高血圧治療ガイドライン作成委員会（編）：高血圧治療ガイドライン2014，ライフサイエンス出版，東京，p40，2014より許諾を得て転載］

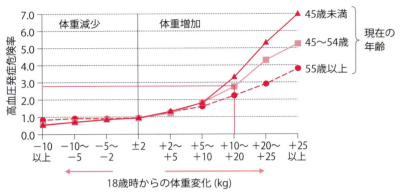

図2　18歳時からの体重増加と高血圧

［文献2より引用］

という報告もあり（図2），運動習慣があり，飲酒・喫煙もしていない18歳時との比較も重要である[2]．Naの過剰摂取は尿中Naと尿中Crを測定して1日食塩摂取量推定式（田中の式）を用いて計算する．随時尿でも推定可能で数字として患者とも情報共有ができるので，生活指導に有用である．アルコール摂取や喫煙はその摂取量を少なく申告する傾向にあるので，十分注意して問診を行うことも大切である．

生活指導の方針

a 生活習慣の改善

前述の危険因子は相互作用があるので，多数の生活習慣を同時に改善することが非常に効果的である．たとえば，肥満は脂肪が過剰に蓄積した状態であり，特に腹腔内の脂肪蓄積（内臓肥満）はインスリン抵抗性とその代償である高インスリン血症と関連して，尿細管Na再吸収促進を介する食塩感受性亢進などにより血圧を上昇させる．そのような肥満はエネルギー過剰摂取だけでなく，飲酒過多や身体運動の不足も大きく関係している．したがって，減量のためには基本である食事療法（摂取エネルギー制限）が軸となるが，それとあわせて運動療法の併用が非常に効果的である．食事療法は炭水化物，蛋白質，脂肪の摂取バランスが大切であり，さらにビタミンやミネラルの必要量も確保するように工夫する．

運動療法に関しても有酸素運動は血圧・脂質・糖質代謝指標の改善や糖尿病発症予防効果をもたらすが，レジスタンス運動を併用することにより減量中の骨格筋量減少を抑制し，血圧や代謝を改善することが知られている．さらに，減量によるインスリン抵抗性の改善により高インスリン血症が是正されて食塩感受性が抑制されることから，減塩効果がより顕著に示されるようになる．

b 食事療法の要点

肥満症に対する減量を目的とした摂取エネルギー量は 25(kcal)×標準体重（身長^2(m)×22）以下を基準として医師や管理栄養士が個々の対象者の現状を鑑みて設定する．肥満者の体重1 kgの減量に伴って腹囲が1 cm小さくなることが示されており，目標設定に使用できるとともに腹囲と体重のアンバランスは骨格筋量の減少が予想され，レジスタンス運動の併用が推奨される．減量するためには摂取カロリー抑制（食事制限）と消費カロリー増加（運動）のバランスが重要で，減量計画シミュレーション教材を使いながら無理のない計画を作成し，具体的な食事例におきかえて指導する必要がある．

減塩は食事量を減少させる効果があることが知られており，減塩指導（6 g/日）と併用して食事指導を行うと効果的である．さらに減塩指導でも具体的な指導が効果の高いことが知られている．麺類や漬物などの目にみえない塩分を制限したり，食卓での醤油・塩などの味付け禁止などだけでなく，K含有の多い食品（野菜・果物・乳製品）摂取を奨励するなどの工夫が必要である．

生活指導例

53歳・男性，管理職．身長175 cm，体重51 kg（18歳時）が，外食・飲酒機会が非常に多く，飲酒・運動不足などにより，体重80 kg・腹囲95 cmとメタボリックシンドローム体型となった．10年間，高血圧と高脂血症の服薬中である．健康診断

TOPICS

高血圧・循環器病予防療養指導士

　日本高血圧学会と日本循環器予防学会が共同で，2015年度から「高血圧・循環器病予防療養指導士」の認定制度をスタートさせた[a]．この制度は，「循環器病の主たる原因である高血圧などの生活習慣病の改善・予防，およびその他の危険因子の管理に関する療養指導を行うために有用な専門的知識および技術を有する職種の資質向上を図り，よって循環器病の予防や病態改善により国民の健康増進に貢献すること」を目的としている．対象となるのは看護師，保健師，薬剤師，管理栄養士，臨床検査技師，理学療法士，健康運動指導士，臨床心理士などであり，学会員歴や実務歴およびセミナー受講などにより資格審査が行われた後に試験に合格すると認定される．

a）日本高血圧学会・日本循環器病予防学会認定高血圧・循環器病予防療養指導士．<http://www.jpnsh.jp/sidousi/about.html>[Accessed 29 September 2017]

で尿酸高値も指摘された．父親が糖尿病・不安定

狭心症，母親が高血圧・心房細動の既往がある．

　標準体重は67 kgであり目標とする摂取カロリーは1,700 kcalで，13 kgの減量が必要であった．標準体重達成後も腹囲82 cmと肥満傾向である．骨格筋量減少が予想され，有酸素運動だけでなくレジスタンス運動も必要である．肥満の原因として外食およびアルコール多飲による摂取カロリー過多が考えられ，野菜中心の生活と節酒（休肝日の設定）が必須である．これらの複合指導が必要であるが，−2 kg/月以上の急激な減量はリバウンドの原因ともなるうえに，仕事柄，生活習慣是正の継続が難しく，動機付けと継続のための工夫（行動療法や日記，ミニ表彰状など）をしながら指導する．

文　献

1）日本高血圧学会高血圧治療ガイドライン作成委員会（編）：高血圧治療ガイドライン2014，ライフサイエンス出版，東京，2014

2）Huang Z et al：Body weight, weight change, and risk for hypertension in women. Ann Intern Med **128**：81-88, 1998

5 二次性高血圧

▶▶ 大手信之

診療のポイント・治療指針

- 重症あるいは治療抵抗性高血圧を呈することが多い.
- 若年発症や急激な高血圧発症などの特徴がある.
- 頻度は全高血圧患者の約 10%程度である.
- 腎実質性高血圧，原発性アルドステロン症，腎血管性高血圧の頻度が比較的高い.
- 原因を明らかにし，治療することで降圧が得られる.

A. 腎実質性高血圧[1]

二次性高血圧で最も頻度が高く，高血圧全体の2~5%を占める. 慢性糸球体腎炎や糖尿病性腎症などの糸球体疾患だけでなく，慢性腎盂腎炎による間質障害や多発性嚢胞腎なども原因となる. これらの疾患は慢性腎臓病（CKD）の概念に包括され，腎機能が低下するにつれて高血圧を呈する頻度が上昇する. 基本的病態は体液量過剰に由来する高血圧である.

治療のための診断と検査

a 臨床所見
診断特異的な徴候はないが慢性腎不全の症状が出現する. すなわち，神経，精神症状として不眠，頭痛，性格変化や筋力低下，知覚異常を生じる. 循環器系症状としては心肥大，心膜炎，心筋炎，うっ血性心不全などが生じ，さらに造血器障害により，貧血，血小板機能低下，出血傾向などが起こりうる.

b 診断
eGFR 低下，蛋白尿を伴う高血圧である.

治療の一般方針

CKD の進行予防には，レニン・アンジオテンシン（renin-angiotensin：RA）系阻害薬（第一選択），Ca 拮抗薬などの血管拡張薬を用いて糸球体血圧を低下させることが重要であるが，体液過剰に対しては早期より強力な利尿作用のあるループ利尿薬を使用することが求められる. 末期腎不全に至った際には血液透析や腎移植の適応となる. これらを行うことにより血圧コントロールは容易となる.

B. 原発性アルドステロン症[1~3]

原発性アルドステロン症は，副腎皮質の自律的なアルドステロン産生（腺腫，両側副腎球状層過形成，きわめてまれに癌による）により引き起こされる高血圧である.

治療のための診断と検査

a 臨床所見
症状および徴候には，発作性の筋力低下（典型的には周期性四肢麻痺を呈する），血圧上昇，および低 K 血症がある. 本症では，年齢・血圧が同等の本態性高血圧と比べて，脳・心血管合併症の頻度が高いことから，適切な診断と治療が重要である. 原発性アルドステロン症の約 60~90%が正常血清 K 値を呈すると報告されており，血清 K 値から本態性高血圧との鑑別は困難である.

b 診断
a) スクリーニング検査
血漿レニン活性（plasma renin activity：PRA）と血漿アルドステロン濃度（plasma aldosterone content：PAC）の比>200，または血漿レニン濃度と PAC の比>40 によってスクリーニングされるが，疑陽性を防ぐために PAC>120 pg/mL の併存を条件として陽性と判定する. ただし，PAC<120 pg/dL でも原発性アルドステロン症を完全に

は否定できない（PAC は ng/dL の単位で表示されることがあるので注意が必要である）．測定値は採血条件に影響されるので，15〜30 分の座位後に測定し，陽性の場合には，早朝空腹時あるいは約 30 分の安静臥床後に再検査する．判定条件は同様である．PRA や PAC に内服降圧薬が影響を与える．未治療時あるいは少なくとも 2 週間休薬後に測定する．休薬が困難な場合には，降圧薬をレニン・アンジオテンシン・アルドステロン系に影響の少ない Ca 拮抗薬，α 遮断薬，あるいは hydralazine に変更する．アルドステロン拮抗薬は本スクリーニング検査に重大な影響を与えるので，2 ヵ月以上の休薬が必要となる．

b）機能確認検査

captopril 試験，生理食塩液負荷試験，furosemide 立位試験，経口食塩負荷試験などがある．これらの試験間で原発性アルドステロン症診断の感度・特異度の優劣は示されていない．captopril 試験が簡便で，外来でも実施可能である．captopril 25 mg 内服後 60〜90 分において前述のスクリーニング検査陽性基準で原発性アルドステロン症の有無を判定する．感度 66〜100％，特異度 68〜100％とされている．

c）局在診断

機能確認検査陽性例で局在診断を行う．まず副腎造影 CT（1〜3 mm の thin slice）あるいは MRI により腫瘍の有無を検索する．腫瘍サイズは 1.5 cm 未満が多い．一側副腎に腫瘍を認める場合にはアルドステロン産生腺腫を疑うが，腫瘍が非機能性の可能性がある．造影 CT と MRI でアルドステロン産生腺腫の診断感度・特異度に差はない．^{131}I-アドステロール副腎シンチグラフィは dexamethasone 抑制下で行うが，微小腺腫や低機能例では陽性率が低い．副腎静脈血サンプリングは機能的な局在診断法であり，適切に施行された場合には，CT あるいは MRI よりもアルドステロン産生腺腫の診断感度・特異度が高い．手術を考慮する場合には，本法の実施が推奨される．

副腎静脈血サンプリングの成否は，カテーテルの副腎静脈への正確な挿入に依存するが，その判定は一般に副腎静脈で下大静脈（または末梢）に比べてコルチゾール濃度のステップアップが起こっているか否かで判定する．通常は，副腎静脈と下大静脈あるいは末梢静脈のコルチゾール濃度の比（selectivity index：SI）を指標として用いる．SI の cut-off 値は，副腎皮質刺激ホルモン（adrenocorticotropic hormone：ACTH）を負荷しない条件下では 1.1〜1.3，ACTH 負荷後では 2.0〜5.0 である．局在判定の指標として，ACTH 負荷後のアルドステロン産生腺腫の局在診断（片側性か両側性か）には，lateralized ratio（LR）＝［（副腎静脈中アルドステロン/コルチゾール：A/C）高値側/（A/C）低値側］＞4.0 かつ contralateral ratio（CR）＝［（A/C）低値側/（A/C）下大静脈・末梢側］＜1.0 が一般的に用いられる．

■ 治療の一般方針

一側性病変では腹腔鏡下副腎摘出術が第一選択である．術後に，高血圧・電解質異常，臓器障害の改善を認める．手術適応や手術希望のない例や腺腫両側性病変では，アルドステロン拮抗薬および他の降圧薬を用いて高血圧と低 K 血症を治療する．両側副腎球状層過形成には薬物療法を行う．アルドステロン拮抗薬は最大量の投与が必要な場合が多く，それでも効果不十分の場合は Ca 拮抗薬を併用する．

C．Cushing 症候群[1, 2, 4]

コルチゾールの自律性かつ過剰分泌による特徴的な身体所見，高血圧，糖尿病などを呈する．ACTH 非依存性と ACTH 依存性に分けられる．前者には副腎腺腫による狭義の Cushing 症候群，後者には下垂体 ACTH 産生腫瘍による Cushing 病，異所性 ACTH 産生腫瘍がある．

■ 治療のための診断と検査

a 臨床所見

身体所見には，満月様顔貌，鎖骨上および頸部背側への顕著な脂肪沈着（バッファローハンプ）を伴う中心性肥満，筋萎縮および筋力低下が認められる．皮膚は薄く萎縮し，傷は治りにくく紫斑ができやすい．腹部に紫紅色の皮膚線条があらわれることがある．女性では通常，月経不順が生じる．副腎腺腫を有する女性では，アンドロゲンの産生が亢進するため，多毛症，側頭部の脱毛，およびその他の男性化徴候が出現することがある．

b 診断

血中コルチゾール・尿中遊離コルチゾールの増加，dexamethasone 抑制試験（一晩法）におけるコルチゾール抑制欠如（dexamethasone 1 mg 投与後の血漿コルチゾール値＞5μg/dL）と入院によ

りコルチゾールの日内変動消失を確認する.

　陽性と判定されれば，Cushing 症候群の原因を特定するため ACTH 値の測定を行う．基礎値および，特に副腎皮質刺激ホルモン放出ホルモン（corticotropin-releasing hormone：CRH）に対する反応値の両方が検出不能であれば，原発性の副腎異常と診断する．ACTH 依存性 Cushing 症候群であれば，Cushing 病とそれよりもまれな異所性 ACTH 症候群との鑑別に誘発試験が役立つ．高用量 dexamethasone（一晩法では 8 mg 1 回投与，標準法では 1 回 2 mg，6 時間ごとに 48 時間経口投与）に反応して，大半の Cushing 病患者では午前 9 時の血清コルチゾール値が 50％以上低下するが，異所性 ACTH 症候群患者ではそれはまれである．逆に，CRH（100μg 静注または 1μg/kg 静注）に反応して，大半の Cushing 病患者では ACTH が 50％，コルチゾールが 20％を超えて上昇するが，異所性 ACTH 症候群患者ではこれはきわめてまれである．

治療の一般方針

　副腎線腫では腹腔鏡下副腎摘出術，Cushing 病では経蝶形骨洞下垂体線腫摘出術，異所性 ACTH 産生腫瘍では原因病巣の外科的摘出が第一選択である．Cushing 病において，下垂体腺腫摘出術で寛解に至らなかった場合には，薬物療法や下垂体に対する放射線治療を考慮する．副腎からのコルチゾール分泌を抑制する薬剤として，ステロイド合成酵素阻害薬である metyrapone が有効である．

D. 褐色細胞腫・パラガングリオーマ[1, 2, 5]

　副腎髄質由来の褐色細胞腫に加え傍神経節由来のパラガングリオーマがある．過剰分泌されたカテコラミンによって高血圧や耐糖能異常を生ずる．副腎外性，両側性，多発性，悪性がそれぞれ約 10％を占める．発生原因は不明である．最近，コハク酸脱水素酵素の遺伝子異常を約 30％に認めることが報告され，遺伝的素因の関与が示唆されている．

治療のための診断と検査

a 臨床所見

　高血圧は発作性または持続性である．頭痛，動悸，発汗，顔面蒼白などの症状や発作性高血圧か

ら本症を疑う．高血圧発作は，運動，ストレス，排便などで誘発される．

b 診断

　血中カテコラミン濃度，24 時間尿中カテコラミン排泄量，代謝産物であるメタネフリン・ノルメタネフリンの尿中排泄量の増加（いずれも正常上限の 3 倍以上）を確認する．次に，CT で腫瘍の局在を確認する．診断された時の腫瘍サイズは 5～6 cm のことが多い．造影剤は高血圧クリーゼを誘発する可能性があるために慎重投与と添付文書に記載がある．やむをえず実施する場合には，造影剤は非イオン性を用い，静脈確保のうえ phentolamine mesilate などの α 遮断薬および propranolol などの β 遮断薬の十分な量を用意してクリーゼに備える．MRI では T1 強調画像で低信号，T2 強調画像で高信号が特徴である．局在が不明な場合には，胸腹骨盤部 CT あるいは MRI，[123]I-MIBG シンチグラフィ，[18]F-FDG PET などで検索する．なお，褐色細胞腫は家族性多発性内分泌腫瘍症（MEN）の 2A 型または 2B 型の一部であることがあり，この場合は他の内分泌腫瘍（副甲状腺癌または甲状腺髄様癌）が併存または続発する．

治療の一般方針

　外科手術による切除が第一選択の治療法である．α 遮断薬と β 遮断薬の併用（doxazosin や propranolol）によって高血圧が管理されるまでは一般に手術を遅らせる．α 遮断が十分に達成されるまでは β 遮断薬を使用すべきではない．

文献

1) 日本高血圧学会高血圧治療ガイドライン作成委員会（編）：二次性高血圧．高血圧治療ガイドライン 2014，ライフサイエンス出版，東京，p115，2014
2) MSD マニュアルプロフェッショナル日本語 2017 年版：腎血管性高血圧症，原発性アルドステロン症，クッシング症候群，褐色細胞腫．＜http://www.msdmanuals.com/＞［Accessed 26 September 2017］
3) 日本内分泌学会（監），日本内分泌学会「原発性アルドステロン症ガイドライン実施の実態調査と普及に向けた標準化に関する検討」委員会（編）：各論．わが国の原発性アルドステロン症の診療に関するコンセンサス・ステートメント，診断と治療社，東京，p15，2016
4) 難病情報センター：クッシング病（下垂体性 ACTH 分泌亢進症）．＜http://www.nanbyou.or.jp/entry/78＞［Accessed 26 September 2017］
5) 成瀬光栄，平田結喜緒（編）：褐色細胞腫．褐色細胞腫診療マニュアル，診断と治療社，東京，第 2 版，p12-63，2012

脳血管障害　XV

1　脳梗塞

▶ 長尾毅彦

診療のポイント・治療指針

- 脳梗塞はさまざまな基礎疾患から発症する多彩な「血栓症候群」であり，発症機序からアテローム血栓性脳梗塞（atherothrombotic infarction：ATI），心原性脳塞栓症（cardioembolic stroke：CE），ラクナ梗塞（lacunar stroke：LS）に大別される．
- 一過性脳虚血発作（transient ischemic attack：TIA）は数日以内に重大な脳梗塞発作を起こす危険な徴候であり，救急疾患として取り扱わなければならない．
- 発症4時間30分以内であれば経静脈的血栓溶解療法，6時間以内であれば経動脈的血栓回収療法の適応があり，迅速な診断・適応判定が要求される．
- 再発予防には，生活習慣病などの基礎疾患の徹底した管理も重要となる．

　頭蓋内外の動脈狭窄や閉塞により，血流障害から脳組織の急性不可逆性虚血を起こした病態を脳梗塞と呼び，短時間で血流が再開し，一時的に脳梗塞と同じ症状をきたしたものの，24時間以内にその症状が消失した状態をTIAと呼ぶ．TIAの定義は国際的にはまだ統一されていないが，わが国では一部不可逆性の変化（画像所見）が起きていても，症状が消失した症例はTIAと呼ぶことにしている．

　動脈の狭窄・閉塞機序としては，局所動脈壁の動脈硬化部分に直接血栓が成長し血管を狭める血栓性機序と血栓などのなんらかの「異物」が上流から飛来し血管を詰める塞栓性機序，そして近位側の動脈狭窄により遠位の血流低下が引き起こされ，狭窄部位とは離れた脳組織に虚血を生じる血行力学性に大別される．

　臨床病型としては，一般的に以下の3病型に分類する．

a アテローム血栓性脳梗塞（ATI）

　画像診断で確認できる頭蓋内外の主幹動脈の動脈硬化病変（粥腫：プラーク）に起因する脳梗塞の総称である．プラーク上に血栓を形成し血管を狭窄・閉塞する典型的な血栓性機序のみならず，プラーク上の血栓が遠位に飛来していく塞栓性機序（動脈原性塞栓症：artery-to-artery embolism），狭窄による血流障害のみで下流に虚血が生じる血行力学性梗塞のすべての機序で脳梗塞が起こりうる．脳血流は経時的に変動することが多く，症状が緩徐に進行したり，一時的に改善することも少なくない．前述したTIAが最も先行しやすい病型である．基礎疾患としては糖尿病，脂質異常症などのメタボリックシンドロームの構成要素が重要である．

b 心原性脳塞栓症（CE）

　さまざまな心疾患により心臓内で形成された血栓の一部が遊離して頭部の動脈に流入し突発的に動脈を閉塞する塞栓性機序の脳梗塞である．そのうちの70％以上を非弁膜症性心房細動（non-valvular atrial fibrillation：NVAF，p269参照）が占める．表1に主要なCEの基礎心疾患を列記する．頭蓋内外の動脈が突然かつほぼ完全に閉塞するため，突発完成型の発症形式をとることがほとんどで，閉塞血管の口径が大きいため梗塞範囲が広く，重篤な症状を呈することの多い病型である．

c ラクナ梗塞（LS）

　画像診断で通常，目視できない細小動脈（穿通枝，終末動脈）の虚血に起因する脳深部の小梗塞の総称である．原則として，頭部MR検査などの画像診断で壊死巣を伴う長径15mm以内のものをさす．基礎疾患としては高血圧の影響が最も大きいとされ，病理学的にはフィブリノイド壊死，リポヒアリノーシスなどにより血管閉塞をきたすものが多く含まれている．同様の機序で微小動脈瘤の形成から大小の脳出血をきたす症例もあり，近年は微小出血や大脳白質の虚血性変化とあわせてsmall vessel diseaseとしてまとめられるようになった．梗塞範囲が小さく無症候性の発症が多く，症候はあっても軽微なことが多い．意識障害は原則伴わない．

表1　心原性脳塞栓症の主な基礎心疾患

1. 高リスク心疾患
   - 心臓機械弁
   - 心房細動を伴う僧帽弁狭窄症
   - 心房細動（孤立性を除く）
   - 左心房，左心耳内血栓
   - 洞不全症候群
   - 発症1ヵ月以内の急性心筋梗塞
   - 左心室内血栓
   - 拡張型心筋症
   - 局所的左心室壁運動喪失
   - 心房粘液腫
   - 感染性心内膜炎
2. 中リスク心疾患
   - 僧帽弁逸脱症
   - 僧帽弁輪石灰化
   - 心房細動非合併僧帽弁狭窄症
   - 左心房内もやもやエコー
   - 心房中隔瘤
   - 卵円孔開存症
   - 心房粗動
   - 孤立性心房細動
   - 心臓生体弁
   - 非感染性血栓性心内膜炎
   - うっ血性心不全
   - 局所的左心室壁運動低下
   - 発症1ヵ月以降6ヵ月までの陳旧性心筋梗塞

治療のための診断と検査

　脳梗塞に特有の症状はなく，他の脳卒中，脳腫瘍などと同様に脳の障害部位に由来する局所神経脱落症状をきたす．なかでも半側の運動や感覚障害および構音障害や失語などの言語障害の頻度が高い．市民啓発としては，一側のFace, ArmもしくはSpeechのいずれかの障害が数時間以内（Time）に突然生じた場合には脳卒中を疑うべきという「ACT FAST」キャンペーンが知られている．

　急性期脳梗塞の診断には頭部MR検査，特に拡散強調画像がもはや必須といってよい．発症1ヵ月以内の病巣のみが高信号域として描出され，急性期病巣が明瞭に確認できる．CTとは異なり，陳旧性のものとの鑑別も容易である．しかし，拡散強調画像で異常信号域を生じた領域のほとんどがすでに不可逆性の脳虚血をきたしていると考えられるため，発症12時間以内の症例では救済可能な脳領域は拡散強調画像であっても描出されない．また，脳幹部梗塞は異常信号域出現が遅れる場合が多いので注意する．CTでは急性期病巣読影には専門的知識と経験が要求され，明瞭に確認できるまでには24時間以上必要である．

　脳梗塞発症機序解析のためには「Virchowの三徴」の解釈が，今なおきわめて重要である．すなわち，血管，血流，血液の評価が欠かせない．頸動脈を含めた頭蓋内外の主幹動脈の評価は必須であり，MRAもしくはCTAさらには超音波検査にて速やかに評価する．ただし，現状では血管病変の新旧の評価はきわめて難しい．

　発症12時間以内の超急性期の症例や症状の変動が強い症例では，血流の評価を追加し，脳梗塞の危険に曝されている脳領域を抽出する努力が必要で，この領域とすでに拡散強調画像で信号変化が出ている領域との「間隙」がtissue at riskもしくはpenumbraと呼ばれる救済可能な脳組織となる．さらに，血液凝固検査において播種性血管内凝固症候群（DIC）もしくはその準備状態を除外することも望ましい．脳梗塞は傍腫瘍性症候群の側面をもつことがあり，全身の悪性腫瘍のスクリーニングをしておくことは無駄ではない．

　入院後はさまざまな基礎疾患の検出に努める．通常の心電図で心房細動を確認することはもちろんであるが，CEが疑われる症例では入院時に洞調律であっても発作性心房細動を検出するために，可能な限り長時間心電図モニターを装着する．さらに，経胸壁心エコー図検査は全例に施行すべきであるが，心臓内血栓の検出力は非常に低いと考えるべきである．可能な限り経食道心エコー図検査や心電図同期造影胸部CTなどを追加し，左心耳などの心臓内および大動脈弓の病変を検索することが望ましい．近年，小型化された植込み型ループレコーダの開発が進んでおり，embolic stroke of undetermined source（ESUS, TOPICS参照）例の潜在性心房細動の検出にも応用されつつある．

　動脈硬化を基盤とするATIとLSでは全身の動脈硬化病変の評価も必須で，ATIであれば冠動脈および下肢末梢動脈，LSであれば慢性腎臓病［推算糸球体濾過量（eGFR）と尿蛋白］，網膜病変の評価を怠らないようにする．足関節上腕血圧比（ABI）は簡便な検査なので全例での施行が勧められる．TIAはATIの先行病態として発症することが多いため，TIA例には頸動脈病変の評価を行うことを忘れてはならない．

治療の一般方針

a　治療方針の立て方

　超急性期の治療は急性心筋梗塞以上に時間的制約が強い．発症から4.5時間以内であれば経静脈

表2　脳梗塞超急性期血栓溶解療法の指針

- 治療可能時間：発症から治療開始まで4.5時間以内
  （目撃者不在の場合は最終無事確認時間から起算）
- 禁忌項目
  1) 既往歴：非外傷性頭蓋内出血
     - 1ヵ月以内の脳梗塞（TIAは除く）
     - 3ヵ月以内の頭部，脊髄の外傷または手術
     - 21日以内の消化管または尿路出血
     - 14日以内の大手術または頭部以外の重篤な外傷
     - 治療薬に対する過敏症
  2) 臨床所見：くも膜下出血の疑い
     - 急性大動脈解離の合併
     - 出血の合併
       （頭蓋内，消化管，尿路，後腹膜，喀血）
     - 降圧療法後の血圧高値持続
       （収縮期185または拡張期110mmHg以上）
     - 重篤な肝障害
     - 急性膵炎
  3) 血液所見：血糖異常（50mg/dL未満または400mg/dL超）
     - 血小板減少（100,000/mm³以下）
     - 抗凝固療法中または凝固異常症において
       - PT-INR 1.7超
       - APTT延長（前値の1.5倍以上）
  4) 画像所見：CT・MRにおける広汎な早期虚血性変化
     - 圧排所見（正中構造偏位）
- 発症から3時間以上経過した症例で下記項目に該当する場合は特に慎重に適応を検討すること
  - 高齢者（81歳以上）
  - 糖尿病の既往のある1ヵ月以上経過した脳梗塞
  - 重症例（NIH Stroke Scale 26点以上）
  - 抗凝固療法中

NIH Stroke Scale：National Institute of Health Stroke Scale.
［文献1を参考に作成］

表3　脳梗塞超急性期血栓回収療法の指針

1) 経静脈的血栓溶解療法（rt-PA）の適応がある症例は血管内治療が検討されていても，先行して投与すべきである．ただし，その効果を確認している必要はない
2) ステント型血栓回収カテーテルを使用する場合には以下のすべての条件を満たしている必要がある
   - 今回の脳梗塞発症前は日常生活が自立していたこと（modified Rankin Scoreが0または1）
   - 発症から4.5時間以内の症例で適応のある場合にはrt-PAを投与したこと
   - 責任閉塞血管は内頸動脈か中大脳動脈近位（M1）であること
   - 年齢が18歳以上
   - NIH Stroke Scaleが6点以上
   - 画像診断上，早期虚血性変化が軽微（ASPECTS 6点以上），かつ発症から血管内治療開始（動脈穿刺）までが6時間以内であること*
3) 上記条件を満たさない症例に対する血栓回収療法は有効性が確立されていない
4) 血管内治療を検討する場合には，可能な限り非侵襲的な血管画像を評価すべきであるが，そのためにrt-PA治療開始を遅らせるようなことがあってはならない

*：日本脳卒中学会，日本脳神経外科学会，日本脳神経血管内治療学会合同の診療指針では発症から8時間以内が適応とされている．

［文献2を参考に作成］

的血栓溶解療法の，6時間以内であればカテーテルによる血栓回収療法の適応を迅速に検討する必要がある．**表2**[1]，**表3**[2]に両療法の適応基準を示す．血栓回収療法を実施する場合でも適応があれば血栓溶解療法を先行させて実施すべきである．

　軽症例の場合，血栓溶解療法を実施すると治療後24時間は後続の抗血栓療法の使用が原則禁止となる．治療後の症状進行の可能性を考慮した適応判定が必要である．

　脳保護療法は血行再建療法に併用することで予後改善効果が期待できることが報告されている．腎機能に問題がない症例では積極的に使用することが望ましい．

　血行再建療法の適応外と判定された症例では，保存的な治療に終始せざるをえない．脳保護療法に加えて脳梗塞領域の大きさに準じた抗脳浮腫療法，病型にあわせた再発予防のための抗血栓療法を可能な限り早期から実施する．発症直後は経静脈的に投与を開始し，内服可能となった時点で積極的に経口薬による治療に切り替える．

b 薬物療法

a) 血栓溶解療法

　alteplase（グルトパ，アクチバシン）を専用の溶解液に溶解して（攪拌禁止）0.6mg/kg相当の10%を静注，残りの90%を1時間かけて持続静注する．

b) 血栓回収療法

　ステント型血栓回収カテーテルもしくは吸引型カテーテルを使用する．発症から動脈穿刺まで6時間以内に行うことが要求される．詳細は他書を参照されたい．

c) 脳保護療法

　発症24時間以内の症例ではedaravone（ラジカット）20mgを各種補液に希釈して1日2回30分から1時間で点滴静注する．投与期間は最大14日間である．

d) 抗脳浮腫療法

　グリセオール溶液を標準100mL/時で投与する．一般的にはJapan Coma Scaleの桁数を目安に，1桁であれば200mLを1日2回，2桁であれば300mLを1日2回，3桁であれば300mLを1日3回間欠的に投与する．容量負荷，Na負荷に注意し，投与中の高カロリー輸液併用は非ケトン性高浸透圧性昏睡を誘発することがあるので控え

る．mannitolはグリセオールよりも効果が強いとされているが，終了後の反動も大きいため切迫性脳ヘルニアがある場合に限定して使用する．脳梗塞ではステロイドの抗脳浮腫効果は認められていない．画像上脳浮腫のピークが過ぎたと判断されたら漸減終了する．一般的に10日以上の継続は不要である．

e）抗血栓療法

　関与する血栓の性状から，動脈硬化性脳梗塞であるATI，LSでは抗血小板療法，CEでは抗凝固療法が第一適応となる．急性期抗血小板薬として海外ではaspirinが汎用され，わが国では静注用抗血小板薬であるozagrelがよく使用される．近年，ATIの急性期治療として抗血小板薬2剤併用療法（dual antiplatelet therapy：DAPT）も注目されている．出血合併症を回避するため，DAPTの継続は発症から3週間を目安とする．DAPTとしては，海外ではaspirinとclopidogrelが一般的で，わが国ではこれに加えてcilostazol，ozagrelの4剤から組み合わせることになるが，どの組み合わせがより効果的であるかはデータがない．欧米ではaspirinとclopidogrelは効果の立ち上がりが遅いため初回投与量を増やすことが提唱されているが，clopidogrelの初回増量投与は脳梗塞では保険適用が認められていない．

　抗凝固療法としては静注薬のargatroban，未分画ヘパリン，低分子ヘパリン（保険適用外），経口薬としてwarfarinと直接作用型経口抗凝固薬（direct oral anticoagulant：DOAC）が使用可能である．argatrobanは静注の直接作用型抗凝固薬であるが，わが国では開発の経緯から発症から48時間以内のATI急性期の治療薬として認可されているため，CEへの投与は適応外である．CE発症直後の抗凝固薬投与は出血性脳梗塞誘発の懸念から海外では否定的な意見が多いが，わが国では再発予防の観点から低用量未分画ヘパリンによる抗凝固療法が初期から用いられることが多い．

　TIAであれば発症当日から開始し，梗塞例では発症翌日の頭部CT所見に応じて，開始時期を決定する．片側大脳半球の1/3以内の小梗塞であれば翌日，2/3程度の中型梗塞で3日後，大脳半球のほとんどを占める大梗塞であれば5～7日後に開始している施設が多い．ヘパリンの投与量としては心筋梗塞の際のような用量調整は行わず5,000～10,000 IU/日の固定持続投与が一般的である．経口摂取もしくは経管投与が可能となった時点で経口の抗凝固薬に順次切り替える．warfarin

は効果発現までに時間を要し，また投与量の個人差も大きいため，PT-INRが1.5を超えた翌朝まではヘパリンも継続投与する．DOACは初回内服から十分な効果が発現するため，初回内服とともにヘパリンを中止することが可能である．DOACの場合はTIAや軽症例ではヘパリンを挟まず発症直後から投与する選択肢もある．

C　その他の治療法

　急性期の全身管理は症例の長期予後に強く影響する．特に，血圧管理はきわめて重要な意味をもつ．一般的に脳梗塞急性期の血圧上昇に降圧治療は無用である．強引な降圧は脳組織の血流低下を増悪させ，脳梗塞を拡大させる危険性があるからである．特に主幹動脈に高度狭窄や閉塞がある場合には，慎重な判断が求められる．ただし，収縮期が220 mmHgを超えるような極度の高血圧については，前値の10%程度の下降を目標に少量の降圧薬を投与することがある．唯一の例外が前述の血栓溶解療法で，適応例は出血合併症予防のため治療前から収縮期血圧を160 mmHg以下に維持することが求められている．降圧薬については，経口摂取不能の症例も多いため，貼付剤や静注薬を用いることが多い．

　脳梗塞急性期の高血糖状態も脳虚血を悪化させる重要な因子であるので，血糖値は200 mg/dL以下を維持するよう監視し，必要に応じてインスリンを投与する．

　また，ストレス潰瘍の予防も忘れてはならない．脳梗塞急性期には抗血栓療法を実施している症例が多く，消化管出血が重症化しやすい．出血すると脳循環にも悪影響が起こるので，抗潰瘍薬投与は必須である．

　発症直後からのベッドサイドでのリハビリテーションも可能な限り実施する．あわせて，脳卒中・リハビリテーション認定看護師や摂食嚥下認定看護師などが積極的に関与するチーム医療の重要性が叫ばれている．その意味で多職種が集合した脳卒中センターにおける管理が望ましい．

処方例

● **ATI 急性期**

①～③のいずれかと④を併用

①ノバスタンHI・スロンノンHI 60 mg/日を48時間継続，その後は10 mgを1日2回点滴静注10回

②カタクロット・キサンボン80 mgを1日2回点滴静注，最大28回

③バイアスピリン100 mg＋プラビックス75 mg，1日1回（初回投与に限って小児用バファリン

162～324 mg, プラビックス300 mg投与を考慮）

④ラジカット 30 mg, 1日2回点滴静注, 最大28回

●ATI 慢性期

①～③のいずれか

①プラビックス 75 mg, 1日1回, 内服初期は肝機能に注意する.

②プレタール 200 mg, 1日2回, 朝・夕, 動悸や拍動性頭痛が起こる場合には半量から開始し緩徐に増量することがある.

③バイアスピリン 100 mg, 1日1回, 胃十二指腸潰瘍予防のためプロトンポンプ阻害薬の併用（タケルダ配合錠）を検討する.

●LS 急性期

①, ②のいずれかと③の併用

①カタクロット・キサンボン

②バイアスピリン＋プラビックス

③ラジカット

●LS 慢性期

①～③のいずれか

①バイアスピリン（MRにて微小出血や重度の白質病変のない症例）

②プレタール

③プラビックス（上記下線以外）

●CE 急性期

①＋②

①ヘパリン 5,000～10,000 IU/日＋生理食塩液＝48 mL, 持続静注 2 mL/時

②ラジカット

●CE 慢性期

再発予防として,「X-3. 心房細動——心原性脳塞栓症予防」の処方例を参照

再発予防であるので, 安易な治療域引き下げ, 減量は行わないこと

■ 生活指導

　脳梗塞の発症には長期にわたる危険因子の存在が前提であることを理解させる. 危険因子の管理なくして再発予防は成り立たない.「脳梗塞は繰り返す病気」という先入観のある者もいるが, 厳格な基礎疾患管理を行えば再発率は年間 1～2％にすぎない. 再発した症例はこれらの管理が不十分であった可能性が高い.

　血圧は, ガイドラインに従い 130/80 mmHg 未満をめざし, 減塩中心の食事療法, 減量も強く指導する. 積極的な運動も奨励し, HbA1c は 7.0％未満を, LDL コレステロールは 120 mg/dL 未満, HDL コレステロールは 40 mg/dL 以上をめざす.

　warfarin内服中のビタミンK制限はあまり厳しくする必要はなく, ある程度の摂取を許容したほうがコントロールは安定するようである.

TOPICS

①ESUS

　原因不明の脳卒中（潜因性脳卒中：cryptogenic stroke）のうち, 特に基礎疾患の明らかではない臨床的に塞栓性機序が疑われる脳梗塞をさす. 未発見の発作性心房細動, 卵円孔開存症や肺動静脈瘻を介した奇異性脳塞栓症, 大動脈源性塞栓症などが含まれると想定され, DOACを主とした抗凝固療法の適応が現在検討されている[a].

a) Hart RG et al：Embolic stroke of undetermined source：a systematic review and clinical update. Stroke 48：867-872, 2017

②ticagrelor

　新たに開発された可逆性 P2Y12 受容体拮抗薬であり, 急性期非心原性脳梗塞に対して大規模国際臨床試験 SOCRATES が実施された[b]. 特にアジア人での有効性が確認され, 将来の臨床応用が期待されている.

b) Johnston SC et al：Ticagrelor versus aspirin in acute stroke or transient ischemic attack. N Engl J Med 375：35-43, 2016

③ステント型血栓回収カテーテル

　超急性期の血行再建療法のうち, 血栓回収療法は新しいカテーテルの開発により劇的に治療効果が向上した. なかでも Solitaire（Medtronic社）や TREVO（Stryker社）に代表されるステント型回収カテーテルの効果は目を見張るものがあり, 再開通率は実に80％に及ぶとの報告もある[c]. カテーテル技術は着実に進歩しているが, 血行再建療法の最大の問題点は適応となる症例がまだまだ限定的であることである. 救急体制を含めた総合的な脳卒中診療体制の刷新が望まれる.

c) Goyal M et al：Endovascular thrombectomy after large-vessel ischaemic stroke：a meta-analysis of individual patient data from five randomised trials. Lancet 387：1723-1731, 2016

　ほとんどの症例は抗血栓薬を内服しているため, 定期的な出血合併症検索も不可欠である. その際, 貧血の監視, 便・尿の潜血検査は必須と考える. 逆に, 安易な抗血栓薬の中断も慎まなければならない. 抜歯などの止血の状況が確認できる体表面の小手術, 観察のみの内視鏡検査などでは抗血栓薬継続下での実施が原則であり, 患者にも鼻出血や歯肉出血, 出血斑などで安易な休薬をしないように指導する必要がある. 侵襲度の高い外

科的処置については，脳卒中専門医と処置を実施する医師が再発と出血のリスクを協議のうえ，個別に対応する．

脳梗塞は無症候性の再発も多いので，1〜2年に1回は頭部MR検査，頸動脈超音波検査を実施し，微小出血を含めた定期病状評価を継続することが望ましい．

文　献

1）Minematsu K et al：Guidelines for the intravenous application of recombinant tissue-type plasminogen activator（alteplase），the second edition, October 2012：a guideline from the Japan Stroke Society. J Stroke Cerebrovasc Dis **22**：571-600, 2013

2）Powers WJ et al：2015 American Heart Association/American Stroke Association focused update of the 2013 guidelines for the early management of patients with acute ischemic stroke regarding endovascular treatment：a duideline for healthcare professionals from the American Heart Association/American Stroke Association. Stroke **46**：3020-3035, 2015

2 頭蓋内出血

▶ 北川一夫

診療のポイント・治療指針

- 診断には CT または MRI が有用であり，くも膜下出血，小脳出血などの外科的治療の適応になる場合は速やかに脳神経外科に連絡する．
- 頭蓋内出血では血腫進展抑制のため，急性期に収縮期血圧を 140 mmHg 前後に積極的に降圧する．
- ビタミン K 拮抗薬，dabigatran の経口抗凝固薬内服中に頭蓋内出血を起こした場合は，できるだけ迅速に中和する．
- 脳出血再発予防には，厳格な血圧管理（収縮期血圧 130 mmHg 未満）が望まれる．

　脳実質内の血管が破綻した脳出血は脳梗塞，くも膜下出血とともに脳卒中に分類され，脳卒中全体の約20％を占めている．脳出血の80％は高血圧が原因となって脳穿通枝動脈の血管壊死に伴う破綻である高血圧性脳出血であり，被殻，視床，小脳，橋に好発する．非高血圧性の脳出血としては，高齢者に多い脳血管へのアミロイド沈着が原因となるアミロイドアンギオパチーがあげられる．皮質下出血を再発するのが特徴である．近年，脳梗塞，心筋梗塞などアテローム血栓症の予防のため抗凝固薬，抗血小板薬が使用されることが多く，これら抗血栓薬の使用，特に多剤併用療法が脳出血リスクを増長している．また，若年者の脳出血の原因としては，モヤモヤ病，感染性心内膜炎による感染性脳動脈瘤，脳動静脈奇形，cocaine などの薬物使用などがある．他にも血液凝固異常，海綿状血管腫，腫瘍内出血，脳静脈洞血栓症による出血性梗塞などがあげられる．

　脳出血発症患者は約5例に1例が急性期病院で死亡するが，生存者でも意識障害，片麻痺，言語障害など重篤な後遺症を残すことが多い．

治療のための診断と検査

　最も診断に有用な検査は，脳 CT および脳 MRI である．脳 CT では発症時から出血部位が高信号病変として検出され，血腫の進展，脳浮腫進展など経時変化をとらえるのにも優れている．さらに出血の原因となりうる動静脈奇形，血管腫，静脈洞血栓症の検出，また出血病変での血液漏出（extravasation）の評価などを目的に造影 CT が実施されることがある．extravasation が認められると，その後血腫が拡大する可能性が高い．MRI では特に $T2^*$ 画像が血腫の評価に有用である．血腫は $T2^*$ 画像では低吸収領域となり，同時に MR 血管造影（動脈造影および静脈造影）を造影剤なしで実施でき，出血の原因となる血管病変の評価も同時に可能である．また脳出血患者では，$T2^*$ 画像で責任病変以外の部位にもしばしば点状の低信号病変を認める．これらは微小出血と呼ばれるもので，特に皮質下に多発性の微小出血を認めた場合，アミロイドアンギオパチーを考慮する必要がある．

　血液検査では，末梢血液，肝機能，腎機能，糖脂質以外に，プロトロンビン時間，活性化部分トロンボプラスチン時間などの凝固系検査を実施する．特に warfarin 内服中ではプロトロンビン時間国際標準比（PT-INR），ヘパリン投与中では活性化部分トロンボプラスチン時間を評価しておく必要がある．

治療の一般方針

a 治療方針の立て方

　治療方針は意識障害の重症度と脳出血のサイズ，部位から外科治療（開頭血腫除去術）の適応についてまず検討する．意識障害は，Japan Coma Scale（JCS），Glasgow Coma Scale（GCS）で評価する．意識清明もしくは JCS で一桁（呼びかけなくても開眼している）では一般に手術適応はな

く，昏睡患者は予後が不良なため手術適応とならない．脳出血の部位別には，最も開頭血腫除去術の適応となるのは小脳出血である．大脳皮質下出血も意識障害をきたす場合には手術適応を考慮する．一方，橋出血，視床出血は手術適応にならない．ただし，視床出血はしばしば脳室穿破し水頭症の原因となるので脳室ドレナージ術の適応となる．被殻出血は手術適応が最も議論のあるところであるが，中等度の意識障害(JCSでⅡ-20以上)，血腫量が31 mL以上で血腫による圧迫所見が高度な場合では手術適応を考慮する．

外科手術の適応のない場合は急性期には血圧管理を中心とした内科治療を行う．特に中和可能な抗凝固薬を内服中の場合は積極的に中和するよう努める．呼吸管理，脳浮腫対策，感染症・消化管出血といった合併症の予防対策，深部静脈血栓症および肺塞栓症の予防を急性期から亜急性期にかけて行う．また，片麻痺，言語障害など神経後遺症がある場合には早期からリハビリテーションを実施する．慢性期には再発予防のための血圧管理と痙攣が生じた場合には，その再発予防のための薬物管理が中心となる．

b 薬物療法

a) 超急性期から急性期にかけての血圧管理

脳出血急性期では血圧上昇を示していることが多く，血腫進展予防を目的として積極的な降圧が推奨される．最近発表されたATACH-2試験(TOPICS参照)で通常血圧管理群と厳格血圧管理群の間に機能予後，生命予後に関して有意な差を認めなかったが，以前発表されたINTERACT2試験[1]，INTERACT試験[2]において厳格血圧管理群で機能予後が良好である可能性，血腫進展が抑制される可能性が示されている．したがって，収縮期血圧180 mmHg以上であれば前値の80％を目安に，収縮期血圧150〜180 mmHgであれば140 mmHgを目標に微量調整可能な点滴静脈投与による薬物管理が推奨される．nicardipine, diltiazem, nitroglycerinやnitroprussideの微量点滴静注が用いられる．可能であれば早期にCa拮抗薬，アンジオテンシン変換酵素（ACE）阻害薬，アンジオテンシンⅡ受容体拮抗薬（ARB），利尿薬を用いた経口治療へ切り替える．

b) 抗凝固薬内服中の脳出血に対する中和療法

warfarin内服中の脳出血患者では，PT-INRを計測し2.0以上であれば新鮮凍結血漿，ビタミンK，プロトロンビン複合体（保険適用外）を用いてPT-INRを1.35以下に正常化する．プロトロン

ビン複合体が最も迅速に中和可能（平均40分）であるので使用可能な場合は優先して使用する[3]．直接経口抗凝固薬ではトロンビン阻害薬のdabigatranの中和薬が可能である．dabigatran内服24時間以内で脳出血発症患者に対しては抗dabigatranモノクローナル抗体であるidarucizumabを使用する[4]．成人の場合はidarucizumabとして1回5 g（1バイアル2.5 g, 2バイアル）を5〜10分かけて投与する．

c) 脳浮腫・頭蓋内圧亢進の管理

頭蓋内圧亢進，脳浮腫を伴う大きな脳出血の急性期には高張グリセロール静脈内投与を考慮する．8時間ごとに200〜300 mLを1時間ほどかけて点滴静注する．

d) 消化管出血の予防

重症例，高齢者などでは消化管出血の合併に注意して，抗潰瘍薬の予防的投与を考慮する．

e) 痙攣対策

脳出血特に皮質型出血での痙攣の合併は多い．痙攣発症時にはdiazepam, phenytoin, fosphenytoinの静脈内投与で管理するが，痙攣の再発予防には抗てんかん薬の経口投与を行う．脳出血発症2週間以後の遅発性痙攣の出現例では高率に再発する．抗痙攣薬は従来carbamazepineが用いられていたが，levetiracetamやlamotrigineのほうが有効であることが報告されている．

f) 慢性期の再発予防のための血圧管理

脳出血慢性期の再発予防は高血圧に対する血圧管理が基本である．血圧コントロール不良の症例では脳出血再発が多く，再発予防のためには血圧を140/90 mmHg未満に，可能であれば130/80 mmHg未満に管理する．使用する降圧薬はCa拮抗薬，ACE阻害薬，ARB，利尿薬を単独または併用して使用する．

処方例

●急性期
①ペルジピン1 μg/kg/分で点滴静注を開始，目標血圧に達するまで10 μg/kg/分まで増減する．
②ベルベッサー5 μg/kg/分で点滴静注を開始，目標血圧に達するまで10 μg/kg/分まで増減する．
●慢性期
[Ca拮抗薬]
①ノルバスク（2.5 mg〜）分1　など
②アダラートCR（10mg〜）分1
[ARB]
①アジルバ（20 mg）分1
②オルメテック（10 mg）分1
③イルベタン（100 mg）分1

TOPICS

ATACH−2 試験[a]

対象は発症 4.5 時間以内の急性期脳出血患者で，血腫量が 60 cm³ 未満，Glasgow Coma Scale で 5 点以上である．厳格治療群は収縮期血圧を 110〜139 mmHg，通常管理群は 140〜179 mmHg に nicardipine 静脈内投与を用いて管理した．1,000 例が登録され，登録時の収縮期血圧は 201 mmHg であった．治療開始 2 時間後の血圧は厳格管理群 128.9±16 mmHg，通常管理群 141.1±14.8 mmHg であった．一次エンドポイントは 3 ヵ月後の mRS 4〜6（予後不良群）の割合である．厳格治療群 481 例中 186 例（38.7%），通常管理群は 480 例中 181 例（37.7%）が予後不良であり両群間に差はなかった．ただし，発症 7 日以内の腎機能障害は厳格管理群で多くみられた．本試験では脳出血急性期からの厳格な血圧降下療法の有用性は示されなかった．

a) Qureshi AI et al：Intensive blood-pressure lowering in patients with acute cerebral hemorrhage. N Engl J Med **375**：1033-1043, 2016

[ACE 阻害薬]
①タナトリル（5 mg）分 1
[利尿薬]
①ナトリックス（0.5 mg）分 1

その他の治療法

脳出血急性期の患者で麻痺を伴う場合に，間欠的空気圧迫法により深部静脈血栓症および肺塞栓症を予防することが推奨される．

脳出血で頭蓋内圧亢進例では，頸静脈の流出をよくし頭蓋内圧を低下させる効果を期待してベッドで上半身を 30°挙上することを考慮してよい．

脳動静脈奇形，硬膜動静脈瘻が脳出血の原因の場合は外科的治療，血管内治療を考慮する．

生活指導

飲酒は少量から脳出血リスクを高めるので控える．喫煙者には禁煙を徹底する．適度な運動を奨励し，1 回 30 分程度の運動を週に 2 回以上行うように指導する．適正な体重を維持するように努める．血圧管理は最も重要な内科治療となるので家庭血圧の測定を奨励する．また夜間いびきのひどい症例，呼吸の止まっている症例は睡眠時無呼吸症候群の可能性があり精査，加療を勧める．

片麻痺，言語障害などの神経後遺症を有する患者では，介護サービスの利用による訪問，通所リハビリテーションサービスの利用を検討する．患者のリハビリテーションだけではなく介護者の負担の軽減に有用である．また，脳出血患者ではしばしば自発性の低下（アパシー），うつなどがみられることがあるので注意が必要である．さらに脳出血既往は認知症発症リスクを高めるので，神経後遺症を有し自宅で療養生活を送っている患者では，認知症予防の観点からも介護サービスの利用を勧める．

文献

1) Anderson CS et al：Rapid blood-pressure lowering in patients with acute intracerebral hemorrhage. N Engl J Med **368**：2355-2365, 2013

2) Anderson CS et al：Intensive blood pressure reduction in acute cerebral haemorrhage trial（INTERACT）：a randomised pilot trial. Lancet Neurol **7**：391-399, 2008

3) Steiner T et al：Fresh frozen plasma versus prothrombin complex concentrate in patients with intracranial haemorrhage related to vitamin K antagonists（INCH）：a randomised trial. Lancet Neurol **15**：566-573, 2016

4) Pollack CV Jr et al：Idarucizumab for dabigatran reversal. N Engl J Med **373**：511-520, 2015

3 脳動脈瘤

▶ 島田大輔，塩川芳昭

診療のポイント・治療指針

- Unruptured Cerebral Aneurysm Study in Japan（UCAS Japan）によって日本人の年間破裂率，局在，形による破裂リスクが明らかになった．
- 脳動脈瘤クリッピングと脳血管内コイル塞栓術の普及により，お互いの利点，欠点を理解し，適切な手術選択が求められる．
- 治療困難な巨大動脈瘤に対して，flow diverter という新たな治療が注目されている．

脳動脈瘤は破裂してくも膜下出血を発症し，その致死率は疫学的に半数に達する．未破裂の場合は，脳神経（多くは動眼神経麻痺）の圧迫症状，ないし大型化して頭蓋内圧亢進症状を呈するが，ほとんどは無症状である．近年の診断機器の進歩により脳動脈瘤が未破裂でみつかる機会が増え，その予防的治療の必要性が大きな問題になってきた．

わが国における未破裂脳動脈瘤の自然歴を明らかにした UCAS Japan は，日本人の 5,720 例，6,697 個の瘤の 11,660 動脈瘤/年を前向きに観察経過したもので，期間中の破裂した瘤は 111 個であり，年間破裂率は 0.95％であった（表1）．破裂に関与する因子は，大きさ（5 mm 未満の症例危険率に対しての多変量ハザード比 5〜6 mm：1.13，7〜9 mm：3.35，10〜24 mm：9.09，25 mm〜：76.26），特に前交通動脈，後交通動脈（ハザード比は 2.02，1.90）は破裂しやすく，ブレブ（不整な突出のあるもの）を有するものは，ハザード比 1.6 であった．椎骨動脈瘤の破裂リスクは低く，脳底動脈瘤の破裂リスクは大きいことも明らかとなった．さらに破裂した患者の予後は，35％が死亡，29％が modified Rankin Scale が 3 以上の自立不可能な状態であることも明らかになった[1]．

5 mm 未満の脳動脈瘤を観察した SUAVe 研究では，約 3 年半の観察期間で，6.7％の動脈瘤の 2 mm 以上の拡大またはブレブの出現を認めた[2]．拡大に関与する因子として，①大きさ，②多発性，③喫煙，④女性，⑤病変部位としては脳底動脈瘤や前交通動脈瘤と報告した[2]．

Greving らは ISUIA とわが国の UCAS Japan，SUAVe を含む 6 つの前向き研究のメタ解析を行い，脳動脈瘤の 5 年間の破裂リスクを予測する PHASES スコアシステムを構築し，破裂する危険因子は，人種（日本人とフィンランド人），高血圧，高齢，サイズが大きい，くも膜下出血の既往がある，動脈瘤の部位（前大脳，後交通，後方循環）であった[3]．日本人の瘤は欧米人の 2.8 倍破裂しやすいことをはじめてメタ解析にて明らかにし，また破裂リスクは発症後年々減少することも

表1 破裂の危険性（%/年）

部　位	<7 mm	≧7 mm	total
MCA	0.25（0.12〜0.50）	2.57（1.62〜4.09）	0.67（0.46〜0.98）
A Com	0.85（0.48〜1.49）	3.28（1.82〜5.12）	1.31（0.87〜1.98）
ICA	0.10（0.02〜0.42）	1.37（0.57〜3.30）	0.31（0.15〜0.64）
P Com	0.58（0.29〜1.17）	4.99（3.35〜7.45）	1.73（1.22〜2.44）
BA	0.30（0.08〜1.21）	3.71（2.15〜6.38）	1.49（0.90〜2.46）
VA	0	1.81（0.45〜7.25）	0.84（0.21〜3.36）
total	0.40（0.29〜0.56）	3.01（2.39〜3.78）	0.95（0.79〜1.15）

破裂率後の括弧内は 95％信頼区間（95％の確率でこの中に収まる）．
MCA：中大脳動脈瘤，A Com：前交通動脈，ICA：P Com 以外の内頸動脈，P Com：後交通動脈，BA：脳底動脈，VA：椎骨動脈．

示した.

Inoue らは 1,002 例，1,325 個の瘤を少なくとも年 2 回以上の MRA による経過観察において，年間 1.8％に拡大を認め，拡大した動脈瘤の年間破裂率は 18.5％ときわめて高いことを報告している[4].

新しく動脈瘤ができる（de novo 動脈瘤）リスクは年齢に比例し，女性，喫煙者，高血圧患者，多発動脈瘤，家族歴のある患者に多く，年間 0.2〜1.8％程度の率で新生すると報告されている.

未破裂脳動脈瘤の自然歴（破裂リスク）から考察すれば，①大きさ 5〜7 mm 以上の未破裂脳動脈瘤，②症候性，経過中に大きくなってきた動脈瘤，③前交通動脈，内頸動脈-後交通動脈部などの部位に存在する脳動脈瘤，③aspect（dome/neck）比が大きい・サイズ比（母血管に対する動脈瘤サイズの比）の大きい瘤，不整形・ブレブを有するなどの形態的特徴をもつ脳動脈瘤に対しては，破裂の危険性の高い群に属し，治療などを含めた慎重な検討をすることが推奨される.

治療のための診断と検査

a くも膜下出血の診断

くも膜下出血は頭部 CT や MRI（FLAIR，T2*画像）が有効である．発症 6 時間以内は感度・特異度ともに 100％であるが，時間とともに感度は低下する（12 時間 98〜100％，24 時間 93％，5 日 85％，6 日 57〜85％，1 週間 50％）ため，鑑別に注意が必要である．脳室拡大が一助になることもある.

判断に苦慮する場合は，腰椎穿刺により血液混入（急性）やキサントクロミー（陳旧性）を肉眼で認める．ただし，徐脈や眼底乳頭浮腫などの脳圧亢進症状がある場合には腰椎穿刺は脳ヘルニアを助長するおそれがあるため，禁忌である.

腰椎穿刺にて髄液にキサントクロミーがみられず，赤血球数 $2,000 \times 10^6$/L 未満であれば，動脈瘤性くも膜下出血を除外できるという報告がある[5]（感度 100％，特異度 91.2％）.

b 脳動脈瘤の診断

非侵襲的診断法（MRA や 3D-CTA）による正診率は 90％弱である．特に，小型の瘤，前交通動脈，内頸動脈-後交通動脈部では正診率は低い傾向にある．治療前にカテーテル法の脳血管撮影を追加するなど慎重な画像評価が必要である.

治療の一般方針

a 治療方針の立て方

a) 脳動脈破裂（くも膜下出血の 80〜90％）

速やかに再出血予防のための動脈瘤閉塞術を行い，術後の脳血管攣縮の管理体制をとる.

b) 症候性未破裂動脈瘤

突発した脳神経麻痺など（多くは動眼神経麻痺）は切迫破裂とし，a）と同様に速やかに再出血予防のための動脈瘤閉塞術を行う．頭蓋内圧亢進を呈した大型・巨大動脈瘤は十分な術前評価・検討をし，原則として治療が必要である.

c) 無症候性未破裂動脈瘤

前述の UCAS Japan などの条件を考慮し，治療の利益が動脈瘤の自然歴に伴うリスクを上回るものと判断されれば，治療を考慮する.

治療として開頭による脳動脈瘤クリッピング術，脳血管内コイル塞栓術の 2 つの方法がある．近年は血管内治療の普及および進歩によって，徐々に血管内治療の治療数および割合が増大している.

b 脳動脈瘤クリッピング術

一般的には動脈瘤直達手術として，専用のクリップを用いた脳動脈瘤頸部クリッピング術（ネッククリッピング）を行う．側副血行が十分に保たれている場合には，動脈瘤の前後 2 ヵ所で親動脈を閉塞する動脈瘤トラッピング術を行うこともある．いずれも困難な場合には，次善の策として動脈瘤壁を補強する動脈瘤被包術（コーティング術，ラッピング術）を行う場合もある.

・特殊例：バイパスを使用したクリッピング術

解離性，紡錘状，巨大動脈瘤などでは通常のクリッピング術やトラッピング術が困難なこともあり，それらに対して親動脈近位部閉塞術を行うことがある．親動脈近位部閉塞術とは，動脈瘤が発生している動脈（親動脈）の近位部を閉塞して動脈瘤にかかる血圧を低下させ，再出血の危険性を低下させるものである.

初発時に脳血管内コイル塞栓術がなされた動脈瘤は，クリッピング術を施行された動脈瘤に比べ，再発の可能性が高く，徐々に巨大化してしまうことがある．コイル術難治例や再発例では直達手術の難易度も高く，バイパス術を併用した治療を行う.

c 脳血管内コイル塞栓術

未破裂動脈瘤の部位（開頭手術では到達の難しい後頭蓋窩），形状（狭い動脈瘤頸部），大きさ（小

型動脈瘤）からみて可能と判断される場合には，瘤内塞栓術が行われる.

2002 年に International Subarachnoid Aneurysm Treatment（ISAT）研究，2009 年に the Cerebral Aneurysm Rerupture After Treatment（CARAT）study，2013 年の the Barrow Ruptured Aneurysm Trial（BRAT）を受けて，くも膜下出血でもコイル塞栓術が進められるようになった. 特に高齢者，後方循環，麻酔のリスクが高い症例には有利とされる. なお，wide neck 例には不向きであったが，ステントデバイスの発達により多くの動脈瘤が治療可能になった.

・特殊例：ステントを使用したコイル塞栓術

ステント適応となる動脈瘤の大きさはステントごとに異なり，5 mm もしくは，7 mm 以上と定められている. ステントは wide neck 瘤に対する塞栓術においてコイルの母血管への逸脱を予防できる. wide neck の定義としては，ドームネック比が 2 未満，ネック径が 4 mm 以上としている. ステント使用のデメリットとしては血栓塞栓症の増加があり，特に母血管が細径の場合にリスクが上昇し，重篤な合併症を起こす可能性がある. そのため，術後の適切な抗血栓療法が必要である.

d 血管内治療の問題点

2 大合併症である動脈瘤破裂と血栓症の他，コイルのアンラベル（コイルが「引けないが押せる」，「引けない，押せない」になる状態），離脱したコイルの迷入/親血管への突出，アシストバルーンによる血管破裂などがある.

Japanese Registry of Neuroendo-vascular Therapy（JR-NET），JR-NET2 で，血管内治療の問題点について報告された. 2005〜2009 年に 4,767 動脈瘤の治療（4,573 手技）が行われ，治療できなかったものは 2.1%，瘤の完全閉塞は 57.7% に得られた. 10 mm 未満の瘤のうち wide neck 例が 56.4% を占め，単純なコイル塞栓ではない治療が年々増加している.

手技関連の合併症は 9.1%（出血 2%，虚血 4.6%）で 20 mm 以上の大型瘤，後方循環の瘤，wide neck の瘤に合併症が有意に多いことが示された. また，術中出血は 3 mm 未満の小型瘤に有意に多く，治療 30 日後の mRS が 1 点以上低下したものは 2.12%，死亡は 0.31% にみられた.

e 再発，再開通，再塞栓術

破裂動脈瘤に対するコイル塞栓術は，動脈瘤の部位，形状，大きさからみて可能な場合には勧められている一方，再治療，および再出血率の頻度がクリッピング術に比べて頻度が高い.

Campi らが再発に関して報告しており，2,108 個の破裂動脈瘤のうち 230 個（10.9%）で再手術をしていた. 初回コイリング後の 17.4% でなんらかの再治療が必要であり，完全に塞栓された瘤の 5.8% に，residual sac filling または neck remnant で終了した例の 20.6% に，不完全塞栓で終了した例の 18.8% に再手術が施行された. 初期治療 30 日以内の再破裂は 1.9% であった.

f flow diverter（FD）

FD は従来のコイル塞栓術ではなく，筒状のステントを血管に圧着することで動脈瘤内に入る血流を防ぐ方法である. 母血管を温存しつつ，動脈瘤の破裂や増大を防ぎうる血管内治療である.

現在，わが国で導入された Pipeline Flex（Covidien/Medtronic 社）と，導入が検討されている Surpass（Stryker 社），FRED（Terumo/Microvention 社）の 3 つのデバイスがある. いずれの FD も治療対象とする脳動脈瘤は，最大径 10 mm 以上，かつネック径 4 mm 以上の wide neck 型嚢状，ないし紡錘状形状を有する大型巨大頭蓋内頸動脈瘤（破裂急性期は除く）である.

しかし，治療前から治療後にかけて有効な抗血栓療法が必須であり，機器の取扱いにも相当の習熟を要する.

生活指導

未破裂動脈瘤を有し，経過観察する場合は，喫煙・多量の飲酒を避け，高血圧を治療することが必要である.

経過観察する場合は，半年から 1 年ごとの画像検査を行うことが推奨されている.

文 献

1) Morita A et al：The natural course of unruptured cerebral aneurysms in a Japanese cohort. N Engl J Med **366**：2474-2482, 2012
2) Sonobe M et al：Small unruptured intracranial aneurysm verification study：SUAVe study, Japan. Stroke **41**：1969-1977, 2010
3) Greving JP et al：Development of the PHASES score for prediction of risk of rupture of intracranial aneurysms：a pooled analysis of six prospective cohort studies. Lancet Neurol **13**：59-66, 2014
4) Inoue T et al：Annual rupture risk of growing unruptured cerebral aneurysms detected by magnetic resonance angiography. J Neurosurg **117**：20-25, 2012
5) Perry JJ et al：Differentiation between traumatic tap and aneurysmal subarachnoid hemorrhage：prospective cohort study. BMJ **350**：h568, 2015

4 頸動脈狭窄症

三瀧真悟，山口修平

診療のポイント・治療指針

- 頸動脈狭窄は，血管原性塞栓あるいは境界領域梗塞の原因となる．
- 頸動脈狭窄の診断には，超音波検査，MRA，CTA あるいは脳血管撮影などが用いられる．
- 50%以下の症候性頸動脈狭窄，70%以下の無症候性頸動脈狭窄では内科的加療が主体となる．
- 50%以上の症候性頸動脈狭窄，70%以上の無症候性頸動脈狭窄では頸動脈内膜剥離術（CEA）あるいは頸動脈ステント留置術（CAS）などの外科的加療が検討される．

虚血性脳卒中の7～10%が頸動脈の動脈硬化性病変が原因と考えられている．頸動脈硬化性病変が原因で発症する脳梗塞の主要な機序は血管原性塞栓（artery to artery embolism）と考えられる．血管原性塞栓は図1のように，狭窄側の内頸動脈領域に多発性梗塞を起こすのが特徴である．一方で，狭窄が高度になれば，脱水や血圧低下などを契機とした境界領域梗塞（watershed infarction）の原因となる場合もある．図2は境界領域梗塞のMRIであるが，灌流圧の低下により，中大脳動脈と前大脳動脈の血流支配の境界域に脳梗塞を起こしている．

頸動脈狭窄は症候性および無症候性の2群に分類され，症候性とは過去6ヵ月以内に頸動脈狭窄と同側に一過性脳虚血発作あるいは脳梗塞を起こしたものと定義される．70%以上の症候性頸動脈狭窄患者の年間脳梗塞発症率は10～15%と考えられるが[1]，一方で60%以上の無症候性狭窄患者の年間脳梗塞発症率は2～2.5%と報告されており，治療を考える場合は，両群間の脳梗塞発症率の差異も考慮しなければならない．

治療のための診断と検査

頸動脈狭窄の診断には，超音波検査，MRA，CTA あるいは脳血管撮影などが用いられるが，侵襲性が最も低く，簡便さからも超音波検査が頻用される．狭窄度の評価には North American Symptomatic Carotid Endarterectomy Trial（NASCET）法（図3）が推奨される．また，収縮期最大血流速度（PSV）から間接的に狭窄度を評価することもでき，狭窄部のPSVが1.5 m/秒を超える場合はNASCET狭窄率50%以上，さらにPSVが2.0 m/秒以上はNASCET狭窄率で70%以上の狭窄が疑われる．また，プラークは輝度および内部性状により6分類され，輝度が低く，内部

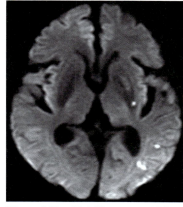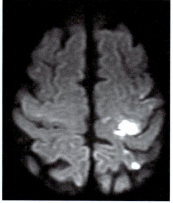

図1 血管原性塞栓の MRI．拡散強調画像

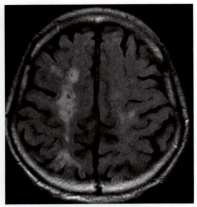

図2 境界領域梗塞のMRI. FLAIR像

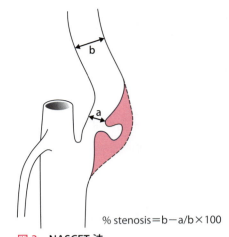

%stenosis＝b−a/b×100

図3 NASCET法

[Brott TG et al：Stroke **42**：e420-e463, 2011を参考に作成]

が不均一であればあるほど，不安定プラークと判断される．

治療の一般方針

a 無症候性頸動脈狭窄

NASCET法で狭窄率が70％以下の症例に対しては内科的加療が主体となる．脳ドックのガイドライン2014では，禁煙，節酒を勧め，高血圧，脂質異常症，糖尿病などの危険因子の治療が推奨されている．スタチンによる脂質低下療法は頸動脈プラークの退縮効果が報告されており[2]，2型糖尿病患者ではpioglitazoneでの治療により頸動脈プラーク退縮効果が報告されているので[3]，積極的に加療を行うべきである．

抗血小板薬に関しては，現時点で脳梗塞の一次予防における有用性は十分証明されてはいないが，中等度以上（50％以上）の狭窄例や，脳卒中発症リスクが高いと判断される例（たとえば，経頭蓋超音波ドプラ血流検査で微小塞栓子が検出される場合，頸動脈超音波検査で潰瘍が観察される場合，プラーク輝度が低い場合，脳画像検査で無症候ではあるが塞栓性脳梗塞が観察される場合など）に対しては，aspirin，clopidogrel，cilostazolなどの投与を考慮する．抗血小板薬の投与を検討する際，脳MRIで脳微小出血（cerebral microbleeds）を多数認める場合には，出血リスクの増大が危惧されるので血圧管理を厳密に行う必要がある．

「米国心臓協会／米国脳卒中協会（AHA/ASA）ガイドライン2014」[4]では，NASCET法で70％以上の高度狭窄例に対して，前述した最良な内科的加療に加えて，周術期合併症が3％以下の場合，

> **TOPICS**
>
> **無症候性頸動脈狭窄の治療においてCASの非劣性を証明**
>
> 無症候性高度頸動脈狭窄病変（70～99％狭窄）を有する79歳以下の1,453例を対象とし，CAS群（1,089例）あるいはCEA群（364例）に分け5年間追跡した試験である．主要複合評価項目（30日以内の死亡，脳卒中，心筋梗塞，1年以内の同側脳卒中）はCAS群が3.8％，CEA群が3.4％であり，CASの非劣性が証明された．また30日以内の脳卒中あるいは死亡はCAS群が2.9％，CEA群は1.7％で有意差はなく，5年間の脳卒中未発症生存率もCAS群で93.1％，CEA群で94.7％と両群間で差はみられなかった[a]．
>
> a) Rosenfield K et al：Randomized trial of stent versus surgery for asymptomatic carotid stenosis. N Engl J Med **374**：1011-1020, 2016

CEAを考慮してもよい（Class Ⅱa，エビデンスレベルA）とされている．CASに関しては，血管撮影で60％以上，超音波検査で70％以上の狭窄例に対して考慮してもよい（Class Ⅱb，エビデンスレベルB）とされている．わが国の「脳卒中治療ガイドライン2015」では，高度狭窄例に対してはCEAがGrade Bで，またCEAの代替治療としてCASがGrade C1で推奨されている．

b 症候性頸動脈狭窄

NASCET法で50％以下の症例に対しては内科的治療が主体となる．脳梗塞の二次予防で有用性が証明されている，aspirin 75～150 mg/日，

表1 CEA 危険因子

- 心臓疾患（うっ血性心不全，冠動脈疾患，開胸手術が必要，など）
- 重篤な呼吸器疾患
- 対側頸動脈閉塞
- 対側喉頭神経麻痺
- 頸部直達手術，または頸部放射線治療の既往
- CEA 再狭窄例

［日本脳卒中学会脳卒中ガイドライン委員会（編）：脳卒中治療ガイドライン2015，協和企画，東京，2015 より引用］

clopidogrel 75 mg/日，あるいは cilostazol 200 mg/日を投与する．高血圧に対しては，両側頸動脈狭窄例には過降圧に注意しながら，140/90 mmHg 未満を目標とし，糖尿病，脂質異常の治療，喫煙，飲酒，肥満などへの治療介入も必要である．

「AHA/ASA ガイドライン 2014」[5]では，NASCET 法で70％以上の高度狭窄例に対しては，前述の最良な内科的加療に加えて，周術期合併症が6％以下の場合，CEA が推奨されている（Class Ⅰ，エビデンスレベル A）．さらに，50〜69％の中等度狭窄例に対しても，周術期合併症が6％以下の場合，CEA が推奨されている（Class Ⅰ，エビデンスレベル B）．CAS に関しては，CEA 同様，狭窄率が50％以上であり，周術期合併症が6％以下の場合，CEA の代替療法として推奨されている（Class Ⅱa，エビデンスレベル B）．

わが国の「脳卒中治療ガイドライン 2015」では，70％以上の高度狭窄例に対しては CEA が Grade A で，また 50〜69％の中等度狭窄例に対しても CEA が Grade B で推奨されている．CAS に対しては CEA の危険因子（表1）をもつ症例に対して Grade B で推奨されており，高位頸動脈分岐部や既往治療による癒着など頸部の状態が血管手術に好ましくない症例においても Grade B で推奨されている．脳梗塞急性期における，頸動脈狭窄病変に対する外科的加療に関しては，現時点では CEA あるいは CAS を推奨する十分なエビデンスはなく，ガイドライン上も考慮してもよい（Grade C1）にとどまる．

文 献

1) Barnett HJ et al : Benefit of carotid endarterectomy in patients with symptomatic moderate or severe stenosis : North American Symptomatic Carotid Endarterectomy Trial Collaborators. N Engl J Med **339** : 1415–1425, 1998
2) Amarenco P et al : Statins in stroke prevention and carotid atherosclerosis : systematic review and up-to-date meta-analysis. Stroke **35** : 2902–2909, 2004
3) Langenfeld MR et al : Pioglitazone decreases carotid intima-media thickness independently of glycemic control in patients with type 2 diabetes mellitus : results from a controlled randomized study. Circulation **111** : 2525–2531, 2005
4) Meschia JF et al : Guidelines for the primary prevention of stroke : a statement for healthcare professionals from the American Heart Association/American Stroke Association. Stroke **45** : 3754–3832, 2014
5) Kernan WN et al : Guidelines for the prevention of stroke in patients with stroke and transient ischemic attack : a guideline for healthcare professionals from the American Heart Association/American Stroke Association. Stroke **45** : 2160–2236, 2014

インターベンション医必携
PCI基本ハンドブック

編著　伊苅裕二

B5判・318頁　2017.7.　ISBN978-4-524-26130-7
定価(本体**7,200**円+税)

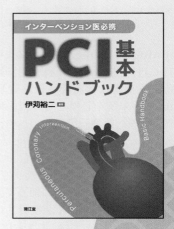

"PCI初心者が最初に読む本"として、PCIに必要な基本事項のみをわかりやすく解説。心臓の解剖や病態の理解から、画像の読影、デバイスの種類と特徴、関連する薬剤の知識まで要点が具体的にまとまっているほか、PCIの治療戦略も学べる内容。若手医師・インターベンション医必携の一冊。

目次

Ⅰ. PCIとは何か
　01. PCIについての総論
　02. 一流のPCI術者になるためには

Ⅱ. PCI術者のための心臓の解剖
　01. イラストで学ぶ心臓と冠動脈の解剖
　02. PCI術者に役立つ心臓血管病理

Ⅲ. 知っておくべき病態の知識
　01. PCIの適応―総論
　02. 安定狭心症
　03. ST上昇型心筋梗塞(STEMI)
　04. 不安定狭心症・非ST上昇型心筋梗塞(NSTEMI)
　05. 血液透析患者の特殊性

Ⅳ. カテーテル室の基本的理解
　01. カテーテル室の設備
　02. カテーテル室のスタッフとその役割
　03. 放射線防護の基本

Ⅴ. PCIのための画像診断・読影法
　01. 冠動脈造影(CAG)とその読影
　02. 定量的冠動脈造影(QCA)
　03. 心臓CTとその読影
　04. 心筋シンチグラフィとその読影
　05. 血管内超音波(IVUS)とその読影
　06. 光干渉断層撮影(OCT/OFDI)とその読影
　07. 血管内視鏡(CAS)とその読影
　08. 冠血流予備量比(FFR)による機能評価

Ⅵ. PCIデバイスの種類・特徴・基本手技・デバイス関連合併症
　01. シースおよびシースレスシステム
　02. 0.035インチガイドワイヤー
　03. ガイディングカテーテル
　04. 冠動脈用ガイドワイヤー
　05. バルーン
　06. ステント(ベアメタルステント, 薬剤溶出性ステント)
　07. 生体吸収性スキャフォールド(BRS)
　08. ロータブレーター(PTCRA)
　09. 血栓吸引デバイス
　10. 末梢保護機器
　11. IVUS
　12. OCT/OFDI
　13. エキシマレーザー

Ⅶ. 患者管理・PCI施行時のワークフロー
　01. インフォームドコンセント・患者説明
　02. PCI施行前の患者管理とチェックポイント
　03. TFI(経大腿動脈アプローチ)
　04. TRI(経橈骨動脈アプローチ)
　05. 術中活性化凝固時間(ACT)の測定とその解釈
　06. PCI中の合併症
　07. PCI施行後24時間以内の合併症

Ⅷ. 各病変におけるPCI基本治療戦略とその手技
　01. ステントサイズと長さ、ステントポジショニングの考え方
　02. ステント拡張のエンドポイント
　03. 分岐部病変のアプローチ
　04. 特異的な病変に関する理解
　　A. 左主幹部病変
　　B. 入口部病変
　　C. 石灰化病変
　　D. 血栓性病変
　　E. 慢性完全閉塞病変
　　F. 再狭窄病変

Ⅸ. 合併症の予防および対策
　01. 冠動脈穿孔・破裂, 心タンポナーデ
　02. ガイディングカテーテルによる冠動脈解離
　03. 造影剤アレルギーとアナフィラキシーショック
　04. 末梢塞栓・slow flow
　05. 後腹膜出血
　06. 造影剤腎症
　07. ヘパリン起因性血小板減少症(HIT)
　08. 脳血管障害
　09. カテーテルがねじれて抜けない
　10. コレステロール塞栓
　11. 偽性動脈瘤・動静脈瘻
　12. 橈骨動脈のスパスム
　13. IVUSカテーテルのスタック

Ⅹ. PCIに関連する薬剤とその使い方
　01. ステント血栓症―総論
　02. 抗血小板薬

索引

南江堂　〒113-8410　東京都文京区本郷三丁目42-6　(営業) TEL 03-3811-7239　FAX 03-3811-7230

その他 **XVI**

1 動脈硬化の基礎

▶▶ 田中君枝，佐田政隆

基礎的理解のためのポイント

- 動脈硬化病変の成因は血管内皮障害に始まる慢性炎症である．
- 動脈硬化病変では，内因性物質が炎症持続に関与している可能性がある．
- 血管外膜や周囲脂肪組織も病変の進展に関与する．
- 動脈硬化病変研究において，数々の新知見が報告されている．
- 新規治療標的となりうる発見もなされている．

動脈硬化病変の形成機序

a 血管内皮障害と慢性炎症

動脈硬化病変は，血管内皮細胞の機能障害に始まる，血管の慢性炎症により形成されると考えられている[1]．血管内皮細胞は，正常な状態では血管拡張作用や，白血球や血小板の接着を抑制する作用，血栓形成を抑制する作用をもつが，喫煙や生活習慣病などの環境下では，このような血管の恒常性を保つ機能に障害が生じる．すると，血管内腔から白血球が内皮に接着し内皮下に浸潤する．これらの細胞や，これらの細胞により刺激を受けた内皮細胞や血管平滑筋細胞により炎症性サイトカインやケモカインが産生され，血管透過性が亢進し，さらなる細胞浸潤や脂質沈着が生じる．

低比重リポプロテイン（low density lipoprotein：LDL）は血管壁内で酸化を受け，マクロファージに取り込まれて過酸化脂質やコレステロールエステルとなりマクロファージを泡沫化させる．泡沫化したマクロファージが蓄積し，動脈硬化病変内に脂質コアを形成する．

b 動脈硬化病変における炎症の持続

動脈硬化病変では，死細胞やストレスを受けた細胞由来の成分，酸化 LDL など（これらは damage-associated molecular patterns（DAMPs）と総称されている）が内因性の刺激となり炎症反応が持続すると考えられている．これには，Toll 様受容体（Toll-like receptor：TLR）や，NOD 様受容体（nucleotide-binding oligomerization domain-like receptor：NLR）が関与する．動脈硬化モデルマウスを用いた研究では，マクロファージの細胞膜に存在するスカベンジャー受容体 CD36 に酸化 LDL が結合すると，TLR4 および TLR6 とヘテロ三量体を形成し，転写因子である核内因子（nuclear factor：NF）-κB の活性化を介してマクロファージによる炎症性サイトカインの産生を増加させる．

NLR を構成する蛋白の一種である NLRP3 は，マクロファージ内でコレステロール結晶の刺激により，apoptosis-associated speck-like protein containing caspase recruitment domain（ASC）と会合して蛋白複合体であるインフラマソームを形成する．インフラマソームは，カスパーゼ-1 を活性化し，それにより炎症性サイトカインであるインターロイキン（interleukin：IL）-1β が活性化され，炎症細胞の増殖促進や血管内皮細胞への接着増加などを生じる[2]（図 1）．

c 動脈硬化病変の血管外膜と周囲組織

動脈硬化病変では，病変内の細胞や中膜平滑筋細胞により血管内皮増殖因子（vascular endothelial growth factor：VEGF）などの血管増殖因子が産生され，その刺激により，正常な状態では外膜側の栄養血管である血管外膜微小血管（vasa vasorum：VV）が増殖する．増殖した外膜 VV は，外膜側から病変内に侵入し，炎症細胞や脂質を送り込む導管となると考えられている．侵入時に組織を融解し，破綻して病変内出血を生じることで，病変を不安定化させる．

血管周囲に存在する脂肪組織も，アディポサイトカインと総称されるさまざまな生理活性物質を産生している．アディポサイトカインは血液循環により動脈硬化病変に到達して作用すると考えられるが，最近では，直接浸潤や血管外膜 VV を介して，隣接する血管局所に作用する可能性が示唆

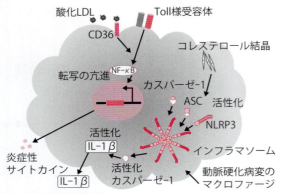

図1 動脈硬化病変のマクロファージにおける脂質による炎症反応

動脈硬化病変のマクロファージでは、Toll様受容体やNLRP3が酸化LDLやコレステロール結晶などの脂質の刺激により活性化され、その下流で炎症性サイトカインが産生される。

[文献2を参考に作成]

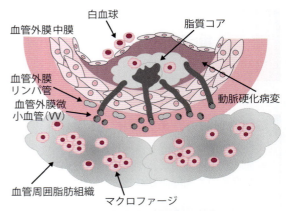

図2 血管外膜微小血管と血管周囲脂肪組織

動脈硬化病変をもつ血管の外膜では微小血管が増殖し、病変内に外膜側から侵入する。血管周囲脂肪組織の分泌するアディポサイトカインは、循環血流を介する他、隣接する血管へ直接作用している可能性がある。また、外膜リンパ管は、動脈硬化病変からのコレステロール引き抜きに重要であると最近報告されている。

されている[3]（図2）。

動脈硬化の最近の知見

Rossが障害反応仮説をはじめて提唱したのは1973年であるが、動脈硬化病変研究においては最近でも数々の新知見が報告されている。それらの一部を紹介する。

a コレステロール逆輸送とリンパ管

コレステロール逆輸送（reverse cholesterol transport：RCT）は、高比重リポタンパク（high density lipoprotein：HDL）により、末梢組織からコレステロールが引き抜かれ、肝臓に運ばれ、最終的に胆汁より便中に排泄される作用のことである。しかし、どのような経路で運ばれるのか明らかになっていなかった。

Martelらの実験では、マウスの尾のリンパ管を中枢側で外科的に切断し、それより末梢側に、トリチウムで標識したコレステロールを取り込ませたマクロファージを注入したところ、リンパ管を切断したマウスではコントロールマウスに比べ、24時間および48時間後に、血漿中、肝臓および糞便に含まれるトリチウムが少なかった[4]。また、VEGF-Cの受容体であるVEGFR3の遺伝子に変異のある「Chyマウス」は、皮膚のリンパ管の形成が阻害されることが知られている。このマウスの皮膚にトリチウムで標識したコレステロールを取り込ませたマクロファージを注入して24時間後に血漿中、肝臓および糞便に含まれるトリチウムを計測したところ、野生型のマウスに比べて少なかった。以上のことから、皮膚におけるRCTはリンパ管を介していると考えられた。

次に、マウス大動脈のリンパ管の形態を観察した。動脈硬化モデルマウスであるアポリポプロテイン（apolipoprotein：Apo）E欠損マウスの大動脈を、リンパ管の抗原であるpodoplaninとLYVE-1に対する抗体を用いて免疫染色を行ったところ、外膜にリンパ管構造を認め、血管外膜脂肪組織と交通していた。

大動脈弓部に動脈硬化病変をもつApoE欠損マウスに、重水素で標識したコレステロール（D6コレステロール）を投与したところ、病変のマクロファージに取り込まれた。このマウスの大動脈弓部を採取し、別のApoE欠損マウスの腹部大動脈の脇に移植し、リンパ管の再生を抑制するため抗VEGFR3抗体を投与した。2週間後に、ApoE遺伝子を導入し動脈硬化病変のマクロファージからのコレステロール引き抜きを惹起した。さらにその2週間後に、移植した大動脈弓部のD6コレステロール含有量を計測したところ、抗VEGFR3抗体を投与したマウスでは、投与しないマウスに比べ、D6コレステロール、D6コレステロールエステルとも残存量が高値であった。これより、動脈硬化病変からのコレステロール引き抜きも、血管外膜のリンパ管を介すると考えられた。

b 動脈硬化病変のマクロファージの起源

動脈硬化病変では、機能障害を生じた血管内皮細胞での接着分子の発現が増加し、流血中の単球

が接着してローリングした後，内皮下に侵入し，マクロファージに分化すると考えられていた．しかし Robbins らは，動脈硬化病変に存在するマクロファージは，もともと血管壁に存在していた細胞が病変局所で増殖したもののほうが優勢であることを報告した[5]．筆者らはまず，ApoE 欠損マウスの動脈硬化病変における増殖細胞とその細胞の性質を，ブロモデオキシウリジン（BrdU，細胞周期S期において新たに合成された DNA に取り込まれる）の取り込みと免疫染色を用いて同定したところ，病変のマクロファージは，4週ほどの短期間で入れ替わっていることを発見した．

次に，パラビオーシス（2匹のマウスの側面の皮膚を吻合して末梢循環を交通させる実験手技）により，4ヵ月齢の，白血球の抗原が CD45.1 である ApoE 欠損マウスと，CD45.2 である ApoE 欠損マウスの末梢血を混合させ，5週間後に再度分離した．末梢血中の単球の混合率は30％程度で，脾臓および大動脈の単球も同様であった．一方，大動脈のマクロファージの混合率は5％程度であった．このことから，初期の動脈硬化病変のマクロファージ増殖は，末梢血液中からの単球の侵入より，局所のマクロファージ増殖によるところが大きいと考えられた．

しかし，4ヵ月齢の CD45.2 である ApoE 欠損マウスに放射線照射を行い，CD45.1 である ApoE 欠損マウスの骨髄細胞を移植して骨髄由来細胞を CD45.1 に置き換え，5ヵ月後に大動脈の動脈硬化病変に存在するマクロファージを観察したところ，CD45.1 細胞が優勢であったことから，長期的には，末梢血中から病変内に侵入した細胞に置き換わるものと考えられる．

🄲 動脈硬化病変におけるエフェロサイトーシスの調節機構

動脈硬化病変に存在する，傷害を受けた血管細胞や集積した炎症細胞は，アポトーシスを起こす．アポトーシスを起こした細胞は，通常ならマクロファージなどの食細胞に取り込まれて除去される．この現象をエフェロサイトーシスと呼ぶ．動脈硬化病変ではエフェロサイトーシスが生じにくくなり，アポトーシスを起こした細胞が蓄積して病変を拡大させるが，そのメカニズムは明らか

になっていなかった．Kojima らは，インテグリン関連蛋白である CD47 が，動脈硬化病変におけるエフェロサイトーシスを調節している可能性があることを報告した[6]．CD47 は正常な状態で全身の細胞に発現しており，主に骨髄細胞に発現している signal regulatory protein α（SIRPα）と結合し食作用（phagocytosis）を抑制するため，「don't eat me signal」とも呼ばれている．

CD47 は，癌細胞の増殖に関与しており，血液癌や固形癌に対する抗 CD47 抗体を用いた第Ⅰ相臨床試験がすでに開始されている．Kojima らの報告によると，通常アポトーシスを起こした細胞では CD47 の発現は低下するが，ヒトの頸動脈および ApoE 欠損マウスの動脈硬化病変では，発現が増加していた．ApoE 欠損マウスに抗 CD47 抗体を投与すると，エフェロサイトーシスの増加および動脈硬化病変の進展抑制を認めた．

この機序として，動脈硬化病変では炎症性サイトカインである腫瘍壊死因子（tumor necrosis facor：TNF）-α の発現が増加しており，その下流のシグナルである NF-κB を介して，CD47 の発現を増強させる可能性が考えられた．これらの結果より，癌の臨床治験で使用されている抗 CD47 抗体製剤が，動脈硬化病変の治療に応用できる可能性があると考えられる．

文　献

1) Ross R：Atherosclerosis：an inflammatory disease. N Engl J Med **340**：115-126, 1999
2) Weber C, Noels H：Atherosclerosis：current pathogenesis and therapeutic options. Nat Med **17**：1410-1422, 2011
3) Tanaka K, Sata M：Visualization of the human coronary vasa vasorum in vivo. Circ J **79**：1211-1212, 2015
4) Martel C et al：Lymphatic vasculature mediates macrophage reverse cholesterol transport in mice. J Clin Invest **123**：1571-1579, 2013
5) Robbins CS et al：Local proliferation dominates lesional macrophage accumulation in atherosclerosis. Nat Med **19**：1166-1172, 2013
6) Kojima Y et al：CD47-blocking antibodies restore phagocytosis and prevent atherosclerosis. Nature **536**：86-90, 2016

XVI. その他

2 動脈硬化の臨床診断

▶▶ 山科　章

診断のポイント

● 動脈硬化の診断において最も重要なことは，それに基づく臓器障害の予防である.
● 臓器障害の前段階である血管不全・血管障害を的確に評価し，進展を防止する.
● 血管障害・血管不全の評価は，イメージングバイオマーカー（画像評価と機能評価）を適切に組み合わせて行う.
● 上肢にも末梢動脈疾患（PAD）があることを忘れない.

　動脈硬化はさまざまな危険因子を基盤に進展するが，高度の内腔狭窄や閉塞を生じてはじめて臨床症状があらわれる. 動脈硬化は病理学的には粥状動脈硬化（atherosclerosis）であり，内膜に起こる粥腫形成（atherosis）と中膜に起こる Moenkeberg 硬化が主体となる. 粥状動脈硬化のきっかけは内皮障害で，続いて内膜・中膜へと病変が進展する.

　内膜には脂肪斑，粥腫，潰瘍形成などを生じ，肥厚すると動脈狭窄を生じる. 脂肪成分が多く被膜の薄い不安定な粥腫は破綻しやすく，閉塞ないし高度の狭窄により臓器障害を発症する. 一方，中膜は加齢とともに弾性線維が劣化と同時に減少し，層状構造を失う. 置き換わるように平滑筋や膠原線維が増加し，さらには石灰化を生じ動脈は硬くなる（動脈スティフネス）.

　動脈硬化の進展，心血管疾患の発症を予防するには，こういった動脈硬化の背景を理解したうえで，適切に血管障害・血管不全を評価することが必要である. そのためにはバスキュラーバイオマーカー[1,2]という概念が必要である.

バスキュラーバイオマーカー

　バスキュラーバイオマーカーは比較的最近使われるようになった用語であるが，動脈硬化診断のためのバイオマーカーともいえる. 動脈硬化のバイオマーカーには，遺伝子診断などの genetic biomarker，CRP や可溶性 Lox-1 などの血液検査で診断する circulating biomarker（血中バイオマーカー），エコーや CT，MRI などの形態的指標と血管内皮機能検査などの機能評価を含めた

imaging biomarker（イメージングバイオマーカー）がある.

　バイオマーカーが備えておくべき条件がいくつかあげられている[3]が，動脈硬化のバスキュラーバイオマーカーとすれば，①動脈硬化の進展程度を反映する，②心血管病の予後予測因子となる，③適切に介入すれば指標が改善する，④指標が改善すれば予後の改善につながる，⑤標準化されており普遍的に応用できる，⑥費用対効果に優れる，⑦従来のものに比べて新規性がある，などがある. これらを満たせば代用エンドポイント（surrogate endpoint）となる可能性がある.

　筆者も一員として加わった欧州心臓病学会の末梢循環に関するワーキンググループによるポジションステートメント[2]ではバスキュラーバイオマーカーとして，高感度 CRP，頸動脈エコー，足関節上腕血圧比（ankle brachial index：ABI），動脈硬化スティフネス指標としての脈波伝播速度（pulse wave velocity：PWV），中心血圧（central blood pressure：CBP），augmentation index（AI），血流依存性血管拡張反応（flow mediated dilation：FMD），をあげている. 本項では，この提案を参考に動脈硬化のイメージングバイオマーカー（形態診断，機能診断）について紹介する.

動脈硬化のイメージングバイオマーカー

　画像診断の進歩により，血管壁の粥腫や石灰化，壁肥厚，血管径増大の評価が詳細にできるようになった. 経食道心エコーを用いれば大動脈の評価も可能である. CT は壁石灰化の検出能が高

く，冠動脈や大動脈の石灰化評価に応用されている．マルチスライス CT（MSCT）は空間および時間分解能に優れており，プラークの性状まで含めて冠動脈病変が適確に評価でき，vulnerable plaque を検出することもできる．被曝や造影剤腎症，費用対効果を考慮するとスクリーニングには不向きであり，高齢者では石灰化が強く評価が不可能なことが多い．そういった意味で表層を走行する頸動脈エコーが最も簡便で低侵襲であり優れている．

もう一方のイメージングバイオマーカーである動脈硬化の機能的指標には FMD，PWV，cardio-ankle vascular index（CAVI），AI，CBP，ABI などがある．日本循環器学会の「血管機能の非侵襲的評価法に関するガイドライン」[4]に紹介されており，参考にされたい．

a 頸動脈エコー検査

脳虚血をきたしうる狭窄病変と脳塞栓源となる不安定な粥腫の検出と全身の動脈硬化進展のスクリーニング（窓口）として頸動脈エコーが行われる．動脈硬化は大動脈に最も起こりやすく，次いで冠動脈，頸動脈といわれており，頸動脈に粥状病変を認める時には冠動脈病変は進行していると想定され，スクリーニングに適している．測定指標としては，内膜中膜複合体肥厚度（intima-media complex thickness：IMT）とプラーク評価が用いられる．頸動脈 IMT やプラークの有無は冠動脈硬化と強い相関があり，しかも，心血管イベントの予測因子になる．IMT は頸動脈球部を含まない 2 点以上での平均値（mean IME）と総頸動脈，頸動脈球部，内頸動脈のすべての IMT の最大値（max IMT）が指標として用いられている．プラークの定義は 1.1 mm 以上の限局性隆起病変とされ，その評価はプラークの数，面積，大きさ（高さ）などで行われる．

IMT は動脈硬化に対する介入治療の代替指標（surrogate marker）としての応用が試みられている．健常人の IMT の進行は年間 0.009 mm 程度であり，動脈硬化ハイリスク患者では，その 2〜3 倍の年間 0.02 mm 程度の増加がみられる．介入による治療効果の評価には 0.01 mm 以下の識別が必要となり，計測部位や計測方法だけでなく動脈の拡張に伴って壁厚も変化するため，心電図を同期した計測，患者頭位および探触子の操作角度の一定化など，測定の標準化がきわめて重要である[5]．

b 内皮機能検査法

内皮は多彩な機能を有するが，その 1 つに血管拡張物質の放出による血管トーヌスの調節がある．内皮機能障害が起こると FMD の低下がみられる．前腕部分を 5 分間駆血して前後の血管径を評価する方法が一般的である．駆血解除後の血流を評価する方法（reactive hyperemia–peripheral arterial tonometry：RH-PAT）もあるが，内皮機能の異なった機能を評価している．

男女とも加齢とともに FMD が低下するが，男性は女性よりあらゆる年代で低い．高血圧，脂質異常，糖尿病，肥満，喫煙などの心血管危険因子の影響を受けて低下しており，FMD の低下した群で IMT の進行が速く，心血管疾患の発症が多いことが示されている．現在，わが国で多施設研究が進行しており，その結果[6]が発表される予定である．

c 脈波伝播速度（PWV）

管の中を脈波が伝播する時，その管が細いほど，壁が厚いほど，また管の弾性率が高い（コンプライアンスが低い）ほど，中の物質の密度が低いほど，速く伝わることが物理学的に証明されている．この原理を動脈波に応用したのが PWV である．欧米では頸動脈–大腿動脈脈波伝播速度法［carotid-femoral PWV（cfPWV）法］が主に用いられているが，計測手技が煩雑であること，鼠径部の露出が必要なこと，血圧が同時に測定できないことなどから，わが国では四肢（両上腕，両足首）に巻いた血圧測定カフの容積脈波から PWV を自動計測する方法［brachial-ankle PWV（baPWV）法］が普及している．四肢血圧の同時測定による ABI 計測，波形解析（TOPICS 参照）もできる利便性がある．

baPWV 法は末梢動脈を計測範囲に含むため cfPWV と比べて絶対値は高いが，カテーテル法による大動脈 PWV あるいは cfPWV との相関はきわめて良好である．baPWV は，糖尿病，高血圧，メタボリックシンドローム，睡眠時無呼吸などの動脈硬化危険因子のある群，大動脈や冠動脈の石灰化，頸動脈 IMT，眼底所見などの動脈硬化所見の強い群，心筋梗塞，脳血管障害（CVD），PAD，慢性腎臓病など臓器障害を発病した群で高値であり，本態性高血圧患者や末期腎不全患者，心不全，急性冠症候群などで予後予測因子となる．最近のメタ解析では，18.3 m/秒が cut-off 値として提唱されている[7]．

baPWV は血圧の影響を受けるが，血圧に動脈スティフネスを加味した「総合的な血管壁硬化の指標」として PWV をとらえて心血管疾患の管理

TOPICS

脈波波形による狭窄病変の診断

　最近の四肢血圧脈波装置によれば，心電図（ECG），心音図（PCG），四肢脈波図（右上腕，左上腕，右足首，左足首）が表出されており，四肢血圧から ABI を計測するだけでなく，脈波波形から面積平均値（% mean arterial pressure：%MAP）と立ち上がり時間（upslope time：UT）を計測することができる．%MAP とは脈波の最高血圧と最低血圧で囲まれる面積を振幅（脈圧）で除して求める指標で，高いほど重心位置の高いなまった波形，すなわち狭窄や閉塞を意味する．足関節の%MAP は 45%以上が異常とされている[a]．UT は脈波の立ち上がりからピークまでの時間で，狭窄や閉塞があると遅延するために UT は延長し数値が大きくなる．180 ms 以上は遅延ありと判断され，狭窄病変の存在を強く示唆する[a]（図1）．

a) Hashimoto T et al：Combination of pulse volume recording (PVR) parameters and ankle brachial index (ABI) improve the diagnostic accuracy of peripheral arterial disease compared with ABI alone. Hypertens Res 39：430-434, 2016

に利用するとよい．

d cardio-ankle vascular index（CAVI）

　PWV が測定時の血圧の影響を受けることから，PWV と測定時の血圧から理論的に算出する動脈壁硬化の指標である．スティフネスパラメータ β の算出式である Bramwell-Hill の PWV を規定する計算式を展開して，$CAVI = [2\rho/\Delta P] \times \ln(Ps/PD) \times PWV^2$ を導き出した．その計算式に，計測された収縮期血圧（Ps）と拡張期血圧（Pd）と心臓-足首間脈波速度（cardio-ankle PWV）を入れて算出する．計算式が複雑であり，PWV を計測するポイントが多く誤差を生みやすいこと，勾配のある心臓-足首間の血圧を上腕血圧で代用することの妥当性などが問題となる．

　CAVI は加齢とともに高値となり，男性は女性よりも高い．CAVI は高血圧，糖尿病，慢性腎臓病，メタボリックシンドローム，冠動脈疾患，脳血管障害などで高値であり，臓器障害との関連や心血管予後のリスク指標になることのエビデンスが集積されてきているが，明確な基準値は設定されておらず，その改善が予後の改善につながるという報告はない．

e augmentation index（AI），中心血圧

　心拍出により生じた脈波は動脈内を末梢へと伝播するが，動脈分岐部などの抵抗にぶつかると反射して中枢へと逆行（反射圧脈波）する．PWV の遅い若年者では，反射圧脈波が上行大動脈に到達するのは拡張期であるのに対し，PWV の速い高齢者では収縮期に到達し，大動脈起始部の収縮期血圧（中心血圧）が反射圧脈波によって増大（augment）される．この増大した成分の割合は AI と呼ばれる．AI は加齢に伴って増加するが，反射点までの距離の影響を受けるため低身長では高値となり，女性で高値である．また，AI は中年以降ではプラトーになり，50歳前後までの比較的若年者を対象にすべき検査といえる．AI が高くなると，中心動脈は収縮期血圧が高く拡張期血圧が低くなり，心臓にとっては後負荷増加，冠灌流圧低下となる．また，中心脈圧増大は脳動脈，冠動脈，腎動脈などの主要臓器を含む末梢動脈への wall stress となり，動脈障害を促進させる．中心血圧のほうが上腕動脈より強力な予後予測因子であることが実証され，最近では中心血圧を指標に降圧管理することが推奨されてきている．

f 足関節上腕血圧比（ABI）

　ABI は PAD の診断に必須の検査であり，足関節部の収縮期血圧を左右の上腕動脈の収縮期血圧の高いほうで除して求める．心臓から遠ざかるほど収縮期血圧が高いため，ABI の正常値は 1.1〜1.3 程度であり，1.0 以下になることはない．総腸骨動脈以遠の下肢動脈に高度狭窄ないし閉塞がある PAD では ABI は低値となり，ABI が低値ほど狭窄病変は重症である．0.9 が cut-off 値として推奨されており，間欠性跛行などの症状が出現する高度狭窄の指標となる．逆に，ABI が 1.4 より高値の場合は下肢動脈の著明な石灰化による血管壁硬化が著明で，駆血帯による圧迫不能状態といわれている．

　PAD は認知度が低いことから診断がついていないことが多い．無症候でも ABI が低値であれば，潜在的な心血管疾患が存在していること（polyvascular disease）が多く，経過中に CVD や冠動脈疾患（CAD）などの心血管イベントの発症率が高い．したがって，ABI は下肢の PAD の診断だけでなく，全身のアテローム血栓症のスクリーニング目的で用いられている．

　米国心臓協会/米国心臓病学会（AHA/ACC）のガイドラインでは，50歳以上の糖尿病ないし喫煙者，65歳以上の全員で ABI を計測することを推奨

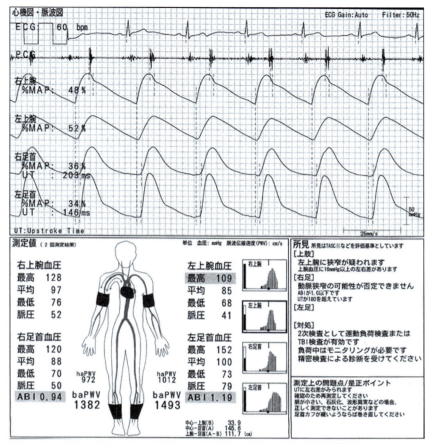

図1　左上肢右下肢に PAD を認めた 60 歳代・男性の四肢血圧脈波図

上肢の血圧に左右差（右 128/76 mmHg，左 109/68 mmHg），左鎖骨下動脈に完全閉塞があるも無症状のため半年ごとに経過をみていたところ，右足の間欠性跛行が出現した．半年前の ABI は右 1.02 左 1.16 であったが，右 0.94 に低下．ABI は cut-off 値の 0.9 以上あるが，左上肢と同様に右下肢では明らかに遅脈を認め，UT は右 203 ms，左 146 ms で，明らかに右で延長している．%MAP はいずれも正常範囲であった．動脈造影で右総腸骨動脈に 90％狭窄を認め，PTA を行ったところ右 ABI は 1.17 まで上昇した．

している．わが国から報告された糖尿病患者における検討では，対象患者 3,981 名のうち，ABI 0.90 以下は 354 名（8.9％），0.91〜1.00 は 333 名（8.4％）であり，その多くは無症候で PAD と診断されていなかった．最長 7 年間の追跡では心筋梗塞，脳梗塞を含めた全身性の心血管イベント発症率はそれぞれ 9.6％，6.9％で 1.01〜1.40 の 3.5％に比べて有意に高い[8]．PAD を単に足の病気と侮ることなく，全身アテローム血栓症の進行形と考え，積極的な介入が必要である．

上肢の PAD

上肢に PAD を認めることもまれでなく，その過半数は左鎖骨下動脈に発生するため，左上腕血圧の低下として発見されることが多い（図1）．左右の上腕動脈の収縮期血圧に 15 mmHg 以上の差があると高率に狭窄病変を認め，その後の心血管イベント発生率は有意に高く，心血管イベント発生率が 2.48 倍になる[9]．上肢の PAD は症状に乏しいが，いくつかの問題点がある．橈骨動脈アプローチの冠動脈造影や透析のシャント作成に支障をきたすこと，家庭血圧の多くが左上腕で計測されるため低値となりがちになり，高血圧の診断・治療に影響することなどが問題となる．初診時および年に 1 回は両上腕で血圧測定をすることが必要である．家庭血圧測定においても月に 1 回程度，両側で計測するように指導するとよい．

おわりに

　動脈硬化の臨床診断として欧州心臓病学会の末梢循環に関するワーキンググループによるポジションステートメントに掲載されている項目を中心に紹介した．こういった指標を適切に活用して，心血管疾患の発症ないし再発を予防するよう適切な介入を行うことが重要である．

文　献

1) Tardif JC et al：Vascular biomarkers and surrogates in cardiovascular disease. Circulation **113**：2936-2942, 2006

2) Vlachopoulos C et al：The role of vascular biomarkers for primary and secondary prevention：a position paper from the European Society of Cardiology Working Group on peripheral circulation：endorsed by the Association for Research into Arterial Structure and Physiology（ARTERY）Society. Atherosclerosis **241**：507-532, 2015

3) Hlatky MA et al：Criteria for evaluation of novel markers of cardiovascular risk：a scientific statement from the American Heart Association. Circulation **119**：2408-2416, 2009

4) 循環器病の診断と治療に関するガイドライン．血管機能の非侵襲的評価法に関するガイドライン．＜http://www.j-circ.or.jp/guideline/pdf/JCS2013_yamashina_h.pdf＞［Accessed 6 October 2017］

5) Stein JH et al：Use of carotid ultrasound to identify subclinical vascular disease and evaluate cardiovascular disease risk：a consensus statement from the American Society of Echocardiography Carotid Intima-medial Thickness Task Force：endorsed by the Society for Vascular Medicine. J Am Soc Echocrdoogr **21**：93-111, 2008

6) Tomiyama H et al：A multicenter study design to assess the clinical usefulness of semi-automatic measurement of flow-mediated vasodilatation of the brachial artery. Int Heart J **53**：170-175, 2012

7) Ohkuma H et al：Brachial-ankle pulse wave velocity and the risk prediction of cardiovascular disease：an individual participant data meta-analysis. Hypertension, 2017, in press

8) Natsuaki C et al：Association of borderline ankle-brachial index with mortality and the incidence of peripheral artery disease in diabetic patients. Atherosclerosis **234**：360-365, 2014

9) Clark CE et al：Association of a difference in systolic blood pressure between arms with vascular disease and mortality：systematic review and meta-analysis. Lancet **379**：904-914, 2012

3 脂質異常症

▶ 今泉 聡，朔 啓二郎

診療のポイント・治療指針

- 低比重リポ蛋白コレステロール（low density lipoprotein cholesterol：LDL-C）に関しては，the lower，the better が改めて示されている．
- スタチンが治療の基本となる．
- 家族性高コレステロール血症（familial hypercholesterolemia：FH）の患者を見逃さない．
- リスクが高い患者には，ezetimibe，PCSK9 阻害薬などスタチン以外も考慮する．

脂質異常症とは，LDL-C，中性脂肪（triglyceride：TG）が高値，もしくは高比重リポ蛋白コレステロール（high density lipoprotein cholesterol：HDL-C）が低値を示す疾患である．動脈硬化性心血管疾患（ASCVD）の発症危険因子の 1 つであり，疫学調査研究や治療エビデンスの結果から，LDL-C の管理が最も重要である．「動脈硬化性疾患予防ガイドライン 2017 年版」（ガイドライン）では脂質異常症の診断基準として，LDL-C 140 mg/dL 以上が高 LDL-C 血症，LDL-C 120〜139 mg/dL は境界域となっている．高 TG 血症は TG が 150 mg/dL 以上，低 HDL-C 血症は HDL-C が 40 mg/dL 未満が基準である．

治療のための診断と検査

脂質異常症と診断した後は，原発性高脂血症の鑑別と，続発性高脂血症の除外が必要である．続発性高脂血症を起こす疾患として，甲状腺機能低下症，ネフローゼ症候群，閉塞性黄疸，Cushing 症候群，ステロイド投与，妊娠，神経性食思不振症などがある．原発性高脂血症では，特に冠動脈疾患のリスクが高く，早期に診断し治療を行えば健常人と同様の生活を送ることが期待される FH を見逃さないことが重要である．また，問診や身体所見，画像検査などから，動脈硬化の重症度や虚血に基づく症状などを調べることも必要である．

a 動脈硬化の評価

動脈硬化の評価法としては，頸部血管雑音の聴取，下肢の動脈触診などの身体診察の他，画像検査，動脈のスティフネスの評価，血管機能・血管内皮機能の評価などがある．画像検査は，侵襲の少ない検査として頸動脈エコーや冠動脈 CT があり，侵襲的な検査としては冠動脈カテーテル検査による血管造影，血管内視鏡や血管内超音波法（IVUS）などがある．動脈のスティフネスの評価としては，脈波伝播速度（pulse wave velocity：PWV）があり，足関節上腕血圧比（ankle brachial pressure index：ABI）とあわせて，上腕-足関節 PWV（brachial-ankle PWV：baPWV）がよく測定されている．大動脈起始部から足首までの動脈全体の弾性をあらわす指標である心臓足首血管指数（cardio-ankle vascular index：CAVI）も使われている．血管内皮機能の評価としては，血流依存性血管拡張反応（flow mediated dilation：FMD）が代表的である．

b FH

FH の多くは LDL 受容体の遺伝子変異，一部 PCSK9 遺伝子変異によるもので，高 LDL-C 血症を呈し高頻度に冠動脈疾患を発症する遺伝性疾患である．以前は，FH ホモ接合体は 100 万人に 1 人，ヘテロ接合体は 500 人に 1 人の頻度と考えられていたが，実際は考えられていたよりも多く，ホモ接合体が 16 万〜30 万人に 1 人，ヘテロ接合体が 200〜500 人に 1 人の割合で存在すると想定されている．わが国での診断率は低く，1% 未満の患者しか診断されていない．

厚生労働科学研究班による調査の結果から，ホモ接合体およびヘテロ接合体の総コレステロール（total cholesterol：TC）値は平均で 686 mg/dL および 324 mg/dL であり，健常人と比較しホモ接合体で約 4 倍，ヘテロ接合体で約 2 倍の値となる．出生時より高 LDL-C 血症に曝露されているため，冠動脈疾患のリスクが高い．それを裏付けるもの

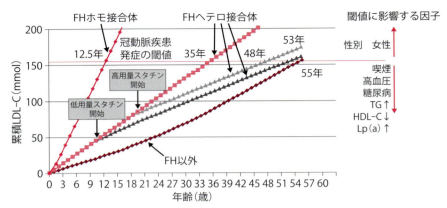

図1 FH患者における累積LDL-Cと冠動脈疾患の発症

[文献1を参考に作成]

表1 成人（15歳以上）FHヘテロ接合体の診断基準

1. 高LDL-C血症（未治療時のLDL-C 180 mg/dL以上）
2. 腱黄色腫（手背、肘、膝等またはアキレス腱肥厚）あるいは皮膚結節性黄色腫
3. FHあるいは早発性冠動脈疾患の家族歴（2親等以内）

- 続発性脂質異常症を除外した上で診断する．
- 2項目以上でFHと診断する．FHヘテロ接合体疑いは遺伝子検査による診断が望ましい．
- 皮膚結節性黄色腫に眼瞼黄色腫は含まない．
- アキレス腱肥厚はX線撮影により9 mm以上にて診断する．
- LDL-Cが250 mg/dL以上の場合、FHを強く疑う．
- すでに薬物治療中の場合、治療のきっかけとなった脂質値を参考にする．
- 早発性冠動脈疾患は男性55歳未満、女性65歳未満と定義する．
- FHと診断した場合、家族についても調べることが望ましい．
- この診断基準はホモ接合体にも当てはまる．

[日本動脈硬化学会（編）：動脈硬化性疾患予防ガイドライン2017年版、日本動脈硬化学会、東京、p.121、2017より許諾を得て転載]

として、累積LDL-Cが冠動脈疾患の発症に関係するとの考え方がある（図1)[1]．これによれば、冠動脈疾患発症の閾値には健常人で55歳、FHヘテロ接合体患者で35歳、FHホモ接合体患者では12.5歳で到達する．早期からスタチンなどによる治療を行うことにより、カーブの傾きを緩やかにし、冠動脈疾患の発症を遅らせることができると考えられる．

C FHの診断

FHの診断基準を示す（表1）．アキレス腱肥厚は軟線撮影により9 mm以上で診断し、2項目以上があてはまる場合FHと診断する．診断には第一に、常にFHを念頭において診療を行うことが重要である．一般診療ではほとんどの患者が見逃されている．近年では特に、スタチンによる治療が広く行われているため、初診時にはすでにスタチン投与によりLDL-C値が高くないことも十分に考えられる．また、心筋梗塞患者の急性期にはLDL-Cの値は下がっていることが報告されており、FHが見逃される一因にもなっている．

診断のポイントとしては、FHは常染色体優性遺伝でフェノタイプの浸透率が高いため、詳細な家族歴を聴取することが重要である．患者だけではなくその家族のFH患者をみつけることにより、家族に対しても早期から治療を開始することができる．積極的にアキレス腱の軟線撮影を行うことも重要であるが、FHでアキレス腱の肥厚をきたす患者は70％程度であり、特に若年者はアキレス腱の肥厚を認める割合が少なく、肥厚がなくても否定はできないことに留意すべきである．

治療の一般方針

ガイドラインでは、絶対リスクによるリスクの層別化を吹田スコアを用いたフローチャートから行うこととなっており、今後10年間での冠動脈疾患発症リスク9％以上を高リスク群、2％以上9％未満を中リスク群、2％未満を低リスク群と規定している．糖尿病、慢性腎臓病（CKD）、非心原性脳梗塞、末梢動脈疾患（PAD）を有した場合、高リスク群に分類される．

治療に使われる第一選択薬は、HMG-CoA還元酵素阻害薬（スタチン）である．スタチンは低比重リポ蛋白（low density lipoprotein：LDL）や超低比重リポ蛋白（very low density lipoprotein：VLDL）を低下させるため、LDL-C、またはLDL-CとTGの両方が増加する高脂血症がよい適応となる．一方で高用量のスタチンでも、心血管イベントの抑制は完全ではない．リスクが高くスタチン単独ではLDL-Cの低下が不十分な場合、LDL-

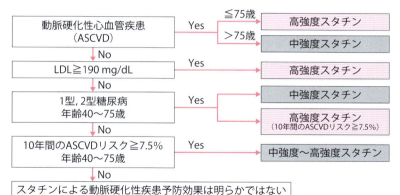

図2 ACC/AHA 動脈硬化性心疾患予防のためのコレステロール管理ガイドライン 2013
ASCVD：ACS および心筋梗塞（MI），安定・不安定狭心症，血行再建術，一過性脳虚血発作（TIA），脳卒中，末梢動脈疾患（PAD）の既往．

［文献2を参考に作成］

C は高くないが TG の治療が必要な場合，副作用でスタチンが使用できない場合などにスタチン以外の治療薬が必要になる．スタチン以外で使用されている治療薬には，小腸コレステロールトランスポーター阻害薬（ezetimibe），フィブラート系薬剤，陰イオン交換樹脂（レジン），ethyl icosapentate（EPA）などがあり，注射薬ではあるが最近 PCSK9 阻害薬が使用可能となった．

a 一次予防

治療の原則は，食事療法，運動療法，禁煙といった生活習慣の改善である．生活習慣の改善を十分に行ったにもかかわらず LDL-C の管理目標値が達成できない場合には，リスクに応じて薬物療法を考慮する．ガイドラインでは，LDL-C の管理目標値として，低リスク群は LDL-C 160 mg/dL 未満，中リスク群は LDL-C 140 mg/dL 未満，高リスク群は LDL-C 120 mg/dL 未満となっており，低リスク群であっても LDL-C 180 mg/dL 以上の場合は，薬物療法を考慮する．しかし，これは通常の脂質異常症に対する考え方であり，FH では特に早めの薬物療法を考慮する必要がある．

米国心臓病学会/米国心臓協会（ACC/AHA）のガイドラインは，ランダム化比較試験（RCT）を重視し，大規模なスタチンベースのトライアルをもとに作成されている．そのようなトライアルでは，特定の LDL-C 値を目標とした RCT がないため，あえて LDL-C の管理目標値を設定せず，スタチンでメリットを得られる患者に対する高強度（50%以上の LDL-C 低下），あるいは中強度（30〜50%の LDL-C 低下）のスタチンによる治療が推奨されている（図2）[2]．この，スタチンでメリットを得られる患者は次の4つとされている．①臨床的に ASCVD が明らかな群，②LDL-C が 190 mg/dL 以上，年齢21歳以上，③一次予防，糖尿病，年齢40〜75歳で LDL-C 70〜189 mg/dL，④一次予防，非糖尿病，年齢40〜75歳で LDL-C 70〜189 mg/dL，10年間の ASCVD リスク 7.5% 以上である．

b 二次予防

ガイドライン上，二次予防では LDL-C 100 mg/dL 未満を目標にすることになっているが，リスクが高い症例ではさらなる低下が必要である．また，二次予防において FH はより厳格な管理が必要であり，可能な限り LDL-C＜70 mg/dL を目標としたコントロールが推奨されている．

c LDL-C をどこまで下げるか

ストロングスタチンによって LDL-C を積極的に低下させれば，冠動脈プラークは退縮することが報告されている．わが国で行われた ESTABLISH 試験においても，急性冠症候群（acute coronary syndrome：ACS）の発症早期からスタチンによる厳格な LDL-C 低下療法を行い，LDL-C を 70 mg/dL まで低下させた結果，6ヵ月後の血管内超音波でプラーク容積の減少が認められたことが報告されている．しかし，これまでのスタチン単独の臨床試験で到達した LDL-C の値はこの程度までにとどまっており，さらに LDL-C を下げることについての意義は不明であった．

IMPROVE-IT 試験では，ACS 患者に対してスタチンにコレステロールの吸収を抑制する ezetimibe を上乗せし，さらに LDL-C を低下させてイベントをみている[3]．この試験は ACS による入院

から10日以内の高リスクの患者18,144例を対象に，simvastatin 40 mgとezetimibe 10 mgの併用群とsimvastatin 40 mgとプラセボ（simvastatin単独療法群）とを比較したRCTである．プライマリーアウトカムは心血管死，非致死性心筋梗塞，不安定狭心症による再入院，冠血行再建，非致死性脳卒中の複合エンドポイントである．追跡期間は約6年で，試験期間中のLDL-Cの平均値は併用群で53.7 mg/dL，単独療法群が69.5 mg/dLであった．プライマリーアウトカムは併用群で2,572イベント（32.7％），単独療法群で2,742イベント（34.7％）［ハザード比0.936，$p=0.016$］であった．この試験は，スタチン以外の薬剤の併用がスタチン単独使用よりも心血管イベントを抑制することを示したはじめての試験であり，LDL-C 70 mg/dLを超えて下げることの有用性をも示している．高用量のストロングスタチンでもLDL-C値が十分に下がらない高リスク例などには，ezetimibeの併用を考慮すべきである．

d PCSK9 阻害薬

現在，使用可能なPCSK9阻害薬であるevolocumab，alirocumabの適応患者は，「FH，高コレステロール血症，ただし，心血管イベントの発現リスクが高く，スタチンで効果不十分な場合に限る」となっている．この薬が使用されるようになり，これまで未知の領域であったLDL-C値を50 mg/dL以下に下げることによる，冠動脈プラークに対する効果が明らかとなってきた（詳細は「巻頭トピックス8．PCSK9阻害薬による新たな脂質異常症管理」を参照）．FOURIER試験は，ASCVD高リスク患者の心血管イベントに対するevolocumabの効果をみた二重盲検プラセボ対照無作為化試験であり，LDL-C値は，evolocumab群でベースラインの92 mg/dLから，48週時の30 mg/dLまで低下している．その結果，試験期間の中央値2.2年で，一次エンドポイント（心血管死，心筋梗塞，脳卒中，不安定狭心症による入院，冠動脈血行再建術）はハザード比0.85とevolocumab群で有意に低値であった．また，追加のサブ解析では，4週時のLDL-C値が低いほど心血管アウトカムがよく，LDL-C値にかかわらず安全性には問題がなかったことが報告されている．本試験で，the lower the betterが改めて示される結果となった．このように，PCSK9阻害薬が出てきたことで脂質異常症に対する治療の選択肢が広がり，特に高リスク群に対する早期治療の重要性が考えられるようになった．

また，PCSK9阻害薬以外にも，ミクロソームトリグリセリド転送蛋白質（microsomal triglyceride transfer protein：MTP）を阻害することでLDL-Cを下げ，FHホモ接合体患者にも効果が期待できるMTP阻害薬など新しい治療薬も出てきており，脂質異常症治療薬として今後の発展が期待される．

処方例

● 経口薬
① メバロチン 10～20 mg
② リピトール 10～20 mg（FHは40 mgまで）
③ リバロ 1～4 mg
④ クレストール 2.5～20 mg
⑤ トライコア，リピディル 106.6～160 mg
⑥ コレバイン 3～4 g
⑦ エパデール 1.8～2.7 g

● 注射薬（ヒトPCSK9モノクローナル抗体製剤）
① レパーサ 140 mgを2週に1回または420 mgを4週間に1回皮下投与（FHホモ接合体は420 mgを4週間に1回，効果不十分な場合は420 mgを2週間に1回皮下投与）
② プラルエント 75 mgを2週間に1回，効果不十分な場合は150 mgを2週間に1回皮下投与
注射薬の①，②はスタチンとの併用が必要

---

e 非薬物療法

まずは食事療法，運動療法，禁煙，減量などの生活習慣の改善が基本であることを十分に説明する．自覚症状がないため，動脈硬化の危険性と治療の必要性を十分に説明することも重要である．

文　献

1) Nordestgaard BG et al：Familial hypercholesterolaemia is underdiagnosed and undertreated in the general population：guidance for clinicians to prevent coronary heart disease：consensus statement of the European Atherosclerosis Society. Eur Heart J **34**：3478-3490a, 2013

2) Stone NJ et al：2013 ACC/AHA guideline on the treatment of blood cholesterol to reduce atherosclerotic cardiovascular risk in adults：a report of the American College of Cardiology/American Heart Association Task Force on Practice Guidelines. Circulation **129**［Suppl 2］：S1-S45, 2014

3) Cannon CP et al：Ezetimibe added to statin therapy after acute coronary syndromes. N Engl J Med **372**：2387-2397, 2015

4 起立性低血圧

▶ 大蔵隆文，檜垣實男

診療のポイント・治療指針

- 起立性低血圧は，起立後3分間の間で収縮期血圧が20 mmHg，拡張期血圧が10 mmHg以上低下する病態と定義される．
- 発症は年齢とともに増加し，転倒，転落の危険が高いばかりではなく，脳卒中，虚血性心疾患や死亡の危険因子である．
- 症状は脳循環不全により出現し，嘔気，めまい，眼前暗黒感，高度の場合には失神をきたす．
- 治療として，非薬物療法が重要である．
- 薬物療法時には，臥位高血圧に注意が必要である．

a 概念

起立性低血圧は，起立後3分間の間で収縮期血圧が20 mmHg，拡張期血圧が10 mmHg以上低下する病態と定義されている[1]．起立性低血圧は，年齢とともに増加し65歳以上では20％，75歳以上では30％以上の人に認められる．起立性低血圧は，失神の原因の約15％を占め，めまい，ふらつき，転倒，転落の危険が高いばかりでなく，脳卒中，虚血性心疾患，死亡の危険因子でもある[2]．

b 病態

起立することにより，500～700 mLの血液が重力に伴って横隔膜以下に移動する．これにより，静脈還流が減少し，心拍出量が低下して血圧が低下する．しかしながら，この低下を頸動脈や大動脈に存在する圧受容器が感知し，交感神経の活性化，副交感神経の抑制を起こし，心拍数増加，末梢血管抵抗の増強により血圧低下を即座に回復させる．この回路のどこかが障害を受けた場合，起立性低血圧が出現する[3]．

表1 起立性低血圧の原因

急性
- ・副腎不全
- ・徐脈性・頻脈性不整脈
- ・心筋梗塞
- ・敗血症
- ・脱水
    - 火傷，下痢，発熱，出血，嘔吐
- ・薬物

慢性（主に神経原性）
- ・中枢性疾患
    - Parkinson病
    - 多発性脳梗塞
    - Shy-Drager症候群
    - オリーブ橋小脳萎縮症および線条体黒質変性症
- ・末梢性
    - アミロイドーシス
    - 飲酒
    - 糖尿病
    - 貧血
    - pure autonomic failure

圧を認めることが多い．

治療のための診断と検査

起立性低血圧の症状は脳循環不全により出現する．嘔気，倦怠感，意識朦朧状態，めまい，後頸部から肩にかけての痛み（coat-hanger pain），視界のぼやけ，眼前暗黒感，高度の場合には失神をきたす．症状は朝強く，発熱時，飲酒後，運動後，長期臥床後などで増強する．これらの症状を認める場合，起立性低血圧を疑い起立時の血圧測定を行う．また，起立性低血圧患者の多くが臥位高血

治療の一般方針

a 治療方針の立て方

起立性低血圧の原因は表1に示すように急性と慢性に分類される．急性の起立性低血圧の原因として，副腎機能不全，急性心筋梗塞，敗血症，脱水，薬剤などがある．慢性の原因としては，自律神経障害に伴うことが多く末梢神経障害として糖尿病，中枢神経障害としてParkinson病，Shy-Drager症候群，オリーブ橋小脳萎縮症および線条

表2　起立性低血圧の増悪因子

脱水
朝起床時の血圧低下
長時間の座位および臥位からの起立
激しい活動後，特に等張運動
アルコール摂取
炭水化物の多い食事
暖かい環境
排尿・排便時のいきみ

体黒質変性症などの神経変性疾患などがある．起立性低血圧と診断した場合には，まずこれらの原因の存在の有無を検討する．特に薬剤投与の有無，脱水の存在の有無，自律神経障害の有無の検討が重要である．起立性低血圧を誘発させるような薬物を内服している場合は，まずこれを中止する．起立性低血圧を誘発しやすい薬剤は，利尿薬，α 遮断薬，Ca 拮抗薬などの降圧薬，インスリンなどである．原疾患が存在する場合にはその治療を行うが，現実的には病態にあわせた対症療法を行わざるをえない場合が多い．

b 薬物療法

a) fludrocortisone（フロリネフ）

鉱質コルチコイドであり，遠位尿細管での Na・水の再吸収を促進し，体液量を増加させる．0.1～0.2 mg/日から開始する．ただし，わが国では起立性低血圧に対して保険適用はない．1～2 kg の体重増加が効果の目安である．ただし，体液量を増加させるため，心不全や慢性腎不全の患者では禁忌である．また，低 K 血症，臥位高血圧に注意が必要である．

b) midodrine（メトリジン）

α 受容体刺激薬であり，末梢血管抵抗を増加させ血圧を上昇させる．4 mg から開始し，8 mg まで増量可能である．作用時間は 2～4 時間と短いため，起床前と昼過ぎに 2 回内服させる．夜間の臥位高血圧の予防のため，夕方以降には内服させない．副作用は，臥位高血圧以外に，知覚異常，立毛感などである．

c) amezinium（リズミック）

ノルアドレナリンと競合して末梢の神経終末に取り込まれ，アドレナリンの神経終末への再取り込みを抑制するとともに，神経終末においてノルアドレナリンの不活化を抑制し，交感神経機能を亢進される．作用時間は 2～6 時間であり，midodrine と同様に起床前と昼過ぎに 2 回内服させる．

d) droxidopa（ドプス）

生体内でノルアドレナリンに変換されて中枢およ末梢で効果を発揮する．脳内にも移行して Parkinson 症候群のすくみや立ちくらみ，Shy-Drager 症候群，家族性アミロイドポリニューロパチー，血液透析患者における起立性低血圧を改善する．1 日 200～300 mg から開始し，1 週ごとに 100 mg 増量し，症状によって 900 mg/日まで増量可能である．

処方例

①～③のいずれか
①メトリジン（D 錠 2 mg）2～4 錠，分 2，朝・昼過ぎ
②リズミック（10 mg）2 錠，分 2，朝・昼過ぎ
③ドプス（100 mg）3～6 錠，分 3，朝・昼・晩

c その他の治療

起立性低血圧は失神の原因の 1 つであるが，最近原因不明の失神患者に対して，持続的な心電図記憶が可能で，より体内への装着が簡便となったループレコーダが開発されている．血圧の測定は不可能であるが，失神時のより仔細な状況把握が可能となり，致死的事故を予防できる可能性がある．

生活指導

a 患者教育

起立性低血圧の治療として最も大切なのは，患者教育である．なぜ起立時に血圧が低下するのかを理解していただき，立ち上がる時に，臥位からまず座位をとりその後，ゆっくりと立位になる習慣をつけることが重要である．特に表2に示すような起立性低血圧を増悪させる因子を認知してもらい，低血圧が起こりにくい環境を作ることも重要である．

b 体位や弾性ストッキング

立位時に下腹部から下肢への体液貯留が増加するため，同部位の圧迫が静脈還流を増加させる．下腿や大腿の圧迫だけでは不十分であり，下腹部を含めた圧迫帯やストッキングが有効である．下腹部だけの圧迫帯だけでも有効な場合もあるため，まず下腹部のみの圧迫帯を試みる．500 mL 程度の冷水を飲むことは，一時的な循環血漿量の増加につながる．したがって，買い物などで長時間の起立が必要な場合には，飲水も有益である．また運動療法としては，立位時に足をクロスさせる，足の背屈運動，その場の足踏み，水泳などが

有効である．睡眠時は，頭部を 10〜20°上げて寝ることによって，夜間の血圧上昇を抑え，夜間尿を減少させる．朝食は少なめにし，コーヒーを飲む習慣をつけることも起立性低血圧の軽減に役立つ場合もある．

文　献

1）Fedorowski A et al：Orthostatic hypotension predicts all-cause mortality and coronary events in middle-aged individuals（The Malmo Preventive Project）. Eur Heart J **31**：85-91, 2010

2）Consensus statement on the definition of orthostatic hypotension, pure autonomic failure, and multiple system atrophy. The Consensus Committee of the American Autonomic Society and the American Academy of Neurology. Neurology **46**：1470, 1996

3）Ricci F et al：Orthostatic hypotension epidemiology, prognosis, and treatment. J Am Coll Cardiol **66**：848-860, 2015

5 Raynaud 現象

▶▶ 井上晃男

診療のポイント・治療指針

- 寒冷や情動的ストレスに反応して生じ，重症例では皮膚潰瘍や壊死に至ることもある.
- 原発性のものと二次性のものを区別することが重要である.
- 寒冷や情動的ストレスを避けることが重要である.
- 血管拡張作用のある Ca 拮抗薬，プロスタグランジン製剤などで薬物療法を行う.
- 二次性の場合でも基礎疾患の治療とともに血管拡張薬などによる対症療法を行う.

Raynaud 現象は寒冷や情動的ストレスに反応して四肢末梢，特に手指の小動脈が一過性に攣縮を起こし，末梢の血流障害を招く現象である. 発作時の病変部位は虚血によって蒼白となり，次第に暗紫色を呈し，その後は血管の拡張による血液の再開により赤色となる. 発作時は冷感やしびれ，疼痛を自覚する. さらに血管の攣縮時間が長く継続し，高度な血流不全をきたした重症例では皮膚潰瘍や壊死に至ることもある. 有病率は3〜5％で女性に多い. 明らかな基礎疾患を認めない原発性のものは Raynaud 病と呼ばれ約80％を占める.

一方，随伴する基礎疾患が存在する二次性のものは Raynaud 症候群と呼ばれる. 表1に二次性の主要な基礎疾患を示す. なかでも代表的なものは全身性硬化症（systemic sclerosis：SSc），全身性エリテマトーデス（systemic lupus erythematosus：SLE），混合性結合組織病（mixed connective tissue disease：MCTD）などの膠原病である. 特に，SSc や MCTD では90％以上の症例で本症状を示す. Raynaud 現象はこれらの疾患の初発症状であることも多いため，日常診療において注意が必要である[1].

Raynaud 現象は片頭痛，異型狭心症，肺高血圧を伴うことがあり，これらの障害は血管攣縮の共通のメカニズムをもつことを示唆する. 診断は臨

表1 Raynaud 症候群の基礎疾患

膠原病
　全身性硬化症，全身性エリテマトーデス，多発性筋炎，関節リウマチ，混合性結合組織病，Sjögren
　症候群

内分泌疾患
　甲状腺機能低下症，褐色細胞腫

血液疾患
　寒冷凝集素症，クリオフィブリノゲン血症，クリオグロブリン血症，パラプロテイン血症，真性赤
　血球増加症

感染
　Helicobacter pylori 感染，パルボウイルス B19 感染，肝炎ウイルス感染

腫瘍性疾患
　血管中心性リンパ腫，カルチノイド症候群，卵巣癌，腫瘍随伴症候群

神経疾患
　手根管症候群，反射性交感神経性ジストロフィ

機械的刺激
　凍傷，外傷，振動病

血管障害
　動脈硬化症，動脈血栓症，Buerger 病，胸郭出口症候群

薬物
　amphetamine, imipramine, bromocriptine, 抗腫瘍薬（bleomycin, cisplatin, vinblastine など），
　β遮断薬, clonidine, cocaine, 麦角アルカロイド，インターフェロンαおよびβ, methysergide,
　nicotine, ポリ塩化ビニル，交感神経作動薬

床的であり，検査の焦点は原発性のものと二次性のものを区別することである．治療としては，寒冷曝露やストレスを避け，禁煙を行い，血管拡張作用のある Ca 拮抗薬，プロスタグランジン製剤などを必要に応じて投与する．

治療のための診断と検査

まずは問診により特定の薬物や寒冷曝露，精神的緊張の有無，振動工具の使用歴などの生活歴や環境因子の有無を確認することが重要である．身体所見では末梢動脈疾患との鑑別のため末梢動脈の触知を行い，手指に Raynaud 現象がある場合には Allen テストを行う．血液検査は原発性と二次性を区別するために必要である．

Raynaud 病の場合は特に有意な異常所見はみられないが，Raynaud 症候群の場合，基礎疾患によって特徴的な異常所見を有することがある．貧血，リンパ球減少の有無，赤沈，凝固時間や血液粘稠度，血小板数や血小板凝集能，寒冷凝集素，クリオグロブリン，クリオフィブリノゲンなどをチェックする．また膠原病が疑われる症例では抗核抗体をはじめ，リウマチ因子，U1-RNP 抗体，抗セントロメア抗体，抗 SCL-70 抗体などの自己抗体を測定する．

症状が消失している場合や軽度である場合には手指を冷水負荷し，負荷前後での指尖脈波やサーモグラフィで機械的に拍動や皮膚温を測定することで診断ができる．通常は冷水負荷後，一定時間内に脈波や皮膚温は正常に復するが，Raynaud 現象を有する症例では良好な改善がみられない．

毛細管顕微鏡検査（capillaroscopy）では，爪郭の毛細血管ループを観察することができる．爪の基底部に液浸オイルを滴下し，検眼鏡を用いて爪郭の毛細血管を拡大して検査する．健常人や Raynaud 病患者では規則正しいループ配列がみられるが，Raynaud 症候群患者ではループの異常拡張や分枝，配列の乱れ，数の減少，消失，血腫などがみられることが多い．

また，潰瘍形成や壊疽のみられるような重症例では，病変部を中心とした血管造影も考慮する．

治療の一般方針

a 治療方針の立て方

まずは寒冷曝露や情動的ストレスの多い環境から離れること，原因となりうる薬剤が投与されて

TOPICS

SSc 患者の虚血手指に対する自己脂肪組織由来再生細胞移植による治療の有効性・安全性試験

近年，脂肪由来再生細胞（adipose-derived regeneration cell：ADRC）による血管再生療法が冠動脈疾患や末梢動脈疾患の治療に応用されている．ADRC は従来の血管再生療法に用いられていた骨髄由来幹細胞に比べ，容易に採取でき，血管新生効果もより優れている．現在，わが国でも名古屋大学を中心に全国 8 施設で重症虚血肢に対する本治療の有効性・安全性を検証する臨床試験（TACT-ADRC 試験）が進行中である．本試験は下肢の閉塞性動脈硬化症のみならず，SSc などの膠原病に伴う虚血肢も対象に含まれており，筆者らの施設（獨協医科大学）も参加している．そのような中，SSc による虚血手指のみを対象とした Phase 1 の試験結果がフランスから報告された[a]．それによると手指に虚血症状を有する SSc 患者 12 例（全例女性）に本治療を行ったところ，全例で安全に施行でき，全例で 1 年後の Raynaud 現象などの症状に改善がみられた．薬物療法に抵抗する重症例に本治療法が福音となることを期待したい．

a) Granel B et al：Safety, tolerability and potential efficacy of injection of autologous adipose-derived stromal vascular fraction in the fingers of patients with systemic sclerosis：an open-label phase Ⅰ trial. Ann Rheum Dis **74**：2175-2182, 2015

いる場合には，それを可能な限り中止することが重要である．ストレスが誘因である場合はリラクゼーション法，カウンセリグなどを行う．喫煙は重要な増悪因子であるので禁煙指導も行う．薬物療法としては Ca 拮抗薬，α_1 遮断薬，プロスタグランジン製剤などの血管拡張作用のある薬剤が主となる．皮膚潰瘍や壊死をきたした症例に対しては外用治療も必要である．治療抵抗例では血行再建術や交感神経ブロックが試みられている[2]．また，将来的には幹細胞移植による血管再生治療にも期待がもたれる（TOPICS 参照）．二次性の Raynaud 症候群の場合でも基礎疾患の治療とともに対症療法としてこれらの治療を行う．

b 薬物療法

a）Ca 拮抗薬

Raynaud 現象に対し最もよく使用される．血管平滑筋細胞への Ca イオン流入を抑制することで血管拡張作用が得られる．nifedipine は Raynaud 現象の頻度や期間，重症度を軽減し，SSc 診療ガ

イドラインでは推奨度 A とされている.

b）α₁遮断薬

かつて α₁遮断薬である prazosin が Raynaud 現象に対し広く使用されていたことがあった．本薬はプラセボと比較して症状の重症度は改善しないものの，発作頻度を減少させるという報告がある．筆者自身も冬の間だけ本薬を処方して，著効が得られた原発性の Raynaud 病の中年女性例を経験している．しかし，効果よりも低血圧や動悸などの副作用が大きいことから，近年はあまり使用されない．

c）プロスタグランジン製剤

血管拡張作用，血管平滑筋細胞増殖抑制作用，血小板凝集抑制作用により Raynaud 現象に有効と考えられている．プロスタサイクリン（プロスタグランジン I_2）製剤である beraprost やプロスタグランジン E_1受容体アゴニストである limaprost に一定の有効性が示されている．静注用プロスタグランジン E_1製剤 alprostadil およびそのリポ化製剤は Raynaud 現象のみならず重篤な皮膚潰瘍例にも使用される．海外ではプロスタサイクリン製剤 iloprost の SSc 患者の Raynaud 現象に対する治療の有効性が報告されている[3]．

d）その他

ホスホジエステラーゼ（phosphodiesterase：PDE）-5 阻害薬は肺高血圧症の治療薬として広く用いられているが，近年 sildenafil や tadalafil などの PDE-5 阻害薬が末梢循環不全に有効であるとの報告があり，保険適用はないが，種々の薬剤に抵抗性の Raynaud 現象に投与を試みる価値がある[4]．bosentan，ambrisentan などのエンドセリン受容体拮抗薬も肺高血圧症の治療薬であるが，SSc における指尖部皮膚潰瘍の新規発症を有意に抑制することが報告されている[5]．その他，セロトニン拮抗薬である sarpogrelate，ビタミン E 製剤（tocopherol nicotinate），スタチンやアンジオテンシン変換酵素阻害薬（losartan），抗血小板薬（cilostazol）などが Raynaud 現象に有効であるこ

とが示されている．

処方例

●**Ca 拮抗薬**
①アダラート CR 10〜40 mg/日
②ノルバスク 2.5〜10 mg/日
●**プロスタサイクリン製剤**
①ドルナー 60〜120 μg/日
②オパルモン 15〜30 μg/日
●**その他**
①レバチオ 60 mg/日
②アンプラーグ 300 mg/日
③ユベラ N 300〜600 mg/日
④プレタール 200 mg/日

▌生活指導

内服指導と並行して，前述のごとく寒冷曝露や情動的ストレスの多い環境から離れるよう指導し，リラクゼーション法，カウンセリングなどを行い，禁煙指導も行う．

文 献

1) Wigley FM et al：Raynaud's phenomenon. N Engl J Med 375：556-565, 2016
2) Han KR et al：Successful treatment of digital ulcers in a scleroderma patient with continuous bilateral thoracic sympathetic block. Pain Physician 11：91-96, 2008
3) Black CM et al：Oral iloprost in Raynauld's phenomenon secondary to systemic sclerosis：a multicenter, placebo-controlled, dose-comparison study. Br J Rheumatol 37：952-960, 1998
4) Shenoy PD et al：Efficacy of tadalafil in secondary Raynaud's phenomenon resistant to vasodilator therapy：a double-blind randomized cross-over trial. Rheumatology 49：2420-2428, 2010
5) Matucci-Cerinic M et al：Bosentan treatment of digital ulcers related to systemic sclerosis：results from the RAPIDS-2 randomised, double-blind, placebo-controlled trial. Ann Rheum Dis 70：32-38, 2011

6 甲状腺疾患と心臓

▶ 中村牧子，絹川弘一郎

診療のポイント・治療指針

- 甲状腺疾患のスクリーニングは，甲状腺刺激ホルモン（TSH）が有用である．
- 初発の心房細動患者，初発の心不全患者では甲状腺機能をスクリーニングする．
- β遮断薬は症状のあるすべての甲状腺機能亢進症患者で推奨される．
- 一般に TSH が 10 mIU/L を超えると甲状腺ホルモン補充療法を行うべきである．

a 甲状腺ホルモンと心臓について[1]

甲状腺ホルモン（T4，T3）は TSH に反応して甲状腺で生成される．T4 は肝臓，腎臓，骨格筋など末梢組織の 5'-monodeiodinase によって活性型の T3 に変換され，心臓は主に血清中の T3 の作用を受ける．

T3 は特異的核受容体を介して心臓の生理機能を調節する遺伝子レベルの genomic effect と心筋細胞や血管平滑筋へ直接作用する non-genomic effect があり，直接作用は迅速で電解質や糖，アミノ酸の膜輸送体やミトコンドリア機能に作用している．

b 甲状腺機能亢進症と心疾患[1]

甲状腺機能亢進症の心血管系への影響はアドレナリン過剰状態と類似しているが，血中カテコラミン濃度は低下もしくは正常範囲である．心筋細胞の β アドレナリン調節経路は甲状腺ホルモンによって調整されているため，β 遮断薬は甲状腺機能亢進による心血管徴候を改善する．

甲状腺機能亢進症では運動時に心拍出量が増えず運動耐容能が低下する．一般に，高拍出性心不全を呈するといわれているが，6～15％で低拍出性心不全を示し，特に高齢者で虚血，弁膜症，心房細動など基礎疾患を合併する場合に起こりやすい．甲状腺機能亢進では末梢血管抵抗は低下するが，肺動脈圧は上昇し，肺高血圧，右心不全に進展することがある．また，胸痛や脳血管症状が出現し治療で改善することがある．心不全，心房細動，肺高血圧，胸痛，脳血管症状，拡張型心筋症様の場合は，甲状腺機能検査を行うべきである．

新規発症の心房細動患者で甲状腺機能亢進症の合併率は 1％未満であるが，甲状腺治療で洞調律に復帰する可能性があるため，全例で TSH の測定が望ましい．

c 甲状腺機能低下症と心疾患

甲状腺機能低下症では心拍数および一回拍出量が低下し低心拍出となる．TSH＞10 mIU/L であれば若い患者でも冠動脈疾患リスクが増加する．肝臓で LDL レセプターの減少と活性の低下により，LDL コレステロールのクリアランスが低下し高 LDL 血症になる[1]．

T3，T4 値が正常で，かつ TSH 値が正常上限を超えると潜在性甲状腺機能低下症と診断される．脂質代謝異常，動脈硬化の進行，心収縮力の低下，末梢血管抵抗上昇を示す[1]．潜在性でも，動脈硬化性疾患の発症リスクは 1.5 倍に増加するとの報告もある[2]．甲状腺ホルモン補充療法により TSH を正常化することで，脂質代謝などが改善する[1]．

d amiodarone と甲状腺機能[1]

amiodarone は T4 から T3 への変換を阻害する．また amiodarone から放出されるヨードが直接甲状腺を阻害し，長期では甲状腺機能低下になる．amiodarone 誘発性甲状腺機能亢進は 2～10％とされ，もともと甲状腺疾患がある場合と，甲状腺疾患がなくて破壊性甲状腺炎のタイプで起こる場合がある．決まった治療法はないが，β 遮断薬投与は考慮すべきである．糖尿病を合併していなければステロイド治療を試みる．prednisolone（PSL）20～30 mg を 14～21 日間行うことで遊離 T4（fT4）レベルは速やかに低下する．可能であれば amiodarone を中止する．

e 心疾患と低 T3 症候群[1]

心不全患者のおよそ 30％で低 T3 症候群を示し，肝臓で T4 から T3 への変換が障害されている．T3 の低下は New York Heart Association（NYHA）分類の重症度と相関し，総死亡，心血管死の予測

因子である.

治療のための診断と検査

a 甲状腺疾患のスクリーニング

TSH, fT4 を測定する. 甲状腺機能亢進症では, TSH は＜0.1 mIU/L に抑制され, fT4 が上昇している顕性と, fT4 は正常である潜在性に分類される. 甲状腺機能低下症では TSH は上昇し, fT4 は顕性で低下, 潜在性では正常範囲である[1].

b 原因検索

甲状腺機能亢進症：TRAb 陽性であれば Basedow 病と診断できる[2].

甲状腺機能低下症：世界的にはヨード欠乏が多いが, わが国などのヨード摂取が十分な地域では橋本病などの自己免疫性甲状腺疾患が多いため, 抗TPO抗体を測定する[3].

治療の一般方針

a 治療方針の立て方

甲状腺機能亢進症に対する抗甲状腺薬は thiamazole が第一選択となる. 抗甲状腺薬や放射性ヨード内用治療は, 甲状腺機能の正常化まで時間がかかるので, 有症候性では β 遮断薬を併用する[2].

TOPICS

心臓突然死と甲状腺機能について調査した 10,318 人のコホート研究

2013 年に発表された Sudden Cardiac Death in Heart Failure Trial (SCD-HeFT) のサブ解析では, 症状のある駆出率 (EF) 35%以下の心不全患者では甲状腺異常が死亡と有意に関連していたが, TSH との関係は明らかではなかった[a]. 最近の報告では 10,318 人のコホート研究で, 心臓突然死と fT4 高値が有意に関連していることが示された[b]. しかも fT4 が正常範囲内でも高いほうがリスクとなり TSH とは関連がなかった. ただし, 潜在性の甲状腺機能亢進症で治療介入が必要かについては議論があり, 今後の検討が必要である.

a) Mitchell JE et al : Thyroid function in heart failure and impact on mortality. JACC Heart Fail 1 : 48-55, 2013
b) Chaker L et al : Thyroid function and sudden cardiac death : a prospective population-based cohort study. Circulation 134 : 713-722, 2016

合併する心房細動治療にも β 遮断薬が使われる. β_1 選択性, 非選択性どちらも有効であるが, 非選択性の propranolol は末梢での T4 から T3 への変換を抑制するため使用されることが多い. 60 歳以上では自然に洞調律へ戻ることは少ないため, 甲状腺機能が正常化した場合は, 電気的あるいは薬理学的除細動を試みる[1].

甲状腺機能低下症では, 一般に TSH＞10 mIU/L ならホルモン補充療法を行うべきと考えられている. 5〜10 mIU/L で治療を行う有用性は不明であるが, 最近では有用との報告もあり合併疾患や心血管リスクにより判断する[3,4].

b 薬物療法

a) 甲状腺機能亢進症

thiamazole の少量投与 (5〜15 mg/日) は, 通常量 (30 mg/日) や propylthiouracil より副作用が少なく安全であるが, 重度の甲状腺機能亢進症患者 (fT4＞7 ng/dL) では, thiamazole 30 mg/日から開始する. 血中 fT4, fT3 が正常化したら抗甲状腺薬を減量し, 甲状腺機能を正常に維持しつつ投薬量を漸減していく[5].

b) 甲状腺機能低下症

橋本病では Addison 病を合併することがあり (Schmidt 症候群, APS-Ⅱ), 副腎皮質機能低下症を合併する場合はステロイドホルモンを補充してから甲状腺ホルモンを開始する. 中枢性甲状腺機能低下症で副腎皮質刺激ホルモン (ACTH) 分泌不全がある場合もステロイドホルモンを補充する. 原発性甲状腺機能低下症では TSH の正常化を目標にする[3].

処方例

●甲状腺機能亢進症, Basedow 病

軽症 (fT4：5 ng/dL 未満)：メルカゾール (5 mg) 3 錠, 分 1, 朝食後

中等症以上 (fT4：5 ng/dL 以上)：メルカゾール (5 mg) 6 錠, 分 2, 朝夕食後

メルカゾールで副作用が出た時：チウラジール (50 mg) 6 錠, 分 3, 毎食後

動悸 (頻脈) の強い時：インデラル (10 mg) 3 錠, 分 3, 毎食後

●甲状腺機能低下症

初期量：チラーヂン S (25 μg) 1 錠, 分 1, 朝食後, または就寝前で開始し, TSH (中枢性では fT4) を指標に 2〜4 週ごとに増量

高齢者や心疾患患者：チラーヂン S (25 μg) 0.5 錠, 分 1, 朝食後, または就寝前, 狭心症状に注意しながら 2〜4 週ごとに増量

副腎皮質機能低下症合併：コートリル (10 mg)

2錠，分2〜3（朝を多く）で開始，その後チラーヂンS（25μg）を追加

c）その他の治療法

　甲状腺機能亢進の非薬物療法として放射性ヨード内用治療，外科手術があるが，放射性ヨード内用治療は妊娠中，授乳中，甲状腺癌では禁忌である．外科治療は効果が最も速いが心肺疾患，末期癌，衰弱性疾患で手術リスクが高い場合には選択されない．

■ 生活指導

　抗甲状腺薬の副作用である，皮疹，黄疸，白色便や濃い尿，関節痛，腹痛，嘔気，嘔吐，発熱，咽頭炎が起これば，早期に受診する．

文　献

1）Klein I et al：Thyroid disease and the heart. Circulation **116**：1725-1735, 2007
2）Ross D et al：2016 American Thyroid Association guidelines for diagnosis and management of hyperthyroidism and other causes of thyrotoxicosis. Thyroid **26**：1343-1421, 2016
3）Garber JR et al：Clinical practice guidelines for hypothyroidism in adults：cosponsored by the American Association of Clinical Endocrinologists and the American Thyroid Association. Endocr Pract **18**：988-1028, 2012
4）Biondi B：Mechanisms in endocrinology：heart failure and thyroid dysfunction. Eur J Endocrinol **167**：609-618, 2012
5）日本甲状腺学会（編）：バセドウ病薬物治療のガイドライン 2006．南江堂，東京，2006

7 心疾患と妊娠

▶▶ 八尾厚史

診療のポイント・治療指針

- 妊娠初期，末梢血管抵抗が低下して一回拍出量が増加し，血圧は軽度低下する．
- 妊娠 32 週で循環血液量は 1.5 倍と最大となり，心拍数増加で心拍出量を維持する．
- 妊娠から出産直後まで，血液凝固能は亢進し，線溶系は抑制される．
- 出産時，子宮からの血液シフトや静脈還流増加により，顕著に前負荷が増加する．
- 妊娠・出産において，体・肺循環閉塞性心血管病変，運動耐容能低下を伴う心室機能低下，チアノーゼ疾患，大動脈拡張病変などが特に重大なリスクとなる．
- 治療薬投与は，利益/リスクを評価して有用性がある場合のみ行うのが基本である．

a 近年の心疾患合併妊娠の状況

心疾患を有する妊婦の割合は 1～4％程度といわれているが増加傾向にある．その主な理由は，出生率約 1％の先天性心疾患（CHD）患者の手術成績向上により，ほとんどの CHD 女性が成人化できることである．CHD 女性の結婚率は高く，CHD 女性からの CHD 新生児の出生率（～5％）が高いことを考えると，心疾患をもった女性への医療はますます重要度を帯びてくる．高齢出産傾向が進む現代において，妊婦に慣れていない循環器専門医を含む一般内科医にとっては，基本的な知識と一定の経験が求められる．

b 妊娠・出産時の生理

a）妊娠時の循環動態

妊娠が循環動態へどのような影響を及ぼし，心血管系へ負担をかけるのかについての基本的知識をまず知っておく必要がある．妊娠初期から中期にかけてまず末梢血管抵抗値が急速に低下する．そのため，一回拍出量が急速に増加し軽度の心拍数増加を伴い心拍出量は増加するが，血圧は軽度低下する．妊娠 8 週以降循環血漿量は直線的に増加する．約 32 週で 1.5 倍に達し心拍数もさらに増加し，心拍出量は約 1.5 倍となる．この少し前から末梢血管抵抗値が多少回復するため，血圧も上昇傾向になる．

b）妊娠時のその他の重要な変化

上記循環血液量変化にヘモグロビン（Hb）産生が追いつかないため，一般的に血中 Hb 濃度は低下する．また，妊娠により凝固系の亢進・線溶系の抑制が生じるため，血栓・塞栓症のリスクが高まる．

c）周産期

分娩時の循環動態はめまぐるしく変化する．子宮収縮や痛み，そして不安といった要素も乗じ，収縮期・拡張期とも血圧は上昇し，酸素消費量は 3 倍にも達する．こういった変化を無痛分娩・麻酔によって軽減でき，また，こういったストレスを避けるため，帝王切開がしばしば心疾患合併妊娠時には推奨されるが，挿管時のストレスや麻酔薬の影響には注意が必要である．そして，分娩直後には子宮からの血液のシフト，そして腹腔内の圧迫がとれることにより急激な静脈還流の上昇が生じ，一過性の心容量負荷が生じる．また，出産により，凝固系もさらに亢進し，血栓・塞栓症の発生リスクがいっそう高まる．

d）産褥期

周産期を乗り切った後も注意が必要である．夜間授乳を含め育児ストレスは，身体的疲労のみならず，交感神経系の興奮を介して心不全の悪化や血圧上昇による合併症を引き起こすリスクとなる．また，授乳刺激により分泌されたプロラクチンには心抑制作用があるとされ，心不全悪化の誘因とも考えられている．こういった出産後のストレス一般に関しても十分考慮し，帰宅後の生活指導も前もってしっかり行っておく必要がある．

治療の一般方針

a 治療方針の立て方

心疾患を有する女性に対しては，前もって経験のある専門医師（小児循環器・循環器内科）にカウンセリングを行うことが重要である．本来，小

表1 代表的な妊娠リスク評価法

1. CARPREG 研究：下記リスク数にて，0，1，>1 の場合，妊娠中イベント発症率が 5%，25%，75%となる
   - NYHA 機能分類III/IV度もしくはチアノーゼ
   - 体心室駆出率<40%
   - 左心系閉塞性病変
   - 妊娠前の心イベントの既往

2. ZAHARA 研究：各リスクスコア（括弧内数字）合計で，0〜0.5，0.51〜1.5，1.51〜2.5，2.51〜3.5，>3.5 のイベント発症率が，それぞれ，2.9%，7.5%，17.5%，43.1%，70%であった
   - 不整脈既往（1.5）
   - 妊娠前心疾患治療薬処方（1.5）
   - NYHA 機能分類II度以上（0.75）
   - 左心系閉塞性疾患（圧較差≧50 mmHg，大動脈弁口面積<1.5 cm^2）（2.5）
   - 体心室房室弁逆流（III度以上）（0.75）
   - 肺心室房室弁逆流（III度以上）（0.75）
   - 機械弁置換後（4.25）
   - チアノーゼ疾患（1.0）

3. 改定後 WHO 分類

   WHO Class I（母体死亡リスクが上昇しない，母体合併症リスクがほとんど上昇しない）
   - 軽度の肺動脈弁狭窄
   - 動脈管開存
   - 僧帽弁逸脱
   - 単純心奇形修復術後（心房/心室中隔欠損，動脈管開存，肺静脈還流異常）

   WHO Class II（軽度母体死亡リスクが上昇し，合併症リスクが中等度あるもの）
   （他に問題となる状況がない場合）
   - 未修復心房/心室中隔欠損
   - 未修復 Fallot 四徴症

   WHO Class II〜III
   （個々の状況による）
   - 軽度の体心室障害
   - WHO Class I もしくはIVに分類できないくらいの自己もしくは生体弁疾患
   - 大動脈拡張のない Marfan 症候群
   - 大動脈径<45 mm の大動脈二尖弁
   - 修復術後大動脈縮窄

   WHO Class III（有意に死亡リスクが上昇し，合併症の危険がきわめて高く，エキスパートへの相談が必要で，妊娠・出産・周産期における積極的な心血管のモニターを要する）
   - 機械弁置換後
   - 体心室右室
   - Fontan 循環
   - 未修復チアノーゼ疾患
   - その他の複雑心奇形
   - 大動脈径 40〜45 mm の Marfan 症候群
   - 大動脈径 45〜50 mm の大動脈二尖弁

   WHO Class IV（妊娠禁忌とされる．リスクがきわめて高く，中絶も検討すべきである．継続の判断の場合は，WHO Class III同様に注意深いケアが必要である）
   - すべての肺動脈性肺高血圧
   - 重症体心室不全（体心室駆出率<30%，WHO Class III〜IV）
   - 45 mm 以上拡張した大動脈を有する Marfan 症候群
   - 50 mm 以上拡張した大動脈を有する大動脈二尖弁
   - 重症の大動脈縮窄

［文献 1〜3 を参考に作成］

児科から成人診療科への移行期医療の一環として，心疾患を有する全女性に対して妊娠・出産に関する教育的な指導を行うことが重要であるが，その移行期医療に関してはわが国では全くといってよいほど整備されていない．不適切な教育は患者の利益を損なうことになる一方，現実には不十分な指導のため，Eisenmenger 症候群を含め重症な心疾患の女性が不用意に妊娠して受診することも珍しくない．

表1に，心疾患に関する主なリスク評価方法を示す[1〜3]．このリスク評価表をもとに妊娠前のカウンセリングを行う．また，妊娠時に使用可能な薬剤への変更など，妊娠前に治療薬の最適化を行う．そして，重症度に応じた管理体制を引くことが重要である．頻用される WHO 分類ごとの対応が求められるが，Class II 以上の心疾患合併妊娠

XVI. その他

表2　妊娠における高リスクの病態の評価・妊娠出産時対応

妊娠が勧められない主な疾患	妊娠時の対処	分娩に際しての注意
弁疾患 　重症僧帽弁・大動脈弁疾患 　機械弁置換後 　（抗凝固が難しい）	注意深い経過観察 心不全・不整脈の薬物管理	・基本的に経腟分娩 ・帝王切開（胎児・母体が不安定の場合） ・血行動態悪化時には早産を考慮 ・陣痛・出産時の血行動態モニターを考慮
複雑先天性心疾患 　重症心室機能障害 　重症房室弁不全 　Fontan 循環不全 　動脈血酸素飽和度<85%	注意深い経過観察	・基本的に経腟分娩 ・帝王切開（胎児・母体が不安定の場合） ・陣痛・出産時の血行動態モニターを考慮
肺高血圧 　確立した肺動脈性肺高血圧	注意深い観察 肺血管拡張薬早期導入	・基本的に経腟分娩 ・帝王切開（胎児・母体が不安定の場合） ・出産の時期は病状と右室機能を考慮する ・早期出産が望まれる ・右室容量負荷予防のため，出産後に利尿薬使用 ・出産後入院延長
大動脈疾患（aortopathy） 　Marfan 症候群 　大動脈二尖弁 　Turner 症候群 　大動脈径急速増大・解離の家族歴	高血圧治療 β遮断薬使用（心拍数低下） 頻回のエコー評価 動脈径有意拡大時外科治療 （妊娠時/出産後）	・次の場合は帝王切開 　大動脈径>40 mm（Marfan 症候群） 　大動脈径>45 mm（大動脈二尖弁） 　大動脈径>20 mm/m^2（Turner 症候群）
拡張型心筋症 　左室駆出率<40% 　産褥性心筋症の既往	注意深い経過観察 β遮断薬 容量負荷に対し利尿薬 必用に応じて血管拡張薬	・基本的に経腟分娩 ・帝王切開（胎児・母体が不安定の場合） ・陣痛・出産時の血行動態モニターを考慮 ・臨床症状・血行動態の悪化時は早期出産を考慮

[文献4を参考に作成]

時は，経験のある循環器内科医師と産科医師がその管理を行うことが重要である．**表2**に，特に重症例に関する対処法と分娩法に関して概説[4]を示す．

b 主な薬物療法

a）心不全治療薬

慢性心不全標準薬であるβ遮断薬，アンジオテンシン変換酵素（ACE）阻害薬/アンジオテンシンⅡ受容体拮抗薬（ARB），ジギタリス，利尿薬に関しては，ACE 阻害薬/ARB はその催奇形性の懸念と妊娠中期以降の胎児腎機能障害から羊水過小症の合併もあり中止し，その他の薬剤でコントロール管理する．ジギタリスは使用可能であり，中止による心不全悪化の懸念がある場合は継続使用する．β遮断薬も継続可能であるが，状態によってはいったん減量も考慮したほうがよい．利尿薬に関しては，ループ利尿薬，サイアザイド系，spironolactone など，有益性がある場合は使用可能である．

b）降圧薬

妊娠前から高血圧を有する場合と妊娠後発症する高血圧に分けて考える必要がある．そして，有する合併心疾患によって治療目標が異なる．合併症のない場合，目標は 160〜140/110〜90 mmHg

程度であり，一般より高く，必要に応じていったん減量する例もあるかもしれない．使用薬剤としては，先にも述べたが ACE 阻害薬/ARB の使用は控える．methyldopa と hydralazine が第一選択とされるが，有益性を考慮して，（α）β遮断薬，Ca 拮抗薬，利尿薬なども必要に応じて選択する場合がある．合併症のない場合と異なり，重症な大動脈疾患（aortopathy）の場合は，β遮断薬などを用いて積極的な治療を行う．

c）肺動脈性肺高血圧治療薬

基本妊娠禁忌である肺動脈性肺高血圧症患者が妊娠継続する場合，エンドセリン受容体拮抗薬（ERA），ホスホジエステラーゼ-5 阻害薬，可溶性グアニル酸シクラーゼ刺激薬，プロスタサイクリン類似薬といった治療薬の中で，催奇形性が懸念される ERA は使用すべきではなく，すでに使用中の場合は他の薬剤にスイッチする．循環動態の悪化が懸念されるため早産を選択することが多く，右心不全徴候が悪化する場合には，妊娠継続を早期に断念するべきと考えられる．

d）抗凝固薬

最もよく遭遇する問題の1つが，妊娠中の抗凝固療法である．妊娠中は血栓のリスクが高まるためしっかりとした抗凝固が望まれるが，頻用され

ているwarfarinは基本使用禁忌である．特に妊娠
12週までは催奇形性，それ以降も胎児移行性から
胎児頭蓋内出血のリスクがある．原疾患に応じて
入院のうえ，ヘパリン/低分子ヘパリンへ移行さ
せて管理を行うことが推奨される．いずれのヘパ
リンも胎児移行性はないため，母体に関するケア
で十分である．房室機械弁におけるwarfarinから
ヘパリンへの変更は特にリスクがあり，入院のう
え，活性化部分トロンボプラスチン時間（APTT）
によるモニタリングにより最適量を投与すべきで
ある．

文　献

1) Thorne S et al：Risks of contraception and pregnancy in heart disease. Heart **92**：1520-1525, 2006
2) Drenthen W et al：Predictors of pregnancy complications in women with congenital heart disease. Eur Heart J **31**：2124-2132, 2010
3) Siu SC et al：Prospective multicenter study of pregnancy outcomes in women with heart disease. Circulation **104**：515-521, 2001
4) Elkayam U et al：High-risk cardiac disease in pregnancy：partⅠ. J Am Coll Cardiol **68**：396-410, 2016

XVI. その他

8 心疾患患者における運動負荷試験と運動指導

▶▶ 長山雅俊

試験のポイント・指導指針

- 心疾患の病態評価には安静時の心機能指標だけでは不十分である.
- 運動耐容能や運動時の心肺機能評価が重要である.
- 6分間歩行負荷試験（6 mimutes walk test：6MWT）は簡便であるが再現性に乏しい.
- 心肺運動負荷試験（cardiopulmonary exercise testing：CPX）は，循環器系全体の機能の総合的かつ定量的な評価法として有用である.
- 運動指導は十分なアセスメントと開始後も安全管理が重要である.

運動耐容能の評価方法とその意義

あらゆる心疾患の病態評価において，安静時の心機能指標だけでは不十分であり，運動時の指標，特に運動耐容能は臨床的に最も有用な情報を提供する. 各患者の運動耐容能を正確に評価することによって，①心機能障害の重症度の評価，②生命予後の推定，③治療効果の判定，④運動療法における適切な運動強度の設定（運動処方）などが可能である.

運動負荷試験

運動耐容能評価の客観的評価方法として，運動負荷試験が用いられるが，信頼性が高く，再現性に優れたデータを得るためには，検者の熟練度，検査環境および使用機器の精度管理が重要であり，検者の十分な教育，環境整備および使用機器の精度管理が必須である.

a 6MWT

検者に励まされながら，平地を6分間にできるだけ速く歩き，その歩行距離によってレベル1（300 m未満），レベル2（300～374.9 m），レベル3（375～449.9 m未満），レベル4（450 m以上）に分類する簡便な運動耐容能の検査法である. 6分間歩行距離と1年後の死亡率は逆相関し，さらに歩行距離は独立した予後予測因子であるとの報告もある[1]. 本試験は自分のペースでの運動負荷試験であるため負荷量が定量化されていないことや，検者の声がけや被験者の慣れが結果に影響するため再現性に乏しいとされ，本結果から最高酸素摂取量（peak $\dot{V}O_2$）を予測する式も報告されて

いるが，汎用はされていない.

b CPX[2]

肺循環系を含めた循環器系全体の機能の総合的かつ定量的な評価法である. 安静時から運動時にかけての連続呼気ガス測定を行い，運動耐容能を客観的に評価することが可能なCPXが有用である. CPXは，座位自転車エルゴメータまたはトレッドミルを使用し，心電図，血圧をモニターしながら直線的漸増負荷法（ramp法）にて実施する. breath-by-breath法で呼気ガス分析を行い，酸素摂取量（$\dot{V}O_2$），二酸化炭素排出量（$\dot{V}CO_2$），分時換気量（$\dot{V}E$）を測定する. これらの測定値から，ガス交換比（R = $\dot{V}CO_2/\dot{V}O_2$），$\dot{V}E/\dot{V}O_2$，$\dot{V}E/\dot{V}CO_2$を求め，Wassermanの定義に従って嫌気性代謝閾値（anaerobic threshold：AT）を求めるとともに，peak $\dot{V}O_2$および$\Delta\dot{V}O_2$/仕事率（ΔWR）などを測定する. peak $\dot{V}O_2$とAT時の$\dot{V}O_2$により，定量的かつ客観的に運動耐容能の評価を行う. 主な指標は以下の臨床的意義を有するとされている.

a) AT

ATは主に，①活動筋への酸素輸送量，②活動筋量ならびにその有気的代謝，などにより規定されている. ①には動脈血酸素含有量，心拍出量，血流分布などが関与している. 心機能が直接関与しているのは心拍出量であるが，間接的には肺循環を介し動脈血酸素含有量にも関係する. したがって，運動強度増加に対する心拍出量の増加が減少すればATは低下するが，心拍出量の増加の程度が同じであれば，基礎疾患と関係なく，ATへの影響も同じとみてよい. 一方，②に関連する要因としては，運動制限による活動筋のdeconditioningや筋肉量の減少，心不全状態での慢性の

低灌流状態に起因する活動筋ミトコンドリアの数ならびに質の変化，エネルギー代謝にかかわる酸化的リン酸化酵素などの酵素活性の低下などが考えられる．心不全ではこれらの要因により AT が低下することが多い．

AT の正常値は健常例においても年齢，性別，負荷方法により異なる．Itoh らが自転車エルゴメータを用いた負荷で求めた正常値は，男性：AT = −0.100×年齢 + 21.44，女性：AT = −0.069×年齢 + 19.35（mL/分/kg）であった．年齢・性別で補正した値［percent of predicted AT（%AT）：実測値/予測値］は運動耐容能をよくあらわす[3]．

b）peak $\dot{V}O_2$

maximal $\dot{V}O_2$は，運動強度の増加にもかかわらず $\dot{V}O_2$ の増加がみられなくなった時点の $\dot{V}O_2$ と定義されるため，有疾患患者ではその測定は困難であることが多い．そこでそのかわりとして，検査で得られた $\dot{V}O_2$ の最高値，すなわち peak $\dot{V}O_2$ が用いられる．最大心拍出量と最大動静脈酸素含有量較差の積であらわされ，中枢のポンプ機能と末梢の酸素利用能の両者により決定される指標である．検査が検者または被験者の主観で中止されるため，客観性に欠ける欠点はあるが，心疾患の重症度とよく相関し，予後判定の指標として有用である．Itoh らが自転車エルゴメータを用いた負荷で求めた正常値は，男性：peak $\dot{V}O_2$ = −0.272×年齢 + 42.29，女性：peak $\dot{V}O_2$ = −0.196×年齢 + 35.38（mL/分/kg）であった[3]．AT と同様に peak $\dot{V}O_2$ も年齢，性別により正常値が異なるため，予測値に対する実測値の割合［percent of predicted peak $\dot{V}O_2$（%peak $\dot{V}O_2$）：実測値/予測値］で評価する．

また，peak $\dot{V}O_2$ は重症心不全患者の予後をよく反映するので，心移植の適応決定の最も重要な指標としても用いられており，その適応基準は peak $\dot{V}O_2$ < 14.0 mL/分/kg である．

c）$\Delta\dot{V}O_2/\Delta WR$

自転車エルゴメータによる ramp 負荷試験によってのみ得られる指標であり，末梢の運動筋への酸素輸送の増加の程度を示している．これが低値の時は，運動筋での酸素消費量の増加に比し $\dot{V}O_2$ が少ないことを意味する．その結果，O_2 deficit が増大し，運動耐容能は低下する．またこの指標は，摂取された O_2 の運動筋への分配の程度にも影響される．すなわち，摂取された O_2 が優先的に運動筋へ分配されれば個体全体としての $\dot{V}O_2$ は運動強度の割に減少し，$\Delta\dot{V}O_2/\Delta WR$ は低下する．こ

の指標の正常値は，年齢，性別による差がほとんどない．心不全では重症度が高くなると低下し，AT との関連性も高い．この指標は ramp slope が急峻になるほど低下するので，異なったプロトコール間での比較は困難である．

d）$\dot{V}E$ vs. $\dot{V}CO_2$ slope（$\dot{V}E$–$\dot{V}CO_2$ slope）

運動中の $\dot{V}O_2$ に対する $\dot{V}E$ の増加の割合で，心不全では運動中の心拍出量増加不良や血管内皮細胞における一酸化窒素（nitric oxide：NO）合成能の低下による血管拡張能の低下に伴う換気血流不均衡の増大による死腔換気量増加や末梢の化学受容器感受性の亢進などによって増加する．すなわち，心不全における運動中の rapid shallow breathing の程度と関連し，労作時息切れなどの心不全に特徴的な症状をよく反映し，生命予後と密接に関係している．心不全が重症になるほど高値を示し，slope が高い症例ほど生命予後が不良であることが報告されている[4]．心不全では呼吸パターンの変化と肺の換気血流不均衡が増大し，死腔換気量が増加するにつれて slope は急峻となる．呼吸性代償開始点（RC point）以下のプロットを一次回帰して求めるが，日本人での face mask を用いた CPX での正常上限はおよそ 34 とされ，運動中の最小 $\dot{V}E/\dot{V}CO_2$（正常値：28〜30 以下）に対応する．

CPX の結果からは，①現時点での運動能力が同年代健常人と比し，どのくらいのレベルであるか，②心筋虚血のサインはどれくらいの運動強度でどの程度出現するか，③運動中の心拍血圧応答は正常か，④運動中の息切れの指標や酸素輸送能がどの程度か，などを評価することができ，運動能力低下の原因が心臓にあるのか，呼吸器系の問題か，末梢循環の問題か，病前からの運動不足にあるのか，などを総合的に判断することが可能であり，これらの結果から運動処方箋を作成することが可能となる．

これらの情報に基づいて実施される適切な運動療法は，重症心機能不全の症例であっても，心臓に過度の負担をかけないように，全身機能を改善することにより，身体活動能力を上げ，余力のある中での日常生活を可能とする．血管拡張能や筋肉ポンプが改善することにより，二次的に心臓が楽に働けるようにするというのが，心臓リハビリテーションの主要な目的であり，醍醐味である．

表1 運動強度設定法

開始初期
- a．屋内歩行 50〜80 m/分×5〜10 分間または自転車エルゴメータ 10〜20 W×5〜10 分間程度から開始する
- b．自覚症状や身体所見を目安にして 1 ヵ月程度をかけて時間と強度を徐々に増量する．Borg 指数 11〜13（自覚的運動強度「楽である〜ややつらい」）のレベル
- c．簡便法として，安静時心拍数（HR）＋30 bpm（β遮断薬投与例では安静時 HR＋20 bpm）を目標 HR とする方法もある

安定期到達目標
- a．peak $\dot{V}O_2$ の 40〜60%のレベルまたは AT レベルの HR
- b．心拍数予備能（HR reserve）の 30〜50%，または最大 HR の 50〜70%
  Karvonen の式［（最高 HR－安静時 HR）×k＋安静時 HR］において，
  軽症（NYHA 分類Ⅰ〜Ⅱ度）では k＝0.4〜0.5
  中等症〜重症（NYHA 分類Ⅲ度）では k＝0.3〜0.4
- c．Borg 指数 11〜13（自覚的運動強度「楽である〜ややつらい」）のレベル

NYHA：New York Heart Association.

［文献 5 を参考に作成］

運動指導

a 運動療法プログラム開始時の病態評価とアセスメント

運動療法を開始するにあたり，下記の項目について評価し問題点を明らかにする必要がある．また，運動療法を開始した後も十分な安全管理が重要である．

a）患者情報の整理

診断，重症度，合併症，治療内容，治療効果，冠危険因子の評価，生活歴，家庭環境，運動習慣などを整理する．

b）現在の状態の把握

全身状態の評価，残存心機能，肺うっ血の有無，右心負荷の有無，不整脈，残存虚血の評価，運動耐容能を確認する．

すなわち，退院の時点で改めてリスクの層別化をするわけであるが，その際は①左室ポンプ機能，②心筋虚血，③不整脈，④運動耐容能の 4 つの点から評価を行う．

b 運動強度設定法

リスクの高い心疾患患者には，運動処方をする場合には呼気ガス測定を同時に行う CPX が望ましいが，トレーニング運動強度の設定法には以下のような方法があり，軽症の心疾患患者には必ず行わなければならないというものではない．**表1** に運動強度設定法をまとめる[5]．また，運動療法中の注意事項として，①開始初期 1 ヵ月間は特に低強度とし，心不全の増悪に注意すること，②原則として開始初期は監視型，安定期では監視型と非監視型（在宅運動療法）を併用すること，③経過中は，常に自覚症状，体重，血中脳性 Na 利尿ペプチド（BNP）の変化に留意することなどが重要である．

文 献

1）Bittner V et al：Prediction of mortality and morbidity with a 6-minute walk test in patients with left ventricular dysfunction：SOLVD Investigators. JAMA **270**：1702-1707, 1993

2）伊東春樹（監訳）：運動負荷試験とその解釈の原理—病態生理と臨床応用（原書第 5 版），ジャパンハートクラブ，東京，2017

3）Itoh H et al：Heart rate and blood pressure response to ramp exercise and exercise capacity in relation to age, gender, and mode of exercise in a healthy population. J Cardiol **61**：71-78, 2013

4）Chua TP et al：Clinical correlates and prognostic significance of the ventilatory response to exercise in chronic heart failure. J Am Coll Cardiol **29**：1585-1590, 1997

5）循環器病の診断と治療に関するガイドライン．心血管疾患におけるリハビリテーションに関するガイドライン（2012 年改訂版）．慢性心不全に対する運動療法の適応，禁忌，安全性，p69-70．<http://www.j-circ.or.jp/guideline/pdf/JCS2012_nohara_h.pdf>［Accessed 4 June 2017］

9 心疾患患者に対する心身医学的アプローチ

▶▶ 井上信孝

アプローチのポイント

● 心疾患例の多くは，精神的・社会的な問題点を有しており，逆にそれらがその症例の予後を悪化させる．
● 抑うつは，冠動脈疾患の独立した重要な危険因子である．
● 心理的社会的問題点を有する症例に対しては，その背景を考慮した多職種によるきめ細かいケアが重要である．

心血管病の危険因子としての心理的因子

Heart は，「心臓」とだけでなく「こころ」とも訳すことができる．「心臓」を病んでいる症例は，「こころ」も病んでいることが多く，また逆に「こころ」が病んでいると，真の心臓病を発症するリスクが高まる．循環器疾患の病態には，精神的・社会的要因が深く関与している．

抑うつと冠動脈疾患発症と関連を示したメタ解析を表1に示す．これまで報告されたメタ解析は，抑うつは冠動脈疾患のリスクを1.3〜1.9倍上昇させることが示されている．また，冠動脈疾患例の予後および心血管病イベント発生を評価した研究のメタ解析の結果を表2に示す．抑うつは全死亡を1.33〜2.38倍，心血管イベントの発生を1.19〜2.59倍上昇させる．このように，抑うつは冠動脈疾患の発症を高め，また抑うつの存在が，

心血管病の予後を悪化させる独立した危険因子であることが示されている．

NIPPON DATA80/90 の結果によると，総コレステロールが 240〜259 mg/dL を有する場合の冠動脈疾患に関連した死亡の相対リスクは，160 mg/dL である場合に比べて，1.8 であるとしている．脂質異常症と精神的ストレスとを直接比較することはできないが，精神的ストレスの冠動脈疾患に対するリスクは，脂質異常症と同程度であると推察される．臨床医にとって，「抑うつ」が冠動脈疾患の独立したリスクであるという認識をもつことは重要である．

心理的・社会的因子の虚血性心疾患の病態への関与

虚血性心疾患の病態形成における心理的・社会的因子の関与としては，①虚血性心疾患発症の直

表1 冠動脈疾患発症の危険因子としての抑うつ

報告者（年）	検討研究数	症例数	オッズ比（95%CI）
Rugulies（2002）[a]	11	36,549	1.64（1.29〜2.08）
Cuijpers and Smit（2002）[b]	25	106,628	1.81（1.58〜2.07）
Wulsin and Singal（2003）[c]	10	NR	1.64（1.41〜1.90）
Nicholson et al.（2006）[d]	21	124,509	1.81（1.53〜2.15）
Van der Kooy et al.（2007）[e]	16	659,991	1.57（1.36〜1.81）
Gan et al.（2014）[f]	30	893,850	1.30（1.22〜1.40）

[a]：Rugulies R：Am J Prev Med 23：51–61, 2002.
[b]：Cuijpers P, Smit FJ：Affect Disord 72：227–236, 2002.
[c]：Wulsin LR, Singal BM：Psychosom Med 65：201–210, 2003.
[d]：Nicholson A et al：Eur Heart J 27：2763–2774, 2006.
[e]：Van der Kooy K et al：Int J Geriatr Psychiatry 22：613–626, 2007.
[f]：Gan Y et al：BMC Psychiatry 14：371, 2014.

表2 冠動脈疾患死亡および心血管イベント発症の危険因子としての抑うつ

報告者（年）	検討研究数	症例数	エンドポイント	オッズ比（95%CI）	p値
Van Melle et al.(2004)[a]	16	6,367	全死亡 心臓死 心血管イベント	2.38（1.76〜3.22） 2.59（1.77〜3.77） 1.95（1.33〜2.85）	<0.00001 <0.00001 <0.0006
Meijer et al.(2011)[b]	29	16,889	全死亡 心臓死 心血管イベント	2.25（1.73〜2.93） 2.71（1.68〜4.36） 1.59（1.37〜1.85）	<0.001 <0.001 <0.001
Meijer et al.(2013)[c]	3	10,175	全死亡 心血管イベント	1.33（1.23〜1.44） 1.19（1.14〜1.24）	<0.001 <0.001

[a]：Van Melle JP et al：Psychosom Med **66**：814-822, 2004.
[b]：Meijer A et al：Gen Hosp Psychiatry **33**：203-216, 2011.
[c]：Meijer A et al：Br J Psychiatry **203**：90-102, 2013.

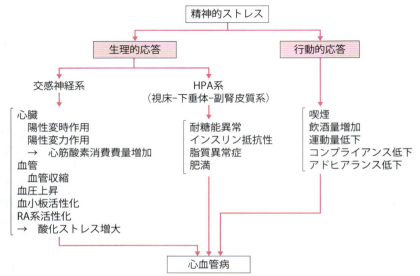

図1 精神的ストレスの心血管病発症のメカニズム
［Inoue N：J Atheroscler Thromb **21**：391-401, 2014 を参考に作成］

接的・間接的なトリガーとしての意義，②冠動脈硬化形成機転増悪・進展因子としての意義，③疾患発症後の心理的要因の意義のように分類することができる．

心理的・社会的負荷（ストレッサー）がかかると，2つの生理的なシステムが活性化される．交感神経系と，視床（hypothalamus）-下垂体（pituitary）-副腎皮質（adrenal cortex）からなるHPA系の活性化である．この生体応答にて恒常性が保たれるが，交感神経活性化は，血管のトーヌスを亢進させ，血小板の活性化を引き起こし，また陽性変力作用，陽性変時作用による心筋酸素消費量を増加させる．こうした応答が虚血性心疾患の発症のトリガーとして働くと考えられる．一方，HPA系の活性化は，副腎皮質ホルモンの産生増加による脂質代謝異常，糖代謝異常を介して，冠動脈硬化の進展に関与する．このように慢性的にストレスが負荷されている状況では，生体反応としてのストレス応答が逆に冠動脈疾患の悪化の要因となりうる．さらに，生理的な応答だけではなく，喫煙や飲酒の増加，運動不足，身体活動低下，また医療アドヒアランスの低下など行動学的な要因が加わり，心臓病のリスクが高まると考えられる（図1）．

心不全と心理社会的因子との関連

心不全と抑うつとの関連は，多くの臨床研究によって明らかにされている．心不全例における抑うつの有病率は，約20〜40％と報告されている．また重要なことは，抑うつは心不全の重症度とは独立して，予後を規定する因子であるということ

である．最近，Suzuki らは慢性心不全例の脳の機能を脳MRIで評価し，心理検査との関連を検討している[1]．心不全例では，後方海馬の血流量が有意に低下しており，後方海馬の血流量の低下がうつ症状，記憶力と有意な相関があったことを示している．こうした脳局所への血流障害が抑うつと関連している可能性が示されている．

心疾患例の抑うつのスクリーニングと評価

抑うつの2大症状は，「抑うつ気分」と「興味・喜びの喪失」であるが，これらの精神症状とともに，睡眠障害，食欲低下，疲労倦怠感，頭痛など，身体的な症状を伴う．非精神科医が臨床的に抑うつをスクリーニングする場合，米国心臓協会（AHA）のガイドラインでは，Patient Health Questionnaire（PHQ）-2 の「物事にほとんど興味がない，または楽しめない」，「気分が落ち込んでいる，憂うつになっている，また絶望的な気持ちになる」，この2つの質問で始めることを提唱している．それにあてはまれば，PHQ-9 というより詳しいスクリーニングにかけて，専門医のコンサルトをする目安とする．また，臨床上 Self rating Depression Scale（SDS）や Beck Depression Inventory（BDI），Hospital Anxiety Depression Scale（HANDS）などの抑うつ評価は使用しやすく，信頼性も高い．

Suzuki らは，505 例の心血管病での入院例をSDS にて抑うつを評価し，その予後を検討している．SDS による評価では，22%の症例が抑うつを呈しており，平均38ヵ月の経過観察にて，死亡，心血管イベントの発症が有意に多かったとしている[2]．同じグループの検討では，1,453 例の心血管病を有した外来通院中の症例を PHQ-9 による抑うつを評価し，その予後を前向きに検討している[3]．それによると，PHQ-9 にて抑うつがあると判定された症例は全体の5.6%で，平均584 日の経過観察にて抑うつを有している症例は，死亡，心血管イベントの発生が有意に高いと報告している．この知見は，これまでの心血管病リスクとしての抑うつの重要性を示すものと一致した結果である．

心理的な治療に関して

循環器疾患に伴う心理的な問題点に関して，

SADHART 研究や ENRICHD 研究などの介入試験が行われてきた．ENRICHD 研究は，心筋梗塞後に抑うつを認め，社会的なサポートが低い患者を対象に，認知行動療法および必要に応じた選択的セロトニン再取り込み阻害薬（SSRI）の効果を検討したものである．ENRICHD 研究の結果によると，介入した群では抑うつ状態に改善が認められた．しかしながら，死亡率および心イベント発生率への効果は認められなかった[4]．

SADHART は，心筋梗塞，不安定狭心症に抑うつを伴う症例に対して，SSRI 群とプラセボ群と比較した二重盲検試験である．SSRI にて抑うつの改善は認められたものの，SSRI 群とプラセボ群で，心機能に対して有意差は認められなかった[5]．また SADHART-CHF 研究は，抑うつを伴っている心不全例に対する SSRI の効果を評価することを目的とした二重盲検試験で，New York Heart Association（NYHA）分類Ⅱ～Ⅳ度で，左室駆出率45%以下の心不全例で，抑うつを伴っている症例を対象にしている．その結果，SSRI を用いたことで有害事象は認められなかったものの，実薬とプラセボの2群間で，抑うつの改善，病態の改善は認められなかった[6]．その後の SADHART-CHF 研究のサブ解析では，抑うつの改善を認めた群と，認めなかった群との予後の検討が発表された．抑うつが軽減した群では，症状の改善とともに予後が改善する可能性が示唆された．

このように，抑うつを伴う心血管病に対するいくつかの介入試験の結果は，サブ解析では有意差がある結果を示す報告があるものの，心血管イベント発生率，死亡率の低下に関する効果は限定的である．抑うつや精神的ストレスと心血管病との深い関連を証明される一方で，抑うつに対する介入が心血管病の予後や死亡率の改善に結びつかなかったのは，どのような要因によるのであろうか．抑うつ，不安といった精神的因子を医療のターゲットにした場合，個々の症例ごとに社会的背景が異なり，画一的なアプローチが困難であることは当然とも思える．薬剤や認知行動療法の単独療法では，個々の症例の背景も違う精神的ストレスに対しては限界があり，それぞれの症例ごとにきめ細やかな病態把握と，多職種による包括的なアプローチが必要ではないかと考えられる．そうしたアプローチの中で，在宅ベースの疾病管理プログラムの有用性が注目されている．

Tsuchihashi-Makaya らは，心不全患者における精神症状，生活の質（QOL）および予後の改善

に与える影響ついて検討している[7]．その研究では，慢性心不全 168 例を在宅ベースの疾患管理を行う群（在宅管理群）と外来受診のみの通常ケア（通常群）に無作為に割り付けた．在宅管理群では看護師が訪問・患者指導の実施や，電話フォローアップを行っている．主要評価項目は，抑うつと不安得点の変化を Hospital Anxiety and Depression Scale（HADC 尺度）により評価している．その結果，抑うつ，不安ともに，在宅管理群で通常群と比べて有意に改善した．抑うつ，不安ともに，介入終了後の 6〜12 ヵ月後には症状の改善が消失した．全死亡は両群で有意差は認められなかったが，心不全増悪による再入院は，在宅管理群で有意に抑制することを示している．超高齢化社会を迎え，心理的・社会的な問題を有する心疾患例が増加することが予想される．今後，こうした多職種連携（interprofessional work）によるきめ細やかなアプローチが求められている．

過労死と循環器疾患

最近，100 時間以上の時間外労働を余儀なくされていた大手広告会社の女性社員の過労自殺の労災認定に関する記事が大きく報道された．過労死は，1980 年頃から社会問題化されており，解決すべき喫緊の課題である．2014 年に施行された過労死など防止対策推進法の中で，過労死は「業務における過重な負荷による脳血管疾患若しくは心臓疾患を原因とする死亡，若しくは業務における強い心理的負荷による精神障害を原因とする自殺による死亡又はこれらの脳血管疾患若しくは心臓疾患若しくは精神障害」として，法的に定義された．

過労死の対象の脳心血管病は，脳血管疾患として，①脳内出血（脳出血），②くも膜下出血，③脳梗塞，④高血圧性脳症，心臓疾患として，①心筋梗塞，②狭心症，③心停止（心臓性突然死を含む），④解離性大動脈瘤である．このように，自死以外の過労死の疾患は，脳心血管病である．今後，過労死撲滅における循環器学の果たす役割は大きく[8]，この分野における循環器研究の進展が期待されている[9]．

文 献

1) Suzuki H et al：Hippocampal blood flow abnormality associated with depressive symptoms and cognitive impairment in patients with chronic heart failure. Circ J **80**：1773-1780, 2016

2) Suzuki T et al：Depression and outcomes in hospitalized Japanese patients with cardiovascular disease：prospective single-center observational study. Circ J **75**：2465-2473, 2011

3) Suzuki T et al：Depression and outcomes in Japanese outpatients with cardiovascular disease：a prospective observational study. Circ J **80**：2482-2488, 2016

4) Berkman LF et al：Effects of treating depression and low perceived social support on clinical events after myocardial infarction：the Enhancing Recovery in Coronary Heart Disease Patients（ENRICHD）Randomized Trial. JAMA **289**：3106-3116, 2003

5) Glassman AH et al：Sertraline treatment of major depression in patients with acute MI or unstable angina. JAMA **288**：701-709, 2002

6) O'Connor CM et al：Safety and efficacy of sertraline for depression in patients with heart failure：results of the SADHART-CHF（Sertraline Against Depression and Heart Disease in Chronic Heart Failure）trial. J Am Coll Cardiol **56**：692-699, 2010

7) Tsuchihashi-Makaya M et al：Home-based disease management program to improve psychological status in patients with heart failure in Japan. Circ J **77**：926-933, 2013

8) Inoue N：Stress evaluation for the prevention of Karoshi. Occup Med Health Aff **4**：6, 2016

9) 井上信孝ほか：生活習慣病症例における，職業性ストレスと精神的ストレスとの関連—過労死予防の観点から．日職災医誌 **64**：255-259，2016

10 心疾患患者における一般外科手術の術前・術後管理

▶ 山内治雄，小野　稔

診療のポイント・治療指針

- 一般外科手術の緊急度に応じ必要な検査を行い，手術リスクと患者の心臓リスクを評価する．
- 重症度の高い心疾患を合併している場合には心臓の治療を優先する．
- 術前検査で偶然みつかった無症候性の冠動脈病変に対する治療効果は証明されていない．
- β遮断薬は周術期も継続が望ましく，低血圧と徐脈に注意し数日かけて調節する．
- 抗血小板・抗凝固薬服用の症例は，周術期に出血と血栓塞栓リスクを考慮しヘパリン化する．

　わが国では高齢化社会が進むにつれ，なんらかの心疾患をもつ患者が非心臓手術を受ける機会も増えつつある．心疾患患者の非心臓手術の死亡率は 0.8〜1.5％，合併症率は 7〜11％であり，そのうち 42％は心合併症に起因すると海外から報告されており[1]，心疾患患者における一般外科手術の周術期管理は重要である．本項では心疾患の術前リスク評価と周術期の主な注意点に焦点をあて，日本循環器学会および欧米のガイドラインをふまえ解説する．

一般外科手術における術前の心臓リスク評価

　術前スクリーニングとして胸部 X 線像と安静時心電図は，外来での局所麻酔下手術を除き通常ほぼ全例に実施される．さらなる非侵襲的検査として，心エコー，Holter 心電図，心筋シンチグラフィを必要に応じ行う．安静時所見が判断しにくい場合にはトレッドミルや薬物（dobutamine）による負荷試験を追加する．CT 検査は大動脈病変の検出に優れており，マルチスライス CT は冠動脈病変の検出に有用であるが，造影検査を行う場合にはアレルギーと腎機能障害には留意すべきである．非侵襲的検査で心筋虚血の高リスクが疑われるが判定できない場合，内科的治療に反応しない（不安定）狭心症には，侵襲的検査である心臓カテーテル検査を検討するが，脳血管障害や出血などの重大な合併症率が 1％前後に認められるため，心臓血管病変の診断治療の優先度が高い場合に限られるべきである．50 歳以上の患者の非心臓手術における心臓リスク評価を以下のステップに

表 1　active cardiac condition

- ・不安定な冠動脈症候群
    - 不安定または高度の狭心症（CCS Class III〜IV）
    - 最近の心筋梗塞（発症後 7〜30 日）
- ・非代償性心不全（NYHA Class IV，新規発症または悪化している心不全）
- ・重篤な不整脈
    - 高度房室ブロック（Mobitz II 型，III 度房室ブロック）
    - 症候性心室性不整脈，新たに認めた心室頻拍
    - 頻脈性上室性不整脈（安静時心拍数＞100/分，心房細動も含む）
    - 症候性徐脈
- ・重度の弁膜疾患
    - 大動脈弁狭窄症（有症状，平均圧較差＞40 mmHg，弁口面積＜1.0 cm^2）
    - 僧帽弁狭窄症（進行性の労作時息切れ，失神前状態，または有症状）

CCS：Canadian Cardiovascular Society.

［文献 2 を参考に作成］

沿って進める．

a ステップ 1——緊急手術を要するか？

　非心臓手術が緊急手術であれば，なるべく早く手術室へ搬送する．限られた時間の中で，可能な限り心臓リスク指標（revised cardiac risk index：RCRI）や手術内容を検討し，周術期リスクを評価する．緊急手術の必要がなければ，ステップ 2 へ進む．

b ステップ 2——active cardiac condition か？

　重症度の高い心臓の状態（active cardiac condition，表 1）を有する場合は，術前に心血管系評価を行い治療する必要がある[2]．active cardiac condition であれば，ガイドラインに沿って心臓の評価，治療を行った後に非心臓手術を行う．そうでなければステップ 3 へ進む．

表2 心合併症率からみた非心臓手術のリスク分類（術後 30 日以内の心臓死または心筋梗塞の発症率）

1. 高リスク（>5%）
   血管外科手術（大血管，末梢血管）
2. 中等度リスク（1〜5%）
   開腹手術，開胸手術，頸動脈内膜摘除術，頭頸部手術，整形外科メジャー手術（股関節，脊椎），泌尿器科メジャー手術，
   経カテーテル大動脈修復・血管形成術，移植手術（肺，腎，肝臓）
3. 低リスク：（<1%）
   内視鏡手術，乳腺手術，眼科手術，歯科手術，内分泌手術，婦人科手術，形成外科手術，整形外科マイナー手術（膝），
   泌尿器科マイナー手術

［文献 1, 2 を参考に作成］

表3 心臓リスク指標（RCRI）

・高リスク手術
・虚血性心疾患の既往
・うっ血性心不全の既往
・脳血管障害の既往
・術前のインスリン治療が必要な糖尿病
・術前の血清 Cr 値 2 mg/dL 以上

［文献 3 を参考に作成］

c ステップ 3——低リスク手術か？

非心臓手術の内容を，術後30日以内に合併した心臓死または非致死的な心筋梗塞の発症率をもとに低リスク（1%未満），中等度リスク（1〜5%），高リスク（5%以上）に分類する[1,2]（表2）．低リスク手術においては，通常は術前の心臓精密検査は行わない．計画された非心臓手術が低リスクの手術なら予定どおり手術を行い，中等度以上のリスクがあればステップ4へ進む．

d ステップ 4——無症状で運動耐容能は 4 METs 以上か？

4 METs 以上の運動が可能なら予定した非心臓手術を行う．危険因子があれば術前の非侵襲的検査を検討する．4METs の運動とは，掃き掃除や皿洗いなどの家事をする，3 階分の階段を昇る，早歩きや短距離のランニングなどがある．4 METs 以上の運動が不可能または不明ならステップ5へ進む．

e ステップ 5——RCRI がいくつあるか？

周術期の心血管合併症の発生予測には，スコア化された6つの RCRI が用いられ（表3），RCRI の数により心血管合併症の発生率（95%信頼区間）は 0 項目：0.5%（0.2〜1.1），1 項目：1.3%（0.7〜2.1），2 項目：3.6%（2.1〜5.6），3 項目以上：9.1%（5.5〜13.8）と報告されている[3]．高リスク手術以外の RCRI 5 項目のうち 3 項目以上があてはまる場合，高リスク手術（血管外科手術）なら治療法が変更可能か検討するか，心臓リスク低減効果が期待される場合には術前 β 遮断薬の投与を検討す

る．一方，RCRI が 3 項目以上あてはまる中等度リスク手術，または RCRI が 2 項目以下の中等度から高リスク手術の場合，β 遮断薬を用いて脈拍をコントロールしつつ計画された非心臓手術を行うか，非侵襲的心臓検査を行い追加治療ができるか検討する．手術以外の RCRI がない場合，計画された非心臓手術を実施する．

一般外科手術での周術期管理

a 高血圧症

術前に高血圧を有する患者は左室肥大を伴い，周術期の高血圧が心筋虚血を誘発するリスクがあるため，術前に治療すべきである．また，高血圧の原因鑑別を行い脳血管，心臓，腎臓，眼底などの臓器障害の評価も行う．原因として褐色細胞腫を有する場合にはその治療を先行すべきである．降圧薬は手術当日まで服用するのが原則であり，特に β 遮断薬は中止により心血管イベントのリスクが高まるため，急に中止すべきでない．周術期の血圧調節は必要に応じ経静脈的に Ca 拮抗薬や亜硝酸薬を用いる．

b 虚血性心疾患

急性冠症候群（不安定狭心症，急性心筋梗塞）の場合は，冠動脈血行再建を優先する．労作性狭心症または無症候性心筋虚血の場合には，4 METs の運動負荷にて虚血所見が認められる場合には冠動脈に対する術前治療が必要である．これまで CARP 試験[4]，DECREASE V Pilot 試験[5]では，非心臓手術前の予防的血行再建［経皮的冠動脈インターベンション（PCI），冠動脈バイパス術（CABG）］の効果は否定的であるが，冠動脈血行再建を先行するメリットが得られる症例もあると考えられ，症例ごとに対処法を検討すべきである．

周術期の β 遮断薬の使用について，心筋酸素消費量を減らし不整脈を抑制する作用を有することから，DECREASE I 試験[6]では周術期の心血管合

併症の抑制効果が示された．一方で，大量出血や血管拡張による急激な血圧低下に対する反応性心拍数増加の抑制により，POISE試験[7]では脳血管障害や死亡率の増加が報告された．最近のコホート研究ではRCRIが2つ以上の高リスク群の非心臓，非血管手術のみに効果があったと報告されている．ガイドラインでは基本的にβ遮断薬の使用を推奨しているが，その有効性について現時点でエビデンスは定まっていない．実際には，高リスク症例でβ遮断薬を新たに開始する場合は手術の48時間以上前から開始し，低血圧や徐脈など副作用のないことを術前に確認し，副作用が懸念される症例では無理に投与しないことが肝要である．また，術前にβ遮断薬をすでに内服している症例では血行動態が許す限り周術期も継続が望ましい．

高脂血症治療薬として使用されるスタチンは動脈硬化プラークを安定化させる効果があり，DECREASE III試験[8]ではβ遮断薬にスタチンを加えることで血管手術の周術期心血管イベントが抑制されることが示された．したがって，スタチン内服中の症例で周術期の継続，または高リスク非心臓手術患者における術前スタチン開始が推奨されている[1]．

C 抗凝固・抗血小板薬の管理

抗血小板薬は虚血性心疾患や脳梗塞の既往のある症例で服用している場合が多い．非心臓手術を行う際にそれらを継続で出血性合併症を増悪させる懸念がある一方，その中止は心血管イベントを誘発するリスクがある．aspirin内服は米国心臓病学会/米国心臓協会（ACC/AHA）ガイドラインではCABGでは継続が推奨されているが，非心臓手術においては出血リスクの高い症例では手術7日前の中止が推奨されている[9]．同様に，clopidogrel，ticlopidineは手術7〜14日前，cilostazolは手術3日前から中止する．特にPCI施行後は少なくとも，バルーン血管形成術のみであれば2週間，bare metal stent（BMS）であれば4週間，第一世代薬剤溶出性ステント（drug-eluting stent：DES）であれば12ヵ月，第二世代DESであれば6ヵ月，緊急手術以外は延期すべきであり，aspirinとチエノピリジン系薬剤との2剤併用投与を行った後に，aspirin単剤継続下に手術を行うことが推奨されている[1]．

抗凝固薬はビタミンK拮抗薬であるwarfarinが主に用いられ，心臓弁膜症に対し機械弁による人工弁置換術後に服用している症例は多い．出血リスクの少ない歯科，眼科，体表手術ではwarfarin継続のまま手術を実施することが望ましい．侵襲の大きい非心臓手術を行う場合には，手術当日までにプロトロンビン時間（prothrombin time：PT）を正常に近づける必要があるが，抗凝固薬中止に伴う血栓塞栓症や人工弁機能不全などの重大な合併症リスクを伴うため，術前にwarfarinのヘパリン置換が推奨される．実際には，手術3〜5日前までにwarfarinを中止し，その後連日プロトロンビン時間国際標準比（prothrombin time-international normalized ratio：PT-INR）を1.5未満になるまで測定し，2.0未満となった時点で1万〜2.5万単位/日のヘパリンの持続静注または皮下注を行う．部分トロンボプラスチン時間（activated partial thromboplastin time：APTT）が正常対照値の1.5〜2.5倍に延長するようにヘパリン投与量を調節する．術前4〜6時間からヘパリンを中止するか，手術直前にprotamine sulfateでヘパリンを中和する．いずれの場合も手術直前にAPTTをチェックする．術後12時間以降に出血性合併症のないことを確認でき次第，5,000〜1万単位/日のヘパリン投与を再開し量を適宜調整する．経口投与が可能となったらwarfarinを再開し，PT-INRが目標値になるまで調整する．人工弁置換術後のPT-INR目標値は2.0〜3.0とされるが，僧帽弁位の人工弁は大動脈弁位よりも血栓リスク

TOPICS

心房細動の患者に対する周術期のヘパリン投与

心房細動に対しwarfarin投与中の患者が手術を受ける際の周術期ヘパリン置換の有効性と安全性について，全1,884患者を低分子ヘパリン置換群と非置換群に分けランダム化二重盲検法で検討された[a]．その結果，動脈血栓塞栓症の発生率がヘパリン置換群で0.3%，非置換群で0.4%と有意差がなく非置換群の非劣性が示された．一方，主要な出血性合併症の発生率はヘパリン置換群で3.2%，非置換群で1.3%であり，ヘパリン非置換群の優位性が証明された．この結果をそのまま人工弁置換後の非心臓手術の周術期管理にあてはめることはできないが，元来日本人は欧米人に比べ魚食文化の影響か手術の際に止血しにくい傾向が知られており，今後さらに患者の高齢化が進むことから，周術期の出血性合併症には，より注意を払う必要があることを示唆する．

a) Douketis JD et al：Perioperative bridging anticoagulation in patients with atrial fibrillation. N Engl J Med 373：823-833, 2015

が高く，心房細動合併例，低左心機能例では特に注意を要する．周術期は出血リスクとの兼ね合いで症例ごとに調整が必要である．緊急手術などでwarfarin を早急に是正する必要がある場合には，ビタミン K の静注，新鮮凍結血漿（fresh frozen plasma：FFP），または第 IX 因子複合体製剤（PPSB）500～1,000 単位を投与する．近年，非弁膜症性心房細動に対し，直接トロンビン阻害薬（dabigatran），第 Xa 因子阻害薬（rivaroxaban，apixaban）が直接経口抗凝固薬（direct oral anticoagulant：DOAC）として使用されるようになった．各々の血中濃度半減期に応じ手術1～4日前からの中止を考慮する[1,9]．

文献

1) Kristensen SD et al：2014 ESC/ESA Guidelines on noncardiac surgery：cardiovascular assessment and management. Eur Heart J **35**：2383-2431, 2014

2) Fleisher LA et al：ACC/AHA 2007 guidelines on perioperative cardiovascular evaluation and care for noncardiac surgery. Circulation **116**：e418-e499, 2007

3) Lee TH et al：Derivation and prospective validation of a simple index for prediction of cardiac risk of major noncardiac surgery. Circulation **100**：1043-1049, 1999

4) McFalls EO et al：Coronary-artery revascularization before elective major vascular surgery. N Engl J Med **351**：2795-2804, 2004

5) Poldermans D et al：A clinical randomized trial to evaluate the safety of a noninvasive approach in high-risk patients undergoing major vascular surgery：the DECREASE-V Pilot Study. J Am Coll Cardiol **49**：1763-1769, 2007

6) Poldermans D et al：The effect of bisoprolol on perioperative mortality and myocardial infarction in high-risk patients undergoing vascular surgery：Dutch Echocardiographic Cardiac Risk Evaluation Applying Stress Echocardiography Study Group. N Engl J Med **341**：1789-1794, 1999

7) Devereaux PJ et al：Effects of extended-release metoprolol succinate in patients undergoing non-cardiac surgery（POISE trial）：a randomised controlled trial. Lancet **371**：1839-47, 2008

8) Schouten O et al：Fluvastatin and perioperative events in patients undergoing vascular surgery. N Engl J Med **361**：980-989, 2009

9) 循環器病の診断と治療に関するガイドライン．循環器疾患における抗凝固・抗血小板療法に関するガイドライン（2009 年改訂版）．＜http://www.j-circ.or.jp/guideline/pdf/JCS2009_hori_h.pdf＞［Accessed 10 October 2017］

11 多職種によるハートチーム

▶▶鈴木　誠

多職種ハートチームの立ち上げ・運用のポイント

- 高齢化社会を見据えて，心疾患を管理するうえで，ハートチームを立ち上げることはきわめて重要である．
- チームに参加する職種は多ければよいというわけではなく，対象とする疾患とスタッフのスキルやマンパワーをふまえて，病院ごとに決定する．
- 心不全は，高齢人口の増加に伴い著明な増加が予想されており，疾病管理上，多職種ハートチームが管理する疾患として，最重要である．
- ハートチーム成功の鍵は，チームの目標・ゴールをメンバー間で共有すること，管理者（病院）からのサポートを得ること，強いリーダーシップを発揮する循環器内科医などのキーパーソンが存在すること，ハートチームの活動をデータとして客観的に評価し適宜改善していくこと，情報共有としてのカンファレンス開催などがある．
- ハートチームの活動の多くはボランティアであり，スタッフのモチベーションを維持する工夫が必要となる．

将来のわが国の医療を考えるうえで，高齢人口の増加に伴う狭心症，心不全などの循環器疾患の著明な増加が予想されていることから，いかに疾病管理するかが重要な課題となっている．日本循環器学会の 2015 年循環器疾患診療実態調査報告によると，循環器専門医研修施設および関連施設への心不全入院者数の合計は 23.8 万人であり，そのうち急性心不全が 10 万人に及んでいる現状から，2016 年に発表された脳卒中・循環器病克服 5 ヵ年計画では，心不全を重要疾病の 1 つに位置付け，シームレスな医療・介護体制を整備するために，医師とともにスタッフの専門性と能力を最大限発揮できる職場環境をベースとし，急性期から慢性期まで一貫した多職種ハートチームによる治療管理の重要性が示されている．

しかし，わが国におけるハートチームの整備は十分とはいえない．その立ち上げの問題は，チームにかかわる専門職（医師，認定を含む看護師，薬剤師，理学療法士，医療ソーシャルワーカー，管理栄養士，臨床心理士など）が多種多様であり，目標を共有し具体化していくためのシステム，機能分担，相互バランスなどをとることが難しいこと，医療現場が医師を頂点とするピラミッド型組織のため，医師の指示なしに自由な治療介入や決定ができないことなどがあげられ，機能的なハートチームを作り上げることは容易でない．また，

職種も多ければよいというわけではなく，対象とする疾患とスタッフのスキルやマンパワーをふまえて，病院ごとに決定しなければならない．たとえば，心不全を導入対象とする場合，入退院を繰り返す高齢心不全患者，重症の急性期心不全患者，心室補助人工心臓（VAD）装着や移植を待つ心不全患者など，具体的にイメージすることが重要である．

多職種ハートチーム成功の鍵

多職種ハートチームの立ち上げ，運用に成功したチームに共通していた点は，①チームの目標・ゴールをメンバー間で共有する，②管理者（病院）からのサポートを得る，③強いリーダーシップを発揮する循環器内科医などのキーパーソンが存在する，④自分たちの活動をデータとして客観的に評価し適宜改善することであった[1]．

加えて，多職種参加のカンファレンス開催もハートチームを機能させるために重要である．カンファレンスでは，患者情報を共有し，スタッフの専門知識をベースに，正確な病状を把握し，ガイドラインで推奨されている治療が行われているか，リハビリテーションや情報提供などの介入方法や時期が適切かなどを話し合う．スタッフ間での疾患に対する基礎知識に差があることをふま

TOPICS

わが国におけるハートチームの報告[a]

Kinugasaらは，医師による医学的な介入のみの治療と比較して多職種で介入することにより，心臓リハビリテーションの実施率や疾病管理教育の実施率が増え，心不全例の再入院や心臓死などが50％減少したことを報告しており，多職種による包括的な介入の重要性を報告した（図）．

a) Kinugasa Y et al : Multidisciplinary intensive education in the hospital improves outcomes for hospitalized heart failure patients in a Japanese rural setting. BMC Health Serv Res 14 : 351, 2014

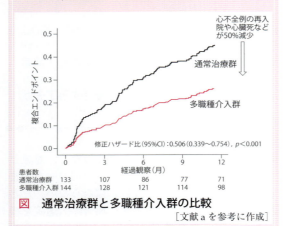

図　通常治療群と多職種介入群の比較
［文献aを参考に作成］

え，すべての参加者が理解できるよう，共通言語でわかりやすく話し合い，発言しやすい雰囲気を作ることで今まで知らなかった分野の知識について相互理解が深まり，ガイドラインに対する共通認識がもてるようになる．カンファレンスの際に医師は，スタッフ間のコミュニケーションの促進とチーム管理の向上を図るため進行役に徹することが望ましく，スタッフの専門性を重視し，短時間で実りのあるカンファレンスの進行に努める[2]．

基礎疾患だけではなく潜在的問題を抱える症例の場合，全人的側面についてより深い情報共有が必要であり，個別に症例検討会を実施する．

多職種ハートチームが管理する対象疾患の選択

多職種ハートチームが管理する対象疾患は，スタッフが平等にかかわれる疾患を選択することにある．心不全はさまざまな原因で起こる病態で，高齢人口の増加に伴い年々増加し2030年には120万人に達すると予想される．再入院率が30～40％と高く，その誘因には塩分・水分制限の不徹底が最も多く，次いで過労，治療薬服用の不徹底，精神的または身体的ストレスなどの予防可能な因子が上位を占め[3]，高齢心不全患者の多さを物語っている．日本循環器学会ガイドラインを含む各国ガイドラインでは，多職種ハートチームによる心不全患者に対するケアの提供をClass I，エビデンスレベルAで推奨しており，多職種ハートチームが管理する疾患として最重要であり，対象疾患として適している．

慢性心不全への疾病管理に関する先駆的研究といえるRichらの研究[4]では，高齢心不全患者を対象に，多職種による疾病管理教育を実施した介入群と，通常の治療を受けた対照群との比較では，介入群は対照群に比し再入院率が50％減少し，生活の質（quality of life：QOL）スコアが改善し，医療費も低いことが報告されている．

多職種ハートチーム立ち上げ例（亀田総合病院：対象疾患は心不全）

a 多職種ハートチームの準備

チームの目標を，①再入院率の改善，②在院日数の短縮，③心不全患者のQOL維持・向上とし，チーム医療の必要性，意義などを理事長や病院長に説明し許可を得た後に，各職種の部門長からの承諾を得て多職種ハートチーム導入に向けた活動を開始した．チームスタッフは，心不全患者の再入院の原因となる因子やセルフケア支援を考慮し[4]（TOPICS参照），医師，看護師（慢性心不全認定看護師，訪問看護師），薬剤師，臨床検査技師，臨床工学士，理学療法士（心臓リハビリテーション指導士），管理栄養士，臨床心理士，医療ソーシャルワーカー，ケアマネージャーの10の職種とした．構成メンバーは，自らの希望，リーダーや部門長の推薦により選出した．

a) **多職種ハートチームの医療推進プロジェクトの発足**

①心不全カンファレンス開催に向けての勉強会，②心臓病手帳（ハートノート），日誌の作成，③心不全管理パスの作成，④心不全患者の在宅フォローアップの仕組みの4つの課題を作り，1年間のワーキンググループを通じて，多職種ハートチームによる治療介入，心不全カンファレンスの準備を行った．

11. 多職種によるハートチーム **433**

表1 心不全チーム回診レポート例（各職種のチェックシート）

◆サマリー
収縮不全 or 収縮能保持：収縮不全
EF：33%（201X/3/10）
現在の NYHA：IV度
虚血 or 非虚血：虚血 #7 90%，#8 CTO
AS の有無：有 moderate
心不全入院歴（年月日）：201X/X/X-X/X
　　　　　　　　　　　　201X/X/X
デバイス：無 BNP：2801.2
心不全手帳：済み

＜現病歴＞
MI の既往もあり #7 99%残存しており HFrEF もある 70 歳代，男性
昨日までま全く症状はなかったが未明に呼吸苦が急に出現したため救急車要請となった
ADHF の診断で入院
独居：妻・娘と同居
飲酒歴：無
喫煙歴：喫煙：20 本/日 2014 年 4 月より禁煙
かかりつけ医：XX クリニック
身長：未，体重：70.2 kg，認知機能：低下なし
合併症
・高血圧　　　　：有
・脂質異常症　　：無
・糖尿病　　　　：無 HbA1c＝5.6%
・慢性腎臓病　　：Stage 3 Cre＝0.96 eGFR＝55.58
・心房細動　　　：有
・貧血　　　　　：有 Hb＝12.4
・COPD　　　　：無
・喫煙　　　　　：75 歳頃まで 20 本/日
・睡眠時無呼吸　：無
・うつ病　　　　：無
・不眠　　　　　：無
・推奨される薬剤
　ACE 阻害薬/ARB ：なし
　β遮断薬　　　　：カルベジロール 2.5 mg
　MRA ：なし
　スピロノラクトン：なし
　スタチン　　　　：アトルバスタチン 10 mg LDL：57 ATP III 目
　　　　　　　　　　標値＜70 ACC/AHA：Class I
　抗凝固薬　　　　：ワルファリン
・避けたほうがよい薬の服用
HFrEF：
　チアゾリジン系　　　　　　　　　：なし
　NSAIDs　　　　　　　　　　　　：なし
　ACEI＋ARB＋MRA 併用　　　　：なし
　eGFR＜30，K＞5.0 への抗アルドステロン薬：なし
　I 群抗不整脈薬＋ソタロール　　　：なし
　mostCCB　　　　　　　　　　　　：なし

・利尿薬
　入院時使用薬剤　　　　　　：フロセミド80 mgフロ
　　　　　　　　　　　　　　　セミド経口換算
　入院後 48 時間以内に使用した投与量：80 mg
　現在の投与量　　　　　　　：20 mg

	15-05-29	15-06-12	15-06-15	15-06-15
ヘマトクリット	29.4	31.2	33.9	32.5
尿素窒素	24	29	28	26
Alb	2.7	2.8	2.7	2.9
クレアチニン	0.68	1.01	1.10	0.94
Na	128	133	131	132
K	3.5	4.1	4.6	4.5
BNP	2,815.5	4,239.8	3,107.3	2,654.7

体重・除水量：
　201X/X/12　68.2 kg　2,300 mL
　　　　X/13　67.2　　3,000 mL

◆リハビリテーション
　200 m 歩行可能　CPET 推奨
　運動療法禁忌　：なし
　運動器疾患　　：なし
　脳血管疾患　　：なし
　連続歩行距離　：100 m
　制限　　　　　：VT あり安全範囲内での実施
　6MWD　　　　：m
　SPPB　　　　：12/12 点
　歩行速度　　　：秒/4 m
　LSNS-6　　　：24/30 点
　InBody（筋量）：kg
　Mini Mental State Examination-Japan（MMSE-J）27/30

◆食事療法推奨
　MNA 評価　：8 点（低栄養のおそれ）
　栄養指導　　：未
　栄養管理法：経口 透析食 a ごはん
　摂取量　主食：全量/副食：全量（約 1,600 kcal/Prot 60 g）

◆ソーシャルサポート　介護保険申請準備
◆ワクチン推奨 インフルエンザワクチン：未 肺炎球菌ワクチン：未

◆**推奨まとめ**
ACE/ARB 導入検討
CPET 推奨
ワクチン確認

b）心不全カンファレンスの準備

心不全治療最新のエビデンスに基づいた多職種チームアプローチを行うため，各職種が選択した論文をもとに，心不全に対する介入がどのように実施されたか，その効果はどうであったのかを発表する勉強会を開催した．文献から得られたエビデンスと各職種の専門性をもとに，心不全カンファレンスで用いるチェックシートを作成した．

b 多職種ハートチームの活動

①疾病管理教育：自作のハートノートと日誌を用いて，心不全患者がセルフモニタリング，疾病管理が行えるように看護師が中心となり指導を行った．実施率向上と家族への教育のために，集団疾病管理教育（心臓病教室）を開催した．

②心不全カンファレンス：すべての職種が全心不全入院患者のカルテレビューを行い，必要なら訪室して各職種の視点から考察し，「心不全チー

ム回診レポート：チェックシート」に検討内容・推奨事項を記載し，情報共有を図った（表1）.

③心不全パス：治療・指導の進行状況の確認と共有を行った．指導が遅れている場合，看護師から各職種への指導を依頼する.

④在宅フォローアップ：看護師が退院1週間後，電話によるセルフモニタリング内容（1週間で体重2kg増加，下腿浮腫，自覚症状など）を確認した．状況により，早期受診を促す.

⑤心臓リハビリテーション：心不全予後改善の面から積極的に導入し，特に高齢心不全患者では，リハビリテーションの妨げとなる認知症のスクリーニングも行い，運動機能改善や維持を図った．心肺運動負荷検査による適切な運動強度評価を可能な限り実施した.

⑥薬剤師：服薬管理・指導，服薬禁忌・不適当な薬の確認を行った．エビデンスレベルの高い薬物導入評価を行う.

⑦管理栄養士：栄養評価・指導を行った．必要によりnutrition support team（NST）チームに管理を依頼する.

⑧医療ソーシャルワーカー：患者，家族と積極的な面談を通じて，介護保険や身体障害者手帳，社会制度（介護施設，在宅訪問看護，ヘルパーなど）を紹介・援助・導入を勧めた．特に，介護施設，在宅訪問看護は，医療ソーシャルワーカーの情報をもとに，複数回，短い周期で再入院される高齢，独居（もしくは老人世帯），介護度の高い患者などを対象に積極的に導入した．再入院回避が可能となった症例も経験した.

多職種ハートチームの活動において，医師は患者に適切な治療を提供できているか，チームからの情報をふまえ総合的な管理をする．チーム内では主導的立場ではなく調整役としてスタッフの能力に応じた役割を与え，過負荷にならないように

し，活動・発言しやすいように導く役割を担った.

以上は筆者が前職の亀田総合病院で取り組んだ多職種ハートチームの立ち上げ例である.

c スタッフのモチベーション維持の工夫

ハートチームのメンバーは，チーム医療導入によるアウトカムを積極的に分析するように心がける．その結果は循環器分野での他の施設に対しても貴重な情報となるため，国内外に問わず循環器学会，心不全学会などで積極的に報告を行っていくことを目標とし活動することなどで，ハートチームのモチベーション維持を図る工夫も重要である.

多職種ハートチームによる疾病管理は，これからのわが国の医療を考えるうえできわめて重要であるが，その普及は十分とはいえない．医師はスタッフの専門性と能力を最大限発揮できる職場環境を提供し，ハートチームの立ち上げ，管理できるように勤めなければならない.

文 献

1) Peterson ED et al：Implementing critical pathways and a multidisciplinary team approach to cardiovascular disease management. Am J Cardiol 102：47G-56G, 2008

2) 鈴木 誠：多職種チーム医療の作り方と役割．慢性心不全のあたらしいケアと管理—チーム医療・地域連携・在宅管理・終末期ケアの実践，百村伸一，鈴木 誠（編），南江堂，東京，p2-5，2015

3) Tsuchihashi M et al：Clinical characteristics and prognosis of hospitalized patients with congestive heart failure：a study in Fukuoka. Jpn Circ J 64：953-959, 2000

4) Rich MW et al：A multidisciplinary intervention to prevent the readmission of elderly patients with congestive heart failure. N Engl J Med 333：1190-1195, 1995

循環器領域における最近の注目のエビデンス

1 虚血性心疾患のエビデンス

▶ 渡邉　哲，久保田　功

試験名	目的	評価項目	結論	掲載誌
NORSTENT	最新の薬剤溶出性ステント（DES）と金属ステント（BMS）の長期の有効性と安全性を直接比較する	主要エンドポイントは5年（中央値）経過観察時点の全死亡と非致死性心筋梗塞発生の複合エンドポイントである	6年間の経過観察期間中に，DES群とBMS群で，全死亡および非致死性心筋梗塞の発症に有意な差は認めなかった	Bonaa KH et al：N Engl J Med 375：1242-1252, 2016
ABSORB Ⅱ	虚血が証明された新規冠動脈狭窄病変を有する患者に対し，everolimus溶出生体吸収スキャフォールド群（BVS）とeverolimus溶出金属ステント群（DES）に無作為に2：1で割り付け，3年時にBVS群で血管運動反応性が回復するか検討を行った	主要エンドポイントは3年時の血管運動反応性の回復（硝酸薬の冠注前後の定量的冠動脈造影による平均内腔径の変化）および冠動脈造影による遠隔期損失内腔径である	3年時の血管運動反応性は両群間に有意な差がなくBVS留置部の血管運動反応性の回復は認めなかった．また遠隔期損失内腔径はBVS群のほうがDES群より大きく非劣性は示されなかった	Serruys PW et al：Lancet 388：2479-2491, 2016
PIONEER AF-PCI	経皮的冠動脈インターベンション（PCI）施行予定の非弁膜症性心房細動患者を対象に，①rivaroxaban 15 mg＋clopidogrel 75 mg，②rivaroxaban 2.5 mg 1日2回＋抗血小板薬2剤併用療法（DAPT），③warfarin＋DAPTに割り付け，安全性を検討した	主要安全性エンドポイントは，12ヵ月間の臨床的に重要な出血（TIMI基準の大・小出血＋医療処置を要する出血の複合）である	12ヵ月間の臨床的に重要な出血は，グループ3（26.7%）に比べグループ1（16.8%）と2（18.0%）で有意に低かった．主要有害心血管イベント（心血管死，心筋梗塞，脳卒中の複合）は，3群間で有意差はなかったが，イベント数が少なく統計学的検出力は低かった	Gibson CM et al：N Engl J Med 375：2423-2434, 2016
GLAGOV	冠動脈造影で冠動脈に20%狭窄以上の病変を1つ以上認め，血管内超音波検査に適した閉塞率≦50%の標的血管を有する患者968例をスタチン投与下に，PCSK9阻害薬evolocumab群とプラセボ群に割り付け，冠動脈の動脈硬化進展抑制を検討した	主要エンドポイントは，78週後のpercent atheroma volume（PAV）とその変化である．副次エンドポイントの標準化total atheroma volume（TAV）の変化とプラーク退縮を認めた患者の割合である	治療期間中の平均LDL-C値は，プラセボ群と比べevolocumab群で有意に低かった（93.0 mg/dL vs. 36.6 mg/dL）．PAVおよびTAVはプラセボ群で変化しなかったが，evolocumab群で低下した．プラーク退縮を認めた患者の割合もevolocumab群で多かった	Nicholls SJ et al：JAMA 316：2373-2384, 2016

本項では，米国心臓協会（AHA）学術集会2016，欧州心臓病学会（ESC）で発表された4つの大規模臨床試験について解説する．

NORSTENT

最新の薬剤溶出性ステント（DES）は，第一世代DESに比べて著しく治療成績が向上したが，最新の金属ステント（BMS）と有効性および安全性に関して，直接比較した試験は少ない．the Norwegian Coronary Stent Trial（NORSTENT）は，2008年9月〜2011年2月にノルウェーで経皮的冠動脈インターベンション（PCI）を受けたすべての患者を対象に行われた多施設ランダム化比較試験である．冠動脈ステント留置の既往や2ステントを必要とする分岐部病変などを除外した9,013例をDES群とBMS群に割り付け，6年間観察した．使用したDESは，82.9%がeverolimus溶出ステントで，13.1%がzotarolimus溶出ステントであった．BMS群は，最新の薄いストラットのステントが用いられた．対象患者の約29%が安定狭心症，約12%が不安定狭心症，約31%が非ST上昇型心筋梗塞，約26%がST上昇型心筋梗塞であった．6年時の主要エンドポイント（全死亡＋

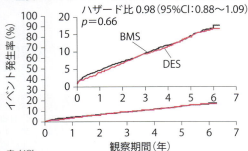
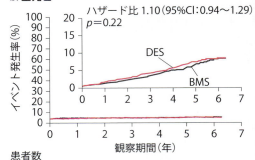
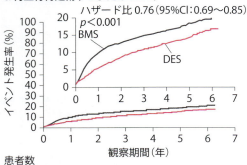
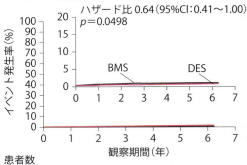

図1 臨床試験結果

[Bonaa KH et al：N Engl J Med 375：1242-1252, 2016 より引用]

非致死性心筋梗塞）の発生率は，DES群で16.6％，BMS群で17.1％と同等で，背景因子で補正後も有意差を認めなかった（図1）．全死亡および心筋梗塞の発生においても両群で有意差を認めなかった．再血行再建術はDES群で16.5％，BMS群で19.8％と有意にDES群で少なかった（ハザード比0.76）．ステント血栓症の発生はDES群で0.8％，BMS群で1.2％と両群とも低かったが，DES群で低い傾向にあった．この研究は，これまでのDESとBMSを比較した研究に比べ参加人数が多く，観察期間も長い．従来の報告と同様，DESは全死亡や心筋梗塞の再発を抑制しなかったが，再血行再建術を抑制しステント血栓症の増加も認めなかったことより，DESの有効性および安全性が改めて確認されたと思われる．

ABSORB II

生体吸収スキャフォールド（BVS）は，BMSに比べて，遠隔期における血管運動の回復と内腔径の増加が期待される．everolimus溶出生体吸収スキャフォールド（BVS）はeverolimus溶出金属ステント（DES）と比較し，短期間の有効性および安全性が示されている．ABSORB II試験は，2011年11月〜2013年6月に欧州とニュージーランドの46施設で登録が行われたランダム化単盲検平行群間多施設試験の3年時の解析である．心筋虚血が証明された新規の1病変または異なる心外膜血管に2病変を有する501例を，BVS群335例（364病変）とDES群166例（182病変）に無作為に割り付けられた．複合主要エンドポイントは，3年時の血管運動反応性（硝酸薬の冠注前後の定量的冠動脈造影による平均内腔径の変化）の優越性と冠動脈造影による遠隔期損失内腔径の非劣性（非劣性マージン0.14 mm）である．対象患者の平均年齢は約61歳で，64％が安定狭心症，20〜20％が不安定狭心症，83〜85％が一枝病変であった．

3年時の血管運動反応性は両群間に有意な差を認めず優越性は示されなかった．また，遠隔期損失内腔径はBVS群のほうが大きく（0.37 mm vs. 0.25 mm），非劣性も示されなかった．血管内超音波検査による最小血管面積でもBVS群でDES群

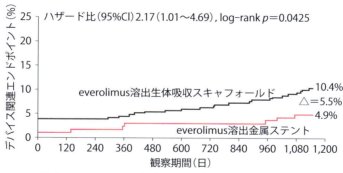

図2 デバイス関連の副次複合エンドポイント（心臓死，標的血管の心筋梗塞，標的領域の血行再建）
[Serruys PW et al：Lancet **388**：2479-2491, 2016 より引用]

より小さいことが確かめられた（4.32 mm² vs. 5.38 mm²）．患者関連の副次エンドポイントの狭心症質問スコアと運動負荷試験は両群間に有意な差を認めなかったが，デバイス関連の複合エンドポイントの心臓死，標的血管の心筋梗塞，標的領域の血行再建はBVS群で有意に高頻度であった（10% vs. 5%，$p=0.0425$）．これは主に周術期心筋梗塞（4% vs. 1%，$p=0.16$）を含む標的血管の心筋梗塞の差により生じていた（図2）．

本試験では，BVSのDESに対する血管運動反応性の回復における優越性と，遠隔期損失内腔径における非劣性のいずれも示されなかった．さらに，BVS群でDES群よりデバイス関連の複合エンドポイントが有意に多い結果となった．この要因として，BVSが発売初期であったために現在のような留置方法が確立していなかったことがあげられている．BVS留置前の前拡張と適切なサイズ選択，後拡張により，デバイス関連のイベントを減らすことが可能であろう．また，BVSではDESより長期のDAPTが必要な可能性がある．より長期の観察で血管運動反応性が回復するか，さらなる検討が必要である．

PIONEER AF-PCI

PCI施行患者の約5～8%が心房細動（AF）を合併しており，抗血小板薬2剤併用療法（DAPT：aspirin + P2Y12阻害薬）に加え抗凝固療法が必要になるが，3剤併用療法は著しく出血リスクが高い．PIONEER AF-PCI試験は，PCI（ステント留置）施行予定の発作性，持続性，永続性の非弁膜症性AF患者2,124例を対象に行われた非盲検多施設国際共同ランダム化比較試験である．

グループ1（WOEST試験類似）は709例に低用量rivaroxaban 15 mg + P2Y12阻害薬を12ヵ月併用投与した．中等度腎障害クレアチニンクリアランス（Ccr）30～50 mL/分ではrivaroxaban 10 mgに減量した．使用されたP2Y12阻害薬は，ほぼclopidogrel 75 mgであった．グループ2（ATLAS ACS 2-TIMI 51試験に類似）は709例に超低用量rivaroxaban 2.5 mg 1日2回 + DAPT（1，6，12ヵ月）を併用投与した．1，6ヵ月DAPT終了後は，rivaroxaban 15 mg（中等度腎障害では10 mg）+ aspirin 75～100 mg/日に変更を行った．グループ3は706例にwarfarin［目標PT-INR（プロトロンビン時間国際標準比）2.0～3.0］+ DAPT（1，6，12ヵ月）を投与し，1，6ヵ月DAPT終了後は，warfarin + aspirin 75～100 mg/日に変更した．主要安全性エンドポイントは，12ヵ月間の臨床的に重要な出血（TIMI基準の大・小出血＋医療処置を要する出血の複合）である．試験薬の投与中止は，グループ1，2，3それぞれ21.0%，21.1%，29.4%であった．グループ3のwarfarin治療域内にあった時間は65%であった．

12ヵ月間の臨床的に重要な出血は，グループ3（26.7%）に比べグループ1（16.8%）と2（18.0%）で有意に低かった（グループ1 vs. 3ハザード比0.59，グループ2 vs. 3ハザード比0.63，$p<0.001$）［図3］．主要有害心血管イベント（心血管死，心筋梗塞，脳卒中の複合）は，グループ1（6.5%），グループ2（5.6%），グループ3（6.0%）で有意差はなかったが，イベント数が少なく統計学的検出力は非常に低かった．ステント血栓症の発生は少なく，3群間で差を認めなかった．海外でのrivaroxaban常用量は20 mgで，グループ1では低用量が使用されている．グループ2でもATLAS

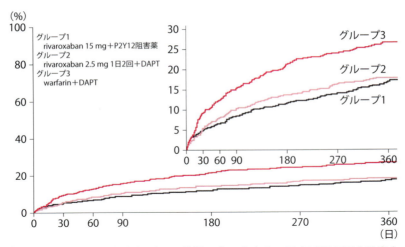

図3 臨床的に重要な出血（TIMI 基準の大・小出血＋医療処置を要する出血の複合）

［Gibson CM et al：N Engl J Med 375：2423-2434, 2016 より引用］

ACS 2-TIMI 51 試験の結果を参考に，超低用量が使用されている．日本人ではさらに低用量が選択されるべきなのか，現在進行中の臨床試験の結果が待たれる．

GLAGOV

スタチンによる強力な LDL コレステロール（LDL-C）低下療法は，LDL-C 低下に応じて冠動脈の動脈硬化進展を抑制する．PCSK9（proprotein convertase subtilisin/kexin type 9）阻害薬は，スタチン投与下でも著明に LDL-C 値を低下させる．Global Assessment of Plaque Regression With a PCSK9 Antibody as Measured by Intravascular Ultrasound（GLAGOV）試験は，2013 年 5 月～2015 年 1 月に，北米，欧州，南米，アジア，オーストラリア，南アフリカの 197 施設で登録が行われた多施設二重盲検プラセボ対照ランダム化試験で，PCSK9 阻害薬である evolocumab による冠動脈の動脈硬化進展抑制を検討した．対象は，冠動脈造影で心外膜冠動脈に 20％狭窄以上の病変を 1 つ以上認め，血管内超音波検査に適した閉塞率≦50％の標的血管を有する患者 968 例である．4 週間以上，スタチン投与下に LDL-C≧80 mg/dL を示す患者を登録したが，心血管危険因子を有する場合 LDL-C 60～80 mg/dL でも全体の 25％を超えない範囲で登録した．また，スタチン不耐症の患者の登録は全体の 10％ に制限した．evolocumab 420 mg の月 1 回皮下注群（484 例）とプラセボ群（484 例）に割り付けられた．主要エンドポイントは，78 週後の percent atheroma volume（PAV）とその変化である．治療期間中の平均 time-weighted LDL-C 値は，プラセボ群と比べ evolocumab 群で有意に低かった（93.0 mg/dL vs. 36.6 mg/dL，群間差－56.5 mg/dL，$p<0.001$）．PAV はプラセボ群で変化はなかったが，evolocumab 群で低下した（0.05％低下 vs. 0.95％低下，群間差－1.0％，$p<0.001$）．副次エンドポイントの標準化 total atheroma volume（TAV）もプラセボ群では変化しなかったが，evolocumab 群で有意に低下した（－0.9 mm^3 vs. －5.8 mm^3，群間差－4.9 mm^3，$p<0.001$）．プラーク退縮を認めた患者の割合も evolocumab 群で多かった（PAV 47.3％ vs. 64.3％，TAV 48.9％ vs. 61.5％，$p<0.001$）．到達 LDL-C 値は 110 mg/dL から 20 mg/dL の範囲で PAV 退縮と直線関係を示した．統計学的検出力はなかったが，evolocumab 群ではプラセボ群より有害心血管イベント，非致死的心筋梗塞，冠血行再建術が少なかった．evolocumab 抗体の発現は 1 例で，中和抗体の発現は認められなかった．PCSK9 阻害薬が心血管イベントを抑制するかの臨床試験結果が待たれる．

2 慢性心不全のエビデンス

▶ 小田哲郎，矢野雅文

試験名	目　的	対　象	評価項目	結　果	結　論	掲載誌
薬物療法						
EMPA-REG OUTCOME	標準治療を受けている心血管（CV）疾患リスクの高い2型糖尿病患者において，empagliflozin追加のCV合併症，死亡へのCV影響を検証する	18歳以上のCV疾患合併2型糖尿病患者	一次エンドポイントは，CV死，非致死的心筋梗塞（MI：無症候性を除く），非致死的脳卒中の複合エンドポイント	全死亡，CV死，心不全による入院はempagliflozin群で有意に少なかったが，MIと脳卒中には有意な両群間差はなかった	CVイベントハイリスクの2型糖尿病患者において，標準治療へのempagliflozin追加によりCV死と死亡が低下した	Zinman B et al：N Engl J Med 373：2117-2128, 2015
PARADIGM-HF	駆出率（EF）が低下した心不全患者において，LCZ696の死亡抑制効果をACE阻害薬のenalaprilと比較する	EF≦40%，NYHA II～IV度の心不全患者で，脳性（B型）Na利尿ペプチド（BNP）≧150 pg/mLのもの	一次エンドポイントは，CV死，心不全による入院の複合エンドポイント	LCZ696群はenalapril群に比べ有意にリスクが低かった	収縮機能が低下した心不全患者において，LCZ696群はenalapril群に比べ，死亡および心不全による入院のリスクが有意に低かった	McMurray JJ et al：N Engl J Med 371：993-1004, 2014
ATMOSPHERE	EFが低下した慢性心不全患者において，もう1つのレニン・アンジオテンシン（RA）系阻害薬であるレニン阻害薬aliskirenとアンジオテンシン変換酵素（ACE）阻害薬enalaprilの併用のenalaprilに対する優越性，ならびにaliskiren単剤のenalaprilに対する優越性および非劣性を検証する	NYHA心機能分類II～IV度の慢性心不全，EF≦35%の患者で，BNP≧150 pg/mL登録時に安定用量のACE阻害薬（≧enalapril 10 mg/日相当量）およびβ遮断薬を投与している患者	一次エンドポイントは，CV死，心不全による初回入院の複合エンドポイント	enalapril群と比べた併用群の優越性は認められず，aliskiren単剤群の優越性，非劣性も認められなかった	駆出率が低下している慢性心不全患者において，aliskirenのenalapril群への追加によるCV死および心不全による入院リスクの低下は認められず，有害事象はenalapril単剤群より多かった．また，aliskiren群のenalapril群に対する非劣性も示されなかった	McMurray JJ et al：N Engl J Med 374：1521-1532, 2016
EXACT-HF	EFが低下した高尿酸血症の心不全患者において，allopurinolの経口投与により転帰が改善するかを検討する	症候性心不全，EF≦40%かつ血清尿酸≧9.5 mg/dL	一次エンドポイントは，24週後の死亡，心不全悪化による入院・救急受診，心不全悪化による薬物療法の変更，Patient Global Assessmentで評価した複合臨床エンドポイント	24週後の臨床状態に有意な群間差はみられなかった．死亡，CV死，予定外の外来受診，CV疾患による入院，心不全による入院，心不全悪化による薬物療法の変更（30% vs. 38%），Patient Global Assessmentに有意差はなかった	EFが低下した尿酸高値のハイリスク心不全患者において，allopurinolによる24週後の臨床状態，運動耐容能，生活の質（QOL），EFの改善は認められなかった	Givertz MM et al：Circulation 131：1763-1771, 2015

試験名	目 的	対 象	評価項目	結 果	結 論	掲載誌
非薬物療法：デバイス						
BLOCK HF	房室ブロック，左室機能の低下した軽度～中等度の心不全患者において，両室ペーシングにより死亡，心不全の救急治療，有害な左室リモデリングが右室ペーシングに比べ減少するかを検証する	房室ブロック，NYHA心機能分類Ⅰ～Ⅲ度，EF≦50%のペーシング［ペースメーカ，植込み型除細動器(ICD)］適応患者	一次エンドポイントは，全死亡，静注治療を要する心不全による救急受診，左室収縮末期容積係数の15%以上の上昇	一次エンドポイントは両室ペーシング群が右室ペーシング群に比べ有意に低かった．両室ペーシング群は右室ペーシング群に比べ，死亡＋心不全による入院，心不全による入院のリスクが有意に低かった	EF≦50%の心室ペーシングを要する房室ブロック患者において，両室ペーシングは右室ペーシングに比べ全死亡，心不全による救急受診，左室収縮末期容積係数の増加を有意に抑制した	Curtis AB et al：N Engl J Med 368：1585-1593, 2013
DANISH	状態が安定している非虚血性で，収縮機能が低下した慢性心不全の症候性心不全患者において，心臓再同期療法(CRT)の必要性を問わず，ICD植込みの有効性と安全性を通常ケアと比較する	症候性（NYHA心機能分類Ⅱ～Ⅲ度，CRT植込み予定はⅣ度），非虚血性の収縮機能が低下した(EF≦35%)心不全患者で，NTpro-BNP>200 pg/mLのもの	一次エンドポイントは，全死亡	有意な両群間差は認められなかった．心臓突然死のリスクはICD群のほうが低かったが，CV死には有意差を認めなかった	症候性の収縮機能が低下した非虚血性心不全患者において，予防的ICD植込みによる長期の死亡抑制は認められなかった	Køber L et al：N Engl J Med 375：1221-1230, 2016
INOVATE-HF	EFが低下した心不全患者において，迷走神経刺激(VNS)療法の安全性と有効性を評価した	NYHAⅢ度，内科的治療を受けており，EF≦40%，左室拡張末期径50～80 mmの患者	有効性の一次エンドポイントは，全死亡，初回の心不全悪化に起因するイベントの複合エンドポイント	全死亡，全合併症の複合エンドポイントには有意差を認めなかった	慢性心不全患者において，VNSによる死亡・心不全イベントリスクの改善は認められなかった．	Gold MR et al：J Am Coll Cardiol 68：149-158, 2016

最近の慢性心不全のエビデンスを記載した．その中でも注目に値するいくつかのエビデンスについて解説する．

PARADIGM-HF

近年の慢性心不全の臨床試験の中で，インパクトを残した試験の1つである．ここ20年近く，収縮機能が低下した慢性心不全に対してアンジオテンシン変換酵素（ACE）阻害薬（enalapril）の有効性を超える新薬はなかったが，久しぶりに新薬（ARNI・LCZ696）の有効性が示された試験である．LCZ696はアンジオテンシンⅡ受容体拮抗薬（ARB）[valsartan]とネプリライシン阻害薬（sacubitril）からなる合成薬である．アンジオテンシンⅡ受容体阻害作用と同時に脳性（B型）Na利尿ペプチド（BNP）などの内因性Na利尿ペプチドの分解にかかわるネプリライシンを阻害し，内因性Na利尿ペプチドなどの分解を抑制する．これにより血管収縮やNa貯留，リモデリングなどをも

たらす神経ホルモンの過剰な活性を妨げ，心不全改善効果が期待される．本試験を詳細に解説すると，New York Heart Association（NYHA）Ⅱ度以上，BNP≧150 pg/mL，左室駆出率40%以下の収縮性心不全患者（8,442例）を対象にLCZ696 200 mg，1日2回投与群またはenalapril 20 mg，1日2回投与群にランダム化割り付けが行われた．一次エンドポイントは心血管死＋心不全による入院とされた．心血管死＋心不全による入院はLCZ696群では21.8%，enalapril群では26.5%に発生し，LCZ696群で有意な改善（20%減少）が認められた（図1）．また，個別のアウトカムとして総死亡，心血管死，心不全入院，心不全症状の改善においても有意な効果が得られた．有害事象として，LCZ696群は症候性低血圧が多かったが（14.0% vs. 9.2%，$p<0.001$），血清Cr≧2.5 mg/dL（3.3% vs. 4.5%，$p=0.007$），血清K>6.0 mmol/L（4.3% vs. 5.6%，$p=0.007$），咳（11.3% vs. 14.3%，$p<0.001$）は少なかった．血管浮腫はそれぞれ19例，10例（$p=0.13$）で，気道狭窄や気道確保を要

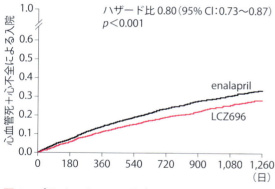

図1　プライマリーエンドポイント（1）
心不全患者において，LCZ696（ネプリライシン阻害＋アンジオテンシンⅡ受容体阻害）がACE阻害薬に比べて予後を20%改善した．
［McMurray JJ et al：N Engl J Med 371：993-1004, 2014 より引用］

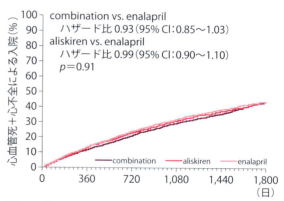

図2　プライマリーエンドポイント（2）
駆出率が低下している慢性心不全患者において，aliskirenのenalapril群への追加による心血管死および心不全による入院リスクの低下は認められず，また，aliskiren群のenalapril群に対する非劣性も示されなかった．
［McMurray JJ et al：N Engl J Med 374：1521-1532, 2016 より引用］

した症例はなかった．
　その一方で，ネプリライシン阻害はβアミロイド分解とも関連することから，脳内βアミロイドが蓄積，すなわちアルツハイマー病（AD）の懸念がある．現時点ではそのような有害事象の報告はないが，今後注意深い検討が必要であると思われる．
　本試験の収縮性心不全における検討では，enalapril 20 mg群と比較してもなお，総死亡，心血管死，心不全入院の抑制がLCZ696群で認められた．特筆すべきは心不全入院の抑制だけでなく，心血管死，さらには総死亡も改善した点である．なお，LVEFが保たれた慢性心不全（HFpEF）患者対象のPARAMOUNT試験の成績も報告されており，対照のvalsartan群に比べてLCZ696でのNT-proBNPの有意な低下が示された．現在，予後をエンドポイントとした同試験の国際共同アウトカム試験PARAGON-HFが進行中であり，結果が待たれる．

ATMOSPHERE

　前述したように，慢性心不全患者ではACE阻害薬によって死亡と入院のリスクが低下するが，レニン阻害薬の役割は明らかにされていない．駆出率の低下した心不全患者を対象に，レニン阻害薬（aliskiren）単独のACE阻害薬（enalapril）に対する優越性および非劣性を，またenalapril＋aliskirenのenalaprilに対する優越性を検討した試験である．患者をenalapril 5 mgまたは10 mgを1日2回投与する群（2,336例），aliskiren 300 mgを1日1回投与する群（2,340例），両剤を投与する（併用療法）群（2,340例）に割り付け，主要転帰は，心血管系の原因による死亡または心不全による入院の複合とした．主要転帰は，併用療法群の770例（32.9%）とenalapril群の808例（34.6%）で発生していた［ハザード比（HR）0.93, 95%信頼区間（CI）：0.85～1.03］．aliskiren群では791例（33.8%）で発生しており（enalapril群に対するHR 0.99, 95%CI：0.90～1.10），enalapril群と比べた併用療法群の優越性は認められず，aliskiren単剤群の優越性，非劣性も認められなかった（図2）．併用療法群では，enalapril群と比較して症候性低血圧のリスクが高く，また，血清Cr上昇，K上昇のリスクも高かった．結果として，慢性心不全患者では，aliskirenをenalaprilに併用しても利益が増加することはなく，有害事象が増加したのみで，aliskirenのenalaprilに対する非劣性は示されなかったと結論付けられ，ネガティブな結果となった．

EMPA-REG OUTCOME

　新しい糖尿病治療薬であるSGLT2阻害薬（empagliflozin）を用いて，心血管リスクは増やさないというエビデンスの構築を目的とした試験であったが，その結果は驚くべきものであった．対象は，心血管疾患の既往のある2型糖尿病患者（7,020例）であり，empagliflozin 10 mg群（2,345例），empagliflozin 25 mg群（2,342例），プラセ

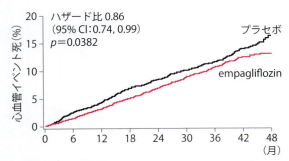

図3 プライマリーアウトカム（3-point MACE）
心血管イベントのリスクが高い2型糖尿病患者において，標準治療へのempagliflozinの追加は心血管疾患による死亡，心血管イベント，および全死亡の発症率を低下させた．
[Zinman B et al：N Engl J Med 373：2117-2128, 2015 より引用]

ボ群（2,333例）に1：1：1に割り付けした．一次エンドポイントは心血管疾患死，非致死性心筋梗塞，非致死性脳卒中の複合エンドポイント，二次エンドポイントは一次エンドポイント＋不安定狭心症による入院とした．プラセボ群に比べ，empagliflozin群では心血管死（HR 0.62，$p<0.001$），全死亡（同0.68，$p<0.001$），心不全による入院（同0.65，$p=0.002$）のいずれも有意差が認められた（図3）．心筋梗塞または脳卒中の発症率には群間差がみられなかった．大きく効果の認められた心血管死，心不全入院，総死亡ともにempagliflozin介入のかなり早期からプラセボ群に対して差がついているようにみえる．もちろん血糖，血圧，脂質の改善があるものの，このような早期の効果はこれらの改善では説明がつかない．そこで，この薬剤の利尿効果が注目されている．SGLT2阻害薬がもつ利尿作用が，心血管死の予防に有利に働いたのではないかとされている．またSGLT2阻害薬による利尿作用は，従来の利尿薬があわせもつ尿酸値や心拍数の上昇，糖代謝の悪化などをきたすことなく発揮される．既存の利尿薬の欠点を補う「理想的な利尿薬」といえるかもしれない．ただし，この試験の心不全の定義は，心機能やBNPの測定はしておらず，治療介入者の判断となっており，また左室駆出率の低下した心不全（HFrEF）なのか，左室駆出率の保持された心不全（HFpEF）なのかも不明である．

3 不整脈のエビデンス

▶井上耕一

試験名・グループ・内容	目　的	評価項目および結果	結　論	掲載誌
FIRE AND ICE	発作性心房細動に対するアブレーション例においてクライオバルーンアブレーションの有効性と安全性が高周波カテーテルに劣らないことを検証すること	発作性心房細動に対する初回アブレーション患者 762 例をクライオバルーン群と高周波カテーテル群に無作為に割り付けし治療を行った．1.5 年間の経過観察後の再発率はそれぞれ 34.6% と 35.9% であり，クライオバルーンは有意に非劣性であった（p＜0.001）．合併症率にも差はなかった（10.2% と 12.8%）	発作性心房細動に対するアブレーション例においてクライオバルーンアブレーションの有効性と安全性は高周波カテーテルに劣らない	Kuck KH et al：N Engl J Med **374**：2235–2245, 2016
EAST–AF	心房細動アブレーション後急性期の抗不整脈薬使用が急性期一過性再発を抑制し，遠隔期の治療成績を改善するかを調べること	初回心房細動アブレーション患者 2,038 例を，抗不整脈薬治療群（術後 3 ヵ月間）と非治療群に無作為に割り付け，3 ヵ月目以降の非再発率を比較した．治療期間中の非再発率は治療群で高かったが（59.0% と 52.1%，ハザード比 0.84, 95%CI：0.73〜0.96），中止後から 1 年目までの再発率に差はなかった（69.5% vs. 67.8%, 0.93, 0.79〜1.09）	心房細動アブレーション後急性期の抗不整脈薬使用は術後急性期一過性再発を減らすが，遠隔期の治療成績は改善しない	Kaitani K et al：Eur Heart J **37**：610–618, 2016
AFACT	胸腔鏡下心房細動手術において通常治療に GP（心臓神経叢）アブレーションを追加することの安全性と有効性を検証すること	胸腔鏡下心房細動手術を受ける心房細動患者 240 例を GP アブレーション追加群（n＝117）とコントロール群（n＝123）に無作為に割り付けた．大出血（n＝9）とペースメーカ植込みを要する洞不全（n＝6），経過中の死亡（n＝4）は GP 群でのみ認められた（それぞれ p＜0.001, 0.013, 0.055）．再発率は発作性，持続性にかかわらず，差は認められなかった	胸腔鏡下手術中に GP アブレーションを追加しても，AF 再発に対して明らかな効果を示さないが，より多くの重大な有害事象（大出血，洞結節機能不全，ペースメーカ植込み，死亡）の原因となる	Driessen AHG et al：J Am Coll Cardiol **68**：1155–1165, 2016
STAR AF Ⅱ（サブ解析）	アブレーション中の心房細動の停止と心房細動周期の延長が心房細動アブレーションの治療成績に影響を与えるかを検証すること	STAR AF Ⅱ研究に参加した持続性心房細動アブレーション症例 589 例において，心房細動停止は単変量解析では治療成功の予測因子であったが，多変量解析では肺静脈隔離終了時に洞調律であることが最も強い予測因子であった．心房細動周期の延長は，治療成功に相関していなかった	アブレーション中の心房細動の停止と心房細動周期の延長は必ずしも心房細動アブレーションの治療結果と相関しておらず，治療早期（肺静脈隔離終了まで）に洞調律化することが重要であった	Kochhäuser S et al：Heart Rhythm **14**：476–483, 2017
AATAC	心不全合併持続性心房細動患者の予後を，カテーテルアブレーションが従来治療（amiodarone）よりも改善するかを検討すること	植込みデバイス（CIED）が植込まれた心不全（左室駆出率 40% 未満，NYHA 分類Ⅱ〜Ⅲ）合併持続性心房細動患者をアブレーション治療群（n＝102）と amiodarone 群（n＝101）に無作為に割り付けし，24 ヵ月間の経過観察を行った．非再発率はアブレーション群で有意に高く（71% と 34%，p＜0.001），心不全入院（31% と 57%，p＜0.001）と死亡率（8% と 18%，p＝0.037）はアブレーション群で有意に低かった	心房細動アブレーションは心不全合併持続性心房細動患者の心不全入院や死亡を，従来治療よりも減らすことが示唆された	Di Biase L et al：Circulation **133**：1637–1644, 2016
the Swedish Patients Register	心房細動アブレーションが心房細動患者の予後に影響を与えているかを調べること	スウェーデンの患者データベースに登録された心房細動患者 361,913 例において，心房細動アブレーションを受けた患者と受けなかった患者で傾向スコアマッチングを行い，背景を揃えた各 2,836 例で予後を比較した．アブレーション群で脳梗塞発症（ハザード比 0.69, 95%CI：0.51〜0.93）と全死亡（ハザード比 0.50, 95%CI：0.37〜0.62）が有意に少なかった	心房細動アブレーションは心房細動患者における脳梗塞と死亡のリスクの低下と関連していた	Friberg L et al：Eur Heart J **37**：2478–2487, 2016

試験名・グループ・内容	目的	評価項目および結果	結論	掲載誌
自動体外式除細動器（AED）が院外心停止患者の予後に与える影響	AEDの普及が院外心停止患者の救命率向上に貢献しているかを調べること	目撃者のいる院外心停止患者43,762例のうち10.3%がAEDによる除細動を受けており，2005年の1.1%から2013年は16.5%に増えていた．AEDを使用された患者は使用されなかった患者に比べて，良好な神経学的転帰（Cerebral Performance Categoryで1〜2）が有意に多かった（38.5%と18.2%，調整ハザード比1.99，95%CI：1.80〜2.19）	わが国においてAEDの普及は院外心停止患者の予後改善に貢献している	Kitamura T et al：N Engl J Med **375**：1649–1659, 2016
ROC-ALPS	致死的心室性不整脈による院外心停止例における抗不整脈薬の治療が予後を改善するかを検討すること	除細動抵抗性心室細動もしくは無脈性心室頻拍による非外傷性院外心停止患者3,026例が，amiodarone，lidocain，プラセボに割り付けられた．生存退院率は24.4%，23.7%，21.0%であり，3群間に有意差はなかった．神経学的転帰も3群間で同様であった．ただし，サブ解析の目撃された心停止例では実薬群が有意に予後がよかった（27.7%，27.8%，22.7%）	致死的心室性不整脈による院外心停止例におけるamiodaroneとlidocainの使用は予後を有意には改善しなかった	Kudenchuk PJ et al：N Engl J Med **374**：1711–1722, 2016
VANISH	植込み型除細動器（ICD）を植込まれた陳旧性心筋梗塞患者で心室頻拍が起こった場合，カテーテルアブレーションと抗不整脈薬増量のどちらが適切かを検討すること	抗不整脈薬内服にもかかわらず心室頻拍を起こしたICDを植込み後陳旧性心筋梗塞患者259名が，アブレーション治療群と抗不整脈薬増量群（amiodarone増量もしくはmexiletine追加）に無作為に割り付けられた．イベント（死亡，ストーム，ICD適正作動）はアブレーション群で有意に少なかった（59.1%と68.5%，ハザード比0.72，95%CI：0.53〜0.98）	アブレーションのほうが抗不整脈薬増量よりもイベントリスクの低下が見込める	Sapp JL et al：N Engl J Med **375**：111–121, 2016
DANISH	左室収縮機能低下を伴う非虚血性心筋症患者におけるICDによる突然死一次予防が患者の生命予後を改善するかを検討すること	左室収縮機能低下（左室駆出率35%以下）を伴う非虚血性心筋症患者をICD治療群（560例）とコントロール群（556例）に割り付け，平均68ヵ月経過観察された．突然死はICD群で少なかったが（4.3%と8.2%，ハザード比0.50，95%CI：0.31〜0.82），死亡率には差がなかった（21.6%と23.4%，ハザード比0.87，95%CI：0.68〜1.12）	左室収縮機能低下を伴う非虚血性心筋症患者における予防的ICD植込みは生命予後を改善しなかった	Køber L et al：N Engl J Med **375**：1221–1230, 2016
the Micra Transcatheter Pacing Study	新たに開発され使用可能となったリードレスペースメーカの臨床使用成績の実態を明らかにすること	725例中，719例（99.2%）でペースメーカ留置は成功した．術後6ヵ月の時点で98.3%ではペーシング閾値は低く安定していた．ディスロッジは認めなかった．主要合併症は25例（3.4%）で認めたが，これは過去の6つの経静脈ペースメーカの研究と比較しても低頻度であった（ハザード比0.49，95%CI：0.33〜0.75）	リードレスペースメーカは事前に想定されていた安全性と有効性を有していた	Reynolds D et al：N Engl J Med **374**：533–541, 2016

表中に，2016年中に報告された数多くの不整脈に関するエビデンスの中から筆者が特に注目した11編を紹介した．心房細動でも特にトピックとなっている抗血栓療法に関係するものは他項に譲る．以下に概要を解説する．

■ 心房細動（AF）

AFアブレーションにおいてクライオバルーンが使えるようになったことは近年の大きな進歩であり，わが国でも急速に広まっている．この治療法と従来の高周波アブレーションとの間で，安全性と有効性を比較したはじめてのランダム化比較試験（RCT）がFIRE AND ICEである．参加したのは高周波アブレーションの経験が豊富な名だたる施設ばかりであったが，有効性・安全性ともにほぼ同等の成績が報告された．わが国の初期成績も良好であることが報告されている．従来の治療より簡易であることを考えると，この治療法は今後広がっていくと考えられる．

EAST-AF試験は，わが国の大規模RCTである．AFアブレーション後急性期は心房の受攻性が増し急性期一過性再発がでることが知られているが，この再発が心房の逆リモデリングを阻害し，遠隔期の治療成績に悪影響を与えている可能性が指摘されていた．抗不整脈薬でこれを抑制す

ることで，遠隔期の再発を減らすことができるかもしれない．この試験では抗不整脈薬群は術後3ヵ月のみ抗不整脈を服用し，3ヵ月目に中止した後の再発率を対照群と比較した．服用中の再発は抑制したものの，残念ながら，服用中止後の遠隔期再発率は両群間で差はなかった．持続性心房細動においてはわずかに抗不整脈薬がよい傾向にあり，さらに長期に経過観察された続報が待たれる．

心臓神経叢（GP）アブレーションに対する通電は，AFアブレーションやAF手術において治療成績向上をめざして追加処置として行われている．AFACT試験は胸腔鏡下AF手術において通常，治療にGPアブレーション追加することの安全性と有効性を調べたRCTであったが，GPアブレーション追加により治療効果は改善せず，合併症だけ有意に増えるという惨憺たる結果であった．筆者らは，GPアブレーションをルーチンには行わないことを推奨している．カテーテルによるGPアブレーションにそのままあてはめることは不適切であるかもしれないが，大きな負のインパクトを与えたことは間違いない．

STAR AF II 研究は，肺静脈隔離に複雑電位（CFAE）アブレーションや線状焼灼を追加しても持続性AFアブレーションの治療成績は向上しないという衝撃的な結果を報告したRCTであるが，そのサブ解析でも驚きの結果が報告された．今までアブレーション中のAF停止はよい治療成績の指標であり，CFAEアブレーションの際のエンドポイントとされてきた．当報告では，AF停止よりも肺静脈隔離終了時点で洞調律であることのほうがよい治療結果の強い予測因子であること，CFAEアブレーションによるAF停止は予後改善には関連していなかったことが示された．少しの通電で「AFが止まること」はよい治療成績と関連するが，CFAEアブレーションなどで広範な通電で「AFを止めること」は成績を向上しないということである．この研究からは従来の常識を覆すような結果が次々報告されており，今後の検証が待たれる．

現在，AFアブレーションは生活の質（QOL）改善の治療との位置付けであるが，予後改善するか否かは大きな興味を引くところである．大規模データベース（the Swedish Patients Register）を用いて解析したところ，AFアブレーションを受けた症例は，若く，男性で，危険因子が少なく，罹病期間が短く，高学歴・高収入である傾向にあった．傾向マッチングを用いてこれらの背景を

できる限り揃えて比較しても，脳梗塞発症率，死亡率ともに心房細動アブレーション群のほうが有意に低いという結果であった．AF罹病期間がマッチングできていないこと，潜在的交絡因子の存在など，解釈に注意すべき点も多いが，AFアブレーションが予後を改善することが強く示唆された試験として大きな注目を浴びた．

AATAC試験は植込みデバイス（CIED）が植込まれた心不全［左室駆出率40％未満，New York Heart Association（NYHA）分類 II〜III］合併持続性AF患者のRCTである．過去に，左室駆出率改善，QOLスコア改善，6分間歩行延長などを報告したものはあったが，予後まで調べたものはなかった．本研究は2年間という比較的長期にわたって経過観察されており，アブレーション群は，amiodarone群と比べて，洞調律維持率が高いのみならず，心不全入院と死亡率も半減させていた．AF合併心不全（収縮不全）患者においては，AFアブレーションは有力な選択肢であることが証明されたといえる．

心室性不整脈

自動体外式除細動器（AED）の普及が院内心停止の減少につながっているかを調べたのがKitamuraらの報告である．AEDによる蘇生を受けている患者は増えていること，AEDによる蘇生を受けた場合は神経学的転帰が良好であることが示された．わが国においてAEDのおかげで良好な神経学的転帰で救命されたとされる患者数は2013年で201名と推定されており（2005年は6名），AEDの普及が院外心停止患者の救命に貢献していることが示された．AEDが社会に与えたインパクトを明らかにする貴重な報告であり，今後のAEDの普及に大きな影響を与えるであろう．

ROC-ALPS試験は，致死的心室性不整脈による院外心停止例における抗不整脈薬lidocainとamiodaroneの静脈内投与で予後が改善するかを検討したRCTである．予後ならびに神経学的転帰も3群間で差はなかったというのが結論である．ただし，目撃者がある心停止例におけるサブ解析では，両薬剤ともプラセボ群よりも有意に予後が改善していた．全体結果だけにとらわれることなく，今後もこのような患者群ではこれらの患者では抗不整脈薬の投与が行われるべきと考え，ここに取り上げた．

VANISH試験は，抗不整脈薬内服にもかかわら

ず心室頻拍（VT）を起こした植込み型除細動器（ICD）を植込み後陳旧性心筋梗塞患者に対しては，抗不整脈薬増量・追加を行うか，アブレーションを行うべきかを調べたRCTである．アブレーションのほうが抗不整脈薬強化治療に比べて予後がよかったとするものであるが，その効果は主にVTストームとICD作動の減少によるものであり，死亡については両群では同等の結果であった．VTアブレーションの成功率は施設間で差が大きいともいわれる．実臨床においてはこの点も考慮されなくてはならない．

徐脈性不整脈

デバイスの分野での近年の大きな進歩といえば，リードレスペースメーカがあげられる．2017年からわが国でもMicra（Medtronic社）の使用が可能になった．その初期治療成績結果がthe Micra Transcatheter Pacing Studyである．良好な植込み成功率，安定したペーシング閾値，低いディスロッジのリスク（0例），従来のペースメーカより低いと推定される主要合併症頻度が報告されている．長期成績がないこと，本体回収が長期留置後も可能か不明であることなどの不明な点もあるが，リードトラブルがないこと，ポケットが不要で侵襲度が相対的に少ないことなどのメリットがある．房室が連動するリードレスペースメーカの開発も進んでおり，今後の進歩が楽しみな領域である．

4 脂質異常症のエビデンス

▶▶ 正司真弓，横手幸太郎

試験名	目 的	評価項目および結果・結論	掲載誌
Association between lowering LDL-C and cardiovascular risk a systematic review and meta-analysis reduction among different therapeutic interventions	LDL-C 低下療法による心血管（CV）リスク抑制効果についてスタチンと非スタチン療法を比較検討したランダム化比較試験のシステマティックレビューおよびメタ解析	無作為化臨床試験 49 件 312,175 例について LDL-C 値の絶対的減少による主要血管イベント（CV 死，急性心筋梗塞または他の急性冠症候群，冠動脈再建術，脳卒中）の相対リスクとの関連についてスタチン療法および非スタチン療法で比較検討した．LDL-C 1 mmol/L 低下ごとの主要血管イベントの相対リスクはスタチン群で 0.77，非スタチン療法群（食事療法，胆汁酸封鎖剤，回腸バイパス術，ezetimibe）で 0.75 と，有意な群間差はなかった（$p=0.72$）	Silverman MG et al：JAMA 316：1289-1297, 2016
HOPE 3	CVD の既往のない CV リスク中等度の患者において，①降圧治療，②脂質低下治療，③降圧治療と脂質低下治療併用の一次予防効果を検討した 2×2 方式のプラセボ対照二重盲検無作為化試験	一次エンドポイントは CV 死，非致死的心筋梗塞，非致死的脳卒中の複合エンドポイント（第 1 一次エンドポイント）と，蘇生できた心停止，心不全，血行再建を加えた複合エンドポイント（第 2 一次エンドポイント）であった．①降圧治療群とプラセボの比較では両群間に有意な差は認められなかった．②脂質低下治療群において有意に一次エンドポイントの低下が示された．③併用治療群はプラセボ併用群より一次エンドポイントの低下を認めた	Lonn EM et al：N Engl J Med 374：2009-2020, 2016 Yusuf S et al：N Engl J Med 374：2021-2031, 2016 Yusuf S et al：N Engl J Med 374：2032-2043, 2016
SMART	脂質低下療法で LDL-C 治療目標値を達成した 1,829 例の 2 型糖尿病患者を対象に HDL-C 低値が CVD と全死亡の残存リスクであるか検討した前向きコホート研究	追跡期間は 7 年（中央値）であり，追跡期間中の CVD の発生は 335 例，死亡は 385 例であった．HDL-C と CVD，全死亡に関連は認められなかった．LDL-C<2 mmol/L（77.3 mg/dL）の患者において，ベースラインの HDL 高値で CVD リスクが上昇し［ハザード比（HR）1.10，95%CI：1.02～1.18］，全死亡リスクも上昇した（HR 1.14，95%CI：1.07～1.21）	Sharif S et al：Diabetes Care 39：1424-1430, 2016
Long term safety and efficacy of lowering LDL cholesterol with statin therapy：20-year follow-up of West of Scotland Coronary Prevention Study	男性ハイリスクコホート（6,595 例）に対し行われた 5 年以上のスタチン投与試験後 20 年の長期結果	スタチン投与群の長期全原因死亡の HR は 0.87（95%CI：0.80～0.94，$p=0.0007$）であり，CV 原因死は 21% 低下した（95%CI：0.69～0.90，$p=0.0004$）	Ford I et al：Circulation 133：1073-1080, 2016
CETP 阻害薬 anacetrapib の PhaseⅢ試験 REALIZE	スタチン治療中のヘテロ型家族性高コレステロール血症（FH）306 例を対象に CETP 阻害薬 anacetrapib の追加による LDL-C の低下効果を検討した無作為化二重盲検プラセボ対照試験	52 週後の LDL-C の変化率は anacetrapib 群はプラセボ群に比べ，LDL-C の低下率が有意に大きかった（−36% vs. 3.7%）．anacetrapib 群のコンプライアンスは 96.8%（プラセボ群 95.9%）と忍容性も良好であり，有害事象に差は認めなかった	Kastelein JJ et al：Lancet 385：2153-2161, 2015
Effects of proprotein convertase subtilisin/kexin type 9 antibodies in adults with hypercholesterolemia：a systematic review and meta-analysis	高コレステロール血症患者において行われた抗 PCSK9 抗体の第Ⅱ相，第Ⅲ相の RCT24 件（10,159 例）のメタ解析	抗 PCSK9 抗体治療群では，対照群と比較して LDL-C が有意に低下し，平均差は−47.49%（95%CI：−69.64～−25.35，$p<0.001$），総死亡率は 0.31%（対照群 0.53%）で，対照群と比較した総死亡のオッズ比は 0.45（0.23～0.86，$p=0.015$，不均一性の $p=0.63$，$I^2=0$%）であった．CV 死についても同様の傾向がみられたが有意差は認められなかった	Navarese EP et al：Ann Intern Med 163：40-51, 2015

試験名	目的	評価項目および結果・結論	掲載誌
GAUSS-3	スタチン不忍容の脂質異常症患者において PCSK9 阻害薬 evolocumab と ezetimibe を比較し LDL-C 低下効果を検討した無作為化二重盲検試験	22週，24週のLDL-C平均変化率はezetimibe群 −16.7% に対し，evolocumab群で−54.5%と有意な低下を認めた．また，24週のLDL-C変化率についても同様にezetimibe群（−16.7%）と比べevolocumab群で（−52.8%）と有意な低下を認めた	Nissen SE et al：JAMA 315：1580-1590, 2016
PCSK9 阻害薬 alirocumab の Phase III 試験 ODYSSEY LONG TERM	現行療法では LDL-C≧70 mg/dL である CV リスクの高い 2,341 例を対象に PCSK9 阻害薬 alirocumab の追加による長期 LDL-C 低下率と安全性を検討した無作為化二重盲検プラセボ対照試験	24週におけるLDL-Cの変化率はalirocumab群で−61.0%とプラセボ群と比べ有意に低下し，78週まで継続した．post hoc 解析で主要有害 CV イベントの発生はプラセボ群で3.3%（26/788例）に対し，alirocumab群で1.7%（27/1,550例）であった	Robinson JG et al：N Engl J Med **372**：1489-1499, 2015
Reductions in atherogenic lipids and major cardiovascular events：a pooled analysis of 10 ODYSSEY Trials comparing alirocumab to control	スタチン療法では効果不十分な高コレステロール血症患者に対し PCSK9 阻害薬 alirocumab の投与を行った 14 件の ODYSSEY 試験中第 III 相 10 試験 6,699 例について alirocumab の有効性を検討したメタ解析	全体では 33.1%であったLDL-C<50 mg/dLを達成率はalirocumab群では44.7～52.6%であった．LDL-C の 39 mg/dL 低下ごとにMACE リスクは24%低下し（95%CI：0.63～0.91, $p=0.0025$），ベースラインからの 50%低下は 29%の Major Adverse Cardiovascular Events（MACE）リスク低下を認めた（95%CI：0.57～0.89, $p=0.003$）	Ray KK et al：Circulation **134**：1931-1943, 2016

スタチンによる LDL コレステロール（LDL-C）低下療法が心血管リスクを低減させることはこれまで数多くのエビデンスによって示され，Cholesterol Treatment Trialists' (CTT) Collaboration[1] や，Boekholdt らのメタ解析[2]の成績は，「the lower, the better」を支持している．LDL-C 低下作用を示す薬剤としては，スタチンや ezetimibe，レジン，プロブコールに加え，プロ蛋白転換酵素サブチリシン/ケキシン 9 型（PCSK9）阻害薬やコレステリルエステル転送蛋白（CETP）阻害薬が近年，開発されてきた．わが国でも PCSK9 阻害薬 evolocumab が 2016 年 1 月に，alirocumab が同年 7 月にそれぞれ承認され使用可能となっている．本項ではこれらに関する試験にも注目する．

スタチン療法に関連する臨床試験

a Association Between Lowering LDL-C and Cardiovascular Risk Reduction Among Different Therapeutic Interventions

9 種類の LDL-C 降下療法に関するランダム化比較試験（RCT）49 件を対象とした 312,175 例のメタ解析である．LDL-C 絶対値の低下に伴う主要血管イベント［心血管（CV）死，急性心筋梗塞または他の急性冠症候群，冠動脈再建術，脳卒中］の相対リスク（RR）の変化，および LDL-C 達成値と主要冠動脈イベント（冠動脈死または心筋梗塞）の 5 年発症率との関連についてスタチンと非スタチン療法で比較検討した．LDL-C 1 mmol/L（38.7 mg/dL）低下あたりの主要血管イベントの相対リスクは，スタチン療法では 23%［RR 0.77, 95%CI（信頼区間）：0.71～0.84, $p<0.001$］，非スタチン療法（食事療法，胆汁酸排泄促進薬，空腸バイパス術，ezetimibe）で 25%（RR 0.75, 95%CI：0.66～0.86, $p=0.002$）減少し，両群間に有意な差は認められなかった．また，LDL-C 達成値は主要冠動脈イベント発生率と有意に相関しており，一次予防試験では LDL-C 1 mmol/dL 低下あたり 1.5%（95%CI：0.5～2.6, $p=0.008$），二次予防試験では 4.6%（95%CI：2.9～6.4, $p<0.001$）の低下を認めた．

b HOPE 3 試験

12,705 例の心血管疾患（CVD）非発症かつ CV リスク中等度の患者を対象に行われたプラセボ対照無作為化二重盲検試験である．$2×2$ 方式で，①降圧治療試験［降圧治療群 6,356 例（candesartan 16 mg/日＋hydrochlorothiazide（HCTZ）12.5 mg/日の配合剤）vs. プラセボ群 6,349 例］，②脂質低下治療試験［脂質低下治療群 6,361 例（rosuvastatin 10 mg/日）vs. プラセボ群 6,344 例］，③降圧＋脂質低下併用治療試験［降圧＋脂質低下併用群 3,180 例（candesartan 16 mg/日＋HCTZ 12.5 mg/日配合剤＋rosuvastatin 10 mg/日の併用），降圧薬＋プラセボ群 3,176 例，脂質低下薬＋プラセボ群 3,181 例，プラセボ併用群 3,168 例］で一次予防効果を検討した．一次エンドポイントは，CV 死，

非致死的心筋梗塞，非致死的脳卒中の複合エンドポイント（第1一次エンドポイント）と，蘇生できた心停止，心不全，血行再建を加えた複合エンドポイント（第2一次エンドポイント）である．

①降圧治療試験の結果は割愛する．

②脂質低下治療試験：脂質低下治療群はプラセボ群に比べ有意に LDL-C が低かった（群間差：試験終了時 29.5 mg/dL）．第1一次エンドポイントは脂質低下治療群 235 例（3.7%）vs. プラセボ群 304 例（4.8%）［ハザード比（HR）0.76，95%CI：0.64〜0.91，$p = 0.002$，5.6 年の脂質低下治療で1例の複合エンドポイントを予防するためのnumber needed to treat（NNT）91］，第2一次エンドポイントは 277 例（4.4%）vs. 363 例（5.7%）［HR 0.75，95%CI：0.64〜0.88，$p < 0.001$，NNT 73］であり，rosuvastatin 10 mg/日群はプラセボ群に比べ CV イベントリスクが有意に低いという結果が得られた．

③降圧＋脂質低下併用治療試験：併用治療群はプラセボ併用群より血圧は 6.2/3.2 mmHg，LDL-C は 33.7 mg/dL，どちらも有意に低下した（$p < 0.001$）．併用治療群とプラセボ併用群の第1一次エンドポイントは，113 例（3.6%）vs. 157 例（5.0%）［HR 0.71，95%CI：0.56〜0.90，$p = 0.005$，NNT 72］，第2一次エンドポイント 136 例（4.3%）vs. 187 例（5.9%）（HR 0.72，95%CI：0.57〜0.89，$p = 0.003$，NNT 63）であり，rosuvastatin 10 mg/日と candesartan 16 mg/日＋HCTZ 12.5 mg/日配合剤の併用群はプラセボ併用群より CV イベントリスクが有意に低いことが示された．

PCSK9 阻害薬

a Effects of Proprotein Convertase Subtilisin/Kexin Type 9 Antibodies in Adults With Hypercholesterolemia：A Systematic Review and Meta-analysis

2015 年4月4日までに登録された抗 PCSK9 抗体（evolocumab, alirocumab）の成人高コレステロール血症患者を対象とした第Ⅱ相，第Ⅲ相 RCT を選出し，2剤まとめて抗 PCSK9 抗体の有効性と安全性について検討したメタ解析である．主要評価項目は全死亡と心血管死亡，副次的評価項目は心筋梗塞，不安定狭心症，重篤な有害事象などであった．

対象となったランダム化比較試験 24 件（10,159 例）において，抗 PCSK9 抗体が使用されなかっ

た群（対照群）に比べ抗 PCSK9 抗体投与群では LDL-C 値が有意に低下しており，平均差は −47.49%（95%CI：−69.64〜−25.35，$p < 0.001$）となった．一方で HDL-C 値は有意に上昇し，平均差は 6.30%（95%CI：5.58〜7.02，$p < 0.001$）になった．全死亡率は介入群 0.31%（19/6,187 例），対照群 0.53%（21/3,971 例）であり，対照群と比較した全死亡のオッズ比（OR）は 0.45（95%CI：0.23〜0.86，$p = 0.015$，不均一性の $p = 0.63$）と有意に低かった．心血管死についても同様の傾向がみられたが，有意な差は認めなかった（OR 0.50，95%CI：0.23〜1.10，$p = 0.084$）．心筋梗塞に関する報告を認めた 10 試験（5,195 例）で，介入群の心筋梗塞発生率は 0.58%（19/3,289 例），対照群の 1.00%（19/1,906 例）と比較し有意に低かった（OR 0.49，95%CI：0.26〜0.93，$p = 0.030$，不均一性の $p = 0.45$）．不安定狭心症について報告していた6件（3,894 例）の検討では両群の発生率に有意差はなかった．重篤な有害事象の発生率は，介入群が 9.26%，対照群は 7.73%（OR 1.01，95%CI：0.87〜1.18，$p = 0.879$）と有意差を示さなかった．

b ODYSSEY LONG TERM

CV リスクが高く，最大耐用量のスタチン療法を受けているが LDL-C が 70 mg/dL 以上の患者 2,341 例を対象とし，alirocumab 150 mg を1回/2週皮下投与群，プラセボ群に割り付け 24 週後までの LDL-C の変化率を検討した．24 週における LDL-C の変化率は alirocumab 群で −61.0% とプラセボ群と比べ有意に低下し，78 週まで継続した．post hoc 解析で主要有害 CV イベント（CVD 死，非致死性心筋梗塞，致死的・非致死的虚血性脳卒中，入院を要する不安定狭心症の複合エンドポイント）の発生はプラセボ群で 3.3%（26/788 例）に対し，alirocumab 群で 1.7%（27/1,550 例）であった．本試験は CV イベント評価を目的とした試験ではなく，post hoc 解析の解釈が難しい．CV イベントについては約 18,000 例の患者を対象に alirocumab の循環器疾患に対する有用性を5年間観察する前向き研究である ODYSSEY Outcomes が実施中である．

CETP 阻害薬に関する臨床試験──REALIZE 試験

ヘテロ型家族性高コレステロール血症（FH）と診断され，至適用量のスタチンを投与されている

がLDL-C治療目標値に達しない306例について，CETP阻害薬anacetrapib 100 mgを1回/日群とプラセボ群に割り付け，52週後のLDL-Cの変化率を検討した．anacetrapib群はベースラインに比べLDL-Cが36.0%低下し（128→81 mg/dL），プラセボ群より有意に大きかった（群間差：−39.7%，$p<0.001$）．HDL-Cはanacetrapib群で有意に増加し（54→108 mg/dL，群間差：102.1%，$p<0.001$），治療終了後12週間もその効果は持続した．anacetrapib群のコンプライアンスは96.8%（プラセボ群95.9%）であり，忍容性も良好であった．また，有害事象に両群間差は認められていない．

CETP阻害薬は1990年代より開発が進められてきたが，torcetrapibは治験薬群で全死亡・心血管障害が増加したため2006年[3]に開発中止され，dalcetrapibは2012年[4]，evacetrapibは2015年[5]に，ともに第III相臨床試験にて有効性が見出せないとして開発中止となっている．本試験ではanacetrapibのFHというCVリスクの高い患者群においてLDL-C改善効果と安全性を示すことが

できた．anacetrapibのCVイベントに対する効果についてはREVEAL試験が実施されており，結果が待たれる．

文 献

1) Cholesterol Treatment Trialists' (CTT) Collaboration et al : Efficacy and safety of more intensive lowering of LDL cholesterol : a meta-analysis of data from 170,000 participants in 26 randomised trials. Lancet **376** : 1670-1681, 2010

2) Boekholdt SM et al : Very low levels of atherogenic lipoproteins and the risk for cardiovascular events a meta-analysis of statin trials. J Am Coll Cardiol **64** : 485-494, 2014

3) Barter PJ et al : Effects of torcetrapib in patients at high risk for coronary events. N Engl J Med **357** : 2109-2122, 2007

4) Schwartz GG et al : Effects of dalcetrapib in patients with a recent acute coronary syndrome. N Engl J Med **367** : 2089-2099, 2012

5) A Michael Lincoff et al : Evacetrapib and cardiovascular outcomes in high-risk vascular disease. N Engl J Med **376** : 1933-1942, 2017

5 抗血栓療法のエビデンス

▶▶ 奥山裕司

試験名	目的	評価項目および結果	結論	掲載雑誌
RELY-ABLE試験（RE-LY試験の観察延長）	RE-LY（the randomized evaluation of long-term anticoagulation therapy）試験に参加し，dabigatran 150mg×2回/日または110mg×2回/日に割り付けられ本試験終了後も継続内服できた患者を長期間観察し（中央値4.6年，最長6.7年），150mg×2回/日群と110mg×2回/日群を比較した	年間発症率を150mg×2回/日または110mg×2回/日の順で記載する．脳卒中・全身性塞栓症：1.25%/年，1.54%/年（$p=0.02$），虚血性脳卒中：1.03%/年，1.29%/年（$p=0.01$），出血性脳卒中：0.11%/年，0.13%/年（$p=0.75$），大出血：3.34%/年，2.76%/年（$p=0.0008$），頭蓋内出血：0.32%/年，0.23%/年（$p=0.11$），死亡率：3.43%/年，3.55%/年（$p=0.54$）	割り付けられた用量のdabigatranを継続的に服薬できた患者群では，長期間投与を継続しても150mg×2回/日が一貫して優れた予防効果を発揮し，110mg×2回/日は大出血が少ないことが確認された．RE-LY試験時に指摘されなかった新たな副作用は認められなかった	Ezekowitz MD et al：Europace **18**：973-978, 2016
RE-VERSE AD試験（dabigatran中和薬）	非ビタミンK依存性抗凝固薬の特異的な中和薬の開発が望まれる．dabigatranの特異的中和薬idarucizumabの前向きコホート研究を行った	90名（大出血の51名，緊急手術の39名）の患者で5gのidarucizumabを静注し，希釈トロンビン時間またはエカリン凝固時間を測定し，抗凝固効果の中和を観察した．希釈トロンビン時間は98%（大出血群），93%（緊急手術群）で正常範囲となった．エカリン凝固時間は89%（大出血群），88%（緊急手術群）で正常範囲となった．大出血のため使用した患者（51名）のうち，35名では評価が行われ中間値11時間程度で止血が確認された．緊急手術のため中和薬を使用した36名中33名では抗凝固薬非使用時と同等の止血が得られた．やや止血しにくい症例が2例，中等度止血しにくい症例が1例あった．idarucizmab投与後12時間で6人，24時間で16名に凝固時間の延長がみられた．また抗凝固薬が再開されていなかった症例でidarucizmab投与72時間後に1例塞栓症が発症した	idarucizmabは投与数分以内に，dabigatranの抗凝固効果を完全に抑制した	Pollack CV et al：N Engl J Med **373**：511-520, 2015
RE-CIRCUIT試験（アブレーション時のdabigatran継続）	心房細動治療目的でカテーテルアブレーションを行う場合warfarinを継続するかdabigatranを継続するかどちらが安全かを検討する	多施設無作為化オープンラベルでエンドポイントの評価は盲検で行った．発作性・持続性心房細動患者でカテーテルアブレーションを受ける患者を，dabigatran 300mg/日とwarfarin（PT-INR：2.0～3.0）に振り分け，薬剤開始後4～8週後に薬剤継続下にアブレーションを実施した（dabigatran群317名，warfarin群318名）．術後8週間薬剤を継続した．大出血はdabigatran群で有意に少なかった［1.6%（5名）対6.9%（22名），$p<0.001$］．周術期の心タンポナーデ（1名対6名），大腿穿刺部出血（2名対10名）もdabigatran群で少なかった．小出血の頻度は差がなかった．warfarin群で1例塞栓症があった	心房細動のアブレーションではdabigatran継続下に実施するほうがwarfarin継続下に実施するより出血合併症が少なかった	Calkins H et al：N Engl J Med **376**：1627-1636, 2017

試験名	目　的	評価項目および結果	結　論	掲載雑誌
ENGAGE AF-TIMI 48試験サブ解析 (1)	ENGAGE AF-TIMI 48試験に参加した東アジアからの患者について, 有効性と安全性を比較する	日本, 中国, 台湾, 韓国から参加した1,943名の患者について検討した. 全試験期間を通じての脳卒中・全身性塞栓症は, Intention to treat (ITT) 解析でedoxaban 60 mg群, 30 mg群ともにwarfarin群 [time in therapeutic range (TTR) 中央値67.1%] に対する非劣性が示された (edoxaban 60 mg群: 1.89%/年, 30 mg群: 2.94%/年, warfarin群: 2.71%/年). 出血性脳卒中はいずれの群もwarfarinに比し有意に少なかったが, 虚血性脳卒中は60 mg群で同等, 30 mg群では有意に多かった. 大出血全体の発生率はいずれの群でも有意に低かった (edoxaban 60 mg群: 2.86%/年, 30 mg群: 1.59%/年, warfarin群: 4.80%/年)	edoxabanはwarfarinに比し, 60 mg群, 30 mg群ともに脳卒中・全身性塞栓症を同程度減少させたが, 虚血性脳卒中は30 mg群で多かった. 東アジアからの患者でも非東アジアからの患者と同様な有効性, 安全性が得られることが示唆された	Yamashita T et al : Circ J 80 : 860-869, 2016
ENGAGE AF-TIMI 48試験サブ解析 (2)	ENGAGE AF-TIMI 48試験に参加した高齢患者での有効性と安全性について検討する	ENGAGE AF-TIMI 48試験に参加した患者を65歳未満, 65〜74歳, 75歳以上に分割した. 高齢グループには女性が多く, 低体重, クレアチニンクリアランス低値の傾向があり, 低用量が割り付けられる頻度が高かった (順に10%, 18%, 41%, $p<0.001$). warfarin群では年齢とともに脳卒中・全身性塞栓症発症率 (順に1.1%, 1.8%, 2.3%), 大出血 (順に1.8%, 3.3%, 4.8%) ともに増加する傾向があった. 75歳以上の群では, 脳卒中・全身性塞栓症発症率はedoxaban 60 mg群とwarfarin群で有意差は認められなかった [1.9%/年, 2.3%/年, ハザード比 (HR) 0.83]. 大出血, 頭蓋内出血, 致死的出血はedoxaban 60 mg群で有意に少なかったが (HR順に, 0.83, 0.40, 0.46), 消化管出血はedoxaban 60 mg群で多かった (HR 1.32)	edoxaban 60 mg群は75歳以上の患者でもwarfarinに比し, 脳卒中・全身性塞栓症を同程度減少させ, 大出血, 頭蓋内出血, 致死的出血はedoxaban 60 mg群で有意に少なかった. edoxaban群は75歳以上の群でも65歳未満群に比べ有効性で劣らず, 安全性はむしろ高い傾向さえ認められた	Kato ET et al : J Am Heart Assoc 5 : doi : 10.1161/JAHA.116.003432, 2016
AMPLIFY試験 (Apixaban for the Initial Management of Pulmonary Embolism and Deep-Vein Thrombosis as First-Line Therapy trial)	急性下肢静脈血栓症の治療において固定用量のapixabanと従来のenoxaparin皮下注＋warfarin内服療法を比較する	一次エンドポイント (静脈血栓塞栓症再発または死亡) はapixaban群 (7日間10 mg×2/日, その後6ヵ月間5 mg×2/日) で2.3% (59/2609名), 従来治療群 (enoxaparin皮下注, warfarin内服, TTR 61%) では2.7% (71/2635名) で認められ, apixaban群が劣らないことが示された (相対リスク0.84). 大出血はapixaban群0.6%に対して従来治療群は1.8%で, apixaban群が優越性を示した (相対リスク0.31). 大出血と臨床的に重要な出血事象は, 4.3%対9.7%であった (相対リスク0.44)	急性下肢静脈血栓症の治療において固定用量のapixabanは従来のenoxaparin皮下注＋warfarin内服療法と同等の有効性を示し, 出血事象は有意に少なかった	Agnelli G et al : N Engl J Med 369 : 799-808, 2013
AMPLIFY-J試験 (Apixaban for the Initial Management of Pulmonary Embolism and Deep-Vein Thrombosis as First-Line Therapy trial)	海外では急性下肢静脈血栓症の治療における固定用量のapixabanが従来のenoxaparin (低分子ヘパリン) 皮下注＋warfarin内服療法と同等の効果があり, 出血合併症が少ないことが報告されている (AMPLIFY試験). 一方, わが国では未分画ヘパリン＋warfarinが使用されているため, これを対照として固定用量のapixabanの大出血＋臨床的に重要な出血事象を検討した	80名の急性下肢静脈血栓症患者が, apixaban群 (7日間10 mg×2/日, その後23週間5 mg×2/日) と未分画ヘパリン持続静注 [活性化部分トロンボプラスチン時間 (APTT) は対照の1.5〜2.5倍]＋warfarin群 [目標プロトロンビン時間国際標準比 (PT-INR) 1.5〜2.5, TTR中央値＝70.1%] にオープンラベルで無作為化された. 大出血＋臨床的に重要な出血事象はapixaban群で7.5% (大出血0例, 臨床的に重要な出血事象3例/40名), 従来治療群では28.2% (大出血2例, 臨床的に重要な出血事象9例/39名) で認められた. 下肢静脈血栓症の再発は, apixaban群で0例, 従来治療群では1例であった	急性下肢静脈血栓症の治療において, 固定用量のapixabanは従来のヘパリン持続静注＋warfarin内服療法と同等の有効性を示し, 出血事象は有意に少なかった	Nakamura M et al : Circ J 79 : 1230-1236, 2015

5. 抗血栓療法のエビデンス

試験名	目 的	評価項目および結果	結 論	掲載雑誌
ANNEXA-4 試験（Xa 中和薬）	非ビタミン K 依存性抗凝固薬の特異的な中和薬の開発が望まれる．Xa 中和薬 andexanet alfa の前向きコホート研究を行った	抗Xa薬内服後 18 時間以内の大出血患者 67 名を対象として andexanet alfa の単回静注後＋2 時間の持続静注を，前向きオープンラベル単一アームで実施した．抗Xa 活性と止血状況の評価を行った．主に消化管出血または頭蓋内出血のため救急外来を受診し，平均約 5 時間後に andexanet alfa の投与が開始された．単回静注後，抗Xa 活性は rivaroxaban 群では 89％，apixaban 群では 93％低下した．投与開始後 6 時間の時点で，抗Xa 活性は rivaroxaban 群では投与前値から 39％減少，apixaban 群では 30％減少していた．投与開始後 14 時間の時点で，良好な止血が 47 名中 37 名で得られた．30 日間の経過観察期間に 67 例中 12 例で血栓症が発生した	andexanet alfa の単回静注後＋2 時間の持続静注は抗Xa 活性を抑制し，有効な止血が約 80％で得られた	Connolly SJ et al：N Engl J Med **375**：1131–1141, 2016
WOEST （Use of clopidogrel with or without aspirin in patients taking oral anticoagulant therapy and undergoing percutaneous coronary intervention：an open-label, randomized, controlled trial）	抗凝固療法中の患者が冠動脈ステント留置術を受けた場合，warfarin に 2 種類の抗血小板薬を追加することで出血リスクが増大する．warfarin に clopidogrel と aspirin を追加した 3 剤併用群と warfarin に clopidogrel のみを追加した 2 剤併用群で，安全性および有効性を検討する	冠動脈ステント留置術後 1 年間の出血イベントを 3 剤併用群（284 例）と 2 剤併用群（297 例）で比較した．出血イベントは，3 剤併用群 44.4％，2 剤併用群 19.4％と有意差が認められた（HR 0.36, $p<$ 0.0001）．複数の出血イベントは，3 剤併用群 12.0％，2 剤併用群 2.2％．輸血は 3 剤併用群 9.5％，2 剤併用群 3.9％．二次エンドポイントの総死亡では 3 剤併用群 6.3％（18 例/284 例），2 剤併用群 2.5％（7 例/297 例）で有意差があったが，心筋梗塞，脳卒中，ステント血栓症では明らかな差はなかった	3 剤併用群よりも 2 剤併用群は出血事象が少なく，総死亡が少ない可能性が示唆された．心筋梗塞など血栓イベントについては 2 剤併用群が 3 剤併用群より多い傾向はないようであるが，より多くの症例での検討が必要である	Dewilde WJ et al：Lancet **381**：1107–1115, 2013
PIONEER-AF PCI 試験（Open-Label, Randomized, Controlled, Multicenter Study Exploring Two Treatment Strategies of Rivaroxaban and a Dose-Adjusted Oral Vitamin K Antagonist Treatment Strategy in Subjects with Atrial Fibrillation who Undergo Percutaneous Coronary Intervention）	心房細動患者が冠動脈ステント留置術を受けた場合，warfarin に 2 種類の抗血小板薬（P2Y$_{12}$阻害薬，aspirin）を追加することで血栓症と脳卒中のリスクは減少するが，出血のリスクは増大する．rivaroxaban に 1～2 種類の抗血小板薬を追加した場合の有効性と安全性について検討する	非弁膜症性心房細動患者で冠動脈ステント留置術を受ける 2,100 例を，①rivaroxaban 15 mg＋clopidogrel 75 mg/日，12 ヵ月継続，②rivaroxaban 2.5 mg×2/日＋clopidogrel 75 mg＋aspirin 75～100 mg/日を 1，6，または 12 ヵ月，その後 rivaroxaban 15 mg＋aspirin 75～100 mg/日で合計 12 ヵ月，③warfarin（PT-INR=2.0～3.0）＋clopidogrel 75 mg＋aspirin 75～100 mg/日を 1，6，または 12 ヵ月，その後 warfarin＋aspirin 75～100 mg/日で合計 12 ヵ月の 3 群に無作為化した．warfarin 使用群の TTR は 65.0％であった．試験終了まで割り付けられた薬剤を継続できなかった割合は，順に 21.0％，21.1％，29.4％で，①，②は③に比べ有意に少なかった．臨床的に重要な出血（大出血，TIMI 基準の小出血，治療が必要な出血の合計）は，順に 16.8％，18.0％，26.7％で，①，②は③に比べ出血は有意に少なかった．心血管事故，心筋梗塞，脳卒中に起因する死亡は 3 群で差はなかった	抗凝固療法として rivaroxaban を選択した群は，warfarin を選択した群よりも出血事象が少なかったが，有効性については症例数が少なく，信頼区間が広いため結論は得られなかった	Gibson CM et al：N Engl J Med **375**：2423–2434, 2016
The Patient-Centered Research into Outcomes Stroke Patients Prefer and Effectiveness Research （PROSPER） 研究	既知の心房細動をもつ急性期脳梗塞患者で発症前のガイドラインに沿った抗血栓治療の実施状況と脳梗塞前の抗血栓療法と脳卒中の重症度の関係を検討する	Get With The Guidelines-Stroke Registry に参加した 1,622 病院に入院した 94,474 名の既知の心房細動をもつ脳梗塞患者を後ろ向きに検討した．CHA$_2$DS$_2$-VASc スコア 2 点以上の 91,155 名のうち，83.5％（76,071 名）が治療域（PT-INR 2 以上）の warfarin 治療も direct oral anticoagulant（DOAC）治療も受けていなかった．中等度～重症の脳卒中の患者は，無治療の患者に比べ，治療域の warfarin 治療：0.56，DOAC 治療：0.65，抗血小板薬のみ：0.88，でいずれも有意差があった．入院中の死亡も，無治療の患者に比べ，治療域の warfarin 治療：0.75，DOAC 治療：0.79，抗血小板薬のみ：0.83，でいずれも有意差があった．中等度～重症の脳卒中の患者は，治療域の warfarin 治療では 15.8％［95％ CI：14.8～16.7％］，治療域に達しない warfarin 治療では 25.8％［95％CI：25.0～26.6％］であった	既知の心房細動をもつ脳梗塞患者 83.5％で有効な予防治療がなされていなかった．予防治療がなされていた脳梗塞患者では重篤な脳卒中が少なく，死亡も少なかった．治療域の warfarin 治療は治療域に達しない群よりも死亡が少なく，より軽症の脳卒中であった	Xian Y et al：JAMA **317**：1057–1067, 2017

試験名	目 的	評価項目および結果	結 論	掲載雑誌
Outcomes Registry for Better Informed Treatment of Atrial Fibrillation phase II（The ORBIT-AF II registry）	DOAC は試験に基づく減量基準が設けられている．日常臨床において，不適切な使用量の実態と臨床転帰の関係を明らかにすること	The ORBIT-AF II registry に登録された 5,738 名の DOAC 服用患者のうち 9.4%（541 名）で不適切な低用量が，3.4%（197 名）で不適切な高用量が使用されていた．適切な用量は 87%（5,000 名）で使用されていた．低用量・高用量が処方されていた患者は，適切な用量を処方されていた患者に比べ，高齢で（順に，79，80，70 歳），女性が多く（48%，67%，40%），不整脈専門医に診察されている率が低く（18%，19%，27%），CHA_2DS_2-VASc スコアが 2 点以上の患者の割合が高い（96%，97%，86%），ORBIT 出血スコアが 4 点を超える患者の割合が高い（25%，31%，11%），などの特徴があった．不適切低用量は心血管疾患による入院が適切用量に比べ多かった（HR 1.26）．不適切高用量は適切用量に比べ総死亡が多かった（HR 1.91）	不適切な低用量・高用量は副作用事象の増加につながる可能性がある	Steinberg BA et al：J Am Coll Cardiol 68：2597-2604, 2016
PLATO 試験（Stent Thrombosis with Ticagrelor versus Clopidgrel in Patients with acute coronary syndromes：an analysis from the Prospective Randomized PLATO trial）サブ解析	PLATO 試験において冠動脈ステント留置患者におけるステント血栓症抑制効果を ticagrelor と clopidogrel で比較する	PLATO 試験参加者 18,624 名中 11,289（61%）で少なくとも 1 つの冠動脈内ステントが留置された．ticagrelor はすべての定義のステント血栓症を減らした：definite 1.37% 対 1.93%（clopidogrel），definite or probable 2.21% 対 2.87%（clopidogrel）．急性期の血栓症は両群間に差がなかったが，亜急性期（4 時間〜30 日），遠隔期（>30 日）では ticagrelor 群で血栓症が少なかった．出血について統計的解析はなされていないが，大出血・冠動脈バイパス術に関連しない大出血などはほぼ同程度の頻度であった	急性冠症候群（ACS）患者において，ticagrelor は clopidogrel に比べてステント血栓症を抑制した	Steg PG et al：Circulation 128：1055-1065, 2013

抗血栓療法の分野では，近年開発された抗血栓薬のさまざまエビデンスが集積され，それぞれの薬剤の位置付けがおぼろげながらみえてきたようである．また，非ビタミン K 依存性抗凝固薬の中和薬が開発されたことも大きな話題である．抗血小板薬も若干の drug-lag がありつつも最新の薬剤がわが国でも使用できるようになった．これからエビデンスの集積が期待される分野でもある．

高齢化が進み，複数の疾患をもった患者の対応を迫られる場面が増えてきた．血栓症を十分に抑えようとして薬剤を使用すると出血のリスクが重くのしかかってくる．臨床現場では日々悩むことになるが，大規模試験から得られたメッセージと個々の患者の病状を勘案して最適と思われる治療を行うしかない．日々の決断と冷静な視点での反省が必須であろう．本項では，比較的最近発表された代表的な 13 研究を表にまとめ，概略を以下で解説する．

dabigatran に関するもの

RE-LY 試験の長期観察結果が報告されている．本試験の終了後も割り付けられた dabigatran を継続できた患者では，本試験と同様に 150 mg×2/日群では優れた予防効果が発揮され，110 mg×2/日群では大出血が少ないことが確認された．dabigatran は特異的中和薬 idarucizumab の試験が行われ，わが国でもすでに臨床使用できるようになっている．idarucizumab は dabigatran に対するモノクローナル抗体のフラグメントで，静注により dabigatran の抗凝固効果を迅速かつ完全に抑制する．濫用は避けるべきであるが，臨床現場では大きな安心材料となっている．心房細動例でのカテーテルアブレーション時についても warfarin 継続に比べ，dabigatran 継続のほうが出血合併症が少ないという結果が報告されている．

edoxaban に関するもの

脳梗塞リスクを 2 つ以上もつ非弁膜症性心房細動患者で warfarin 治療［平均 time in therapeutic range（TTR）＝64.8%］を対照に edoxaban の有用性を検討した ENGAGE AF-TIMI 48 試験の結果から，edoxaban 60 mg（減量基準を満たせば 30 mg）が 4 つ目の直接経口抗凝固薬（direct oral anticoagulant：DOAC）として使用できるようになった．東アジアから登録された患者についてのサブ解析によると，承認されている edoxaban 60 mg は warfarin と同等の虚血性脳卒中予防効果があり，出血性脳卒中・大出血は有意に少ないこ

とが確認された．また，edoxaban 60 mg は 75 歳以上の患者でも warfarin と同程度に脳卒中・全身性塞栓症を減少させ，大出血，頭蓋内出血，致死的出血は有意に少なかった．

apixaban に関するもの

急性下肢静脈血栓症の治療において，固定用量の apixaban は従来の enoxaparin 皮下注＋warfarin 内服療法と同等の有効性を示し，出血事象は有意に少なかったという結果が報告されている．実臨床ではヘパリン点滴＋warfarin 治療は施設や医師による質の差が大きいと推定される．固定用量での apixaban は高いアドヒアランスを維持すれば高い有効性と安全性が期待できる．わが国での未分画ヘパリンを使用した検討でもほぼ同様の結果が得られている．

apixaban の非弁膜症性心房細動例での優れた有効性と高い安全性については改めて紹介しないが，いわゆるリアルワールドデータでも一貫した結果が得られていることを付記しておく．

Xa 阻害薬共通の中和薬として開発されている andexanet alfa についてここで紹介する．andexanet alfa は decoy（デコイ，鳥をおびき寄せるための偽の鳥，おとり）蛋白，すなわち，偽Xa 因子であるので，すべての抗Xa 薬が結合する．本物のXa 因子と偽Xa 因子での競合が生じるため，idarucizumab のように選択的でない．ヘパリンのXa 阻害作用も中和する効果をもつ．消化管出血または頭蓋内出血のため受診した患者を対象にandexanet alfa の単回静注＋2 時間持続静注を行ったところ，一過性に抗Xa 活性が大きく低下したが，6 時間後には rivaroxaban 群，apixaban 群とも投与前値から 30〜40％程度の低下にとどまった．

心房細動例での冠動脈ステント留置に関するもの（3 剤併用療法）

抗凝固療法中の患者が冠動脈ステント留置術を受けた場合，warfarin に 2 種類の抗血小板薬を追加することで出血リスクが増大する．warfarin に clopidogrel のみを追加した 2 剤併用群は，warfarin に clopidogrel と aspirin を追加した 3 剤併用群に比べ，出血事象は有意に少なく，心筋梗塞などの血栓事象は不十分な症例数ではあるが，多くはないようである．2 種類の抗血小板療法に，低用量 rivaroxaban を上乗せすると一次エンドポイント（心血管死，心筋梗塞，全脳卒中）は偽薬に比べ抑制した．一方，大出血，頭蓋内出血のリスクは増大したが，致死的出血は有意には増えなかった．2 種類の抗血小板薬投与下の至適な抗凝固薬の種類と用量について，安全性はともかく，有効性を示す研究は膨大な症例数を要するため結論を出すことを容易ではないことが推定される．冠動脈ステント後の抗血小板薬の併用期間などを含めて今後の検討が必要である．

抗凝固療法のガイドラインと適正使用

全世界共通の問題点として，抗凝固療法のunder-use，under-dose があげられる．

ガイドラインに従って適切に抗凝固療法を行うことが重篤な脳卒中を予防し，死亡を抑制する．また，DOAC は不適切な低用量も不適切な高用量もイベントにつながることが示されており，勝手な思い込みによる処方は厳に慎むべきであろう．

新しい抗血小板薬

わが国でも使用できるようになった prasugrel，ticagrelor（cyclopentyltriazolopyridine 系）は従来のチエノピリジン系抗血小板薬に劣らない血栓症予防効果と同等かより少ない出血性合併症を呈するようである．わが国でのリアルワールドでのデータの集積が待たれる．

リクツがわからずに診療していませんか？

臨床力をアップさせる循環器のギモン31

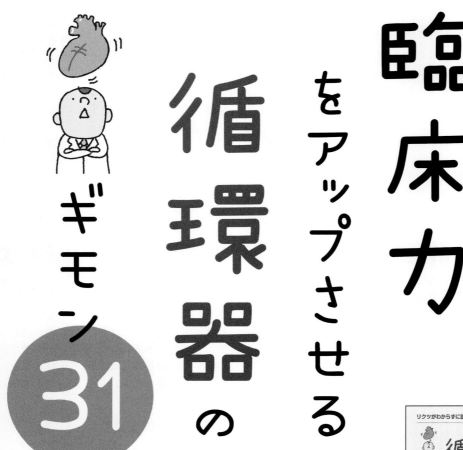

著　古川哲史

A5判・204頁　2016.10.　ISBN978-4-524-25444-6
定価（本体**3,700**円＋税）

臨床医から基礎医学の研究に転じた著者により，循環器領域の最新の診療に関する31個の疑問を基礎の視点から紐解いた一冊．各疑問に対して結論や根拠、臨床での捉え方・活かし方まで丁寧に解説されており，「なるほど！」とリクツを理解でき，かつ臨床力アップの手助けとなる内容となっている．循環器医はもちろん，一般内科医や研修医にもオススメである．

南江堂　〒113-8410　東京都文京区本郷三丁目42-6（営業）TEL 03-3811-7239　FAX 03-3811-7230

循環器関連ガイドライン一覧

（2017 年 11 月現在）

ガイドライン名（アルファベット五十音順）	発行年	主な作成機関	出典（雑誌名/公開 HP/書誌）
24 時間血圧計の使用（ABPM）基準に関するガイドライン（2010 年改訂版）	2010	日本循環器学会	日本循環器学会 HP 上で公開
CKD 診療ガイド 2012	2012	日本腎臓学会	東京医学社，2012
JRC 蘇生ガイドライン 2015	2016	日本蘇生協議会	医学書院，2016 日本蘇生協議会 HP 上で公開
QT 延長症候群（先天性・二次性）と Brugada 症候群の診療に関するガイドライン（2012 年改訂版）	2012	日本循環器学会	日本循環器学会 HP 上で公開
ST 上昇型急性心筋梗塞の診療に関するガイドライン（2013 年改訂版）	2013	日本循環器学会	日本循環器学会 HP 上で公開
安定冠動脈疾患における待機的 PCI のガイドライン（2011 年改訂版）	2011	日本循環器学会	日本循環器学会 HP 上で公開
エビデンスに基づく CKD 診療ガイドライン 2013	2013	日本腎臓学会	東京医学社，2013
拡張型心筋症ならびに関連する二次性心筋症の診療に関するガイドライン	2012	日本循環器学会	「循環器病の診断と治療に関するガイドライン 2011」日本循環器学会，2012 日本循環器学会 HP 上で公開
下肢閉塞性動脈硬化症の診断・治療指針 II	2007	日本脈管学会	メディカルトリビューン，2007
カテーテルアブレーションの適応と手技に関するガイドライン	2013	日本循環器学会	「循環器病の診断と治療に関するガイドライン 2012」日本循環器学会，2013 日本循環器学会 HP 上で公開
学校心臓検診のガイドライン	2017	日本循環器学会	「循環器病ガイドラインシリーズ 2016 年度版」 日本循環器病学会，2017 日本循環器学会 HP 上で公開
川崎病心臓血管後遺症の診断と治療に関するガイドライン（2013 年改訂版）	2013	日本循環器学会	日本循環器学会 HP 上で公開
感染性心内膜炎の予防と治療に関するガイドライン（2008 年改訂版）	2008	日本循環器学会	日本循環器学会 HP 上で公開
冠動脈病変の非侵襲的診断法に関するガイドライン	2009	日本循環器学会	Circulation Journal 73［Suppl III］：1019-1089，2009 日本循環器学会 HP 上で公開
冠攣縮性狭心症の診断と治療に関するガイドライン（2013 年改訂版）	2013	日本循環器学会	日本循環器学会 HP 上で公開
急性および慢性心筋炎の診断・治療に関するガイドライン（2009 年改訂版）	2009	日本循環器学会	日本循環器学会 HP 上で公開
急性心筋梗塞（ST 上昇型）の診療に関するガイドライン	2008	日本循環器学会	Circulation Journal 72［Suppl IV］：1347-1464，2008 日本循環器学会 HP 上で公開
急性心不全治療ガイドライン（2011 年改訂版）	2011	日本循環器学会	日本循環器学会 HP 上で公開
虚血性心疾患に対するバイパスグラフトと手術術式の選択ガイドライン（2011 年改訂版）	2011	日本循環器学会	日本循環器学会 HP 上で公開
虚血性心疾患の一次予防ガイドライン（2006 年改訂版）	2006	日本循環器学会	日本循環器学会 HP 上で公開
禁煙ガイドライン（2010 年改訂版）	2010	日本循環器学会	日本循環器学会 HP 上で公開
血管炎症候群の診療ガイドライン	2008	日本循環器学会	Circulation Journal 72［Suppl IV］：1253-1318，2008 日本循環器学会 HP 上で公開

血管機能の非侵襲的評価法に関するガイドライン	2014	日本循環器学会	「循環器病の診断と治療に関するガイドライン 2013」日本循環器学会, 2014 日本循環器学会 HP 上で公開
高血圧治療ガイドライン 2014	2014	日本高血圧学会	ライフサイエンス出版, 2014
災害時循環器疾患の予防・管理に関するガイドライン	2015	日本循環器学会 日本高血圧学会 日本心臓病学会	「循環器病ガイドシリーズ 2014 年度版」日本循環器学会, 2015 日本循環器学会 HP 上で公開
失神の診断・治療ガイドライン（2012 年改訂版）	2012	日本循環器学会	日本循環器学会 HP 上で公開
重症心不全に対する植込型補助人工心臓治療ガイドライン	2014	日本循環器学会 日本心臓血管外科学会	「循環器病の診断と治療に関するガイドライン 2013」日本循環器学会, 2014 日本循環器学会 HP 上で公開
循環器医のための心肺蘇生・心血管救急に関するガイドライン	2009	日本循環器学会	Circulation Journal 73 [Suppl III]：1361–1456, 2009 日本循環器学会 HP 上で公開
循環器疾患における抗凝固・抗血小板療法に関するガイドライン（2009 年改訂版）	2009	日本循環器学会	日本循環器学会 HP 上で公開
循環器疾患における末期医療に関する提言	2012	日本循環器学会	「循環器病の診断と治療に関するガイドライン 2011」日本循環器学会, 2012 日本循環器学会 HP 上で公開
循環器診療における検査・治療機器の使用，保守管理に関するガイドライン	2009	日本循環器学会	Circulation Journal 73 [Suppl III]：1241–1321, 2009 日本循環器学会 HP 上で公開
循環器診療における放射線被ばくに関するガイドライン（2011 年改訂版）	2011	日本循環器学会	日本循環器学会 HP 上で公開
循環器超音波検査の適応と判読ガイドライン（2010 年改訂版）	2010	日本循環器学会	日本循環器学会 HP 上で公開
循環器薬の薬物血中濃度モニタリングに関するガイドライン	2016	日本循環器学会	「循環器病ガイドラインシリーズ 2015 年度版」日本循環器病学会, 2017 日本循環器学会 HP 上で公開
循環器領域における睡眠呼吸障害の診断・治療に関するガイドライン	2010	日本循環器学会	Circulation Journal 74 [Suppl II]：963–1084, 2010 日本循環器学会 HP 上で公開
循環器領域における性差医療に関するガイドライン	2010	日本循環器学会	Circulation Journal 74 [Suppl II]：1085–1160, 2010 日本循環器学会 HP 上で公開
小児期心疾患における薬物療法ガイドライン	2013	日本循環器学会	「循環器病の診断と治療に関するガイドライン 2012」日本循環器学会, 2013 日本循環器学会, 2013 日本循環器学会 HP 上で公開
心筋梗塞二次予防に関するガイドライン（2011 年改訂版）	2011	日本循環器学会	日本循環器学会 HP 上で公開
心血管疾患におけるリハビリテーションに関するガイドライン（2012 年改訂版）	2012	日本循環器学会	日本循環器学会 HP 上で公開
心疾患患者の学校，職域，スポーツにおける運動許容条件に関するガイドライン（2008 年改訂版）	2008	日本循環器学会	日本循環器学会 HP 上で公開
心疾患患者の妊娠・出産の適応，管理に関するガイドライン（2010 年改訂版）	2010	日本循環器学会	日本循環器学会 HP 上で公開
腎疾患の生活指導・食事療法ガイドライン	1998	日本腎臓学会	東京医学社, 1998

腎障害患者におけるヨード造影剤使用に関するガイドライン	2012	日本腎臓学会	東京医学社，2012
心臓移植に関する提言	2017	日本循環器学会	「循環器病ガイドラインシリーズ2016年度版」日本循環器病学会，2017 日本循環器学会HP上で公開
心臓核医学検査ガイドライン（2010年改訂版）	2010	日本循環器学会	日本循環器学会HP上で公開
心臓血管疾患における遺伝学的検査と遺伝カウンセリングに関するガイドライン（2011年改訂版）	2011	日本循環器学会	日本循環器学会HP上で公開
心臓サルコイドーシスの診療ガイドライン	2017	日本循環器学会	「循環器病ガイドラインシリーズ2016年度版」日本循環器病学会，2017 日本循環器学会HP上で公開
心臓突然死の予知と予防法のガイドライン（2010年改訂版）	2010	日本循環器学会	日本循環器学会HP上で公開
心房細動治療（薬物）ガイドライン（2013年改訂版）	2013	日本循環器学会	日本循環器学会HP上で公開
成人先天性心疾患治療ガイドライン（2011年改訂版）	2011	日本循環器学会	日本循環器学会HP上で公開
先天性心疾患，心臓大血管の構造的疾患（structural heart disease）に対するカテーテル治療のガイドライン	2015	日本循環器学会	「循環器病ガイドシリーズ2014年度版」日本循環器学会，2015 日本循環器学会HP上で公開
先天性心疾患術後遠隔期の管理・侵襲的治療に関するガイドライン（2012年改訂版）	2012	日本循環器学会	日本循環器学会HP上で公開
先天性心疾患の診断，病態把握，治療選択のための検査法の選択ガイドライン	2009	日本循環器学会	Circulation Journal 73 ［Suppl Ⅲ］：1115–1186，2009 日本循環器学会HP上で公開
大動脈瘤・大動脈解離診療ガイドライン（2011年改訂版）	2011	日本循環器学会	日本循環器学会HP上で公開
糖尿病診療ガイドライン2016	2016	日本糖尿病学会	南江堂，2016
糖尿病治療ガイド2014–2015	2014	日本糖尿病学会	文光堂，2014
動脈硬化性疾患予防ガイドライン2017年版	2017	日本動脈硬化学会	日本動脈硬化学会，2017
脳血管障害，慢性腎臓病，末梢血管障害を合併した心疾患の管理に関するガイドライン（2014年改訂版）	2014	日本循環器学会	日本循環器学会HP上で公開
脳卒中治療ガイドライン2015	2015	日本脳卒中学会	協和企画，2015
肺血栓塞栓症および深部静脈血栓症の診断，治療，予防に関するガイドライン（2009年改訂版）	2009	日本循環器学会	日本循環器学会HP上で公開
肺高血圧症治療ガイドライン（2012年改訂版）	2012	日本循環器学会	日本循環器学会HP上で公開
非ST上昇型急性冠症候群の診療に関するガイドライン（2012年改訂版）	2012	日本循環器学会	日本循環器学会HP上で公開
非心臓手術における合併心疾患の評価と管理に関するガイドライン（2014年改訂版）	2015	日本循環器学会	「循環器病ガイドシリーズ2014年度版」日本循環器学会，2015 日本循環器学会HP上で公開
肥大型心筋症の診療に関するガイドライン（2012年改訂版）	2012	日本循環器学会	日本循環器学会HP上で公開
不整脈の非薬物治療ガイドライン（2011年改訂版）	2011	日本循環器学会	日本循環器学会HP上で公開
不整脈薬物治療に関するガイドライン（2009年改訂版）	2009	日本循環器学会	日本循環器学会HP上で公開
ペースメーカ，ICD，CRTを受けた患者の社会復帰・就学・就労に関するガイドライン（2013年改訂版）	2013	日本循環器学会	日本循環器学会HP上で公開

弁膜疾患の非薬物治療に関するガイドライン（2012年改訂版）	2012	日本循環器学会	日本循環器学会 HP 上で公開
末梢閉塞性動脈疾患の治療ガイドライン（2015年改訂版）	2015	日本循環器学会	日本循環器学会 HP 上で公開
慢性虚血性心疾患の診断と病態把握のための検査法の選択基準に関するガイドライン（2010年改訂版）	2010	日本循環器学会	日本循環器学会 HP 上で公開
慢性心不全治療ガイドライン（2010年改訂版）	2010	日本循環器学会	日本循環器学会 HP 上で公開
慢性肺動脈血栓塞栓症に対する baloon pulmonary angioplasty の適応と実施法に対するステートメント	2015	日本循環器学会	「循環器病ガイドシリーズ 2014 年度版」日本循環器学会，2015 日本循環器学会 HP 上で公開
臨床心臓電気生理検査に関するガイドライン（2011年改訂版）	2011	日本循環器学会	日本循環器学会 HP 上で公開

循環器疾患の薬物一覧

▶▶ 角山香織，津田真弘

赤字：2016 年 1 月～2017 年 12 月までの新薬および適応拡大

■強心薬

	一般名	商品名	剤形・含有量	用法・用量	適応	禁忌	副作用*
カテコラミン	ドパミン塩酸塩 (dopamine hydrochloride)	イノバン（協和発酵キリン）	注 50 mg/2.5 mL, 100 mg/5 mL, 200 mg/10 mL, 注シリンジ 0.1%, 0.3%, 0.6%（各 50 mL）	点滴 1～5 μg/kg/min，20 μg/kg/min まで増量可	急性循環不全（心原性ショック，出血性ショック）無尿・乏尿や利尿薬で利尿が得られない状態，脈拍数の増加した状態，他の強心・昇圧薬により副作用が認められたり，好ましい反応が得られない状態での急性循環不全状態	褐色細胞腫の患者	麻痺性イレウス，末梢虚血，心室期外収縮，心房細動，心室頻拍，頻脈
		カタボン Low（武田テバ-武田）	注 200 mg/200 mL				
		カタボン Hi（武田テバ-武田）	注 600 mg/200 mL				
		カコージン（日本製薬-武田）	注 50 mg/2.5 mL, 100 mg/5 mL, 200 mg/10 mL				
		カコージン D（日本製薬-武田）	注 0.1%, 0.3%（各 200 mL）				
		ドミニン（日本新薬）	注 40 mg/2 mL, 100 mg/5 mL, 200 mg/10 mL				
	ドブタミン塩酸塩 (dobutamine hydrochloride)	ドブトレックス（塩野義-共和）	注 100 mg/5 mL，キット点滴静注用 200, 600 mg/200 mL		急性循環不全における心収縮力増強	肥大型閉塞性心筋症（特発性肥厚性大動脈弁下狭窄），本剤過敏症既往歴患者	頻脈・期外収縮などの不整脈，血圧低下，血清 K の低下
		ドブポン（テルモ-協和発酵キリン）	注シリンジ 0.1%, 0.3%, 0.6%（各 50 mL）				
	ドカルパミン (docarpamine)	タナドーパ（田辺三菱）	顆粒 75%	1 日 2,250 mg 分 3 ブタミン塩酸塩注射液等の少量静脈内持続点滴療法（5 μg/kg/分未満）からの離脱が困難な循環不全で，少量静脈内持続点滴療法から経口剤への早期離脱を必要とする場合	ドパミン塩酸塩注射液，ド	褐色細胞腫の患者	心室頻拍，肝機能障害，黄疸，発疹，頻脈，心室期外収縮，心房細動，動悸，悪心，嘔吐，食欲不振，胃不快感
	デノパミン (denopamine)	カルグート（田辺三菱）	錠 5, 10 mg 細粒 5%	1 日 15～30 mg 分 3	慢性心不全		心室頻拍，動悸，心室期外収縮，頻脈，心室頻拍，過敏症状，嘔気，AST・ALT 上昇

*：副作用は重大な副作用およびその他の副作用のうち高頻度または重要な副作用を示す．

強心薬 つづき

	一般名	商品名	剤形・含有量	用法・用量	適応	禁忌	副作用*
ジギタリス	ジゴキシン (digoxin)	ジゴキシン (京都薬品－トーアエイヨー－アステラス)	錠 0.0625 mg	経口 急速飽和療法：初回 0.5～1.0 mg，以後 0.5 mg を 6～8 時間ごと 維持療法：1 日 0.25～0.5 mg 小児急速飽和療法：2 歳以下 1 日 0.06～0.08 mg/kg 分 3～4，2 歳以上 1 日 0.04～0.06 mg/kg 分 3～4 小児維持療法：飽和量の 1/5～1/3 注射 急速飽和療法：静注で 1 回 0.25～0.5 mg を 2～4 時間ごと 維持療法：静注で 1 日 0.25 mg	うっ血性心不全（肺水腫，心臓喘息など含む），心房細動・粗動による頻脈，発作性上室頻拍，手術，急性熱性疾患，出産，ショック，急性中毒における心不全および各種頻脈の予防と治療	房室ブロック，洞房ブロック，ジギタリス中毒，閉塞性心筋疾患（特発性肥大性大動脈弁下狭窄など），本剤の成分またはジギタリス剤に対し過敏症の既往歴のある患者 Ca 注射剤，スキサメトニウム塩化物水和物投与中患者（エリキシル，注射）ジスルフィラム，シアナミド投与中患者	高度の徐脈，二段脈，多源性心室期外収縮，発作性心房頻拍，重篤な房室ブロック，心室頻拍，心室細動，非閉塞性腸間膜虚血，食欲不振，悪心，嘔吐，下痢，視覚異常，めまい，頭痛，失見当識，錯乱，発疹，蕁麻疹，紫斑，浮腫
		ハーフジゴキシン KY (京都薬品－トーアエイヨー－アステラス)	錠 0.125 mg				
		ジゴキシン KY (京都薬品－トーアエイヨー－アステラス)	錠 0.25 mg				
		ジゴシン (中外)	錠 0.125，0.25 mg 散 1 mg/g 注 0.25 mg/mL エリキシル 0.05 mg/mL	維持療法：静注で 1 日 0.25 mg 小児急速飽和療法：静注または筋注で新生児，未熟児 1 日 0.03～0.05 mg/kg 分 3～4 2 歳以下 1 日 0.04～0.06 mg/kg 分 3～4 2 歳以上 1 日 0.02～0.04 mg/kg 分 3～4 小児維持療法：静注または筋注で飽和量の 1/10～1/5			
	デスラノシド (deslanoside)	ジギラノゲン (共和クリティケア)	注 0.4 mg/2 mL	静注または筋注で，急速飽和療法：初回 0.4～0.6 mg，以後 0.2～0.4 mg を 2～4 時間ごと 比較的急速飽和療法：1 日 0.4～0.6 mg 2～4 日間 維持療法：1 日 0.2～0.3 mg 小児急速飽和療法：新生児・低出生体重児 1 日 0.03～0.05 mg/kg を 分 3～4 2 歳未満 1 日 0.04～0.06 mg/kg 分 3～4 2 歳以上 1 日 0.02～0.04 mg/kg 分 3～4 一般に 2 日で飽和，以後維持療法とする 小児維持療法：飽和量の 1/4	うっ血性心不全（肺水腫，心臓喘息など含む），心房細動・粗動による頻脈，発作性上室頻拍，手術，急性熱性疾患，出産，ショック，急性中毒における心不全および各種頻脈の予防と治療	ジゴキシン参照	食欲不振，悪心，嘔吐，下痢，不整脈，頻脈，高度の徐脈，視覚異常，めまい，頭痛，失見当識，錯乱，非閉塞性腸間膜虚血，発疹，蕁麻疹，紫斑，浮腫
	メチルジゴキシン (metildigoxin)	ラニラピッド (中外)	錠 0.05，0.1 mg	急速飽和療法：初回 0.2～0.3 mg 以後 1 日 0.6 mg 分 3 維持療法：1 日 0.1～0.2 mg	うっ血性心不全，心房細動・粗動による頻脈，発作性上室頻拍	房室ブロック，洞房ブロック，ジギタリス中毒，閉塞性心筋疾患（特発性肥大性大動脈弁下狭窄など），本剤の成分またはジギタリス剤に対し過敏症の既往歴のある患者 Ca 注射剤，スキサメトニウム塩化物水和物投与中患者	高度の徐脈，二段脈，多源性心室期外収縮，発作性心房頻拍，房室ブロック，心室頻拍，心室細動，非閉塞性腸間膜虚血，視覚異常，失見当識，錯乱，頭痛，めまい，蕁麻疹，紫斑，浮腫，発疹，食欲不振，悪心，嘔吐，下痢

循環器疾患の薬物一覧　463

強心薬　つづき

	一般名	商品名	剤形・含有量	用法・用量	適応	禁忌	副作用*
PDEⅢ阻害薬	ミルリノン (milrinone)	ミルリーラ (アステラス)	注 10 mg/10 mL	緩徐静注 50 μg/kg/10 min 点滴 0.25〜0.75 μg/kg/min 1日 1.13 mg/kg まで	急性心不全の状態で他の薬剤を投与しても効果が不十分な場合	肥大型閉塞性心筋症，本剤過敏症既往歴患者	心室頻拍 (torsades de pointes を含む)，心室細動，血圧低下，腎機能の悪化，心房細動，心室期外収縮，上室期外収縮，頻脈，血小板減少，肝機能障害，LDH 上昇
		ミルリーラ K (アステラス)	注 22.5 mg/150 mL				
	ピモベンダン (pimobendan)	アカルディ (ベーリンガー)	カプセル 1.25, 2.5 mg	①1回 2.5 mg，患者の状態に応じ 1日 2回投与可②1日 5 mg 分 2	①急性心不全で利尿薬等で効果不十分な場合，②慢性心不全 (軽症〜中等症) でジギタリス剤，利尿薬などで効果が不十分な場合		心室細動，心室頻拍，心室期外収縮，肝機能障害，黄疸，心房細動，心房粗動，頻脈，動悸，低血圧，腹痛，食欲不振，悪心，嘔吐，胸やけ，頭痛，めまい，皮疹，尿酸値，BUN 上昇，貧血，倦怠感
		ピモベンダン「TE」(トーアエイヨー–アステラス)	錠 0.625, 1.25, 2.5 mg				
	オルプリノン塩酸塩水和物 (olprinone hydrochloride hydrate)	コアテック (エーザイ)	注 5 mg/5 mL	緩徐静注 10 μg/kg/5 min 点滴 0.1〜0.3 μg/kg/min 最大投与量 0.4 μg/kg/min	急性心不全の状態で他の薬剤を投与しても効果が不十分な場合	肥大型閉塞性心筋症患者，妊婦	心室細動，心室頻拍 (torsades de pointes を含む)，血圧低下，腎機能障害，頻脈，上室期外収縮，心室期外収縮，嘔吐，血小板減少，貧血，白血球減少・増量減少，発疹，低酸素血症
		コアテック SB (エーザイ)	注 9 mg/150 mL				
その他	コルホルシンダロパート塩酸塩 (colforsin daropate hydrochloride)	アデール (日本化薬)	注 5, 10 mg	0.5 μg/kg/min 点滴静注 最大投与量 0.75 μg/kg/min 原則 72 時間まで		肥大型閉塞性心筋症，高度の大動脈弁狭窄または僧帽弁狭窄などの患者	心室頻拍，心室細動，動悸，頻脈，心室期外収縮，LDH 上昇，尿蛋白増加，血小板減少，頭痛，頭重感，熱感
	ユビデカレノン (ubidecarenone)	ノイキノン (エーザイ)	顆粒 1% 錠 5, 10 mg 糖衣錠 10 mg	1日 30 mg 分 3	基礎治療施行中の軽度・中等度のうっ血性心不全		胃部不快感，食欲減退，吐気，下痢，発疹

■血管拡張薬

	一般名	商品名	剤形・含有量	用法・用量	適応	禁忌	副作用*
硝酸薬	ニトログリセリン (nitroglycerin)	ニトロペン (日本化薬)	舌下錠 0.3 mg	1 回 0.3〜0.6 mg (狭心症) 投与数分後, 効果不十分の場合, さらに 0.3〜0.6 mg 追加	狭心症, 心筋梗塞, 心臓喘息, アカラジアの一時的寛解	重篤な低血圧, 心原性ショック, 閉塞隅角緑内障, 頭部外傷, 脳出血, 高度な貧血, 硝酸・亜硝酸エステル系薬剤過敏症既往歴患者, シルデナフィルクエン酸塩, バルデナフィル塩酸塩水和物, タダラフィル, リオシグアト投与中患者	脳貧血, 血圧低下, 熱感, 潮紅, 動悸, 頭痛, 悪心, 嘔吐
		バソレーターテープ (三和化学)	テープ 27 mg (14 cm²)	1 日 1 回 1 枚, 効果不十分の場合 2 枚	狭心症		頭痛, 貼付部位の発赤・瘙痒感
		ニトロダーム TTS (サンファーマ−田辺三菱)	経皮吸収型製剤 25 mg (10 cm²)	1 日 1 回 1 枚, 効果不十分の場合 2 枚	狭心症		めまい, 頭痛, 頭重感, 貼付部位の刺激症状・発赤・瘙痒・かぶれ
		ミリステープ (日本化薬)	テープ 5 mg (4.05 cm×4.5 cm)	1 日 2 枚分 2	急性心不全 (慢性心不全の急性増悪期を含む), 狭心症		動悸, 血圧低下, 頭痛, 頭重, 貼付部位の発赤・かゆみ・かぶれ・発疹・皮膚刺激感
		ミオコールスプレー (トーアエイヨー−アステラス)	舌下スプレー 0.3 mg 噴霧 (0.65%)	1 回 1 噴霧 (0.3 mg) 効果不十分の場合は 1 噴霧追加投与	狭心症発作の寛解		血圧低下, ほてり, 動悸, 頭痛, 頭重感, AST・ALT 上昇, 舌の刺激感, 舌痛, 本剤自体による舌のしびれ, 発疹
		ミリスロール (日本化薬)	注 1 mg/2 mL, 5 mg/10 mL, 25 mg/50 mL, 50 mg/100 mL	手術時低血圧維持: 1〜5 μg/kg/min 手術時異常高血圧救急処置: 0.5〜5 μg/kg/min	手術時の低血圧維持, 手術時の異常高血圧の救急処置, 急性心不全 (慢性心不全の急性増悪期を含む), 不安定狭心症	硝酸・亜硝酸エステル系薬剤過敏症既往歴患者, 閉塞隅角緑内障, 高度な貧血, シルデナフィルクエン酸塩, バルデナフィル塩酸塩水和物, タダラフィル, リオシグアト投与中患者	急激な血圧低下, 心拍出量低下, 頻脈, 不整脈, 動脈血酸素分圧低下, 頭痛, 頭重感, 悪心, 嘔吐, 乏尿
		ニトログリセリン「テルモ」(テルモ)	注シリンジ 25 mg/50 mL	急性心不全 (慢性心不全の急性増悪期を含む): 0.05〜0.1 μg/kg/min で開始, 5〜15 分ごと 0.1〜0.2 μg/kg/min ずつ増量 不安定狭心症: 0.1〜0.2 μg/kg/min で開始, 約 5 分ごとに 0.1〜0.2 μg/Kg/min ずつ増量, 1〜2 μg/kg/min で維持, 効果不十分な場合, 20〜40 μg/kg の緩徐静注を 1 時間ごとに併用			
		冠動注用ミリスロール (日本化薬)	注 0.5 mg/10 mL	そのまま 0.2 mg を, カテーテルを通し速やかに冠動脈内に投与	冠動脈造影時の冠攣縮寛解		急激な血圧低下, 心拍出量低下, 徐脈

*: 副作用は重大な副作用およびその他の副作用のうち高頻度または重要な副作用を示す.

血管拡張薬 つづき

	一般名	商品名	剤形・含有量	用法・用量	適 応	禁 忌	副作用*
硝酸薬	硝酸イソソルビド（isosorbide dinitrate）	ニトロール（エーザイ）	錠 5 mg	経口：1回5〜10 mg, 1日3〜4回　舌下：発作時1回5〜10 mg, 発作時以外1回5〜10 mg, 1日3〜4回	狭心症, 心筋梗塞, その他の虚血性心疾患	重篤な低血圧, 心原性ショック, 閉塞隅角緑内障, 頭部外傷, 脳出血, 高度貧血, 硝酸・亜硝酸エステル系薬剤過敏症既往歴患者, シルデナフィルクエン酸塩, バルデナフィル塩酸塩水和物, タダラフィル, リオシグアト投与中患者	頭痛, 発疹
		ニトロールR（エーザイ）	カプセル 20 mg（徐放剤）	1日40 mg分2	狭心症, 心筋梗塞（急性期を除く）, その他の虚血性心疾患		めまい, ふらつき, 熱感, 潮紅, 動悸, 頭痛, 頭重, 悪心, 嘔吐, 胃部不快感, 上腹部痛, 発疹
		ニトロールスプレー（エーザイ）	口腔内スプレー1.25 mg 噴霧（163.5 mg/10 g）	1回1噴霧（1.25 mg）効果不十分の場合は1噴霧追加投与	狭心症発作の寛解		熱感, 潮紅, めまい, 頭痛, 口内刺激, 舌のしびれ, 口腔内糜爛, 発疹
		ニトロール注（エーザイ）	注 5 mg/10 mL, 50 mg/100 mL, 100 mg/200 mL　注シリンジ 5 mg/10 mL　持続静注シリンジ 25 mg/50 mL	急性心不全：0.05〜0.001%溶液として1.5〜8 mg/hr点滴静注, 最大投与量10 mg/hr　不安定狭心症：0.05〜0.001%溶液として2〜5 mg/hr点滴静注　冠動脈造影時の冠攣縮寛解：5 mg, 最大投与量10 mg	急性心不全（慢性心不全の急性増悪期を含む）, 不安定狭心症, （5 mgのみ）冠動脈造影時の冠攣縮寛解	重篤な低血圧, 心原性ショック, Eisenmenger症候群, 原発性肺高血圧症, 右室梗塞, 脱水症状, 神経循環無力症, 閉塞隅角緑内障, 硝酸・亜硝酸エステル系薬剤過敏症既往歴患者, 頭部外傷, 脳出血, シルデナフィルクエン酸塩, バルデナフィル塩酸塩水和物, タダラフィル, リオシグアト投与中患者	ショック, 心室細動, 心室頻拍, 血圧低下, めまい, 動悸, 四肢浮腫, 心拍出量低下, 頭痛, 嘔気, 嘔吐, 動脈血酸素分圧低下, AST・ALT上昇
		硝酸イソソルビド「タカタ」（高田）	注 0.05%（10, 100 mL）, 0.1%（5, 50, 100 mL）				
		フランドル錠（トーアエイヨー–アステラス）	錠 20 mg	1日40 mg分2	狭心症, 心筋梗塞（急性期を除く）, その他の虚血性心疾患	重篤な低血圧, 心原性ショック, 閉塞隅角緑内障, 頭部外傷, 脳出血, 高度な貧血, 硝酸・亜硝酸エステル系薬剤過敏症既往歴患者, シルデナフィルクエン酸塩, バルデナフィル塩酸塩水和物, タダラフィル, リオシグアト投与中患者	めまい, ふらつき, 熱感, 潮紅, 動悸, 頭痛, 頭重, 悪心, 嘔吐, 胃部不快感, 上腹部痛, 発疹
		フランドルテープ（トーアエイヨー–アステラス）	テープ 40 mg（6.35 cm×6.35 cm）	1回1枚24〜48時間ごと			皮膚刺激感, 一次刺激性接触皮膚炎, アレルギー性接触皮膚炎
	一硝酸イソソルビド（isosorbide mononitrate）	アイトロール（トーアエイヨー–アステラス）	錠 10, 20 mg	1日40 mg分2　効果不十分な場合, 1日80 mg分2まで増量可	狭心症	重篤な低血圧, 心原性ショック, 閉塞隅角緑内障, 頭部外傷, 脳出血, 高度な貧血, 硝酸・亜硝酸エステル系薬剤過敏症既往歴患者, シルデナフィルクエン酸塩, バルデナフィル塩酸塩水和物, タダラフィル, リオシグアト投与中患者	肝機能障害, 黄疸, めまい, ふらつき, 動悸, 頭痛, 頭重感, 全身倦怠感, 発疹, 瘙痒感, 腹痛, 嘔気, AST・ALT・LDH・CK（CPK）・BUN・Cre上昇

466　循環器疾患の薬物一覧

血管拡張薬 つづき

	一般名	商品名	剤形・含有量	用法・用量	適 応	禁 忌	副作用*
Ca拮抗薬	アムロジピンベシル酸塩（amlodipine besilate）	ノルバスク（ファイザー）	錠2.5, 5, 10 mg OD錠2.5, 5, 10 mg（口腔内崩壊錠）	高血圧症：1日2.5〜5 mg分1 効果不十分な場合，1日10 mg分1まで増量可 狭心症：1日5 mg分1 小児高血圧症：（6歳以上）1日2.5 mg分1, 最大投与量1日5 mg	高血圧症, 狭心症	妊婦, ジヒドロピリジン系化合物過敏症既往歴患者	劇症肝炎, 肝機能障害, 黄疸, 無顆粒球症, 白血球減少, 血小板減少, 房室ブロック, 横紋筋融解症, AST・ALT・ALP・LDH上昇, 浮腫, ほてり, 動悸, 血圧低下, めまい, ふらつき, 頭痛, 頭重, 心窩部痛, 便秘, 嘔気, 嘔吐, BUN上昇, 発疹, 全身倦怠感, （連用により）歯肉肥厚
		アムロジン（大日本住友）	錠2.5, 5, 10 mg OD錠2.5, 5, 10 mg（口腔内崩壊錠）				
		アムロジピン内用ゼリー（各社）	ゼリー2.5, 5 mg				
		アムロジピンODフィルム（救急薬品-ビオメディクス）	フィルム2.5, 5 mg				
	エホニジピン塩酸塩エタノール付加物（efonidipine hydrochloride ethanolate）	ランデル（ゼリア新薬-塩野義）	錠10, 20, 40 mg	高血圧症, 腎実質性高血圧症：1日20〜40 mg分1〜2, 最大投与量1日60 mg 狭心症：1日40 mg分1（食後）	高血圧症, 腎実質性高血圧症, 狭心症	妊婦 ／ 洞不全症候群, 房室接合部調律, 房室ブロック, ショック, AST・ALT・ALP・LDH・BUN・血清Cre・尿蛋白上昇, ヘモグロビン減少, ヘマトクリット値減少, 赤血球減少, 発疹, 瘙痒感, 顔のほてり, 顔面潮紅, 動悸, 胸痛, 血圧低下, めまい, ふらつき, 立ちくらみ, 頭痛, 頭重, 悪心, 胃部不快感, 腹痛, 全身倦怠感, 血清総コレステロール・CK（CPK）・尿酸上昇, 血清K低下, 歯肉肥厚
	ニフェジピン（nifedipine）	アダラートL（バイエル）	錠10, 20 mg	高血圧症：1日20〜40 mg分2 狭心症：1日40 mg分2	本態性高血圧症, 腎性高血圧症, 狭心症,（セパミットR細粒）本態性高血圧症, 狭心症	本剤成分過敏症既往歴患者, 妊婦（妊娠20週未満）, 心原性ショック患者,（アダラートカプセル, セパミット）急性心筋梗塞患者	紅皮症（剝脱性皮膚炎）, 無顆粒球症, 血小板減少, ショック, 意識障害, 肝機能障害, 黄疸, AST・ALT・ALP・BUN上昇, 顔面潮紅, 熱感, のぼせ, 潮紅, 動悸, 血圧低下, 起立性低血圧, 浮腫, 胸部痛, めまい, 頭痛, 倦怠感, 悪心, 嘔吐, 便秘, 食欲不振, 上腹部痛, 発疹, 瘙痒, 光線過敏症, 歯肉肥厚, 高血糖, 貧血, 白血球減少, 呼吸困難, 女性化乳房
		アダラート（バイエル）	カプセル5, 10 mg	1日30 mg分3			
		セパミット（日本ジェネリック）	細粒1%				
		セパミットR（日本ジェネリック）	カプセル10, 20 mg 細粒2%	高血圧症：1日20〜40 mg分2 狭心症：1日40 mg分2			
		アダラートCR（バイエル）	錠10, 20, 40 mg	高血圧症：1日20〜40 mg分1, 最大投与量1日80 mg 狭心症：1日40 mg分1, 最大投与量1日60 mg	高血圧症, 腎実質性高血圧症, 腎血管性高血圧症, 狭心症, 異型狭心症		
	ニソルジピン（nisoldipine）	バイミカード（バイエル）	錠5, 10 mg	高血圧症：1日5〜10 mg分1 狭心症：1日10 mg分1		本剤過敏症既往歴患者, 妊婦, 心原性ショック, イトラコナゾール・ミコナゾール投与中	AST・ALT・ALP・LDH・γ-GTP・BUN・Cre上昇, ヘモグロビン・赤血球・ヘマトクリット値減少, 顔面潮紅, のぼせ, 熱感, 動悸, 浮腫, 血圧低下, 頻脈, 潮紅, 胸部痛, 頭痛, めまい, 倦怠感, 悪心, 嘔吐, 発疹, 瘙痒, 光線過敏症, 歯肉肥厚, 女性化乳房

循環器疾患の薬物一覧　　**467**

血管拡張薬　つづき

	一般名	商品名	剤形・含有量	用法・用量	適 応	禁 忌	副作用*
Ca拮抗薬	ニトレンジピン（nitrendipine）	バイロテンシン（田辺三菱）	錠 5，10 mg	高血圧症：1 日 5〜10 mg 分 1 狭心症：1 日 10 mg 分 1	高血圧症，腎実質性高血圧症，狭心症	妊婦	ショック様症状，肝機能障害，黄疸，頭重，
						頭痛，顔面潮紅，動悸，血圧低下，ほてり，めまい，熱感，浮腫，ふらつき，立ちくらみ，のぼせ，胸部痛，悪心，発疹，倦怠感，Cre・尿酸・BUN 上昇，歯肉肥厚	
	ニルバジピン（nilvadipine）	ニバジール（LTL ファーマ）	錠 2，4 mg	1 日 4〜8 mg 分 2	本態性高血圧症	頭蓋内止血未完成患者，頭蓋内圧亢進患者，妊婦，本剤過敏症既往歴患者	肝機能障害，AST・ALT・ALP 上昇，動悸，頻脈，房室ブロック，頭痛，頭重，
						めまい，ふらつき，立ちくらみ，食欲不振，腹痛，腹部不快感，悪心，Cre 上昇，発疹，瘙痒感，潮紅，熱感，ほてり，のぼせ，浮腫，倦怠感，（連用により）歯肉肥厚	
	マニジピン塩酸塩（manidipine hydrochloride）	カルスロット（武田テバ−武田）	錠 5，10，20 mg	1 日 1 回 5 mg（朝食後）より開始，1 日 10〜20 mg 分 1	高血圧症	妊婦	一過性の意識
						消失，脳梗塞，無顆粒球症，血小板減少，心室期外収縮，上室期外収縮，紅皮症，AST・ALT・ALP・LDH・γ−GTP・ビリルビン・BUN・Cre 上昇，発疹，瘙痒，顔のほてり，顔面潮紅，熱感，動悸，頻脈，めまい，立ちくらみ，頭痛，頭重感，悪心，嘔吐，食欲不振，胃部不快感，胸やけ，腹痛，腹部膨満感，便秘，口渇，全身倦怠感，脱力感，浮腫，頻尿，血清総コレステロール，尿酸，TG の上昇，光線過敏症，歯肉肥厚，女性化乳房，（腎不全患者投与時）乳び腹水	
	シルニジピン（cilnidipine）	アテレック（EA ファーマ−持田）	錠 5，10，20 mg	1 日 5〜10 mg 分 1，朝食後 最大投与量 1 回 20 mg 重症高血圧：10〜20 mg 分 1，朝食後		妊婦	肝機能障害，
						黄疸，血小板減少，AST・ALT・LDH・Cre・BUN 上昇，尿蛋白陽性，頭痛，頭重感，めまい，立ちくらみ，肩こり，顔面潮紅，動悸，熱感，心電図異常，血圧低下，嘔気，嘔吐，腹痛，発疹，白血球数・好中球・ヘモグロビン変動，浮腫，全身倦怠感，頻尿，血清コレステロール・CK（CPK）・尿酸・血清 K・血清 P 変動	
	ベニジピン塩酸塩（benidipine hydrochloride）	コニール（協和発酵キリン）	錠 2，4，8 mg	高血圧症：1 日 2〜4 mg 分 1 朝食後，最大投与量 1 回 8 mg 重症高血圧：4〜8 mg 分 1 朝食後 狭心症：1 日 8 mg 分 2 朝・夕食後	高血圧症，腎実質性高血圧症，狭心症	心原性ショック，妊婦	肝機能障害，
						黄疸，AST・ALT・ALP・LDH・γ−GTP・ビリルビン・BUN・Cre 上昇，白血球減少，好酸球増加，動悸，顔面潮紅，ほてり，血圧低下，頭痛，頭重感，めまい，ふらつき，立ちくらみ，便秘，発疹，浮腫，CK（CPK）上昇，瘙痒症，光線過敏症，女性化乳房	

循環器疾患の薬物一覧

血管拡張薬 つづき

	一般名	商品名	剤形・含有量	用法・用量	適応	禁忌	副作用*
Ca拮抗薬	バルニジピン塩酸塩（barnidipine hydrochloride）	ヒポカ（アステラス）	カプセル 5, 10, 15 mg	1日5～10 mgから開始，1日10～15 mg分1朝食後	高血圧症，腎実質性高血圧症，腎血管性高血圧症	妊婦	アナフィラキシー，過度の血圧低下，肝機能障害，黄疸，AST・ALT上昇，嘔気，動悸，顔面潮紅，ほてり，浮腫，頭痛，頭重，めまい，ふらふら感，発赤，発疹
	ニカルジピン塩酸塩（nicardipine hydrochloride）	ペルジピン（アステラス）	錠 10, 20 mg，散 10%	1日30～60 mg分3	本態性高血圧症	頭蓋内出血未完成患者，頭蓋内圧亢進患者，妊婦	血小板減少，肝機能障害，黄疸，AST・ALT・ALP上昇
							BUN・Cre上昇，顆粒球減少，悪心，嘔吐，胃部不快感，食欲不振，顔面潮紅，熱感，動悸，血圧低下，浮腫，倦怠感，のぼせ，発疹，歯肉肥厚，頭痛，頭重，めまい
			注 2 mg/2 mL，10 mg/10 mL，25 mg/25 mL	手術時異常高血圧救急処置：0.01～0.02%溶液を2～10 μg/kg/min，点滴静注 高血圧性緊急症：0.01～0.02%溶液を0.5～6 μg/kg/min，点滴静注 急性心不全：0.01～0.02%溶液を0.5～2 μg/kg/min，点滴静注	手術時異常高血圧救急処置，高血圧性緊急症，急性心不全（慢性心不全の急性増悪を含む）	本剤過敏症既往歴患者，急性心不全において高度な大動脈弁狭窄・僧帽弁狭窄，肥大型閉塞性心筋症，低血圧，心原性ショックのある患者，発症直後で病態が安定していない重篤な急性心筋梗塞患者	麻痺性イレウス，低酸素血症，肺水腫，呼吸困難，狭心痛，血小板減少，肝機能障害，黄疸，頻脈，心電図変化，血圧低下，肝機能異常，BUN・Cre上昇（急性心不全時）肺動脈圧上昇，心係数低下，心室頻拍
		ペルジピンLA（アステラス）	カプセル 20, 40 mg	1日40～80 mg分2	本態性高血圧症	頭蓋内出血未完成患者，頭蓋内圧亢進患者，妊婦	血小板減少，肝機能障害，黄疸，AST・ALT・γ-GTP
							上昇，BUN・Cre上昇，顆粒球減少，便秘，腹痛，顔面潮紅，動悸，脱力・倦怠感，のぼせ，発疹，瘙痒感，歯肉肥厚，頭痛，頭重，めまい
	アラニジピン（aranidipine）	サプレスタ（大鵬）	カプセル 5, 10 mg 顆粒 2%	1日5～10 mg分1 最大投与量1回20 mg	高血圧症	妊婦，本剤過敏症既往歴患者	肝機能障害，尿酸・BUN・Cre上昇，貧血，
							白血球減少，顔面潮紅，動悸，ほてり感，のぼせ感，熱感，倦怠感，浮腫，頻脈，血圧低下，頭痛，頭重感，めまい，ふらつき，しびれ感，嘔気，胃部不快感，口渇，発疹，CK（CPK）・血糖値・総コレステロール上昇
	アゼルニジピン（azelnidipine）	カルブロック（第一三共）	錠 8, 16 mg	1日8～16 mg分1 最大投与量1日16 mg	高血圧症	妊婦，本剤過敏症既往歴患者，アゾール系抗真菌薬，HIVプロテアーゼ阻害薬，コビシスタット含有製剤投与中患者	肝機能障害，黄疸，房室ブロック，洞停止，徐脈，発疹，頭痛，頭重感，ふらつき，めまい，立ちくらみ，胃部不快感，
							動悸，ほてり，顔面潮紅，AST・ALT・LDH・γ-GTP・ALP上昇，肝機能異常，BUN・尿酸・総コレステロール・CK（CPK）・K上昇，倦怠感，異常感

循環器疾患の薬物一覧　**469**

血管拡張薬　つづき

	一般名	商品名	剤形・含有量	用法・用量	適応	禁忌	副作用*
Ca拮抗薬	ジルチアゼム塩酸塩（diltiazem hydrochloride）	ヘルベッサー（田辺三菱）	錠 30，60 mg	狭心症：1日90 mg分3，最大投与量1日180 mg 高血圧症：1日90〜180 mg分3	狭心症，異型狭心症，本態性高血圧症（軽度〜中等症）	重篤なうっ血性心不全，Ⅱ度以上の房室ブロック，洞不全症候群，本剤過敏症既往歴患者，妊娠	完全房室ブロック，高度徐脈，うっ血性心不全，皮膚粘膜眼症候群（Stevens-Johnson 症候群），中毒性表皮壊死症（Lyell症候群），紅皮症（剝脱性皮膚炎），急性汎発性発疹性膿疱症，肝機能障害，黄疸，徐脈，房室ブロック，顔面潮紅，めまい，倦怠感，頭痛，頭重感，AST・ALT上昇，発疹，胃部不快感，便秘，腹痛，胸やけ，食欲不振，嘔気
		ヘルベッサーR（田辺三菱）	カプセル 100，200 mg	狭心症：1日100 mg分1，最大投与量1回200 mg 高血圧症：1日100〜200 mg分1			
		ヘルベッサー注（田辺三菱）	注 10，50 mg	頻脈性不整脈：1回10 mg約3分緩徐に静注 手術時異常高血圧救急処置：1回10 mg約1分静注または5〜15 μg/kg/min点滴静注 高血圧性緊急症：5〜15 μg/kg/min，点滴静注 不安定狭心症：1〜5 μg/kg/min，点滴静注，最大投与量5 μg/kg/min	頻脈性不整脈（上室性），手術時異常高血圧救急処置，高血圧性緊急症，不安定狭心症	重篤な低血圧，心原性ショック，Ⅱ度以上の房室ブロック，洞不全症候群，重篤なうっ血性心不全，重篤な心筋症，本剤過敏症既往歴患者，妊婦	完全房室ブロック，高度徐脈，心停止，うっ血性心不全，徐脈，房室ブロック，血圧低下，房室接合部調律，期外収縮，洞停止，顔面潮紅，AST・ALT・LDH上昇
			注 250 mg	高血圧性緊急症：5〜15 μg/kg/min，点滴静注 不安定狭心症：1〜5 μg/kg/min，点滴静注，最大投与量5 μg/kg/min	高血圧性緊急症，不安定狭心症		
	ベラパミル塩酸塩（verapamil hydrochloride）	ワソラン（エーザイ-マイランEPD）	錠 40 mg	1日120〜240 mg分3 小児：3〜6 m g/kg/日　分3，1日最大量240 mg （心房細動・粗動，発作性上室頻拍）小児：頻脈性不整脈（心房細動・粗動，発作性上室頻拍）	狭心症，心筋梗塞（急性期を除く），その他の虚血性心疾患，頻脈性不整脈	重篤なうっ血性心不全，Ⅱ度以上の房室ブロック，洞房ブロック患者，妊婦，本剤過敏症既往歴患者	心不全，洞停止，房室ブロック，徐脈，意識消失，皮膚粘膜眼症候群，（Stevens-Johnson 症候群），多形滲出性紅斑，乾癬型皮疹，房室伝導時間延長，頭痛，めまい，血圧低下，発疹，便秘，悪心，嘔吐，浮腫，歯肉肥厚
		ワソラン注（エーザイ）	注 5 mg/2 mL	1回5 mg徐々に静注 小児：1回0.1〜0.2 mg/kgを徐々に静注，1回最大量5 mg	頻脈性不整脈	篤な低血圧，心原性重ショック，高度の徐脈，洞房ブロック，房室ブロク（第Ⅱ，Ⅲ度），重篤なうっ血性心不全，急性心筋梗塞，重篤な心筋症，β遮断薬静注中患者，本剤過敏症既往歴患者	血圧低下，心室期外収縮，洞停止，房室ブロック，徐脈，上室期外収縮，心室心拍，悪心，嘔吐，AST・ALT上昇，胸痛

血管拡張薬 つづき

	一般名	商品名	剤形・含有量	用法・用量	適 応	禁 忌	副作用*
ACE阻害薬	カプトプリル (captopril)	カプトリル（第一三共エスファ）	錠 12.5, 25 mg 細粒 5%	1日 37.5〜75 mg 分 3 最大投与量 1日 150 mg	本態性高血圧症, 腎性高血圧症, 腎血管性高血圧症, 悪性高血圧	本剤過敏症既往歴患者, 血管浮腫既往歴患者, デキストラン硫酸固定化セルロース, トリプト	血管浮腫, 汎血球減少, 無顆粒球症, 急性腎不全, ネフローゼ症候群, 高 K 血症, 天疱瘡様症状, 狭心症, 心筋梗塞, うっ血性心不全, 心停止, アナフィラキシー, 皮膚粘膜眼症候群(Stevens–Johnson 症候群), 剝脱性皮
		カプトリル R（第一三共エスファ）	カプセル 18.75 mg	1日 37.5〜75 mg 分 2	本態性高血圧症, 腎性高血圧症		
					ファン固定化ポリビニルアルコールまたはポリエチレンテレフタレートを用いた吸着器によるアフェレーシス施行中患者, アクリロニトリルメタリルスルホン酸 Na 膜を用いた血液透析施行中患者, 妊婦, アリスキレンフマル酸塩投与中の糖尿病患者		
						膚炎, 錯乱, 膵炎, 白血球減少, BUN・Cre 上昇, 発疹, 瘙痒, 味覚異常, 頭痛, めまい, 食欲不振, 悪心, 嘔吐, 下痢, AST・ALT・γ–GTP・ALP 上昇, 血清 K 値上昇, 咳嗽	
	エナラプリルマレイン酸塩 (enalapril maleate)	レニベース (MSD)	錠 2.5, 5, 10 mg	1日 5〜10 mg 分 1 慢性心不全にはジキタリス剤, 利尿薬と併用 小児高血圧症：生後 1 ヵ月以上, 0.08 mg/kg/日　分 1, 1日最大投与量 10 mg	本態性高血圧症, 腎性高血圧症, 腎血管性高血圧症, 悪性高血圧, 慢性心不全(軽症〜中等症)	本剤過敏症既往歴患者, 血管浮腫既往歴患者, デキストラン硫酸固定化セルロース症, トリプトファン固定化	血管浮腫, ショック, 心筋梗塞, 狭心症, 急性腎不全, 汎血球減少症, 無顆粒球症, 血小板減少, 膵炎,
		エナラート (共和)	錠 2.5, 5, 10 mg 細粒 1%				間質性肺炎, 剝脱性皮膚炎, 中毒性表皮壊死症 (TEN), 皮膚粘膜眼症候群 (Stevens–Johnson 症候群), 天疱瘡, 錯乱, 肝機能障害, 肝不全, 高 K 血症, 抗利尿ホルモン不適合分泌症候群 (SIADH), BUN・Cre 上昇, ヘモグロビン・ヘマトクリット低下, 貧血, 発赤, めまい, 低血圧, 腹痛, AST・ALT 上昇, 咳嗽, 咽 (喉) 頭炎, 倦怠感

循環器疾患の薬物一覧　**471**

血管拡張薬 つづき

	一般名	商品名	剤形・含有量	用法・用量	適　応	禁　忌	副作用*
ACE阻害薬	アラセプリル （alacepril）	セタプリル （大日本住友）	錠12.5，25，50mg	1日25〜75mg分1〜2 最大投与量1日100mg	本態性高血圧症，腎性高血圧症	本剤過敏症既往歴患者，血管浮腫既往歴患者，デキストラン硫酸固定化セルロース，トリプトファン固定化ポリビニルアルコールまたはポリエチレンテレフタレートを用いた吸着器によるアフェレーシス施行中患者，アクリロニトリルメタリルスルホン酸Na膜を用いた血液透析施行中患者，妊婦，アリスキレンフマル酸塩投与中の糖尿病患者	血管浮腫，無顆粒球症，天疱瘡様症状，高K血症，BUN・Cre上昇，蛋白尿，白血球減少，貧血，血小板減少，好酸球増多，発疹，咳嗽，めまい，ふらつき，悪心，味覚異常，ALT上昇，全身倦怠感
	デラプリル塩酸塩 （delapril hydrochloride）	アデカット （武田テバ–武田）	錠7.5，15，30mg	1日30〜60mg分2（朝夕） 1日15mgより開始，最大投与量1日120mg分2安定したら1日量またはその半量の朝1回のみ投与可	本態性高血圧症，腎性高血圧症，腎血管性高血圧症		血管浮腫，急性腎不全，高K血症，発疹，瘙痒，めまい，ふらつき，立ちくらみ，頭痛，頭重，不眠，眠気，肩こり，悪心，嘔吐，食欲不振，胃部不快感，胸やけ，腹痛，下痢，便秘，ほてり，のぼせ感，動悸，白血球減少，貧血，AST・ALT・ALP・LDH・γ-GTP・BUN・Cre上昇，蛋白尿，咳，咽頭痛，倦怠感，脱力感，発汗，血清K・総コレステロール・尿酸上昇，尿糖.抗核抗体陽性
	リシノプリル水和物 （lisinopril hydrate）	ロンゲス （塩野義–共和） ゼストリル （アストラゼネカ）	錠5，10，20mg	高血圧症：1日10〜20mg分1 慢性心不全：1日5〜10mg分1，ジギタリス剤，利尿薬などと併用，腎障害では2.5mgより開始 小児高血圧症：6歳以上，0.07mg/kg/日　分1，1日最大投与量20mg	高血圧症，慢性心不全（軽症〜中等症）		血管浮腫，急性腎不全，高K血症，膵炎，皮膚粘膜眼症候群（Stevens-Johnson症候群），中毒性表皮壊死症（TEN），天疱瘡様症状，溶血性貧血，血小板減少，肝機能障害，黄疸，抗利尿ホルモン不適合分泌症候群（SIADH），AST・ALT・LDH・BUN・Cre上昇，貧血，発疹，瘙痒，光線過敏症，血清K値上昇

血管拡張薬 つづき

	一般名	商品名	剤形・含有量	用法・用量	適応	禁忌	副作用*
ACE阻害薬	ベナゼプリル塩酸塩（benazepril hydrochloride）	チバセン（サンファーマ-田辺三菱）	錠2.5，5，10 mg	1日5〜10 mg分1	高血圧症	カプトプリル参照	血管浮腫，急性腎不全，高K血症，肝炎，肝機能障害，黄疸，無顆粒球症，好中球減少，膵炎，発疹，瘙痒，BUN・Cre上昇，貧血，めまい，ふらつき，頭痛，過度の血圧低下，AST・ALT・ALP・LDH上昇，咽頭部不快感，血清K値・CK（CPK）・尿酸上昇，ほてり
	トランドラプリル（trandolapril）	プレラン（サノフィ）／オドリック（日本新薬）	錠0.5，1 mg	1日1〜2 mg分1		カプトプリル参照	血管浮腫，腎機能障害の増悪，高K血症，横紋筋融解症，肝機能障害，黄疸，膵炎，乾性の咳嗽，発疹，瘙痒
	イミダプリル塩酸塩（imidapril hydrochloride）	タナトリル（田辺三菱）	錠2.5，5，10 mg	①1日5〜10 mg分1 ②1日5 mg分1	①高血圧症，腎実質性高血圧症 ②1型糖尿病に伴う糖尿病性腎症（錠2.5，5 mg）	カプトプリル参照	血管浮腫，血小板減少，急性腎不全，腎機能障害の増悪，高K血症，紅皮症（剥脱性皮膚炎），皮膚粘膜眼症候群（Stevens-Johnson症候群），天疱瘡様症状，BUN・Cre上昇，頭痛，ふらつき，めまい，低血圧，咳，咽頭部異和感・不快感，AST・ALT上昇，発疹，瘙痒，血清K上昇
	テモカプリル塩酸塩（temocapril hydrochloride）	エースコール（第一三共）	錠1，2，4 mg	1日1回1 mgから開始，1日2〜4 mg分1	高血圧症，腎実質性高血圧症，腎血管性高血圧症	カプトプリル参照	血管浮腫，肝機能障害，黄疸，血小板減少，高K血症，天疱瘡様症状，咳嗽，発疹，瘙痒，蕁麻疹，貧血
	キナプリル塩酸塩（quinapril hydrochloride）	コナン（田辺三菱）	錠5，10，20 mg	1日5〜20 mg分1	高血圧症	カプトプリル参照	血管浮腫，急性腎不全，高K血症，膵炎，咳，発疹，瘙痒，蕁麻疹
	ペリンドプリルエルブミン（perindopril erbumine）	コバシル（協和発酵キリン）	錠2，4 mg	1日2〜4 mg分1 最大投与量1日8 mg		カプトプリル参照	血管浮腫，急性腎不全，高K血症，咳嗽
	シラザプリル水和物（cilazapril hydrate）	インヒベース（中外）	錠0.25，0.5，1 mg	1日0.5 mg分1 最大投与量1日2 mg		カプトプリル参照および腹水を伴う肝硬変患者	血管浮腫，急性腎不全，高K血症，膵炎，めまい，AST・ALT上昇，咳，発疹，瘙痒，白血球減少，貧血
アンジオテンシンⅡ受容体拮抗薬	ロサルタンカリウム（losartan potassium）	ニューロタン（MSD）	錠25，50，100 mg	①1日25〜50 mg分1 最大投与量1日100 mg ②1日50 mg分1 最大投与量1日100 mg	①高血圧症 ②高血圧および蛋白尿を伴う2型糖尿病における糖尿病性腎症	本剤過敏症既往歴患者，妊婦，重篤な肝障害患者，アリスキレンフマル酸塩投与中の糖尿病患者	アナフィラキシー，血管浮腫，急性肝炎，劇症肝炎，腎不全，ショック，失神，意識消失，横紋筋融解症，高K血症，不整脈，汎血球減少，白血球減少，血小板減少，低血糖，低Na血症，頭痛，めまい，低血圧，肝機能障害，BUN・Cre上昇，発疹，貧血，咳嗽

循環器疾患の薬物一覧 **473**

血管拡張薬 つづき

	一般名	商品名	剤形・含有量	用法・用量	適応	禁忌	副作用*
アンジオテンシンⅡ受容体拮抗薬	カンデサルタンシレキセチル（candesartan cilexetil）	ブロプレス（武田テバ–武田）	錠 2，4，8，12 mg	①1日 4〜8 mg 分 1，12 mg まで増量可 ②1 日 2 mg 分 1，8 mg まで増量可 ③1 日 1 回 4 mg から開始，8 mg まで増量可	①高血圧症 ②腎実質性高血圧症 ③(12 mg 以外)慢性心不全（軽症〜中等症）でACE阻害薬の投与が適切でない場合	本剤過敏症既往歴患者，妊婦，アリスキレンフマル酸塩投与中の糖尿病患者　黄疸，無顆粒球症，横紋筋融解症，間質性肺炎，低血糖，発疹，湿疹，蕁麻疹，瘙痒，光線過敏症，立ちくらみ，低血圧，ふらつき，γ–GTP 上昇，貧血，BUN・Cre 上昇，血中 K・尿酸・CK（CPK）上昇	血管浮腫，ショック，失神，意識消失，急性腎不全，高 K 血症，肝機能障害，
	バルサルタン（valsartan）	ディオバン（ノバルティス）	錠 20，40，80，160 mg　OD 錠 20，40，80，160 mg	1 日 40〜80 mg 分 1　最大投与量 1 日 160 mg　6 歳以上の小児：体重 35 kg 未満 1 日 20 mg 分 1，最大投与量 40 mg　体重 35 kg 以上 1 日 40 mg 分 1	高血圧症	同上　炎，腎不全，高 K 血症，ショック，失神，意識消失，無顆粒球症，白血球減少，血小板減少，間質性肺炎，低血糖，横紋筋融解症，中毒性表皮壊死融解症（TEN），皮膚粘膜眼症候群（Stevens–Johnson 症候群），多形紅斑，天疱瘡，類天疱瘡，発疹，瘙痒，めまい，頭痛，好酸球増多，貧血，低血圧，動悸，AST・ALT・LDH・ALP・ビリルビン値上昇，咳嗽，尿酸値・BUN・Cre・血清 K 値・CK（CPK）上昇，倦怠感，浮腫	血管浮腫，肝
	テルミサルタン（telmisartan）	ミカルディス（ベーリンガー–アステラス）	錠 20，40，80 mg	1 日 40 mg 分 1　最大投与量 1 日 80 mg	高血圧症	本剤過敏症既往歴患者，妊婦，胆汁の分泌が極めて悪い患者，重篤な肝障害患者，アリスキレンフマル酸塩投与中の糖尿病患者　融解症，低血圧，瘙痒，発疹，蕁麻疹，紅斑，めまい	血管浮腫，高 K 血症，腎機能障害，ショック，失神，意識消失，肝機能障害，黄疸，低血糖，アナフィラキシー，間質性肺炎，横紋筋
	オルメサルタンメドキソミル（olmesartan medoxomil）	オルメテック（第一三共）	錠 5，10，20，40 mg	1 日 10〜20 mg 分 1　最大投与量 1 日 40 mg	高血圧症	本剤過敏症既往歴患者，妊婦，アリスキレンフマル酸塩投与中の糖尿病患者　血小板減少，低血糖，横紋筋融解症，アナフィラキシー，重度の下痢，胸痛，瘙痒，発疹，貧血，血小板数減少，めまい，立ちくらみ，ふらつき感，頭痛，頭重感，AST・ALT・γ–GTP・LDH・BUN・Cre・CK（CPK）・血清 K・尿酸上昇，全身倦怠感，咳嗽	血管浮腫，腎不全，高 K 血症，ショック，失神，意識消失，肝機能障害，黄疸，

血管拡張薬 つづき

	一般名	商品名	剤形・含有量	用法・用量	適応	禁忌	副作用*
アンジオテンシンⅡ受容体拮抗薬	イルベサルタン (irbesartan)	アバプロ (大日本住友)	錠 50, 100, 200 mg	1日50〜100mg分1 最大投与量1日 200mg	高血圧症	本剤成分過敏症既往歴患者, 妊婦, アリスキレンフマル酸塩投与中の糖尿病患者	血管浮腫, 高K血症, ショック, 失神, 意識消失, 腎不全, 肝機能障害, 黄疸, 低
		イルベタン (塩野義)				血糖, 横紋筋融解症, 発疹, 蕁麻疹, 瘙痒, 動悸, 血圧低下, 起立性低血圧, 徐脈, 心室期外収縮, 心房細動, めまい, 頭痛, もうろう感, 眠気, 不眠, しびれ感, 悪心, 嘔吐, 便秘, 下痢, 胸やけ, 胃不快感, 腹痛, AST・ALT・LDH・ALP・γ-GTP・ビリルビン・BUN・Cre上昇, 尿中蛋白陽性, 尿沈渣異常, 赤血球・ヘマトクリット・ヘモグロビン・白血球減少, 好酸球・白血球増加, 咳嗽, 胸痛, 倦怠感, ほてり, 浮腫, 霧視, 頻尿, 味覚異常, 発熱, 関節痛, 筋痛, 背部痛, 筋力低下, CK（CPK）・血清K・尿酸・コレステロール・CRP上昇, 総蛋白減少		
	アジルサルタン (azilsartan)	アジルバ (武田)	錠 10, 20, 40 mg	1日20mg分1 1日最大投与量40 mg	高血圧症	本剤過敏症既往歴患者, 妊婦, アリスキレンフマル酸塩投与中の糖尿病患者	血管浮腫, ショック, 失神, 意識消失, 急性腎不全, 高K血症, 肝機能障害,
						横紋筋融解症, 発疹, 湿疹, 瘙痒, めまい, 頭痛, 血中K・尿酸上昇, 下痢, AST・ALT・BUN・Cre・CK（CPK）上昇	
直接的レニン阻害薬	アリスキレンフマル酸塩 (aliskiren fumarate)	ラジレス (ノバルティス)	錠 150 mg	1日150mg分1, 効果不十分な場合, 300mgまで増量可	高血圧症	本剤成分過敏症既往歴患者, シクロスポリン, イトラコナゾール投与中患者, 妊婦, アンジオテンシン変換酵素阻害薬またはアンジオテンシンⅡ受容体拮抗薬投与中の糖尿病患者	血管浮腫, アナフィラキシー, 高K血症, 腎機能障害, 血中TG・尿酸増加, 頭痛, 下痢, 肝機能異常, ALT・γ-GTP・Cre・CK（CPK）増加, 尿中血・尿中蛋白陽性
持続性ARB/利尿薬合剤	①ロサルタンカリウム (losartan potassium) ②ヒドロクロロチアジド (hydrochlorothiazide)	プレミネント配合錠LD (MSD)	錠 ①50mg ②12.5mg	1日1錠分1	高血圧症	本剤成分過敏本剤成分過敏症既往歴, サイアザイド系薬剤またはその類似化合物過敏症既往歴患者, 妊婦, 重篤な肝機能障害, 無尿または透析, 急性腎不全, 体液中のNa・K減少患者, アリスキレンフマル酸塩投与中の糖尿病患者	アナフィラキシー, 血管浮腫, 急性肝炎, 劇症肝炎, 急性腎不全, ショック, 失神, 意識消失, 横紋
		プレミネント配合錠HD (MSD)	錠 ①100mg ②12.5mg				
						筋融解症, 低K血症, 高K血症, 不整脈, 汎血球減少, 白血球減少, 血小板減少, 再生不良性貧血, 溶血性貧血, 壊死性血管炎, 間質性肺炎, 肺水腫, 全身性エリテマトーデスの悪化, 低血糖, 低Na血症, 急性近視, 閉塞隅角緑内障, めまい, 浮遊感, 頭痛, 低血圧, 起立性低血圧, 嘔吐, 嘔気, 黄疸, 肝機能障害, BUN・Cre上昇, 発疹, 光線過敏, 貧血, 赤血球数減少, ヘマトクリット低下, 白血球数増加, 倦怠感, 浮腫, CK（CPK）上昇, 高尿酸血症, 高血糖症, 頻尿, CRP増加, 尿中ブドウ糖陽性		

血管拡張薬 つづき

	一般名	商品名	剤形・含有量	用法・用量	適　応	禁　忌	副作用*
持続性ARB／利尿薬合剤	①カンデサルタンシレキセチル（candesartan cilexetil）②ヒドロクロロチアジド（hydrochlorothiazide）	エカード配合錠LD（武田テバ・武田）	錠 ①4 mg ②6.25 mg	1日1錠分1	高血圧症	本剤成分あるいは他のサイアザイド系薬剤またはその類似化合物過敏症既往歴患者，無尿または血液透析中，急性腎不全，体液中のNa・K減少患者，妊婦，アリスキレンフマル酸塩投与中の糖尿病患者	血管浮腫，ショック，失神，意識消失，急性腎不全，高K血症，低Na血症，肝機能障害，黄疸，無顆粒球症，横紋筋融解症，間質性肺炎，低血糖，再生不良性貧血，溶血性貧血，壊死性血管炎，肺
		エカード配合錠HD（武田テバ・武田）	錠 ①8 mg ②6.25 mg				水腫，全身性エリテマトーデスの悪化，アナフィラキシー，中毒性表皮壊死症（TEN），間質性腎炎，急性近視，閉塞隅角緑内障，血中尿酸上昇，発疹，光線過敏症，めまい，ふらつき，立ちくらみ
	①バルサルタン（valsartan）②ヒドロクロロチアジド（hydrochlorothiazide）	コディオ配合錠MD（ノバルティス）	錠 ①80 mg ②6.25 mg	1日1錠分1	高血圧症	同上	アナフィラキシー，血管浮腫，肝炎，腎不全，高K血症，低Na血症，ショック，失神，意識消失，無顆
		コディオ配合錠EX（ノバルティス）	錠 ①80 mg ②12.5 mg				
		粒球症，白血球減少，血小板減少，再生不良性貧血，溶血性貧血，壊死性血管炎，中毒性表皮壊死症（TEN），皮膚粘膜眼症候群（Stevens-Johnson症候群），多形紅斑，天疱瘡，類天疱瘡，間質性肺炎，肺水腫，全身性エリテマトーデスの悪化，低血糖，横紋筋融解症，急性近視，閉塞隅角緑内障，めまい，頭痛，白血球数増加，低血圧，肝機能異常，AST・ALT・γ-GTP・ビリルビン・BUN・Cre・CK（CPK）増加，蛋白尿，尿中血陽性，高血糖，高尿酸血症					
	①テルミサルタン（telmisartan）②ヒドロクロロチアジド（hydrochlorothiazide）	ミコンビ配合錠AP（ベーリンガー・アステラス）	錠 ①40 mg ②12.5 mg	1日1錠分1	高血圧症	同上および胆汁の分泌が極めて悪い患者，重篤な肝障害のある患者	血管浮腫，高K血症，低Na血症，腎機能障害，ショック，失神，意
		ミコンビ配合錠BP（ベーリンガー・アステラス）	錠 ①80 mg ②12.5 mg				
		識消失，肝機能障害，黄疸，低血糖，アナフィラキシー，再生不良性貧血，溶血性貧血，呼吸窮迫症（間質性肺炎，肺水腫，肺臓炎を含む），横紋筋融解症，急性近視，閉塞隅角緑内障，壊死性血管炎，全身性紅斑性狼瘡の悪化，めまい，瘙痒，蕁麻疹，紅斑，呼吸困難，顔面潮紅					
	①イルベサルタン（irbesartan）②トリクロルメチアジド（trichlormethiazide）	イルトラ配合錠LD（塩野義）	錠 ①100 mg ②1 mg	1日1錠分1	高血圧症	本剤成分過敏症既往歴患者，サイアザイド系薬剤またはその類似化合物過敏症既往歴患者，無尿，透析中，急性腎不全患者，体液中のNa, Kが明らかに減少している患者，アリスキレン投与中の糖尿病患者，妊婦	血管浮腫，ショック，失神，意識消失，高K血症，低Na血症，腎不全，肝機能障害，黄疸，低血糖，横紋筋融解症，再生不良性貧血，血中尿酸値上昇，蕁麻疹，瘙痒，顔面潮紅
		イルトラ配合錠HD（塩野義）	錠 ①200 mg ②1 mg				

476　循環器疾患の薬物一覧

血管拡張薬　つづき

	一般名	商品名	剤形・含有量	用法・用量	適応	禁忌	副作用*
持続性ARB／Ca拮抗薬合剤	①バルサルタン（valsartan）②アムロジピンベシル酸塩（amlodipine besilate）	エックスフォージ配合錠（ノバルティス）	錠①80 mg②5 mgOD錠①80 mg②5 mg	1日1回1錠	高血圧症	本剤成分またはジヒドロピリジン系化合物過敏症既往歴患者，妊婦，アリスキレンフマル酸塩投与中の糖尿病患者	血管浮腫，劇症肝炎，肝炎，肝機能障害，黄疸，腎不全，高K血症，ショック，失神，意識消失，無顆粒球症，白血
				球減少，血小板減少，間質性肺炎，低血糖，房室ブロック，横紋筋融解症，中毒性表皮壊死症（TEN），皮膚粘膜眼症候群（Stevens-Johnson症候群），多形紅斑，天疱瘡，類天疱瘡，発疹，めまい，γ-GTP・ALT増加，尿中血陽性，高脂血症，高尿酸血症，糖尿病，CK（CPK）増加				
	①オルメサルタンメドキソミル（olmesartan medoxomil）②アゼルニジピン（azelnidipine）	レザルタス配合錠LD（第一三共）	錠①10 mg②8 mg	1日1回1錠	高血圧症	本剤成分過敏症既往歴，アゾール系抗真菌薬，HIVプロテアーゼ阻害薬，コビシスタット含有製剤投与中患者，アリスキレンフマル酸塩投与中の糖尿病患者，妊婦	血管浮腫，腎不全，高K血症，ショック，失神，意識消失，肝機能障害，黄疸，血小板減少，低血糖，房室ブロック，洞停止，徐脈，横紋筋融解症，アナ
		レザルタス配合錠HD（第一三共）	錠①20 mg②16 mg	フィラキシー，重度の下痢，めまい，ふらつき感，頭痛，頭重感，立ちくらみ，嘔気，嘔吐，ほてり，AST・ALT・γ-GTP上昇，肝機能異常，尿酸・CK（CPK）上昇，全身倦怠感，浮腫			
	①カンデサルタンシレキセチル（candesartan cilexetil）②アムロジピンベシル酸塩（amlodipine besilate）	ユニシア配合錠LD（武田テバ-武田）	錠①8 mg②2.5 mg	1日1回1錠	高血圧症	本剤成分または他のジヒドロピリジン系薬剤過敏症既往歴患者，妊婦，アリスキレンフマル酸塩投与中の糖尿病患者	血管浮腫，ショック，失神，意識消失，急性腎不全，高K血症，劇症肝炎，肝機能障害，黄疸，無顆粒球症，白血球減
		ユニシア配合錠HD（武田テバ-武田）	錠①8 mg②5 mg	少，横紋筋融解症，間質性肺炎，低血糖，血小板減少，房室ブロック，めまい，ほてり，血圧低下，胃部不快感，腹部膨満，下痢，ALT・γ-GTP上昇，白血球・好酸球増多，BUN・Cre上昇，咳，耳鳴，CK（CPK）・尿酸上昇，尿管結石，湿疹，ふらつき，立ちくらみ			
	①テルミサルタン（telmisartan）②アムロジピンベシル酸塩（amlodipine besilate）	ミカムロ配合錠AP（ベーリンガー-アステラス）	錠①40 mg②5 mg	1日1回1錠	高血圧症	本剤成分またはジヒドロピリジン系化合物過敏症既往歴，胆汁分泌の極めて悪いまたは重篤な肝障害患者，アリスキレンフマル酸塩投与中の糖尿病患者，妊婦	血管浮腫，高K血症，腎機能障害，ショック，失神，意識消失，劇症肝炎，肝機能障害，黄疸，低血糖，アナフィラキシー，間質性肺炎，横紋筋融解症，無顆
		ミカムロ配合錠BP（ベーリンガー-アステラス）	錠①80 mg②5 mg	粒球症，白血球減少，血小板減少，房室ブロック，湿疹，発疹，浮動性・体位性めまい，頭痛，低血圧，心房細動，逆流性食道炎，AST・ALT・ALP・LDH・γ-GTP上昇，肝機能異常，喘息，尿酸値上昇，糖尿病，（連用により）歯肉肥厚			

循環器疾患の薬物一覧

血管拡張薬 つづき

	一般名	商品名	剤形・含有量	用法・用量	適応	禁忌	副作用*
持続性ARB／Ca拮抗薬合剤	①イルベサルタン (irbesartan) ②アムロジピンベシル酸塩 (amlodipine besilate)	アイミクス配合錠LD（大日本住友–塩野義）	①100 mg ②5 mg	1日1回1錠	高血圧症	本剤成分または他のジヒドロピリジン系薬剤過敏症既往歴患者，妊婦，アリスキレンフマル酸塩投与中の糖尿病患者	血管浮腫，高K血症，ショック，失神，意識消失，腎不全，劇症肝炎，肝機能障害，黄疸，低血糖，横紋筋融解症，無顆粒球
		アイミクス配合錠HD（大日本住友–塩野義）	①100 mg ②10 mg			症，白血球減少，血小板減少，房室ブロック，ALT上昇，浮腫，めまい，ふらつき，頭痛，頭重，CK（CPK）上昇，（連用により）歯肉肥厚	
	①バルサルタン (valsartan) ②シルニジピン (cilnidipine)	アテディオ配合錠（EAファーマ–持田）	錠 ①80 mg ②10 mg	1日1錠分1	高血圧症	本剤成分過敏症既往歴患者，アリスキレン投与中の糖尿病患者，妊婦	血管浮腫，肝炎，肝機能障害，黄疸，腎不全，高K血症，ショック，
			失神，意識消失，無顆粒球症，白血球減少，血小板減少，間質性肺炎，低血糖，横紋筋融解症，中毒性表皮壊死症（TEN），皮膚粘膜眼症候群（Stevens–Johnson症候群），多形紅斑，天疱瘡，類天疱瘡，肝機能異常，AST・ALT上昇，高尿酸血症，頭痛，顔面潮紅，ほてり，便秘，血中K増加，高脂血症，発疹				
	①アジルサルタン (azilsartan) ②アムロジピンベシル酸塩 (amlodipine besilate)	ザクラス配合錠LD（武田）	錠 ①20 mg ②2.5 mg	1日1錠分1	高血圧症	本剤成分または他のジヒドロピリジン系薬剤過敏症既往歴患者，アリスキレン投与中の糖尿病患者，妊婦	血管浮腫，ショック，失神，意識消失，急性腎不全，高K血症，劇症肝炎，肝機能障害，黄疸，横紋筋融
		ザクラス配合錠HD（武田）	錠 ①20 mg ②5 mg			解症，無顆粒球症，白血球減少，血小板減少，房室ブロック，湿疹，めまい，ふらつき，浮腫，心房細動，徐脈，動悸，血圧低下，ほてり，熱感，顔面潮紅，期外収縮，頭痛，血中尿酸上昇，糖尿病，下痢，心窩部痛，便秘，口内炎，AST・ALT・ALP・γ–GTP上昇，ヘモグロビン減少，Cre・CK（CPK）上昇，（連用により）歯肉肥厚	
持続性ARB／Ca拮抗薬合剤／利尿薬配合剤	①テルミサルタン (telmisartan) ②アムロジピンベシル酸塩 (amlodipine besilate) ③ヒドロクロロチアジド (hydrochlo-rothiazide)	ミカトリオ配合錠（ベーリンガー）	錠 ①80 mg ②5 mg ③12.5 mg	1日1錠分1	高血圧症	本剤成分または	血管浮腫，高K血症，低Na血症，腎機能障害，ショック，失神，意識消失，劇症肝炎，肝機能障害，黄疸，低血糖，アナフィラキシー，再生不
				はジヒドロピリジン系化合物およびチアジド系薬剤またはその類似化合物過敏症既往歴，妊婦，肝障害，無尿または血液透析中，急性腎障害，体液中のナトリウム・カリウムが明らかに減少している患者，アリスキレンフマル酸塩投与中の糖尿病患者				
				良性貧血，溶血性貧血，呼吸窮迫症（間質性肺炎，肺水腫，肺臓炎を含む），横紋筋融解症，無顆粒球症，白血球減少，血小板減少，房室ブロック，急性近視，閉塞隅角緑内障，壊死性血管炎，全身性エリテマトーデスの悪化，高尿酸血症，脂質異常症，低血圧，起立性低血圧，尿酸・Cre・尿素増加，血管炎，浮動性めまい，体位性めまい，顔面潮紅，呼吸困難，湿疹，発疹，瘙痒，蕁麻疹，紅斑，多形紅斑，光線過敏症，（連用により）歯肉肥厚				

血管拡張薬 つづき

	一般名	商品名	剤形・含有量	用法・用量	適応	禁忌	副作用*
α遮断薬	ウラピジル (urapidil)	エブランチル (科研-三和化学)	カプセル 15, 30 mg	高血圧症：1日 30〜120 mg 分2 排尿障害：1日 30〜90 mg 分2 最大投与量 1日 90 mg 排尿困難：1日 30〜60 mg 分2 最大投与量 1日 90 mg	本態性高血圧症，腎性高血圧症，褐色細胞腫による高血圧症，前立腺肥大症に伴う排尿障害，神経因性膀胱に伴う排尿困難	本剤過敏症既往歴患者	肝機能障害，頭痛，頭重，めまい，ふらつき，不眠，立ちくらみ，動悸，ほてり，のぼせ，胸部不快感，低血圧，嘔気，嘔吐，口渇，胃部不快感，下痢，腹痛，AST・ALT・LDH上昇，発疹，倦怠感，浮腫，鼻閉，CK（CPK）上昇
	テラゾシン塩酸塩水和物 (terazosin hydrochloride hydrate)	ハイトラシン (マイランEPD)	錠 0.25, 0.5, 1, 2 mg	高血圧症：1日 0.5〜4 mg 分2 最大投与量 1日 8 mg 排尿障害：1日 1〜2 mg 分2	本態性高血圧症，腎性高血圧症，褐色細胞腫による高血圧症，前立腺肥大症に伴う排尿障害		意識喪失，肝機能障害，黄疸，発疹，めまい，頭痛，倦怠感，立ちくらみ，動悸，低血圧，ALT上昇，腹痛，ほてり，貧血
		バソメット (田辺三菱)					
	ドキサゾシンメシル酸塩 (doxazosin mesilate)	カルデナリン (ファイザー)	錠 0.5, 1, 2, 4 mg OD錠 0.5, 1, 2, 4 mg	1日1回 0.5 mg より開始，効果不十分な場合 1〜2 週間おいて 1日 1〜4 mg に漸増，最大投与量 1日 8 mg，②の場合は最大投与量 1日 16 mg まで	①高血圧症，②褐色細胞腫による高血圧症	ウラピジル参照	失神，意識喪失，不整脈，脳血管障害，狭心症，心筋梗塞，無顆粒球症，白血球減少，血小板減少，肝炎，肝機能障害，黄疸，AST・ALT・ALP上昇，起立性めまい，起立性低血圧，低血圧，動悸，心悸亢進，頻脈，ほてり，顔面潮紅，めまい，頭痛，頭重，悪心，嘔吐，白血球減少，倦怠感，発疹，瘙痒感
	ブナゾシン塩酸塩 (bunazosin hydrochloride)	デタントール (エーザイ)	錠 0.5, 1 mg	1日 1.5〜6 mg 分 2〜3，最大投与量 1日 12 mg	本態性高血圧症，腎性高血圧症，褐色細胞腫による高血圧症	ウラピジル参照	失神，意識喪失，めまい，頭痛，倦怠感，眠気，動悸，立ちくらみ，起立性低血圧，悪心，口渇，鼻閉，浮腫，発疹，瘙痒
		デタントールR (エーザイ)	錠 3, 6 mg	1日 3〜9 mg 分1 最大投与量 1日 9 mg	高血圧症		失神，意識喪失，めまい，頭痛，不眠，倦怠感，眠気，耳鳴，頭重，立ちくらみ，動悸，頻脈，低血圧，悪心，頻尿，発疹，顔面潮紅，浮腫，のぼせ
	プラゾシン塩酸塩 (prazosin hydrochloride)	ミニプレス (ファイザー)	錠 0.5, 1 mg	1日 1〜6 mg 分 2〜3 高血圧症：最大投与量 1日 15 mg	本態性高血圧症，腎性高血圧症，前立腺肥大症に伴う排尿障害	ウラピジル参照	失神，意識喪失，狭心症，めまい，頭痛，頭重，発疹

循環器疾患の薬物一覧　**479**

血管拡張薬　つづき

	一般名	商品名	剤形・含有量	用法・用量	適応	禁忌	副作用*
Kチャネルオープナー	ニコランジル (nicorandil)	シグマート (中外)	錠2.5，5mg	1日15mg分3	狭心症	シルデナフィルクエン酸塩，バルデナフィル塩酸塩水和物，タダラフィル，リオシグアト投与中患者	肝機能障害，黄疸，口内潰瘍，舌潰瘍，肛門潰瘍，消化管潰瘍，頭痛，発疹
		シグマート注 (中外)	注2，12，48mg	①0.01〜0.03%溶液とし2mg/hr，点滴静注，最大投与量6mg/hr ②0.04〜0.25%溶液とし，0.2mg/kgを5分程度かけて静注，続いて0.2mg/kg/hrで持続点滴	①不安定狭心症 ②急性心不全（慢性心不全の急性増悪期を含む）	重篤な肝・腎・脳機能障害，重篤な低血圧，心原性ショック，Eisenmenger	肝機能障害，黄疸，血小板減少，血圧低下，頭痛，発疹
						症候群，原発性肺高血圧症，右室梗塞，脱水症状，神経循環無力症，閉塞隅角緑内障，本剤または硝酸・亜硝酸エステル系薬剤過敏症既往歴患者，シルデナフィルクエン酸塩，バルデナフィル塩酸塩水和物，タダラフィル，リオシグアト投与中患者	
hANP	カルペリチド (carperitide)	ハンプ (第一三共)	注1000μg	持続静注0.1μg/kg/min 最大投与量0.2μg/kg/min	急性心不全（慢性心不全の急性増悪期を含む）	重篤な低血圧，心原性ショック，右室梗塞，脱水症状患者	血圧低下，低血圧性ショック，徐脈，電解質異常，心室性不整脈，
					赤血球・血小板・白血球増加，重篤な肝機能障害，重篤な血小板減少，不整脈，赤血球・白血球減少，白血球分画異常，ヘマトクリット・ヘモグロビン値変動，AST・ALT・ALP・γ-GTP・LDH・総ビリルビン・BUN・Cre上昇，血清蛋白低下，血清電解質変動，尿蛋白増加		
エンドセリン受容体拮抗薬	ボセンタン水和物 (bosentan hydrate)	トラクリア (アクテリオン)	①錠62.5mg ②小児用分散錠32mg	①投与開始から4週間：1日125mg分2食後 投与5週目から：1日250mg分2食後 最大投与量1日250mg ②1日4mg/kg分2朝夕，少量の水に分散させて投与 最大投与量1回120mg，1日240mg	①肺動脈性肺高血圧症（WHO機能分類クラスⅡ，ⅢおよびⅣに限る） 全身性強皮症における手指潰瘍の発症抑制 ②肺動脈性肺高血圧症	妊婦，中等度あるいは重度の肝障害患者，シクロスポリン，タクロリムス，グリベンクラミド投与中患者，本剤過敏症既往歴患者	重篤な肝機能障害，汎血球減少，白血球減少，好中球減少，血小板減少，貧血，心不全，うっ血性心不全，頭痛，肝機能異常，筋痛，倦怠感，AST・ALT・γ-GT（GTP）上昇，Hb減少
	アンブリセンタン (ambrisentan)	ヴォリブリス (グラクソ・スミスクライン)	錠2.5mg	1日5mg分1 1日最大投与量10mg シクロスポリン併用時1日最大投与量5mg	肺動脈性肺高血圧症	重度肝障害患者，本剤成分過敏症既往歴患者，妊婦	貧血，体液貯留，心不全，間質性肺炎，過敏症反応（血管浮腫，発疹など），頭痛，潮紅，鼻閉，鼻出血，喀血
	マシテンタン (macitentan)	オプスミット (アクテリオン)	錠10mg	1日10mg分1	肺動脈性肺高血圧症	妊婦，重度肝障害，強い	貧血，頭痛
				CYP-3A4誘導剤（リファンピシン，セイヨウオトギリソウ含有食品，カルバマゼピン，フェニトイン，フェノバルビタール，リファブチン）投与中，本剤成分過敏症既往歴患者			

血管拡張薬 つづき

	一般名	商品名	剤形・含有量	用法・用量	適応	禁忌	副作用*
PDE-5阻害薬	シルデナフィルクエン酸塩（sildenafil citrate）	レバチオ（ファイザー）	錠20 mg ODフィルム20 mg 懸濁用ドライシロップ900 mg	成人および体重20 kgを超える小児：1日60 mg分3 体重8 kg以上20 kg以下の小児：1日30 mg分3	肺動脈性肺高血圧症	本剤成分過敏症既往歴患者， 重度の肝機能障害（Child-Pugh Class C）患者，硝酸薬あるいは一酸化窒素（NO）供与薬（ニトログリセリン，亜硝酸アミル，硝酸イソソルビド等），リトナビル，ダルナビル，インジナビル，イトラコナゾール，テラプレビル，コビシスタット含有製剤，アミオダロン塩酸塩（経口剤），リオシグアト投与中患者	頭痛，めまい，潮紅，消化不良，悪心，下痢，腹痛，四肢痛，筋痛，色視症（青視症，黄視症など），霧視
	タダラフィル（tadalafil）	アドシルカ（イーライリリー—日本新薬）	錠20 mg	1日40 mg分1	肺動脈性肺高血圧症	本剤成分過敏症既往歴，硝酸剤または一酸化窒素供与剤投与中，重度腎障害，重度肝障害，リオシグアト投与中，CYP3A4を強く阻害するイトラコナゾール，リトナビル，アタザナビル，インジナビル，ネルフィナビル，サキナビル，ダルナビル，クラリスロマイシン，テラプレビル，コビシスタット含有製剤投与中，CYP3A4を強く誘導するリファンピシン，フェニトイン，カルバマゼピン，フェノバルビタールを長期投与中患者	発疹，蕁麻疹，顔面浮腫，剝脱性皮膚炎，Stevens–Johnson症候群，潮紅，筋痛，頭痛，浮動性めまい，心筋梗塞，心突然死，頻脈，高血圧，非動脈炎性前部虚血性視神経症，網膜静脈閉塞，視野欠損，腹痛，脳卒中，片頭痛，持続勃起症，勃起延長，多汗症
可溶性グアニル酸シクラーゼ（sGC）刺激薬	リオシグアト（riociguat）	アデムパス（バイエル）	錠0.5, 1.0, 2.5 mg	①用量調節期：1日3.0 mg分3で開始，2週間継続，収縮期血圧95 mmHg以上かつ低血圧症状ない場合2週間間隔で1回用量を0.5 mgずつ増量 ②用量維持期：用量調節期に決定した用量を維持 ①②ともに，1日最大投与量7.5 mg分3，低血圧症状を示すなど忍容性がない場合，1回0.5 mgずつ減量	外科的治療不適応または外科的治療後に残存・再発した慢性血栓塞栓性肺高血圧症，肺動脈性肺高血圧症	本剤成分過敏症既往歴，重度肝機能障害（Child-Pugh分類C），重度腎機能障害または透析中，硝酸薬または一酸化窒素（NO）供与剤，ホスホジエステラーゼ（PDE）-5阻害薬，アゾール系抗真菌剤，HIVプロテアーゼ阻害薬投与中患者，妊婦	喀血，肺出血，頭痛，浮動性めまい，消化不良

血管拡張薬 つづき

	一般名	商品名	剤形・含有量	用法・用量	適応	禁忌	副作用*
PGI_2	ベラプロストナトリウム（beraprost sodium）	プロサイリン（科研）	錠 20 μg	潰瘍, 疼痛, 冷感：1日120 μg分3食後 肺高血圧症：1日60 μg分3, 最大投与量1日180 μg分3〜4	慢性動脈閉塞症に伴う潰瘍疼痛および冷感の改善 原発性肺高血圧症	出血患者, 妊婦	出血傾向（脳出血, 消化管出血, 出血傾向（脳出血, 消化管出血, 肺出血, 眼底出血）, ショック, 失神, 意識消失, 間質性肺炎, 肝機能障害, 狭心症, 心筋梗塞, 皮下出血, 鼻出血, 貧血, 発疹, 頭痛, めまい, ふらつき, 嘔気, 下痢, 食欲不振, 上腹部痛, 胃不快感, AST・ALT・γ-GTP, LDH・BUN 上昇, 顔面潮紅, ほてり, のぼせ, 動悸, 潮紅, 倦怠感, TG 上昇
		ドルナー（東レ・アステラス）					
		プロルナー（日医工）	錠 20, 40 μg				
		ケアロード LA（東レ・アステラス）	錠 60 μg	1日120 μg分2（朝夕食後） 最大投与量1日360 μg	肺動脈性肺高血圧症	出血患者, 妊婦	血傾向（脳出血, 消化管出血, 出肺出血, 眼底出血）, ショック, 失神, 意識消失, 間質性肺炎, 肝機能障害, 狭心症, 心筋梗塞, 頭痛, 皮下出血, 鼻出血, 白血球・血小板減少, 白血球・好酸球増多, 貧血, 瘙痒, 発疹, 蕁麻疹
		ベラサス LA（科研）					
	エポプロステノールナトリウム（epoprostenol sodium）	フローラン（グラクソ・スミスクライン）	注 0.5, 1.5 mg	2 ng/kg/min で持続静注開始, 15分以上間隔をあけ1〜2 ng/kg/min ずつ増量 最大投与量10 ng/kg/min	肺動脈性肺高血圧症	本剤過敏症既往歴患者, 右心不全の急性増悪時の患者, 重篤な左心機能障害, 重篤な低血圧患者, 用量設定期に肺水腫が増悪した患者 進症, 潮紅, 動悸, 低血圧, 下痢, 腹痛, 悪心, 嘔吐, 頭痛, 関節痛, 頭痛, 手のしびれ, 感覚鈍麻, 血小板減少, 出血, 発疹, 胸部絞扼感, 疼痛	過度の血圧低下, 過度の徐脈, 意識消失, ショック状態, 尿量減少, 肺水腫, 甲状腺機能亢
	トレプロスチニル（treprostinil）	トレプロスト（持田）	注 20, 50, 100, 200 mg/20 mL	開始時1.25 ng/kg/min 持続静注または持続皮下注, 全身性副作用に忍容性ない場合, 0.625 ng/kg/min に減量. 最初の4週間, 1週間あたり最大1.25 ng/kg/min で増量, その後は1週間あたり最大2.5 ng/kg/min で増量し, 最適投与速度を決定	肺動脈性肺高血圧症（WHO機能分類クラスII, IIIおよびIV）	本剤成分過敏症既往歴, 右心不全の急性増悪時, 重篤な左心機能障害, 重篤な低血圧症患者	血圧低下, 失神, 出血, 血小板減少, 好中球減少, 血流感染, 注射部位の局所反応, 潮紅, ほてり, 下痢, 悪心, 四肢痛, 顎痛, 頭痛, 不眠症, 注射部位の疼痛・紅斑・腫脹・熱感・硬結・瘙痒感, 浮腫, 倦怠感
	イロプロスト（iloprost）	ベンテイビス（バイエル）	吸入液 10 μg/mL	初回1回2.5 μg ネブライザを用いて吸入 忍容性確認後, 2回目以降1回5.0 μg に増量, 1日6〜9回吸入 1回5.0 μg に忍容性がない場合, 1回2.5 μg に減量	肺動脈性肺高血圧症 血または出血リスクが高い, 肺静脈閉塞性疾患を有する肺高血圧症, 重度の冠動脈疾患または不安定狭心症, 6ヵ月以内に心筋梗塞を発症, 医師の管理下にない非代償性心不全, 重度不整脈, 3ヵ月以内に脳血管障害を発症した患者, 肺高血圧症に関連しない心機能障害を伴う先天性または後天性心臓弁疾患患者	本剤成分過敏症既往歴, 出	脳出血, 頭蓋内出血, 気管支痙攣, 過度の血圧低下, 失神, 血小板減少症, 頻脈, 潮紅, 頭痛, 咳嗽, 顎痛, 開口障害
	セレキシパグ（selexipag）	ウプトラビ（日本新薬）	錠 0.2, 0.4 mg	投与開始時1日0.4 mg分2食後 7日以上の間隔で1回量0.2 mg ずつ最大耐用量まで増量して維持用量を決定 　1回最高用量1.6 mg	肺動脈性肺高血圧症	本剤成分過敏症既往歴, 重度肝障害, 肺静脈閉塞性疾患を有する肺高血圧症患者	低血圧, 鼻出血, 網膜出血, 甲状腺機能異常, 頭痛, 浮動性めまい, 潮紅, 下痢, 悪心, 嘔吐, 腹痛, 顎痛, 筋肉痛, 四肢痛, 関節痛

血管拡張薬 つづき

	一般名	商品名	剤形・含有量	用法・用量	適応	禁忌	副作用*
PGE_1	アルプロスタジルアルファデクス (alprostadil alfadex)	プロスタンディン (小野)	注 20 μg	動注：1日10〜15μg (約0.1〜0.15 ng/kg/min) をインフュージョンポンプで動注　静注：①〜③1日1〜2回，1回40〜60μg，2時間 (5〜10 ng/kg/min) 点滴静注，1.2μg/kg/2 hr を超えてはならない，④50〜100 ng/kg/min で投与開始し有効最小量で持続投与　陰茎海綿体内投与：1 mL に溶解し，1回20μg を陰茎海綿体へ投与　に末梢循環・神経・運動機能障害の回復，②血行再建術後の血流維持，③動脈内投与が不適と判断される慢性動脈閉塞症における四肢潰瘍ならびに安静時疼痛の改善，④動脈管依存性先天性心疾患における動脈管の開存陰茎海綿体内投与：勃起障害の診断	動注：慢性動脈閉塞症における四肢潰瘍ならびに安静時疼痛の改善静注：①振動病における末梢血行障害に伴う自覚症状の改善ならびに	重篤な心不全，肺水腫，出血している患者，妊婦，本剤過敏症既往歴患者	動注，静注①〜③：ショック，アナフィラキシー，心不全，肺水腫　脳出血，消化管出血，心筋梗塞，無顆粒球症，白血球減少，肝機能障害，黄疸，間質性肺炎，注射部位の疼痛・腫脹・発赤・発熱・血管痛・静脈炎，悪心，嘔吐，頭痛，頭重　静注④：上記および無呼吸発作，頻脈，浮腫，発赤，発熱，多呼吸，低 Na，Cl 血症，CRP 上昇陰茎海綿体内投与：持続勃起症
		プロスタンディン 500 (小野)	注 500 μg	0.1〜0.2μg/kg/min で点滴静注開始，0.05〜0.2μg/kg/min で維持	高血圧症または軽度の虚血性心疾患を合併する外科手術時の低血圧維持，外科手術時の異常高血圧の緊急処置	重症の動脈硬化症，心あるいは脳に高度な循環障害，重症肝・腎疾患，非代償性高度出血，ショック状態，呼吸不全，未治療貧血患者，妊婦，本剤過敏症既往歴患者	ショック，心電図異常，頻脈，低血圧，注射部静脈炎，PaO_2 低下
	アルプロスタジル (alprostadil)	パルクス (大正−大正富山)　リプル (田辺三菱)	注 5 μg/1 mL，10 μg/2 mL	1日1回5〜10μg 緩徐に静注または点滴静注　動脈管開存：5 ng/kg/min，持続静注造影能改善：1回5μg 経カテーテル的に上腸間膜動脈内投与	慢性動脈閉塞症における四肢潰瘍ならびに安静時疼痛の改善，進行性全身性硬化症，全身性エリテマトーデス，糖尿病における皮膚潰瘍の改善，振動病における末梢血行障害に伴う自覚症状の改善，ならびに末梢循環・神経・運動機能障害の回復，動脈管依存性先天性心疾患における動脈管の開存，(シリンジ以外) 経上腸間膜動脈性門脈造影における造影能の改善	重篤な心不全，出血患者，妊婦，本剤過敏症既往歴患者	ショック，アナフィラキシー，意識消失，心不全，肺水腫，間質性肺炎，心筋梗塞，脳出血，消化管出血，無顆粒球症，血小板減少，肝機能障害，黄疸，無呼吸発作 (新生児に投与した場合)，嘔気，腹痛，嘔吐，下痢，腹部膨満感，不快感，血圧降下，血圧上昇，血管炎，顔面潮紅，胸部絞扼感，発熱，頭痛，発疹，瘙痒感，熱感，胸内苦悶，喘息，腎不全の増悪，鼻出血，眼底出血，結膜出血，皮下出血，血尿
		パルクスディスポ (大正−大正富山)　リプルキット (田辺三菱)	注シリンジ 10 μg/2 mL				
		プリンク (注：大日本住友，注シリンジ：武田テバ−科研)	注 5 μg/1 mL，10 μg/2 mL　注シリンジ 5 μg/1 mL，10 μg/2 mL				
	リマプロストアルファデクス (limaprost alfadex)	オパルモン (小野)　プロレナール (大日本住友)	錠 5 μg	閉塞性血栓血管炎：1日30μg 分3後天性の腰部脊柱管狭窄症：1日15μg 分3	閉塞性血栓血管炎に伴う潰瘍，疼痛および冷感などの虚血性諸症状の改善，(5μg 製剤のみ) 後天性の腰部脊柱管狭窄症に伴う自覚症状および歩行能力の改善	妊婦	肝機能障害，黄疸，発疹，瘙痒感，下痢，悪心，腹部不快感，腹痛，食欲不振，胸やけ，AST・ALT 上昇，肝機能異常，心悸亢進，頭痛，めまい，潮紅，ほてり
		リマプロストアルファデクス錠「テバ」(武田テバ−武田)	錠 5，10 μg				

循環器疾患の薬物一覧　**483**

血管拡張薬　つづき

	一般名	商品名	剤形・含有量	用法・用量	適応	禁忌	副作用*
抗セロトニン薬	サルポグレラート塩酸塩（sarpogrelate hydrochloride）	アンプラーグ（田辺三菱）	錠50，100 mg 細粒10%	1日300 mg分3食後	慢性動脈閉塞症に伴う潰瘍疼痛および冷感などの虚血性諸症状の改善	出血患者，妊婦	脳出血，消化管出血，血小板減少，肝機能障害，黄疸，無顆粒球症，発疹，発赤，鼻出血，皮下出血，嘔気，胸やけ，腹痛，便秘，心悸亢進，頭痛，蛋白尿，尿潜血，BUN・Cre上昇，貧血，中性脂肪・コレステロール上昇，アルブミン減少，尿糖，尿沈渣
ヒドララジン系	ヒドララジン塩酸塩（hydralazine hydrochloride）	アプレゾリン（サンファーマ−田辺三菱）	錠10，25，50 mg 散10%	1日30〜40 mg分3〜4 維持量：1回20〜50 mg 1日30〜200 mg	本態性高血圧症，妊娠高血圧症候群による高血圧	虚血性心疾患，大動脈弁狭窄，僧帽弁狭窄および拡張不全による心不全，高度の頻脈および	SLE様症状（発熱，紅斑，関節痛，胸部痛等），劇症肝炎，肝炎，肝機能障害，黄疸，うっ血性心不全，狭心症発作誘発，麻痺性イレウス，呼吸困
			注20 mg	1回20 mg筋注または徐々に静注	高血圧性緊急症		
					高心拍出性心不全，肺高血圧症による右心不全，解離性大動脈瘤，頭蓋内出血急性期，本剤過敏症既往歴患者	難，急性腎不全，溶血性貧血，汎血球減少，多発性神経炎，血管炎，Hb減少，赤血球減少，白血球減少，顆粒球減少，血小板減少，紫斑，LE細胞陽性，好酸球増多，肝脾腫，発疹，発熱	

■β遮断薬

	一般名	商品名	剤形・含有量	用法・用量	適応	禁忌	副作用*
β遮断薬	プロプラノロール塩酸塩 (propranolol hydrochloride)	インデラル (アストラゼネカ)	錠 10 mg	①1日 30～60 mg 分3，120 mg まで漸増可 ②1日 30 mg 分3 効果不十分な場合は 60 mg，90 mg と漸増 ③成人：1日 30 mg 分3，効果不十分な場合は 60 mg，90 mg と漸増，小児：0.5～2 mg/kg/日，分3～4，効果不十分な場合は 4 mg/kg/日まで増量可，1日最大投与量 90 mg，④1日 20～30 mg 分2～3，効果不十分な場合は 60 mg まで増量可，⑤乳幼児：0.5～2 mg/kg，分3～4，効果不十分な場合は 4 mg/kg/日まで増量可	①本態性高血圧症（軽症～中等症），②狭心症，褐色細胞腫手術時，③期外収縮，発作性頻拍の予防，頻拍性心房細動，洞性頻脈，新鮮心房細動，発作性心房細動の予防，④片頭痛発作の発症抑制，⑤右室流出路狭窄による低酸素発作の発症抑制	本剤過敏症既往歴，気管支喘息，気管支痙攣のおそれのある患者，糖尿病性ケトアシドーシス，代謝性アシドーシス，高度徐脈，房室ブロック，洞房ブロック，洞不全症候群，心原性ショック，肺高血圧による右心不全，うっ血性心不全，低血圧症，長期絶食，重度末梢循環障害，未治療の褐色細胞腫，異型狭心症，リザトリプタン安息香酸塩投与中患者	徐脈，末梢性虚血，房室ブロック，起立性低血圧，無顆粒球症，血小板減少症，紫斑病，気管支痙攣，呼吸困難，喘鳴，うっ血性心不全（徐放カプセル除く），発疹，低血圧，頭痛，めまい，ふらふら感，眠気，不眠，幻覚，抑うつ，悪夢，錯乱，しびれ，口渇，悪心，嘔吐，食欲不振，上腹部不快感，腹部痙攣，便秘，下痢，脱力感，疲労感，筋肉痛，可逆的脱毛，視力異常，霧視，涙液分泌減少
		インデラル注 (アストラゼネカ)	注 2 mg/2 mL	1回 2～10 mg，麻酔時 1～5 m g，徐々に静注 心房細動，麻酔に伴う不整脈，新鮮心房細動，洞性頻脈，褐色細胞腫手術時	狭心症，期外収縮，発作性頻拍，頻拍性		
		プロプラノロール塩酸塩徐放カプセル「サワイ」(沢井)	カプセル 60 mg	高血圧症：1日 60～120 mg 分1 狭心症：1日 60 mg 分1	本態性高血圧症，狭心症		
	ニプラジロール (nipradilol)	ハイパジール (興和－興和創薬)	錠 3，6 mg	1日 6～12 mg 分2，最大投与量 1日 18 mg	本態性高血圧症（軽症～中等症），狭心症	高度徐脈，房室ブロック，洞房ブロック，糖尿病性ケトアシドーシス，代謝性アシドーシス，気管支喘息，気管支痙攣のおそれのある患者，心原性ショック，肺高血圧による右心不全，うっ血性心不全，未治療の褐色細胞腫患者，妊婦，シルデナフィルクエン酸塩，バルデナフィル塩酸塩水和物，タダラフィル，リオシグアト投与中患者	心不全，完全房室ブロック，洞停止，高度徐脈，めまい，ふらつき，頭痛，頭重，徐脈，脱力倦怠感，霧視，涙液分泌減少
	ピンドロール (pindolol)	カルビスケン (アルフレッサ)	錠 5 mg	高血圧症：1日 15 mg 分3 狭心症：1日 15 mg 分3，最大投与量 1日 30 mg 洞性頻脈：1日 3～15 mg 分3	本態性高血圧症（軽症～中等症），狭心症，洞性頻脈	本剤および他のβ遮断薬に対して過敏症既往歴，気管支喘息，気管支痙攣のおそれのある患者，糖尿病性ケトアシドーシス，代謝性アシドーシス，高度徐脈，房室ブロック，洞房ブロック，洞不全症候群，心原性ショック，肺高血圧による右心不全，うっ血性心不全，異型狭心症，重度末梢循環障害，未治療の褐色細胞腫，チオリダジン投与中患者，妊婦，低血圧症（錠剤のみ）	心不全の誘発・悪化，心胸比増大，喘息症状の誘発・悪化，発疹，動悸，胸痛，浮腫，めまい，ふらつき，頭痛，不眠，脳貧血様症状，眠気，悪心，嘔吐，下痢，心窩部不快感，脱力感，倦怠感，手足のしびれ感，精神症状，悪夢，涙液分泌現，霧視，腓腸筋痙直，その他の筋肉痛，筋緊張亢進
		ブロクリン L (高田)	カプセル 5，15 mg	1日 15 mg 分1 朝食後	本態性高血圧症（軽症～中等度）		

*：副作用は重大な副作用およびその他の副作用のうち高頻度または重要な副作用を示す.

β遮断薬 つづき

一般名	商品名	剤形・含有量	用法・用量	適 応	禁 忌	副作用*
カルテオロール塩酸塩（carteolol hydrochloride）	ミケラン（大塚）	錠 5 mg	1日 10〜15 mg 分2〜3，最大投与量1日 30 mg	本態性高血圧症（軽症〜中等症），心臓神経症，不整脈，狭心症	本剤過敏症既往歴，気管支喘息，気管支痙攣のおそれのある患者，糖尿病性ケトアシドーシス，代謝性アシドーシス，高度徐脈，房室ブロック，洞不全症候群，心原性ショック，肺高血圧による右心不全，うっ血性心不全，低血圧症，未治療の褐色細胞腫患者，妊婦（小児用ミケラン以外）	房室ブロック，洞不全症候群，洞房ブロック，洞停止等の徐脈性不整脈，うっ血性心不全，冠攣縮性狭心症，失神，めまい，ふらつき，立ちくらみ，徐脈，頭痛，頭重感，眠気，腹部不快感，嘔気，皮疹，倦怠感，脱力感，霧視，涙液分泌減少，筋肉痛，腓腸筋痙直，CK（CPK）上昇，低血糖（小児用）
		細粒 1%		心臓神経症，不整脈，狭心症		
	小児用ミケラン（大塚）	細粒 0.2%	1日 0.2〜0.3 mg/kg 分2	ファロー四徴症に伴うチアノーゼ発作		
	ミケランLA（大塚）	カプセル 15 mg	1日 15〜30 mg 分1朝食後	本態性高血圧症（軽症〜中等症）		
メトプロロール酒石酸塩（metoprolol tartrate）	セロケン（アストラゼネカ）	錠 20 mg	高血圧症：1日 60〜120 mg 分3，最大投与量 240 mg 狭心症，頻脈性不整脈：1日 60〜120 mg 分2〜3	本態性高血圧症（軽症〜中等症），狭心症，頻脈性不整脈	本剤および他のβ遮断薬過敏症既往歴，糖尿病性ケトアシドーシス，代謝性アシドーシス，高度徐脈，房室ブロック，洞房ブロック，洞不全症候群，心原性ショック，肺高血圧による右心不全，うっ血性心不全，低血圧症，重度末梢循環障害，未治療の褐色細胞腫患者，妊婦	心原性ショック，うっ血性心不全，房室ブロック，徐脈，洞機能不全，喘息症状の誘発・悪化，肝機能障害，黄疸，めまい，ふらつき，頭痛，悪心，嘔吐，腹痛，AST・ALT上昇，倦怠感，胸部圧迫感，浮腫，TG上昇，発疹，霧視，涙液分泌減少
	ロプレソール（サンファーマ−田辺三菱）	錠 20，40 mg				
	セロケンL（アストラゼネカ）	錠 120 mg	1日 120 mg 分1朝食後	本態性高血圧症（軽症〜中等症）	本剤および他のβ遮断薬過敏症既往歴，糖尿病性ケトアシドーシス，代謝性アシドーシス，高度徐脈，房室ブロック，洞房ブロック，洞不全症候群，心原性ショック，肺高血圧による右心不全，うっ血性心不全，重度末梢循環障害，未治療の褐色細胞腫患者，妊婦	
	ロプレソールSR（サンファーマ−田辺三菱）					
ビソプロロールフマル酸塩（bisoprolol fumarate）	メインテート（田辺三菱）	錠 0.625，2.5，5 mg	①1日 5 mg 分1 ②1日 0.625 g 分1を2週間以上，忍容性あれば 1.25 mg に増量，4週間以上の間隔で増量または減量，最大1日 5 mg	①本態性高血圧症（軽症〜中等症），狭心症，心室期外収縮 ②虚血性心疾患または拡張型心筋症に基づく慢性心不全	高度徐脈，房室ブロック，洞房ブロック，洞不全症候群，糖尿病性ケトアシドーシス，代謝性アシドーシス，心原性ショック，肺高血圧による右心不全，強心薬または血管拡張薬を静脈内投与する必要のある心不全，非代償性心不全，重度末梢循環障害，未治療褐色細胞腫，本剤過敏症既往歴患者，妊婦	心不全，完全房室ブロック，高度徐脈，洞不全症候群，徐脈，心胸比増大，房室ブロック，低血圧，頭痛，頭重感，めまい，ふらつき，立ちくらみ，AST・ALT上昇，尿酸，Cre上昇，呼吸困難，倦怠感，浮腫
	ビソノテープ（トーアエイヨー−アステラス）	テープ 4 mg（17.9 cm²） 8 mg（35.7 cm²）	1日1回 8 mg 24時間ごと 1日最大投与量 8 mg	本態性高血圧症（軽症〜中等症）	メインテート参照	心不全，完全房室ブロック，高度徐脈，洞不全症候群，（適用部位）瘙痒感

486 循環器疾患の薬物一覧

β遮断薬 つづき

	一般名	商品名	剤形・含有量	用法・用量	適応	禁忌	副作用*
β遮断薬	アテノロール (atenolol)	テノーミン (アストラゼネカ)	錠 25，50 mg	1日50 mg分1 最大投与量1日100 mg	本態性高血圧症(軽症～中等症)，狭心症，頻脈性不整脈(洞性頻脈，期外収縮)	本剤過敏症既往歴，糖尿病性ケトアシドーシス，代謝性アシドーシス，高度徐脈，房室ブロック，洞房ブロック，洞不全症候群，心原性ショック，肺高血圧による右心不全，うっ血性心不全，低血圧症，重度末梢循環障害，未治療の褐色細胞腫患者	徐脈，心不全，心胸比増大，房室ブロック，洞房ブロック，失神を伴う起立性低血圧，呼吸困難，気管支痙攣，喘鳴，血小板減少，紫斑病，発疹，瘙痒，低血圧，頭痛，めまい，AST・ALT上昇，倦怠・脱力感，しびれ感，浮腫，末梢性浮腫，高脂血症，視力異常，霧視，涙液分泌減少
		アテノロール「EMEC」(サンノーバ-エルメッドエーザイ)	ドライシロップ10%				
	ベタキソロール塩酸塩 (betaxolol hydrochloride)	ケルロング (サノフィ)	錠 5，10 mg	本態性高血圧症：1日5～10 mg分1，最大投与量1日20 mg 腎実質性高血圧症：1日5 mg分1，最大投与量1日10 mg 狭心症：1日10 mg分1，最大投与量1日20 mg	本態性高血圧症(軽症～中等症)，腎実質性高血圧症，狭心症	本剤過敏症既往歴患者，糖尿病性ケトアシドーシス，代謝性アシドーシス，高度徐脈，房室ブロック，洞房ブロック，心原性ショック，肺高血圧による右心不全，うっ血性心不全，未治療褐色細胞腫患者，妊婦	完全房室ブロック，心胸比増大，心不全，徐脈，低血圧，ふらふら感，頭痛，めまい，ぼんやり，下痢，嘔吐，肝機能障害，呼吸困難，喘息症状，倦怠感，浮腫，尿酸値・中性脂肪・コレステロール・CK(CPK)上昇，高血糖，HDLコレステロール低下
	セリプロロール塩酸塩 (celiprolol hydrochloride)	セレクトール (日本新薬)	錠 100，200 mg	高血圧症：1日100～200 mg分1食後 最大投与量1日400 mg 狭心症：1日200 mg分1食後，最大投与量1日400 mg	本態性高血圧症(軽症～中等症)，腎実質性高血圧症，狭心症	本剤過敏症既往歴，糖尿病性ケトアシドーシス，代謝性アシドーシス，高度徐脈，房室ブロック，洞房ブロック，洞不全症候群，心原性ショック，肺高血圧による右心不全，うっ血性心不全患者，未治療褐色細胞腫患者，妊婦	心不全，房室ブロック，洞房ブロック，動悸，めまい，頭痛，肝機能異常，倦怠感，中性脂肪・総コレステロール・尿酸・CK(CPK)上昇，発疹，瘙痒感，涙液分泌減少，腓腹筋痙攣，筋肉痛
	アセブトロール塩酸塩 (acebutolol hydrochloride)	アセタノール (サノフィ)	カプセル 100，200 mg	高血圧症：1日200～400 mg分1～2 狭心症，頻脈性不整脈：1日300～600 mg分3食後	本態性高血圧症(軽症～中等症)，狭心症，頻脈性不整脈	本剤過敏症既往歴，糖尿病性ケトアシドーシス，代謝性アシドーシス，高度徐脈，房室ブロック，洞房ブロック，心原性ショック，肺高血圧による右心不全，うっ血性心不全，未治療の褐色細胞腫患者，妊婦痛，悪心，倦怠感，霧視，涙液分泌減少，発疹，蕁麻疹，瘙痒感，紅斑性狼瘡様発疹	心不全，房室ブロック，SLE様症状，間質性肺炎，低血圧，徐脈，浮腫，呼吸困難，めまい，立ちくらみ，頭痛，腹痛
αβ遮断薬	ラベタロール塩酸塩 (labetalol hydrochloride)	トランデート (アスペン)	錠 50，100 mg	1日150 mg分3，最大投与量1日450 mg	本態性高血圧症，褐色細胞腫による高血圧症 高度徐脈，房室ブロック，洞房ブロック，心原性ショック，肺高血圧による右心不全，うっ血性心不全，気管支喘息，気管支痙攣のおそれのある患者，本剤過敏症既往歴患者 めまい，たちくらみ，徐脈，悪心，嘔吐，胃痛，腹痛，尿閉，AST・ALT・γ-GTP・ALP上昇，頭皮異常感，倦怠感，浮腫，霧視，涙液分泌減少	糖尿病性ケトアシドーシス，代謝性アシドーシス，	うっ血性心不全，肝壊死等の重篤な肝障害，黄疸，SLE様症状(筋肉痛，関節痛，抗核抗体陽性)，乾癬，ミオパチー，発疹，瘙痒，頭痛，不眠

循環器疾患の薬物一覧　**487**

β遮断薬　つづき

	一般名	商品名	剤形・含有量	用法・用量	適応	禁忌	副作用*
αβ遮断薬	アロチノロール塩酸塩（arotinolol hydrochloride）	アロチノロール塩酸塩「DSP」（大日本住友）	錠5，10mg	①1日20mg分2 ②1日10〜20mg分2 ①，②最大投与量1日30mg	①本態性高血圧症（軽症〜中等症），狭心症，頻脈性不整脈，②本態性振戦	高度徐脈，房室ブロック，洞房ブロック，洞不全症候群，糖尿病性ケトアシ	心不全，房室ブロック，洞房ブロック，洞不全症候群，徐脈，胸痛，胸部不快感，めまい，ふらつき，立ちくらみ，低血圧，脱力感，倦怠感，頭痛，頭重，眠気，軟便，
					ドーシス，代謝性アシドーシス，気管支喘息，気管支痙攣のおそれのある患者，心原性ショック，肺高血圧による右心不全，うっ血性心不全，未治療の褐色細胞腫患者，妊婦，本剤過敏症既往歴患者		
					下痢，腹部不快感，腹痛，悪心，嘔吐，AST・ALT上昇，中性脂肪値・尿酸値上昇，発疹，蕁麻疹，瘙痒，灼熱感，涙液分泌減少		
	アモスラロール塩酸塩（amosulalol hydrochloride）	ローガン（LTLファーマ）	錠10mg	1日20〜60mg分2	本態性高血圧症，褐色細胞腫による高血圧症	心原性ショック，高度徐脈，房室ブロック，洞房	発疹，頭痛，眠気，めまい，立ちくらみ，徐脈，動悸，AST・ALT上昇，嘔気，食欲不振，鼻閉，倦怠感，浮腫，涙液分泌減少
						ブロック，うっ血性心不全，糖尿病性ケトアシドーシス，代謝性アシドーシス，肺高血圧による右心不全，気管支喘息，気管支痙攣のおそれのある患者，妊婦	
	ベバントロール塩酸塩（bevantolol hydrochloride）	カルバン（日本ケミファ-鳥居）	錠25，50，100mg	1日100mg分2 1日200mgまで増量可	高血圧症	糖尿病性ケトアシドーシス，代謝性アシドーシス，心原性ショック，うっ血性心不全，肺高血圧による右心不全，高度徐脈，房室ブロック（II，III度），洞房ブロック，未治療褐色細胞腫患者，妊婦	心不全，房室ブロック，洞機能不全，喘息発作，呼吸困難，めまい，頭痛，頭重感，眠気，
						不眠，BUN・Cre上昇，肝機能異常，徐脈，洞性徐脈，動悸，心胸郭比増大，血圧低下，咳，息切れ，嘔気，下痢，便秘，口渇，発疹，尿酸・総コレステロール・CK（CPK）・K上昇，浮腫，倦怠感	
	カルベジロール（carvedilol）	アーチスト（第一三共）	錠1.25，2.5，10，20mg	①1日10〜20mg分1 ②1日20mg分1 ③1回1.25mg，1日2回から開始，忍容性をみて増減．維持：1回2.5〜10mg分2 ④1日5mg分1から開始，効果不十分な場合1日10mg分1，1日20mg分1と段階的に増量 最大投与量1日20mg分1	(10，20mg) ①本態性高血圧症（軽症〜中等症），腎実質性高血圧症，②狭心症，③(1.25，2.5，10mg) 虚血性疾患または拡張型心筋症に基づく慢性心不全 ④(2.5，10，20mg) 頻脈性心房細動	気管支喘息，気管支痙攣のおそれのある患者，糖尿病性ケトアシドーシス，代謝性アシドーシス，高度徐脈，房室ブロック，洞房ブロック，心原性ショック，強心薬または血管拡張	高度な徐脈，ショック，完全房室ブロック，心不全，心停止，肝機能障害，黄疸，急性腎不全，中毒性表皮壊死症（TEN），皮膚粘膜眼症候群（Stevens-Johnson症候群），アナフィラキシー，発疹，瘙痒感，徐脈，低血圧，喘息様症状，
					薬を静脈内投与する必要のある心不全，非代償性の心不全，肺高血圧による右心不全，未治療の褐色細胞腫患者，妊婦，本剤過敏症既往歴患者		
					呼吸困難，めまい，頭痛，眠気，胃部不快感，血糖値・尿酸・CK（CPK）・総コレステロール・ALP・LDH・AST・ALT上昇，腎機能障害，貧血，血小板減少，浮腫，倦怠感，脱力感，疲労感，胸痛		

■交感神経系抑制薬

	一般名	商品名	剤形・含有量	用法・用量	適応	禁忌	副作用*
中枢性	クロニジン塩酸塩 (clonidine hydrochloride)	カタプレス (ベーリンガー)	錠 75, 150 μg	1 日 225〜450 μg 分 3 重症：1 日 900 μg 分 3	各種高血圧症 (本態性高血圧症, 腎性高血圧症)	本剤過敏症既往歴患者	幻覚, 錯乱, 眠気・鎮静作用, めまい, 倦怠・脱力感, 口渇, 発疹, 瘙痒
中枢性	グアナベンズ酢酸塩 (guanabenz acetate)	ワイテンス (アルフレッサ)	錠 2 mg	1 日 4 mg 分 2 効果不十分：1 日 8 mg 分 2	本態性高血圧症	本剤過敏症既往歴患者	発疹, 眠気, めまい, ふらつき, 立ちくらみ, 倦怠感, 脱力感, 頭痛・頭重, 口渇, 腹部不快感, 悪心
中枢性	メチルドパ水和物 (methyldopa hydrate)	アルドメット (ミノファーゲン)	錠 125, 250 mg	初期量：1 日 250〜750 mg 分 1〜3 維持量：1 日 250〜2,000 mg 分 1〜3	高血圧症 (本態性, 腎性など), 悪性高血圧	急性肝炎, 慢性肝炎・肝硬変の活動期患者, 非選択的モノアミン酸化酵素阻害薬投与中患者, 本剤過敏症既往歴患者	溶血性貧血, 白血球減少, 無顆粒球症, 血小板減少, 脳血管不全症状, 舞踏病アテトーゼ様不随意運動, 両側性ベル麻痺, 狭心症発作誘発, 心筋炎, SLE 様症状, 脈管炎, うっ血性不心全, 骨髄抑制, 中毒性表皮壊死症 (TEN), 肝炎, 脱力感, 頭痛, 眠気, めまい, ふらふら感, 徐脈, 起立性低血圧, 悪心・嘔吐, 食欲不振, 口渇, 下痢, 発疹, 鼻閉, 肝機能障害 (AST・ALT・γ–GTP 上昇等)
ラウオルフィア製剤	レセルピン (reserpine)	アポプロン (第一三共)	錠 0.25 mg 散 0.1%	高血圧症：1 日 0.2〜0.5 mg 分 1〜3 維持量 1 日 0.1〜0.25 mg 鎮静：1 日 0.2〜2 mg	高血圧症 (本態性, 腎性など), 悪性高血圧 (他の降圧薬と併用する), フェノチアジン系薬物の使用困難な統合失調症	うつ病・うつ状態およびその既往歴, 消化性潰瘍, 潰瘍性大腸炎, 本剤の成分またはラウオルフィア・アルカロイド過敏症既往歴患者, 電気ショック療法を受けている患者, 妊婦 (内服のみ)	うつ状態, 悪夢, 眠気, 性欲減退, 神経過敏, めまい, 頭痛, 発疹, 徐脈, 胃潰瘍, 口渇, 下痢, 食欲不振, 悪心・嘔吐, 軟便, 鼻閉, 倦怠感
ラウオルフィア製剤			注 0.3, 0.5, 1 mg/1 mL	高血圧症：1 回 0.1〜0.5 mg, 1 日 1〜2 回皮下または筋注, 重症または速効には 1 回 0.5〜2.5 mg 鎮静：1 回 0.3〜2.5 mg, 1 日 1〜2 回皮下または筋注	高血圧性緊急症 (子癇, 高血圧性脳症, 脳出血発作など), フェノチアジン系薬物の使用困難な統合失調症		

*：副作用は重大な副作用およびその他の副作用のうち高頻度または重要な副作用を示す.

循環器疾患の薬物一覧　489

■利尿薬

	一般名	商品名	剤形・含有量	用法・用量	適応	禁忌	副作用*
サイアザイド系	トリクロルメチアジド (trichlorme-thiazide)	フルイトラン (塩野義)	錠1，2mg	1日2〜8mg 分1〜2	高血圧症（本態性，腎性など），悪性高血圧，心性浮腫（うっ血性心不全），腎性浮腫，肝性浮腫，月経前緊張症	無尿，急性腎不全，体液中Na・K減少，サイアザイド系薬剤またはその類似化合物過敏症既往歴患者	再生不良性貧血，低Na・K血症，発疹，顔面潮紅，光線過敏症，低Cl性アルカローシス，血中Ca上昇，血清脂質増加，高尿酸血症，高血糖症，白血球減少，血小板減少，紫斑
サイアザイド系	ベンチルヒドロクロロチアジド (benzylhy-drochloro-thiazide)	ベハイド (杏林)	錠4mg	1日8〜16mg 分2，維持量：1週2〜3回間欠投与	高血圧症（本態性，腎性など），悪性高血圧，心性浮腫（うっ血性心不全），腎性浮腫，肝性浮腫	無尿，急性腎不全，体液中Na・K減少，サイアザイド系薬剤またはその類似化合物過敏症既往歴，テルフェナジン，アステミゾール投与中患者	再生不良性貧血，低Na・K血症，発疹，食欲不振，悪心，胃部不快感，白血球減少，血小板減少，紫斑，低Mg血症，低Cl性アルカローシス，血中Ca上昇，血清脂質増加，高尿酸血症，高血糖症
サイアザイド系（配合剤）	①ベンチルヒドロクロロチアジド (benzylhydro-chlorothia-zide) ②レセルピン (reserpine) ③カルバゾクロム (carbazo-chro-me)	ベハイドRA (杏林)	錠 ①4mg ②0.1mg ③5mg	1回1〜2錠，1日1〜2回 維持量：1日1〜2錠	高血圧症（本態性，腎性など），悪性高血圧症 およびその既往歴患者，消化性潰瘍，潰瘍性大腸炎，サイアザイド系薬剤またはその類似化合物，ラウオルフィアアルカロイド，カルバゾクロム過敏症既往歴患者，電気ショック療法中患者，妊婦・授乳婦，テトラベナジン，テルフェナジン，アステミゾール投与中患者	無尿，急性腎不全，体液中のNa・K減少，うつ病・うつ状態お	うつ状態，再生不良性貧血，低Na・K血症，めまい，光線過敏症，口渇，下痢・軟便，食欲不振，悪心，便秘，鼻閉，白血球減少，血小板減少，紫斑，低Mg血症，低Cl性アルカローシス，血中Ca上昇，血清脂質増加，高尿酸血症，高血糖症
サイアザイド系類似薬	メフルシド (mefruside)	バイカロン (田辺三菱)	錠25mg	1日25〜50mg 分1〜2，朝1回または朝昼2回	高血圧症（本態性，腎性など），心性浮腫，腎性浮腫，肝性浮腫	無尿，急性腎不全，体液中のNa・K減少，サイアザイド系薬剤またはその類似化合物過敏症既往歴患者，肝性昏睡患者	低Na・K血症，高尿酸血症，高血糖症，発疹，悪心，嘔吐，胃部不快感，食欲不振，眩暈，起立性低血圧，脱力感，AST・ALT上昇
サイアザイド系類似薬	インダパミド (indapamide)	ナトリックス (京都薬品-大日本住友)	錠1，2mg	1日2mg分1 朝食後 少量から投与開始，徐々に増量	本態性高血圧	無尿，急性腎不全，体液中のNa，K減少，サイアザイド系薬剤またはその類似化合物過敏症既往歴患者	中毒性表皮壊死融解症（TEN），皮膚粘膜眼症候群（Stevens-Johnson症候群），多形滲出性紅斑，低Na・K血症，低Cl性アルカローシス，総コレステロール上昇，高尿酸血症，高血糖症，BUN・Cre上昇，発疹，食欲不振，悪心・嘔吐，口渇，眩暈，頭痛・頭重，立ちくらみ，脱力・倦怠感，AST・ALT・ALP上昇，白血球減少，血小板減少

*：副作用は重大な副作用およびその他の副作用のうち高頻度または重要な副作用を示す．

490 循環器疾患の薬物一覧

利尿薬　つづき

	一般名	商品名	剤形・含有量	用法・用量	適 応	禁 忌	副作用*
ループ系	フロセミド (furosemide)	ラシックス (サノフィー日医工)	錠 10, 20, 40 mg 細粒 4%	1 日 40〜80 mg 分 1, 連日または隔日	高血圧症 (本態性, 腎性など), 悪性高血圧, 心性浮腫 (うっ血性心不全), 腎性浮腫, 肝性浮腫, 月経前緊張症, 末梢血管障害による浮腫, 尿路結石排出促進	無尿, 肝性昏睡, 体液中の Na・K 減少, スルホンアミド誘導体過敏症既往歴患者	(全剤形) ショック, アナフィラキシー, 再生不良性貧血, 汎血球減少症, 無顆粒球症, 血小板減少, 赤芽球癆, 水疱性類天疱瘡, 難聴, 中毒性表皮壊死融解症 (TEN), 皮膚粘膜眼症候群 (Stevens–Johnson 症候群), 多型紅斑, 急性汎発性発疹性膿疱症, 心室性不整脈, 間質性腎炎, 間質性肺炎, 貧血, 白血球減少, 好酸球増加, 溶血性貧血, 低 Na・K 血症, 低 Ca 血症, 代謝性アルカローシス, 高尿酸血症, 高血糖症, 高 TG 血症, 高コレステロール血症, 偽性バーター症候群, 発疹, 蕁麻疹, 発赤, 光線過敏症, 瘙痒症, 水疱性皮膚炎, 紫斑, 黄疸, 肝機能異常, 胆汁うっ滞, BUN・Cre 上昇 (注 100 mg のみ) 下痢, 膵炎, 頭痛, 体熱感, 四肢振戦 (オイテンシンのみ) 口渇, 頭痛, 倦怠感
		ラシックス注 (サノフィー日医工)	注 20 mg/2 mL	1 日 1 回 20 mg 静注または筋注	高血圧症 (本態性, 腎性など), 悪性高血圧, 心性浮腫 (うっ血性心不全), 腎性浮腫, 肝性浮腫, 脳浮腫, 尿路結石排出促進		
		ラシックス注 (サノフィー日医工)	注 100 mg/10 mL	20〜40 mg 静注し, 利尿の無反応を確認後, 100 mg 静注投与後 2 時間以内に, 約 40 mL/hr 以上の尿量が得られない場合は用量漸増 1 回最大投与量 500 mg, 1 日最大投与量 1,000 mg, 投与速度 4 mg/min 以下	急性または慢性腎不全による乏尿	無尿, 腎毒性物質または肝毒性物質による中毒の結果起きた腎不全, 肝性昏睡を伴う腎不全, 体液中の Na・K 減少, 著しい循環血液量減少あるいは血圧低下患者, スルホンアミド誘導体過敏症既往歴患者	
		オイテンシン (サノフィー日医工)	カプセル 40 mg	1 日 40〜80 mg 分 1〜2	本態性高血圧症	無尿, 肝性昏睡, 体液中の Na・K 減少, 本剤またはスルホンアミド誘導体過敏症既往歴患者	
	ピレタニド (piretanide)	アレリックス (サンド)	錠 3, 6 mg	初期 1 日 3〜6 mg 分 1〜2, 効果不十分の場合 12 mg まで増量可	心性浮腫 (うっ血性心不全), 腎性浮腫, 肝性浮腫	無尿, 肝性昏睡, 体液中の Na・K 減少, 本剤またはスルホンアミド誘導体過敏症既往歴患者	血小板減少, 低 Na・K・Ca 血症, 高尿酸血症, 発疹, 口渇, AST・ALT 上昇, BUN 上昇
			注 6 mg/2 mL	1 日 1 回 6〜12 mg 静注	心性浮腫 (うっ血性心不全), 腎性浮腫, 肝性浮腫, 癌性腹水		血小板減少, 低 K 血症, 高尿酸血症, 発疹, 口渇, BUN・Cre 上昇, 低血圧, 脱力・倦怠感
	ブメタニド (bumetanide)	ルネトロン (第一三共)	錠 1 mg	1 日 1〜2 mg 連日または隔日	心性浮腫, 腎性浮腫, 肝性浮腫, 癌性腹水	肝性昏睡, 体液中の Na・K 減少, 無尿患者	脱水症状, 発疹, 皮膚瘙痒感, 低 Na・K 血症, 低 Cl 性アルカローシス, 高尿酸血症, 脱力・倦怠感
			注 0.5 mg/1 mL	1 日 0.5〜1 mg 連日または隔日 静注, 筋注		同上	脱水症状, 発疹, 皮膚瘙痒感, 低 Na・K 血症, 低 Cl 性アルカローシス, 脱力・倦怠感
	アゾセミド (azosemide)	ダイアート (三和化学)	錠 30, 60 mg	1 日 60 mg 分 1	心性浮腫 (うっ血性心不全), 腎性浮腫, 肝性浮腫	無尿, 肝性昏睡, 体液中の Na・K 減少, スルホンアミド誘導体過敏症既往歴	電解質異常, 無顆粒球症, 白血球減少, 低 Cl 性アルカローシス, 高尿酸血症, 発疹, 血小板減少, AST・ALT 上昇, BUN・Cre 上昇

利尿薬　つづき

	一般名	商品名	剤形・含有量	用法・用量	適応	禁忌	副作用*
ループ系	トラセミド (torasemide)	ルプラック (田辺三菱−大正富山)	錠4，8 mg	1日4〜8 mg 分1	心性浮腫，腎性浮腫，肝性浮腫	無尿，肝性昏睡，体液中Na・K減少，本剤またはスルホンアミド誘導体過敏症既往歴患者	肝機能障害，黄疸，血小板減少，低K血症，高K血症，白血球数減少，赤血球数減少，ヘマトクリット値減少，低Na血症，低Cl性アルカローシス，血清尿酸値上昇，発疹，瘙痒，口渇，AST・ALT上昇，BUN・Cre上昇，頻尿，頭痛，めまい，倦怠感
K保持性	スピロノラクトン (spironolactone)	アルダクトンA (ファイザー)	錠25，50 mg 細粒10％	1日50〜100 mg 分割投与	高血圧症（本態性，腎性など），心性浮腫（うっ血性心不全），腎性浮腫，肝性浮腫，特発性浮腫，悪性腫瘍に伴う浮腫および腹水，栄養失調性浮腫，原発性アルドステロン症の診断および症状の改善	無尿，急性腎不全，高K血症，アジソン病患者，本剤過敏症既往歴患者，タクロリムス，エプレレノン，ミトタン投与中患者	高K血症，低Na血症，代謝性アシドーシス，不整脈，全身倦怠感，脱力，急性腎不全，中毒性表皮壊死融解症（TEN），皮膚粘膜眼症候群（Stevens−Johnson症候群），女性型乳房，乳房腫脹，性欲減退，陰萎，多毛，月経不順，無月経，閉経後の出欠，音声低温化，発疹，蕁麻疹，食欲不振，悪心・嘔吐，口渇，下痢，便秘，倦怠感，心悸亢進，発熱，肝斑
K保持性	トリアムテレン (triamterene)	トリテレン (京都薬品−大日本住友)	カプセル50 mg	1日90〜200 mg 分2〜3	高血圧症（本態性，腎性など），心性浮腫（うっ血性心不全），腎性浮腫，肝性浮腫	無尿，急性腎不全，高K血症，腎結石およびその既往歴患者，インドメタシン，ジクロフェナク，テルフェナジン，アステミゾール投与中患者	急性腎不全，好酸球増加，巨赤芽球性貧血，高K血症，腎結石，発疹，光線過敏症，食欲不振，悪心・嘔吐，口渇，下痢，眩暈，頭痛，倦怠感，疲労感
K保持性	カンレノ酸カリウム (potassium canrenoate)	ソルダクトン (ファイザー)	注100，200 mg	1回100〜200 mg 1日1〜2回緩徐に静注，最大投与量1日600 mg	経口抗アルドステロン薬の服用困難な原発性アルドステロン症，心性浮腫（うっ血性心不全），肝性浮腫，開心術および開腹術時における水分・電解質代謝異常	無尿，腎不全，腎機能の進行性悪化状態，高K血症，本剤過敏症既往歴，アジソン病，痙攣性素因患者，エプレレノン，タクロリムス投与中患者	ショック，高K・Na・Cl血症，低Na・Cl血症，不整脈，発疹，白血球増加，貧血，BUN・Cre上昇，AST・ALT・ALP上昇，嘔気・嘔吐，下痢，頭痛，妄想，女性型乳房，注射部位疼痛，発熱
K保持性	エプレレノン (eplerenone)	セララ (ファイザー)	錠25，50，100 mg	①1日1回50 mgから開始，100 mgまで増量可②1日1回25 mgから開始し，血清K値，患者の状態に応じて投与開始から4週間以降を目安に1日1回50 mgに増量．中等度の腎機能障害患者では1日1回隔日25 mgから開始し，最大用量は1日1回25 mgまで	①高血圧症，②ACE阻害薬またはARB，β遮断薬，利尿薬等の基礎治療を受けている慢性心不全（25，50 mgのみ）	本剤過敏症既往歴患者，高K血症，重度腎機能障害，重度肝機能障害，K保持性利尿薬，イトラコナゾール，リトナビル，ネルフィナビル投与中患者①微量アルブミン尿・蛋白尿を伴う糖尿病，中等度以上の腎機能障害，K製剤投与中患者	高K血症，高尿酸血症，頭痛，めまい，低血圧，嘔気，消化不良，筋痙攣，腎機能障害，疲労，AST・ALT・γ-GTP上昇，

利尿薬　つづき

	一般名	商品名	剤形・含有量	用法・用量	適応	禁忌	副作用*
バソプレシンV₂受容体拮抗薬	トルバプタン（tolvaptan）	サムスカ（大塚）	錠7.5, 10, 30 mg　顆粒1%	①1日15 mg 分1　②1日7.5 mg 分1　③1日60 mg 分2（朝45 mg，夕方15 mg）より開始，1日90 mg（朝60 mg，夕方30 mg），1日120 mg（朝90 mg，夕方30 mg）と段階的に増量，最大投与量1日120 mg（朝90 mg，夕方30 mg）	①ループ利尿薬等の他の利尿薬で効果不十分な心不全における体液貯留（7.5, 15 mg, 顆粒のみ），②ループ利尿薬などの他の利尿薬で効果不十分な肝硬変における体液貯留（7.5 mg, 顆粒のみ），③腎容積が既に増大しており，かつ，腎容積の増大速度が速い常染色体優性多発性嚢胞腎の進行抑制	口渇を感じないまたは水分摂取が困難な患者，高Na血症，本剤または類似化合物（モザバプタン塩酸塩）過敏症既往歴患者，妊婦　①，②無尿，適切な水分補給が困難な肝性脳症患者　③重篤な腎機能障害，慢性肝炎，薬剤性肝機能障害等の肝機能障害，または既往歴患者	腎不全，血栓塞栓症，高Na血症，肝機能障害，ショック，アナフィラキシー，過度の血圧低下，心室細動，心室頻拍，肝性脳症，汎血球減少，血小板減少，頭痛，めまい，口渇，便秘，血中尿酸上昇，頻尿，多尿，Cre上昇，疲労，多飲症

循環器疾患の薬物一覧 **493**

■抗凝固薬，抗血小板薬

	一般名	商品名	剤形・含有量	用法・用量	適 応	禁 忌	副作用*
抗凝固薬	ヘパリンナトリウム (heparin sodium)	ヘパリンナトリウム「AY」（エイワイファーマ-陽進堂）	注 10,000 単位/10 mL 50,000 単位/50 mL 100,000 単位/100 mL	皮下，筋，静，点滴 静注，体外循環：全血凝固時間または全血活性化部分トロンボプラスチン時間が正常値の2～3 倍になるように保つ 輸血および血液検査の際の血液凝固防止法：輸血の際は血液 100 mL に対し 400～500 単位，血液検査の際は血液 20～30 mL に対し 100 単位	汎発性血管内血液凝固症候群の治療，血液透析・人工心肺その他の体外循環装置使用時の血液凝固防止，血管カテーテル挿入時の血液凝固防止，輸血および血液検査の際の血液凝固防止，血栓塞栓症（静脈血栓症，心筋梗塞症，肺塞栓症，脳塞栓症，四肢動脈血栓塞栓症，手術中・術後の血栓塞栓症など）の治療および予防	出血またはその可能性のある患者，重篤な肝・腎障害，中枢神経系の手術または外傷後日の浅い患者，本剤過敏症既往歴患者，ヘパリン起因性血小板減少症 (HIT) 既往歴患者	ショック，アナフィラキシー，出血，血小板減少，HIT 等に伴う血小板減少・血栓症，瘙痒感，蕁麻疹，悪寒，発熱，鼻炎，気管支喘息，流涙
		ヘパリンNa「モチダ」（持田）	注 5,000 単位/5 mL 10,000 単位/10 mL				
		ヘパリンナトリウム注N「AY」（エイワイファーマ-陽進堂）	注 5,000 単位/5 mL 10,000 単位/10 mL				
	ヘパリンカルシウム (heparin calcium)	ヘパリンカルシウム「AY」（エイワイファーマ-陽進堂）	注 10,000 単位/10 mL，50,000 単位/50 mL				
		ヘパリンCa「サワイ」（沢井）	注 20,000 単位/20 mL，50,000 単位/50 mL，100,000 単位/100 mL				
		ヘパリンカルシウム皮下注「モチダ」（持田）	皮下注 10,000 単位/0.4 mL 20,000 単位/0.8 mL 皮下注シリンジ 5,000 単位/0.2 mL	全血凝固時間または全血活性化部分トロンボプラスチン時間が正常値の2～3 倍になるように保つ ①初回：15,000～20,000 単位 維持量：1 回 10,000～15,000 単位，1 日 2 回，12 時間間隔で皮下注 ②の予防には，5,000 単位を 12 時間ごと 7～10 日間皮下注	①汎発性血管内血液凝固候群の治療 ②血栓塞栓症（静脈血栓症，心筋梗塞症，肺塞栓症，脳塞栓症，四肢動脈血栓塞栓症，手術中・術後の血栓塞栓症など）の治療および予防		
	ダルテパリンナトリウム (dalteparin sodium)	フラグミン（ファイザー-キッセイ）	注 5,000 単位/5 mL	①出血症状を有していない場合：体外循環液に体外循環開始時 15～20 単位/kg 単回投与，体外循環開始後 7.5～10 単位/kg/hr 持続注入	①血液体外循環時の灌流血液の凝固防止（血液透析） ②汎発性血管内血液凝固症 (DIC)	妊婦，高度な出血症状を有する患者（汎発性血管内血液凝固症を除く），本剤またはヘパリン・他の低分子量ヘパリン過敏症既往歴患者，重篤な肝障害既往歴患者，ヘパリン起因性血小板減少症 (HIT) 既往歴患者	ショック，アナフィラキシー，出血，血小板減少，血栓症，瘙痒感，発熱，ALT 上昇
		ダルテパリンNa「HK」（光）	注シリンジ 5,000 単位/5 mL				
		ダルテパリンNa「ニプロ」（ニプロ）	注シリンジ 2,500 単位/10 mL，3,000 単位/12 mL，4,000 単位/16 mL，5,000 単位/20 mL	出血症状を有する場合：体外循環液に体外循環開始時 10～15 単位/kg 単回投与，体外循環開始後 7.5 単位/kg/hr 持続注入 ②1 日量 75 単位/kg，24 時間持続点滴			
	ワルファリンカリウム (warfarin potassium)	ワーファリン（エーザイ）	錠 0.5，1，5 mg 顆粒 0.2%	初回：成人 1 日 1～5 mg 分 1，定期的に血液凝固能検査実施し，維持量調節 小児維持量目安：12 ヵ月未満 0.16 mg/kg/日，1 歳以上 15 歳未満 0.04～0.10 mg/kg/日	血栓塞栓症（静脈血栓症，心筋梗塞症，肺塞栓症，脳塞栓症，緩徐に進行する脳血栓症など）の治療および予防	出血またはその可能性のある患者，重篤な肝・腎障害，中枢神経系の手術または外傷後日の浅い患者，本剤過敏症既往歴，妊婦，骨粗鬆症治療用ビタミンK2製剤，イグラチモド，ミコナゾール投与中患者	出血，皮膚壊死，肝機能障害，黄疸，発疹，瘙痒症，紅斑，蕁麻疹，皮膚炎，発熱
		ワルファリンK「NP」（ニプロ）	錠 0.5，1，2 mg				
		ワルファリンK（各社）	細粒 0.2%				

*：副作用は重大な副作用およびその他の副作用のうち高頻度または重要な副作用を示す．

循環器疾患の薬物一覧

抗凝固薬，抗血小板薬 つづき

	一般名	商品名	剤形・含有量	用法・用量	適 応	禁 忌	副作用*
抗凝固薬	レビパリンナトリウム (reviparin sodium)	クリバリン（マイランEPD）	注 5,000 単位（抗第Ⅹa 因子活性）/5 mL	出血症状を有していない場合：体外循環液に体外循環開始時 16 単位/kg 単回投与，体外循環開始後 8 単位/kg/hr 持続注入 出血症状を有する場合：体外循環液に体外循環開始時 13〜16 単位/kg 単回投与，体外循環開始後 7〜8 単位/kg/hr 持続注入	血液体外循環時の灌流血液の凝固防止（血液透析）	本剤またはヘパリン・他の低分子量ヘパリン過敏症既往歴患者，妊婦，高度な出血症状を有する患者，重篤な肝障害またはその既往歴患者，ヘパリン起因性血小板減少症（HIT）既往歴患者	出血，血栓症，血小板減少，ショック，アナフィラキシー，出血悪化，貧血，瘙痒感，AST・ALT・ALP 上昇，悪心，嘔吐，頭痛
	ダナパロイドナトリウム (danaparoid sodium)	オルガラン（共和クリティケア）	注 1,250 単位（抗第Ⅹa 因子活性）/mL	1 回 1250 抗第Ⅹa 因子活性単位を 12 時間ごとに静注	汎発性血管内血液凝固症（DIC）	出血している，またはその可能性が高い患者，血液透析が必要な患者，重篤な肝障害のある患者，本剤または亜硫酸塩過敏症患者，妊婦，ヘパリン起因性血小板減少症（HIT）既往歴患者，脳・脊髄・眼科手術，頭部外傷後日の浅い患者	アナフィラキシー様症状，血小板減少症，出血，AST・ALT 上昇
	トロンボモデュリンアルファ (thrombo-modulin)	リコモジュリン（旭化成ファーマ）	注 12,800 単位	1 日 1 回 380 単位/kg，約 30 分で点滴静注	汎発性血管内血液凝固症（DIC）	頭蓋内出血，肺出血，消化管出血（継続的な吐血・下血，消化管潰瘍による出血），本剤成分過敏症既往歴患者，妊婦	頭蓋内出血，肺出血，消化管出血，カテーテル留置部位出血，血管穿刺部位出血，皮下出血，鼻出血，口内出血，血尿，血腫，紫斑，発疹，ALT・AST・ビリルビン・ALP 上昇，貧血，尿潜血陽性，尿沈渣赤血球
	フォンダパリヌクスナトリウム (fondapari-nux sodium)	アリクストラ（グラクソ・スミスクライン−アスペン）	注シリンジ 1.5 mg/0.3 mL 2.5 mg/0.5 mL	皮下注 1 日 1 回 2.5 mg 腎障害：程度に応じて 1 日 1 回 1.5 mg に減量	静脈血栓塞栓症の発現リスクの高い，下肢整形外科手術施行患者，腹部手術施行患者における静脈血栓塞栓症の発症抑制	本剤過敏症既往歴患者，出血，急性細菌性心内膜炎，重度腎障害患者	出血，肝機能障害，黄疸，ショック，アナフィラキシー，血小板数増加，貧血，肝機能障害，発疹
			注シリンジ 5.0 mg/0.4 mL 7.5 mg/0.6 mL	皮下注 1 日 1 回 体重 50 kg 未満：5 mg 体重 50〜100 kg：7.5 mg 体重 100 kg 超：10 mg	急性肺血栓塞栓症および急性深部静脈血栓症の治療		
	エドキサバントシル酸塩水和物 (edoxaban tosilate hydrate)	リクシアナ（第一三共）	錠 15，30，60 mg	①②体重 60 kg 以下：1 日 30 mg 分 1 体重 60 kg 超：1 日 60 mg 分 1 腎機能，併用薬に応じ 1 日 30 mg 分 1 に減量 ③1 日 30 mg 分 1	①非弁膜症性心房細動患者における虚血性脳卒中および全身性塞栓症の発症抑制，②静脈血栓塞栓症（深部静脈血栓症および肺血栓塞栓症）の治療および再発抑制，③膝関節全置換術，股関節全置換術，股関節骨折手術施行患者における静脈血栓塞栓症の発症抑制（15，30 mg のみ）	本剤成分過敏症既往歴患者，出血患者，急性細菌性心内膜炎の患者，（適応①②）腎不全，凝血異常を伴う肝疾患患者，（適応③）高度腎機能障害患者	消化管出血，頭蓋内出血，眼内出血，創傷出血，後腹膜出血，肝機能障害，黄疸，貧血，鼻出血，血尿，皮下出血，挫傷，創傷出血

循環器疾患の薬物一覧　**495**

抗凝固薬，抗血小板薬　つづき

	一般名	商品名	剤形・含有量	用法・用量	適　応	禁　忌	副作用*
抗凝固薬	リバーロキサバン（rivaroxaban）	イグザレルト（バイエル）	錠10，15 mg 細粒10，15 mg/包	①1日15 mg分1食後 腎障害：程度に応じて1日10 mg分1に減量 ②発症後初期3週間は1日30 mg分2食後 その後は1日15 mg分1食後	①非弁膜症性心房細動患者における虚血性脳卒中および全身性塞栓症の発症抑制②深部静脈血栓症および肺血栓塞栓症の治療および再発抑制	本剤過敏症既往歴患者，出血，凝固障害を伴う肝疾患，中等度以上肝障害（Child-Pugh分類BまたはC），急性細菌性心内膜炎患者，HIVプロテアーゼ阻害薬投与中，コビシスタット含有製剤投与中，アゾール系抗真菌薬の経口または注射薬投与中患者，妊婦，①腎不全（Ccr 15 mg/min未満患者），②重度の腎障害（Ccr 30 mL/min未満患者）	頭蓋内出血，脳出血，出血性卒中，眼出血，網膜出血，直腸出血，胃腸出血，メレナ，上部消化管出血，下部消化管出血，出血性胃潰瘍，関節内出血，コンパートメント症候群を伴う筋肉内出血，肝機能障害・黄疸，間質性肺疾患，血小板減少，結膜出血，歯肉出血，血腫，鼻出血，喀血，貧血，AST・ALT・ALP・ビリルビン上昇，血尿，性器出血，月経過多，四肢痛，関節痛，斑状出血，発疹，瘙痒，アレルギー性皮膚炎，挫傷
	アピキサバン（apixaban）	エリキュース（ブリストルーファイザー）	錠2.5，5 mg	①1日10 mg分2年齢，体重，腎機能に応じて1日5 mg分2に減量②1日20 mg分27日間投与後1日10 mg分2	①非弁膜症性心房細動患者における虚血性脳卒中および全身性塞栓症の発症抑制②深部静脈血栓症および肺血栓塞栓症の治療および再発抑制	本剤過敏症既往歴患者，臨床的に問題となる出血症状のある患者，血液凝固異常および臨床的に重要な出血リスクを有する肝疾患，①腎不全（Ccr 15 mg/min未満患者），②重度の腎障害（Ccr 30 mL/min未満患者）	出血，間質性肺疾患，肝機能障害，眼出血，鼻出血，歯肉出血，胃腸出血，消化不良，便潜血陽性，血尿，尿中血陽性，挫傷
	エノキサパリンナトリウム（enoxaparin sodium）	クレキサン（サノフィー科研）	注シリンジ2000単位/0.2 mL	1回2000単位，1日2回，12時間ごと，連日皮下注	股関節全置換術，膝関節全置換術，股関節骨折手術施行患者における静脈血栓塞栓症の発症抑制，静脈血栓塞栓症の発症リスクの高い，腹部手術施行患者における静脈血栓塞栓症の発症抑制	本剤成分またはヘパリン，ヘパリン誘導体（低分子量ヘパリンなど）過敏症既往歴，出血，急性細菌性心内膜炎，重度の腎障害，ヘパリン起因性血小板減少症（HIT）既往歴患者	ショック，アナフィラキシー，血腫・出血，血小板減少，肝機能障害，黄疸，頭痛，めまい，血小板数増加，貧血，白血球数減少，白血球数増加，紅斑，瘙痒症，便秘，四肢痛，ALT・AST・γ-GTP・ALP・LDH上昇，血中尿素上昇，投与部位（疼痛・硬結・瘙痒感・熱感），末梢性浮腫，発熱，熱感，血中Ca減少

496　循環器疾患の薬物一覧

抗凝固薬，抗血小板薬　つづき

	一般名	商品名	剤形・含有量	用法・用量	適　応	禁　忌	副作用[*]
血栓溶解薬	ウロキナーゼ (urokinase)	ウロナーゼ (持田)	注6万単位	脳血栓症：1日1回6万単位を約7日間静注，点滴静注 末梢動・静脈閉塞症：初期1日6万〜24万単位，以後は漸減し約7日間投与	脳血栓症（発症後5日以内でコンピュータ断層撮影において出血の認められないもの），末梢動・静脈閉塞症（発症後10日以内）の治療	止血処置困難患者，頭蓋内・脊髄の手術または損傷を受けた患者（2ヵ月以内），動脈瘤，重篤な意識障害，脳塞栓または脳塞栓のおそれのある患者 心房細動（特に僧帽弁狭窄症），感染性心内膜炎，陳旧性心筋梗塞，人工弁使用患者，瞬時完成型神経症状患者	出血性脳梗塞，脳出血，消化管出血，ショック，発疹，血尿，歯肉出血，AST・ALT上昇，悪心，嘔吐，食欲不振，発熱，悪寒，頭痛
			注12万単位	48〜96万単位を2.4万単位/4 mL/minで冠動脈注	急性心筋梗塞における冠動脈血栓の溶解（発症後6時間以内）	出血，出血性素因，頭蓋内・脊髄の手術または障害（2ヵ月以内），頭蓋内腫瘍，動静脈奇形，動脈瘤，重篤な高血圧症患者	脳出血，消化管出血，心破裂，ショック，重篤な不整脈，発疹，蕁麻疹，血尿，歯肉出血，カテーテル挿入部の出血，嘔気・嘔吐，不整脈，血圧低下
			注24万単位	96万単位を生食またはブドウ糖液50〜200 mLに溶解し約30分間で静注			
	バトロキソビン (batroxobin)	デフィブラーゼ (東菱−ケミファ)	注10バトロキソビン単位（BU）/1 mL	1回10 BUを隔日に1時間以上かけて点滴静注 治療前の血中フィブリノゲン濃度が400 mg/dL以上，突発性難聴において急性効果を期待する場合：初回量20 BU 投与期間は6週間以内	慢性動脈閉塞症（バージャー病，閉塞性動脈硬化症）に伴う虚血性諸症状の改善，振動病における末梢循環障害の改善，突発性難聴における聴力の回復ならびに自覚症状の改善	出血またはその可能性のある患者，手術直後，重篤な腎・肝障害，本剤過敏症既往歴患者	出血傾向，ショック，好酸球増多，白血球増多，赤血球減少，ヘモグロビン減少，ヘマトクリット値減少，血小板増加，AST・ALT・ALP上昇，BUN・Cre上昇，蛋白尿，悪心・嘔吐，めまい，頭痛，頭重，総コレステロールの上昇，中性脂肪の上昇，耳鳴，蕁麻疹，皮下出血，止血遅延，胸痛，発熱，不快感
	アルテプラーゼ (alteplase)	アクチバシン (協和発酵キリン) グルトパ (田辺三菱)	注600万, 1,200万, 2,400万国際単位	投与は発症後できるだけ早期に行う ①34.8万国際単位/kg（0.6 mg/kg）静注 投与量上限3,480万国際単位（60 mg）まで 総量の10%は急速投与（1〜2分間）し，その後残りを1時間で投与 ②29万〜43.5万国際単位kg（0.5 mg/kg〜0.75 mg/kg）静注 総量の10%は急速投与（1〜2分間）し，その後残りを1時間で投与（アルテプラーゼ（遺伝子組換え）の1 mgは58万国際単位に相当）	①虚血性脳血管障害急性期に伴う機能障害の改善（発症後4.5時間以内） ②急性心筋梗塞における冠動脈血栓の溶解（発症後6時間以内）	（①，②共通）出血またはそのおそれの高い患者，重篤な肝障害，急性膵炎，本剤成分過敏症既往歴患者（①のみ）くも膜下出血疑い，脳出血を起こすおそれの高い患者，経口抗凝固薬やヘパリンを投与している患者で，投与前のプロトロンビン時間国際標準比（PT−INR）が1.7を超えるかまたは活性化部分トロンボプラスチン時間（aPTT）が延長している患者，投与前の血糖値が50 mg/dL未満，発症時に痙攣発作が認められた患者（②のみ）重篤な高血圧症	脳出血，消化管出血，肺出血，後腹膜出血，出血性脳梗塞，脳梗塞，ショック，アナフィラキシー，心破裂，心タンポナーデ，血管浮腫，心室細動，心室頻拍，血尿，歯肉出血，皮下出血，カテーテル穿刺部位出血

抗凝固薬，抗血小板薬 つづき

	一般名	商品名	剤形・含有量	用法・用量	適応	禁忌	副作用*
血栓溶解薬	モンテプラーゼ（moteplase）	クリアクター（エーザイ）	注40万，80万，160万国際単位	1mLあたり80,000単位となるように生食で溶解し，約10mL/minで静注．投与は発症後できるだけ早期に行う ①27,500単位/kg ②13,750〜27,500単位/kg 1回最大投与量27,500単位/kgまで	①急性心筋梗塞における冠動脈血栓の溶解（発症後6時間以内）②不安定な血行動態を伴う急性肺塞栓症における肺動脈血栓の溶解	出血，頭蓋内あるいは脊髄手術または障害を受けた患者（2ヵ月以内），頭蓋内腫瘍，動静脈奇形，動脈瘤，出血性素因，重篤な高血圧症患者	重篤な出血，心破裂，心室中隔穿孔，心タンポナーデ，心室細動，心室頻拍，ショック，赤血球数・ヘモグロビン量・ヘマトクリット値減少，不整脈，発疹
抗血小板薬	アスピリン（aspirin）	バファリン配合錠A81（ライオン-エーザイ）	錠81mg	①1日81mg分1，1日324mgまで増量可 ②急性期有熱期間：1日30〜50mg/kg分3 解熱後回復期〜慢性期：1日3〜5mg/kg分1	①狭心症，心筋梗塞，虚血性脳血管障害，冠動脈バイパス術，経皮経管冠動脈形成術施行後における血栓，塞栓形成の抑制 ②川崎病（川崎病による心血管後遺症を含む）	本剤，サリチル酸系製剤過敏症既往歴患者，消化性潰瘍，出血傾向，アスピリン喘息既往歴患者，出産予定日12週以内の妊婦，低出生体重児，新生児または乳児	ショック，アナフィラキシー，頭蓋内出血，肺出血，消化管出血，鼻出血，眼底出血，皮膚粘膜眼症候群（Stevens-Johnson症候群），中毒性表皮壊死融解症（TEN），剝
		バイアスピリン（バイエル）	錠100mg	①1日100mg分1，1日300mgまで増量可 ②急性期有熱期間：1日30〜50mg/kg分3 解熱後回復期〜慢性期：1日3〜5mg/kg分1	脱性皮膚炎，再生不良性貧血，血小板減少，白血球減少，喘息発作の誘発，肝機能障害，黄疸，消化性潰瘍，小腸・大腸潰瘍，胃腸障害，嘔吐，腹痛，胸やけ，便秘，下痢，食道炎，口唇腫脹，吐血，吐き気，蕁麻疹，瘙痒，皮疹，膨疹，発汗，めまい，興奮，AST・ALT上昇，血圧低下，血管炎，過呼吸，気管支炎，鼻出血，角結膜炎，代謝性アシドーシス		
	プラスグレル塩酸塩（prasugrel hydrochloride）	エフィエント（第一三共）	錠2.5，3.75，5，20mg	投与開始日：1日20mg分1 維持用量：1日3.75mg分1	経皮的冠動脈形成術（PCI）が適用される急性冠症候群（不安定狭心症，非ST上昇心筋梗塞，ST上昇心筋梗塞），安定狭心症，陳旧性心筋梗塞	出血患者，本剤成分過敏症既往歴患者　血栓性血小板減少性紫斑病（TTP），過敏症，貧血，皮下出血，鼻出血，血尿，血管穿刺部位血腫，皮下血腫，穿刺部位出血，血腫，歯肉出血，便潜血，結膜出血，痔出血，創傷出血，肝機能障害，発疹	頭蓋内出血，消化管出血，心嚢内出血
	サルポグレラート塩酸塩（sarpogrelate hydrochloride）	アンプラーグ（田辺三菱）	錠50，100mg 細粒10%	1日300mg分3食後	慢性動脈閉塞症に伴う潰瘍，疼痛および冷感などの虚血性諸症状の改善	出血患者，妊婦　板減少，肝機能障害，黄疸，無顆粒球症，発疹，発赤，鼻出血，皮下出血，嘔気，胸やけ，腹痛，便秘，心悸亢進，頭痛，蛋白尿，尿潜血，BUN・Cre上昇，貧血，中性脂肪・コレステロール上昇，アルブミン減少，尿糖，尿沈渣	脳出血，消化管出血，血小

抗凝固薬, 抗血小板薬 つづき

	一般名	商品名	剤形・含有量	用法・用量	適応	禁忌	副作用*
抗血小板薬	チクロピジン塩酸塩 (ticlopidine hydrochloride)	パナルジン (サノフィ)	錠100 mg 細粒10%	1日200〜300 mg 分2〜3 食後	血管手術および血液体外循環に伴う血栓・塞栓の治療ならびに血流障害の改善	出血患者, 重篤な肝障害, 白血球減少症, 本剤による白血球減少既往歴, 本剤過敏症既往歴患者	血栓性血小板減少性紫斑病 (TTP), 無顆粒球症, 重篤な肝障害, 再生不良性貧血を含む汎血球減少症, 赤芽球癆, 血小板減少症, 出血 (脳出血, 消化管出血などの重篤な出血), 中毒性表皮壊死融解症 (TEN), 皮膚粘膜眼症候群 (Stevens-Johnson 症候群), 紅皮症, 多形滲出性紅斑, 消化性潰瘍, 急性腎不全, 間質性肺炎, SLE様症状 (発熱, 関節痛, 胸部痛, 胸水貯留, 抗核抗体陽性など), 白血球減少, 貧血, 発疹, 瘙痒感, 発熱, AST・ALT・γ-GTP・ALP上昇, 悪心, 嘔吐, 食欲不振, 下痢, 頭痛, 鼻出血, 皮下出血, 歯肉出血
				1日300〜600 mg 分2〜3 食後	慢性動脈閉塞症に伴う潰瘍・疼痛および冷感などの阻血性諸症状の改善		
				1日200〜300 mg 分2〜3 食後, 200 mgの場合は分1も可	虚血性脳血管障害 (一過性脳虚血発作 (TIA), 脳梗塞) に伴う血栓・塞栓の治療		
				1日300 mg 分3 食後	クモ膜下出血術後の脳血管攣縮に伴う血流障害の改善		
	クロピドグレル硫酸塩 (clopidogrel sulfate)	プラビックス (サノフィ)	錠25, 75 mg	①1日50〜75 mg 分1 ②投与開始日:1日300 mg 分1, 維持量:1日75 mg 分1 ③1日75 mg 分1	①虚血性脳血管障害 (心原性脳塞栓症を除く) 後の再発抑制 ②経皮的冠動脈形成術 (PCI) が適用される急性冠症候群 (不安定狭心症, 非ST上昇心筋梗塞) ③末梢動脈疾患における血栓・塞栓形成の抑制	出血患者, 本剤成分過敏症既往歴患者	頭蓋内出血, 硬膜下血腫, 下血, 吐血, 胃腸出血, 眼底出血, 関節血腫, 胃・十二指腸潰瘍, 肝機能障害, 黄疸, 血栓性血小板減少性紫斑病
	クロピドグレル (各社)		錠25, 50, 75 mg	(TTP), 間質性肺炎, 好酸球性肺炎, 血小板減少, 無顆粒球症, 再生不良性貧血を含む汎血球減少症, 皮膚粘膜眼症候群 (Stevens-Johnson 症候群), 多形滲出性紅斑, 中毒性表皮壊死融解症 (TEN), 急性汎発性発疹性膿疱症, 薬剤性過敏症症候群, 後天性血友病, 横紋筋融解症, 皮下出血, 貧血, 紫斑 (病), 鼻出血, 止血延長, 眼出血, 歯肉出血, 痔出血, 血痰, 穿刺部位出血, 処置後出血, ヘモグロビン減少, 赤血球減少, ヘマトクリット減少, 白血球減少, 好中球減少, 好酸球増多, AST・ALT・γ-GTP・ALP・ビリルビン上昇, 消化器不快感, 胃腸炎, 口内炎, 腹痛, 嘔気, 下痢, 食欲不振, 便秘, 食道炎, 嘔吐, 中性脂肪上昇, CK上昇, 総コレステロール上昇, 総蛋白低下, K上昇, アルブミン低下, 発疹, 瘙痒感, 湿疹, 蕁麻疹, 紅斑, 頭痛, 高血圧, めまい, 浮腫, 頻脈, 不整脈, BUN・Cre上昇, 尿蛋白増加, 血尿, 尿沈渣異常, 尿糖陽性, 腎機能障害, ほてり, 関節炎, 発熱, 異常感 (浮遊感, 気分不良)		

抗凝固薬，抗血小板薬 つづき

	一般名	商品名	剤形・含有量	用法・用量	適 応	禁 忌	副作用*
	チカグレロル (ticagrelor)	ブリリンタ （アストラ ゼネカ）	錠60，90mg	①初回180mg，2回目90mg，以降180mg分2 ②120mg分2 急性冠症候群（不安定狭心症，非ST上昇心筋梗塞，ST上昇心筋梗塞）（ただし，アスピリンを含む抗血小板剤2剤併用療法が適切である場合で，かつ，アスピリンと併用する他の抗血小板剤の投与が困難な場合に限る。）② 錠60mg：65歳以上，薬物療法を必要とする糖尿病，2回以上の心筋梗塞の既往，血管造影で確認された多枝病変を有する冠動脈疾患，また は末期でない慢性の腎障害，といったリスク因子を1つ以上有する陳旧性心筋梗塞のうち，アテローム血栓症の発現リスクが特に高い場合	① 錠90mg：経皮的冠動脈形成術（PCI）が適用される	出血患者，頭蓋内出血既往患者，本剤成分過敏症既往歴患者，強いCYP3A阻害剤（イトラコナゾール，ビリコナゾール，クラリスロマイシン，ネルフィナビル，サキナビル，リトナビル，テラプレビル，インジナビル，コビシスタット）投与中，強いCYP3A誘導剤(リファンピシン，リファブチン，カルバマゼピン，フェノバルビタール，フェニトイン，セイヨウオトギリソウ含有食品）投与中患者	出血（頭蓋内出血，消化器系出血等），アナフィラキシー，血管浮腫，皮下出血，鼻出血，穿刺部位出血，血尿，血腫，挫傷，呼吸困難
抗血小板薬	シロスタゾール (cilostazol)	プレタール （大塚）	OD錠50，100mg 散20%	1日200mg分2	慢性動脈閉塞症に基づく潰瘍・疼痛および冷感などの虚血性諸症状の改善，脳梗塞（心原性脳塞栓症を除く）発症後の再発抑制	出血，うっ血性心不全患者，本剤過敏症既往歴患者，妊婦	うっ血性心不全，心筋梗塞，狭心症，心室頻脈，頭蓋内出血，肺出血，消化管出血，鼻出血，眼底出血，胃・十二指腸潰瘍，汎血球減少，無顆粒球症，血小板減少，間質性肺炎，肝機能障害，黄疸，急性腎不全，発疹，皮疹，瘙痒感，動悸，頻脈，ほてり，血圧上昇，血圧低下，心房細動・上室性頻脈・上室期外収縮・心室期外収縮の不整脈，頭痛・頭重感，めまい，不眠，しびれ感，腹痛，悪心，嘔吐，下痢，貧血，白血球減少，AST・ALT・ALP・LDH上昇
		シロスレット （日医工）	ゼリー 50，100mg				
	ベラプロストナトリウム (beraprost sodium)	プロサイリン （科研）	錠20μg	①1日120μg分3食後 ②1日60μg分3，1日180μg分3〜4まで増量可	①慢性動脈閉塞症に伴う潰瘍・疼痛および冷感の改善 ②原発性肺高血圧症	出血患者，妊婦	出血傾向（脳出血，消化管出血，肺出血，眼底出血），ショック，失神，意識消失，間質性肺炎，肝機能障害，狭心症，心筋梗塞，皮下出血，鼻出血，貧血，発疹，頭痛，めまい，ふらつき，嘔気，下痢，食欲不振，上腹部痛，胃不快感，AST・ALT・γ-GTP，LDH・BUN上昇，顔面潮紅，ほてり，のぼせ，動悸，潮紅，倦怠感，TG上昇
		ドルナー （東レ・アステラス）					
		プロルナー （日医工）	錠20，40μg				
	オザグレルナトリウム (ozagrel sodium)	カタクロット （小野）	注20，40mg	①1日80mgを24時間かけて持続静注，2週間持続投与が望ましい ②1回80mgを2時間かけて持続静注，1日2回を約2週間行う	①クモ膜下出血術後の脳血管攣縮およびこれに伴う脳虚血症状の改善 ②脳血栓症（急性期）に伴う運動障害の改善	出血，脳塞栓症またはそのおそれのある患者，本剤過敏症既往歴患者，重篤な意識障害を伴う大梗塞の患者	出血（出血性脳梗塞・硬膜外血腫・脳内出血，消化管出血，皮下出血，血尿等），ショック，アナフィラキ
		キサンボン （キッセイ）					
		カタクロット （小野）	注20mg/2.5mL，40mg/5mL				
		キサンボンS （キッセイ）					
		オサグレン （東和）	注 20mg/1mL，40mg/2mL，80mg/4mL				
		オザグレルNa 「サワイ」 （沢井）	注シリンジ 20mg/1mL，40mg/2mL，80mg/4mL 注バッグ80mg/200mL				
		オザグレルNa 「IP」 （共和クリティケア）	注バッグ80mg/100mL				

抗凝固薬，抗血小板薬 つづき

	一般名	商品名	剤形・含有量	用法・用量	適応	禁忌	副作用*
抗血小板薬（配合剤）	①アスピリン（aspirin）②ランソプラゾール（lansoprazole）	タケルダ配合錠（武田）	錠①100 mg②15 mg	1日1錠分1	狭心症，心筋梗塞，虚血性脳血管障害，冠動脈バイパス術（CABG）あるいは経皮経管冠動脈形成術（PTCA）施行後における血栓・塞栓形成の抑制（胃潰瘍または十二指腸潰瘍の既往がある患者に限る）	本剤成分またはサリチル酸系製剤過敏症既往歴，アタザナビル硫酸塩，リルピビリン塩酸塩投与中，消化性潰瘍，出血傾向，アスピリン喘息既往歴患者，出産予定日12週以内の妊婦	ショック，アナフィラキシー，汎血球減少，無顆粒球症，再生不良性貧血，溶血性貧血，顆粒球減少，血小板減少，貧血，重篤な肝機能障害，中毒性表皮壊死融解症（TEN），皮膚粘膜眼症候群
					（Stevens−Johnson 症候群），剥脱性皮膚炎，間質性肺炎，間質性腎炎，脳出血等の頭蓋内出血，肺出血，消化管出血，鼻出血，眼底出血，喘息発作，消化性潰瘍，小腸・大腸潰瘍，蕁麻疹，発疹，瘙痒，AST・ALT・ALP・γ−GTP 上昇，好酸球増多，貧血，血小板機能低下（出血時間延長），便秘，下痢，腹部膨満感，口内炎，頭痛，めまい，興奮，結膜炎，女性化乳房，倦怠感，過呼吸，代謝性アシドーシス，低血糖			
	①クロピドグレル硫酸塩（clopidogrel sulfate）②アスピリン（aspirin）	コンプラビン配合錠（サノフィ）	錠①75 mg②100 mg	1日1錠分1	経皮的冠動脈形成術（PCI）が適用される急性冠症候群（不安定狭心症，非ST上昇心筋梗塞，ST上昇心筋梗塞），安定狭心症，陳旧性心筋梗塞	出血または出血傾向，本剤成分またはサリチル酸製剤過敏症既往歴，消化性潰瘍，アスピリン喘息既往患者，出産予定日12週以内の妊婦	出血（頭蓋内出血，硬膜下血腫，吐血，下血，胃腸出血，眼底出血，関節血腫，肺出血），胃・十二指腸潰瘍，小腸・大腸潰瘍，肝機能障害，黄
					疸，血栓性血小板減少性紫斑病（TTP），間質性肺炎，好酸球性肺炎，血小板減少，白血球減少，無顆粒球症，再生不良性貧血，汎血球減少症，中毒性表皮壊死融解症（TEN），皮膚粘膜眼症候群（Stevens−Johnson 症候群），多形滲出性紅斑，急性汎発性発疹性膿疱症，剥脱性皮膚炎，薬剤性過敏症症候群，後天性血友病，横紋筋融解症，ショック，アナフィラキシー，喘息発作，皮下出血			

循環器疾患の薬物一覧　　**501**

抗凝固薬，抗血小板薬　つづき

	一般名	商品名	剤形・含有量	用法・用量	適応	禁忌	副作用*
抗トロンビン薬	アルガトロバン水和物（argatroban hydrate）	ノバスタンHI（田辺三菱）スロンノンHI（第一三共）	注10mg/2mL	①はじめの2日間は1日60mg24時間かけて持続点滴静注，その後5日間は1回10mgを朝夕2回1日3時間かけて点滴静注	①発症後48時間以内の脳血栓症急性期（ラクネを除く）に伴う神経症候，日常生活動作の改善	出血患者，脳塞栓またはそのおそれがある患者［ヘパリン起因性血小板減少症（HIT）Ⅱ型の患者を除く］，重篤な意識障害を伴う大梗塞，本剤過敏症既往歴患者	出血性脳梗塞，脳出血，消化管出血，ショック・アナフィラキシーショック，劇症肝炎，肝機能障害，黄疸，凝固時間の延長，出血，貧血，白血球増多，白血球減少，血小板減少，皮疹，AST・ALT・ALP・LDH上昇，BUN・Cre上昇，嘔吐，下痢，頭痛
		アルガトロバン「SN」（シオノケミカル−武田）	注10mg/20mL注シリンジ10mg/20mL	②1回10mgを1日2回1回2〜3時間かけて点滴静注③体外循環開始時：10mgを回路内に投与体外循環開始後：毎時5〜40mgで体外循環回路内に投与④0.1mg/kg3〜5minで静注，術後4時間まで0.6μg/kg/minを目安に点滴静注，抗凝固療法の継続が必要な場合，0.7μg/kg/min点滴静注⑤0.7μg/kg/分点滴静注	②慢性動脈閉塞症（バージャー病・閉塞性動脈硬化症）における四肢潰瘍，安静時疼痛ならびに冷感の改善③先天性アンチトロンビンⅢ欠乏患者，		
					アンチトロンビンⅢ低下を伴う患者（アンチトロンビンⅢが正常の70%以下に低下し，かつ，ヘパリンナトリウム，ヘパリンカルシウムの使用では体外循環路内の凝血（残血）が改善しないと判断されたもの），ヘパリン起因性血小板減少症（HIT）Ⅱ型患者（ノバスタンHI，スロンノンHIのみ）における血液体外循環時の灌流血液の凝固防止（血液透析）④ヘパリン起因性血小板減少症（HIT）Ⅱ型（発症リスクのある場合を含む）における経皮的冠インターベンション施行時の血液凝固防止（ノバスタンHI，スロンノンHIのみ），⑤ヘパリン起因性血小板減少症（HIT）Ⅱ型における血栓症の発症抑制（ノバスタンHI，スロンノンHIのみ）		
直接トロンビン阻害薬	ダビガトランエテキシラートメタンスルホン酸塩（dabigatran etexilate methanesulfonate）	プラザキサ（ベーリンガー）	カプセル75，110mg	1日300mg分2必要に応じ1日220mg分2に減量	非弁膜症性心房細動患者における虚血性脳卒中および全身性塞栓症の発症抑制	本剤過敏症既往歴患者，透析患者を含む高度腎障害，出血症状，出血性素因，止	出血（消化管出血，頭蓋内出血等），間質性肺炎，アナフィラキシー，鼻出血，消化不良，胃食道炎，悪心，腹部不快感，上腹部痛，心窩部不快感，嘔吐，消化管潰瘍，皮下出血，血尿，胸痛，浮腫
						血障害，臨床的に問題となる出血リスクのある器質的病変（6ヵ月以内の出血性脳卒中を含む）のある患者，脊椎・硬膜外カテーテル留置および抜去後1時間以内の患者，イトラコナゾール（経口）投与中患者	
ダビガトラン特異的中和剤	イダルシズマブ（idarucizumab）	プリズバインド（ベーリンガー）	注2.5g	1回5gを点滴静注（10〜20分かけて）または急速静注	生命を脅かす出血または止血困難な出血の発現時，重大な出血が予想される緊急を要する手術または処置の施工時におけるダビガトランの抗凝固作用の中和	本剤過敏症既往歴患者	ショック，アナフィラキシー，血小板減少症，脳血管発作，頭痛，心停止，心房血栓症，徐脈，上室性頻脈，深部静脈血栓症，低血圧，肺塞栓症，下痢，びらん性胃炎，発疹，四肢痛，溢出，注入部位疼痛

502　循環器疾患の薬物一覧

■抗不整脈薬

	一般名	商品名	剤形・含有量	用法・用量	適応	禁忌	副作用*
クラスⅠ	アプリンジン塩酸塩（aprindine hydrochloride）	アスペノン（バイエル）	カプセル10，20mg	1日40〜60mg分2〜3	頻脈性不整脈で他の抗不整脈薬が使用できないか無効の場合	重篤な刺激伝導障害，重篤なうっ血性心不全患者，妊婦	催不整脈，無顆粒球症，間質性肺炎，肝機能障害，黄疸，ＡＳＴ・ＡＬＴ・γ−GTP・ALP・LDH・総ビリルビンの上昇，貧血，顆粒球減少，白血球減少，PQ・QRS・QTcの延長，徐脈，前胸部痛，動悸，振戦，めまい・ふらつき，しびれ感，悪心・嘔気，嘔吐，食欲不振，口渇，腹痛，消化不良，発疹，腎機能異常，発熱，倦怠感
			注100mg/10mL	10倍に希釈し1回1.5〜2.0mg/kgを徐々に静注 総注入量：1回100mgまで	頻脈性不整脈		痙攣，催不整脈，肝機能障害，黄疸，一過性洞停止・洞房ブロック，動悸，胸痛（胸部圧迫感，胸部不快），血圧低下，振戦，頭がボーとする，めまい・ふらつき，頭重感，手足のしびれ感，舌のもつれ・しびれ，顔面潮紅，言語障害，肝機能検査異常（一過性のAST・ALT・ALP・LDH・総ビリルビンの上昇），発疹，失神
	キニジン硫酸塩水和物（quinidine sulfate）	キニジン硫酸塩「ファイザー」（マイラン−ファイザー）	錠100mg	試験投与：1回0.1〜0.2g 漸増法：1日0.6〜1.8g分3，6日間で漸増，効果がない場合中止 大量投与：1日2g分5，3日間 維持量投与：1日0.2〜0.6g分1〜3	期外収縮（上室性，心室性），発作性頻拍（上室性，心室性），新鮮心房細動，発作性心房細動の予防，陳旧性心房細動，心房粗動，電気ショック療法との併用およびその後の洞調律の維持，急性心筋梗塞時における心室性不整脈の予防	刺激伝導障害，重篤なうっ血性心不全，高K血症，本剤過敏症既往歴患者，アミオダロン塩酸塩（注射），バルデナフィル塩酸塩水和物，トレミフェンクエン酸塩，キヌプリスチン・ダルホプリスチン，ボリコナゾール，サキナビルメシル酸塩，ネルフィナビルメシル酸塩，リトナビル，モキシフロキサシン塩酸塩，イトラコナゾール，フルコナゾール，ホスフルコナゾール，ミコナゾール，メフロキン塩酸塩投与中患者	高度伝導障害，心停止，心室細動，心不全，SLE様症状，無顆粒球症，白血球減少，再生不良性貧血，溶血性貧血，血小板減少性紫斑病，黄疸等の肝障害，発疹，発熱，脈管性浮腫，血圧低下，光線過敏症
		硫酸キニジン「ホエイ」（マイラン−ファイザー）	原末				

*：副作用は重大な副作用およびその他の副作用のうち高頻度または重要な副作用を示す．

循環器疾患の薬物一覧　**503**

抗不整脈薬　つづき

	一般名	商品名	剤形・含有量	用法・用量	適　応	禁　忌	副作用*
クラスⅠ	ジソピラミド（disopyramide）	リスモダン（サノフィ）	カプセル 50，100 mg	1日300mg 分3	期外収縮, 発作性上室頻脈, 心房細動で他の抗不整脈薬が使用できないか無効の場合 ロキサシン塩酸塩, トレミフェンクエン酸塩, バルデナフィル塩酸塩水和物, アミオダロン塩酸塩（注射）, エリグルスタット酒石酸塩, フィンゴリモド塩酸塩投与中患者, 緑内障, 尿貯留傾向患者, 本剤過敏症既往歴患者 ス, 緑内障悪化, 痙攣, 徐脈, 口渇, 食欲不振, 便秘, 下痢, 嘔気, 腹痛, 腹部膨満感, 胃部不快感, AST・ALT上昇, 腎機能障害, 尿閉, 排尿障害, 頭痛, めまい, 発疹, 全身倦怠感	高度の房室・洞房ブロック, うっ血性心不全, スパルフロキサシン, モキシフ	心停止, 心室細動, 心室頻拍（torsades de pointes を含む）, 心室粗動, 心房粗動, 房室ブロック, 洞停止, 失神, 心不全悪化, 低血糖, 無顆粒球症, 肝機能障害, 黄疸, 麻痺性イレウ
	ジソピラミドリン酸塩（disopyramide phosphate）	リスモダンR（サノフィ）	錠 150 mg	1日300mg 分2	頻脈性不整脈で他の抗不整脈薬が使用できないか無効の場合 動, 房室ブロック, 洞停止, 失神, 心不全悪化, 低血糖, 無顆粒球症, 肝機能障害, 黄疸, 麻痺性イレウス, 緑内障悪化, 痙攣, QT延長, 口渇, 便秘, 胃部不快感, AST・ALT・ALP・ビリルビン上昇, 腎機能障害, 尿閉, 排尿障害, 排尿困難, 頭痛, 発疹	同上および重篤な腎機能障害（透析患者含む）, 高度な肝機能障害患者	心停止, 心室細動, 心室頻拍（torsades de pointes を含む）, 心室粗動, 心房粗
		リスモダンP（サノフィ）	静注 50 mg/5 mL	1回 50〜100 m g（1〜2 mg/kg）必要に応じて希釈し, 5分以上かけ緩徐に静注	緊急治療を要する期外収縮（上室性, 心室性）, 発作性頻拍（上室性, 心室性）, 発作性心房細動・粗動	高度の房室・洞房ブロック, うっ血性心不全, スパルフロキサシン, モキシフロキサシン塩酸塩, トレミフェンクエン酸塩, アミオダロン塩酸塩（注射）, エリグルスタット酒石酸塩, フィンゴリモド塩酸塩投与中, 緑内障, 尿貯留傾向, 本剤過敏症既往歴患者	心停止, 心室細動, 心室頻拍（torsades de pointes を含む）, 心室粗動, 心房粗動, 房室ブロック, 洞停止, 失神, 呼吸停止, 心房停止, 心室期外収縮, 血圧低下, 低血糖, ショック, QRS幅増大, 口渇, 嘔吐, AST・ALT上昇, 尿閉, 排尿障害, 頭痛, しびれ感, 発疹, 灼熱感

504　循環器疾患の薬物一覧

抗不整脈薬 つづき

	一般名	商品名	剤形・含有量	用法・用量	適応	禁忌	副作用*
クラスⅠ	シベンゾリンコハク酸塩（cibenzoline succinate）	シベノール（トーアエイヨー–アステラス）	錠 50, 100 mg	1 日 300 mg 分 3, 450 mg まで増量可	頻脈性不整脈で他の抗不整脈薬が使用できないか無効の場合	高度の房室・洞房ブロック, うっ血性心不全, 透析患者, 緑内障, 尿貯留傾向, バルデナフィル塩酸塩水和物, モキシフロキサシン塩酸塩, トレミフェンクエン酸塩, フィンゴリモド塩酸塩, エリグルスタット酒石酸塩投与中患者, 本剤過敏症既往歴患者	催不整脈作用, ショック, アナフィラキシー, 心不全, 低血糖, 循環不全による肝障害, 肝機能障害, 黄疸, 顆粒球減少, 白血球減少, 貧血, 血小板減少, 間質性肺炎, PQ 延長, QRS 幅延長, QTc 延長, 房室ブロック, 脚ブロック, 動悸, AST・ALT 上昇, 尿閉, 排尿困難, 光視症, 霧視, 発疹, 頭痛, 頭重, めまい, ふらつき, 眠気, 振戦, 口渇, 食欲不振, 便秘, 悪心, 嘔吐, 腹痛, 腹部不快感, 脱力感, 倦怠感, 冷汗
			注 70 mg/5 mL	静注 1 回 0.1 mL/kg（1.4 mg/kg）必要に応じて希釈し, 2～5 分間かけて静注	頻脈性不整脈		催不整脈作用, ショック, アナフィラキシー, 心不全, 循環不全による肝障害, 肝機能障害, 黄疸, QRS 幅延長, QTc 延長, 脚ブロック, 徐脈, 血圧低下, 動悸, 低血糖, AST・ALT 上昇, 白血球減少, 血小板減少, BUN・Cre 上昇, 霧視, 口渇, 悪心, 腹痛, 頭痛, めまい, しびれ, ほてり, 胸痛
	ピルシカイニド塩酸塩水和物（pilsicainide hydrochloride hydrate）	サンリズム（第一三共）	カプセル 25, 50 mg	1 日 150 mg 分 3, 225 mg まで増量可	頻脈性不整脈で他の不整脈薬が使用できないか無効の場合	うっ血性心不全, 高度の房室・洞房ブロック患者	心室細動, 心室頻拍（torsades de pointes を含む）, 洞停止,
		ピルシカイニド塩酸塩「三和」（三和化学）	錠 25, 50 mg				完全房室ブロック, 失神, 心不全, 急性腎不全, 肝機能障害, QRS 幅増大, QT 延長, 房室ブロック, 洞房ブロック, 徐脈, 胸部不快感, 動悸, 心室期外収縮, 胃痛, 食欲不振, 悪心, 嘔吐, 口渇, めまい, 頭痛, 眠気, 好酸球増加, AST・ALT・LDH 上昇, 発疹, 瘙痒感, 全身倦怠感
		サンリズム注（第一三共）	注 50 mg/5 mL	必要時希釈, 期外収縮：1 回 0.75 mg/kg, 10 分間で徐々に静注 頻拍：1 回 1.0 mg/kg 10 分間で徐々に静注	緊急治療を要する頻脈性不整脈（上室性, 心室性）	うっ血性心不全, 高度の房室・洞房ブロック患者	心室細動, 心室頻拍（torsades de pointes を含む）, 洞停止, 完全房室ブロック, 失神, 心不全, 急性腎不全, QRS 幅増大, QT 延長, 徐脈, 心室期外収縮, 上室頻拍, 胸部不快感, 血圧低下, 房室ブロック, 心房粗動, ふわふわ感, 白血球数減少, 白血球数増加, 好酸球増加, AST・ALT・LDH 上昇, BUN・Cre 上昇, 尿蛋白陽性, CK 上昇

循環器疾患の薬物一覧　**505**

抗不整脈薬　つづき

	一般名	商品名	剤形・含有量	用法・用量	適　応	禁　忌	副作用*
クラスⅠ	フレカイニド酢酸塩（flecainide acetate）	タンボコール（エーザイ）	錠 50，100 mg 細粒 10%	成人：1日 100～200 mg 分 2 小児：6ヵ月以上 50～100 mg/m2 分 2～3，6ヵ月未満 50 mg/m2 分 2～3，小児の1日最大投与量 200 mg/m2	以下の状態で他の抗不整脈薬が使用できないか無効の場合 成人：頻脈性不整脈（発作性心房細動・粗動，心室性） 小児：頻脈性不整脈（発作性心房細動・粗動，発作性上室性，心室性）	うっ血性心不全，高度の房室・洞房ブロック，心筋梗塞後の無症候性心室期外収縮，非持続型心室頻拍患者，妊婦，リトナビル，ミラベグロン，テラプレビル投与中患者	心室頻拍（torsades de pointes を含む），心室細動，心房粗動，高度房室ブロック，一過性心停止，洞停止（または洞房ブロック），心不全の悪化，Adams−Stokes 発作，
					肝機能障害，黄疸，PQ・QRS・QT 延長，胸部不快感，動悸，その他の徐脈，心房細動，血圧上昇，浮腫，めまい，ふらつき，頭痛，頭重，振戦，眠気，手足のしびれ感，悪心，嘔吐，腹痛，腹部膨満感，口渇，食欲不振，下痢，便秘，消化不良，呼吸困難，複視，羞明，視力異常，AST・ALT・γ−GTP・ALP・LDH・総ビリルビン値上昇，BUN・Cre 上昇，瘙痒，発疹，白血球増多，ヘモグロビン・ヘマトクリット値増加，倦怠感，舌のしびれ感，苦味感・味覚異常，顔面潮紅，発汗		
			注 50 mg/5 mL	1 回 1.0～2.0 mg/kg を必要に応じてブドウ糖液で希釈後，10 分間かけて静注 　総投与量 1 回 150 mg まで可	緊急治療を要する頻脈性不整脈（症候性の発作性心房細動・粗動，発作性上室頻拍，心室頻拍，および医師が生命にかかわると判断した重症の心室期外収縮）	うっ血性心不全，高度の房室・洞房ブロック，心筋梗塞後の無症候性心室期外収縮，非持続型心室頻拍患者，妊婦，リトナビル，ミラベグロン，テラプレビル投与中患者	一過性心停止，心室頻拍（torsades de pointes を含む），心房粗動，心室細動，Adams−Stokes 発作，QRS 幅増大，血圧低下，洞停止，徐脈，胸部不快・圧迫感，PQ の延
					長，房室ブロック，頭がボーッとする，めまい，頭重，口渇，嘔気，AST・ALT 上昇，BUN 上昇，舌・口唇のしびれ，体熱感，顔面熱感		
	プロカインアミド塩酸塩（procainamide hydrochloride）	アミサリン（第一三共）	錠 125，250 mg	1 回 250～500 mg，3～6 時間ごと 急性心筋梗塞における心室性不整脈の予防，新鮮心房細動，発作性頻拍（上室性，心室性）の治療および予防，発作性心房細動の予防，電気ショック療法との併用およびその後の洞調律の維持，手術および麻酔に伴う不整脈の予防，陳旧性心房細動	期外収縮（上室性，心室性），	刺激伝導障害，重篤なうっ血性心不全，重症筋無力症，本剤過敏症既往歴患者，モキシフロキサシン塩酸塩，バルデナフィル塩酸塩水和物，アミオダロン塩酸塩（注射剤），トレミフェンクエン酸塩投与中患者	心室頻拍，心室粗動，心室細動，心不全，SLE 様症状，無顆粒球症，悪心，嘔吐，食欲不振，下痢，頭痛，幻視，幻聴
			注 100 mg/1 mL 200 mg/2 mL	筋注：1 回 0.5 g，4～6 時間ごと 静注：1 回 0.2～1 g を 50～100 mg/min で静注 最大投与量：1,000 mg	期外収縮（上室性，心室性），発作性頻拍（上室性，心室性），手術および麻酔に伴う不整脈，新鮮心房細動，陳旧性心房細動，心房粗動（静注のみ）		心室頻拍，心室粗動，心室細動，心不全，SLE 様症状，無顆粒球症，頭痛，不眠，幻視，幻聴

抗不整脈薬 つづき

	一般名	商品名	剤形・含有量	用法・用量	適 応	禁 忌	副作用*
クラスⅠ	プロパフェノン塩酸塩（propafenone hydrochloride）	プロノン（トーアエイヨー–アステラス）	錠 100, 150 mg	1 日 450 mg 分 3	頻脈性不整脈で他の抗不整脈薬が使用できないか無効の場合	うっ血性心不全, 高度の房室・洞房ブロック患者, リトナビル, ミラベグロン, テラプレビル, アスナプレビル投与中患者	心室頻拍（torsades de pointes を含む）, 心室細動, 洞停止, 洞房ブロック, 房室ブロック, 徐脈, 失神, 肝
						機能障害, 黄疸, 脚ブロック, 動悸, 胸痛, AST・ALT・ALP・γ-GTP 上昇, BUN 上昇, 好酸球増多, めまい・ふらつき, 頭痛・頭重, 嘔気・嘔吐, 食欲不振, 腹痛, 発疹, 瘙痒, 倦怠感, 浮腫, 味覚倒錯, 中性脂肪上昇, 尿酸上昇	
	メキシレチン塩酸塩（mexiletine hydrochloride）	メキシチール（ベーリンガー）	カプセル 50, 100 mg	①1 日 300〜450 mg 分 3 食後 ②1 日 300 mg 分 3 食後	①頻脈性不整脈（心室性）②糖尿病性神経障害に伴う自覚症状（自発痛, しびれ感）の改善	本剤過敏症既往歴患者, 重篤な刺激伝導障害患者,（糖尿病性神経障害に伴う自覚症状の改善を目的として投与する場合）重篤な心不全を合併している患者	中毒性表皮壊死症（Lyell 症候群）, 皮膚粘膜眼症候群（Stevens–Johnson 症候群）, 紅皮症, 過敏症症候群, 心室頻拍, 房室ブロック, 腎不全, 幻覚, 錯
		メキシレチン塩酸塩（各社）	錠 50, 100 mg			乱, 肝機能障害, 黄疸, 間質性肺炎, 好酸球性肺炎, 動悸, 悪心・嘔吐, 食欲不振, 胸やけ, 胃・腹部不快感, 口渇, 便秘, 下痢, 腹部膨満感, 消化不良, 腹痛, 振戦, めまい, しびれ感, 眠気, 頭痛, 瘙痒感, 全身発疹, 白血球数異常, 赤血球減少, 血色素量減少, ヘマトクリット減少, 血小板数異常, 好酸球増多, リンパ球減少, 好中球増多	
		メキシチール注（ベーリンガー）	注 125 mg/5 mL	必要時希釈, 1 回 125 mg（2〜3 mg/kg）5〜10 分かけて静注または 0.4〜0.6 mg/kg/min 点滴静注	頻脈性不整脈（心室性）	重篤な刺激伝導障害	中毒性表皮壊死症（Lyell 症候群）, 皮膚粘膜眼症候群（Stevens–Johnson 症候
							群）, 紅皮症, 心停止, 完全房室ブロック, 幻覚, 心室頻拍, ショック, 錯乱, 血圧低下, 動悸, 胸部圧迫感, 悪心・嘔吐, 口渇, 食欲不振, 胃・腹部不快感, 頭がボーとする, 口・舌のしびれ感, めまい, 頭痛, 発汗, 耳鳴, 顔面潮紅, 眠気, 痙攣, 手掌瘙痒感, AST・ALT・γ-GTP 上昇, 血小板減少, 熱感・灼熱感, 血管痛, 倦怠感
	リドカイン塩酸塩（lidocaine hydrochloride）	キシロカイン（アスペン）	注 100 mg/5 mL（2%）	1 回 1〜2 mg/kg 緩徐に静注, 効果が認められない場合, 5 分後に同量投与, 効果の持続を期待する場合, 10〜20 分間隔で同量追加投与可 最高投与量：300	期外収縮（上室性, 心室性）, 発作性頻拍（上室性, 心室性）, 急性心筋梗塞時および手術時に伴う心室性不整脈の予防	重篤な刺激伝導障害, 本剤またはアミド型局所麻酔薬に対し過敏症既往歴患者	刺激伝導系抑制, ショック, 意識障害, 振戦, 痙攣, 悪性高熱, せん妄, めまい, 眠気, 不安, 多幸感, しびれ感, 嘔吐
		リドカイン「テルモ」（テルモ）	注シリンジ 100 mg/5 mL（2%）				
		オリベス（高田）	点滴 2 g/200 mL（1%）, 静注 100 mg/5 mL（2%）				
			mg/hr 点滴静注 最大投与速度：4 mg/min				

抗不整脈薬 つづき

	一般名	商品名	剤形・含有量	用法・用量	適応	禁忌	副作用*
クラスⅠ	ピルメノール塩酸塩（pirmenol hydrochloride hydrate）	ピメノール（ファイザー）	カプセル 50, 100 mg	1日 200 mg 分2	頻脈性不整脈（心室性）で他の抗不整脈薬が使用できないか無効の場合	高度の房室・洞房ブロック,うっ血性心不全,緑内障,尿貯留傾向患者,	心不全,心室細動,心室頻拍(torsades de pointes を含む),房室ブロック,洞停止,失神,低血糖,QT 延長,徐脈,胸部不快感,動悸,心
						本剤過敏症既往歴患者,バルデナフィル塩酸塩水和物,モキシフロキサシン塩酸塩,アミオダロン塩酸塩(注射剤),トレミフェンクエン酸塩投与中患者	
						室期外収縮,AST・ALT・γ-GTP・ALP・LDH・ビリルビン上昇,Cre 上昇,便秘,胃部不快感,悪心,口渇,下痢,胸やけ,食欲不振,尿閉,排尿障害,排尿困難,霧視,複視,頭痛,頭重感,不眠,めまい,発疹,口中苦味	
クラスⅣ	ベプリジル塩酸塩水和物（bepridil hydrochloride hydrate）	ベプリコール（MSD–第一三共）	錠 50, 100 mg	頻脈性不整脈,狭心症：1日 200 mg 分2 持続性心房細動：1日 100 mg から開始,200 mg まで増量可 分2	頻脈性不整脈（心室性）,持続性心房細動で他の抗不整脈薬が使用できないか無効の場合,狭心症	うっ血性心不全,高度の刺激伝導障害,著明な洞性徐脈・QT 延長患者,妊婦,リトナビル,サキナビルメシル酸塩,アタザナビル硫酸塩,ホスアンプレナビルカルシウム水和物,イトラコナゾール,デラプレビル,アミオダロン塩酸塩(注射),エリグルスタット酒石酸塩投与中患者	QT 延長,心室細動,心室頻拍（torsades de pointes を含む),洞停止,房室ブロック,無顆粒球症,間質性肺炎,徐脈,T 波異常,動悸,AST・ALT・γ-GTP・ALP 上昇,肝機能異常,白血球減少,頭痛,めまい,ふらつき感,嘔気,胃・腹部不快感,食欲不振,下痢,便秘,胸やけ,口渇,発疹,倦怠感,排尿障害,発熱,胸部不快感,ほてり

循環器疾患の薬物一覧

抗不整脈薬 つづき

	一般名	商品名	剤形・含有量	用法・用量	適応	禁忌	副作用*
クラスⅢ	アミオダロン塩酸塩 (amiodarone hydrochloride)	アンカロン (サノフィ)	錠 100 mg	導入期：1 日 400 mg 分 1〜2, 1〜2 週間 維持期：1 日 200 mg, 分 1〜2	生命に危険のある心室細動, 心室頻拍, 心不全（低心機能）, 肥大型心筋症に伴う心房細動の再発性不整脈で他の抗不整脈薬が無効かまたは使用できない場合	本剤またはヨウ素過敏既往歴患者, リトナビル, サキナビル, サキナビルメシル酸塩, インジナビル硫酸塩エタノール付加物, ネルフィナビルメシル酸塩, スパルフロキサシン, モキシフロキサシン塩酸塩, トレミフェンクエン酸塩, テラプレビル, フィンゴリモド塩酸塩, エリグルスタット酒石酸塩投与中患者（内服）重篤な洞不全症候群, Ⅱ度以上の房室ブロック患者, バルデナフィル塩酸塩水和物, シルデナフィルクエン酸塩投与中患者（注射）洞性徐脈, 洞房ブロック, 重度伝導障害または洞不全症候群があり, ペースメーカ未使用患者, 循環虚脱または重篤な低血圧患者, クラスⅠaおよびクラスⅢ（ソタロール, ニフェカラント）抗不整脈薬, ベプリジル塩酸塩水和物, エリスロマイシン（注射剤）, ペンタミジンイセチオン酸塩投与中患者, 重篤な呼吸不全患者 ただし, 心停止時はこの限りでない, 妊婦, 甲状腺機能障害またはその既往歴患者	間質性肺炎, 肺線維症, 肺胞炎, 既存の不整脈の重度の悪化, torsades de pointes, 心不全, 徐脈, 心停止, 血圧低下, 劇症肝炎, 肝硬変, 肝障害, 甲状腺機能亢進症, 甲状腺炎, 甲状腺機能低下症, 抗利尿ホルモン不適合分泌症候群（SIADH）, 肺胞出血, 急性呼吸窮迫症候群, 悪心・嘔気, QT 延長, 肺機能障害, 甲状腺機能検査値異常（rT3 の上昇, TSH の上昇および低下, T3 の低下, T4 の上昇および低下）, 角膜色素沈着, 視覚暈輪, 羞明, 目がかすむ, AST・ALT・γ-GTP・ALP・LDH・LAP・総ビリルビン上昇
		アミオダロン塩酸塩「TE」（トーアエイヨー–アステラス）	速崩錠 50 mg, 100 mg				
		アンカロン注 (サノフィ)	注 150 mg/3 mL	①点滴静注（容量型持続注入ポンプ使用）1 日総投与量：1,250 mg 最高投与濃度：2.5 mg/mL A. 投与開始 48 時間まで 1) 初期急速投与：125 mg/100 mL とし, 10 mL/min で 10 分間投与 2) 負荷投与：750 mg/500 mL とし, 33 mL/hr で 6 時間投与 3) 維持投与：750 mg/500 mL とし, 17 mL/hr で合計 42 時間投与 B. 追加投与：A-1) と同様に投与 C. 継続投与（3 日以降）：750 mg/500 mL とし, 17 mL/hr で投与 ②300 mg または 5 mg/kg を 5%ブドウ糖液 20 mL に加え静注, 心室性不整脈が持続する場合, 150 mg または 2.5 mg/kg を 5%ブドウ糖液 10 mL に加え追加投与可	①生命に危険のある心室細動, 血行動態不安定な心室頻拍で難治性かつ緊急を要する場合 ②電気的除細動抵抗性の心室細動あるいは無脈性心室頻拍による心停止		間質性肺炎, 肝炎, 肝機能障害, 黄疸, 肝不全, 既存の不整脈の重度の悪化, torsades de pointes, 心停止, 血圧低下, 徐脈, 心不全, 甲状腺機能亢進症, 不眠症, QT 延長, 血中ビリルビン増加, 甲状腺機能検査値異常（rT3 の上昇, TSH の上昇および低下, T3 の低下, T4 の上昇および低下）

循環器疾患の薬物一覧　*509*

抗不整脈薬　つづき

	一般名	商品名	剤形・含有量	用法・用量	適応	禁忌	副作用*
クラスIII	ソタロール塩酸塩 （sotalol hydrochloride）	ソタコール （ブリストル）	錠 40，80 mg	1日80〜320 mg分2	生命に危険のある心室頻拍，心室細動の再発性不整脈で他の抗不整脈薬が無効かまたは使用できない場合	心原性ショック，重度のうっ血性心不全，重篤な腎障害，高度の洞徐脈，高度の刺激伝導障害，気管支喘息，気管支痙攣のおそれのある患者，先天性または後天性 QT 延長症候群患者，本剤に対する重篤な過敏症既往歴患者，心筋抑制のある麻酔薬，アミオダロン塩酸塩（注射），バルデナフィル塩酸塩水和物，モキシフロキサシン塩酸塩，トレミフェンクエン酸塩，フィンゴリモド塩酸塩投与中患者	心室細動，心室頻拍，tors-ades de pointes，洞停止，完全房室ブロック，心不全，心拡大，労作時の息切れ，徐脈，QT 時間延長，低血圧，動悸，中性脂肪上昇，AST・ALT・γ−GTP・ALP・LDH 増加，悪心，めまい，頭痛，立ちくらみ，傾眠傾向，発疹，尿酸上昇，BUN 上昇，好中球減少，リンパ球増加，好酸球増加，全身倦怠感，易疲労感，発熱，CK 上昇
	ニフェカラント塩酸塩 （nifekalant hydrochloride）	シンビット （トーアエイヨー−アステラス）	注 50 mg	単回：1 回 0.3 mg/kg を 5 分間かけて静注 維持：1 時間あたり 0.4 mg/kg を等速度で静注	生命に危険のある心室頻拍，心室細動の不整脈で他の抗不整脈薬が無効かまたは使用できない場合	QT 延長症候群患者，アミオダロン注射，フィンゴリモド塩酸塩，エリグルスタット酒石酸塩投与中患者，妊婦	心室頻拍（tors-ades de pointes を含む），心室細動，心室期外収縮，心房細動，心房粗動，QT 延長，洞停止，QRS 拡大，ALT・AST・γ−GTP・LDH，総ビリルビン上昇，BUN・Cre 上昇，血小板減少，貧血，CK 上昇

抗不整脈薬 つづき

	一般名	商品名	剤形・含有量	用法・用量	適　応	禁　忌	副作用*
その他	ランジオロール塩酸塩 (landiolol hydrochloride)	注射用オノアクト (小野)	注 50, 150 mg	①0.125 mg/kg/min で静脈内持続投与後, 0.04 mg/kg/min で静脈内持続投与 ②0.06 mg/kg/min で静脈内持続投与後, 0.02 mg/kg/min で静脈内持続投与開始. 効果不十分, 0.125 mg/kg/min で静脈内持続投与後, 0.04 mg/kg/min で静脈内持続投与. (①, ②ともに) 投与中は心拍数, 血圧を測定し 0.01〜0.04 mg/kg/min で適宜調節 ③1 µg/kg/min で静脈内持続投与開始. 投与中は心拍数, 血圧を測定し 1〜10 µg/kg/min で適宜調節	①手術時の心房細動, 心房粗動, 洞性頻脈の頻脈性不整脈に対する緊急処置 ②手術後の循環動態監視下における心房細動, 心房粗動, 洞性頻脈の頻脈性不整脈に対する緊急処置 ③心機能低下例における頻脈性不整脈(心房細動・粗動)	心原性ショック患者, 糖尿病性ケトアシドーシス, 代謝性アシドーシス, 房室ブロック (2 度以上), 洞不全症候群など徐脈性不整脈患者, 肺高血圧症による右心不全患者, 未治療の褐色細胞腫患者, 本剤過敏症既往歴患者 ①②：うっ血性心不全患者	ショック, 心停止, 完全房室ブロック, 洞停止, 高度徐脈, 心不全, 血圧低下, 徐脈, ST 低下, 肺動脈圧上昇, 喘息, 低酸素血症
		コアベータ (小野)	注 12.5 mg	0.125 mg/kg を 1 分で静脈内投与	コンピュータ断層撮影による冠動脈造影における高心拍数時の冠動脈描出能の改善		
	エスモロール塩酸塩 (esmolol hydrochloride)	ブレビブロック (丸石)	注 100 mg	1 回 1 mg/kg を 30 秒間で心電図の連続監視下に静脈内投与	手術時の上室性頻脈性不整脈に対する緊急処置	糖尿病ケトアシドーシス, 代謝性アシドーシス, 洞徐脈, 房室ブロック (Ⅱ, Ⅲ度), 洞房ブロック, 洞不全症候群, 肺高血圧による右心不全, うっ血性心不全, 心原性ショック, 未治療の褐色細胞腫患者, 本剤および他のβ遮断薬成分過敏症既往歴患者	心不全, 末梢性虚血, 心停止, 高度徐脈, 房室ブロック, 気管支痙攣, 呼吸困難, 喘鳴, 痙攣発作, 血栓性静脈炎, 肺水腫, 低血圧, 悪心, 炎症・硬結等の注射部位反応

循環器疾患の薬物一覧　　**511**

■抗高脂血症薬

	一般名	商品名	剤形・含有量	用法・用量	適　応	禁　忌	副作用*
HMG-CoA還元酵素阻害薬	プラバスタチンナトリウム（pravastatin sodium）	メバロチン（第一三共）	錠5，10 mg 細粒0.5，1%	1日10 mg分1〜2 重症：20 mgまで増量可	高脂血症，家族性高コレステロール血症	本剤過敏症既往歴患者，妊婦，授乳婦，フィブラート系薬剤投与中の腎機能検査値異常患者	横紋筋融解症，肝障害，血小板減少，間質性肺炎，ミオパチー，免疫性壊死性ミオパチー，
						末梢神経障害，過敏症状，発疹，AST・ALT・ALP・LDH・γ-GTP上昇，肝機能異常，CK上昇，白血球減少，尿酸値上昇	
	シンバスタチン（simvastatin）	リポバス（MSD）	錠5，10，20 mg	1日5 mg分1 重症：20 mgまで増量可	高脂血症，家族性高コレステロール血症	本剤過敏症既往歴患者，重篤な肝障害患者，妊婦，授乳婦，イトラコナゾール，ミコナゾール，アタザナビル，サキナビルメシル酸塩，テラプレビル，コビシスタット含有製剤，オムビタスビル・パリタプレビル・リトナビル投与中患者，フィブラート系薬剤投与中の腎機能検査値異常患者	横紋筋融解症，ミオパチー，免疫介在性壊死性ミオパチー，肝炎，肝機能障害，黄疸，末梢神経障害，血小板減少，過敏症候群，間質性肺炎，腹痛，嘔気，下痢，消化不良，AST・ALT・ALP・LDH・γ-GTP上昇，瘙痒，CK・ミオグロビン上昇，筋肉痛，貧血，頭痛，不眠，めまい，しびれ，倦怠感，BUN上昇，浮腫，テストステロン低下
	フルバスタチンナトリウム（fluvastatin sodium）	ローコール（サンファーマ−田辺三菱）	錠10，20，30 mg	1日20〜30 mg分1夕食後 重症：60 mgまで増量可	高コレステロール血症，家族性高コレステロール血症	本剤過敏症既往歴患者，重篤な肝障害患者，妊婦，授乳婦，フィブラート系薬剤投与中の腎機能検査値異常患者	横紋筋融解症，ミオパチー，免疫性壊死性ミオパチー，肝機能障害，過敏症状，間質性肺炎，発疹，瘙痒感，胃不快
						感，胸やけ，腹痛，嘔気，便秘，下痢，食欲不振，腹部膨満感，AST・ALT・ALP・LDH・γ-GTP・LAP上昇，BUN・Cre上昇，CK上昇，筋肉痛，めまい，頭痛，白血球減少，倦怠感，血清K上昇，尿酸上昇	

*：副作用は重大な副作用およびその他の副作用のうち高頻度または重要な副作用を示す.

抗高脂血症薬 つづき

	一般名	商品名	剤形・含有量	用法・用量	適応	禁忌	副作用*
HMG-CoA還元酵素阻害薬	アトルバスタチンカルシウム水和物（atorvastatin calcium hydrate）	リピトール（アステラス）	錠5, 10mg	高コレステロール血症：1日10mg分1, 重症：1日20mgまで増量可 家族性高コレステロール血症：1日10mg分1, 重症：1日40mgまで増量可	高コレステロール血症, 家族性高コレステロール血症	本剤過敏症既往歴患者, 肝代謝能が低下していると考えられる急性肝炎, 慢性肝炎の急性増悪, 肝硬変, 肝癌, 黄疸の患者, 妊婦, 授乳婦, テラプレビル, オムビタスビル・パリタプレビル・リトナビル投与中患者, フィブラート系薬剤投与中の腎機能検査値異常患者	横紋筋融解症, ミオパチー, 免疫性壊死性ミオパチー, 劇症肝炎, 肝炎, 肝機能障害, 黄疸, 過敏症, 無顆粒球症, 汎血球減少症, 血小板減少症, 中毒性表皮壊死融解症（TEN）, 皮膚粘膜眼症候群（Stevens-Johnson症候群）, 多形紅斑, 高血糖, 糖尿病, 間質性肺炎, 瘙痒
		アトルバスタチン「トーワ」（東和）	OD錠5, 10mg				
				感, 発疹, 皮疹, 貧血, 白血球減少, AST・ALT・γ-GTP・ALP・LDH上昇, 肝障害, アミラーゼ上昇, 下痢, 軟便, 嘔気, 悪心, 胸やけ, 便秘, 胃不快感, 心窩部痛, 腹部膨満感, 食欲不振, 消化不良, CK上昇, 筋肉痛, 背部痛, 頸・肩のこり, こわばり感, めまい, 不眠, 四肢しびれ, テストステロン低下, コリンエステラーゼ上昇, TSH上昇, ACTH上昇, アルドステロン低下, Glu上昇, HbA1c上昇, 血清鉄低下, K上昇, BUN上昇, 頭痛, 全身倦怠感, 浮腫			
	ピタバスタチンカルシウム水和物（pitavastatin calcium hydrate）	リバロ（興和-興和創薬）	錠1, 2, 4mg OD錠1, 2, 4mg	高コレステロール血症1日1～2mg分1 最大投与量1日4mg 家族性高コレステロール血症 成人：1日1～2mg分1 最大投与量1日4mg 小児（10歳以上）：1日1mg分1 1日最大投与量2mg	高コレステロール血症, 家族性高コレステロール血症	本剤成分過敏症既往歴患者, 重篤な肝障害または胆道閉塞, シクロスポリン投与中患者, 妊婦, 授乳婦, フィブラート系薬剤投与中の腎機能検査値異常患者	横紋筋融解症, ミオパチー, 免疫介在性壊死性ミオパチー, 肝機能障害, 黄疸, 血小板減少, 間質性肺炎, 発疹, 瘙痒, AST・ALT・γ-GTP・LDH上昇, CK
						上昇, 筋肉痛, 脱力感, 頭痛, 頭重感, しびれ, めまい, 貧血, テストステロン低下, 倦怠感, 抗核抗体の陽性化	
	ロスバスタチンカルシウム（rosuvastatin calcium）	クレストール（アストラゼネカ）	錠2.5, 5mg OD錠2.5, 5mg	1日2.5mg分1より投与開始 早期に効果期待：1日5mg分1より投与開始可 効果不十分な場合は10mgまで漸増可 重症：最大投与量1日20mgまで可	高コレステロール血症, 家族性高コレステロール血症	本剤成分過敏症既往歴, 肝機能が低下していると考えられる急性肝炎, 慢性肝炎の急性増悪, 肝硬変, 肝癌, 黄疸患者, 妊婦, 授乳婦, シクロスポリン投与中患者, フィブラート系薬剤投与中の腎機能検査値異常患者	横紋筋融解症, ミオパチー, 免疫性壊死性ミオパチー, 肝炎, 肝機能障害, 黄疸, 血小板減少, 間質性肺炎, 過敏症状, 末梢神経障害, 多形紅斑, 瘙痒症, 発疹, 蕁麻疹, CK上昇, AST・ALT上昇

抗高脂血症薬 つづき

	一般名	商品名	剤形・含有量	用法・用量	適応	禁忌	副作用*
持続性Ca拮抗薬／HMG-CoA還元酵素阻害薬	①アムロジピンベシル酸塩（amlodipine besilate）②アトルバスタチンカルシウム水和物（atorvastatin calcium hydrate）	カデュエット配合錠1番（ファイザー）	錠 ①2.5 mg ②5 mg	以下の用法・用量に基づき，患者ごとに用量を決める. ① 高血圧症：1日2.5〜5 mg 分1，効果不十分な場合，1日10 mg まで増量可 狭心症：1日5 mg 分1 ② 高コレステロール血症：1日10 mg 分1，重症の場合，1日20 mg まで増量可 家族性高コレステロール血症：1日10 mg 分1，重症の場合は1日40 mg まで増量可	高血圧症または狭心症と，高コレステロール血症または家族性高コレステロール血症を併発している患者	本剤成分またはジヒドロピリジン系化合物過敏症既往歴患者，肝代謝能が低下していると考えられる，急性肝炎，慢性肝炎の急性増悪，肝硬変，肝癌，黄疸患者，妊婦，授乳婦，テラプレビル，オムビタスビル・パリタプレビル・リトナビル投与中患者，フィブラート系薬剤投与中の腎機能検査値異常患者	劇症肝炎，肝機能障害，黄疸，無顆粒球症，白血球減少，血小板減少，房室ブロック，横紋筋融解症，ミオパチー，免疫性壊死性ミオパチー，肝炎，過敏症，汎血球減少症，中毒性表皮壊死融解症
		カデュエット配合錠2番（ファイザー）	錠 ①2.5 mg ②10 mg				
		カデュエット配合錠3番（ファイザー）	錠 ①5 mg ②5 mg				
		カデュエット配合錠4番（ファイザー）	錠 ①5 mg ②10 mg				(TEN)，皮膚粘膜眼症候群（Stevens-Johnson症候群），多形紅斑，高血糖，糖尿病，間質性肺炎，瘙痒，好酸球増加，肝機能障害，歯肉障害，膵炎，胃炎，胃食道逆流性疾患，胃不快感，腹部膨満，過敏性腸症候群，嘔気・嘔吐，便秘，筋肉痛，頭痛，眩暈・ふらつき，片頭痛，不眠症，甲状腺腫，動悸，浮腫，ほてり，期外収縮，血圧上昇
小腸コレステロールトランスポーター阻害薬／HMG-CoA還元酵素	①エゼチミブ（ezetimibe）②アトルバスタチンカルシウム水和物（atorvastatin calcium hydrate）	アトーゼット配合錠LD（MSD）	錠 ①10 mg ②10 mg	1日1錠分1	高コレステロール血症，家族性高コレステロール血症	本剤過敏症既往歴患者，重篤な肝機能障害，肝代謝能低下が考えられる急性肝炎，慢性肝炎急性増悪，肝硬変，肝癌，黄疸患者，妊婦，授乳婦，テラプレビル，オムビタスビル・パリタプレビル・リトナビル投与中患者，フィブラート系薬剤投与中の腎機能検査値異常患者	過敏症，中毒性表皮壊死融解症，皮膚粘膜眼症候群，多形紅斑，横紋筋融解症，ミオパチー，免疫介在性壊死性ミオパチー，劇症肝炎，肝炎，肝機能障害，黄疸，無顆粒球症，汎血球減少症，血小板減少症，高血糖，糖尿病，間質性肺炎，ALT増加
		アトーゼット配合錠HD（MSD）	錠 ①10 mg ②20 mg				
PCSK9阻害薬	エボロクマブ（evolocumab）	レパーサ（アステラス・アムジェン・バイオファーマ）	皮下注シリンジ140 mg 皮下注ペン140 mg	家族性高コレステロール血症ヘテロ接合体および高コレステロール血症：140 mg を2週に1回または420 mg を4週に1回 家族性高コレステロール血症ホモ接合体：420 mg を4週に1回. 効果不十分な場合420 mg を2週に1回	家族性高コレステロール血症，高コレステロール血症（ただし，心血管イベントの発現リスクが高く，HMG-CoA還元酵素阻害剤で効果不十分な場合）	本剤過敏症既往歴患者	注射部位反応，肝酵素異常，CK上昇，頸動脈内膜中膜肥厚度増加，糖尿病，筋肉痛，筋痙縮
	アリロクマブ（alirocumab）	プラルエント（サノフィ）	皮下注シリンジ75, 150 mg 皮下注ペン75, 150 mg	75 mg を2週に1回，1回150 mg まで増量可	家族性高コレステロール血症，高コレステロール血症（ただし，心血管イベントの発現リスクが高く，HMG-CoA還元酵素阻害剤で効果不十分な場合）	本剤過敏症既往歴患者	重篤なアレルギー反応，糖尿病，注射部位反応

抗高脂血症薬 つづき

	一般名	商品名	剤形・含有量	用法・用量	適応	禁忌	副作用*
MTP阻害薬	ロミタピドメシル酸塩（lomitapide mesilate）	ジャクスタピッド（AEGERION）	カプセル5, 10, 20 mg	5 mg分1夕食後2時間以上あける，効果不十分の時は2週間以上の間隔をあけて10 mgに増量，4週間以上の間隔をあけて20 mg，40 mgに増量可	ホモ接合体家族性高コレステロール血症	妊婦，中等度または重度の肝機能障害，血清中トランスアミナーゼ高値の患者，中等度または強いCYP3A阻害剤投与中，本剤過敏症既往歴患者	肝炎，肝機能障害，胃腸障害，腹部不快感，腹部膨満，腹痛，上腹部痛，下痢，消化不良，放屁，悪心，嘔吐，便秘，便意切迫，胃炎，胃腸音以上，胃食道逆流性疾患，直腸しぶり，脂肪肝，胃腸炎，体重減少，AST・ALT増加，肝機能検査異常，食欲減退，頭痛
フィブラート系薬剤	クリノフィブラート（clinofibrate）	リポクリン（大日本住友）	錠200 mg	1日600 mg分3	高脂質血症	妊婦，授乳婦，HMG-CoA還元酵素阻害薬投与中の腎機能検査値異常患者	横紋筋融解症，AST・ALT上昇，CK上昇，頭痛，頭重感，めまい，発疹，瘙痒，発赤，紅斑性発疹，蕁麻疹，湿疹，脱毛，悪心・嘔吐，食欲不振，消化不良，腹痛，腹部膨満感，下痢，ほてり，顔面浮腫，脱力・倦怠感
	ベザフィブラート（bezafibrate）	ベザトールSR（キッセイ）／ベザリップ（中外）	徐放錠100, 200 mg	1日400 mg分2	高脂血症（家族性を含む）	人工透析，重篤な腎障害，血清Cr値2.0 mg/dL以上の患者，本剤過敏症既往歴患者，妊婦，HMG-CoA還元酵素阻害薬投与中の腎機能検査値異常患者	横紋筋融解症，アナフィラキシー，肝機能障害，黄疸，皮膚粘膜眼症候群（Stevens-Johnson症候群），多形紅斑，CK上昇，腹痛，嘔気，発疹，AST・ALT・LDH上昇，BUN・Cre上昇，貧血，尿酸上昇
	フェノフィブラート（fenofibrate）	リピディル（あすか-武田）／トライコア（マイランEPD-帝人）	錠53.3, 80 mg	錠：1日106.6～160 mg分1食後，最大投与量1日160 mg	高脂血症（家族性を含む）	本剤過敏症既往歴，肝障害，中等度以上の腎機能障害，胆嚢疾患患者，妊婦，授乳婦，HMG-CoA還元酵素阻害薬投与中の腎機能検査値異常患者	横紋筋融解症，肝障害，膵炎，AST・ALT・ALP・LDH・γ-GTP上昇，発疹，瘙痒感，嘔気，便秘，下痢，食欲不振，心窩部痛，胃部不快感，胸やけ，BUN・Cre上昇，CK上昇，貧血，白血球増多，頭痛，めまい，ふらつき，全身倦怠感，抗核抗体陽性
		フェノフィブラート「KTB」（寿）	カプセル67, 100 mg	カプセル：1日134～201 mg分1食後，最大投与量1日201 mg			

循環器疾患の薬物一覧　515

抗高脂血症薬　つづき

	一般名	商品名	剤形・含有量	用法・用量	適　応	禁　忌	副作用*
フィブラート系薬剤	ペマフィブラート (pemafibrate)	パルモディア (興和)	錠 0.1 mg	1 日 0.2 mg 分 2, 最大投与量 1 日 0.4 mg	高脂血症（家族性を含む）	本剤過敏症既往歴, 重篤な肝障害, Child-Pugh 分類 B または C の肝硬変患者, 胆道閉塞患者, 中等度以上の腎機能障害患者, 胆石のある患者, 妊婦, シクロスポリン, リファンピシン投与中患者, HMG-CoA 還元酵素阻害薬投与中の腎機能検査値異常患者	横紋筋融解症, 胆石症, 糖尿病（悪化を含む）
陰イオン交換樹脂	コレスチラミン (colestyr-amine)	クエストラン (サノフィ)	粉末 4 g/1 包 (9 g) (44.4%)	①1 回 4 g を水約 100 mL に懸濁し, 1 日 2〜3 回 ②1 回 4 g を水約 100 mL に懸濁し 1 日 3 回, 重篤な副作用発現時 1 回 8 g を水約 200 mL に懸濁し 1 日 3 回	①高コレステロール血症 ②レフルノミドの活性代謝物の体内からの除去	完全な胆道の閉塞により胆汁が腸管に排泄されない患者, 本剤過敏症既往歴患者	腸閉塞, 便秘, 硬便, 胃・腹部膨満感, 腹鳴, 食欲不振, 嘔気・嘔吐, 下痢, 軟便, 腹痛, 心窩部痛, 胃・腹部不快感, 胸やけ, AST・ALT・ALP・LDH・総ビリルビン上昇, 肝機能異常, BUN・Cre 上昇, 白血球増多, ヘモグロビン減少, ヘマトクリット値減少, 発疹, 瘙痒感, CK 上昇, 口腔内アフタ, 血清 K・P 上昇, 血清尿酸上昇, 血清 K・Ca・ビタミン D 低下
	コレスチミド (colestimide)	コレバイン (田辺三菱)	錠 500 mg	1 日 3 g 分 2, 朝・夕食前, 1 日最大投与量 4 g	高コレステロール血症, 家族性高コレステロール血症	胆道の完全閉塞, 本剤過敏症既往歴, 腸閉塞患者	腸管穿孔, 腸閉塞, 横紋筋融解症, 便秘, 腹部膨満, 腹痛, 嘔気, 嘔吐, 消化不良, 下痢, 鼓腸放屁, 口内乾燥, 食欲不振, AST・ALT・γ-GTP・ALP・LDH・ビリルビン上昇, 瘙痒, 発疹, 動悸, CK 上昇, ヘモグロビン減少, 白血球数減少, アミラーゼ上昇, 頭痛, 倦怠感, 浮腫, めまい
		コレバインミニ (田辺三菱)	顆粒 1.81 g/包 (83%)				
小腸コレステロールトランスポーター阻害薬	エゼチミブ (ezetimibe)	ゼチーア (MSD)	錠 10 mg	1 日 10 mg 分 1 食後	高コレステロール血症, 家族性高コレステロール血症, ホモ接合体性シトステロール血症	本剤成分過敏症既往歴患者, HMG-CoA 還元酵素阻害薬投与中の重篤な肝機能障害患者	アナフィラキシー, 血管神経性浮腫, 発疹, 横紋筋融解症, 肝機能障害, 便秘, 下痢, 腹痛, 腹部膨満, 悪心・嘔吐, ALT・γ-GTP 上昇, 蛋白尿, CK 上昇, 発疹, コルチゾール上昇

抗高脂血症薬 つづき

	一般名	商品名	剤形・含有量	用法・用量	適応	禁忌	副作用*
ニコチン酸系薬剤	ニコモール (nicomol)	コレキサミン (杏林)	錠 200 mg	1日 600〜1200 mg 分3 食後	高脂血症，凍瘡・四肢動脈閉塞症・レイノー症候群に伴う末梢血行障害の改善	重症低血圧症，出血持続患者	顔面紅潮，熱感，発疹，発赤，瘙痒感
	ニセリトロール (niceritrol)	ペリシット (三和化学)	錠 125，250 mg	1日 750 mg 分3 食直後	高脂質血症の改善，ビュルガー病・閉塞性動脈硬化症やレイノー病およびレイノー症候群に伴う末梢循環障害の改善	重症低血圧，動脈出血患者，本剤過敏症既往歴患者	血小板減少，発疹，蕁麻疹，めまい，食欲不振，嘔気，嘔吐，下痢，貧血，AST・ALT 上昇，肝機能障害，血糖値上昇，CK 上昇，潮紅，顔面潮紅，熱感，瘙痒感，ピリピリ感
	トコフェロールニコチン酸エステル (tocopherol nicotinate)	ユベラN (エーザイ)	カプセル 100 mg ソフトカプセル 200 mg 細粒 40%	1日 300〜600 mg 分3	高血圧症，高脂血症に伴う随伴症状，閉塞性動脈硬化症に伴う末梢循環障害		食欲不振，胃部不快感，胃痛，悪心，下痢，便秘，発疹
多価不飽和脂肪酸	イコサペント酸エチル (ethyl icosapentate)	エパデール (持田)	軟カプセル 300 mg	潰瘍・疼痛・冷感の改善：1日 1,800 mg 分3 食直後 高脂血症：1日 1,800 mg 分2〜3 食直後 TG 異常を呈する場合：2,700 mg 分3 まで増量可	閉塞性動脈硬化症に伴う潰瘍，疼痛および冷感の改善，高脂血症	出血患者	肝機能障害，黄疸，発疹，瘙痒感，皮下出血，血尿，歯肉出血，眼底出血，鼻出血，消化管出血，貧血，悪心，腹部不快感，下痢，腹痛，胸やけ，AST・ALT・ALP，γ-GTP・LDH・ビリルビン上昇，咳嗽，CK 上昇
		エパデールS (持田)	軟カプセル 300 mg/包，600 mg/包，900 mg/包				
	オメガ-3 脂肪酸エチル (omega-3-fatty acid ethyl esters)	ロトリガ (武田)	粒状カプセル 2 g/包	1日 2 g 分1 食直後 TG 高値の程度により，1日 4 g 分2 まで増量可	高脂血症	出血患者，本剤過敏症既往歴患者	肝機能障害，黄疸，発疹，薬疹，瘙痒，下痢，AST・ALT 上昇
その他	ガンマオリザノール (γ-oryzanol)	ハイゼット (大塚)	錠 25，50 mg 細粒 20%	高脂血症：1日 300 mg 分3 食後 心身症：1日 10〜50 mg 過敏性腸症候群：1日最大投与量 50 mg	高脂血症，心身症（更年期障害，過敏性腸症候群）における身体症候ならびに不安・緊張・抑うつ		眠気，嘔気・嘔吐，下痢，発疹，瘙痒，皮膚異常感，潮紅
	エラスターゼ ES (elastase ES)	エラスチーム (エーザイ)	錠 1800 エラスターゼ単位	1日 3 錠分3 食前 6 錠まで増量可	高脂血症		発疹，瘙痒感，悪心，食欲不振，胃障害，下痢
	デキストラン硫酸エステルナトリウムイオウ 18 (dextran sulfate sodium sulfur 18)	MDS コーワ (興和-興和創薬)	錠 150，300 mg	1日 450〜900 mg 分3〜4	高 TG 血症	本剤過敏症既往歴患者	ショック，食欲不振，胃部不快感，下痢
	ポリエンホスファチジルコリン (polyene phosphati-dylcholine)	EPL (アルフレッサ)	カプセル 250 mg	1日 1,500 mg 分3	慢性肝疾患における肝機能の改善，脂肪肝，高脂質血症	本剤過敏症既往歴患者	発疹，下痢，胃部不快感，腹部膨満感，悪心

循環器疾患の薬物一覧 **517**

抗高脂血症薬 つづき

	一般名	商品名	剤形・含有量	用法・用量	適 応	禁 忌	副作用*
そ の 他	プロブコール (probucol)	ロレルコ (大塚) シンレスタール (第一三共エスファ)	錠 250 mg 細粒 50%	1 日 500 mg 分 2 食後 家族性高コレステロール血症の場合：1,000 mg まで増量可	高脂血症（家族性高コレステロール血症，黄色腫を含む）	本剤過敏症既往歴患者，重篤な心室性不整脈，妊婦	心室性不整脈 (torsades de pointes)，失神，消化管出血，末梢神経炎，横紋筋融解症，QT 延長，発疹，瘙痒，貧血，白血球減少，血小板減少，下痢・軟便，嘔気・嘔吐，食欲不振，腹痛，胸やけ，AST・ALT・ALP・LDH 上昇，BUN 上昇，CK 上昇，尿酸上昇，空腹時血糖上昇

518 循環器疾患の薬物一覧

■その他

	一般名	商品名	剤形・含有量	用法・用量	適応	禁忌	副作用*
生物学的製剤（IL-6 阻害薬）	トシリズマブ (tocilizumab)	アクテムラ（中外）	皮下注シリンジ 162 mg 皮下注オートインジェクター162 mg	1回 162 mg，1週間間隔皮下注射	既存治療で効果不十分な高安動脈炎，巨細胞性動脈炎	重篤な感染症合併患者，活動性結核患者，本剤過敏症既往歴患者	アナフィラキシーショック，アナフィラキシー，肺炎，帯状疱疹，感染性胃腸炎，蜂巣炎，感染性関節炎，敗血症，非結核性抗酸菌症，結核，ニューモシスチス肺炎，間質性肺炎，腸管穿孔，無顆粒球症，白血球減少，好中球減少，血小板減少，心不全，上気道感染，胃腸炎，紅斑，膣感染，膀胱炎，ALT 上昇

*：副作用は重大な副作用およびその他の副作用のうち高頻度または重要な副作用を示す．

索 引

α-ガラクトシダーゼ 177
α遮断薬 369
β遮断薬 83, 85, 112, 235, 268, 281, 285, 413, 428
ε波 172
1 repetition maximum 109
Ⅰ群抗不整脈薬 295, 300
1日食塩摂取量推定式 374
21トリソミー 196
24時間尿中カテコラミン排泄量 378
6 m 歩行試験 371
6MWT（6 minutes walk test） 420
Xa 阻害薬 26, 455
Xa 阻害薬中和薬 29

欧　文

A

AAE（annuloaortic ectasia） 331
ABI（ankle brachial pressure index） 347, 400, 403
ABPM（ambulatory blood pressure monitoring） 363, 368
ABSORB Ⅱ 436
ACE 阻害薬 113, 235, 440
ACS（acute coronary syndrome） 69, 84, 87, 93
Adams-Stokes 症候群 261
AED（automated external defibrillation） 59, 445
AF（atrial fibrillation） 269, 277, 298
AHF（acute heart failure） 229
AI（augmentation index） 400
ALS（advanced life support） 59
ambrisentan 328
amezinium 408
amiodarone 81, 173, 413, 445
Amplatzer Duct Occluder 205
Anderson-Fabry 病 6, 8
andexanet alfa 29, 455
apixaban 26, 359, 455
Apo（apolipoprotein）E 欠損マウス 396

APTT（activated partial thromboplastin time） 429
AR（aortic regurgitation） 138, 152, 214
ARB 113, 236, 331, 342
ARVC（arrhythmogenic right ventricular cardiomyopathy） 172
AS（aortic stenosis） 2, 121, 152
ASH（asymmetric left ventricular hypertrophy） 165
ASO（arteriosclerosis obliterans） 347
aspirin 83, 155, 349, 362, 382, 429
AT（anaerobic threshold） 107, 253, 420
ATMOSPHERE 441
ATP（antitachycardia pacing） 313
atropine 81
Austin Flint ランブル 139
AVR（aortic valve replacement） 121, 138, 152
AVRT 298
AVSD（atrioventricular septal defect） 196

B

baPWV（brachial-ankle PWV） 399, 403
BDI（Beck Depression Inventory） 425
Beck の三徴 185
Bentall 型手術 332
beraprost 328
blow-out 型 76
BLS（basic life support） 59
BMS（bare metal stent） 429, 435
BNP 70, 163, 234, 238, 267
Borg 指数 108, 253
bosentan 328
BRS（bioresorbable scaffold） 96
Brugada 症候群 297, 302
BTT（bridge to transplant） 249
B 型 Na 利尿ペプチド 70
B 型 Na 利尿ペプチド前駆体 N 端フラグメント 70

C

CABG（coronary artery bypass grafting） 72, 80, 84, 116, 120
canagliflozin 42
CANVAS Program 42
captopril 試験 377
Carpentier 分類 130, 150
CARP 試験 428
CAVI（cardio-ankle vascular index） 403
Ca 拮抗薬 73, 85, 88, 300, 369, 411
CHA$_2$DS$_2$-VASc スコア 26, 270
CHADS$_2$ スコア 26, 270
chronotropic incompetence 108
ciclosporin 258
CIED（cardiac implantable electric device） 316
cilostazol 349, 382, 429
CKD 376
clopidogrel 349, 382, 429
CMR（cardiac magnetic resonance） 7
cone 手術 210
CPR（curved planar reformation）法 341
CPX（cardiopulmonary exercise testing） 253, 420
CRT（cardiac resynchronization therapy） 242, 313
CRT-D 246
CTDPH（connective tissue disease pulmonary hyperetension） 327
CTEPH（chronic thromboembolic pulmonary hypertension） 319, 327
CTRCD（cancer therapeutics related cardiac dysfunction） 50
Cushing 症候群 377
CYP2C19 93

D

dabigatran 26, 454
DAD（delayed afterdepolarization） 291

DAMPs（damage-associated molecular patterns） 395
Danon 病 6
DAPT（dual antiplatelet theraphy） 73, 93, 437
DASH（Dietary Approaches to Stop Hypertension）食 373
David-Komeda 法 77
DCB（drug coated balloon） 96
DCM（dilated cardiomyopathy） 162
de Musset 徴候 139
DECREASE I 試験 428
DECREASE III 試験 429
DECREASE V Pilot 試験 428
DES（drug-eluting stent） 72, 96, 429, 435
destination therapy 249
dexamethasone 抑制試験 377
D-HCM（dilated phase of hypertrophic cardiomyopathy） 165
dip and plateau 222
DNR（do not resuscitation） 256
DOAC（direct oral anticoagulant） 26, 156, 281, 359, 382, 454
dobutamine 427
double patch 法 197
Down 症候群 196
Dressler 症候群 185
droxidopa 408
D-shape 327
Duke 診断基準 144
DVT（deep vein thrombosis） 359

EAD（early afterdepolarization） 291
EBM（evidence-based medicine） 56
Ebstein 奇形 209, 300
ECMO 233
ECPR 62
edoxaban 26, 359, 454
Ehlers-Danlos 症候群 138
Eisenmenger 症候群 211
empagliflozin 39
EMPA-REG OUTCOME 試験 39, 441
ENGAGE AF-TIMI 48 試験 454
ENRICHD 研究 425

EPA（ethyl icosapentate） 405
epoprostenol 328
EROA 131
ESTABLISH 試験 405
EVAR（endovascular aneurysm repair） 344
everolimus 258
EVT（endovascular therapy/treatment） 349, 351
ezetimibe 114, 405
extracardiac conduit 法 225

Fabry 病 177
FALD（Fontan associated liver disease） 227
Fallot 四徴症 207, 217
FBN1 変異 331
FET（frozen elephant trunk） 337
FH（familial hypercholesterolemia） 403
fibrillin-1 331
Flipper detachable coil 205
flow diverter 388
fludrocortisone 408
FMD（fibromuscular dysplasia） 355
FMD（flow mediated dilation） 398, 403
fondaparinux 359
Fontan 手術 198, 225
FOURIER 試験 32
frail valve 78
frozen elephant trunk 342

GAUSS-3 448
Glenn 手術 198
GS 刺激薬 328
GWAS（genome wide association study） 337

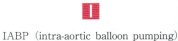

HANDS（Hospital Anxiety Depression Scale） 425

HCM（hypertrophic cardiomyopathy） 6, 165
HDL-C 403
Heath-Edwards 分類 211
HFmrEF（heart failure with mid-range ejection fraction） 14
HFpEF（heart failure with preserved ejection fraction） 8, 14, 238
HFrEF（heart failure with reduced ejection fraction） 14
HOCM（hypertrophic obstructive cardiomyopathy） 1, 165
Holter 心電図 427
HOPE 3 試験 448
HPA 系 424

IABP（intra-aortic balloon pumping） 11, 80, 233
Ic flutter 281
ICD（implantable cardioverter defibrillator） 7, 24, 80, 87, 246, 293, 303, 313
ICE（intracardiac echocardiography） 206
idarucizumab 29, 386, 454
Impella 10
IMPROVE-IT 試験 405
IMT（intima-media complex thickness） 399
incisional flutter 282
INTERMACS profile 249
intra-arrest cooling 62
IVUS 84, 403

J 波症候群 302

K

K-877 37
Karvonen の式 253
Karvonen 法 108
Kent 束 298
Kussmaul 徴候 169
K チャネル開口薬 115

索引   521

Kチャネル遮断薬　268

L

landiolol　173
late catch up　98
LDL-C　84, 403
LDL受容体　31
lidocain　81, 445
Loeys-Dietz症候群　337
Lownの分類　267
Loyes-Dietz症候群　331
LQTS（long QT syndrome）　306
LT（lateral tunnel）法　225
LVOTO（left ventricular outflow tract obstruction）　166

M

MAC（mitral annulus calcification）　127
macitentan　325, 328
Mahaim束　298
malperfusion　337
Marfan症候群　331, 337
Maze手術　317
MCTD（mixed connective tissue disease）　327, 410
MD療法　177
Mg製剤　307
MIC（minimum inhibitory concentration）　146
MICS CABG（minimally invasive cardiac surgery CABG）　119
midodrine　408
MMF（mycophenolate mofetil）　258
MMP（matrix metalloproteinase）　342
monteplase　361
morphine　256
mPAP（mean pulmonary artery pressure）　327
MR（mitral regurgitation）　130
MS（mitral stenosis）　127
MSA（membranous septal aneurysm）　200
MTP（microsomal triglyceride transfer protein）　406
MTP阻害薬　406

MVR（mitral valve replacement）　128

N

Naチャネル遮断薬　267, 295
NBTE（nonbacterial thrombotic endocarditis）　144
neoatherosclerosis　98
NF-κB　395
NICM（non-ischemic cardiomyopathy）　314
nicorandil　115
nifekalant　81, 173
no reflow　103
Nohria-Stevenson分類　229
NSAIDs　181
NSTE-ACS　69
NSTEMI　69
NT-proBNP　70, 234, 238
NYHA（New York Heart Association）　242, 246

O

OCT　84
ODYSSEY LONG TERM　449
ODYSSEY Outcomes試験　32
OMC（open mitral commissurotomy）　128
OMT（optimal medical therapy）　91
ONCAB（on-pump CABG）　117
onco-cardiology　49
OPCAB（off-pump CABG）　116

P

PAC（premature atrial contraction）　266
PAD（peripheral artery disease）　347, 352, 398
PAH（pulmonary arterial hypertension）　323, 329
PARADIGM-HF　440
patient-prosthesis mismatch　157
PAV（percent atheroma volume）　438
PAWP（pulmonary artery wedge pressure）　323, 327

PCI（percutaneous coronary intervention）　61, 69, 84, 96, 100, 116
PCPS（percutaneous cardiopulmonary support）　11, 233, 360
PCSK9阻害薬　31, 84, 114, 438
PDA（patent ductus arteriosus）　204
PDE-5阻害薬　328, 418
peak $\dot{V}O_2$　219, 253, 420
pemafibrate　37
pericardium　185
perimitral flutter　282
PESI（Pulmonary Embolism Severity Index）　359
PH（pulmonary hypertension）　323, 327
PHQ（Patient Health Questionnaire）-2　425
PHQ-9　425
physical examination　56
pill in the pocket療法　283
pilsicainide　297
PIONEER AF-PCI　437
PISA（proximal isovelocity surface area）法　131
PJC（premature junctional contraction）　266
PLE（protein losing enteropathy）　227
POISE試験　429
post cardiac arrest care　59
post-ROSC cooling　62
PPAR（peroxisome proliferator activated receptor）　35
PPARα　35
prasugrel　455
preemptive TEVAR　337
primary　130
primary PCI　72
PS（pulmonary valve stenosis）　207
pseudo VT　298
PSVT　298
PT（prothrombin time）　429
PTE（pulmonary thromboembolism）　359
PT-INR（prothrombin time-international normalized ratio）　429
PTMC（percutaneous transvenous mitral commissurotomy）　1, 127

PTRA（percutaneous transluminal renal angioplasty） 355
PTSMA（percutaneous transluminal septal myocardial ablation） 1
public-access defibrillation 62
PVBI（pulmonary vein box isolation） 317
PVC（premature ventricular contraction） 266, 287
PVE（prosthetic valve endocarditis） 144
PVOD（pulmonary vascular obstructive disease） 202
PVR（pulmonary vascular resistance） 327
PWV 399

QT 延長 297
QT 延長症候群 306
quality indicator 57
Quincke 徴候 139

ramp 負荷 107
raphe 135
Raynaud 現象 410
RA 系阻害薬 355, 369, 376
RCRI（revised cardiac risk index） 427
RCT（reverse cholesterol transport） 396
REALIZE 試験 449
reimplantation 法 153, 332
RE-LY 試験 454
remodeling 法 153, 332
RH-PAT（reactive hyperemia-peripheral arterial tonometry） 399
riociguat 325, 328
rivaroxaban 26, 359, 455
Rivero-Carvallo 徴候 142
Romano-Ward 症候群 306
Rubenstein 分類 261

SADHEART 研究 425

SAM（systolic anterior motion） 165
SAPT（single antiplatelet theraphy） 93
SAVR 2
scaffold thrombosis 98
Schwartz スコア 306
SCN5A 305
SDS（Self rating Depression Scale） 425
secondary 130
Sellers 分類 130
septal alcohol ablation 165
sGC 刺激薬 325
SGLT2 阻害薬 39, 236, 441
SHD（structural heart disease） 1
S-ICD（subcutaneous implantable cardioverter defibrillator） 7, 22, 313
sIL-2R 175
sildenafil 328
silent myocardial ischemia 90
single patch 法 197
sinus dysfunction 261
SLE（systemic lupus erythematosus） 327, 410
slow flow 103
SMART 447
SoC（Standard of Care） 57
speckle tracking 法 299
spironolactone 231
SPP（skin perfusion pressure） 349
SPPARMα 35
SPRINT 試験 372
SSc（systemic sclerosis） 410
Stanford 分類 337
STEMI 69
STOPDAPT 試験 94
ST 上昇 302
ST 上昇型心筋梗塞 69
surrogate marker 399
SVT（supraventricular tachycardia） 290
S 波増高 327

tacrolimus 258
tadalafil 328

TASC II 348
TAV（total atheroma volume） 438
TAVI（transcatheter aortic valve implantation） 1, 135, 152
TCPC（total cavopulmonary connection）法 225
TDM（therapeutic drug monitoring） 146
TEVAR（thoracic endovascular aortic repair） 337, 339
TG（triglyceride） 403
TIA（transient ischemic attack） 379
ticagrelor 455
ticlopidine 429
torsades de pointes 291, 295, 306
TR（tricuspid regurgitation） 142, 221
trastuzumab 心筋症 51
Treat-and-Repair 194
treprostinil 328
triggered activity 295
TS（tricuspid stenosis） 143
TTR（time in therapeutic range） 26
TV-ICD（transvenous ICD） 313
Type1 心筋障害 50
Type2 心筋障害 51
T 波陰転 327

UAP 69
UCAS Japan（Unruptured Cerebral Aneurysm Study in Japan） 388

V-A ECMO（venous-arterial extracorporeal membrane oxygenation） 11
VAD（ventricular assist device） 249
Valsalva 洞動脈瘤 214
valve-in-valve 157
$\dot{V}CO_2$ 420
$\dot{V}E$ 420
VEGF（vascular endothelial growth factor） 51
verapamil 284, 300
verapamil 感受性心室頻拍 287
VF（ventricular fibrillation） 290

索 引　　*523*

$\dot{V}O_2$　420
volumetric 法　131
VSD（ventricular septal defect）　200, 207, 214
VT（ventricular tachycardia）　287, 290
VTE（venous thromboembolism）　359
VV（vasa vasorum）　395

W

warfarin　26, 155, 269, 281, 359, 382, 429, 454
WCD（wearable cardioverter defibrillator）　80, 313
Wells 分類　280
wide QRS tachycardia　283
Wilkins スコア　129
WOEST 試験類似　437
WPW（Wolff-Parkinson-White）症候群　283, 298

和　文

あ

アガルシダーゼ α　178
アガルシダーゼ β　178
アキレス腱肥厚　404
悪性リンパ腫　190
アップストリーム療法　270
アデノシン三リン酸　300
アデノシン製剤　285
アドバンスケアプランニング　255
アブレーション　17, 446
アミロイドアンギオパチー　385
アルドステロン拮抗薬　113, 377
アルドステロン産生腺腫　377
アンジオテンシン II 受容体拮抗薬　113, 331, 342
アンジオテンシン変換酵素阻害薬　113, 440
安定狭心症　83
アントラサイクリン心筋症　50

い

息切れ　327
意思決定支援　255
移植後冠動脈病変　259
異所性 ACTH 産生腫瘍　377
一次救命処置　59
一次孔欠損　191
一過性脳虚血発作　379
遺伝子異常　162
遺伝子診断　304
遺伝性 QT 延長症候群　306
イメージングバイオマーカー　398
医療安全　58, 65
医療事故調査制度　65
医療事故の防止対策　67
医療ソーシャルワーカー　434
医療の質　65
陰イオン交換樹脂　405
インシデント　58
インスリン抵抗性　40
インターベンション　55
インフォームドコンセント　57
インフラマソーム　395

う

ウイルス感染　162
植込み型除細動器　7, 24, 80, 87, 246, 303, 313
植込み型電子デバイス　316
植込み型補助人工心臓　249
植込み型ループレコーダ　262, 408
右室負荷　77
右心不全　192, 319, 323
運動強度　253
運動強度設定法　422
運動指導　422
運動処方　107, 253
運動耐容能　107, 420, 428
運動負荷試験　420
運動負荷心エコー図検査　131
運動療法　252

え

栄養管理　109
液性拒絶　259

エビデンス　55
エフェロサイトーシス　397
遠隔モニタリング　311, 315
遠心ポンプ　249
エンドセリン受容体拮抗薬　212, 325, 418
エンドリーク　345

お

横紋筋腫　190
横紋筋肉腫　190

か

改訂 Ghent 基準　331
開頭血腫除去術　385
ガイドライン　56
外来管理　120
花冠状吻合　334
拡張型心筋症　162
家族性高コレステロール血症　83, 403
家族歴　55, 302
下大静脈フィルター　361
褐色細胞腫　378
活動性　327
家庭血圧　363, 368
カテーテルアブレーション　82, 277, 280, 293, 454
カテーテルインターベンション　1
カテーテル血栓溶解療法　360
カテーテル治療　124, 361
カテコラミン　231
仮面高血圧　368
可溶性インターロイキン-2 受容体　175
可溶性グアニル酸シクラーゼ刺激薬　325, 418
カルシニューリン阻害薬　258
過労死　426
川崎病　123
冠危険因子　107, 121
冠血行再建術　71
間欠性 WPW 症候群　298
間欠性徐脈　309
間欠性跛行　347
冠静脈洞　299
感染性心内膜炎　138, 144, 157, 229
感染性動脈瘤　145

完全房室ブロック 176
冠動脈CT 70, 123, 403
冠動脈インターベンション 61
冠動脈カテーテル検査 403
冠動脈狭窄 87
冠動脈疾患 55, 370
冠動脈バイパス術 72, 80, 84, 116, 120, 124
冠動脈病変 123
寒冷曝露 411
冠攣縮 87
冠攣縮性狭心症 87
緩和ケア 255

き

奇異性塞栓 192
奇異性低拍出低圧較差高度大動脈弁狭窄症 135
期外収縮 266
機械弁 155
偽性心室頻拍 298
基本的治療方針 55
急性A型解離 338
急性B型解離 339
急性下肢虚血 352
急性冠症候群 69, 84, 87, 93, 229, 428
急性心筋梗塞 75
急性心不全 229
急性心膜炎 181
救命の連鎖 59
境界領域梗塞 391
胸骨感染 120
胸骨骨髄炎 120
狭心症 83
強心薬 256
強皮症 327
胸部大動脈瘤 341
虚血性心疾患 55, 435
虚血性心室頻拍 317
巨細胞性心筋炎 159
鋸歯状波 283
虚弱高齢者 44
拒絶反応 259
起立性低血圧 407
禁煙指導 109
金属ステント 435

く

クライオバルーン 17
グラフト選択 117
グロボトリアオシルセラミド 177

け

経カテーテル僧帽弁手術 151
経カテーテル大動脈弁留置術 1, 135, 152
経カテーテル的バルーン形成術 143
経口強心薬 236
憩室 299
経静脈植込み型除細動器 313
経食道心エコー 131, 139, 380
頸動脈エコー 399, 403
頸動脈狭窄症 391
頸動脈ステント留置術 391
頸動脈内膜剝離術 391
経皮的冠動脈インターベンション 69, 84, 96, 100, 116
経皮的冠動脈形成術 83
経皮的腎動脈形成術 355
経皮的心内ポンプデバイス 10
経皮的心肺補助装置 11, 233, 360
経皮的心房中隔欠損閉鎖術 193
経皮的心膜腔穿刺法 186
経皮的僧帽弁交連切開術 1, 127
経皮的僧帽弁修復術 132
経皮的中隔心筋焼灼術 1
経皮的バルーン大動脈弁切開術 136
痙攣 386
外科的左心耳閉鎖 316
外科的肺動脈血栓摘除術 362
外科的バイパス術 353
撃発活動 288, 291
血液培養 144, 145
血管外膜微小血管 395
血管原性塞栓 391
血管内視鏡 403
血管内超音波 84, 403
血管内治療 343, 349, 351
血管内皮障害 87, 395
血管内皮増殖因子 51
血管内膜剝離術 125
血管肉腫 190
血管不全 398

血管平滑筋過収縮 87
血行再建 351
血漿アルドステロン濃度 376
血漿レニン活性 376
血栓回収療法 381
血栓吸引療法 72, 103
血栓塞栓症 227
血栓溶解療法 71, 361, 381
血中カテコラミン濃度 378
血中濃度モニタリング 146
血糖管理 61
血流依存性血管拡張反応 398, 403
嫌気性代謝閾値 107, 253, 420
原発性アルドステロン症 376
原発性心臓腫瘍 189
現病歴 55

こ

抗アルドステロン薬 235
光干渉断層法 84
恒久ペースメーカ 81
抗凝固薬 73, 418
抗凝固療法 125, 155, 270, 320, 360
抗狭心症薬 73
抗菌薬治療 144
高血圧 55, 112, 355, 363, 370
高血圧・循環器病予防療養指導士 375
高血圧管理 373
高血圧性脳出血 385
抗血小板薬 73, 93
抗血小板療法 73, 93, 125, 155
抗血栓療法 124, 382, 451
膠原病 327, 410
好酸球性心筋炎 159
高周波アブレーション 444
高純度EPA製剤 114
甲状腺機能亢進症 413
甲状腺機能低下症 413
甲状腺疾患 413
甲状腺ホルモン 413
抗心筋自己抗体 162
拘束型心筋症 169
梗塞後不整脈 79
拘束性病態 218
抗体医薬 31
抗体関連性拒絶 259
高張グリセロール 386

索引 *525*

後天性三尖弁膜症 142
抗脳浮腫療法 381
抗頻拍ペーシング 313
抗不整脈薬 273, 295
高齢者 44, 370
高齢者総合的機能評価 45
高齢心不全患者の治療に関するステートメント 255
誤嚥性肺炎 370
呼気ガス分析 107
呼吸管理 61
骨粗鬆症 370
古典的 Mahaim 298
コレステロール逆輸送 396
混合性結合組織病 327, 410

サイアザイド系利尿薬 231
再灌流療法 71
最高酸素摂取量 219, 253, 420
最小発育阻止濃度 146
最大圧較差 135
在宅持続静注療法 329
催不整脈作用 295
細胞外基質分解酵素 342
細胞性拒絶 259
榊原・今野の分類 214
左脚ブロック 242
左室駆出率 242
左室コンプライアンス 169
左室自由壁破裂 75
左室流出路狭窄 166, 197
左心耳閉鎖デバイス 4
左心不全 192
サルコペニア 252, 351
サルコメア遺伝子変異 6
サルコメア蛋白 209
産褥期 416
産褥心筋症 178
三尖弁 209
三尖弁狭窄症 143
三尖弁閉鎖不全症 142, 221
三尖弁輪周囲 280
酸素摂取量 108, 420

ジギタリス 236
ジギタリス中毒 297
軸流ポンプ 249
仕事率 108, 420
自己弁温存大動脈基部置換術 332
脂質異常症 55, 114, 403, 447
脂質代謝改善薬 73
持続性心房細動 142, 143
持続的陽圧呼吸 369
疾患管理プログラム 254
失神 134, 302, 327, 407
疾病管理教育 432
指定難病 319
自動体外式除細動器 59, 445
脂肪腫 190
脂肪変性 172
周囲脂肪組織 395
縦隔炎 120
周期性四肢麻痺 376
自由行動下血圧測定 363, 368
周産期 416
収縮期駆出性雑音 135
収縮性心膜炎 169, 182
収縮不全 234
修正大血管転位症 221
粥状動脈硬化 398
手術死亡率 75
主訴 55
出産 212
腫瘍循環器学 49, 53
循環管理 61
循環補助装置 10
症候性頸動脈狭窄 392
硝酸薬 73, 85, 88, 231
上室頻拍 283, 290
小腸コレステロールトランスポーター阻害薬 114, 405
静脈血栓塞栓症 26, 359
静脈洞欠損 192
上腕-足関節脈波伝播速度 403
除細動 80
ショック 75
徐脈性不整脈 229, 446
徐脈頻脈症候群 261
自律神経障害 408
心アミロイドーシス 8, 176

心外膜アプローチ 300
心合併症 428
腎機能障害 355
心筋炎 159
心筋梗塞 79
心筋症 55
心筋シンチグラフィ 427
心筋切除術 165
心筋トロポニン 70, 159
心腔内エコー 206
心血管系副作用 49
心血管毒性 49
心原性脳塞栓症予防 269
心構造疾患 1
人工弁 155
人工弁感染性心内膜炎 144
心サルコイドーシス 175
心室期外収縮 266, 287
心室機能不全 227
心室細動 79, 172, 247, 290, 302
腎実質性高血圧 376
心室スティフネス 238
心室性不整脈 445
心室早期興奮 298
心室中隔欠損 200, 207, 214
心室中隔穿孔 76
心室頻拍 79, 172, 247, 290
心室ペーシング回避プログラム 264
心身医学的アプローチ 423
腎神経焼灼術 366
人生の最終段階における医療の決定プロセスに関するガイドライン 255
心臓 MRI 175
心臓足首血管指数 403
心臓移植 258
心臓カテーテル検査 427
心臓限局性サルコイドーシス 175
心臓再同期療法 242, 313
心臓腫瘍 189
心臓リスク評価 427
心臓リハビリテーション 74, 107, 252, 434
身体診察 56
腎代替療法 232
心タンポナーデ 181, 185, 229
心電図診断アルゴリズム 299
腎動脈狭窄症 355
心内膜床欠損 196

索引

心肺運動負荷試験　253, 420
心肺蘇生　59
心拍数調節薬　273
深部静脈血栓症　26, 359
心不全　55, 242, 246, 255, 413, 418, 431
心房期外収縮　266
心房細動　17, 26, 79, 246, 269, 273, 277, 298, 379, 413, 429, 444, 454
心房細動アブレーション　444
心房粗動　246, 280, 283
心房中隔欠損　191
心房内リエントリー性頻拍　283
心膜　185
心膜液貯留　185
心膜腔　185
心膜硬化（癒着）療法　188
心膜切開・開窓術　186
心膜剝離術　184
診療ガイドライン　57

す

睡眠呼吸障害　369
スタチン　83, 114, 403, 429, 448
ステロイドホルモン剤　175
ステント　96
ステントグラフト内挿術　344
ステント血栓症　97
ステント留置術　124
ストレインパターン　135
ストレス　411
ストレス応答　424
スフィンゴ糖脂質　177

せ

生活指導　373
生活歴　55
成人先天性心疾患　217, 221
精神的ストレス　425
生体吸収スキャフォールド　436
生体弁　155
石灰化病変　100, 123
接合部期外収縮　266
説明と同意　57
セルフケア　254
線維筋性異形成症　355
線維肉腫　190

潜在性WPW症候群　298
全身性エリテマトーデス　327, 410
全身性硬化症　410
全人的医療　58
選択的PPARαモジュレータ　35
先天性一尖弁　134
先天性心疾患　55, 191, 196, 209, 211, 416
先天性二尖弁　134
先天性聾　306

そ

早期後脱分極　291
早期再分極症候群　304
早朝高血圧　368
僧帽弁逸脱　130, 192
僧帽弁逆流口面積　131
僧帽弁狭窄症　127, 149
僧帽弁手術　149
僧帽弁置換術　128
僧帽弁閉鎖不全症　3, 130, 150, 192
僧帽弁輪石灰化　127
足関節上腕血圧比　347, 400, 403

た

体液貯留　234
体外式膜型人工肺　233
体外循環補助を用いたCPR　62
大規模臨床試験　57
大欠損孔　202
大腿膝窩動脈　351
代替指標　399
大動脈炎症候群　138
大動脈解離　337
大動脈基部再建術　153
大動脈腸骨動脈　351
大動脈内バルーンパンピング　11, 80, 233
大動脈弁狭窄症　2, 83, 121, 134, 152
大動脈弁置換術　2, 121, 138
大動脈弁二尖弁　138
大動脈弁閉鎖不全症　138, 152, 202, 214
大動脈弁輪拡張症　331
高安動脈炎　334
多形性心室頻拍　295

多剤併用　47
多職種チーム　58, 254
脱水　408
多標的チロシンキナーゼ阻害薬　52
弾性ストッキング　408
蛋白漏出性腸症　227

ち

チアノーゼ　211
チーム医療　55, 58, 255
遅延後脱分極　291
致死的心室性不整脈　313, 445
遅脈　135
着用型自動除細動器　80, 313
中隔の扁平化　327
中心血圧　400
中心臓静脈　299
中性脂肪　403
直視下交連切開術　128
直接（作用型）経口抗凝固薬　26, 269, 454
直接作用型経口抗凝固薬　359, 382
直流通電　280
治療抵抗性高血圧　376

て

低酸素血症　227
低心拍出量　234
低体温療法　61
低拍出低圧較差大動脈弁狭窄症　135
デスモゾーム　172
デバイス治療　55
転移性心臓腫瘍　189
電気生理学的検査　262, 309
電撃的自動能　295

と

頭蓋内圧亢進　386
頭蓋内出血　385
洞機能不全　261
洞結節リエントリー性頻拍　283
洞性徐脈　79
糖尿病　39, 55
洞不全症候群　261
動脈管開存症　204

動脈硬化　55, 125, 395, 398
動脈硬化性心血管疾患　403
動脈スティフネス　398
トークテスト　108
特発性心室頻拍　287
特発性肺動脈性肺高血圧症　329
毒物　229
突然死　302, 313
トランスサイレチン　177
トレッドミル　83, 427
トロポニンT　84
トロンビン阻害薬　26
トロンビン阻害薬中和薬　29

内因性物質　395
内皮機能検査法　399
内膜中膜複合体肥厚度　399
難病指定　334

に

肉芽腫性心筋炎　159
二酸化炭素排出量　420
二次救命処置　59
二次元 strain imaging 法　299
二次孔欠損　191
二次性QT延長症候群　306
二次性高血圧　376
乳頭筋断裂　77
乳頭状弾性線維腫　190
妊娠　212, 416

ね

ネプリライシン　440
粘液腫　189

脳血管性障害　229
脳血管内コイル塞栓術　388
脳塞栓症　26
脳梗塞　379
脳室ドレナージ術　386
脳性Na利尿ペプチド　163, 234, 267
脳動脈瘤　388

脳動脈瘤クリッピング　388
脳浮腫　386
脳保護療法　381
ノルメタネフリンの尿中排泄量　378

は

ハートチーム　431
肺移植　326
肺換気血流シンチグラフィ　324
肺血管拡張薬　324, 328
肺血管抵抗　327
肺血管閉塞性病変　202, 211
肺血栓塞栓症　26, 359
肺血流シンチグラフィ　327
肺高血圧　192, 211
肺高血圧症　319, 323, 327
肺静脈隔離術　277
肺塞栓症　229
肺動脈狭窄　207
肺動脈血栓内膜摘除術　319
肺動脈性肺高血圧症　323, 418
肺動脈楔入圧　323, 327
肺動脈造影　320
肺動脈弁逆流　207
肺動脈弁狭窄　207
ハイブリッド治療　118, 343
白衣高血圧　368
バスキュラーバイオマーカー　398
バソプレシン受容体拮抗薬　231
パラガングリオーマ　378
バルーン　96
バルーン肺動脈形成術　319
晩期再狭窄　98
汎収縮期雑音　76, 130
反跳脈　204

ひ

非ST上昇型心筋梗塞　69
皮下植込み型除細動器　7, 22, 313
非虚血性心筋症　314
非虚血性心室頻拍　317
非細菌性血栓性心内膜炎　144
非ジヒドロピリジン系Ca拮抗薬　300
微小出血　379
微小循環障害　52
非ステロイド抗炎症薬　181

肥大型心筋症　6, 165, 300
非伝導性心房期外収縮　266
皮膚灌流圧　349
皮膚筋炎　327
非弁膜症性心房細動　26
びまん性対称性左室肥大　7
標準医療　57
病歴聴取　55
頻拍透発性心筋症　289
頻脈性不整脈　229, 246

ふ

不安定狭心症　69
フィブラート系薬剤　36, 405
負荷心電図　83
副腎静脈血サンプリング　377
副伝導路　298
副伝導路順行不応期　300
腹部大動脈瘤　83, 344
副房室結節　298
不整脈　55, 192, 226, 246, 295, 316, 443
不整脈原性右室心筋症　172
部分トロンボプラスチン時間　429
不明熱　144
フレイル　44, 252, 351
プロスタグランジン製剤　411
プロスタサイクリン　418
プロテアソーム阻害薬　53
プロトロンビン時間　429
プロトロンビン時間国際標準比　429
プロトロンビン複合体　386
プロラクチン　175
分時換気量　420

平均圧較差　135
平均肺動脈圧　327
閉塞性動脈硬化症　83, 347, 351
閉塞性肥大型心筋症　1
ペースメーカ　309
ヘパリン　272, 382, 429
ヘパリン起因性血小板減少症　73
ペルオキシソーム増殖剤活性化受容体　35
弁口面積　135

弁膜症　55
弁輪拡大　142

ほ

房室回帰性頻拍　283, 298
房室結節リエントリー性頻拍　283
房室中隔欠損　196
房室ブロック　79
ポケットエコー　75
補助人工心臓　249
ホスホジエステラーゼ阻害薬　212, 231
発作性上室頻拍　298
ホットバルーン　19
本態性高血圧　363

ま

膜様部中隔瘤　200
マクロファージ　395
末梢動脈疾患　347, 352, 398
末梢保護　104
末梢保護デバイス　103
慢性炎症　395
慢性拒絶反応　259
慢性血栓塞栓性肺高血圧症　319, 327
慢性腎臓病　376, 380
慢性心不全　252, 439
慢性閉塞性肺疾患　229
ミクロソームトリグリセリド転送蛋白質　406
ミトコンドリア病　6
ミネラルコルチコイド受容体拮抗薬　235
未分画ヘパリン　359
脈波伝播速度　399

脈波波形　400

む

無症候性 WPW 症候群　300
無症候性頸動脈狭窄　392
無症候性心筋虚血　90

め

メタネフリンの尿中排泄量　378
メタボリックシンドローム　55
免疫異常　162
免疫グロブリン大量療法　123
免疫チェックポイント阻害薬　53
免疫調節薬　53
免疫抑制薬　258
免疫療法　327

も

毛細管顕微鏡検査　411

や

薬剤起因性心筋障害　49
薬剤溶出性ステント　72, 96, 429, 435
薬物療法　112

ゆ

有酸素運動　107, 374

よ

要介護　44
腰椎穿刺　389

抑うつ　423

ら

卵円孔開存　191
卵円孔開存閉鎖栓　4

り

リードレスペースメーカ　22, 311, 446
リエントリー　295
リエントリー性不整脈　280
リズムコントロール　270, 274
リゾチーム　175
利尿効果　442
利尿薬　236
両室ペーシング機能付き植込み型除細動器　246
両側性腎動脈狭窄　355
両側副腎球状層過形成　376
リンパ球性心筋炎　159

る

ループ利尿薬　231

れ

レートコントロール　270, 273
レジスタンス運動/トレーニング　109, 374
レニン・アンジオテンシン系阻害薬　355, 369, 376

ろ

ロータブレータ　100, 124

循環器疾患最新の治療 2018-2019

2018 年 1 月 15 日　　発行	監修者 永井良三
	編集者 伊藤　浩，山下武志
	発行者 小立鉦彦
	発行所 株式会社 南 江 堂

〒113-8410 東京都文京区本郷三丁目 42 番 6 号
☎ (出版) 03-3811-7236 (営業) 03-3811-7239
ホームページ http://www.nankodo.co.jp/
印刷 三報社印刷／製本 ブックアート
装丁 花村 広

Current Therapy in Cardiovascular Diseases 2018-2019
© Nankodo Co., Ltd., 2018

定価は表紙に表示してあります．
落丁・乱丁の場合はお取り替えいたします．
ご意見・お問い合わせはホームページまでお寄せください．

Printed and Bound in Japan
ISBN978-4-524-25218-3

本書の無断複写を禁じます．

[JCOPY] 〈(社)出版者著作権管理機構委託出版物〉

本書の無断複写は，著作権法上での例外を除き，禁じられています．複写される場合は，そのつど事前に，
(社)出版者著作権管理機構（電話 03-3513-6969，FAX 03-3513-6979，e-mail: info@jcopy.or.jp）の
許諾を得てください．

本書をスキャン，デジタルデータ化するなどの複製を無許諾で行う行為は，著作権法上での限られた例外
（「私的使用のための複製」など）を除き禁じられています．大学，病院，企業などにおいて，内部的に業
務上使用する目的で上記の行為を行うことは私的使用には該当せず違法です．また私的使用のためであっ
ても，代行業者等の第三者に依頼して上記の行為を行うことは違法です．

領域の最新トピックスと最新の治療指針を「シンプル」に調べる
最新の治療シリーズ

2018年の最新ラインナップ

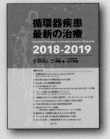

循環器疾患
最新の治療 **2018-2019**
監修　永井良三　編集　伊藤 浩／山下武志
B5判・540頁　2018.1.　定価（本体10,000円＋税）
ISBN978-4-524-25218-3

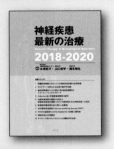

神経疾患
最新の治療 **2018-2020**
編集　水澤英洋／山口修平／園生雅弘
B5判・370頁　2018.1.　定価（本体9,000円＋税）
ISBN978-4-524-25219-0

好評ラインナップ

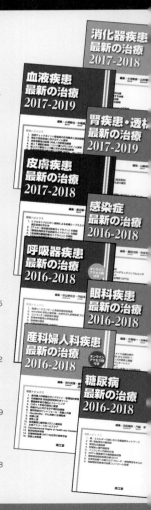

消化器疾患 最新の治療 **2017-2018**
編集　小池和彦／山本博徳／瀬戸泰之
B5判・514頁　2017.2.　ISBN978-4-524-25419-4
定価（本体10,000円＋税）

血液疾患 最新の治療 **2017-2019**
編集　小澤敬也／中尾眞二／松村到
B5判・378頁　2017.2.　ISBN978-4-524-25422-4
定価（本体9,200円＋税）

腎疾患・透析 最新の治療 **2017-2019**
編集　山縣邦弘／南学正臣
B5判・402頁　2017.1.　ISBN978-4-524-25421-7
定価（本体9,000円＋税）

皮膚疾患 最新の治療 **2017-2018**
編集　渡辺晋一／古川福実
B5判・316頁　2017.1.　ISBN978-4-524-25416-3
定価（本体8,200円＋税）

感染症 最新の治療 **2016-2018**
編集　藤田次郎／竹末芳生／舘田一博
オンラインアクセス権付き
B5判・364頁　2016.4.　ISBN978-4-524-25832-1
定価（本体9,000円＋税）

呼吸器疾患 最新の治療 **2016-2018**
編集　杉山幸比古／門田淳一／弦間昭彦
オンラインアクセス権付き
B5判・494頁　2016.3.　ISBN978-4-524-25834-5
定価（本体10,000円＋税）

眼科疾患 最新の治療 **2016-2018**
編集　大橋裕一／白神史雄／村上 晶
オンラインアクセス権付き
B5判・344頁　2016.3.　ISBN978-4-524-25848-2
定価（本体9,500円＋税）

産科婦人科疾患 最新の治療 **2016-2018**
編集　吉川史隆／倉智博久／平松祐司
オンラインアクセス権付き
B5判・366頁　2016.2.　ISBN978-4-524-25849-9
定価（本体8,500円＋税）

糖尿病 最新の治療 **2016-2018**
編集　羽田勝計／門脇 孝／荒木栄一
オンラインアクセス権付き
B5判・342頁　2016.2.　ISBN978-4-524-25833-8
定価（本体8,000円＋税）

南江堂　〒113-8410　東京都文京区本郷三丁目42-6　（営業）TEL 03-3811-7239　FAX 03-3811-7230　http://www.nankodo.co